本套丛书被国家新闻出版广电总局评为：
向全国推荐优秀古籍整理图书

明清名医全书大成

汪石山医学全书

主　编　高尔鑫
副主编　汪　键　徐　麟
编　委　牛淑萍　储全根　王旭光
　　　　刘惠玲　沈晓明　易　玮

中国中医药出版社
·北京·

图书在版编目（CIP）数据

汪石山医学全书/高尔鑫主编. —2版. —北京：中国中医药出版社，2015.2（2020.4重印）
（明清名医全书大成）
ISBN 978-7-5132-2338-6

Ⅰ.①汪…　Ⅱ.①高…　Ⅲ.①中国医药学-古籍-中国-明代
Ⅳ.①R2-52

中国版本图书馆CIP数据核字（2015）第014054号

中国中医药出版社出版
北京经济技术开发区科创十三街31号院二区8号楼
邮政编码 100176
传真 010 64405750
山东临沂新华印刷物流集团有限责任公司印刷
各地新华书店经销

*

开本 787×1092 1/16 印张 54.5 字数 1259 千字
2015 年 2 月第 2 版　2020 年 4 月第 3 次印刷
书　号　ISBN 978-7-5132-2338-6

*

定价 248.00 元
网址 www.cptcm.com

如有印装质量问题请与本社出版部调换（010 64405510）
版权专有　侵权必究
社长热线　010 64405720
购书热线　010 64065415　010 64065413
微信服务号　zgzyycbs
书店网址　csln.net/qksd/
官方微博　http://e.weibo.com/cptcm
淘宝天猫网址　http://zgzyycbs.tmall.com

明清名医全书大成丛书编委会

审定委员会 （按姓氏笔画排列）

马继兴　史常永　李今庸　李经纬　余瀛鳌
张灿玾　俞长荣　郭霭春　裘沛然

总　主　编　胡国臣

副总主编　傅　芳　宋志恒　张年顺　樊正伦　吴少祯

编　　委 （按姓氏笔画排列）

于　杰　于淑芬　王　燕　王　键　王　璟
王兴华　王国辰　王岱平　王育学　王咪咪
王振国　王晓平　包来发　田思胜　成肇仁
朱立专　乔海法　竹剑平　任春荣　齐　昉
刘　炜　刘　虹　刘　洋　刘华东　刘宏光
刘学义　刘明礼　刘振荣　孙中堂　孙洽熙
李　林　李　颖　李玉清　李世华　李庆和
李刘坤　李刘周　李志庸　李桂兰　李继明
李敬林　苏　礼　杨　利　杨　震　杨金萍
汪正宜　汪幼一　汪桂范　张　敏　张玉杰
张东超　张印生　张民庆　张志斌　张朝阳

邵金阶	陈 熠	陈 钢	陆 小左	陆 拯
罗根海	易 杰	招萼华	欧阳斌	林慧光
郑洪新	郑怀林	郑 林	姜典华	周玉萍
施仁潮	俞宜年	胡思源	柳长华	项长生
徐 麟	袁红霞	秦建国	姚昌绶	祝建华
高传印	高尔鑫	高 萍	徐春波	徐又芳
盛 良	曹爱平	黄英志	郭君双	高新民
傅沛藩	焦振廉	韩学杰	盛增秀	盛维忠
	魏 平	戴忠俊	薛 军	傅海燕

学术秘书 芮立新

前　言

　　《明清名医全书大成》系列丛书是集明清30位医学名家医学著作而成。中医药学是一个伟大的宝库，其学术源远流长，发展到明清时期，已日臻成熟，在继承前代成就的基础上，并有许多发展，是中医的鼎盛时期。突出表现在：名医辈出，学派林立，在基础学科和临床各科方面取得了很大成就，特别是本草学和临床学尤为突出。同时著书立说很活跃，医学著作大量面世，对继承发扬中医药学起到了巨大的推动作用。

　　本草学在明代的发展达到了空前的高峰，其著述之多，内容之丰，观点之新，思想之成熟，都是历代难以与之媲美的。尤其是明代李时珍的《本草纲目》被誉为"天下第一药典"。全书52卷、62目，载药1892种，附本草实物考察图谱1110幅，附方万余首。他"奋编摩之志，僭纂述之权"，"书考八百余家"，"剪繁去复，绳谬补遗，析族区类，振纲分目"，在药物分类、鉴定、生药、药性、方剂、炮制、编写体例等许多方面均有很大贡献，其刊行以来，受到国内外医药界的青睐，在中国药学史上起到了继往开来的作用，多种译本流传于世界诸多国家，其成就已远远超出医药学的范围，曾被英国生物学家达尔文誉为"中国的百科全书"。除时珍之卓越贡献之外，还有缪希雍的《神农本草经疏》，是对《神农本草经》的阐发和注释，与其一生药学经验的总结，详明药理及病忌、药忌，为明代本草注疏药理之先。更有清代张璐的《本经逢原》，其药物分类舍弃《神农本草经》三品窠臼，而遵《本草纲目》按自然属性划分，体例以药物性味为先，次以主治、发明，内容广泛，旁征博引，参以个人体会。全书以《神农本草经》为主，引申发明，凡性味效用，诸家治法以及药用真伪优劣的鉴别，都明确而扼要地作了叙述，使"学人左右逢源，不逾炎黄绳墨"而"足以为上工"也。另外，尚有薛己的《本草约言》，汪昂的《本草备要》，徐灵胎之《神农本草经百种录》，陈修园之《神农本草经读》，张志聪之《本草崇原》等，这些书也都各具特点，流传甚广。

　　明清时期基础理论的研究仍以《内经》以来所形成的自发唯物论和朴素辩

证法理论体系为基础，不断地总结医疗实践经验，有所发明，有所创造，从不同方面丰富和发展了中医学的理论。如明代的张景岳等十分强调命门在人体的重要作用，把命门看成是人体脏腑生理功能的动力，并受朱震亨相火论的影响，把命门、相火联系起来，在临床上对后世医学有相当影响。清代叶天士、吴鞠通、王孟英等对温热病发生、发展规律的探讨，以及对卫气营血辨证和三焦辨证的创立等。关于人体解剖生理的认识：有些医家对脑的功能有新的记述。如李时珍有"脑为元神之府"，汪昂记有"人之记性在脑"，喻嘉言有"脑之上为天门，身中万神集会之所"等记述，对于中医学理论体系的丰富和发展，都作出了很大的贡献。

临床各科在明清时期得到了很大发展，因此时医学十分注意临床观察，临床经验丰富。很多医家都非常重视辨证论治及四诊八纲，如李时珍的《濒湖脉学》，是这一时期重要的脉学著作，该书以歌诀形式叙述介绍了27种脉象，便于学习、理解、诵读和记忆，流传甚广。孙一奎在《赤水玄珠·凡例》中概括地指出："凡证不拘大小轻重，俱有寒热、虚实、表里、气血八个字。苟能于此八个字认得真切，岂必无古方可循？"张景岳在《景岳全书》中强调以阴阳为总纲，以表里、虚实、寒热为六变。他使中医基础理论和临床实践结合得更加紧密，形成了理、法、方、药的完整理论体系。

内科医著明清时期很多。薛立斋的《内科摘要》一书，首开中医"内科"书名之先河。也正式明确中医内科的概念，使内科病证的诊治有了很大提高。具有代表性的著作有王肯堂的《证治准绳》，张景岳的《景岳全书》等。从学术理论方面，以温补学派的出现和争论为其特点。其主要倡导者有薛立斋、孙一奎、张景岳、李中梓等，主要观点是重视脾肾。薛立斋注重脾肾虚损证，重视肾中水火和脾胃的关系，因而脾肾并举，注重温补。温补派的中坚张景岳的《类经附翼》《景岳全书》，原宗朱震亨说，后转而尊崇张元素和李杲，反对朱说，力倡"阳非有余，阴常不足"。极力主张温补肾阳在养生和临床上的重要性。李中梓则在薛立斋、张景岳的影响下，既重视脾胃，也重滋阴养阳。温补之说，成为明清时期临床医学发展上的一大特点。

温病学派的兴起是明清时期医学的突出成就之一。叶天士的《温热论》，创温病卫气营血由表入里的传变规律，开卫气营血辨证论治法则。吴鞠通的《温病条辨》，乃继承叶氏温病学说，但提出了温病的传变为"三焦由上及下，由浅入深"之说，成为温病三焦辨证的起始。其他如王孟英的《温热经纬》等著作都丰富了温病学说。

骨伤科、外科在明清时期也有了一定的发展。这一时期外科闻名的医家和医学专著空前增多。如薛立斋的《外科枢要》，汪石山的《外科理例》等，记述外科病证，论述外科证治，各有特点。骨伤科有王肯堂的《疡医证治准绳》，是继《普济方》之后对骨伤科方药诊治的进一步系统归纳。

妇产科在明清时期发展很快，成就比较显著。如万密斋的《广嗣纪要》对影响生育的男女生殖器畸形、损伤，以及妊娠等做了记述。薛立斋在《保婴撮要》中强调妇科疾病之养正，记述有烧灼断脐法，以预防脐风；王肯堂的《女科证治准绳》收录和综合前人对妇产科的论述。武之望的《济阴纲目》列述了经、带、胎、产等项，纲目分明，选方实用。

儿科在明清时期内容较前更加充实，专著明显增多。如万密斋的《全幼心鉴》《幼科发挥》《育婴秘诀》《广嗣纪要》《痘疹世医心法》等儿科专著，继承了钱乙之说，强调小儿肝常有余，脾常不足的特点，治疗重视调补脾胃，除药物外，还注意推拿等法。王肯堂的《幼科证治准绳》综合历代儿科知识，采集各家论述，对麻痘、热症等多种小儿疾病论述颇详，流传甚广。

眼、耳鼻咽喉及口腔科在这一时期也有一定的进展。如王肯堂的《证治准绳》论述眼疾171症，详述证治，是对眼病知识的较好汇集。薛立斋的《口齿类要》记述口、齿、舌、唇、喉部的疾患，注重辨证治疗，简明扼要，介绍医方604首，为现存以口齿科为名的最早专书之一。

气功及养生方面，在此期也较为重视，出现了不少有影响、有特色的养生学专著。如万密斋的《养生四要》。张景岳在《类经·摄生》中也阐发了《内经》的有关养生论述，对养神和养形做了精辟论述，富有唯物辩证精神。另如叶天士在《临证指南医案》中记述300例老年病的验案，强调颐养功夫，寒温调摄和戒烟酒等。

清朝末年，西方医学开始传入中国，因此，西医学术对中医学术产生很大影响，在临床上中西医病名相对照，并以此指导临床诊治，中西医汇通学派形成。如其代表人物唐容川，立足中西医汇通，发扬祖国医学，精研中医理论，遵古而不泥古，建立了治疗血证的完整体系。

综上所述，明清时期名医辈出，医学确有辉煌成就，在中医药学发展的长河中占有重要的位置，这就是我们编辑出版《明清名医全书大成》之目的所在。

全书共收录了30位医家，集成30册医学全书，其中明代13位，清代17

位。收录原则为成名于明清时期（1368～1911）的著名医家，其医学著作在两部以上（包括两部）；每位医家医学全书的收书原则：医家的全部医学著作；医家对中医经典著作（《内经》《难经》《神农本草经》《伤寒论》《金匮要略》）的注疏；其弟子或后人整理的医案。整理本着搞清版本源流、校注少而精，做到一文必求其确。整理重点在学术思想研究部分，力求通过学术思想研究达到继承发扬的目的。

本书为新闻出版署"九五"重点图书之一，在论证和编写过程中，得到了马继兴、张灿玾、李今庸、郭霭春、李经纬、余瀛鳌、史常永等审定委员的指导和帮助，在此表示衷心感谢。本书30位主编均为全国文献整理方面有名望的学科带头人，经过几年努力编撰而成。虽几经修改，但因种种原因，如此之宏篇巨著错误之处在所难免，敬请各位同仁指正。

编著者

1999年5月于北京

内容提要

本全书收入明代著名医家汪机纂辑、传抄以及由汪机门人整理的医书凡9种，它们是：《脉诀刊误》四卷，其中含戴启宗著、朱升节抄的《脉诀刊误集解》二卷，汪机的补注二卷。此书汇集了一批中医文献里的脉诊资料，同时阐述了汪机的脉学主张。《读素问抄》三卷、《补遗》一卷。书中对滑寿辑的《素问抄》进行了增补，是《素问》经文及王冰注文的分类精选本。《石山医案》三卷、附录一卷。该书主要由汪机的门人整理而成，其中收载了汪机的部分医案和医论，特别是他的"营卫论"即冠于卷首，因而本书是汪机学术思想的代表作。《运气易览》三卷。书中较系统地介绍了运气常识，内容深入浅出，要言不繁，较便阅读。《针灸问对》三卷。书内以问答的形式介绍了针灸的基本理论和临床应用。《外科理例》七卷、附方一卷。该书内容大多辑自宋元明医家有关外科的论述，分154门，附方256首，持论平允，很便实用。《痘治理辨》一卷、附方一卷。书内收有诸家有关痘疹的治疗主张，并附有治痘方153首。《推求师意》二卷。此书为朱丹溪门人戴思恭所撰，汪机从歙县名家抄得该书后，亲自加以编辑整理，由门人加以校刊，题名《推求师意》而付梓。全书分杂病、小儿、妇人三门，论述了数十种病症的病因、脉症与治法。《医学原理》十三卷。本书头两卷介绍经络穴法，其余十一卷涉及临床各科，是一本综合性的临床医书。

除上述9种著作外，书末还随有"汪石山医学学术思想研究"论文一篇和现代研究的论文题录。本书可供中医专业人员及学习中医、研究中医者阅读。

校 注 说 明

汪机，字省之，明徽州祁门（今安徽祁门县）人，生于明天顺癸未（1463）年，卒于明嘉靖己亥（1540）年。因卜居祁门石山坞而自号"石山居士"，故世称汪石山。

汪氏的医学著作，据书目著录，计有《脉诀刊误》《石山医案》《读素问抄》《运气易览》《针灸问对》《外科理例》《痘治理辨》《推求师意》《素问补注》《本草汇编》《医读》《伤寒选录》《医学原理》凡十三种。其中，《素问补注》一书，后作为"补遗"刊入《读素问抄》卷末。《本草汇编》、《伤寒选录》已散佚。

此次根据《明清名医全书大成》编辑出版计划，整理汪石山医学著作。在现存的汪氏十种医学著作中，《医读》一书流布不广，见藏甚少，整理者因无法得到工作本，故暂付阙如。

经整理收入《汪石山医学全书》的九部医籍，在校勘时尽可能采用了初刻本或全本。兹就各书版本的主要情况及我们选用的底本和校本情况分别说明如下：

1. 《脉诀刊误》

初刻于明嘉靖癸未（1523）年。此书明清两代屡经翻刻，民国期间有石竹山房石印本和《丛书集成》本。此次整理，以明嘉靖癸未年刊本为底本（简称明本），以清光绪十七年（1891）周学海校刊本为主校本（简称周本）。

2. 《读素问抄》

成书于明正德己卯（1519）年，初刻于嘉靖初年，分为三卷。后增入《补遗》内容复刻。明万历壬子（1612）年的乔木山房本，以《黄帝内经素问抄》为书名，厘为七卷刊行。此次整理，依三卷编排，以明嘉靖辛丑（1541）年复刻本为底本（简称明本），以石竹山房石印本为主校本（简称民本），以《素问》《灵枢》《难经》的通行本为参校本。

3. 《石山医案》

由汪氏门人陈桷等编成。成书于明嘉靖辛卯（1531）年。考明·程铣《运气易览》跋所述，《石山医案》当初刻于明嘉靖癸巳（1533）年。此书明清两代数次刊行，民国期间有石竹山房石印本。此次整理，以明崇祯癸酉（1633）年刻本为底本（简称明本），以石竹山房石印本为主校本（简称民本），以安徽中医学院馆藏抄本为参校本（简称抄本）。

4. 《运气易览》

成书于明嘉靖七年（1528年），初刻于明嘉靖癸巳年（1533年）。其后有石竹山房石印本。本次整理以明嘉靖癸巳年刻本为底本（简称明本），以石竹山房石印本为主校本（简称民本）。

5. 《针灸问对》

成书于明嘉靖庚寅（1530）年，初刻于明嘉靖壬辰（1532）年。原名《针灸问答》，刊刻时题名《针灸问对》。其后主要有明崇祯年间的复刻本和民国年间的石竹山房石印本。此次整理，以明嘉靖刻本为底本（简称明本），以石竹山房石印本为主校本（简称民本），以《素问》《灵枢》《难经》的通行本为参校本。

6.《外科理例》

成书于明嘉靖辛卯（1531）年。考明·程铄《运气易览》跋所述，《外科理例》当初刻于明嘉靖癸巳（1533）年之前。后世主要有民国年间的石竹山房石印本及千顷堂书局石印本。此次整理，以明嘉靖刻本为底本（简称明本），以石竹山房石印本为主校本（简称民本）。

7.《痘治理辨》

成书于明嘉靖辛卯（1531）年。考明·程铄《运气易览》跋与胡希绍《痘治理辨》题辞，是书当于明嘉靖癸巳（1533）年付梓，次年刊成。原名《痘疹理辨》，刊成时题名《痘治理辨》。后世主要有民国年间的石竹山房石印本。此次整理，以明嘉靖刻本为底本（简称明本），以石竹山房石印本为主校本（简称民本）。

8.《推求师意》

初刻于明嘉靖甲午（1534）年。后世主要有民国年间的石竹山房石印本。此次整理，以明嘉靖刻本为底本（简称明本），以石竹山房石印本为主校本（简称民本）。

9.《医学原理》

是书为汪氏晚年之作。考汪氏自序，此书当成书于《伤寒选录》之后，确切年代已无从查考。现有明吴继武、谢孜刊本和陈长卿复刻吴勉学校刊本。此次整理，依陈长卿本（简称陈本）点校注释。

本全书在整理时，以对校为主，并综合运用了本校、他校和理校之法。凡校勘有得之处，于当页出注。

在对原书目录整理时，对目录与正文中标题不一致之处，一般以依正文标题校定目录为原则予以厘定。《痘治理辨》一书，原本无目录，正文中的标题或有或无，条例不够明晰，此次整理，以分类标目为原则，斟酌其文，并据以辑成目录。又，《运气易览》一书，原本目录为三卷，各种书目亦著录为三卷，但其正文却分为四卷。由于卷三篇帙过小，兹从各种书目旧例，将卷三并入卷二，卷四改为卷三，辑为三卷本。

原书中的异体字，凡见于《异体字整理表》的，径改为通行正体。通假字，未作改动，以存原貌，酌加注释。对诸如"癥"、"瘀"、"痰"等字，因使用简化字易生歧解，仍使用原字。因改动原书版式，为便于阅读，凡方位词"右"均改为"上"。

对原书中的一些疑难、冷僻词语作了简要注释。为使注释简洁，对于明本和民本文字相同之处，在校语中以"原本"来统称明本和民本，如校语"扶：原本作'挟'"中，"原本作'挟'"，即指明本和民本并作"挟"。对同一词语的校改和注释，仅于首见处出注，并标明"下同"。如，"上：原作'右'，兹从本全书编辑体例改。下同。""须：虽。下同。"

本全书由高尔鑫任主编，王键、徐麟任副主编。每部书的整理者分别是：

《脉诀刊误》徐麟　　　　　　《读素问抄》王键

《石山医案》徐麟　　　　　　《运气易览》牛淑萍

《针灸问对》牛淑萍　朱长刚　　《外科理例》刘惠玲
《痘治理辨》易玮　　　　　　　《推求师意》易玮
《医学原理》储全根　沈晓明　王旭光
顾植山撰就"汪石山医学学术思想研究"。
高尔鑫、徐麟、王旭光对本全书作了审核和统稿。

编者

1999 年 8 月 10 日

《针灸问对》牛淑萍　朱长刚　《外科理例》刘惠玲
《痘治理辨》易玮　　　　　《推求师意》易玮
《医学原理》储全根　沈晓明　王旭光
顾植山撰就"汪石山医学学术思想研究"。
高尔鑫、徐麟、王旭光对本全书作了审核和统稿。

编者
1999年8月10日

总 目 录

脉诀刊误 …………………………………………………… (1)
石山医案 …………………………………………………… (57)
读素问抄 …………………………………………………… (117)
运气易览 …………………………………………………… (233)
针灸问对 …………………………………………………… (289)
外科理例 …………………………………………………… (343)
痘治理辨 …………………………………………………… (477)
推求师意 …………………………………………………… (543)
医学原理 …………………………………………………… (573)
汪石山医学学术思想研究 ………………………………… (841)
附：汪石山医学研究论文题录 …………………………… (853)

脉诀刊误

《脉诀刊误》序

昔朱文公跋郭长阳医书,谓俗间所传《脉诀》,辞最鄙浅,非叔和本书。殊不知叔和所辑者《脉经》也,当叔和时未有歌括,此盖后人特假其名以取重于世耳。撮为韵语,取便讲习,故人皆知口熟《脉诀》以为能,而不复究其经之为理也。元季同父戴君,深以为病,因集诸书之论,正于歌括之下,名曰《脉诀刊误》。乡先正风林朱先生为节抄之。予始闻是书于歙之旧家。彼视为秘典,不轻以示人。予备重赀,不远数百里,往拜其门,手录以归。然而传写既久,未免脱误,予于是补其缺而正其讹。又取诸家脉书要语及予所撰《矫世惑脉论》,附录于后,以扩《刊误》未尽之旨。诚诊家之至要也。将欲秘之以为己[①]有,则有辜作者之盛心;欲梓之以广其传,则又乏赀以供所费。藏之巾笥,盖亦有年。吾徒许忠因质之休宁师鲁程先生,先生转语其姻鄙[②]吴君子用刻之,以惠久远,且使是书不至于湮没也。自今而后,学者得见是书而用其心,则歌括之谬,一览可见矣。噫!使天下后世举得以由乎正道,而不惑于曲学,未必不由是书之刻也。吴君之心之德何其盛欤!视彼建琳宫塑佛像,费用于无益者,其相去殆万万矣。是知吴君之心,即仁者之心也。《传》曰仁者寿,又曰仁者必有后,岂欺我哉,必有验于兹矣。

嘉靖癸未春三月下浣祁门朴墅汪机题

---

① 己:原本作"巳",误。兹据文意改。
② 姻鄙:姻,亲戚。鄙,同乡。

《脉诀刊误集解》序

医流鲜读王氏《脉经》，而偏熟于《脉诀》。《诀》盖庸下人所撰，其疏谬也奚怪哉？戴同父，儒者也，而究心于医书，刊《脉诀》之误，又集古医经及诸家说为之解。予谓此儿童之谣，俚俗之语，何足以辱通人点窜之笔。况解书为其高深玄奥，不得不借易晓之辞以明难明之义也。今歌诀浅近，夫人能知之，而反援引高深玄奥者为证，则是以所难明解所易晓，得无类奏九韶三夏①之音，以聪折杨皇花之耳乎？同父曰：此歌诚浅近，然医流仅知习此而已。窃虑因其书之误，而遂以误人也。行而见迷途之人，其能已于一呼哉。予察同父之言，盖仁人之用心。如是而著书，其可也。

临川吴澄序

愚久见此序，而未见其书。岁乙巳秋，得之于金陵郝安常伯，即借而传抄之。慨予光阴有限，故不及全而节其要云。

朱升题

---

① 九韶三夏：上古乐曲名。九韶，语本《书》"箫韶九成，凤皇来仪"。三夏，为《肆夏》《韶夏》《纳夏》的总称。

新刻《脉诀刊误》序

昔朱子之论《脉诀》也,曰词最浅鄙,非叔和本书明甚。又曰世之高医,以其赝也,遂委弃而羞言之,予非精于道者,不能有以正也,以俟明者而折中焉。朱子于此有隐词矣。其议之也,不过曰词最浅鄙,且曰俟明者而折中,则不以世医之委弃为然可知也。夫朱子之不能恝然①于《脉诀》者,盖有以见夫作者之苦心,乃故作此浅鄙之词,不欲用《脉经》之深隐,使末学终无所问津焉耳。至其词有异于《脉经》,则又非无义而不足为大病,何也?《脉经》且未尝尽合于古矣。岂惟《脉经》,即《难经》言四时脉状,且与《素问》大异矣。后人虽疑而辨之,卒不似排抵《脉诀》,直至欲取而焚之者,徒以《脉诀》文词浅鄙,易生轻侮耳。而孰知作者苦心,正在是哉。其私心之所得,临证之所见,确有异于古之所云,遂毅然恻然为后人告也。岂独滑亦有寒,脾亦候尺为义本先民耶?夫固不免偏驳矣。然自诋之太过,而濒湖李氏《脉学》②遂蹶起而行于世,而脉法且因之而愈微。昔人谓《脉诀》行而《脉经》隐,吾更慨《脉学》行而脉法坏也。其书极简,最便驽骀。而托本于《脉经》则名高,使明哲亦奉之而不以为陋。夷考其词,究于脉理何所发明,能尽合《脉经》之旨耶?人之便之者,徒以其较《脉诀》更简而已矣。岂真有以见夫《脉诀》之非,而欲由《脉学》而上溯《脉经》耶?余已刻《脉经》,复虑其词隐奥,不便俗学也,因取俗行张注《脉诀》视之,则注词浅陋,毫无所发。旋见《石山医按》中,有戴氏《脉诀刊误》,或释或辨,委曲详尽,诚可宝贵。虽其所辨不无过词,要亦执古太严,而于大义则无不赅洽矣。亟付剞劂③,为《脉经》之羽翼焉。夫《脉诀》上较《脉经》已为简矣,不谓其后乃有李氏《脉学》更简于《脉诀》,使天下靡然从之,并《脉诀》亦摈弃而无过问者。犹之讲伤寒者,其始犹知《伤寒百问》,至今日则但取陈修园《时方妙用》附录之,区区数版而已。夫天下事日趋于简便,人心日趋于儇薄④,义理日趋于暗昧,典型日趋于紊乱,而其祸竟蔓延而至于医也。是书也,果得风行海内,习医者果恍然于脉理有如是之精且详,而耻以李学自汩⑤也,则医中少一屠刽,生民不止少一夭枉矣。戴氏之功,视叔和何如哉!

光绪辛卯夏五周学海记

---

① 恝然:淡然。此为"恝然置之"的略语,意谓淡然置之,不加理会。
② 濒湖李氏《脉学》:李时珍所撰《濒湖脉学》。
③ 剞劂:犹付梓也。
④ 儇薄:轻薄。
⑤ 自汩:使自己沉沦不起。

目 录

卷上
诊候入式歌 …………………… (9)
五藏歌 心肝脾肺肾 …………… (15)
左右手分诊五藏四时脉歌 …… (18)
左手寸口心脉歌 ……………… (18)
左手关部肝脉歌 ……………… (19)
左手尺部肾脉歌 ……………… (19)
右手寸口肺脉歌 ……………… (19)
右手关上脾脉歌 ……………… (19)
右手尺部肾脉歌 ……………… (19)
七表 …………………………… (19)
八里 …………………………… (22)
九道 …………………………… (26)

卷下
分合偶比类说 ………………… (31)
诊杂病生死候歌 ……………… (33)
诊暴病歌 ……………………… (34)
形脉相反歌 …………………… (34)
诊四时病五行相克歌 ………… (34)
决四时五邪歌 ………………… (34)
伤寒歌 ………………………… (35)
阳毒阴毒歌 …………………… (35)
诊诸杂病生死脉候歌 ………… (35)
察色观病人生死候歌 ………… (37)
诊五藏察色候歌 ……………… (38)

诊妇人有妊歌 ………………… (38)
妊妇杂病生死歌 ……………… (40)
妊娠心腹急痛歌 ……………… (40)
妊娠倒仆损伤歌 ……………… (40)
妊妇伤寒歌 …………………… (40)
产后伤寒歌 …………………… (41)
产难生死歌 …………………… (41)
新产生死歌 …………………… (41)
小儿生死候歌 ………………… (41)
小儿外证十五候歌 …………… (42)
附录辨奇经脉 ………………… (42)

附录
诊脉早晏法 …………………… (43)
寸关尺 ………………………… (43)
五藏六府脉所出 ……………… (44)
五藏平脉 ……………………… (44)
六府平脉 ……………………… (44)
四时平脉 ……………………… (45)
三部所主 ……………………… (45)
八段锦 ………………………… (47)
怪脉 …………………………… (49)
矫世惑脉论 …………………… (50)
论涩脉弦脉 …………………… (53)
脉大必病进论 ………………… (54)
脉说 …………………………… (55)

脉诀刊误卷上

龙兴路儒学教授戴起宗同父　学
翰林侍讲学士休宁朱升允升　节抄
祁门朴墅汪机省之　补订

六朝高阳生,剽窃晋太医令王叔和,撮其切要,撰为《脉诀》。蔡西山辨之详矣。世相因,人相授,咸曰"王叔和脉诀"。既不能正其名,又不能辨其非,讹承惑固,是以罔觉。今刊其误,题曰《脉诀》。不以王叔和加其首者,先正其名也。窃取《灵》《素》《内经》、秦越人、张仲景、华佗、王叔和及历代名医之书以证,又述诸家所解,集长辨短。知我者其惟《脉诀》乎,罪我者其惟《脉诀》乎。

诊候入式歌

左心小肠肝胆肾,右肺大肠脾胃[命]①肾。

十二经动脉循环无端,始于手太阴,终于足厥阴。一昼夜五十周,朝于寸口,会于平旦。《内经》诊以平旦,《难经》独取寸口。寸口者,即手太阴之经渠穴也。上古诊法有三:其一,各于十二经动脉见处,分为三部天地人,以候各藏府。其二,以寸口与人迎参之,以验阴阳四时之大小,以决其病。其三,独取寸口,以内外分藏府,以高下定身形。斯王叔和之所取,以为寸口藏府之位,《脉诀》述之有差。《脉经》两尺并属肾与膀胱,今《脉诀》以命门列右尺,通真子注又以三焦为命门合,并属右尺。是不可以不辨。十八难曰手心主、少阳火,生足太阴、阳明土。土主中宫,故在中部也,亦未尝言手心主少阳火在何部也。二十五难曰心主与三焦为表里,《灵枢》《铜人》并同,又未尝以三焦合命门也。且持脉有道,因动脉而有别。假使以右肾为命门之藏,外无经络,其动脉何在?且命门之说,始于扁鹊,亦不分男女左右。考之《内经》,肾固已分为两藏,未尝有命门也。惟《铜人》有命门穴,在十四椎下。《灵枢》言两目为命门。既无动脉,何以为诊?又非正藏,何以列部?肾有两枚,均为肾。尺内以候肾,同列左右尺,斯黄岐之正论。习医者不本《内经》,而信末世昧理之谬论,安能悟其非而造其妙?《三因方》以右肾居右尺中,属手厥阴经,与三焦手少阳经合,则又差之甚矣。心主非右肾也。手厥阴虽与三焦经合,其起于心中,出属心包络,终于手小指次指,其经不行尺部之下也,何以列在右尺?黎氏曰:扁鹊以心主与三焦为表里,而《脉诀》以命门与三焦为表里者,以肾为精之舍,三焦为精之府也。命门虽系一藏,外

---

① [命]:原本"命"为黑圈阴文。考其书通例,戴氏将《脉诀》中应刊改的文字,加黑圈志之,不作删改,以存《脉诀》原貌(参见原文卷上"九道"注)。本次整理,改加[]以明之。

别无经，与肾俱属足少阴经，与足太阳膀胱相为表里。以此推之，三焦之气与命门通，而三焦之经不与命门合也，扁鹊之论为正。然则寸口之部位以何为正也？"脉要精微论"曰，尺内两傍则季胁也。尺内以候肾，尺外以候腹。中附上，左外以候肝，内以候膈，右外以候胃，内以候脾。上附上，右外以候肺，内以候胸中，左外以候心，内以候膻中。前以候前，后以候后。上竟上者，胸喉中事也。下竟下者，少腹腰股膝胫足中事也。此寸口部之定位也。或曰：必以动脉为诊，则手厥阴少阳二经当列何部也？曰：经云手少阴独无腧乎，其外经病而藏不病也。故治病者治包络之经，无犯其经，则手厥阴同手少阴经部诊也。手少阳为三焦，则各分于上中下部以诊也，则十二经动脉皆可诊于寸口矣。洁古以地道自古逆行，言脉三部自手少阴君火心始，逆而至厥阴风木肝，逆而至太阳寒水。外应十一月，内应于左尺肾与膀胱，接右手。肺应九月，居右寸，逆至太阴。土为脾，应右关，又逆至手厥阴与三焦。以愚考之，此乃地六气之步位。故岁首于春初之气，亦始厥阴风木，君火不任令，退居二气，而少阳相火当夏为三之气，四气太阴，五气阳明，六气太阳。乃取地之六气，依四时而至，难以言寸口三部之位。且六节气位，乃地理之应也。经曰显明之右，君火之位。君火之右，退行一步，相火治之。复行一步，土气治之。虽始以君火，亦顺次而行，未尝逆。杨仁斋以右尺其经手厥阴，其藏心包络，其府三焦，其名命脉，决非右肾之命门。以愚考之，十二经脉，自上古立名。今不悟脉歌非王叔和之本经，又立命脉以扶合之。且观于《内经》尺内以候肾，原不曾分左右，是合左右之尺，皆以候肾，亦无所谓命脉矣。仁斋《直指》于医方发明甚高，惜乎于此未明。

[女人反此背看之] 男女脉形有异同，尺 [脉] 位第三同 [断] 肾病。

歌首二句，只言部位未论脉。女人反此背看云者，原其惑于男左肾右命门，女左命门右肾，故言反此。又断之曰尺脉第三同断病，则反此背看者，只论尺脉耳。○男女有异同者，脉形尔。如男脉关上盛，女脉关下盛，男左大右小为顺，女右大左小为顺。男女脉位即无异同也，以十二经脉所行之终始，五藏之定位成形则一也。惟茎户及胞门子户，精血之不同尔。安可言脉位，女人与男子反而背看乎？《脉诀》之误，因于肾与命门有男女之别，不知肾有两，其左为肾，右为命门。《难经》虽有左右之别，亦无男女左右之分，其实皆肾藏，非命门也。至《褚氏遗书》，则又以女人心肺自尺始，倒装五藏，则谬又甚焉。或曰：南政北政，三阴司天在泉，而尺寸亦或易位，褚氏之论或原此乎？曰：不然也。司天在泉，以天之六步为客脉也，故随南北政以分尺寸之不应耳。其地之六步为主脉，即随候以见而不移也。心肺在上，肝肾在下，脾脉在中，自三才分而为人，亘古今何尝异？○无求子曰：所谓反者，男子尺脉常弱，今反盛，女子尺脉常盛，今反弱，故谓之反耳。李晞范因之。虽于反字义明，不同于众论，然反盛反弱，乃男女之病脉。今入式歌，方言部位，而遽以病脉牵解，似非本旨。特作歌者不善行文，故以反此背看传惑于世耳，今刊而改之如上。

心与小肠居左寸，肝胆同居左关定。肾居尺脉亦如然，用意调和审安静。肺与大肠居右寸，脾胃脉从关里认。命门还与肾脉同，用心仔细须寻趁。

此脉诀重分左右寸关尺部所出也。其曰命门还与肾脉同，以此句观之，命门即肾也。既知其非动脉，前何必以命门为藏而列部邪？○《察病指南》以右手尺为命门，却又曰一名手心主包络，则又差以命门为心主也。○心为藏，小肠为府。以府配藏者，实以手少阴心经与手太阳小肠经，二经脉相接，故同一部。其余藏府同部皆同。然藏府之脉，实以浮沉之位别之。府阳也，故因浮而见；藏阴也，故因沉而见。然以《难经》一脉十变推之，如云心急甚者肝邪干心，心微急者胆邪干小肠，是又以本藏之脉微甚别藏府也。○《察病指南》以七难六气循甲子旺脉分六府者，非也。阳明脉浮大而短，安得为胃脉形也？浮大而短，阳明燥金脉也。

[若诊他脉覆手看，要自看时仰手认]
诊脉皆须仰手看，覆手反诊用不应。

古人诊病，必仰病人手而诊。医者覆其手，以三部九候菽重之法取之。惟反其诊者不然。盖南北二政之岁，三阴司天在泉。尺寸或有不应者，反其诊则应矣。不应者，脉沉不应诊也。覆病人手诊之，则脉见也。沉者为浮，细者为大，舍此之外，无覆手之诊。

升按：《脉诀》之言，谓诊他则覆手，自诊则仰手，取手便而已。《刊误》盖误认歌意，以医之覆手诊人，为覆病人之手也。自此以后，有似此者，节去之而不辩。

三部须教指下明，

《难经》曰：脉有尺寸，何谓也？然。尺寸者，脉之大要会也。从关至尺，是尺内，阴之所治也。从关至鱼际，是寸口内，阳之所治也。故分寸为尺，分尺为寸。故阴得尺中一寸，阳得寸内九分。尺寸终始，一寸九分，故曰尺寸也。○蔡氏曰：手太阴之脉，自腕中横纹至鱼际，横纹得同身之一尺一寸，自腕中横纹前尽一尺为阴之位，自鱼际后一寸为阳之位。太阴动脉，前不及鱼际横纹一分，后不及腕中横纹九寸。故古人于寸内取九分，尺内取一寸，冥契①阳九阴十自然之数。尺寸之间，谓之关。关者，阴阳之限也。○索氏曰：诸家论脉部位，或曰尺寸，或曰寸关尺，或曰三寸为三部，或尺寸三部通论，其不同者何也？《素问》言脉之部位，止言尺寸，未言关也。至扁鹊《难经》，乃言有关部，在尺寸之交。盖扁鹊假设关位，而寓于尺寸之交，以为三部也，其实只有尺寸而已。逮仲景本论，及王叔和言脉之部位，或以尺寸通论某藏某府受病者，是确言诸藏府之脉只一之意也，乃合黄帝之说矣。或以三部分论某藏某府受病者，是假言诸藏府之脉各出之意也，乃合扁鹊之说矣。今究仲景、叔和，既宗黄帝言只有尺寸，又从扁鹊三部之说，何哉？盖黄帝言尺寸者，约度之义，扁鹊言三部者，亦约度之义，仲景、叔和所以兼取并用，非疑而两存之也。○《千金》载黄帝问曰，何谓三部脉也？岐伯曰，寸关尺也。今考黄帝书无此说，思邈假托耳。○通真子曰：《素问·三部九候论》所述三部，言身之上中下部，非谓寸关尺也。

九候了然心里印。

《素问》曰人有三部，部有九候，乃各于动脉现处候之，分九候。今《脉诀》所歌，以寸关尺三部，每三部内有浮中沉三候，浮以候府，中以候胃气，沉以候藏，通一手三部为九候也。

大肠[共]供肺为传送，

《素问》曰：大肠者，传导之官，变化出焉。肺者，相傅之官，治节出焉。传送者，大肠之职，非与肺共也。大肠以肺为藏，供送应副而已。

[心与小肠为受盛]小肠受盛与心应。

《素问》曰：小肠者，受盛之官，化物出焉。小肠配心藏，与之相应，非心与小肠同受盛也。

脾胃相通五谷消，

《素问》曰，脾与胃以膜相连尔。胃受

---

① 冥契：犹冥会，自然吻合之谓。

五谷,脾气磨而消之。

　　膀胱肾合[为津庆]通精径。

　　肾之所摄者精,胞之所藏者溺。精溺之泄,同为一径窍而出。若曰津庆,膀胱虽为津液之府,然五藏六府皆有津液,非肾膀胱所专主也。

　　三焦[无状]为府空有名,[寄]分在胸[中]腹鬲相应。

　　此段皆以藏府配合为歌,至三焦却不以命门为配,其以三焦附于尺诊欤?且心主与三焦为表里。心主脉历络三焦,手少阳脉遍属三焦,其治各有所。上焦如雾,中焦如沤,下焦如渎,各有法象,不偏在下,安可诊于尺也?且《难经》曰上部法天,主胸以上至头之有疾,即上焦之部。中下部即中下焦,分诊甚明矣。《三因方》之好异也,云三焦有形如脂膜,附于两肾夹脊。若果如此,则《内经》《难经》言之矣,其经脉又何遍属历络之云乎?

　　肝胆同为津液[府]居,[能]上通眼目为清净。

　　《素问》曰:膀胱者,州都之官,津液藏焉。则津液府,施于膀胱为当,以为肝胆则非。又,肝藏胆府,今云同为府,辞又害意。今改之"同为津液居",乃言肝胆之津液耳。五藏各有液,肝之液泣,其候目。五府皆有出入,惟胆无出入。其胆之精气,则因肝之余气溢入于胆,故藏在肝短叶间,相并而居,内藏精汁三合,其汁清净。经曰胆者,清净之府。肝藏血,开窍于目,肝受血而能视,故上通眼。人年老目昏者,血衰,肝叶薄,胆汁减也。

　　智者能调五藏和,自然察认诸家病。

　　《素问》曰:常以不病调病人。医不病,故为病人平息以调之为法。陈氏曰,凡欲诊脉,先调自气息,压取病人息,以候其迟数、过与不及。所谓以我医彼,莫之敢违。

　　掌后高骨号为关,骨下关脉形宛然。以次推排[名]分尺[泽]寸,三部还须仔细看。

　　尺泽者,手太阴之合穴,在肘中约文上。其取一寸九分之法,上始鱼际太渊,下终尺泽一尺一寸。于尺取一寸,于寸取九分,为三部之位。通真子云:三部,寸口在上,关脉在中,尺泽在下。尺泽者,尺脉一寸之外,余脉所不出不见,如入深泽而穴,故曰尺泽。安可以穴名而言尺部?今改之。○无求子于三部,每部以浮中沉及四旁,分为七候,先浮按消息之,次中按消息之,次重按消息之,次上竟消息之,次下竟消息之,次推指外消息之,次推指内消息之。此无求子合经中诸法,以为定法也。凡诊平人之脉,常以平旦;凡诊病脉,则不以昼夜,王贶子亨法也。

　　关前为阳名寸口,关后为阴直下取。阳弦头痛定无疑,阴弦腹痛何方走。阳数[即吐]为热兼[头痛]吐血,

　　《难经》曰:数则为热。《脉经》曰:阳数则吐血。

　　阴微即泻脐中吼。阳实应知面热风,阴微盗汗劳兼有。阳实大滑应舌强,阴数[脾热并口臭]脐下热痛久。

　　《脉经》云,尺脉数,恶寒,脐下热痛,尺主下部。今云"脾热口臭",脾在中州,非尺所系。

　　阳微浮弱定心寒,阴滑[食注脾家咎]经脉不调候。

　　《脉经》曰:尺脉滑,血气实。妇人经脉不利,及尿血,食注脾咎,当诊于关上。

　　关前关后辨阴阳,察病根源应不朽。

　　此总结关前为阳名寸口以下之文也。《脉经·辨阴阳大法》云,关前为阳,关后为阴。阳数吐血,阴微下利。阳弦头痛,阴弦腹痛。阳微自汗,阴微自下。阳热口生疮,阴数加微必恶寒而烦躁不得眠。阳微不能呼,阴微不能吸。今《脉诀》所述,或遵或违

何也？○洁古曰：阳弦为脉浮而弦，阴弦为脉沉而弦。但言阴阳者，乃脉之浮沉也。经曰浮为表，沉为里，非止寸口独浮尺独沉，尺寸俱有浮沉。今按：洁古论浮沉表里则是，而以论此段阴阳则非。盖《脉经》《脉诀》，皆以关前阳关后阴启之，中论脉证，后又以关前关后辨①阴阳结之，安可以浮沉论？

一息四至号平和，更加一至大无疴。

《素问》曰：人一呼脉再动，一吸脉再动，呼吸定息，脉五动，闰以太息，命曰平人。《难经》曰：脉来，一呼再至，不大不小，曰平。二经之言不同，何也？盖《难经》因论损至之脉而概举也，故于至脉，则云一呼再至曰平，不言一吸者，举一使反三隅也。及后再举，则兼呼吸。总论不大不小者，息数调匀也。然不若《内经》理备言详。其曰闰以太息者，闰在气盈朔虚之间，太息在呼吸之间，犹岁之闰，非一呼一吸之外再有呼吸也。太息者，呼吸定息在呼吸之间，脉因而又一动，以成五动之数。亦如呼出心与肺，吸入肾与肝，而脾受谷气于中，在呼出吸入之间也。

三迟二败冷危困，六数七极热生多。八脱九死十归墓，十一十二绝魂瘥。

[三至为迟一二败]一息一至着床害，两息一至死非怪。

迟败，前已言矣，今重出。况下文两息一至正论损，损有四等，故改之以举其凡例。○十四难曰何谓损？一呼一至曰离经，二呼一至曰夺精，三呼一至曰死，四呼一至曰命绝。损脉从下上，自一呼一至，而至四呼一至也。然离经夺精，则必死矣，何待三呼四呼一至？故《脉诀》两息一至即言死。○仲景曰，脉有四损三日死，平人四息，病人脉一至也。五损一日死，平人五息，病人脉一至也。六损一时死，平人六息，病人脉一至也。此仲景于四损之上，又

增五损六损，为一日一时死期。

迟冷数热古今同，《难经》越度分明载。

《难经》曰：数则为热，迟则为寒。越度者，秦越人之法度也。

热[即]积生风冷[生]动气，用心指下丁宁记。

热岂能生风？热积之多则风生。冷不能生气，冷积之多则动气。然冷热亦能动血而为病，不可专泥也。

春弦夏[洪]钩秋似毛，冬石依经分节气。

《素问》曰：春脉如弦，其气来耎弱轻虚以滑，端直以长，故曰弦。夏脉如钩，其气来盛去衰，故曰钩。秋脉如浮，其气来轻虚以浮，来急去散。冬脉如营，其气来沉以搏，故曰营。《难经》曰：春弦，脉来厌厌聂聂，如循榆叶，当依《素问》作"脉来耎弱招招，如揭长竿末梢。"曰平；益实而滑，如循长竿，曰病；急而劲益，强如新弓弦，曰死。夏钩，脉来累累如环，如循琅玕，曰平；来益数，如鸡举足，曰病；前曲后倨，如操带钩，曰死。秋毛，脉来蔼蔼，如车盖，按之益大，当依《素问》"厌厌聂聂，如落榆叶。"曰平；不上不下，如循鸡羽，曰病；按之消索，如风吹毛，曰死。冬石，脉来上大下锐，如雀之啄，曰平；啄啄连属，其中微曲，曰病；来如解索去如弹石，曰死。○今按：四时之脉，皆取法象，本乎《难经》。夏脉不当改作洪。

阿阿缓若春杨柳，此是脾家居四季。

四时之末，土旺十八日，此脾土之本位。然而四时之候，四藏之脉，皆以脾土胃气为本。《难经》曰：脾者，中州，其平和不可得见，衰乃见尔。来如雀之啄，如水之漏下，是脾家之衰见也。《脉经》曰：六月，季夏，建未，坤之间，土之位，脾旺之时。其脉

---

① 辨：原本作"辩"，形近而讹，今改。

来阿阿而缓,名曰平脉。今《脉诀》增春杨柳以为法象。蔡氏曰:凡脉不大不细,不长不短,不浮不沉,不滑不涩,应手中和,意思欣欣,难以名状者,为胃气。亦可谓善于形容者矣。○今按:《难经》所言四时之平脉者,有胃气之脉也。病脉者,四时脉多而胃气少者也。死脉者,但有四时脉,而无胃气者也。如此,则胃气之脉,随四时而寓于当时之脉之中,为平脉也,不可得而见,亦不可得而形容。其曰阿阿而缓者,专以四季十八日中所诊而见者言之耳。

在意专心察细微,《灵枢》晓解通玄记。

浮芤滑实弦紧洪,[七表]阳脉还应是本宗。微沉缓涩迟并伏,濡弱相兼[八里]阴脉同。

脉不可以表里定名也。惟浮沉二脉,可以表里论,黄、岐、越人、仲景、叔和皆不言表里。《脉经》王氏所作,无七表八里九道之名。今《脉诀》窃托叔和之名,其论脉却悖于《脉经》。自六朝以来,以七表八里九道为世大惑,未有言其非者。王裳著《阐微论》,谓《脉诀》论表不及里,于脉之形状大有发明,至于表里则不言其非,尚拘拘增数长二脉为九表,加短细二脉为十里,以九与十为阴阳数之极。呜呼,脉之变化,固从阴阳生,然安可以名数拘之哉,从来之论脉,有以浮沉长短滑涩为三阴三阳者,有以大小滑涩浮沉可以指别者,有以大浮数动滑为阳、沉涩弱弦微为阴者,有以按尺寸、观浮沉滑涩、而知病所生以治者。是皆以阴阳对举而互见也,未尝云七表八里九道也。但七表八里九道,果可以尽脉之数乎?《内经》曰鼓、曰搏、曰喘、曰横、曰急、曰躁,仲景曰㑊① 卑荣章纲损、曰纵横逆顺,岂七表八里九道之能尽也?然其名虽异,实不出乎阴阳。故脉当以阴阳察形,不当以表里定名。《内经》曰脉合阴阳。又曰善诊者,察色按脉,先别阴阳。诸脉因浮而见者,皆云表,不拘于七表;诸脉因沉而见者,皆曰里,不拘于八里。沉而滑亦曰里,浮而涩亦曰表,详辨在众脉条下。

血荣气卫定息数,一万三千五百通。

《素问》曰:营者,水谷之精气也,和调于五藏,洒陈于六府,乃能入于脉也,故循脉上下,贯五藏,络六府也。卫者,水谷之悍气。其气慓疾滑利,不能入于脉也,故循皮肤之中,分肉之间谓脉外,熏于肓膜,散于胸腹。○《灵枢》曰:人受气于谷,谷入于胃,以传与肺,五藏六府皆以受气。其清者为荣,浊者为卫。荣行脉中,卫行脉外,营周不休,五十而大会。又曰谷气津液已行,荣卫大通,乃化糟粕,以次传下。又曰,谷始入于胃,其精微者,先出于胃之两焦,以溉五藏,别出两行荣卫之道。其大气之搏而不行者,积于胸中,命曰气海,出于肺,循喉咽,故呼则出,吸则入。又曰,其浮气之不循经者为卫气,其精气之行于经者为荣气。又曰,五谷入于胃也,其糟粕津液宗气分为三队:故宗气积于胸中,出于喉咙,以贯心肺,而行呼吸焉;营气者,泌其津液,注之于脉,化以为血,以荣四末,内注五藏六府,以应刻数焉;卫气者,出其悍气之慓疾,而先行于四末分肉皮肤之间,而不休者也。荣气卫气,皆津液之所行。又曰,荣卫者,精气也;血者,神气也。故血之与气,异名而同类焉。又曰,荣出中焦,卫出下焦。又曰,上焦开发,宣五谷味,熏肤充身泽毛,若雾露之溉,是谓气。中焦受气取汁,变化而赤,是谓血。又曰,经脉者,所以行血气而营阴阳,濡筋骨,利关节者也。卫气者,所以温分肉,充皮肤,肥腠理,司开阖者也。○《灵枢》曰:人经脉周身十六丈二尺,漏水下百刻分昼夜。人一呼,脉再动,气行三

---

① 㑊(yè叶):通"偞",低。《礼记·玉藻》:"唯水浆不祭;若祭,为已偞卑。"陆德明《释文》"偞"作"㑊"。

寸。一吸，脉亦再动，气行三寸。呼吸定息，气行六寸。十息，气行六尺。二百七十息，气行十六丈二尺，一周于身，下水二刻。二千七百息，气行十周于身，下水二十刻。一万三千五百息，则气五十周，水下百刻。故五十营者，备得天地之寿矣，凡行八百一十丈也。○又曰，卫气之行，一日一夜，五十周于身。昼行于阳，二十五周；夜行于阴，二十五周，周于五藏。是故平旦阴尽，阳气出于目。目张则气上行于头，循项，下足太阳，循背，下至小指之端。其散者，别于目锐眦，下手太阳，下至手小指之间外侧。其散者，别于目锐眦，下足少阳，注小指次指之间，以上循手少阳之分侧，下至手小指之间。别者，以上至耳前，合于颔脉，注足阳明，以下行至足跗上，入五指之间。其散者从耳下，下手阳明，入大指之间，入掌中。其至于足也，入足心，出内踝，下行阴分，复合于目，故为一周。是故日行一舍，人气行身一周，与十分身之八。其始入于阴，常从足少阴注于肾，肾注于心，心注于肺，肺注于肝，肝注于脾，脾复注于肾为周。是故夜行一舍，人气行于阴藏一周，与十分藏之八，亦如阳行之二十五周，而复会于目。详见《灵枢·卫气行七十六》。此五十周卫气之行也，昼行阳二十五度，夜行阴二十五度。五十周而后大会于平旦者，荣卫息数同也。其始从中焦注手太阴阳明，阳明注足阳明太阴，太阴注手少阴太阳，太阳注足太阳少阴，少阴注手心主少阳，少阳注足少阳厥阴，厥阴复还注手太阴。此经脉行度终始也，与卫气之行则各异。○《三因方》云，血为脉，气为息。一呼一吸一定息，脉行六寸，二百七十息，行尽十六丈二尺者，血之脉也。气之息迟于脉，八息，三分三厘三毫，方行一寸。一万三千五百息，方行尽十六丈二尺。○今按：经云气积于胃，以通荣卫，各行其道，宗气流于海，下者注气街，上者走息道。如此，则荣卫各道。如上文《灵枢》所言，荣者，水谷之精气，出于中焦，变化为赤，入于脉，与息数呼吸应；卫者，水谷之悍气，出于下焦，行于脉外，温分肉，充皮肤，司开阖，不与脉同行，不与荣同道，不与息数同应，荣卫也，其异如此。然而行于身也，昼夜五十周，则荣与卫一也。《三因》以血为脉，指荣言；以气为息，指卫言。而谓荣血之脉昼夜五十周，卫气之息昼夜一周，不知何据，而与古经如此其异也。○又按：《难经》曰，荣气之行，常与卫气相随上下。卫由息而动。巢元方谓气行则血行，气住则血住，皆疑其传误。王冰谓刺络通营卫，不当兼言卫在络之间也。《灵枢·卫气行篇》云，卫气之行，昼行阳，则目张而寤，夜行阴，则目瞑而寐。谨按：此节言平旦阳气之出目，而下行于手足三阳也，皆一时分道并注，非有先后次第也。此经篇末言水下一刻，人气在太阳，水下二刻，人气在少阳，水下三刻，人气在阳明，水下四刻，人气在阴分者，则是先下太阳究竟，然后下少阳，俟少阳究竟，然后下阳明，俟阳明究竟，方上行阴分，大与此节矛盾，并衍文也。又按此节言阳气流行之周数，及下文言漏水所下之刻数，合而推之，其为衍文明矣。何以言之？夫昼日漏水之下，凡五十刻；昼日阳气之行，凡二十五周。以昼日漏水之刻数，配于昼日阳气之周数，则阳气一周配漏水二刻也。又以漏水之二刻，配于阳气之一周，则阳气之从平旦出目，而分道并注下于手足三阳也，盖配水下一刻焉；其从足心之出内踝，上行阴分，而复合于目，亦配水下一刻，是为一周也。如此，则水下一刻，人气当在三阳，水下二刻，人气当在阴分，而行一周于身也，水下三刻，人气又当在三阳，水下四刻，人气又当在阴分，而行一周于身也。如此，周流三阳与阴分，至水下五十刻，则得二十五周于身,而与篇首昼日行阳之数相合。今此篇末,水下一刻,人气在太阳,二刻,在少阳,三刻,在阳明,四刻,在阴分之说,则是漏水下四刻,配人气行一周于身,水下八刻,配人气行二周于身,水下五十刻,配人气行一十二周半于身,与篇首昼日行于阳二十五周之说不合,岂经之本旨耶?○荣气之行,自手太阴始,从足厥阴终,为一周于身也。详其一周于身,外至身体四肢,内至五藏六府,无不周遍,故其五十周,无阴阳昼夜之殊。卫气之行则不然,昼但周阳,于身体四肢之外,不入五藏六府之内,夜但周阴,于五藏六府之内,不出身体四肢外。故必五十周,至平旦,方与荣大会于肺手太阴也。

心藏歌一

心藏身之[精]君,小肠为[弟兄]受盛。

心者,君主之官,一身之主宰也,经曰主明则下安。曰身之精,不见心为尊矣。精有两义:有与生俱来之精,经曰两神相搏,合而成形,常先身生,是谓精,非心之专主也;有五藏六府之精,经曰肾受而藏之,肾为精之处,非心之所主也。○心藏、小肠府,大言阴与阳,小言夫与妇,不可以兄弟言。○小肠为受盛之官盛,平声①。

象离随夏王去声,属火向南[生]明。

任物无纤巨,多谋最有灵。内行于血海,

冲脉为十二经之海。《灵枢》曰:血海者,冲脉也。又,手太阳少阴二经为表里。心主血,上为乳汁,下为月水。经曰二阳之病发心脾,女子不月。心歌云内行血海。以此,李晞范以肝为血海而牵合之,非也。

外应舌将荣。七孔多聪慧,三毛上智英。反时忧不解,顺候脉洪[惊]平。

洪脉见于夏,为顺候平脉,何惊之有?

液汗通皮润,声言爽气清。伏梁秋得积,如臂在脐萦。

心之积,名伏梁,出《难经》。若《内经·腹中论》所载,伏梁乃风根也,非心积也。

顺视鸡冠色,凶看瘀血凝。诊时须审委,细察要叮咛。实梦忧惊怪,虚翻烟火明。

《灵枢》曰:正邪从外袭内,而未有定舍。与荣卫俱行,而与魂魄飞扬,使人卧不安而喜梦云云。

秤之十二两,大小与常平。

心藏歌二

三部俱数心家热,舌上生疮唇破裂。狂言满目见鬼神,饮水百杯终不歇。

心藏歌三

心脉扎[阳气作声]时失血荣,或时[血痢]尿血吐交横。溢关骨痛心烦躁,更兼头面赤骈骈。

池氏曰:溢关者,阴气上至于关,而未溢于关前阳部。肾之阴水,欲胜心火,火不受邪,水火交争而两伤。肾伤则骨痛,心伤则烦躁,以致气上攻而头面赤。

大实由来面赤风,燥痛面色与心同。微寒虚惕心寒热,急则肠中痛不通。实大相兼并有滑,舌强心惊语话难。单滑心热别无病,涩无心力不多言。沉紧心中逆冷痛,弦时心急又心悬。

肝藏歌一

肝藏应春阳,连枝胆共房。色青形象木,位列在东方。含血荣于目,牵筋运爪将。逆时生恚怒,顺候脉弦长。泣下为之

---

① 盛,平声:《广韵》盛属平声清韵,以器受物也。

液,声呼是本乡。味酸宜所纳,磨谷应随粮。实梦山林树,虚看细草芒。积曰肥气得,杯覆胁隅旁。翠羽身将吉,颜同枯草殃。四斤余四两,七叶两分行。

肝藏歌二

三部俱弦肝有余,目中疼痛苦痃虚。怒气满胸常欲叫,翳朦瞳子泪如珠。

肝藏歌三

肝软并弦本没邪,紧因筋急有些些。细看浮大更兼实,赤痛昏昏似物遮。溢关过寸口相应,目眩头重与筋疼。扎时眼暗或吐血,四肢瘫痪不能行。涩则缘虚血散之,肋胀胁满自应知。滑因肝热连头目,紧实弦沉痃癖基。微弱浮散气作难,目暗生花不耐看。甚浮筋弱身无力,遇此还须四体摊。

脾藏歌一

脾藏象中坤,安和对胃门。王时随四季,自与土为根。磨谷能消食,荣身性本温。应唇通口气,连肉润肌臀。[形扁]广[才]长三[五]寸五,

《难经》曰:脾广三寸长五寸。《脉诀》止言扁三寸,失长五寸之文。今合广长,著三五之数。

膏凝散半斤。顺时脉缓慢,失则气连吞。

《素问》曰:五气所病,脾为吞。又曰:刺中脾,十日死,其动如吞。李晞范曰:连吞者,所以形容紧数之脉状。乖于《内经》,失《脉诀》意。

实梦歌欢乐,虚争饮食分。湿多成五泄,肠[走]响若雷奔。痞气冬为积,皮黄四体昏。二斤十四两,三斗五升存。

脾藏歌二

三部俱缓脾家热,口臭胃翻长呕逆。齿肿龈宣注气缠,寒热时时少心力。

脾藏歌三

脾脉实兼浮,消中脾胃亏。口干饶饮水,多食亦肌虚。单滑脾家热,口臭气多粗。涩则非多食,食不作肌肤。微浮伤客热,来往作微疏。有紧脾家痛,仍兼筋急拘。欲吐不得吐,冲冲未得苏。若弦肝气盛,妨食被机谋。大实心中痛,如邪勿带符。溢关涎出口,风中见羁孤。

肺藏歌一

肺藏最居先,大肠通道宣。兑为八卦[地]说,金[属]次五行[牵]传。皮与毛通应,魂将魄共连。鼻闻香臭辨,壅塞气相煎。语过多成嗽,疮浮酒灌穿。猪膏凝者吉,枯骨命难存。本积息贲患,乘春右胁边。顺时浮涩短,反即大洪弦。实梦兵戈竞,虚行[涉]梦[水]野田。

《灵枢》曰:厥气客于大肠,则梦田野。今按:《脉诀》以水田为肺虚之梦,非也。大肠虚,为厥气所客,则梦田野。府虚致藏虚,或可连称,若曰水田,则肾梦也。

三斤三两重,六叶散分悬。

肺藏歌二

三部俱浮肺藏风,鼻中多水唾稠浓。壮热恶寒皮肤痛,颏干双目泪酸疼。

肺藏歌三

肺脉浮兼实，咽门燥又伤。大便难且涩，鼻内乏馨香。实大相兼滑，毛焦涕唾粘。更知咽有燥，火盛夏宜砭。沉紧相兼滑，仍闻咳嗽声。微浮兼有散，肺脉本家形。溢出胸中满，气泄大肠鸣。弦冷肠中结，扎[暴痛无成]为失血荣。

暴痛无成，是不痛也，洁古解得之，解作痛者又非，改为失血为当。

沉细仍兼滑，应知是骨蒸，皮毛皆总涩，寒热两相承。

肾藏歌一

肾藏对分之，膀胱共合宜，壬冬[身]行属水，位北定无欺。两耳通为窍，[三焦附在斯]二阴窍附斯。

三焦非肾所附，说见前篇。肾开窍于二阴，与两耳，皆为肾窍。

味咸归藿豆，精志自相随。沉滑当时[本]脉。浮[摊]缓厄在脾，色同乌羽吉。形似炭煤危，冷积多成唾。焦烦水易亏，奔豚脐下积。究竟骨将痿，实梦腰[难]脊解。

曰难解，是不解也。

虚行溺水湄，一斤余一两。[胁下]腰脊对相[垂]依。

《难经》曰：肾形如豇豆，相并而曲，附于脊膂，外与脐相对。胁下，肝之部位，非肾位，亦不垂。

肾藏歌二

三部俱迟肾藏寒，皮肤燥涩发毛干。忽梦鬼神时入水，觉来情思即无欢。

肾藏歌三

肾散腰间气，尿多更滑精。别本作"涩滑并"者，非。软为膝胫痛，阴汗岂无凭。别本作"其中有聚散，聚散且无凭"者，非。实滑小便涩，淋痛涩骍骍。脉涩精频漏，恍惚梦魂多。小肠疝气逐，梦里涉江河。实大膀胱热，小便难不通。滑弦腰脚痛，沉紧病还同。[单]平匀无病备，浮紧耳应聋。

左右手分诊五藏四时脉歌

左右须候四时脉，四十五[动为一息]日三气毕。

《难经》曰：脉不满五十动一止，一藏无气。《脉诀生死歌》云五十不止身无病，数内有止皆知病，正本《难经》。今此乃曰四十五动为一息，及六部脉歌皆以四十五动为准，乖于《内经》，谬于名数。今于后六歌，皆当改作五十动为是。且一息者，一呼一吸也。四十五动，非止一息也。若以息为止息，则《脉经》所谓五十动不止者，五藏六府皆受气，即无病，五十动一止五岁死，五动一止五日死，四十五动，除去五动，而不及五十，不知何意。今详此句，想因四时脉而言，或本于《内经》。冬至夏至各四十五日，为阴阳上下之期，一时六气九十日，三气得四十五日，今改为四十五日，以合《内经》。李晞范《脉髓》，作四十五动图说，亦巧而未敢信。通真子洁古诸解穿凿，皆非。盖脉之流行，如环无端，无一息之停，未尝以五十动一止为限。但止即为病，依数而止，期以岁死；不依数而止，则为结促代三病脉矣。

指下[弦]浮急洪[紧]数时，便是有风兼热极。忽然匿匿慢沉细，冷疾缠身[无他事]兼患气。贼脉频来问五行，屋漏雀啄终

左手寸口心脉歌

左手头指［火］木之子，［四十五动］五十动脉无他事。

左手者，病人之手。头指者，医者按脉，初下第一部之指，下准此。心火为木之子。

三十一动忽然沉，顿饭忽来还复此。春中候得夏须忧，夏若得之秋绝体。秋脉如斯又准前，冬若候之春必死。

脉沉顿饭之久然后来，乃绝止之脉，见于三十一动之间，三十动一止，应在三年死。今云在三月一时之后，是以月为年也，此下六歌之非皆然，当以在后生死候歌为正。

左手关部肝脉歌

左手中指木相连，脉候还须［来一息］足五十。二十六动沉却来，［肝藏有风兼热极］克在二年为死日。

曰沉却来，即是止脉，不可为风热之诊，此歌盖传误。大抵止脉，皆不吉之兆，诸家穿凿以求符合，皆非。今直据诊生死候歌断之，二十动一止，二岁死，下仿此，不再论。

三十九动涩匿匿，木藏及筋终绝塞。一十九动便沉沉，肝绝木曾人救得。

左手尺部肾脉歌

左手肾脉指第三，［四十五动］五十动足无疾咎。指下急急动［弦］数时，便是热风之脉候。忽然来往慢慢极，肾藏败时须且救。此病多从冷变来，疗之开破千金口。二十五动沉却来，肾绝医人无好手。努力

黄泉在眼前，纵在也应终不久。

右手寸口肺脉歌

右手头指肺相连，［四十五动］五十动足无忧虑。极急明知是中风，更看二十余七度。忽然指下来往慢，肺冷莫言无大故。一朝肺绝脉沉沉，染病卧床思此语。十二动而又不来，咳嗽唾脓兼难补。［发直如麻只片时］毛折皮枯喘不休，扁鹊也应难救护。

发直如麻，小肠绝也，改作毛折皮枯，以合《难经》手太阴脉绝之证。仲景云，若汗发润，喘不休者，肺先绝。

右手关上脾脉歌

右手第二指连脾，［四十五动］五十动足无诸疑。急动名为脾热极，食不能消定若斯。欲知病患多为冷，指下寻之慢极迟。吐逆不定经旬日，胃气冲心得几时。

右手尺部［命门］肾脉歌

右手［命］肾脉三指下，五十动足不须怕。一十九动默然沉，有死无生命绝也。指下急急动如弦，肾藏有风犹且治。七动沉沉更不来，努力今朝应是死。

［七表］

（一）浮者，阳也。指下［寻］按之不足，举之有余，［再再寻之，如太过］脉在肉上行曰浮。主咳嗽气促，冷汗自出，背膊劳倦，夜卧不安。

《脉诀》曰如太过曰浮，既曰举之有余矣，如何而太过？曰太过，则浮洪、浮紧、浮弦之脉如何诊之？《脉经》并无如太过之

文。又,寻与按不同,按者重手于肌肉筋骨部也,寻则或上或下,或左或右,随脉部以寻之。浮脉按之不足,非寻之不足也。

按之不足举之余,再再寻之指下浮。藏中积冷荣中热,欲得生精用补虚。

寸浮中风头热痛,关浮腹胀胃虚空。尺部见之风入肺,大肠干涩故难通。

(二)芤者,阳也。[指下寻之,两头即有,中间全无]举之,浮大而软;按之,两边实,中间虚。曰芤。[主淋沥,气入小肠]主失血。

芤,草名,其叶类葱,中心虚空。故以指按芤草叶,喻失血之脉。芤之名不见于《内经》。又曰安卧脉盛,谓之脱血。至仲景《伤寒论》曰:脉弦而大,弦则为减,大则为芤,减则为寒,芤则为虚,虚寒相搏,此名为革。亦未尝以芤为定名,但附见于革。至王叔和始立芤脉,《脉经》曰:芤脉,其象两边似有,中间全无。今《脉诀》乃曰两头则有,中间全无,则误矣。夫尺脉上不至关为阴绝,寸口下不至关为阳绝。若两头似有,中间全无,则是阴阳绝脉也,安得为芤脉乎?经曰荣行脉中,是血在脉中行。脉以血为形,血盛则脉盛,血虚则脉虚。故芤脉中空者,血之脱也。○芤脉,先举指时浮大而软,因按而中空。今《脉诀》首言指下寻之,非也。仲景曰:脉浮而紧,按之反芤,其人本虚;若浮而数,按之不芤,此人本不虚。是皆于按上以见芤脉,寻者在浮举沉按之间耳。下仿此。

指下寻之中且虚,邪风透入小肠居。患时[淋沥]尿血兼疼痛,大作汤丸必自除。

诸家论芤皆为失血之诊。今曰邪风入小肠而淋沥,非其证也,盖是尿血之证矣。

寸芤积血在胸中,关内逢芤肠里痈。尺部见之虚在肾,小便遗沥血凝脓。

(三)滑者,阳也。[指下寻之,三关如珠动,按之即伏,不进不退]往来前却,流利展转,替替然与数珠相似,应指圆滑,又曰漉漉如欲脱。曰滑。主肢体困弊,脚手酸痛,小便赤涩。

《脉经》曰:轻手得之为浮滑,重手得之为沉滑。其象往来流利,应指圆滑,若珠之隐指。今《脉诀》曰按之即伏,不进不退,则是有浮滑而无沉滑也。经曰一阴一阳者,谓脉来沉而滑也,是沉中亦有滑也,故王裳言《脉诀》论表不及里也。且脉有独见于一部者,有通三部见者,今曰三关如珠动,非也。按之即伏,不进不退,则是脉不往来而定,岂所谓滑乎?今取《脉经》所载,而去其浮中而有力之语,盖此语只言浮滑,亦一偏之言。夫血多则脉滑,滑之本体也。若气血和顺、其动不涩,不急,不缓,和滑之脉为不病;妇人为妊子。今若曰滑为阳、为病热、为实,则此滑字,当带数及小实言之。大抵此《脉诀》言脉之形状,往往未当,今据经改正之。而脉下所主之证,多与本脉不类,改之则不胜改,姑置之可也。

滑脉如珠动曰阳,腰中生气透前肠。胫酸只为生寒热,大泻三焦必得康。

滑脉寸居多呕逆,关滑胃[寒]热不下食。尺部见之[脐似冰]热下焦,[饮水下焦声沥沥]月信不通尿血涩。

前脾藏歌云单滑脾家热,今云胃寒不下食,何也?《脉经》曰:关滑,胃中有热。又云,中实逆滑为热实,故不欲食,食即吐逆,可明为热。池氏谬言肝木克脾土,致寒弦为肝脉,滑岂肝脉乎?○《脉经》曰:尺滑,下利,少气。《脉赋解义》云,男子尺滑,主膀胱冷气、小腹急胀、便溺利数。又云尺滑,主胞络极冷、月经不调,直以滑脉为阴,主冷,不当。不若《脉经》所谓尺滑,血气实,妇人经脉不利,男子尿血为得。今《脉诀》云脐似冰,则滑为阴证;又曰饮水,则滑为阳热;又曰沥沥作声,则滑为停水之证。既言冷又言热,不知何谓,今正之。

（四）实者，阳也。[指下寻之不绝、举之有余]浮中沉三候皆有力曰实。主伏阳在内，脾虚不食，肢体劳倦。

柳氏曰：实者，气结不通，欠疏快义。上部实，则气壅；下部实，则气胀；中部实，中脘不快。○《素问》曰：气来实强，是谓太过，病在外；气来虚微，是谓不及，病在内。此表里虚实之诊也。今脉实而曰脾虚，未敢信。

实脉[寻之举]浮沉皆有余，伏阳蒸内致脾虚。食少只缘生胃壅，温和汤药乃痊除。

举有余，止言浮实，故改之。

实脉关前胸热甚，当关切痛中焦凭，尺部[如绳应指来]当为下痢疼，腹胀小便[都]淋不[禁]忍。

如绳，非实脉之比，乃紧脉也，故改之。○《脉经》曰：尺实，小腹痛，小便不禁。又云小便难，少腹牢痛。盖气来实强者，太过之脉，与淋沥相应，若云小便不禁，则膀胱不固，水泉不止，为下焦剧寒之证矣。《脉经》用当归汤加大黄，盖因热而用也。小便不禁，必传写之误，后云小便难者是也。洁古于此，一用姜附，一用承气，为两可之辞，将以为寒乎，以为热乎？

愚按：洁古药注《脉诀》及《难经》，皆他人托之洁古，必非此翁之书。

（五）弦者，阳也。[指下寻之不足，举之有余，状若筝弦，时时带数]端直以长，如弦隐指曰弦，主劳风乏力、盗汗多出、手足酸疼、皮毛枯槁。

指下左右皆无，从前中后直过，挺然于指下曰弦。此血气收敛不舒之候。《脉诀》以弦为阳。《伤寒论》以弦为阴，《脉赋解义》亦云弦滑虽属七表，皆主于阴。《活人书》云，若弦而洪数者为阳，弦疾而沉且微细者为阴，主拘急。以愚观之，经曰阴中之阳肝也，当为半阴半阳之脉。《脉诀》曰指下寻之不足，举之有余，则是有浮弦而无沉弦也。经曰脉沉而弦者，主悬饮内痛，是沉中亦有弦。又曰时时带数，则是弦数二脉相兼，非单弦脉也。《素问》曰：气来耎弱，轻虚以滑，端直以长曰弦。今不取轻虚以滑，恐有弦数弦迟兼他脉之诊，故止以弦本状，端直以长为弦。然有弦而细，有弦而粗，看在何部，弦而耎其病轻，弦而硬其病重。大率弦脉急强，血气不和之所生也。又有偏弦双弦之诊。

[弦脉为阳]端直以长状若弦，四肢更被气相煎。三度[解]湿劳风始退，常须固济下丹田。

弦浮数大四者皆劳也。大者易治，脉气未衰，可敛而正也。弦者难治，血气已耗而难补。双弦则贼邪侵脾，尤为难治，加数则殆矣。《内经》曰劳者温之，不可用解。

[寸部脉紧一条弦，胸中急痛状绳牵。关中有弦寒在胃，下焦停水满丹田]寸弦头痛胸中痛，左关痃癖痛挛拘。右关有饮寒留胃，尺弦腹痛腰脚拘。

既歌弦脉，又言脉紧，非也。此歌脉证未是未尽，今改作。○《脉经》曰，寸弦，心下愊愊，微头痛，心下有水气。一云胸中拘急，关弦胃寒，心下厥逆。一云心下拘急，此胃气虚故尔。尺弦，小便痛，小腹及脚中拘急，一云脐下拘急。

（六）紧者，阳也。[指下寻之，三关通度，按之有余，举指甚数，状如洪弦]来往有力，左右弹人手，既如转索，又如切绳曰紧。主风气，伏阳上冲，化为狂病。

《内经》《难经》未言紧也。《内经》曰急不曰紧，曰来而左右弹人手，有紧脉之状，未有紧脉之名。至仲景曰，紧者如转索无常。又曰紧脉从何而来，假令亡汗若吐，以肺里寒；假令咳者，坐饮冷水；假令下利，以胃中虚冷，皆因寒而脉紧。故脉急为寒，诸紧为寒至。王叔和《脉经》，又增如切绳状。

故愚合三书所论以形容之。左右弹人手者，紧脉来之状，左右弹人手也。转索无常者，索之转动，不常在一处，或紧转在左，或紧转在右，此举指而得紧脉之状也。切绳状者，绳以两股三股纠合为微缠，又以物切之，其展转之紧，得之于按指而见，以指按脉，犹如切绳。合此三者论之方备。○《脉经》曰：重手得之为沉紧，轻手得之为浮紧。故咳嗽之脉沉紧则死，中恶之脉浮紧则死。今《脉诀》曰状若洪弦，此误也。紧为寒为痛，弦为寒为饮，洪为气为热，主疾既殊，治之亦异，一概言之，为害甚矣。且弦小于紧，数大于弦，洪则不然，举按盛大，非与二脉同也。又紧而迟为寒，紧而数为热，若曰按有余，举甚数，则又类实脉。若紧迟紧细，又何以诊？又总曰三关，不曰三部，又昧于尺寸之名。今悉改之。○论此紧脉者，或曰在筋肉之间通度，或曰按之实数，是有三部之通紧，而无各部之独紧，有按之紧，而无浮之紧，皆一偏之辞。○仲景曰：脉至如转索者，其日死。为其紧急不软，无胃气也。转索一也，有死生之分，宜详辨之。

紧脉三关数又弦，上来风是正根元。忽然强语人惊怕，不遇良医不得痊。

前言状若洪弦，今曰数又弦，是见之不明，而频移其说以迁就也。前云主风气伏阳，化为狂，今去伏阳独言风。仲景及《脉经》皆曰诸紧为寒，岂可以为风狂伏阳之诊。《难经》曰重阳者狂，岂紧脉为重阳乎？重阳者，谓阳部更有洪大滑长数等脉见耳。《内经》曰：阴不胜其阳，则脉流薄疾，并乃狂。薄疾者，极虚而急数，并谓盛实，亦非紧脉也。

紧脉关前头里痛，到关切痛无能动。[隐指寥寥]转索无常入尺来，[缴结]疼痛绕脐长手捧。

脉紧如转索，非隐指寥寥之状；缴结非痛之状，今改之。李氏曰：阳脉至阴部，自然隐伏指下，寥寥入来，若在寸部，则不寂寥。以愚观之，脉随病而见，不随部而改。小腹痛，必寒气固结，攻击于下焦，所以脉紧，安有因在尺部，而脉变形乎？

（七）洪者，阳也。[指下寻之极大，举之有余]极大在指下，来大去长而满指，曰洪。主头痛、四肢洪热、大肠不通、燥热、粪结、口干、遍身疼痛。

指下寻之极大，举之有余，是浮沉皆大之象，有类实脉矣。《脉经》曰极大在指下，不言举按，可以见洪之本状。诊者自当随其见于浮沉以参求尔。○极大在指下者，指下前后左右四旁，脉来皆盛大满指，是言本体之形大也。来大去长，言其来去之形大也。

洪脉根元本是阳，遇其[季夏]夏月自然昌。若逢秋[季]月及冬[季]月，发汗通肠始得凉。

仲景曰夏得洪大脉，是其本位，为应时之脉。今曰季夏，池氏迁就以为季夏心火渐退，得脾土偎之，其热病自退。若然，则秋冬只在九月十二月得洪脉，方可发汗通肠乎？今季字皆改为月字。

洪脉关前热在胸，当关翻胃[几千重]热来冲。更向尺中还若是，小便赤涩脚酸疼。

[八里]

（一）微者，阴也。[指下寻之极微，再再]寻之，若有若无欲绝非绝，又曰按之如欲尽。曰微，主败血不止，面色无光。

若有若无，欲绝非绝，所以形容微之不可见，按之如欲尽，谓必轻手诊则可见，重手按则欲尽而无也。微与濡弱相类，极软而浮细曰濡，极软而沉细曰弱，极细而软，无浮沉之别者，微脉也。微与涩细何以分？

细而又短于微,来往蹇滞曰涩,细而稍大常有曰细,细而稍长似有似无曰微,合五脉相类者详分之,则微脉可知矣。○阳微恶寒,阴弱发热。微浮虽甚不成病,不可劳。○《脉经》曰:脉者,气血之候。气血既微,则脉亦微矣。沉微则补阴,浮微则补阳,调补之道,以此为准。凡得是脉,必赢弱气虚为宜,故风劳气虚之病,多得是脉。○柳氏曰:脉分四时,春夏发生长旺,畏见此脉,秋冬见尚庶几。又曰人禀气以生。若微脉太过,阳亏气乏,何足以生?

指下寻之有若无,漩之败血小肠虚。崩中日久为白带,漏下多时骨木枯。微脉关前气上侵,当关郁结气排心。尺下见之脐下积,身寒饮水即呻吟。

微在尺,为阴盛阳虚,故为身寒,不可饮水。若饮水,则两寒相搏,痛而呻吟也。通真子曰多声,池氏曰身寒饮水,李氏曰好饮冷水,皆非也。

(二)沉者,阴也。[指下寻之似有,举之全无,缓度三关,状如烂绵]举之不足,按之有余,重按乃得,在肌肉之下,曰沉。主气胀两胁、手足时冷。

轻指于皮肤间不可得,徐按至肌肉中部间应指,又按至筋骨下部乃有力,此沉脉也。沉与浮相反,与伏相近。沉脉,重按乃得于筋骨下部;若伏脉,则虽重按至筋骨下部亦不见,必用指推开筋方可见脉。《难经》曰:伏者,脉行筋下也。○《内经》曰:推而内之,推而外之。皆是用指推筋以求之,非一定其指于病人臂上,俟其脉之自见也。此持脉口诀也。○《脉经》曰:沉者,阴脉之始也。其象,按之至筋骨得之者是也。其体沉潜,深居诸脉之下,有地之气焉。凡诸脉即沉而见,则知其在阴而里受之。今《脉诀》曰按之似有,状如烂绵曰沉。如此,则沉弱沉微沉细之脉,又当何如而诊之,甚失脉经之意矣。经曰关以后者,阴之动也,

脉当见一寸而沉。过者,法曰太过。减者,法曰不及。岂有按之似有,状若烂绵之不及也。

按之[似]即有举还无,气满三焦藏府虚。冷气不调三部壅,通肠健胃始能除。

按之似有,是沉微脉,非独沉也,今改云按之即有。○沉为阴,通肠宜温药利之。

寸脉沉兮胸有痰,当关气[短]痞痛难堪。

气短者,气不能相续,似喘而实非;气上冲,似呻吟而无痛,乃气急而短促也。今曰痛难堪,则非气短。《脉经》曰沉,心下有冷气,苦满吞酸,则痛者气痞不通而痛也。

若在尺中腰脚重,小便稠数色如泔。

(三)缓者,阴也。指下寻之,往来迟缓[小于迟脉]去来亦迟,小驶于迟。又曰阳脉浮大而濡,阴脉浮大而濡,阴脉与阳脉同等。曰缓。[主四肢、烦闷、气促不安。]

缓者二义:去来亦迟,小驶于迟,每居中部或下部间,柔软而慢,但小于沉脉兼之缓软,此有邪之诊,为不及之缓。阴阳气和,阳寸阴尺,上下同等,同浮大而软,无有偏胜,此无邪之诊,为阴阳和缓之缓。缓与迟二脉相类,缓脉大而慢,迟脉小而衰,缓者卫有余而荣不足,迟者阴气盛而阳气衰。二诊不同,迟脉一息三至,缓脉一息四至。○《脉经》曰:缓脉小驶于迟。今《脉诀》反云小于迟脉,误矣。四肢烦闷,气促不安,皆非缓脉之证。

来往寻之状若迟,肾间生气耳鸣时。邪风积气来冲背,脑后三针痛则移。

缓脉关前搐项筋,当关气结腹难伸。尺上若逢癥冷结,夜间常梦鬼随人。

(四)涩者,阴也。[指下寻之似有,举之全无,前虚后实,无复次序]细而迟往来难,且散,或一止复来,又曰短而止。曰涩。主腹痛、女子有孕、胎痛、无孕、败血为痛。

脉来蹇涩，细而迟，不能流利圆滑。濇者涩也，与滑相反。如刀刮竹，竹皮涩，又有节，刀刮而行涩，遇节则倒退，有涩脉往来难之意。如雨沾沙，沙者不聚之物，雨虽沾之，其体亦细而散，有涩脉往来散之意。或一止复来，是因涩不流利之止，与结促代之止不同。《玉函经》曰：切脉定知生死路，但向止代涩中取。看取涩脉与止代，此是死期之大概。涩脉与外有形证，未可断他阻大命。若是形证与代同，尺部见之皆死定。黎氏曰：代者止也。一藏绝，他藏代至，为真死脉，不分三部，随应皆是。涩者，三五不调，如雨沾沙，为精血不足之候，与代相似。然三秋诊得涩而有胃气为平脉，右手寸口，浮短而涩，为肺正脉，二者皆非死脉。若尺寸俱浮紧而涩，外证必发热恶寒，项强腰痛，牵连百节俱痛，乃太阳经伤寒，汗之愈。举此数端，以见涩脉与代脉不可例观。尺脉者，人之根本，涩为精血不足之候，若独于尺中见涩，则死候也。○《脉经》曰：涩脉之象，往来蹇滞，行而多碍。夫脉者资血气而行，血气损伤，荣卫行涩，故脉亦涩。《脉诀》曰按之似有，举之全无，是有沉涩无浮涩。经曰一阴一阳，谓脉来浮而涩也。则是浮中亦有涩，岂独沉有涩乎？盖浮而涩者荣卫伤，沉而涩者精血损，表里之证不同，故脉亦异，岂独有里而无表乎？《难经》曰前小后大，前大后小，其前后以尺寸论也。今云前虚后实，涩为少血，其形蹇滞，细短且散，安能后实？若后实则非涩矣。其曰无复次序，即《内经》所谓参伍不调，上下如参舂之脉，是脉之乱，脉乱则死矣。今以《脉经》改之。涩脉如刀刮竹行，丈夫有此号伤精。妇人有孕胎中痛，无孕还须败血成。涩脉关前胃气并，当关血散不能停。尺部如斯逢逆冷，体寒脐下作雷鸣。

（五）迟者，阴也。[指下寻之，重手乃得隐隐]一息三至，去来极迟，曰迟。主肾虚不安。

中风口㖞，脉浮而迟则生。今《脉诀》于迟脉曰重手乃得，是无浮迟之脉乎。立脉之名曰迟，以其比平人一息四至，减去一至故也。今曰隐隐，果何所似？且如蛛丝曰阴衰，如风吹毛曰肺死。微甚欲绝，伏甚不出，则庶可隐隐形容之。三至为迟，何隐隐乎？

[迟脉人逢状且难]，三至为迟一息间，
迟脉一息三至，以至数之，至为易见。

遇其季夏不能痊。神工诊著知时候，[道是脾来水必干]或是脾虚或肾寒。

通真子曰：迟脉属肾，肾水忧在土，土季夏王。洁古云迟本土也，当仿此一脉为时胜，故长夏胜冬，土克水。池氏曰：季夏现迟，季夏土正王，胜其肾水，水必枯，病不痊，抑脾土，滋肾水，方为良工。以愚考之，《内经》曰脉迟者为藏病，《难经》曰迟者阴也。迟为在藏，非脾旺脉，亦非属肾之脉。假使季夏土旺，脾能克肾，不缘脉迟，阿阿和大而缓，是脾之正脉。是因季夏时而旺，不病之脉。若素有肾虚之病，则忧之。若曰因时王脉，能克所胜，则是春肝脉旺，必克脾土，四时旺脉，因序而见，人人四时皆病矣。今此《脉诀》之意，盖以夏月万物盛大，阳现之时，而得迟脉为失时反证阴气大盛。脾者，阴中之至阴也，迟在脾则脾冷。肾者亦阴也，迟在肾则肾冷。《内经》曰：未有藏形，于春夏而脉沉涩，秋冬而脉浮大，命曰逆四时。今迟脉在夏，亦逆四时也。

寸口迟脉心上寒，当关腹痛饮浆难。流入尺中腰脚重，厚衣重覆也嫌单。

（六）伏者，阴也。[指下寻之似有，呼吸定息全无，再再寻之，不离三关]极重按之，着骨乃得。又曰关上沉不出。又曰脉行筋下。曰伏。主毒气闭藏三关、四肢沉重、手足时冷。

伏脉者,初下指轻按,不见;次寻之中部,又不见;次重手极按,又无其象;直待以手推其筋于外而诊,乃见,盖脉行筋下也。若如常诊,不推筋以求,则无所见。昧者以为脉绝矣。沉脉因按而知,伏脉因推而得。伏与沉相似,沉者重按乃得,伏者重按亦不得,必推筋乃见也。若重按不得,推筋着骨全无,则脉绝无而死矣。《脉诀》曰指下寻之似有,则非伏也;呼吸定息全无,则脉绝也。再再寻之,不离三关。三关,三部一寸九分之位也。岂他脉之诊乃离舍三关乎,此《脉诀》言伏脉之状最谬。

阴毒伏气切三焦,不动荣家气不调。不问春秋与冬夏,徐徐[发汗]调理始能消。

伏为积聚,有物为积。有荣积,有卫积,有藏积,随所积而施治,可也。今曰不动荣家气不调,是先治荣血而气自调也。必也治营积而见伏脉者方可,若夫气积及食物积、藏积,又当各治其本。且气为是动,血为所生者。《难经》曰:气留而不行者,为气先病;血滞而不濡者,为血后病。故先为是动,后为所生病。以此论之,当先调气而血自顺。亦有血先病而气后病者,随病施治可也,难乎执一。其因物聚者,又必以所恶者攻之,以所喜者诱之,亦不专于先动荣也。○通真子曰:伏脉不可发汗,更宜消息。诚哉是言。《内经》曰:其有邪者,渍形以为汗,其在皮者汗而发之。仲景曰脉浮者,病在表,可发汗。又曰表有病,脉当浮。今伏脉乃在里之病,岂宜发汗?虽曰徐徐,其动表一也,非其治也。洁古又引阳盛阴虚,汗之则愈,以升麻汤、麻黄汤、附子细辛麻黄汤为治,亦非也。《难经》所云,仲景所述,曰阳盛阴虚者,谓伤寒之邪,在表为阳,在里为阴。邪入皮肤,恶寒发热,是表虚而受邪,曰阳虚;未传入里,里未受邪,曰阴盛。故云汗之则愈,非论伏脉为阴盛也。假使阴毒为病,正当随浅深,用温药祛逐,其可发汗邪。

积气胸中寸脉伏,当关肠癖常冥目。尺部见之食不消,[坐卧非安]癥瘕攻痛还破腹。

(七)濡者,阴也。[指下寻之似有,按之依前却去]极软而浮细,轻手乃得,不任寻按。曰濡。主少气、五心烦热、脑痛耳鸣、下元冷极。

有余于上曰浮,既浮而细曰软,浮而软细曰濡。按之无有,举之则浮细而极软,必轻手乃可得。《脉经》曰:如帛衣在水中。帛漫在水,虚浮见于水面,若用指按之,则随手而软散,不与手应,此濡脉之状也。濡与迟弱相近,一息三至,随浮沉而见,曰迟;极软而浮细,轻手乃得,不能沉,曰濡。轻软而沉细,按之乃得,重按欲绝,指下不能起伏,不能浮,曰弱。濡弱迟微之脉,皆气血之不足者也。人病后,或产妇,喜见此等脉,平人强人忌见之,更随时随病消息之。○《脉诀》曰指下寻之似有,与言伏脉同,何是何非耶?且诸脉之应,皆一来一去,如曰来疾去迟,曰来盛去不盛,以别钩脉,外实内虚之诊。今曰按之依前却去,其状果何如耶?○《内经》曰软,《脉经》曰濡,同一脉也。《难经》曰:春脉弦,濡弱而长,按之濡,举之来实者,肾也。沉濡而滑曰石,是皆兼他脉。以濡在中和为胃气之本,为平脉,旺脉。若濡脉独见,则病脉也。《内经》曰心脉耎散,当消环自已,肝耎散,病溢饮。胃耎散,病食痹,脾耎散,色不泽,足胻肿。肾耎散,病少血。其言耎散脉,与搏坚而长对,言病也。故《难经》亦以气来虚微、来实强对言之,非所谓濡与虚弱之诊也。

[按之似有举之无]举全无力按如无,《脉诀》此句全非濡诊。《活人书》曰:按之似无,举之全无力,曰濡。今从之。

髓海丹田定已枯。四体骨蒸劳热甚,藏府终传命必殂。濡脉关前[人足汗]虚自

汗，

《脉诀》足字，本为充足之足，昧者误以手足之足训之。今改为自汗，庶无误也。

当关少气精神散。尺部绵绵却恶寒，骨与肉疏都不管。

（八）弱者，阴也。指下寻之，如烂锦相似，[轻手乃得，重手乃无，快快不能前]极软而沉细，按之如绝指下，曰弱。[主气居于表]，生产后客风面肿。

弱者，扶持不起之状，不能起伏，不任寻按，大体与濡相类。濡脉细软而浮，弱脉则细软而沉，以此别之。病后见此脉为顺，强人平人见之，为损为危。独见一部或二部，犹庶几，三部六部见之，甚矣。○《脉经》论弱云按之乃得，举之无有。今《脉诀》云轻手乃得，重手乃无，与经相反。今改之。又弱为虚候，气血损减。今云气居于表，果何证乎？表病，脉必因浮而见。今弱脉沉细在下，何以诊表？《素问》曰面肿曰风，不拘于产后也，弱脉亦难以验风。

[三关]脉行快快不能前，[只为风邪与气连]软细而沉似烂绵。少年得此须忧重，老弱逢之病却痊。关前弱脉阳道虚，关中[有此气多疏]虚热胃虚疏。一作"气多瓮"，尤非。

《脉经》曰：关弱胃气虚，胃中有客热。脉弱为虚，热作病。有热，不可大攻之，热去则寒起矣。○池氏曰：关乃阴阳分处，脉弱则阴阳隔绝，主气喘。李晞范因之。今按：气喘者脉必实，脉弱则气乏，不足以息，今依《脉经》改之。○柳氏曰：气虚羸弱，弱脉乃见。寸弱为阳气虚，尺弱为阴气虚，关弱为胃虚。仲景曰诸弱发热，乃为阳虚，虚而发热，非实热也。大抵阳少阴多，皆为不足之候。《脉经》曰：弱为虚悸。○《内经》曰：脉弱以滑，是有胃气，命曰易治。脉小弱以涩，谓之久病。同一弱也，以滑涩相兼而易诊。

若在尺中[阴气绝，痰疼引变上皮肤]阳气少，骨烦发热痛难居。

《脉经》曰：尺弱阳气少，发热骨烦，又云少血。《脉经》曰：骨烦者，肾主骨髓也。《脉诀》作皮肤，乃肺之合，非肾所主，今改之。

[九道]

通真子曰：七表八里为阴阳正脉，外有九种脉相通而见者，经所谓脉来浮滑而长，沉涩而短，浮大而牢之类是也。以愚观之，脉无正不正之定名也。为邪为病而见，则二十四字皆不正之脉。因时而旺，随藏而应，则皆正脉也。脉合阴阳，难以七表八里为阴阳正脉。《难经》曰浮滑长皆阳脉，沉涩短皆阴脉，非别以长短为阴阳正脉之外也，是长短与浮沉滑涩，同为阴阳也。又曰外有九种脉相通而见，故曰九道。且脉之相通，乃众脉参互为一，以示证也。二十四字，除浮沉结促代伏，居于上下，止于缓急，不能相通，其他皆相通。《难经》曰一阳一阴，谓浮而涩，是八里通乎七表也。一阴一阳，谓沉而滑，是七表通乎八里也。《内经》所载，仲景所论，多通众脉而言病。○《脉经》二十四字，有散数，无短长。《脉诀》去散数，增长短，亦以足二十四字。《脉经》论二十四字通为一处，亦无次序之定，盖脉随变而见。但宜以阳脉从阳类，阴脉从阴类，不可以一浮二芤为定序。且三至为迟，六至为数，迟阴在藏，数阳在府，经文皆对言也，今取迟去数，其可乎？是知脉不可以二十四字为定数也，亦不可立表里道之异名也。陈氏、沈氏并用散数为九道，用《脉诀》九道之名数，而不取短长，亦非也。今增散数二脉于后，以足《脉经》之所论。而不去长短者，脉之所当述者也。既不拘于表里道二十四字之数，则脉之以一字立名，皆详论可也。或曰:子既辨表里道之非,不删而述其旧文,何也? 曰:此朱文公作孝经刊误、程子述大学亲民之例也。不删者,存其旧也。用墨圈者,当删者也。辨其下者,使人皆知其非,不复为旧文所惑,不删之删也。

(一)长者,阳也。指下寻之,三[关]部如持竿之状。举之有余曰长,过于本位亦曰长。主浑身壮热、坐卧不安。

从尺至关,连寸口,直过如横竿之状,此三部之长脉。过于本位,谓或尺或关或寸,过于一指之外。此各部之长脉,欲知其病,则必于浮沉迟数大小之间求之。若不大不小,不浮不沉,不迟不数,则气自治而无病,经曰长则气治是也。○大概平人病人,脉长为吉,深且长,寿脉也,尺脉长,根深蒂固,心脉长,神气有余。《内经》心脉搏坚而长,病舌卷不能言,至肾脉搏坚而长,病折腰,此六脉者非以长为病,以搏坚相合为病也。春肝脉,软弱轻虚而滑,端直以长,肝脉,如循长竿末梢曰平,如循长竿曰病,有余而过故也。

长脉迢迢度三关,指下来时又却还。

通真子曰:此云来时又却还者,似一阴三阳之脉。愚曰:非也。来而还,只可谓脉之来去。然诸脉皆如是,若不能自还,则代而死矣。一阴三阳者,谓脉来浮滑而长时一沉也,是四脉共见也。

阳毒在藏三焦热,徐徐发汗始能安。

洁古曰:此阳明脉,尺寸俱长,当汗,阳化气也。今按:假使是阳明证,亦难专于发汗,正阳阳明当下,太阳阳明当汗,少阳阳明随证解利,当依表里分汗下。

(二)短者,阴也。指下寻之,不及本位曰短。主体虚恶寒、腹中冷气,作生气,非。宿食不消。

寸口尺中皆退促,附近关中见一半,如龟缩头曳尾之状,以其阴阳不及本位,故曰短。若关中短,上为寸脉,下不至关,下为尺脉,上不至关,是阴阳绝脉,此皆不治决死,故关中不以短脉为诊。○《脉经》曰:短脉之象,应指而回,不能满部,浮而短者荣卫不行,沉而短者藏府痞塞。短与长对,知长则知短矣。

短脉阴中有伏阳,气壅三焦不得昌。藏中宿食生寒气,大泻通肠必得康。

通真子曰:《脉诀》以一阳三阴,脉来沉涩而短,时一浮,乃云有伏阳耳。今按:《脉诀》单论短为阴中伏阳,盖以短为阴,脉短为气病,气不得舒畅,则阳气郁伏于内,非论沉涩短浮四脉共见也。《内经》曰:疏其血气,令其条达而致和平。今曰大泻通肠,亦当随病浅深用药可也。

(三)虚者,阴也。[指下寻之不足,举之亦然]迟大而软,按之无力,隐指豁豁然空曰虚。主少力多惊。

虚脉,因按而知其虚,其诊法与芤同,皆以按而见浮大而软,按之中无旁为芤,迟大而软,按之隐指,豁豁然空为虚。《内经》曰:脉虚血虚二脉,皆因血而见,失血则中无,血虚则中空。《脉诀》言寻之不足,举指亦然,乃微濡之脉,非所以形容虚也。虚与实对,实于中为实,故浮中沉皆有力,内不足为虚,故按之豁豁然空。

恍惚心中多愕惊,[三关定息脉难成]按之无力脉虚轻。血[生]虚藏府生[寒热]烦热,补益三焦便得宁。

(四)促者,阳也。指下寻之,极数,并居寸口又曰来去数,时一止复来。曰促,渐加则死,渐退则生。

促脉,尺微关细,寸口独实而滑数,并居于上,或来去数,时一止复来。黎氏曰:促脉虽盛疾,必时一止复来者,如趣①之蹶也,故徐疾不常。

————————
① 趣:通"趋"。

促脉前来已出关,并居寸口[血成斑]证危难。

血成斑,非促脉证。

忽然渐退人生也,若或加时命在天。

(五)结者,阴也。指下寻之,[或来或去,聚而却还]脉来缓,时一止复来,无常数。又曰,脉来动而中止,更来小数,中有还者反动。曰结。主四肢、气闷、连痛时来。

迟而小驶为缓,应指暂歇为止,缓而止为结。通真子曰:据经谓往来缓,时一止复来,为结,其言是也。此云或来或往,聚而却还,与之稍异。来去者,脉之常也。聚而还,何以见脉之结?今依仲景所论改之。《脉经》只云来缓,时一止。《难经》又云无常数。今依《难经》增之。盖止而复来,数至,间或三两至,或又一止,无常数。若有常数,如五动一止,又五动一止,依数而止,则为死脉,可依止数,克死期矣。详见下代脉辨。○仲景曰蔼蔼如车盖曰阳结,乃阳气郁结于外,不与阴气和杂也;累累如循长竿曰阴结,乃阴气郁结于内,不与阳气和杂也。又曰脉浮数,能食,不大便,此为实,曰阳结;脉沉迟,不能食,身体重,大便反鞕,曰阴结,亦以阴阳气偏结,因兼证而分之,不以脉止为结也。《内经》曰结阳者肿四肢,四肢者诸阳之本也。结阴者便血,阴主血也;二阳结谓之消,谓大肠胃热;三阳结谓之隔,谓小肠膀胱热;三阴结谓之水,谓脾肺寒;一阴一阳结,谓之喉痹,谓心主三焦热,是亦分阴阳之结也。王氏《脉经》盖因仲景之文,于脉缓止却为结阳,数止却为结阴,误甚,详述在代脉下。其实《脉诀》之结脉为阴,与促脉为阳相对,非若《内经》与仲景所言,有阴阳之分也。若必论阴阳,结则缓而止为结阴,数而止为结阳方允当。

积气生于脾藏旁,大肠疼痛卒难当。渐宜稍泻三焦火,莫谩多方立纪纲。

(六)代者,阴也。指下寻之,[动而复起,再再不能自还]动而中止,不能自还,因而复动,曰代。主形容羸瘦、口不能言。

代者,此脉已绝,他脉代其至之义,一藏气绝,而他藏之气代而至也。代与止异者:止者,按之觉于指下而中止;代者,忽还尺中,停久方来,则是歇至,数动,止而复来,因其呼吸阴阳相引乃复动也。今《脉诀》曰动而复起,则不代矣,是不明动而中止为代也。再再不能自还之下,却不言因而复动,是不能自还之后,脉绝不来矣,今以仲景原文改之。○《内经》曰代则气衰,脾脉代,注云愞弱也。仲景曰伤寒脉结代,心动悸,灸甘草汤主之,皆不以代为死脉也。王氏《脉经》始曰脉结者生,代者死。仲景言结代脉曰,脉按之来缓,时一止复来,名曰结,又脉来,动而中止,更来小数,中有还者反动,名曰结,阴也;脉来,动而中止,不能自还,因而复动,名曰代,阴也,得此脉者必难治。王氏《脉经》述之,而与仲景本文有差。仲景两明结脉,总曰阴也。《脉经》分前一论来缓,时一止,名曰结阳,多添一阳字;于后一论中有还者反动,改作不能自还,举之则动,却依本文曰结阴也。以前为结阳,则脉缓非阳也;此盖《脉诀》所谓结脉。以后为结阴,则脉数乃阳也。此盖《脉诀》所谓促脉。且不能自还与代脉同,何以为结脉?且结代同,而中止皆同,自还为结,不能自还为代,正以分二脉之异,今混而同之不可也,代则血气衰虚不能相续,因其呼吸相引复动,此所以代为难治。《活人书》云阴盛则结,主胸满烦躁,阳盛则促,主积聚气痞。忧思所成,大抵结促二脉,虽时一止,为病脉,非死脉也,代则真死矣。或曰:死脉必代,而代脉未必皆死者何也?人见其脉动摇来往,略有一止,便以为代,便以为死,鲜有不失者。盖代脉固以其有止,而有止者未可便以为代。何也?诸脉有止者四：涩促结代也。脉细而迟，往来难，时一止，为涩；脉来数，时一止者，为促；脉来缓，时一止者，为结，凡此三者均谓之止。而其所以止者迥然不同，为病亦异，而皆非死脉也，必别于此，毫发不爽。见其所谓止者，不过于涩促结中之止，则随脉主病，真见其止如代中之止，然后断之为死，则不失矣。代脉之止，其止有常数而不忒，如十动一止，则数十止皆见于十动之后，如二十动一止，则数十止皆见于二十动之后，及加进亦如是，方为代脉。王氏《脉经》于代脉依仲景，却改脉来作来数，则又混促脉之止，必全依仲景本文方是。

[代脉时时动若来]动而中止不能还，[再而复动似还无]复动因为代脉看。三元正气随风去，魂魄[冥冥何所拘]升沉旦夕间。

曰动若来，则不止也。一作动若浮，尤悖理。洁古亦随缪解之何也？曰似还无，于脉状何似，故改之。

（七）牢者，阴也。指下[寻之则无，按之则有]似沉似伏，实大而长，微弦，曰牢。主骨间疼痛，气居于表。

寻之则无，按之则有，则沉脉也，可以言牢脉所见之位，而失言牢脉之本状。似沉似伏者，牢脉所居之位也；实大而长微弦者，牢脉之形也。《脉经》曰有似沉伏，沈氏分言似沉似伏，尤为明著。又曰：低而不浮曰沉，按之极下曰伏，隐指逼逼曰实，满指洪盛曰大，过于本位曰长，紧而直曰弦，兼是数者为牢脉。黎氏曰：牢者，坚也，固围之象，气之郁结故如此。柳氏曰：牢实不转移，主有积聚，主疼痛不移其处，得此一脉，病邪牢坚，其病难愈。○沈氏曰：阴阳革否，其气沉伏在下，固结不移，其气欲上出而不得，故曰革也。今按：古今多以革与牢混论。《素问》云浑浑革至如涌泉，绵绵其去如弦绝，死。曰革至如涌泉，流出之甚

也；绵绵其去，流而不返义；如绝弦者，若弓弦琴瑟，弦断绝不可再续义，故云死。王贶曰：革脉浑浑如涌泉，谓出而不返也，为阴气隔阳；又为溢脉，溢脉盖自尺而出，上于鱼际，离经无根本；又有覆脉，自寸口下退，过而入尺，皆必死。此等脉见于两手或一手，难以逐部求。或曰牢脉即黄帝之所谓革脉，《千金翼》亦以革为牢，是以革牢同一义。然《内经》浑浑革至如涌泉，则此革不与《脉经》沉伏之革同矣，然则牢革两义也。《难经》曰牢而长者肝也，牢阴长阳，因沉而得，为肝之平脉。又曰脉之虚实，濡者为虚，紧牢者为实，以邪气之盛为实也，此牢也。仲景曰脉弦而大，弦则为减，大则为芤，减则为寒，芤则为虚，寒虚相搏，此名为革。妇人则半产漏下，男子则亡血失精，此革也。机按：牢主邪气实，革主精血虚。或又曰如挠鼓皮。鼓皮可以言革，而于实大弦长，难以取象。《脉经》曰：三部脉革，长病得之死，卒病得之生。兼病以断也。《难经》曰：病若吐血，复鼽衄血者，脉当沉细，反得浮大而牢者死。脉病相违也。仲景曰：寒则牢坚。脉书往往以革牢为一，有牢则无革，有革则无牢。究而言之，诸书所谓牢者坚也，紧牢为实，仲景所谓革者，虚寒相搏也。脉形脉理，二者不同，不可混也。因牢论革及此。若《内经》浑浑革至云者，又别作一样看可也。

[脉入皮肤辨息难]实大弦长沉伏间。

牢脉居沉伏之位，非入皮肤之浮部也，牢以脉形固结，郁而在下，不与迟数辨息多少以立名。故改之。

时时气促在胸前。只缘水火相刑克，若待痊除更问天。

牢脉亦难以为水火相刑之象。五行各有相刑，皆有死症。

（八）动者，阴也。指下[寻之似有，举之还无，再再寻之，不离其处，不往不来]若

数脉见于关上,上下无头尾,如豆大,厥厥摇动。曰动。主体弱虚劳,崩中血痢。

仲景云:动脉若数脉,见于关上,上下无头尾如豆大,厥厥动摇。王氏《脉经》依仲景文,而去若数脉及上下五字,止云见于关上,无头尾如豆大,厥厥动摇。夫动必因数而后见,此五字不可除也。《脉诀》并不遵依,却自云寻之似有,举之还无,乃微弱沉之状。动脉厥厥动摇,出于众脉,岂举之还无乎?不离其处,果何处也?动见于关,不能如众脉通三部而见。《内经》曰脉不往来者死,若不往不来,则脉定而死矣。○众书以动为阳,《脉诀》以动为阴。此脉居关上,阴阳相搏为动,当以阳动为阳,阴动为阴方当。《内经》曰手少阴脉动甚者,妊子也,谓手少阴俞神门穴中脉动甚,为有妊之兆,非言动脉之状。言动脉始于仲景,曰:阴阳相搏名曰动。阳动则汗出,阴动则发热,形寒恶冷,此三焦伤也。成无己曰:方其阴阳相搏,而虚者则动。阳虚则阳动,故汗出,阴虚则阴动,故发热,如不发热汗出,而反形冷恶寒,为三焦伤,阳气不通。庞安常曰:关位占六分,前三分为阳,后三分为阴。若当阳,连寸口动而阴静,法当有汗而解。《素问》曰:阳加于阴谓之汗。若当阴,连尺动而阳静,则发热。《素问》曰:尺麄①为热中。若大汗后,形冷恶寒者,三焦伤,此是死证。动脉只在关上见,惟庞说分明。成氏又曰:阳出阴入,以关为界。关为阴阳之中也。若数脉见关上,无头尾如豆大,动摇者,是阴阳之气相搏也。厥厥动摇者,自为动摇,不与三部混也。如人在众中,不与众合,名之厥厥。沈氏曰:阳动者,阳不能卫于肤腠,故汗出也。阴动者,阴不能荣于肌肉,故发热。又,仲景云"阳微则恶寒,阴弱则发热"是也。

动脉[根源气主阴]阴阳相搏形,[三关指下碍沉沉]关中如豆动摇频。

动脉见关上,不见于三关,厥厥动摇,不沉沉碍指下也。池氏承讹谬解,故改之。

血出一倒经年月,[智士名医不可寻]为痛为惊载《脉经》。

《内经》曰:阴虚阳搏谓之崩。阴脉不足,阳脉盛搏,则内崩,血流下,此动脉为血崩者,即仲景所谓阴动也。阴虚内损,动数见焉,岂阳搏乎?

(九)细者,阴也。指下寻之,细细如线,[来往极微]小大于微,常有且细。曰细。主足胫髓冷,乏力少气。

《脉经》曰:细者,阴也。直细而软,若丝线之应指,主血少气衰。有此症则顺,非此而得之为逆。故吐衄血,得沉细则生。盖血行脉中,血既减少,脉所以细也,然虽血少,未至于失血,故脉止于细,未至于无。血失脉亦失,故芤主失血。是知芤为失血,细为血少。今《脉诀》言细脉,乃云来往极微,则微之又微,非细矣,今改之。

乏力无精胫里酸,形容憔悴发毛干。如逢冬季经霜月,不疗其疾必自痊。

冬季后阳气生,或可复其生理耳,亦不可言不疗自痊。

今增散数二脉,以足《脉经》之本旨。

数者,阳也,一息六至。又曰去来促急为数。

经曰数则为热。必审其浮沉,知其热在表里。察其大小,知其热之盛衰。亦有如数之脉,经曰脉至如数,令人暴惊,宜细详之。沈氏曰:以阴阳言,数为阳脉;以藏府言,数为府病。论邪则为热,论病则为虚。若夫微数之脉,伤寒则谨不可汗,无病则谨不可劳,此前贤之格言。《内经》曰:数为烦心。惟小儿之脉,一呼吸间八至,而细数者,为平耳。

散者,大而散者是也。气失血虚,有表

---
① 麄:同"粗"。

无里,故脉散也。

沈氏曰:散者,不聚之名。仲景曰:伤寒,咳逆上气,其脉散者死也。若脉有邪气,风也。《难经》曰:浮而大散者,心也。最畏散脉独见,独见则危矣。柳氏曰:是散漫无统纪无拘束之义。指下见得来动,一二至中又至一至,更不曾来往整齐,或动来即动去,或来至多去至少,或去至多来至少,是解散不收聚,精血走,作根本脱离,不佳之兆。若产妇得之则生子,孕妇得之为堕伤。寻常心脉及夏月,最不宜独见此脉。

脉诀刊误卷下

龙兴路儒学教授戴起宗同父　学
翰林侍讲学士休宁朱升允升　节抄
祁门朴墅汪机省之　　　　补订

分合偶比类说[1]

经曰知者一言而终，不知者流散无穷。脉之为说，前已论辨于各脉之下。今又以分合偶比类五字，以经纶错综之，庶无惑矣。

分〇有脉之形分，谓脉各有形状，当先明辨，便了然不疑。大小浮沉滑涩，可以指别，迥然各异，辨之于毫厘之间，使其形不相混，如举有按无为浮，按有举无为沉之类。

有脉之证分，谓脉之一字独见为证，如寸浮，中风头痛之类，不杂他脉，独为证。今脉诀歌在各脉之后者，是也。或独见一部，或通见三部，或两手俱现。

合〇有合众脉之形为一脉者，谓如似沉似伏，实大长弦之合为牢，极软浮细之合为濡之类。

有合众脉之形为一证者，谓浮缓为不仁，浮滑为饮，浮洪大而长为风眩癫疾。有二脉合者，有三四脉合者。大抵脉独见为证者鲜，参合众脉为证者多。今脉诀独取乎三关一脉论证，而遗其合众脉以论证者，今各补注于后，以全其脉证。此条补注节抄，不及备录。且一脉虽独见，而为证亦不一，如浮，为风，又为虚，又为气，各不同，此又一

脉之证合也。必备论之，以证相参而考脉，则思过半矣。〇洁古张元素《医学启源》云右寸大肠，肺脉之所出也。先以轻手得之，是大肠属表，后以重手得之，是肺属里。肺合皮毛，肺脉寻皮毛而行。持脉，指法如三菽之重，按至皮毛而得为浮；稍稍加力，脉道不利为涩；又稍加力，脉道缩入关中、上半指不动、下半指微动为短，此乃浮涩而短，肺不病三脉也。肺脉本部，在于皮毛之上。见于肤表，是其浮也；入于皮毛之下，见于血脉肌肉之分，是其沉也。六部仿此，此诊之定法，可以合众脉之形矣。

偶〇脉合阴阳，必有偶对。经曰善为脉者，必以比类奇恒，从容知之。

浮沉者，脉之升降也。浮升在上，沉降在下，为诸脉之根本，为阴阳之定位，为表里之定诊。浮法天，有轻清在上之象；沉法地，有重浊在下之象。浮为风为虚，体高而气浮也。沉为中坚为内蕴，体聚而不散也。论诸脉者，必先此二脉。

迟数者，脉之紧慢也。脉以四五至为平，减一至为三至曰迟，增一至为六至曰数。《难经》曰：迟阴为在藏，数阳为在府。迟则为寒，数则为热，亦偶言之也。《中藏

---

[1] 分合偶比类说：原本无此标题，今据正文内容，并参上海卫生出版社1958年排印本，补入。

经》曰：数在上，阳中之阳；在下，阴中之阳。迟在上，阳中之阴；在下，阴中之阴。数在中则中热，迟在中则中寒。寒用热助，热用寒助，本乎阴阳也。

虚实者，脉之刚柔也。按之浮中沉，皆有力，为实；迟大而软，按之豁豁然空，为虚。虚实之由，皆以有余不足占之，故以按而知。经曰其气来实强，为太过。病在外，气来虚微，为不及；病在内，血实脉实，血虚脉虚，亦皆偶而言之。论表里虚实，必以此二脉。《中藏经》曰：脉举之滑，按之微，看在何部，以断其藏。又按之沉小弱微短涩软濡，俱为藏虚。其脉举按皆盛者实也，又长浮数疾洪紧弦大俱曰实藏。其脉浮而实大者，府实也；轻手按之滑，重手按之平者，府虚也。左右寸口沉结实大者，上实也；左右寸弱而微者，上虚也。左右尺脉伏而涩者，下实也；尺中脉滑而濡者，下虚也。尺中微涩短小者，俱属下虚也。许叔微曰，浮缓为表虚，伤风解肌，浮紧涩有力为表实，伤寒发汗，脉沉无力为里虚，可温，沉而有力紧实为里实，可下。此论伤寒表里虚实，凡此皆非单论脉虚实之理。

长短者，脉之盈缩也。脉盈过于本位曰长，脉缩不及本位曰短。长有见于尺寸，有通见于三部，短只见于尺寸。盖必质于中，而后知过于中为长，不及于中为短。经曰长则气治，短则气病。脉有三阴三阳，而长短在其中，是亦偶而言之。又曰人长脉长，人短脉短，义因人形体而别。

滑涩者，脉之通滞也。脉通则流利无碍曰滑，脉滞则塞涩不流曰涩。《内经》曰：滑者阴气有余，涩者阳气有余；《难经》三阴三阳，滑涩对举；《千金》曰滑者多血少气，涩者多气少血，皆偶言也。以二义考之，阴气有余者血多也，血多则气少，脉者血之府也，荣行脉中，今血多故流利圆滑。阳气有余者气多也，气多则血少，故艰涩而散。一

止复来，先明气血之多少，斯知滑涩之理。

洪微者，脉之盛衰也。血热而盛，气随以溢，满指洪大，冲涌有余，洪为脉之盛也。气虚而寒，血随而涩，应指微细，欲绝非绝，微为脉之衰也。

紧缓者，脉之急慢也。紧为伤寒，寒则伤荣，荣受寒邪，脉络激搏，若风起水涌，既如切绳，又如转索。缓为风结，皮肤不仁，荣血不流，卫气独行，不能疾速，血虚顽痹。脉为缓慢，荣受寒邪则脉紧，荣血寒涩则脉缓，二脉由荣而见。沈氏曰：紧为阴，阴主寒，寒则物敛，而有拘挛之象。又主痛，诸痛皆原于寒。又主宿食，由胃虚挟寒，不能腐化故也。缓为阳热，主血虚，血虚则脉体弱。又主气虚，气虚则脉体无力。又主风，风者阳邪，主舒启纵弛故也。

动伏者，脉之出处也。出见于外，故数见关上，如豆大，出类而异于三部者动也。处藏于内，不见其形，脉行筋下者伏也。二者犹人物之出处也。

结促者，因止以别阴阳之盛也。阳盛则促，脉疾而时止；阴盛则结，脉徐而时止。虽有止非死脉也，代则死脉也。促结为偶，而代无对。○脉不可以偶对言者，不敢凿也。《三因方》尽为偶名，而以弦弱、芤微、濡革、散代亦为偶，非一阴一阳也。因知其不可尽以偶言也，必一阴一阳而后可偶。然又有脉偶而同见者，如大小、缓急、疾徐、疏数之类。经曰前大后小，前小后大，来疾去徐，来徐去疾，去不盛来反盛，去盛来不盛，乍大乍小，乍短乍长，乍疏乍数，是二脉偶见也。亦有两手偶见者，如左大右小，左小右大之类。

比○比者所以明相类之脉，比其类而合之，因其疑也；辨其异而分之，决其疑也。《内经》曰脾虚浮似肺，肾小浮似脾，肝急沉似肾，此皆三者之所乱也。然从容得之，以知其比类也。注云以三藏相近，故脉象参

差而相类,是以三惑乱为治之过失矣。必从容比类而得三藏之形状,故浮缓曰脾,浮短曰肺,浮而滑曰心,急紧而散曰肝,搏沉而滑曰肾。不能比类,则疑惑弥甚,是以《脉经》立相类之脉。今立比字为纲,使从容比类,先明于未诊之先,免交疑于持脉之际。《脉经》曰浮与芤相类,一曰与洪相类,弦与紧相类,滑与数,沉与伏,微与涩,软与弱,缓与迟,革与实,《千金》云牢与实。今细详之,有弦细,有芤虚,有濡芤,有洪散,有牢伏。有数脉同类者:洪散俱大也,而散无力;濡弱同极软而细也,有浮沉之异;微细俱小也,而微无力;芤类浮也,按之旁有中无;濡类芤也,按之如无;沉伏牢同居下也,按有余曰沉,按实大长弦曰牢,按不见脉行筋下曰伏;弦细同直长之形,同收敛之义也,亦有大小之分,弦如弦之直,细如线之细;迟缓同慢也,有三至四至之异。大慢小衰之别,涩微易识也,何疑乎相类?牢与实,革与实,非相类也。《脉赋》云洪与实形同仿佛,是相类也。洪实同有力而大也,洪分沉浮之异,实合浮沉而皆有力。弦与紧之异,弦左右无,而中直如弦,紧左右弹,而有如转索,虽相类而甚相远也。又有数脉之相类,如涩促结代,同一止也,而全不同。他如濡弱迟,如芤虚,如微细濡弱涩,已辨于各脉条下。

类 《易》曰方以类聚,又曰本乎天者亲上,本乎地者亲下,则各从其类也。《内经》曰脉合阴阳,又曰察之有纪,从阴阳始,众脉阴阳,各以类从。知乎此,则七表八里九道之非,不胶固于先人之言矣。旨哉,蔡西山之论也。曰凡平脉,不大不细,不长不短,不浮不沉,不滑不涩,应手中和,意思欣欣,难以名状者,为胃气。其太过为大为长为实为坚为强为浮为芤为滑为洪为急为促者,皆阳也;其不及为细为短为虚为软为沉为结为伏为涩为微者,皆阴也。阳搏阴为弦,阴搏阳为紧。阴阳相搏为动,寒虚相搏为革,阴阳分离为散,阴阳不续为代。

《难经》曰:诸阳为热,诸阴为寒。数则为热,迟则为寒。浮为表,沉为里。《三因方》云,博则二十四字,不滥丝毫;约则浮沉迟数,总括纲纪。故知浮为风为虚,沉为湿为实,迟为寒为冷,数为热为燥。风湿寒热属外,虚实冷燥属内。内外既分,三因顿别。三点刘立之亦以浮沉迟数四字为纲,以教学者,浮风沉气迟冷数热,分别三部为证。此诚初学入门,然必博学反约,然后能知脉之妙,若遽以此自足,则今汝画矣,故述此于分合比偶类五字之后。

诊杂病生死候歌

五十不止身无病,数内有止皆知定。四十一止一藏绝,却后四年多没命。三十一止即三年,二十一止二年应。十五一止一年殂,以下有止看暴病。

柳氏曰:以动数候脉,是吃紧语。候脉须候五十动,知五藏之气有无缺失。今人手指到病人腕臂,便以为见了,殊不知五十动见,岂弹指间事,相习成风,以疾速为神奇。庐山刘立之① 号曰三点,以手中指点人三部脉,生死吉凶多验,学徒相传亦用之。刘果三点之神耶?抑亦声色得之耶?色可传,脉不可传。古人以切脉为上工,如扁鹊,饮上池水,能洞见人藏府间病,如华佗,刳骨剔胃,是岂切脉而得之欤?后世圣神之术不常,有所当学者,诊脉以知内,参以问证察言观色以知外则可耳。○《脉经》曰:脉来五十投而不止者,五藏皆受气,即无病。四十投而一止者,一藏无气,却后四岁死。以至十投一止者,四藏无气,藏中

---

① 刘立之:南宋医家,撰有《脉诀》,又名《刘三点脉诀》、《复真刘三点生脉诀》。

死。其言几藏无气，以分别几岁之死期，予窃疑之。《内经》曰肾绝六日死，肝绝八日死，心绝一日死，果此藏气绝，又安能待四岁三岁乎？大抵五十动者脉之大数，要必候五十动，不可不及五十动而遽不候也。或问：候止脉何处数起？曰：得止脉后，再从始至脉数起，看得几至而止为数。

诊暴病歌

两动一止或三四，三动一至六七死。四动一止即八朝，以此推排但依次。

此是十动内有止脉者。然难必谓暴病有此，久病亦有见此者。但当以至数定死期，不必专于诊暴病也。

形脉相反歌

健人脉病号行尸，病人脉健[亦如之]审言之。短长肥瘦并如此，[细心诊候有依稀]脉病相违亦若斯。

《内经》曰：形气有余，脉气不足，死。脉气有余，形气不足，生。仲景曰：脉病人不病，名曰行尸，以无王气，卒眩仆不识人则死。人病脉不病，名曰内虚，以无谷，神虽困无苦。今《脉诀》曰亦如之，是与行尸同也，故改之。○仲景曰：肥人责浮，瘦人责沉。肥人当沉，今反浮，故责之。瘦人当浮，今反沉，故责之。《脉经》曰：当视其人大小长短，皆如其人之形性则吉，反之则为逆。肥人脉细小如丝，身涩而脉来往滑，身滑而脉来往涩，皆死。○前言形脉相反，又有脉病相反，不可不备举。《难经》所谓"脉不应病，病不应脉"者是也。《素问》曰：形盛脉细，少气，不足以息者，死。形瘦脉大，胸中多气者，死。形气相得者生，三五不调者病，形肉已脱，九候虽调，犹死。病热脉静，泄而脉大，脱血而脉实，病在中脉实坚，病在外脉不实坚者，皆难治。《难经》曰：病若闭目不欲见人，脉当得肝脉弦急而长，而反得肺脉浮涩而短者死也，病若闭目而渴，心下牢者，脉当得紧实而数，反得沉濡而微者死。此类皆脉病相反，《脉诀》所缺，今改此歌末句以著之。

诊四时病五行相克歌

春得秋脉定知死，死在庚辛申酉里。夏得冬脉亦如然，还于壬癸为期尔。严冬诊得四季脉，戊己辰戌还是厄。秋得夏脉亦同前，为缘丙丁相刑克。季月季夏得春脉，克在甲寅应病极。直逢乙卯亦非良，此是五行相鬼贼。

《内经》《难经》并以天干五行论克贼，《脉诀》又以地支并论。若用支干上下纯为鬼邪之日为死，必六十日方遇，若死期之近，何以克？不若以天干一旬为期，依《内经》为断，不失之拘也。○《内经》又曰：夫邪气之客于身也，以胜相加，至其所生而愈，谓我所生者。至其所不胜而甚，至其所生而持。谓生我者。自得其位而起，必定五藏之脉，乃可言间甚之期。

决四时[虚实]五邪歌

一藏有五邪，今只取虚实微三邪作歌，及立名，又只取二邪而遗其一，今改作诊五邪歌。

春得冬脉只是虚，兼令补肾病自除。若是夏脉缘心实，还应泻子自无虞。[夏秋冬月皆如是]所胜为微不胜贼。在前为实后为虚。春中若得四季脉，不治多应病自除。今添两句云，正邪自病通成五，四时五藏仿斯图。

《难经》曰：虚则补其母，实则泻其子。虚当补母，人所共知。《千金》曰：心劳甚者，补脾气以益之，脾旺则感于心矣。若乃劳则补其子，人所未闻。盖母生我者也，子继我而助我者也。方治其虚，则补其生我者，与郭氏葬书，本骸得气，遗体受荫同义。方治其劳，则补其助我者，与荀子所谓未有子富而父贫同义。此补虚与治劳之异也。

伤寒歌

伤寒热病同看脉，满手透关洪拍拍。出至风门遇太阳，一日之中见脱厄。过关微有慢腾腾，直至伏时重候觅。掌内迢迢散慢行，瘥轧冷疗多不的。大凡当日问途程，迟数洪微更消息。

热病须得脉浮洪，细小徒费用神功。汗后脉静当便差，喘热脉乱命应终。

此歌未足以括伤寒之纲要也。三百九十七法，一百一十三方，学者以仲景《伤寒论》为祖。成无己注及《明理论》，许叔微《百证百问》，薛宋二氏铃，则又发明仲景之旨奥。外此，则《兰台宝鉴》《金匮要略》《无求子百问》《南阳百问》，庞安常、王仲弓、卢昶、韩祗和、孙用和及诸家之书，遍览参考，守之以正条，用之以活法，方为书善，此歌其能尽乎？予又病世之医者，往往以《活人书》自足，不复祖之仲景之论。况南阳失仲景之旨者有之，不特宋氏所讥，况伤寒为大病，生死在五六日间，可不尽心乎？

阳毒阴毒歌

阳毒健乱四肢烦，面赤生花作点斑。狂言妄语如神鬼，下痢频多喉不安。汗出遍身应大差，鱼口开张命欲翻。有药不辜但与服，能过七日渐须安。

阴毒伤寒身体重，背强眼痛不堪任。小腹急痛口青黑，毒气行心转不禁。四肢厥冷惟思吐，咽喉不利脉细沉。若能速灸脐轮下，六日看过见喜深。

阴阳二毒，病有轻重，治有浅深。仲景略言于《金匮要略》，后世传述，备载诸书，亦难以二歌尽。

诊诸杂病生死脉候歌

病源各不一，今歌本诊生死之脉，故不论病原，只论脉之生死。

腹胀浮大是出厄，虚小命殂须努力。

此篇大抵以脉病相应不应言生死，然亦不可专执，临病参考可也，如中恶腹胀脉紧细者生，浮大者死之类。

下痢微小却为生，脉大浮洪无差日。

下痢脉欲绝者不死。杂色恶痢脉微弱，暴冷伤阳，脉细欲绝，冷热不调者，洪大易治，微迟小细难治。

恍惚之病[定颠]发为狂，其脉实牢保安吉。寸关尺部沉细时，如此未闻人救得。

恍惚、颠、狂三病也。恍惚心不宁，阴癫而阳狂也。《脉经》曰：颠病，脉虚可治，实则死。盖重阴为颠，谓阴部内见沉涩微短脉，是阳脉不见而阴独盛，故为颠疾。经曰阴气从下，下虚上实，故作颠疾，则沉细脉，是脉病相应而不逆矣。

消渴脉数大者活，虚小病深厄难脱。

三消之证内，消渴一证，沉小者生，实坚大者死。此外，如少阴自利而渴，脉必沉；中暑渴，脉虚；产后渴，脉多弱，难专以虚小为渴之凶。

水气浮大得延生，沉细应当是死别。

水病之证不一，脉亦不一。《三因方》曰：沉伏相搏名曰水。盖沉者乃水之病脉，但风水皮水脉浮，石水脉沉，黄汗沉迟，当参病原病证为断。况水病，肌肉为水所胀，脉元多沉，若脉出必死，脉病相反也。今日浮大延生，更宜参审。

霍乱之候脉微迟，气少不语大难医。

三部浮洪必救得，古今课定更无疑。

《病原》曰：脉伏及代而乱者，霍乱也。不乱犹可治，微细不可治。霍乱吐下，脉微迟，气息劣，口不欲言者，不可治，《脉经》所无，《脉诀》自创之例也。通真子曰：清浊相干霍乱时，脉如微细是相宜，不言气劣微迟小，此候神工亦莫医。通真子注《脉诀》，不遵之而自作歌。一曰浮洪可救，一曰微细相宜，何哉？盖病原不同，脉随而见，以病原参之，勿一例但曰霍乱而已也。

鼻衄吐血沉细宜，忽然浮大即倾危。

吐衄证中，有卒中恶吐血，脉沉数细者死，浮大疾快者生。又杂病衄责里热，伤寒衄责表热，表热者脉必浮。

咳而尿血羸瘦形，其脉疾大命难任。咳血之脉沉弱吉，忽若实大死来侵。金疮血[盛]出虚细活，急疾大数必危身。

此六句参错在后，今移于此，从失血类。

《脉诀》所论金疮，本于《脉经》《中藏经》，皆论已出血之脉。若金疮未出血则又别，坠压内伤，坚强安，小弱凶，顿仆内伤同。笞榜内有结血，实大生，虚小死。跌扑伤损，浮大易安，谓血散外；沉细紧实多死，谓恶血攻藏。

病人脉健不用治，健人脉病号行尸。

病人脉健，此云不用治者，是前形脉相反歌，何其谬也。

心腹痛脉沉细差，浮大弦长命必殂。

仲景曰：假令病人云腹内卒痛，浮而大，知其差也，何以知之？若里有病者，脉当沉细，今浮大，故知愈也。《病原》曰：若其人不即愈者，必当死，以脉病相反也。然心痛与腹痛各异，凡痛五藏相干，而心痛脉各异见。惟真心痛不问脉，旦占夕死，夕占旦死。腹痛病原亦不一，虚寒，紧弦；积寒，沉紧而实，肝肾弦大为寒痛，故知弦长亦难以死断。

头痛短涩应须死，浮滑风痰必易除。

《脉诀》此言，只可断风痰头痛一证而已，头痛具八经，又有伏暑、积聚、痰厥、伏痰、肾痰、产后失血、风寒在脑、邪热上攻、气虚气攻，诸证不同，随证诊脉，断生死可也。

中风口噤迟浮吉，急实大数三魂孤。鱼口气粗难得差，面赤如妆不久居。中风发直口吐沫，喷药闷乱起复苏。咽喉曳锯水鸡音，摇头上窜气长嘘。病人头面青黑暗，汗透毛端恰似珠。眼小目瞪不须治，喘汗如油不可苏。

中风口噤至此，皆言中风之死候。《简易方》云：风邪中人，其状奄忽。故六脉多沉伏。亦有脉随气奔，指下洪盛者，当此之际脉亦难辨，但以证参为是。中风，目闭口开，手撒遗尿，声如鼾睡者，必难疗。

内实腹胀痛满盈，心下牢强干呕频。手足烦热脉沉细，大小便涩死多真。

《素问》曰五实死。脉盛、皮热、腹胀、前后不通、闷瞀，此谓五实。自汗得后利，则实者活。今《脉诀》增干呕，去闷瞀，又以脉沉细与病反，决以为死。此条宜参之《内经》。

外实内热吐相连，下清注殻转难安。忽然诊得脉洪大，莫费神功定不痊。

协热下利，胃热呕吐，脉亦洪大，不可遽以死断。

内外俱虚身冷寒，汗出如珠微呕烦。忽然手足脉厥逆，体不安宁必死拚。

《素问》曰五虚死，脉细、皮寒、气少、泄利前后、饮食不入。若浆粥入胃泄注止，则虚者活。今《脉诀》内外俱虚，与《内经》多异，全本《脉经》。

上气浮肿肩息频，浮滑之脉即相成。忽然微细应难救，神功用尽也无生。

《脉经》曰：上气面浮肿肩息，其脉大，不可治，加利甚者必死。今《脉诀》以微细上气喘急候何宁,手足温暖净滑生。
反得寒涩脉厥逆,必知归死命须倾。

通真子改差无因作命须倾,贵协韵也。

中恶腹胀紧细生,若得浮大命逡巡。

《脉经》曰:卒中恶,吐血数升,脉沉数者死,浮大疾快者生。卒中恶,腹大,四肢满,脉大而缓者生,紧大而浮者死,紧细而微亦生。然中恶之候,脉亦不等。鬼疰,脉滑,或紧长过寸;或尺寸有脉,关中绝不至;或乍大乍小,乍长乍短。遁尸,三部紧急;或沉重不至寸。客忤三部皆滑洪大。

凡脉尺寸紧数形,又似钗直吐转增。
此患蛊毒急须救,[速求神药命难停]脉逢数软命延生。

此文依《脉经》换末句。

中毒洪大脉应生,细微之脉必危倾。
吐血但出不能止,命应难返没痊平。

他证吐血,皆以沉细为生,惟中毒吐血,以洪大为生。

大凡要看生死门,太冲脉在即为凭。
若动应神魂魄在,止便干休命不停。

铜人经太冲二穴土也,在足大指本节后二寸,或云一寸半。动脉陷中。凡诊太冲脉,可决男子病死生。足厥阴脉之所注也,为俞。《灵枢》曰:胃之清气上注于肺,故气之过于寸口也,动而不止。其悍气上行头者,合阳明,并下人迎。故阴阳俱动俱静,若引绳,相倾者病。冲脉者,十二经之海也,与少阴之大络起于肾下,出于气冲,循阴股内廉。邪入骨中,循胫骨内廉,并少阴之经,下入内踝之后,入足下。其别者,邪入踝,出属跗上,入大指间。此脉之常动者也。经脉十二,而寸口人迎太冲独动不休,故以此三处诊百病,决生死。《灵枢》作并足少阴之动脉,《铜人》作足厥阴之俞穴,皆冲脉之所合并而经过者,其实以候冲脉也。仲景谓当时之人,握手不及足,故立跗阳太溪,以候胃肾之病。李晞范引《活人书》所列冲阳穴,以解太冲,失其穴矣。仲景以跗阳专诊足阳明,太溪专诊足少阴。

察色观病人生死候歌

欲愈之病目眦黄,

仲景曰:若脉和,其人大烦,目重睑,内眦黄者,此为欲解,必当依仲景以脉参之。

眼胞忽陷定知亡。耳目口鼻黑色起,
入口十死[七]实难当。赤白黑黄色[起]入目,更[兼]穿口鼻有灾殃。

耳目口鼻有黑色起,入于口者必死。病人及健人,黑色若白色起,入目及鼻口,死在二日中。《脉经》同。扁鹊曰:按明堂察色入门户为凶,不得为吉。所谓门户者,阙庭肺门户,目肝门户,耳肾门户,口心脾门户,若有色气入者皆死。白色见冲眉上,肺有病,入阙庭,夏死。黄色见鼻上者,脾有病,入口者,春夏死。青色见人中者,肝有病,入目者,秋死。黑色见颧上者,肾有病,入耳者,六月死。赤色见颐者,心有病,入口者,冬死。盖以五藏五色,各入本藏门户,至被克之时为死期。《脉诀》四句分作二处,本论一理,今移相附。添赤去起,以备五色脉。改兼为穿,以明色入门户为殃。李晞范及澍古不知扁鹊所论,随各藏色入门户定死期,为《脉诀》所述之源,故以意误解。

面色忽然望之青,近之如黑卒难当。

此二句移在此,从气色类。

面赤目白忧息气,待过十日定存亡。
面青目黄中时死,余候须看两日强。面黄目青众恶扬,[荣卫不通立须亡]面青目白亦须亡。

据《脉经》改添此句。《内经》曰:凡面色见黄为有胃气,皆不死。

面黄目青酒乱频,邪气在胃丧其身。

面黑目白命门败,困极八日死来侵。

此四句并上面赤目白定存亡二句,刊误本无,据刊本添之在此。

面无精光如土色,不能食时四日亡。目无精光齿牙黑,面白目黑亦灾殃。口如鱼口不能闭,气出不返命飞扬。肩息直视及唇焦,面肿苍黑也难逃。妄语错乱及不语,

《脉经》曰:病人不能语者,不治,热病者可治。又有风暗不语,而卒不死者。有妊娠胞脉绝不语,俟产后自能言者。

尸臭元知寿不高。人中尽满兼唇青。俗本作背青非。三日须知命必倾。[两颊]庭黑颧赤人[病久]必死。

《灵枢》曰:赤色出两颧,大如拇指者,病虽小愈,必卒死。黑色出于庭,大如拇指,必不病而卒死。庭者,首面也。颧者,眼直下高骨处也。《灵枢》《千金翼》,皆以庭黑颧赤对言。今《脉诀》取颧赤而舍庭黑,又两颊为赘词,故改为庭黑,以备经旨。此必死之兆,难以病久为文。

口张气直命难停。足趺趾肿膝如斗,十日须知难保守。项筋舒展定知殂,掌内无文也不久。唇青体冷又遗尿,背面饮食四日期。手足爪甲[皆]白青黑,许过八日定难医。

《脉经》有爪甲白者不治之文,《脉诀》遗之,今改添。

脊疼腰重反覆难,此是骨绝五日看。体重尿赤时不止,肉绝六日总高弃。

体重溺赤,未可便以为肉绝。《内经》曰大肉陷下,大骨枯槁,脱肉破䐃。《难经》曰唇反方可为肉绝,更宜参审。

手足爪青呼骂多,筋绝九日定难过。发直如麻[半日]应是死,

《中藏经》曰:肠绝发直,汗出不止,不得屈伸者,六日死,发眉俱行起者死,发如麻喜怒不调者死,发直者十五日死。今《脉诀》作半日死,与本文不协。盖有六日十五日之异,今改曰应是死。○《脉诀》只歌骨肉筋肠四绝。除心肝绝在前,又有肾绝,小便赤涩、下血不止、耳干、脚浮、舌肿,六日死,足肿九日死。脾绝,载脾藏歌中。肝绝,汁出如水,恐惧不安、伏卧、目直面青,八日死。胃绝,齿落面黄,七日或十日死。今附注于此,庶具载不遗。肉绝,《中藏经》元无,而《脉诀》自增,故碍理。

寻衣[语死]评妄[十知麼]寿无多。

《脉经》曰:寻衣缝评语者不可治,阴阳俱绝,寻衣撮空妄言者死。

论五藏察色候歌

面肿苍黑舌卷青,四肢乏力眼如盲。泣出不止是肝绝,[八日应当]日遇庚辛命必倾。

此云八日,从甲数至庚为八日。此言则胶柱矣,从直改为庚辛。

面黧肩息直视看,又兼掌肿没文斑。狂言乱语心闷热,一日之内到冥间。

脐趺肿满面浮黄,泄利不觉污衣裳。肌肉粗涩兼唇反,一十二日内灾殃。

口鼻气出不复回,唇反无文[黑]鼻似煤。皮毛焦干爪枯折,途程二日定知灾。

面黑齿痛目如盲,自汗如水腰折频。皮肉濡[结]却发无泽,四日应当命不存。

改结为却,本《难经》。

诊妇人有妊歌

旧文不伦,今移从各类。

肝为血兮肺为气,血为营兮气为卫。阴阳配偶不参差,两藏通和皆类例。血衰气旺定无妊,血旺气衰应有体。

已上论成妊之原。

[尺]寸微关滑尺带数,流利往来并雀

啄。小儿之脉已形见，数月怀胎犹未觉。

上云尺微，下云尺数，可见上尺为误。女脉在关下，尺脉常盛，若尺微则无阴，为病矣。《脉经》云妊娠初时寸微小，呼吸五至，三月而尺数也。《内经》曰：手少阴脉动甚者，妊子也。又云阴搏阳别，谓之有子。阴谓尺中，搏谓搏击于手。尺脉搏击，与寸口殊别，则阴气挺然，为妊之兆，此即所谓寸微尺数也。《脉指南》云脉动入产门者有胎也，谓出尺脉外，名曰产门。又云尺中脉数而旺者，胎脉也，为血盛也。关滑、雀啄，《脉经》并不载，《素问》曰滑为多血少气，故有子。此《脉诀》所自增也。流利往来，滑脉之形。雀啄者，《脉指南》云，关上，一动一止者一月，二动一止者二月，余仿此，推之万不失一，此所谓雀啄，雀啄在他病为死形。

三部[沉正等无疑]浮沉按无绝，尺内不止真胎妇。

《脉经》曰：三部浮沉正等，按之无绝者，有妊也。今《脉诀》去浮，以疑易绝，云沉正等无疑，误甚，今改之。夫正等者，即仲景所谓寸关尺三处，大小浮沉迟数同等也。仲景以同等为阴阳平行之脉，虽剧当愈。叔和以正等又按无绝，为有妊之兆，真吉征也。《内经·腹中论》曰：何以知怀子之且生也？岐伯曰：身有病，而无邪脉也。所谓身有病，谓经闭也。尺脉来而断绝者，经闭，月水不利。今病经闭，而脉反如常不断绝者，妊娠也。

滑疾[不散]按微胎三月，但疾不散五月母。

《脉经》曰：脉滑疾，重手按之微者，胎已三月也；重手按之不散，但疾不滑者，五月也。今改上句从《脉经》。

已上论三月内有胎之兆，然未知男女之兆也，四月方可以别，故此以下乃分男女之诊，分作两类乃明。

左疾为男右为女，流利相通速来去。两手关脉大相应，已形亦在前通语。

《脉经》曰：妊娠四月欲知男女法，左尺偏大为男，右尺偏大为女，左右尺俱大，生二子，大者如实状。左疾为男，右疾为女，俱疾生二子。既分左右脉疾，又云流利相通，又云两手关脉大相应，乃是左右尺脉疾大。上与关大相应，又流利相应，与寸通应，但分左右尺以别男女，左阳右阴以位定也。池氏以左疾为左寸心部属太阳经，以右疾为右寸肺部属太阴经，盖惑于《脉赋》"太阴洪而女孕，太阳大而男孕"，不知《脉赋》惑于《脉诀》之差。盖《脉赋》《脉诀》，皆窃叔和之名以行世，所述之脉，醇疵相半，声律之赋，晋代未有，而世鲜知其非。明于医者，间亦改之一二，而未能尽正云。

左手[太阳浮大]沉实诊为男，右手[太阴沉细]浮大诊为女。

《脉经》曰：得太阴脉为男，得太阳脉为女。太阴脉沉，太阳脉浮。又云左手沉实为男，右手浮大为女，左右手俱沉实，猜生二男，左右手俱浮大，猜生二女。李氏虽改《脉诀》沉细为沉大，犹未知太阳脉浮非男，《脉经》作女诊也；太阴脉沉非女，《脉经》作男诊也。又以太阳为左手心部，太阴为右手肺部，是又惑于《脉诀》、《脉赋》之差，徇池氏以舛注舛之非也。《脉经》虽曰太阳脉沉为男，太阴脉浮为女，亦不明言以何经为太阳太阴，当于何部诊之，不若《脉经》后条浮大为女，沉实为男为明白，故依后条改之。

诸阳为男诸阴女，指下分明长记取。

《脉经》曰：左右尺俱浮为产二男，不尔则男作女生。左右尺俱沉为产二女，不尔则女作男生。前云右浮大为女，左沉实，为男，是独以左右脉各异立言。今左右俱浮为二男，俱沉为二女，是并左右两尺脉一同以立言，其于诸阳男，诸阴女，未尝差也。

左沉实左疾,左偏大,与俱浮,或以脉,或以位,皆阳也。右浮大,右疾,右偏大,与俱沉,或以脉,或以位,皆阴也。此二句总结男女分诊定法也。已上辨四月之后,妊娠男女之诊。

[母乘子]夫乘妻兮纵气雾,妻乘夫兮横气助。子乘母兮逆气参,[夫乘妻]母乘子兮顺气护。

仲景谓脉有相乘。水行乘火、金行乘木曰纵,谓其气直恣,乘其所胜也。火行乘水、木行乘金曰横,谓其气横逆,反乘所不胜也。水行乘金、火行乘木曰逆,谓子加于母而气逆也。金行乘水、木行乘火为顺,谓由母至子,其气顺也。李晞范不知此论相乘,脉中夫妻母子,却作人身形之夫妻母子解之,理不能通,然《脉诀》引此以诊别男女妊形。据《脉经》别载于前,不载在妊娠之条,本只是取仲景所论相乘之脉,《脉诀》不能甄别,混引以歌妊娠,今姑依仲景解之。此四句原在后,今移在此,与纵横逆顺从类。其纵顺二脉,改依仲景原文。

左手带纵两个儿,右手带横一双女。左手脉逆生三男,右手脉顺生三女。寸关尺部皆相应,一男一女分形证。

已上十句,皆《脉诀》自撰之辞,恐难以诊妊娠男女之别也。且相乘之脉,乃五藏之邪,发为病证,见之于脉。妊娠乃阴阳和平,阳施阴化以成形,岂有逆于理,乘于藏,现于脉,用为男女之诊？又寸关尺皆应,即是左右手前后如一也。即《脉经》所谓三部浮沉正等之脉,保以应一男一女乎？○已上系《脉诀》差取仲景所论相乘之脉,以论妊娠,今条其非如前。

往来三部通流利,滑数相参皆替替。阳盛阴虚脉得明,遍满胸膛皆逆气。

此言恶阻之证之脉。

小儿足日胎成聚,身热脉乱无所苦。汗出不食吐逆时,精神结构其中住。

此亦谓恶阻证也。脉乱,盖谓滑数而躁疾也,非谓恶乱无次序者。○此八句,皆谓妊娠病脉。

有时子死母身存,或即母亡存子命。牢紧强弦滑者安,沉细而微归泉[路]瞑。改以协韵。

沉细而微,谓三部俱如此,凶兆也。○此四句论妊妇生死脉证之别。

妊妇杂病生死歌

血下如同月水来,漏极胞干生杀胎。亦损妊母须忧虑,争遣神丹求得回。

通真子曰:此只论漏胎候也。夫胎之漏,或食动胎之物,或因热毒之气侵损,或因入房劳损。损轻则漏轻,损重则漏重,但漏血尽则死。然安胎有二法,因母病而动胎,但治其疾,其胎自安。若胎有不坚,致动,母因以病,但治胎,则母自安。

妊娠心腹急痛歌

心腹急痛面目青,冷汗气绝命必倾。血下不止胎行上,四肢冷闷定伤身。

妊娠倒仆损伤歌

堕胎倒仆或举重,致胎死在腹中居。已损未出血不止,行心闷痛母魂孤。

妊妇伤寒歌

伤寒头痛连百节,气急行心溺如血。上生斑点赤黑时,壮热不止致胎灭。呕吐不止心烦热,腰背俱强脑痛裂。六七日来热腹中,小便不通大便结。

见此证必损胎,而妊母亦或致死,治法详见《活人书》。

产后伤寒歌

产后因得热病临,脉细四肢暖者生。脉大忽然肢逆冷,须知其死莫留停。

脉盛身热,得之伤寒。产后热病,脉必洪大,难便,以脉大为死证,必遵《内经》、仲景诸书,依法汗下。若脉不为汗衰而仍大,是为阴阳交,乃可断死,汗后脉静乃可断生。岂可以病在表里,未行治法,遽以脉细为生。四肢冷暖,当参以病证,或阳厥而厥,或作汗而厥。今《脉诀》所歌,胶柱刻舟之论。

产难生死歌

欲产之妇脉离经,沉细而滑也同名。夜半觉痛应分诞,来日日午定知生。

《脉经》曰:离经其脉浮,设腹痛引腰脊,为欲生也,但离经者不产也。又云其脉离经,夜半觉,日中则生也。经者常也,谓离其常处为离经。假如妊妇昨日见左沉实为男之脉,今日或脉浮,是离其寻常之脉,而异于平日,又且腹痛,是知将诞也。通真子引《难经》一呼三至曰离经为解,李晞范又引《难经》一呼一至曰离经以解沉细而滑,皆非也。《难经》言损至二脉,虽同名离经,其脉与理则不同。且《脉经》明言离经其脉浮也,不曾引援《难经》之文。今《脉诀》因其言脉浮,又添沉细而滑,同名离经。盖以前所诊男女脉,或云浮大为女,若只浮为离经,若平常见浮大为女之脉,何以辨离经?故又增沉细而滑,以见离浮大之常经为沉滑也。《圣惠方》云"夜半子时觉腹痛,来日午时必定生产",谓子午相动,正半日时数也。通真子曰:夜半痛,日午生。此言恐未为的。又曰腹痛而腰不痛者,未产也;若腹痛连腰痛甚者,即产。所以然者,肾候于腰,胞系于肾故也。诊其尺脉,转急如切绳转珠者,即产也。生产有难易,痛来有紧慢,安可定半日,当断以活法。

身重体热寒又频,舌下之脉黑复青。及舌上冷子当死,腹中须遣母归冥。面赤舌青细寻看,母活子死定应难。唇口俱青沫又出,母子俱死总高弃。面青舌[青]赤沫出频,母死子活定知真,不信若能看应验,寻之肾哲不虚陈。

《脉指南》作面青舌赤。盖面以候母,舌以候子,今云子活,合以舌赤为是,若云舌青,则与前面赤舌青,母活子死之候相反。若胎先下,其子得活,如未下,子母俱亡。自"身重体热寒又频"至此,并不用脉,只以外候参决子母生死,盖以临产脉不可考,但当以察色而知之。

新产生死歌

新产之脉缓滑吉,实大弦急死来侵。若得沉重小者吉,忽若坚牢命不停。寸口[涩]焱疾不调死,沉细附骨不绝生。审看此候分明记,长须念取向心经。

《脉经》曰:产后寸口脉焱疾不调者死,沉微附骨不绝者生。今《脉诀》述《脉经》作歌,既用其文,不明其理,擅改焱为涩,其意以为涩滞疾驶并行,方可言不调,反以焱疾为非,是不知脉涩则不疾,脉疾则不涩。其不调者,以焱疾也。产后失血多,五藏虚,故以缓滑沉微不绝为脉应病,涩为少血亦应病之脉,惟焱疾不调匀,则脉形之速,焱浮于上,故云死。一字之差,生死顿异。

小儿生死候歌

通真子曰:经云六岁以下为小儿,十八以下为少年,二十以上为壮年,五十以上为老年。其六岁以下,经所不载。是以乳下婴儿病难治者,皆无脉可以考也。中古有巫方,立小儿颅囟经,以占夭寿疾病生死相传习,有少小方焉。迄乎晋宋推诸苏家,又有巢氏作《小儿病源候论》,今《脉诀》此歌,乃万分之一尔。愚谓自宋以来,专小方脉者稍多,如钱氏、朱氏、张氏、《幼幼新书》《全婴书》《婴孩实鉴》《活幼口议》、冯氏妙选实秘方,及诸家名方,必博览方可。况小儿之脉,当以大指展转分按三部,且其脉未定,当以察形色为上工。诸胎中诸变蒸、五疳、急慢惊风、疮疹,与大人殊,其他难病,与大人治疗则同,但药剂有大小轻重。

小儿乳后辄呕逆,更兼脉乱无忧虑。

《脉经》曰:是其日数应变蒸之时,身热脉乱,汗不出,不欲食,食辄吐哯者,脉乱无苦也。

弦急之时被气缠,脉[缓]沉只是不消乳。

《脉经》曰小儿脉沉者,食不消。《脉诀》云缓,非也。

紧数细快亦少苦,[虚濡邪气惊风助]脉紧乃是风痫痼。

《脉经》曰紧为风痫,《本事方》同。今《脉诀》作虚濡,非。

利下宣肠急痛时,浮大之脉归泉路。

此非《脉经》小儿脉内所述,已详解在下利微小却为生下。《脉经》略举数脉立证,以备其书,是一脉自为一证。李晞范乃总为吐后脉证,何见之不明!且小儿吐有数等,今脉乱之吐,乃歌变蒸之候。

小儿外证十五候歌

眼上赤脉,下贯瞳人。囟门肿起,兼及作坑。鼻干黑燥,肚大筋青。目多直视,睹不转睛。指甲黑色,忽作鸦声。虚舌出口,啮齿咬人。鱼口气急,啼不作声。蛔虫既出,必是死形。用药速急,十无一生。

附录辨奇经脉

两手脉浮之俱有阳,沉之俱有阴,阳阴皆实盛者,此为冲督之脉也。冲督之脉者,十二经之道路也。冲督用事,则十二经不复朝于寸口,其人皆苦恍惚狂痴。否者,必当犹豫有两心。○两手阳脉浮而细微,绵绵不可知,俱有阴脉亦复细绵绵。此为阴跷阳跷之脉。此家曾有病鬼魅厥死,苦恍惚,亡人为祸。○诊得阳跷病拘急,阴跷病缓。○尺寸从浮,直上直下,此为督脉。腰脊强痛,不得俯仰,大人癫疾,小儿风痫。○脉来中央浮直上下痛者,督脉也。动苦① 腰背膝寒,大人颠,小儿痫。○尺寸脉俱牢,一作芤,直上直下。此为冲脉,胸中有寒疝也。

已上原俱浮脉条下。

脉来中央坚实径至关者,冲脉也,动苦小腹痛,上抢心,有瘕疝,绝孕遗失溺,胁支满烦。○横寸口边丸丸者,任脉也,苦腹中有气如指,上抢心,不得俯仰,拘急。○脉来紧细实长至关者,任脉也,动苦少腹绕齐下,引横骨,阴中切痛。

已上原俱实脉条下。

吴先生云五藏六府之经,分布手足,凡十二脉,鱼际下寸内九分,尺内十分者,手太阴肺经之一脉也。医者于寸关尺,辄名之曰此心脉、此肺脉、此肝脉、此肾脉,非也。两手三部皆肺藏脉,而分其部位,以候他藏之气焉耳。其说见于《素问·脉要精微论》,而其所以之故,则秦越人"八十一难"之首章发明至矣。是何也?脉者血之流派,气使然也。肺居五藏之上,气所出入门户也。脉行始肺终肝,而后复会于肺。故其经穴名曰气口,而为脉之大会,一身之害必于是占焉。

① 动苦:常患。

附　录

祁门朴墅汪机辑

诊脉早晏法

岐伯曰：诊法常以平旦，阴气未动，阳气未散，饮食未进，经脉未盛，络脉调匀，气血未乱，故乃可诊有过之脉。切脉动静，而视精明，察五色，观五藏有余不足，六府强弱，形之盛衰，以此参伍，决死生之分。

机按：诊法以平旦，主无病者言，若遇有病，则随时皆可以诊，不必以平旦为拘也。于此又知前圣决死生之分，不专于脉，必须察色观形，以此相参伍也。今世专尚诊脉，而不复问其余，是不知前圣垂训之意也。故表而出之，示警后人。

十二经皆有动脉，独取寸口以决五藏六府死生吉凶之候者，然。寸口，脉之大会，手太阴之动脉也，脉行五十度，周于身，而复会于手太阴。太阴者，寸口也，即五藏六府之终始，故取法于寸口。

机按：此以气口决死生者，谓气口为五藏主也。《难经》四难言五藏皆以胃气为主，其脉在关上，是人之生死亦系于关上。八难、十四难又言人之有尺，譬如树之有根，脉有根本，人有元气，故知不死，是生死又系于尺脉也。可见寸关尺各有所归重，故越人所以错综其义也。

寸关尺

《脉经》曰：从鱼际至高骨，却行一寸，其中名曰寸口。从寸至尺，名曰尺泽，故曰尺寸。寸后尺前，名曰关，阳出阴入，以关为界。阳出三分，阴入三分，故曰三阴三阳。阳生于尺动于寸，阴生于寸动于尺。

机按：《难经》曰尺寸，脉之大要会也。从关至尺，是尺内，阴之所治也。从关至鱼际，是寸内，阳之所治也。故阴得尺内一寸，阳得寸内九分，尺寸始终，一寸九分，故曰尺寸也。于一寸九分之中，曰尺曰寸，而关在其中矣。一难言寸口脉之大会，以肺朝百脉而言也。此言尺寸为脉之大要会，以阴阳对待而言也。大抵尺阴寸阳，人之一身，经络荣卫，五藏六府，莫不由于阴阳，而或过与不及，于尺寸见焉，故为脉之大要会也。一说古法寸部占九分，关尺部各占一寸，三部共二寸九分。若臂短者亦依此法，则头指诊在关部，次指诊在尺部，第三指诊在间处，如何知病之所在？今但以高骨为准，揣得高骨，压中指于高骨，以定关位，然后下前后两指以取尺寸，不必拘九分一寸之说也。

五藏六府脉所出 以轻重分藏府

左寸，心、小肠脉所出。

重按至血脉，浮大而散者，心脉也，属藏。或谓浮涩而短，轻按至皮毛，浮滑而长者，小肠脉也，属府。

左关，肝、胆脉所出。

重按至筋骨，沉短而弦急者，肝脉也，属藏。轻按至皮毛，弦紧而浮长者，胆脉也，属府。

左尺，肾、膀胱脉所出。

重按至筋骨，沉而迟者，肾脉也，属藏。轻按至皮毛，沉实而稍疾者，膀胱脉也，属府。

右寸，肺、大肠脉所出。

微重按于皮肉，浮短而涩者，肺脉也，属藏。轻按至皮毛，浮短而疾者，大肠脉也，属府。

右关，脾、胃脉所出。

重按至肌肉，缓而迟者，脾脉也，属藏。轻按至皮毛，微缓而稍疾者，胃脉也，属府。

右尺，命门，三焦脉所出。

重按至筋骨，沉实而疾者，命门脉也，属藏。轻按至皮毛，沉实而稍疾者，三焦也，属府。

机按：命门三焦，配合右尺，《刊误》辩之详矣，兹不复赘。但此与《刊误》并以轻重而分诊藏府之脉，不知何所据也。意者藏属阴主沉，府属阳主浮，故以义取轻重为诊式耶？他本又谓内以候藏，外以候府，其义亦犹此也。然考之《脉经》，及《素》《难》诸书，只论五藏之脉，于六府之脉，虽言之而不详，六府病脉，虽间或言之，诊法轻重亦未之及，盖谓藏脉可以兼府欤？抑谓能知藏脉，而府脉无劳诊欤？或病在六府为轻，而脉无要紧耶？愚皆莫解其意也。且所论五藏脉状，及六府脉状，与下篇大不相佯，亦不知其何所本也，故著之以俟明者。

五藏平脉

心脉，浮大而散。

心合血脉，故心脉循血脉而行。持脉指法，如六菽之重。按至血脉而得者为浮，稍稍加力，脉道粗者为大，又稍加力，脉道阔软者为散，余仿此。

机按：菽，豆也，指按如六豆之重也。

肺脉，浮涩而短。

肺合皮毛，故脉循皮毛而行。持脉指法，如三菽之重。按至皮毛而得者为浮，稍稍加力，脉道不利为涩，又稍加力，不及本位曰短。

肝脉，弦而长。

肝合筋，故肝脉循筋而行。持脉指法，如十二菽之重。按至筋，脉道与筝弦相似为弦，次稍加力，脉道迢迢者为长。

脾脉，缓而大。

脾合肌肉，故脾脉循肌肉而行。持脉指法，如九菽之重。按至肌肉，如微风轻飏柳梢之状，为缓，次稍加力，脉道敦实者为大。

肾脉，沉而软滑。

肾合骨，故肾脉循骨而行。持脉指法，按至骨上而得者为沉，次重按之，脉道无力为软，举指来疾，脉道流利者为滑。

凡此五藏平脉，须要察之，久久成熟，一遇病脉，自然可晓。经曰先识经脉，而后识病脉，此之谓也。

六府平脉 出诊脉须知

左寸，手太阳小肠脉，洪大而紧。一云洪大而长，为受盛之官，名受盛之府。

左关，足少阳胆脉，弦大而浮。一云大而浮，一云乍数乍疏，乍短乍长，一云乍大乍小，乍短乍长，与祟脉无异，何以区别？

然。两手三部皆然,方为崇脉。今独左手关部如此,则谓之胆脉可也。胆为中正之官,名清净之府,相火胆与风肝合,脉急则为惊。

左尺,足太阳膀胱脉,洪滑而长。膀胱为州都之官,名津液之府。寒水膀胱,与君火肾合,脉急则为癃。或曰:心脉居午,谓之君火,宜也。今肾脉居子,亦谓之君火,何义? 又命门脉为心主,居亥,谓之相火,宜也。今胆脉居寅,亦谓之相火,又何邪?《内经·天元纪论》鬼臾区曰,子午之岁,上见少阴。巳亥之岁,上见厥阴。少阴所谓标也,厥阴所谓终也。厥阴之上,风气主之,少阴之上,热气主之,少阳之上,相火主之。而释者谓午亥之岁为正化,子巳之岁为对化。由此言之,则心肾皆可言君火,以其热气主之也。厥阴既主风气,而手厥阴命门不当以相火言。少阳既主其相火,则胆与三焦为相火明矣。

右寸,手阳明大肠脉,浮短而滑。一云短而涩,为传道之官,名传道之府。

右关,足阳明胃脉,浮长而滑。一云浮大而短,为仓廪之官,名水谷之府,燥金胃与湿土脾合。

右尺,手少阳三焦脉,洪散而急。为决渎之官,名外府。

机按:已上但言六府脉状,而诊法轻重内外,俱未及论,学者宜更考之。

四时平脉

凡诊脉须先要识时脉、胃脉与藏府平脉,然后及于病脉。时脉,谓春三月六部中俱带弦,夏三月俱带洪,秋三月俱带浮,冬三月带沉。胃脉,谓中按得之脉和缓。藏府平脉已见前章。凡人藏府脉既平,胃脉和,又应时脉,乃无病者也,反此为病。又曰三部之内,大小浮沉迟数同等,尺寸阴阳高下相符,男女左右强弱相应,四时之脉不相戾,命曰平人。其或一部之内,独大独小,偏迟偏疾,左右强弱之相反,四时男女之相背,皆病脉也。凡脉见在上曰上病,在下曰下病,左曰左病,右曰右病。左脉不和,为病在表,为阳,主四肢,右脉不和,为病在里,为阴,主腹藏,以次推之。

三部所主 附九候

诊脉之时,人臂长则疏下指,臂短则密下指。寸为阳,为上部。主头项以下,至心胸之分。关为阴阳之中,为中部。主脐腹肢胁之分。尺为阴,为下部。主腰足胫股之分。凡此三部之中,每部各有浮中沉三候,三而三之,为九候也。

持脉之要有三:曰举,曰按,曰寻。轻手取之曰举,重手取之曰按,不轻不重、委曲求之曰寻。初持脉,轻手候之,脉见皮肤之间者,阳也,府也,亦心肺之应也,所谓浮按消息是也。重手取之,脉附于肉下者,阴也,藏也,亦肾肝之应也,所谓沉按消息是也。不轻不重,中而取之,脉应于血肉之间者,阴阳相适,中和之应,脾胃之候也,所谓中按消息是也。若浮中沉之不见,则委曲求之,若隐若见,则阴阳伏匿之脉也,所谓推而内之是也。三部皆然。一说左寸,浮,候左头角,中,候左胁,沉,候少阴心。左关,浮,候小肠胆,中,候左胁,沉,候厥阴肝。左尺,浮,候膀胱,中,候左腰,沉,候肾。右寸,浮,候右头角,中,候两耳目,沉,候肺。右关,浮,候胃,中,候胸中,沉,候脾。右尺,浮,候三焦,中,候右腰,沉,候命门。

诊候推移指法。推而外之,消息之,内而不外,有心腹积也。推而内之,消息之,外而不内,身有热也。推而上之,消息之,上而不下,腰足清也。推而下之,消息之,下而不上,头项痛也。左寸,外以候心,内以候膻中。左关,外以候肝,内以候膈。右寸,外以候肺,内以候胸中。右关,外以候胃,内以候脾。两尺,外以候肾,里以候腹中。是以有推而内、推而外,消息之法也。一说左寸,推而上之,上而不下,头项痛也。推而下之,下而不上,胸胁痛也。推而内之,内而不外,心腹积也。推而外之,外而不内,眼目昏也。左关,推而上之,上而不下,腰足清也。推而下之,下而不上,肠胃痛也。推而内之,内而不外,筋骨痛也。推而外之,外而不内,主身有热也。左尺,推而上之,上而不下,小肠痛也。推而下之,下而不上,足胫痛也,推而内之,内而不外,小便浊也。推而外之,外而不内,腰足痛也。右寸,推而上之,上而不下,气喘急也。推而下之,下而不上,胸中痛也。推而内之,内而不外,咽喉痛也。推而外之,外而不内,背脊痛也。右关,推而上之,上而不下,吐逆也。推而下之,下而不上,主下血也。推而内之,内而不外,腹有虫也。推而外之,外而不内,肌肉痛也。右尺,推而上之,上而不下,小腹胀也。推而下之,下而不上,足胫痛也,推而内之,内而不外,疝瘕也。推而外之,外而不内,小便秘也。

机按:消息,谓详细审察也。推,谓以指挪移于部之上下而诊之,以脉有长短之类也。又以指挪移于部之内外而诊之,以脉有双弦单弦之类也。又以指推开其筋而诊之,以脉有沉伏止绝之类也。《刊误》谓内外以指按轻重言。推有数义,故特著之,非但外以候心,内以候膻中之类也。自一说以下,所论亦无所据,姑录之以备参考。

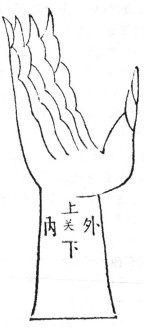

内关外

察脉,须识上下来去至止六字。不明此六字,则阴阳虚实不别也。上者为阳,来者为阳,至者为阳,下者为阴,去者为阴,止者为阴也。上者,自尺部上于寸口,阳生于阴也。下者,自寸口下于尺部,阴生于阳也。来者,自骨肉之分,而出于皮肤之际,气之升也。去者,自皮肤之际,而远于骨肉之分,气之降也。应曰至,息曰止也。若短小而见于肌肉之间,阴乘阳也。洪大而见于肌肉之下,阳乘阴也。寸尺皆然。

诊脉,须辨表里虚实四字。表,阳也,府也。凡六淫之邪,袭于经络,而未入胃府及藏者,皆属于表也。里,阴也,藏也。凡七情之气,郁于心腹之内,不能散越,饮食之伤,留于藏府之间,不能流通皆属于里也。虚者,元气之自虚,精神耗散,气力衰弱也。实者,邪气之实,由正气之本虚,邪气乘之,非元气之自实也。故虚者补其正气,实者泻其邪气。经曰所谓虚实,邪气盛则实,精气夺则虚,此大法也。

脉者,血气之先也。气血胜则脉胜,气血衰则脉衰，气血热则脉数，气血寒则脉迟，气血微则脉弱，气血平则脉治。又长人脉长，短人脉短，肥人脉沉，瘦人脉浮。性急人脉急，性缓人脉缓。左大顺男，右大顺女。男子尺脉常弱，女子尺脉常盛，此皆其常也，反之者逆。《千金翼》云，人大而脉细，人细而脉大，人荣而脉实，人苦而脉虚，性急而脉缓，性缓而脉躁，人壮而脉细，人羸而脉大，此皆为逆，逆则难治。反此为顺，顺则易治。凡妇人脉，常欲濡弱于丈夫。小儿四五岁脉，呼吸八至，细数者吉。男左大为顺，女右大为顺。

脉贵有神。 东垣云：不病之脉，不求其神，而神无不在也。有病之脉，则当求其神之有无，如六数七极，热也，脉中有力，则有神矣，为泻其热。三迟二败，寒也，脉中有力，则有神矣，为去其寒。若数极迟败中，不复有力，为无神也，将何所恃邪？苟不知此，而遽泻去之，神将何所依而主邪？经曰脉者气血之先，气血者人之神，善夫！

凡取脉之道，理各不同。脉之形状，又各非一。凡脉之来，不必单至，必曰浮而弦，浮而数，沉而紧，沉而细之类，将何以别之？大抵提纲之要，不出浮沉迟数滑涩之六脉也。浮为阳，轻手得之，而芤、洪大、散、长、濡、弦，皆轻手而得之之类也。沉为阴，重手得之，而伏、石、短、细、牢、实，皆重手而得之之类也。迟者，一息脉二至，而缓、结、微、弱者，皆迟之类也。数者，一息脉六至，而疾、促，皆数之类也。或曰滑类乎数，涩类乎迟。然脉虽似，而理则殊。彼迟数之脉，以呼吸察其至数之疏密。此滑涩之脉，则以往来察其形状也。

机按：脉虽种种不同，而浮沉迟数四脉可以统之，但识四脉，则诸脉之象可以类推。《难经》于六难专言浮沉，九难专言迟数，既以四脉为重。近世陈无择诸人亦皆言浮沉迟数可统诸脉，良有旨哉。浮之有力，为洪，为长，为革；浮之无力，为芤，为虚，为微，为濡，为散，皆浮脉所统也。沉之有力为弦，为牢，为实；沉之无力为短，为细，为弱，沉极为伏，皆沉之所统也。迟之有力，为缓，为结；迟之无力，为涩，为代，皆迟之所统也；数之有力，为滑，为动，为紧；数之无力，为促，皆数之所统也。

脉之提纲，不出六字者，盖以其足以统夫表里阴阳，冷热虚实，风寒燥湿，藏府血气也。浮为阳，为表诊，为风，为虚。沉为阴，为里诊，为湿，为寒。实、迟为在藏，为寒，为冷。数为在府，为热，为燥。滑为血有余。涩为气独滞也。人一身之变，不越乎此。能于是六脉之中以求之，则疢疾之在人者，莫能逃焉。一说浮有力主风，无力主虚，沉有力主积，无力主气。《三因方》为湿为实，沉有力主痛，无力主冷；数有力主热，无力主疮，为燥。

八段锦

第一，平铺三指阔。初持脉时，不必便寻三部，且阔铺三指，从尺外臂内稍稍挪上探摸，要知皮肤端的，方可诊候三部。十三难曰脉数而尺之皮肤亦数等语，古人先诊视三部，然后参以尺之皮肤。尺之皮肤者，第三部尺中脉之外，臂肉内皮上也。此处不诊动脉，但探试皮肤，或数，或急，或缓，或涩，或滑，故以尺中皮肤言之。所以欲知尺之皮肤者，欲以此法先得其身之冷热，形之腴瘠，肤之疏密，则浅深内外久近之疾，可得而识也。丁氏曰：臂内数者，皮肤热；臂内急者，经络满实；缓者，肌肉消。愚故云：数，言臂肉，皮肤热，便知病亦是热，皮肤不热者，病亦是不热，其他极冷与非冷非热，可以类推矣。急，言其肉实而皮急，是近病，营卫未消耗也。缓，言其肉皮宽，是久病，营卫已消耗也。涩，言皮肤不滑泽，腠理闭，无汗然也。滑，言其润滑，腠理疏，汗多然也。古人言不尽意，举此五者言之，大意可见。或者不用三指，只以一指自上至下，逐部按之，未尝不可。然不可以得尺之皮肤，不足法也。尺之皮肤，或男或女，只看一手便见。

第二，三部准高骨。人两手，掌后各有高骨。欲诊三部，先以中指揣得高骨，名为关上。既得高骨，微微抬起中指，以食指于高骨之前，取寸口脉。诊寸口毕，则微微抬起食指，再下中指，取关上脉。诊关上毕，复微微抬起中指，又下无名指于高骨之后，取尺中脉。诊候之时，不可正对患人，要随左右偏立两旁，慎容止，调鼻息，专念虑，然后徐徐诊候，若乖张失次，非法矣。一说凡诊脉，以气息平定，方可下指。病者禁声勿言，医者闭息莫语，寂然敬静，绝无外听。初则浮按消息之，次中按消息之，次重按消息之，次上竟消息之，次下竟消息之，次推指外消息之，次推指内消息之。其详见前推移用指法。

第三，指法定宗源。崔、刘二师止以浮沉迟数四脉，定风气冷热四病，以概百疴。原此四者止是难症，若卒诊伤寒外感之疾，则有不可通者。今取仲景平脉法，参以崔、刘所传，庶几并用而无遗恨。其曰浮风，沉气，迟冷，数热，此祖《诀》论杂病者也。其曰浮在表，沉在里，迟在藏，数在府，今所定伤寒诊法也。须要知得伤寒与杂症诊法，皆须以浮沉迟数四脉为宗，而又各有其类不可混淆。必得此诀，然后可读脉书，不然，则泛无统会也。

第四，通融叶于一。以前法定得病症，又以病症参验前法，既因脉以知病，复随病以考脉，融会贯通，反复探讨，实得病名，归一而后止。凡诊脉最难，有脉病相应者，有不相应者，有病得易愈之脉者，有治之而即瘥者，有治之而增剧者。大要以我简易驭彼繁难，以我之一心制彼之万变，此所谓通一举万之道也。

第五，观形勿泥形。《脉经》曰：五藏各有声色臭味，当与寸口尺内相应，其不相应者病也。是知观形察色，与寸口尺内相应，此古法也，谓如色青是肝病，当得弦而急肝脉之类。然仲景法又不止察五藏色脉而已，必观其起居动静，及诸外症，可以望而知之者。要当目睹心推，洞见端的，方断吉凶，岂但察五藏别五色而已哉？

第六，闻声不在声。经云闻而知之谓之圣，亦如察色，以五藏所主相参，故曰闻其五音以别其病。此亦几于拘泥，如中风不语为入藏，然有无故而喑，脉不至、不治自愈，为气暴逆者，虽与中风不语相似，而实不同。又如伤寒谵语，为阳明病，胃中有燥屎，当下则愈。与虚病谵语，正气脱绝，精神散乱，若下之，则为重虚，此处一差，祸如反掌。又曰声重咳嗽，固为寒邪，亦有风热上壅，及劳嗽失声而为肺痿难愈之症。症同实异，然则听声之法，岂可以官商角徵羽之五音，而定五藏之病哉？须将患人之言语声音，与病家来请语言，及他一切旁观物议，皆当审听，入耳注心，斯乃闻声之道，非古法所能尽也。

第七，发言须当理。望闻问切，谓之神圣工巧。问症本第三法，切脉本第四法，今世道不古，以切脉反居第一，以问视为最末。抱病不惟不言，虽再三询叩，终亦不告，反谓医拙。甚至有隐疾而困医者，医固为尔所困，不思身亦为医所困矣，果何所益哉？虽然，为医者亦须贵乎有学。大率诊视已毕，不可便指病名发言猝易，须从所得脉象说起，广引经书以为证据，然后由浅而深，说归病症，务要精当确实，不可支离狂妄。说证已毕，然后徐徐问其所苦，或论说未尽，使患者一一详告，却以彼说较吾所诊，或同或异而折衷之。如此则望闻问切四法兼全，彼我之间交相孚契，既无所惑，必收全功。

第八，慈悯济苍生。孙思邈云：凡医治病必须安神定志，无欲无求。不论贵贱贫富，视为一等，皆如至亲。亦不得瞻前顾后，自虑吉凶，护惜身命。见彼苦恼，若已有之。深加恻怆，勿避险巇，一心救难，无存形迹。如此，可谓慈悯济苍生太医，反此则含灵巨贼。今考斯言，切中世医之病，衡阳罗氏云：今之医者，每每毁訾前医，惊恐病家，意图厚赂，尤为不仁之甚。昔皇子病瘈疭，国医莫能治。长公主因言钱乙起草野，有异能，立召入，进黄土汤而愈。神宗问此何以能愈斯疾，对曰：以土胜水，木得其平，则风自止，且诸医治亦将愈，小臣适逢其愈。上悦其对，擢太医丞。学者能以仲阳之心为心则善矣。愚谓医本末技，若不谋利不计功，则为仁人。苟患得患失，则无所不至矣。况用心不仁之人，自有果报。故于诊视之中，备述孙真人钱医丞嘉言善行，以为吾徒勉。

怪脉

雀啄连来三五啄。《脉经》曰：雀啄者，脉来数而疾绝，止复顿来也。《诊脉要诀》云：主脾元谷气已绝，胃气无所荣养。其脉来，指下连连凑指，数急殊无息数，但有进而无退，顿绝自去，良久准前又来，宛如鸡践食之貌，但数日之寿也。王叔和云：雀啄顿来而又住。据此，云脾绝之脉。萧处厚谓之心绝，吴仲广谓之木脉。其说尤远，当以脾绝为是。

屋漏半日一点落。《脉经》曰：屋漏者，其来既绝而止，时时复起，而不相连属也。王叔和云：屋漏将绝而复起。吴仲广云：脉来指下，按之极慢，一息之间，或来一至，若屋漏之水，滴于地上，而四畔溅起之貌，主胃经已绝，谷气空虚，立死之候。据此，云胃绝。而萧处厚又谓心肺绝，何耶？

弹石硬来寻即散。《脉经》曰：脉来如弹石，去如解索者死。弹石者，辟辟急也。解索者，动数而随散乱，无复次序也。萧处厚谓肺绝之脉，吴仲广谓肝绝，当以谓肾绝为正。盖石乃肾之本脉，合沉濡而滑，今真藏脉见，如弹石，劈劈然凑指，殊无息数，死无疑矣。一说，脉来指下如坚硬之物击于石，貌劈劈然无息数。

搭指散乱真解索。解索见前弹石下。吴仲广云：解索脉者，其形见于两尺，脉来指下散而不聚，若分于两畔，更无息数，是精髓已耗，将死之候。

机按：《脉经》云来如弹石，去如解索，似通指一脉来去而言也。今此分为二脉，则与《脉经》相反矣，宜考之。

鱼翔似有一似无。《脉经》云：鱼翔者，似鱼不行而但掉尾动头，身摇而久住者是也。王叔和云：鱼跃澄澄而迟疑掉尾。吴仲广云：脉来指下寻之即有，泛泛高虚，前定而后动，殊无息数，宛如鱼游于水面，头不动而尾缓摇之貌，主肾与命门俱绝，卫气与营气两亡，旦占夕死。

虾游静中跳一跃。《脉经》曰：虾游者，冉冉而起，寻复退没，不知所在，久乃复起，起辄迟而没去速者是也。王叔和云：虾游冉冉，而进退难寻。吴仲广云：脉来，指下若虾游于水面，沉沉不动，瞥然惊掉而去。将手欲趁，杳然不见，须臾于指下又来，良久准前复去，如虾游入水之形，瞥然而上，倏然而去，此是神魂已去之候。一说，脾胃绝也。

寄语医家仔细看，此脉一见休饵药。

矫世惑脉论

汪　机　撰

　　夫脉者本乎营与卫也,而营行于脉之中,卫行于脉之外。苟藏府和平,营卫调畅,则脉无形状之可议矣。或者六淫外袭,七情内伤,则藏府不和,营卫乖谬,而二十四脉之名状,层出而叠见矣。是故风寒暑湿燥火,此六淫也。外伤六淫之脉,则浮为风,紧为寒,虚为暑,细为湿,数为燥,洪为火,此皆可以脉而别其外感之邪也。喜怒忧思悲恐惊者,此七情也。内伤七情之脉,喜则伤心而脉缓,怒则伤肝而脉急,忧则伤肺而脉涩,思则伤脾而脉结,恐则伤肾而脉沉,悲则气消而脉短,惊则气乱而脉动,此皆可以脉而辨其内伤之病也。然此特举其常,而以脉病相应者为言也。

　　若论其变,则有脉不应病,病不应脉,变出百端,而难一一尽凭于脉矣。试举一二言之。张仲景云:脉浮大,邪在表,为可汗。若脉浮大,心下硬,有热,属藏者,攻之,不令发汗。此又非浮为表邪,可汗之脉也。又云:促脉为阳盛,宜用葛根黄芩黄连汤。若脉促厥冷为虚脱,非灸非温不可。此又非促为阳盛之脉也。又云:迟脉为寒,沉脉为里。若阳明脉迟,不恶寒,身体濈濈汗出,则用大承气。此又非诸迟为寒之脉矣。少阴病始得之,反发热而脉沉,宜麻黄细辛汤,微汗之。此又非沉为在里之脉矣。凡此皆脉难尽凭之明验也。

　　若只凭脉而不问症,未免以寒为热,以表为里,以阴为阳,颠倒错乱,而夭人长寿者有矣。是以古人治病,不专于脉,而必兼于审症,良有以也。奈何世人不明乎此,往往有病讳而不言,惟以诊脉而试医之能否。诊之而所言偶中,便视为良医,倾心付托,笃意委任。而于病之根源,一无所告,药之宜否,亦无所审,惟束手听命于医,因循遂至于死,尚亦不悟,深可悲夫!彼庸俗之人,素不嗜学,不识义理,固无足怪。近世士大夫家,亦未免狃于此习,是又大可笑也。

　　夫定静安虑、格物致知,乃《大学》首章第一义,而虑者谓处事精详,格物者谓穷致事物之理,致知者谓推极吾之所知,凡此数事,学者必尝究心于此矣。先正又曰:为人子者不可以不知医,病卧于床,委之庸医,比之不慈不孝。夫望闻问切,医家大节目也。苟于临病之际,惟以切而知之为能,其余三事一切置而不讲,岂得为知医乎,岂得为处事精详乎?岂得为穷致事物之理,而推极吾之所知乎?又岂得为父而慈,为子而孝乎?且医之良,亦不专于善诊一节。苟或动静有常,举止不妄,存心而忠厚,发言而纯笃,察病详审,处方精专,兼此数者,亦可谓之良矣。虽据脉言症,或有少差,然一脉所主非一病,故所言未必尽中也。若以此而遂弃之,所谓以二鸡子而弃干城之将,乌可与智者道哉?姑以浮脉言之。《脉经》云,浮为风、为虚、为气、为呕、为厥、为痞、为胀、为满、不食、为热、为内结等类,所主不下十数种病,假使诊得浮脉,彼将断其为何病耶?苟不兼之以望闻问,而欲的知其为何病,吾谓戛戛乎其难矣。古人以切居望闻问之后,则是望闻问之间,已得其病情矣,不过再诊其脉,看病应与不应也。若病与脉应,则吉而易医;脉与病反,则凶而难治。以脉参病,意盖如此，曷尝以诊脉知病为贵哉？夫《脉经》一书，拳拳示人以诊法，而开卷入首便言观形察色，彼此参伍，以决死生，可见望闻问切，医之不可缺一也，岂得而偏废乎？噫！世称善脉莫过叔和，尚有待于彼此参伍，况下于叔和万万者耶！故专以切脉言病，必不能不至于无误也，安得为医之良？

抑不特此，世人又有以《太素》脉而言人贵贱穷通者，此又妄之甚也。予尝考其义矣。夫太者，始也，初也，如太极太乙之太。素者，质也，本也，如绘事后素之素。此盖言始初本质之脉也。始初本质之脉，果何脉耶？则必指元气而言。东垣云：元气者，胃气之别名。胃气之脉，蔡西山所谓不长不短，不疏不数，不大不小，应手中和，意思欣欣，难以名状者是也。无病之人皆得此脉，以此脉而察人之有病无病则可，以此脉而察人之富贵贫贱则不可，何也？胃气之脉，难以形容，莫能名状，将何以为贵贱穷通之诊乎？窃视其书，名虽《太素》，而其中论述，略无一言及于《太素》之义，所作歌括率多俚语，全无理趣。原其初志，不过托此以为徼利之媒。后世不察，遂相传习，莫有能辨其非者。或又为之语曰：太素云者，指贵贱穷通禀于有生之初而言也。然脉可以察而知之，非谓脉名太素，予曰：固也。然则《太素》之所诊者，必不出于二十四脉之外矣。夫二十四脉皆主病言，一脉见则主一病，贫富贵贱何从而察知哉？假如浮脉，其诊为风，使太素家诊之，将言其为风耶，抑言其为贵贱穷通耶，二者不可得兼。若言其为风，则其所知亦不过病也。若遗其病而言其为贵贱穷通，则是近而病诸身者尚不能知，安得谓之太素？则远而违诸身者，必不能知之也。

盖贵贱穷通，身外之事，与身之血气了不相干，安得以脉而知之乎？况脉之变见无常，而天之寒暑不一，故四时各异其脉，不能必其久而不变。是以今日诊得是脉，明日诊之而或非，春间诊得此脉，至夏按之而或否。彼《太素》者，以片时之寻按，而断人一生之休咎，殆必无是理。然纵使亿则屡中，亦是捕影捉蛇，仿佛形象，安有一定之见哉！噫，以脉察病，尚不知病之的，而犹待于望闻问切，况能知人之贵贱穷通乎！

使脉而能知贵贱穷通，则周公之《易》、邵子之《数》、希夷之《相》、子平之《命》，皆不必作矣，何圣人之不惮烦也，何后世不从其脉之简便，而犹以卜占风鉴星命，而谈不绝口哉？

且脉肇于岐黄，演于秦越，而详于叔和。遍考《素》《难》《脉》经，并无一字语及此者，非隐之也，殆必有不可诬者矣。若果如《太素》所言，古人当先为之矣，又何待后人之驰骋耶？巢氏曰太素脉者善于相法，特假《太素》以神其术耳，诚哉言也，足以破天下后世之惑矣。又有善伺察者，以言饴人，阴得其实，故于诊按之际，肆言而为欺罔，此又下此一等，无足论也。

虽然，人禀天地之气以生，不能无清浊纯驳之殊，禀气之清者，则必形质清，血气清，而脉来亦清。清则脉形圆净，至数分明，吾诊乎此，但知其主贵与富而已。若曰何年登科，何年升授，何年招财，何年得子，吾皆不得而知矣。禀气之浊者，则必形质浊，气血浊，而脉来亦浊。浊则脉形重浊，至数混乱，吾诊乎此，但知其主贫与贱而已。若曰某时招晦，某时失财，某时损妻，某时克子，吾亦莫得而知矣。又有形浊而脉清者，此谓浊中之清，所主得意处多，而失意处少也。质清而脉浊者此谓清中之浊，所主失志处多，而得志处少也。又有形不甚清，脉不甚浊，但浮沉各得其位，大小不失其等，亦主平稳而无大得丧也。富贵而寿，脉清而长；贫贱而夭，脉浊而促。其或清而促者，富贵而夭也；浊而长者，贫贱而寿也。其他言有所未尽，义有所未备，学者可以准此而类推。是则吾之所谓以脉而知人富贵穷通者,一本于理而论也,岂敢妄为之说以欺人哉!噫,予所以著为是论者,盖以世之有言《太素》脉者,靡不翕然称美,不惟不能以理折,又从而延誉之于人。纵使其言有谬,阴又与之委曲而影射,此所谓误己而误人者也,果何益之有哉?

又有迎医服药者,不惟不先言其所苦,甚至再三询叩,终于默默。至有隐疾而困医者,医固为尔所困,不思身亦为医所困矣。吁,可慨也夫!此皆世之通患,人所共有,故予不得不详论之,以致夫叮咛之意,俾聋瞽者或有所开发焉。孟子曰:予岂好辩哉,予不得已也。

经曰:春伤于风,夏生飧泄,夏伤于暑,秋必痎疟,秋伤于湿,冬生咳嗽,冬伤于寒,春必病温。王安道注曰:四气之伤人,人岂能于未发病之前,预知其客于何经络,何藏府,而成何病乎?及其既发病,然后可以诊候,始知其客于某经络、某藏府,成某病耳。飧泄也,痎疟也,咳嗽也,温病也,皆是因其发动之时,形诊昭著,乃逆推之,而知其昔日致病之原,为伤风,伤暑,伤湿,伤寒耳,非是初受伤之时,能预定其必为此病也。机按:四气所伤,入于皮肤之内,藏于经脉之中,宜其见于动脉,可以诊候而知也。而王氏所论,尚谓病若未发,难以诊候而知,彼富贵贫贱,天之命也,身外事也,非若邪气入于皮肤,藏于血脉也,乌可以脉而知之乎,王氏此论,足以破《太素》之谬矣,故并附之,以示来者。

论涩脉弦脉 出丹溪

脉之状不一，大率多兼见。人之病有四：曰寒、曰热、曰虚、曰实。故学诊者亦必以浮沉迟数为之纲，以察病情，初学者又以浮数为热为有余，沉迟为寒为不足。其间最难体认者，涩脉也；最费调治者，弦脉也。

涩脉细而迟，往来难，且散，又曰短而止，皆是不足之象。得此脉者，固为寒，为湿，为血少，为气多，为污血，然亦有病热与实者，不可不知。或因多怒，或因忧郁，或因厚味，或因补剂，或因无汗，气腾血沸，清化为浊，老痰宿饮，胶固杂揉，脉道阻涩，亦见涩状。若重取至骨，来似有力且带数，以意参之于证，验之形气，但有热证，当作实热可也。医于指下见有不足之象，便以为虚为寒，用药热补，误人多矣。

弦为春令之脉，非春时而见木为病也。五藏更相制伏，以防其太过，木为病，则肝邪盛矣。肝之盛，金之衰也，金之衰，火之炎也，火之炎，水之弱也。金不足以制木，则土病矣。考之诸家，皆曰弦者虚也，为反胃，为痛。沉弦为悬饮，弦长为积病。弦紧而细主癥，弦而伏主癥不治，弦急为腹痛，弦而钩主蛊尸，弦小主寒痹，弦而大主半产漏下、亡血失精。双弦为寒，双弦而迟为心下坚。偏弦为饮，左寸弦头痛，右寸弦水走肠胃，左关弦怒而血聚，右关弦寒痛四肢拘急。趺阳弦肠痔下血，尺中弦小腹痛，回肠结核。率是木邪风气，土极土败为病，先哲常言之矣。

惟金因火伏，木寡于畏之论，尚未发明。倘非滋水以降火，厚土以养金，加以行湿散风导郁，为之辅佐，邪何由去，病何由安？况弦脉为病甚多，而治法又有隔二隔三之远，故不容不辨。若曰不然，夫弦属阳，而仲景列于五阴之数。至于叙六残贼之脉，又以弦为之首，涩为之终，其意可见。

又云痛疽而得浮洪弦数，气病脉也，岂可据此作热论？沉细弱涩，血病脉也，岂可据此作寒论？此万病之根本，非特痛疽而已。

机按：丹溪论涩弦二脉，及痛疽之脉主病，与诸家所主大不相侔。夫脉藏于血脉之中，形之于脉，宜其同也。何脉同而病异耶？此脉所以难凭，务须观形而审证也。噫，脉本以察病，而病尚难以脉决，彼富贵贫贱，乃外来假设之事，非藏于血脉中也，所谓赵孟所贵，赵孟能贱，岂得形之于脉而可以诊之乎？

脉大必病进论 出丹溪

脉，血之所为，属阴。大，洪之别名，火之象，属阳。其病得之于内伤者，阴虚为阳所乘，故脉大，当作虚多治之。其病得之于外伤者，邪客于经，脉亦大，当作邪胜治之。合二者而观之，皆病症方长之势也，谓之病进，不亦宜乎。？机按：脉之大一也，内伤得之，为虚多，外伤得之，为邪胜，便要审证。如此分别，不知太素家诊得此脉，亦将审其贵贱，而如此分别否乎？

脉说 出东坡

脉之难也尚矣。至虚有实候,大实有羸状,差之毫厘,疑似之间,便有死生祸福之异,可不慎欤！病不可不谒医。医之明脉者,天下盖一二数,亦因其长而护其短耳。士大夫多秘所患,求诊以验医之能否,使索病于冥漠之中,辨虚实冷热于疑似之间。医不幸而失,终不肯自谓失也,则巧饰遂非,以全其名。至于不救,则曰是固难治也。间有谨愿者,虽或因主人之言,复参以己之所见,两存而杂治,以故药之不效,此世之通患而莫之悟也。

吾平生求医,盖于平时默验其工拙。至于有疾而求疗,必先尽告以所患,使医了然知患之所在,虚实冷热,已定于中矣,然后求诊,则脉之疑似不能惑也。故虽中医[①],治吾病常愈。吾求疾愈而已,岂以困医为事哉？

机按：东坡,有宋名人,尚不使医索病于脉者,盖以脉虚而病实者,脉实而病虚者,脉有不相应故也。吁,病且难凭于脉,而欲凭脉知富贵贫贱,宁不为东坡笑耶？

---

① 中医：医术中等的医生。

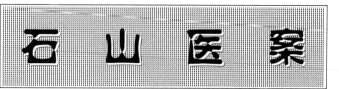

石山医案刻序

　　医之有案,其来远矣。若历代明医史传之所以载其施治之法,神妙之效,皆凿凿可考。至丹溪之朱,樱宁生之滑,其传皆出于名笔,动数千言莫之既,而于病之浅深,治之缓急,功之大小,昭然明甚,思欲起其人而不可得。吾郡祁之汪石山,儒医也。于《素问》则有补注,本草则有类钞,脉诊则有论著,运气则有提纲,外科及针灸等书则又俱有纂述,盖集古今诸名家之所长而为一大成也乎！其从事于医,殆四十余载。凡病家之求治者,因脉制方,随投辄效。从游之士得于目击者,即手录之,以为成法。其邑西石墅陈桷氏,实石山高弟①,以其所录者分为三卷,名曰《石山医案》,刻之梓以传。诣予终老楼属序之。夫病之见治于石山也,如饥者得食而充,渴者得饮而解,溺者得援之而登,颠危者得扶②持之而安,盖医之王道也。使同生朱、滑之时,其抱负设施,与之同驱并驾,未可必其或后先也。后人视此,不亦犹法家之有断案也哉！引伸触类,延惠无穷,其为慈孝之助多矣！石山之传,撰于镜山,其未及载者,赖此以传,岂非后人之幸欤！石山名机,字省之,石山其号也。庸僭序之,以谂③观者如此。

嘉靖辛卯年闰六月中浣休宁率口程曾序

---

① 高弟:明本作"高第",民本作"高策",并误。兹从抄本改。
② 扶:原本作"挟"。兹从抄本改。
③ 谂(shěn 审):知悉。

石山先生像

睹兹厥像,藐焉寒微。其容和粹,其貌清癯。心存仁术,志好儒书。颠已垂白,手不停披。平居不敢干名而犯义,交际不敢口是而心违。事求免于流俗,礼求合于先儒。谦约节俭,乐易疏愚,不求闻达,甘守穷庐。宁为礼屈,勿为势拘。不知我者谓我狂妄,其知我者谓我坦夷。噫!顾我所行,未必尽合于道也,然造次克①念,惟求无愧于心欤!

上② 石山先生自赞

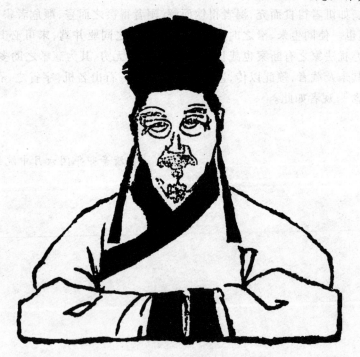

---

① 克:通"刻",铭刻。
② 上:原本作"右",兹从全书编辑体例改。下同。

题辞①

　　试问林翁,何名何氏,细认来,都不似。好三分,似得石山居士。一种心苗,许多春意,却不逐,杏花飞去。听旁人,齐说是这林翁,卢扁再生今世。

上锦堂春　　镜山李汛题

　　貌古心明,言和行固。咀英华以充日用之强,耻奔竟而却云霄之步。学以为己是图,医以济人为务。居穷不失其自然,处变弗愆于常所。以为一代之伟人,起四方之敬慕也。

休阳程文杰师周书于率溪书院

　　舜颜其齿,玉质丹唇。襟度吞云梦之泽,英迈盖苍梧之云。学足以溯② 河洛之趣,医足以逼岐黄之真。出入造化,弛张鬼神。栖③ 情于烟霞泉石,却步于云路鹏程。激励之论,足以回狂澜于既倒;回天之术,曾以拯夭札于同仁。庙算神谟,余盖得之万一;生死肉骨,殆④ 不知其几人。蓍蔡⑤ 之德未艾,乔松之寿方臻。是盖卢扁之能契其妙,而岂摩诘之能状其亲也欤⑥。

门人石墅陈桷惟宜拜题

---

① 题辞:原本无此标题,编者加。
② 溯:明本板烂,字迹不清。民本作"沂",于义不属。兹据抄本正。
③ 栖:明本板烂,字迹不清。民本作"凄",抄本作"栖",并形近而讹。兹据文义正。
④ 殆:通"迨"。民本作"迨"。
⑤ 蓍蔡:犹言蓍龟。
⑥ 亲也欤:明本"其"字下板烂。兹据民本、抄本补入。

目 录

卷之上 …………………………… (65)
 营卫论 …………………………… (65)
 答提学黄公如金所患书 ………… (66)
 条答福建举人谢邦实所患书 …… (68)
 疫 ………………………………… (69)
 疟 ………………………………… (69)
 鼻衄流涕 ………………………… (74)
 痢 ………………………………… (74)
 胁痛 ……………………………… (74)
 鼓胀 ……………………………… (75)
 茎中虫出 ………………………… (75)
 身痒 ……………………………… (76)
 膈噎 ……………………………… (76)
 淋 ………………………………… (76)
 眼目 ……………………………… (76)
 白浊 ……………………………… (77)
 咳嗽 ……………………………… (77)
 气痛气逆 ………………………… (78)
 身麻 ……………………………… (78)
 秘结 ……………………………… (78)

卷之中 …………………………… (79)
 吐血咳血 ………………………… (79)
 消渴 ……………………………… (82)
 汇萃 ……………………………… (82)
 杨梅疮 …………………………… (85)
 肺痈 ……………………………… (87)
 脚疮 ……………………………… (87)
 痈肿 ……………………………… (87)
 疝肿 ……………………………… (88)
 调经 ……………………………… (88)
 出部脉 …………………………… (91)
 妊病 ……………………………… (91)

 产后 ……………………………… (92)
 小儿惊痫 ………………………… (92)
 泄泻 ……………………………… (92)

卷之下 …………………………… (93)
 答银台宋公书 …………………… (93)
 腹痛 ……………………………… (93)
 咯痰 ……………………………… (94)
 瘀血 ……………………………… (95)
 阳虚 ……………………………… (95)
 耳脓 ……………………………… (96)
 腹痛 ……………………………… (96)
 淋 ………………………………… (97)
 五志 ……………………………… (97)
 喜 ………………………………… (97)
 舌出 ……………………………… (98)
 忧 ………………………………… (98)
 思 ………………………………… (98)
 气结 ……………………………… (98)
 脉 ………………………………… (99)
 补阴 ……………………………… (99)
 惊 ………………………………… (99)
 腿痛 ……………………………… (99)
 劳 ………………………………… (100)
 咳嗽 ……………………………… (101)
 疟 ………………………………… (101)
 梦遗 ……………………………… (102)
 心痛 ……………………………… (102)

附录 ……………………………… (104)
 石山居士传 ……………………… (104)
 辨《明医杂著·忌用参芪论》 …… (111)
 病用参芪论 ……………………… (113)

卷 之 上

门生石墅陈桷惟宜较勘刊行

营 卫 论

丹溪论阳有余阴不足,乃据理论人之禀赋也。盖天之日为阳,月为阴。人禀日之阳为身之阳而日不亏,禀月之阴为身之阴而月常缺。可见人身气常有余,血常不足矣。故女人必须积养十四五年,血方足而经行,仅及三十余年,血便衰而经断,阴之不足固可验矣。丹溪揭出而特论之,无非戒人保守阴气,不可妄耗损也。以人生天地间,营营于物,役役于事,未免久行伤筋,久立伤骨,久坐伤肾,久视伤神,久思伤意。凡此数伤,皆伤阴也。以难成易亏之阴,而日犯此数伤,欲其不夭枉也难矣。此丹溪所以立论垂戒于后也,非论治阴虚之病也。若遇有病气虚则补气,血虚则补血,未尝专主阴虚而论治。且治①产后的属阴虚,丹溪则曰:"右脉不足,补气药多于补血药;左脉不足,补血药多于补气药",丹溪固不专主于血矣。何世人昧此,多以阴常不足之说横于胸中,凡百诸病,一切主于阴虚,而于甘温助阳之药一毫不敢轻用,岂理也哉?虽然,丹溪谓气病补血,虽不中亦无害也;血病补气,则血愈虚散,是谓诛罚无过。此指辛热燥烈之剂而言,亦将以戒人用药,宁可失于不及,不可失于太过。盖血药属阴而柔,气药属阳而刚,苟或认病不真,宁可药用柔和,不可过于刚烈也。《书

曰"罪疑惟轻,功疑惟重"、本草曰"与其毒也宁善,与其多也宁少"之意,正相合也。虽然,血虚补气固为有害,气虚补血亦不可谓无害。吾见胃虚气弱,不能运行,血越上窍者,多用四物汤凉血之药,反致胸腹痞闷,饮食少进,上吐下泻,气喘呕血,去死不远,岂可谓无害耶?是以医者贵乎识病真耳。

或又曰:人禀天之阳为身之阳,则阳常有余,无待于补,何方书尚有补阳之说?予曰:阳有余者,指卫气也。卫气固无待于补。而营之气,亦谓之阳。此气或虚或盈。虚而不补,则气愈虚怯矣。经曰怯者着而成病是也。况人于日用之间,不免劳则气耗,悲则气消,恐则气下,怒则气上,思则气结,喜则气缓。凡此数伤,皆伤气也。以有涯之气,而日犯此数伤,欲其不虚难矣。虚而不补,气何由行?

或问:丹溪曰"人身之虚,皆阳虚也。若果阳虚,则暴绝死矣",是阳无益于补也;又曰"气无补法,世俗之言也。气虚不补,何由而行",是气又待于补也,何言之皆背戾耶?予曰:经云"卫气者,水谷之悍气也,慓疾不受诸邪,此则阳常有余,无益于补者也。朱子曰"天之阳气,健行不息,故阁得地在中间,一息或停,地即陷矣",与丹溪所谓阳虚则暴绝同一意也,此固然矣。使阴

---

① 治:抄本作"如"。

气若虚，则阳亦无所依附而飞越矣。故曰天依形，地附气。丹溪曰"阴先虚，而阳暴绝"，是知阳亦赖阴而有所依附也。此丹溪所以拳拳于补阴也。经曰"营气者，水谷之精气，入于脉内，与息数呼吸应"，此即所谓阴气不能无盈虚也，不能不待于补也。分而言之，卫气为阳，营气为阴。合而言之，营阴而不禀卫之阳，莫能营昼夜利关节矣。古人于营字下加一气字，可见卫固阳也，营亦阳也。故曰血之与气，异名而同类。补阳者，补营之阳；补阴者，补营之阴。又况各经分受，有气多血少者，有血多气少者。倘或为邪所中，而无损益，则藏府不平矣。此《内经》所作，而医道所以兴也。譬如天之日月，皆在大气之中。分而言之，日为阳，月为阴。合而言之，月虽阴，而不禀日之阳，则不能光照而运行矣。故古人于阴字下加一气字，可见阳固此气，阴亦此气也。故曰阴中有阳，阳中有阴，阴阳同一气也，周子曰"阴阳一太极"是也。然此气有亏有盈，如月有圆有缺也。圣人裁成辅相，即医家用药损益之义也。是知人参黄芪补气，亦补营之气，补营之气即补营也，补营即补阴也，可见人身之虚皆阴虚也。经曰"阴不足者，补之以味"，参芪味甘，甘能生血，非补阴而何？又曰"阳不足者，温之以气"，参芪气温，又能补阳，故仲景曰气虚血弱，以人参补之，可见参芪不惟补阳，而亦补阴。东垣曰血脱益气，仲景曰阳生阴长，义本诸此。世谓参芪补阳不补阴，特未之考耳。

予谓天之阳气，包括宇宙之外，即《易》所谓"天行健"、《内经》所谓"大气举之者"是也。此气如何得虚，虚则不能蓄住地矣。天之阴，聚而成形者。形者，乃地之坤也。故曰天依形，地附气。可见人身之卫，即天之乾；人身之形，即地之坤。营运于藏府之内者，营气也，即天地中发生之气也。故以

气质言，卫气为阳，形质为阴；以内外言，卫气护卫于外为阳，营气营养于内为阴。细而分之，营中亦自有阴阳焉，所谓一阴一阳，互为其根者是也。若执以营为卫配，而以营为纯阴，则孤阴不长，安得营养于藏府耶？经曰营为血，而血即水，朱子曰水质阴，而性本阳，可见营非纯阴矣。况气者，水之母。且天地间物有质者，不能无亏盈。既有质而亏盈，血中之气亦不免而亏盈矣。故丹溪以补阴为主，固为补营；东垣以补气为主，亦补营也，以营兼血气而然也。

答提学黄公如金所患书

生朴樕[①]小材，山林迂士。其于岐黄之书、卢扁之术，仅惟得其糠秕而已，升堂入室，诚有所未能也。兹蒙召置左右，以备顾问。夙夜只惧，惟恐弗堪。虽然，一得之愚，不敢不尽。是以忘其固陋，谨述以闻。古人所谓刍荛之言，狂夫之语，庶几或有可采者也。

伏惟天宽地容，海涵春育，人不求备，才不求全，片言有取，寸长必录。又且不作聪明，不大声色，靡恃其长，毋执其见，舍己从人，不知有彼此之别，使各得以纾其情也。用上敬下，相忘于势利之场，俾皆得以尽其辞也。是知所言或谬，殆必视如道旁苦李，唾而去之而已。必不索我于形骸之外，以言而见责焉！

然生侍侧有日，聆诲已久，因而察其受病之源，详其致病之因，不过心过于劳而已。何则？心为血主，而血又所以养心。血属阴而主静，惟静则可以生水，故曰静则生阴是也。苟或心过于劳，则主动而属阳矣。阳则火之象也，故曰动则生阳。丹溪

---

① 朴樕：《诗·如南·野有死麕》"林有朴樕。"毛传："朴樕，小木也。"后用以比喻凡庸之材。

亦曰诸动属火。动极火炽,阳亢阴微,血愈亏损,而心失所养矣。是以睡卧不宁,夜梦纷纭,职皆由于此也。经云主闭藏者,肾也。肾主相火,上系于心。心既动劳,则相火随起,而热则流通矣。是以闭藏之肾,反暗流疏泻,而梦遗精滑之疾有所不能免矣。医书所谓情动于中,精淫于外是也。经云东方实,西方虚。心劳火动,则西方之金愈虚,而东方之木愈实。脾土得不为之伤乎?脾土既伤,是以上或为呕,下或为泻,中或为畏食之病,莫不层出而叠见矣。由是探本索元,其初固在于心,而支流余裔,不免延及它藏,而亦有所损也。又尝参之以脉。夫左寸,心脉所出也。或时而浮洪,或时而敛小,盖由心之劳逸不常,以致脉之大小无定。劳则心动而火炽,故脉为之浮洪而躁扰。逸则心安而气和,故脉为之敛小而恬静。所可喜者,肝肾二脉①静而有常,久而不变,是知相火虽或有时而动,而势未致于燎原也。故今病未即瘳而终有可瘳之理,邪未即伏而终有可伏之机,尚复何虑之有?右手三部,肺、脾、命脉之所出也。亦或浮而稍洪,又或小而稍弱,良由火来侮肺,又乘于脾,遂延及命门,以致然耳。故曰火性躁扰强越,其燔灼之祸,无不着于物也。或时小而稍弱者,盖府藏之阴血阳气,未免为火暗伤而阴损。故火旺之时,脉来浮洪,而独见火象。及火静之后,则邪伏而虚见矣。脉之小而弱者,宁不基于此乎?

或曰:血为火销,吾固闻其说矣,而气当赖之以为助,何谓亦伤其阳乎?

经曰少火生气,壮火食气。夫少火固可以生气,而壮火,火之旺盛也,安得不食其气而损之乎?又曰热伤气。故暑月多致人无气以动,怠惰嗜卧。可见火之伤气,不待辨而明矣,又何疑之有哉?

生于是察其脉,切其病,反复精思,参互考证。所②治之方,无出于八物汤之外也。或者专主四物滋阴,加黄柏、知母、玄参、生地之属以降火,此固一说也。未免寒伤胃气,而呕泻畏食之病莫能去矣。或者专主四君子以养阳,加温暖、消导、燥热之剂以助胃,此亦一理也。未免阳刚伤阴,而夜梦遗精之患不能除矣。求其万举万全,而无一偏之害者,还当以八物为主。一则可以养阴,而心火不致于太炽;一则可以养阳,而脾土不致于太伤。其他清金降火、安神固肾之药,又当因时月③之宜,酌病④之轻重,更相出入,递为佐使,庶得变通之妙。而免执中无权⑤之诮矣。守此以治,而谓病之不瘥,吾未之信也。

抑犹有说焉。夫人生气交之中,孰能无欲?

所谓欲者,非特色欲之欲,凡耳之于声,目之于色,鼻之于臭,口之于味,皆所谓欲也。周子曰欲动则情炽,炽从火,则火之炽可知矣。丹溪所谓诸动属火,其原盖出于此欤?故圣贤教人不曰⑥窒欲,则曰寡欲,此善治乎火也。不此是务,而惟日以百忧感其心,万事劳其形,惟恃刀圭之剂,以求旦夕之功,是谓舍本而逐末,徇外以遗内也,岂自根自本之论哉?

今之所患,诚能内观以养神,存心以养性,则水可生,火可降,坎离交而地天泰矣,又何待于笼⑦中物耶?且胃气者,清纯冲和之气也。凡药之气皆偏,非若五谷可常食也。苟不知此,而惟药之是耽,则胃气之存者几希矣。有志养生者,不可以不谨。

生既以症治之方,而详之于前;复以存

---

① 脉:原本前衍一"部"字,兹据抄本删。
② 所:原本前衍一"其"字,兹据抄本删。
③ 时月:原本前衍一"其"字,兹据抄本删。
④ 病:原本前衍一"其"字,兹据抄本删。
⑤ 无权:不知权变。
⑥ 曰:原本作"欲",于义不属,兹据抄本改。
⑦ 笼:抄本前有一"药"字,于义为长。

养之要，而申之于后，无非致其叮咛忠爱之意也。伏乞高明议之，以订是否。

条答福建举人谢邦实所患书

——所示大便多燥，而色赤褐，意燥赤亦热所为。

大便燥赤，固热所为，亦挟血虚。盖大肠属阳明燥金，血旺则便润，血少则便燥。且肾主大便，而亦属血也。由此论之，则血虚兼热为两尽矣。

——所示夜卧少宁，舌生黑胎[1]，唇口焦燥，静养服药二三日，胎始退，不知降火去胎之药，更有何方法？唇舌焦干，更何调理？

此项数病，皆生于心。何则？心主血脉，心血一亏，则阳热随起，故夜卧不宁、唇舌焦燥、黑胎之病，层出而叠见矣。且舌乃心之苗。心火亢极，故舌生黑胎。静养二三日而始退者，盖静养则阴生，阴生则阳伏矣。周子所以定之以中正仁义而主静者，良以此也。降火去胎、润唇滋燥之药，恐无出于四物，再加麦门冬、五味、黄柏、知母之属。

——所示目力亦短，五步之内，于人多不能识，直视天日，惟蒙蒙纷纷白花矣；白精血缕不断，睡醒反渍泪。

东垣云：能远视不能近视，气有余血不足也；能近视不能远视，血有余气不足也。今贵目既不能视远，又不能视近，此气血俱不足也。直视天日，惟见白花，白花乃肺之象。何则？肺为气主，属金而燥，肺金一虚，火来易侮，且天与日皆阳火也，虚金受侮于天日之阳火，故白花纷纷散漫而见于前矣。白精血缕不断，睡醒反渍泪者，属于肝火之动也，经云"肝热甚则出泪"是矣。所治之方，要当滋肾水以制火，保肺气以畏木，则眼中诸疾虽不期愈而自愈矣。然加减补阴丸正与病对，先生宜详审之。

——所示肾觉衰甚，不敢劳动，惟有患则腰足酸痛，或右肾酸疼，或久立、或劳皆然。意区区气病居多，故所患右体偏多，见须白眼赤，多自右为甚。

夫人之一身，气血周流。细而分之，则气属于右，血属于左。气属于右，则右体不免气旺而血劣也。且先生亦中年已后，血气日减，加之右体气旺血劣，宜乎腰足痠疼、右肾时痛、须白眼赤之症多见于右也。补肾药方，亦无出于加减补阴丸药，生当别楮[2] 以呈。

——所示劳倦时，小便旁射，散逆如丝，不得顺直。意皆气之不足、药之不专、劳而失养。然欤？

此条先生以为气之不足、药之不专、劳而失养之所致。以予观之，诚不出此三之外。但先生徒托诸空言，不见诸行事，是以病根不除，时作而时止矣。

——所示近来腰复微痛，坐久屈伸不便。右侧腰腿相接处，自环跳穴旁多酸痛。

夫腰者，肾之外候。盖由肾水衰虚于内，以致肾之外候或微痛，或屈伸不便，或环跳穴旁酸痛。环跳虽属膀胱，膀胱亦肾之府，未有藏病而府不病也。

——示孤骨下间有火热，或升于右脚股，一团三指许，有时微热如灯照。

丹溪有曰，火自涌泉穴起者，乃火起于九泉也。孤骨须[3] 也属于膀胱，与肾相为表里，而又近于涌泉。即此观之，是亦肾水衰少，不足以制火，起于九泉之类也。此宜滋养肾水以制妄火，经云滋阴水以制阳光是也。

---

[1] 胎：通"苔"。
[2] 别楮：犹言另函。楮，纸之代称。
[3] 须：虽。下同。"须也"二字，抄本作一"亦"字。

疫

一人年弱冠①时，房劳后忽洒洒恶寒，自汗发热，头背胃脘皆痛，唇赤、舌强、呕吐，眼胞青色。医投补中益气，午后谵语，恶热，小便长。初日脉皆细弱而数，次日脉则浮弦而数，医以手按脐下痛。议欲下之，遣书来问。

予曰：疫也。疫兼两感，内伤重，外感轻耳。脐下痛者，肾水亏也。若用利药，是杀之也。古人云疫有补、有降、有散，兹宜合补降二法以治。别②清暑益气汤，除苍术、泽泻、五味，加生地、黄芩、石膏，服十余帖而安。

疟

邑人汪大尹，年几七十。形色苍白，劳倦病疟。疟止，胸膈痞闷，心恶痰多，不思饮食，懒倦，口苦头痛，夜梦纷纭，两腿时痒。予为诊之，脉皆浮濡无力，且过于缓。

医书云，脉缓无力者，气虚也。又云，劳则气耗。又云，劳倦伤脾。脾伤不能运化精微以养心，故心神为之不安，宜仿归脾汤例治之。人参二钱，麦门冬、白术各一钱，归身、酸枣仁、茯神各八分，黄芩、陈皮各六分，枳实、甘草各五分，川芎七分，煎服二帖，夜卧颇安。但药后觉嘈，食则吞酸口淡。减去枳实，加山楂七分、吴茱萸二分服之，仍用参、术、归、芎、山栀、山楂，丸服而愈。

一人年逾四十，形瘦色紫淡，素劳伤脾。予令常服参苓白术散获安。住药一年，复劳饮冷酒不爽，是夜头又被湿，遂致身冷不安，早起面目俱黄。医用零筋草根酒煎服之，吐泻大作。又加姜煎，则心热膈壅，不进饮食，大便秘结，疟作，胸膈痞塞，粥饮不入，食此汤则噫此气，呕逆吐涎，意向甚恶。予诊左脉浮濡无力，肝脉颇弦，右脉肺部濡③散，脾部浮微，二部脉皆似有似无，或呼吸相引，又觉应指。

曰：此脾虚之极也。初因劳热饮冷，头又被湿，内热因郁，故发为黄。若用搐药以泄上焦湿热，则黄自退。乃用草药酒煎，湿热虽行，而脾气存也几希。且勿治疟，当用④补脾为急。用人参五钱，橘红一钱，时时煎汤呷之，令其旦暮⑤食粥，以回胃气。彼如所言，旬余乃愈。

一人年逾四十，不肥不瘦，形色苍白，季秋久疟，医用丹剂一丸止之，呕吐不休，粒米不入，大便或泻，面赤，妄语，身热。予诊脉皆浮而欲绝。

仲景云阳病得阴脉者死。今面赤、身热、妄语，其症属阳；而脉微欲绝，则阴脉矣，此一危也。经曰得谷者昌，失谷者亡。今粒米不入，此二危也。又曰泄而热不去者死。今数泄泻，而面赤、身热不除，此三危也。以理论之，法在不治。古人云治而不愈者有也，未有不治而愈者也。令用人参五钱，白术二钱，御米一钱，橘红八分，煎服四帖，渐有生意。

一人年近三十，形瘦淡紫，八月间病疟。予诊之，左脉颇和而驶，右脉弱而无力。令用清暑益气汤加减。服之觉胸膈痞闷，遂畏人参，更医作疟治。而疟或进或退，服截药病稍增。延至十月，复邀予诊。脉皆浮小而濡带数，右则尤近不足。

---

① 冠：原本脱，兹据抄本补。
② 别：分出。《书·禹贡》："岷山导江，东别为沱"。
③ 濡：原本空缺一字，兹据抄本补入。
④ 用：抄本无此字。
⑤ 旦暮：原本作"切莫"，与理相忤，兹据抄本改。

曰：正气久虚，邪留不出，疟尚不止也。宜用十全大补汤减桂，加芩倍参，服之渐愈。

一人年逾三十，形瘦色苍，八月间病疟。或用截药，或用符水，延缠不愈，胸膈痞满，饮食少进，大肠痔血，小便短赤①，疟发于夜，寒少热多，自汗。予诊左脉濡小而缓，右脉濡弱无力。

曰：此久疟伤脾也。用人参二钱，白术、归身、茯苓各一钱，芍药八分，黄芩七分，枳实五分，陈皮六分，甘草四分煎服。后因痔血未止，吞槐角丸而血愈多，仍服前方而血减矣。

一妇面色淡紫，年逾四十，九月病疟。夜发渴多汗，呕吐，粒食不进数日。予诊脉皆浮濡而缓，按之无力。

遂用人参五钱，橘红八分，甘草七分，白术一钱，煎服十余帖，疟止食进，渐有生意。但大便二十日不通。再诊，右脉浮小无力，左脉沉弱无力。前方加归身一钱，火麻仁钱半，如旧煎服，病除。

一妇年逾三十，瘦长淡紫，六月产，八月疟。疟止胸膈痞闷，才劳气喘咳血，身热脚冷。予诊左脉濡弱②，右脉肺部颇洪，关尺二部亦弱。

以生地黄、白芍、麦门冬、白术各一钱，阿胶、归身、牡丹皮各七分，人参八分，陈皮五分，煎服一帖，再令热服。泻止膈快，但盗汗而脚软③。前方加黄芪钱半，黄柏七分，依前煎服而安。

一人年三十，形色苍白，因劳感热，九月尽病疟。头痛、口渴、呕吐，胸膈痞塞，不进饮食，自汗倦怠，热多寒少。医用截药，病增。过饮水，吐甚。予诊脉皆浮大而濡，颇弦。

曰：此劳倦伤脾，热伤气之疟也。令用人参三钱，黄芪钱半，白术、麦门冬各一钱，枳实五分，山楂七分，归身、黄柏、知母各七分，干姜、甘草各三分，煎服三帖病减。复劳病作，前方人参加作四钱，服之向安。

一人年三十，久疟。医用补中益气汤，或止或作，延及半年，因解发结，劳伤咳嗽。医用前方加半夏、五味，遂致喉痛声哑，夜不能寝。邀予视之，右脉浮濡，左脉小弱。

曰：经云"阴火之动，发为喉痹"是也。此必色欲不谨，久服参芪，徒增肺中伏火耳。令以甘桔汤加鼠粘子、蜜炙黄柏，煎服二帖，喉痛除而声出。继服保和汤五帖而安。

一人年三十余，形瘦淡紫，素劳久疟，三日一发，于夜呕吐，热多寒少，不进饮食，小便频数，气喘咳嗽，日夜打坐，不能伏枕几月矣，头身骨节皆痛。医作疟治，病甚，众皆危之。脉皆浮虚缓弱而不甚大。

予以参、术加陈皮、黄柏、枳实、知母、麦门冬、北五味，煎服三帖病退。越二日复病。令用四物加童便服之，则嗽除喘止，始能就卧。再用八物汤除茯苓加枳实、香附，又用枳术丸加人参、砂仁、归身、黄芩，吞服调理，热来常服童便，半年而安。

一妇形色脆白，年五十余，忧劳，六月背疮。艾灸百余壮，疮散病疟。身热，自汗，口渴，头晕，呕吐，泄泻，不进饮食，寒少热多。自用清暑益气汤，病甚。予诊左脉浮微，似有似无，右脉浮小，按之不足。

---

① 短赤：抄本作"赤短"。
② 弱：抄本作"缓"。
③ 脚软：原本作"脚即软矣"，兹据抄本删改。

曰：病须① 属疟，当作虚治。依方而用清暑益气，固与病宜，但邪重剂轻，病不去耳。令以参、术加作五钱，芪三钱，茯苓一钱，陈皮七分，甘草五分，煎服病退。

一人于嘉靖九年因冒风病疟。热多寒少，头痛倦怠，食少自汗，已服参苏饮一帖。予适在彼，诊之，脉皆浮虚近驶。

曰：此虚疟也，非参苏饮所宜。令将平日所服参、芪、归、术等药煎服五六帖而愈。且谕之曰，元气素虚，不宜发散。凡遇一切外感，须以补元气为主，少加发散之药以辅佐之，庶为允当，宜永识之。

一妇常患咳嗽，加以疟疾，因仍左胁有块。疟止有孕，嗽尚不宁，咳干痰少，或时呕出顽痰钟许方止，夜亦如是，常觉热盛，胸膈壅满，背心亦胀，常要打摩。妊已六月。夜半如厕，身忽寒战厚覆，少顷乃愈。越二日，夜半又发，寒热如疟，肢节痛，上身微汗，口中觉吐冷气，胸喉如有物碍，心前虚肿，按之即痛，头痛气喘，坐卧不宁。医作伤寒发散，又作痰症而用二陈，不效。予往视之，脉皆濡而近滑。

曰：胃虚血热也。先以四君子汤加黄芩、枳壳、麦门冬，煎服二三帖，以保胃气。继以四物汤加槟榔、枳壳、麻仁、大黄，三服下之。遂滞下后重，虚坐努责，怠倦不食，时或昏闷乱叫，食则胀，不食饥，四肢痛，脚肿。予曰：胃虚，非汤药所宜。令合枳术丸加人参、当归、黄芩，服月余，诸证悉除，胎亦无损。

一人形瘦色脆，年几三十。正德十年四月腹痛，惟觉气转左边，五日而止。次年四月亦然。八月病疟，间日一发，寒少热多，十余日止。第三年四月八月如旧，腹痛疟作。四年五年四月八月亦然，但疟作腹

痛，疟止痛止。旬余疟除，又泻痢十余日。泻止疟又作，但不腹痛，五日疟瘥。仲冬感寒，头痛发热，腹及右胁胀痛，气喘溏泻，内黑外红，日夜五六次，内热不减，饮食难进。医用三乙承气汤三帖，继② 用木香枳术丸，诸症稍定。午后内热愈炽，遇食愈胀，得泻略宽，头痛不减。诣予诊治，脉皆浮濡近驶。

曰：气属阳当升，虚则下陷矣，又屡服消克攻下之剂，所谓虚其虚也，安得不胀而濒泻乎？经云下者举之，其治此病之谓欤！

或曰：胀满者，气有余也；积块者，气固结也。经云结者散之，有余者损之。今有余而补固结，而益何谓？

予曰：人身之气，犹天之风，风性刚劲，扬砂走石，孰能御之？孟子曰"至大至刚"是也。馁则为物障蔽，反以为病。若能补养，以复其刚大之性，则冲突排荡，又何胀满不散、积块不行？经曰"壮者气行则愈，怯者著而成病"是也。盖气之强壮者，则流动充满。或有积滞，亦被冲突而行散矣，何病之有？气之怯弱，则力小迟钝，一有积滞，不免因仍承袭，积著成病。故此病法当升阳益胃。遂以参苓白术散煎升麻汤，调服月余，仍令丸服一料而愈。

一人形瘦色脆，年三十余。八月因劳病疟。寒少热多，自汗体倦，头痛胸痞，略咳而渴，恶食，大便或秘或溏，发于寅申巳亥夜。医议欲从丹溪，用血药引出阳分之例治之。予诊其脉，濡弱近驶稍弦。

曰：察形观色参脉，乃属气血两虚，疟已深入厥阴矣。专用血药，不免损胃又损肺也。淹延岁月，久疟成痨，何也？自汗嗽渴，而苍术、白芷岂宜例用？恶食胸痞，而

---

① 须：抄本作"虽"。
② 继：原本作"维"，讹。兹据抄本改。

血药岂能独理？古人用药立例，指引迷途耳。因例达变，在后人推广之也。遂以补中益气汤，加川芎、黄柏、枳实、神曲、麦门冬，倍用参、芪①、术。煎服三十余帖，诸症稍除，疟犹未止。乃语之曰：今当冬气沉潜，疟气亦因之以沉潜，难使浮达，况汗孔亦因以闭塞。经曰疟以汗解。当此闭藏之时，安得违天时以汗之乎？且以参、术、枳实、陈皮、归身、黄芩丸服。胃气既壮，来年二月，疟当随其春气而发泄矣。果如期而安。

一人年三十，形色颇实。初因舟行过劳受热，咳嗽不已，继又病疟，素有热淋。求医服药，或作或辍。回家，予为诊之。脉皆濡弱近缓，左尺略驶。

曰：此热伤气也。肺为气主。气伤，肺亦伤矣，故发咳嗽。其疟亦因热而作。令用人参钱半，白术、麦门冬、茯苓各一钱，归身、知母各七分，青皮、黄柏、甘草各五分，煎服而安。九月复舟行过劳感热，其疟复作。或一日一发，或二日一发，或三日一发，或连发二日。回家，医作疟治不效。仍用前方煎服，遂安。

一人年三十，六月因劳取凉，梦遗，遂觉恶寒，连日惨惨而不爽，三日后头痛躁闷。家人诊之，惊曰脉绝矣。议作阴症，欲进附子汤。未决，邀予往治。

曰：阴症无头痛。今病如是，恐风暑乘虚入于阴分，故脉伏耳，非脉绝也。若进附子汤，是以火济火，安能复生？姑待以观其变，然后议药。次日，未末申初果病。寒少热多，头痛躁渴，痞闷呕食，自汗，大便或泻或结，脉皆濡小而驶，脾部兼弦。此非寻常驱疟燥烈劫剂所能治。遂用清暑益气汤减苍术、升麻，加柴胡、知母、厚朴、川芎，以人参加作二钱，黄芪钱半，白术、当归各一钱，

煎服二十余帖而愈。

本县二尹大人，北②人，形长魁伟，年逾四十。六月，舟中受热，病疟。寒少热多，头痛躁渴汗多，医用七保饮治之，不愈。予诊其脉浮濡而驶略弦。

曰：此暑疟也。以白虎汤加人参三钱，煎服十余帖而疟止。

侍③御程公，形色清脆，年逾四十，素善饮，形色苍热。病头痛，恶食泄泻，小便短少，午后恶寒发热。医用二陈、平胃、五苓共一服，治不退，反增腰腹拘急。邀予诊视。脉皆濡弱颇弦而驶。

曰：耗血伤胃，惟酒为甚。复加以时热，外伤其气。内外两伤，法当从补。若用草果、槟榔、常山、半夏躁烈之剂，譬犹抱薪救火，宁不益其病耶？遂以人参二钱，黄芪钱半，以益皮毛，不令汗泄；白术、茯苓、石膏、麦冬各一钱，以导湿热，不使伤胃；知母、青皮、神曲、黄芩、归身、川芎、柴胡各七分，以消积滞而和表里，少加甘草三分，煎服十余帖，疟止。后以参苓白术散常服，收功。

一人年三十余，八月因劳病疟。诣予诊治。脉皆六至而数无力。

曰：古人云形瘦色黑者，气实血虚也。又云脉数无力者，血虚也。间日发于午后，亦血分病也。以色脉论之，当从血治。但今汗多，乃阳虚表失所卫；消谷善饥，乃胃虚火乘其土，皆阳虚也。仲景法有凭症不凭脉者，兹当凭症作阳虚治。以参、芪各三钱，白术、白芍、麦门冬各一钱，归身、生地、

---

① 芪：抄本无此字。
② 北：原本作"此"，讹。兹据抄本改。
③ 侍：明本为"待"，讹。兹据民本、抄本改。

甘草各七分，黄柏、知母、陈皮各五分，煎服二十余帖而安。若用寻常驱疟劫剂，宁免后难？

予年逾六十，形质近弱。八九月酷热时，往来休歇，外有药剂之劳①，内有病者之忧，内外弗宁，昼夜不静。至十月初旬，疟作三日，午后一发，寒不甚寒，热不甚热，喜热恶寒，寒去热来则爽快矣。口干微渴，临发昏倦嗜卧。左脉沉小而数，右脉浮濡无力，亦近于数，独脾部弦而颇洪，疟去则脉大小浮沉相等，惟觉缓弱而已。

初服补中益气汤十余帖，病无加减，夜苦盗汗。继服当归六黄汤，黄芪每帖四钱，五帖汗止，疟如旧。再服白虎汤，人参四钱，石膏三钱，知母一钱，甘草六分，米一撮，煎服十余帖而疟止矣。

一人瘦长脆白，年三十余。久疟后盗汗自汗过多，加以伤食，吐泻大作，吐止而泻，四日不住，筋惕肉𥆧，惊悸梦遗，小便不禁。予诊脉皆缓弱，右略弦而涩。

曰：此下多亡阴，汗多亡阳，气血虚也。遂以参、芪为君，白术为臣，山栀、麦门冬、牡蛎为佐，酸枣、归身、山楂为使，加以薄桂，煎服旬余，诸证稍退。

半年之间，常觉脐下内热一团，烘烘不散，时或梦遗。浮梁②孙医议作热郁，固欲下之。予曰：此非有余之热，乃阴虚生内热耳。若欲下之，是杀之耳。宜以前方加黄柏，热当自退，果验。

一人年十七八，时因读书饥感寒得疟，延缠三年疟愈，寒气，脐左触痛，热熨而散，仍或发或止。后因新娶，往县复受饥寒，似病伤寒，吐二日夜不止。接服理中汤、补中益气汤、固本丸、补阴丸、猪肚丸，其吐或作或止，饮food或进或不进。续后受饥劳倦，食

则饱闷，子至午前，睡安略爽，食稍进，午后气升，便觉胀闷，胸膈漉漉水响，四肢微厥，吐水或酸或苦，亦有间日吐者，大便燥结，小便赤短，身体瘦弱，不能起止。

予曰：须不见脉见症，必是禀赋素弱，不耐饥寒，宜作饮食劳倦为主，而感冒一节，且置诸度外。夫气升胀闷触痛者，脾虚不能健运，以致气郁而然。胸膈漉漉水声，谓之留饮。乃用独参汤补养其气血，加姜以安其呕吐，黄柏以降其逆气。初服三帖，脐左痛除，吐止。将人参加作一两，吐又复作。此出补塞太过，而无行散佐使故也。人参减作七钱，附五分，炮姜七分，半夏八分，苍术七分，厚朴七分，茯苓一钱。服至二③十余帖，吐止食进，余病皆减，颇喜肉味。以手揉擦其肚，尚有水声汩汩。微感寒，腹中气犹微动，或时鼻衄数点。近来忽泻，二日而自止。才住前药，又觉不爽。前方加黄芪四钱，山栀七分，减黄柏，如旧煎服。

或曰：吐水或酸或苦，大便闭燥，小便赤短，诸书皆以为热。凡病昼轻夜重，诸书皆为血病，今用姜附何也？

予曰：吐水酸苦，由脾虚不能行湿，湿郁为热，而水作酸苦也。姜附性热辛散，湿逢热则收，郁逢热则散，湿收郁散，酸苦自除。大便燥结者，由吐多而亡津液也。小便短少，由气虚不能运化也。兹用人参以养血气，则血润燥除，气运溺通矣。若用苦寒之药，则苦伤血，寒伤气，宁不愈益其病哉？日轻夜重为血病者，道其常也。此则不然，须似血病而实气病也。医作血病，而用固本补阴等药反不解，非血病可知。所以日轻者，日则阳得其位而气旺，故病减；

---

① 劳：原本作"功"，于义不当，兹从抄本改。
② 浮梁：古县名，今属江西景德镇市。
③ 二：抄本无此字。

夜则阳失其位而气衰,故病重,经曰"至于所生而持,自得其位而起"是也。故病则有常有变,而医不可不达其变也。病将愈,犹或鼻衄数点者,此浮溜之火也。加山栀气味薄者以潜伏之,久当自愈。后闻食母猪肉,前病复作。予曰:藏府习熟于药,病亦见化于药,再无如之何矣。

鼻衄流涕

一人形近肥而脆,年三十余,内有宠妻。三月间,因劳感热,鼻衄。久而流涕不休,臭秽难近,渐至目昏耳重,食少体倦。医用四物凉血,或用参芪补气,罔有效者。邀予诊视,脉皆浮濡而滑,按之无力。

曰:病不起矣。初因水不制火,肺因火扰,涕流不休,经云"肺热甚,则出涕"是也。况金体本燥,津液日泄,则燥者枯矣。久则头面诸阳之液亦因以走泄。经云"枯涩不能流通,逆于肉理,乃生痈肿"是也。予归月余,面目耳旁果作痈疮而卒。后见流涕者数人,亦多不效。

痢

一妇年逾五十,病痢半载余。医用四物凉血之剂及香连丸,愈增。胃脘腹中痛甚,里急后重,下痢频并嗳气,亦或咳嗽,遍身烦热。予为诊之,脉皆细弱而数。

曰:此肠胃下久而虚也。医用寒凉,愈助降下之令,病何由安?经云"下者举之,虚者补之",其治此病之法欤!遂以参、术为君,茯苓、芍药为臣,陈皮、升麻为佐,甘草为使,研末。每服二钱,清米饮调下,一日二次或三次,遂安。

一人八月病滞下,医用调胃承气、大承气汤下之不利,邀予视之。面色萎黄,食少无味,大便不通,惟后重甚痛,脉皆细弱近滑,右脉觉弱。

予曰:此气滞非血滞也。医用硝黄利血,宜其气滞于下而愈不通矣。遂令吞黄连阿胶丸,再用莲子、升麻、白芍、实①、黄芩、枳壳、归身煎服而安。后用白术、人参二两,白芍、陈皮、山楂各一两为末,粥丸,常服调理。

予兄年逾六十,苍古素健。九月患滞,予适出外,自用利药三帖,病减。延至十月,后重未除,滞下未止。诊之,脉皆濡散颇缓。

初用人参二钱,归身、升麻、白芍、桃仁、黄芩各一钱,槟榔五分煎服,后重已除。再减桃仁、槟榔,加白术钱半,滞下亦定。惟粪门深入寸许,近后尾闾穴②旁,内生一核如梅,颇觉胀痛不爽。予曰:此因努责,气血下滞于此,耐烦数日,脓溃自安,果如所言。后服槐角丸,痔痛如故,用人参三钱,归、芪升麻等剂而愈。

胁痛

予婿王琇,客扬州,病胁痛。医以为虚,用人参、羊肉补之,其痛愈甚。镇江钱医治以龙荟丸,痛减。予闻,冒雪自芜湖徒行至彼。诊之,脉皆弦濡而弱。

曰:脾胃为痛所伤,尚未复也。遂用橘皮枳术丸加黄连、当归,服之而安。

越五年,腹胁复③痛。彼思颇类前病,欲服龙荟丸,未决。予又冲寒陆路至彼,遂亲扶持,不成寐者数晚,诊之脉皆濡弱而缓。

---

① 实:抄本无此字。
② 穴:抄本无此字。
③ 复:原本作"挥",文义不属,兹据抄本改。

曰：前病属实，今病属虚，非前药可治也。遂以人参为君，芎、归、芍药为臣，香附、陈皮为佐，甘草、山栀为使，煎服十余帖，痛止而食进矣。

又，后十余年，来贺余寿，病滞下，腹痛后重，日夜四五十行。诊之，脉皆濡弱近驶。

曰：此热伤血也。以四物加槟榔、大黄下之，四五行，腹痛稍减，后重不除。仍用前方除大黄，服十余帖，续吞香连丸获安。

三病，予三起之，其劳甚矣。情须丈婿，恩同父子，不知彼以父视我乎，以人视我乎？

黟县丞，年逾五十，京回，两胁肋痛。医用小柴胡汤，痛止。续后复痛，前方不效，请予往治。脉皆弦细而濡，按之不足。

曰：此心肺为酒所伤，脾肾为色所损，两胁胀痛，相火亢极，肝亦自焚。经云"五藏已虚，六藏已极，九候须① 调者死"，此病之谓欤？果卒。

鼓　　胀

一人年逾四十，春间患胀。医用胃苓汤及雄黄敷贴法，不效。邀予诊视，脉皆缓弱无力。

曰："此气虚中满也，曾通利否？"曰："已下五六次矣。"予曰："病属气虚，医反下之，下多亡阴，是谓诛罚无过也。故脉缓，知其气虚；重按则无，知其阴亡。阳虚阴亡，药难倚仗。八月水土败时，实可忧也。"乃问予曰："今不与药，病不起耶？尝闻胀病脐突不治，肚上青筋不治，吾今无是二者。"予曰："然也。但久伤于药，故且停服。"明日遂归，如期果卒。

一妇形瘦弱小，脉细濡近驶。又一妇身中材颇肥，脉缓弱无力。俱病鼓胀，大如箕，垂如囊，立则垂坠，遮拦两腿，有碍行步，邀予视之。

曰：腹皮宽缒已定，非药可敛也，惟宜安心寡欲，以保命尔。后皆因产而卒。

或曰：鼓胀如此，何能有孕？予曰：气病而血未病也，产则血亦病矣。阴阳两虚，安得不死？

又一妇瘦长苍白，年余五十，鼓胀如前二人，颇能行立，不耐久远，越十余年无恙。恐由寡居，血无所损，故得久延。

一人年逾四十，瘦长善饮。诊之，脉皆洪滑。

曰：可治。《脉诀》云腹胀浮大，是出厄也。但湿热大重，宜远酒色，可保终年。遂以香连丸，令日吞三次，每服七八十丸。月余良愈。

一人年三十余，酒色不谨，腹胀如鼓。医用平胃散、广茂溃坚汤不效。予为诊之，脉皆浮濡近驶。

曰：此湿热甚也，宜远酒色，庶或可生。彼谓甚畏汤药。予曰丸药亦可。遂以枳术丸加厚朴、黄连、当归、人参、荷叶烧饭丸服，一月果安。

越三月余，不谨腹胀，再为诊之。曰：不可为也。脐突如胀，长二尺余，逾月而卒。脐突寸余者有矣，长余二尺者，亦事之异，故为记之。

茎中虫出

休邑西山金举人尝语人曰，渠尝病小腹甚痛，百药不应。一医为灸关元十余壮，

---
① 须：抄本作"难"。

次日，茎中淫淫而痒，视之如虫，出四五分，急用铁钳扯出，果虫长五六寸。连日虫出如此者七条，痛不复作。初甚惊恐，复①视以为尝②，皆用手扯，此亦事之偶中也。仲景云火力须微，内攻有力。虫为火力所逼，势不能容，故从溺孔中出也。其人善饮御内，膀胱不无湿热，遇有留血瘀浊，则附形蒸郁为虫矣。经云湿热生虫，有是理也。故痨虫、寸白虫皆由内湿热蒸郁而生，非自外至者也。正如春夏之交，湿热郁蒸，而诸虫生焉是矣。此亦奇病，故记之。

身痒

一人年逾六十，形瘦苍紫。夜常身痒，搔之热，蒸皮内肉磊如豆粒，痒止热散，肉磊亦消矣。医用乌药顺气、升麻和气等不效。诣予诊之。脉皆细濡近驶。

曰：此血虚血热也。医为顺气和气，所谓诛罚无过，治非所宜。遂以生地、玄参、白蒺藜、归、芎、芪、芍、黄芩、甘草、陈皮煎服，月余而愈。

膈噎

一人年六十逾③，色紫。平素过劳好酒，病膈。食至膈不下，就④化为脓痰吐出，食肉过宿，吐出尚不化也。初卧则气壅不安，稍久则定。医用五膈宽中散、丁沉透膈汤，或用四物加寒凉之剂，或用二陈加耗消之剂，罔有效者。来就余治。脉皆浮洪弦虚。

予曰：此大虚症也。医见此脉，以为热症，而用凉药，则愈助其阴，而伤其阳。若以为痰为气，而用二陈香燥之剂，则愈耗其气，而伤其胃，是以病益甚也。况此病得之酒与劳也。酒性酷烈，耗血耗气，莫此为甚。又加以劳伤其胃，且年逾六十，血气已衰，脉见浮洪弦虚，非吉兆也。宜以人参三钱，白术、归身、麦门冬各一钱，白芍药八分，黄连三分，干姜四分，黄芩五分，陈皮七分，香附六分，煎服五帖，脉敛而膈颇宽，食亦进矣。

淋

一人形肥苍白，年五十余，病淋，砂石涩痛。医用五苓或琥珀八正散之类，病益加。邀余往诊。脉皆濡弱而缓近驶。

曰：此气血虚也。经云膀胱者，津液之府，气化出焉。今病气虚，不惟不能运化蒸溽，而亦气馁不能使之出也。经又云血主濡之。血少则茎中枯涩，水道不利，安得不淋？医用通利，血愈燥，气愈伤矣。遂用大补汤加牛膝，煎服月余，病减。仍服八味丸，除附子，加黄芪，服半月余，遂获安。

眼目

一妇年逾四十，两眼昏昧，咳嗽头痛似鸣，而痛若过饥，恶心。医以眼科治之，病甚。予诊脉皆细弱，脾部尤近弦弱。

曰：脾虚也。东垣云五藏六府，皆禀受于脾，上贯于目。脾虚，则五藏精气皆失所司，不能归明⑤于目矣。邪逢其身之虚，随眼系入于脑，则脑鸣而头痛。心者，君火也，宜静。相火化⑥行其令，劳役运动则妄行，侮其所胜，故咳嗽也。医不理脾养血，而从苦寒治眼，是谓治标不治本。乃用参、芪钱半，麦门冬、贝母各一钱，归身八

---

① 复：抄本作"后"，于义为长。
② 尝：通"常"。抄本作"常"。
③ 逾：抄本作"余"。
④ 就：原本前有一"则"字，赘词，兹据抄本删。
⑤ 明：疑衍，抄本无此字。
⑥ 化：抄本作"代"，于义为长。

分,陈皮、川芎、黄芩各七分,甘草、甘菊花各五分,麦芽四分,煎服二帖,诸症悉除。

白　浊

一人年逾三十。季夏日午,房后多汗,晚浴又近女色,因患白浊。医用胃苓汤,加右眼作痛。用四①物汤入三黄服之,睡醒口愈加苦,又加左膝肿痛。仲冬不药浊止。渐次延至背痛,不能转侧,日轻夜重。嚏则如绳束撮②,腰胁痛不可忍,呵气亦应背痛。或时梦遗。次年正月请予诊治。脉皆缓弱无力,左脉缓而略滑。

曰:此脾肾病也。遂以人参黄芪各二钱,茯、术③、归身、麦门冬各一钱,牛膝、神曲、陈皮、黄柏各七分,甘草、五味各五分,煎服三十余帖,仍以龟板、参、芪、黄柏各二两,熟地、山萸肉、枸杞、杜仲、归、茯④、牛膝各一两,丸服而愈。

咳　嗽

一人形长色苍瘦,年逾四十。每遇秋凉,病痰嗽,气喘不能卧,春暖即安,病此十余年矣。医用紫苏、薄荷、荆芥、麻黄等以发表,用桑白皮、石膏、滑石、半夏以疏内,暂虽轻快,不久复作。予为诊之,脉颇洪滑。

曰:此内有郁热也。秋凉则皮肤致密,热不能发泄,故病作矣。内热者,病本也。今不治其本,乃用发表,徒虚其外,愈不能当风寒;疏内,徒耗其津,愈增郁热之势。遂以三补丸加大黄酒炒三次,贝母、瓜蒌丸服,仍令每年立秋以前服滚痰丸三五十粒,病渐向安。

一妇年逾五十,其形色脆弱。每遇秋冬,痰嗽气喘,自汗体倦,卧不安席,或呕恶心。诊之,脉皆浮缓而濡。

曰:此表虚不御风寒,激内之郁热而然。遂用参、芪各三钱,麦门冬、白术各一钱,黄芩、归身、陈皮各七分,甘草、五味各五分,煎服十余帖而安。每年冬寒病发,即进此药。

次年秋间,滞下,腹痛后重,脉皆濡细稍滑。

予曰:此内之郁热欲下也。体虽素弱,经云有故无损⑤。遂以小承气汤,利两三行。腹痛稍除,后重未退。再以补中益气汤加枳壳、黄芩、芍药煎服,仍用醋浇热砖布裹,坐之而愈。是年遇寒,嗽喘亦不作矣。

一妇产后咳嗽痰多,昼轻夜重,不能安寝,饮食无味,或时自汗。医用人参清肺汤,嗽愈甚。予为诊之,脉浮濡近驶。曰:此肺热也。令服保和汤五帖而安。

一妇怀妊七月,嗽喘不能伏枕,两臀坐久皮皆溃烂。医用苏子降气汤、三拗汤、参苏饮,罔有效者。邀予诊之。右脉浮濡近驶,按之无力,左脉稍和。

曰:此肺虚也,宜用补法。遂以人参钱半,白术、麦门冬各一钱,茯苓八分,归身、阿胶、黄芩各七分,陈皮、五味、甘草各五分,煎服五七帖而痊。

一童子八岁,伤寒咳嗽,痰少面赤,日夜不休。丁氏小儿科治以参苏饮,数日嗽甚。予为诊之,脉洪近驶。

曰:热伤肺也。令煎葛氏保和汤,二服

---

① 四:原本无此字,文义不明,兹据抄本补入。
② 撮:抄本作"缚"。
③ 茯、术:抄本作"茯苓"。
④ 归、茯:抄本作"归身、茯苓"。
⑤ 损:抄本作"殒"。

如失。

气 痛 气逆

一妇瘦弱，年四十余。患走气，遍身疼痛，或背胀痛，或两胁抽痛，或一月二三发，发则呕尽所食方快，饮食不进，久伏床枕。医作气治，用流气饮；或作痰治，用丁藿二陈汤，病甚。邀余视之。脉皆细微[①]而数，右脉尤弱。

曰：此恐孀居忧思，伤脾而气郁也。理宜补脾散郁。以人参三钱，香附、砂仁、黄芩、甘草各五分，黄芪二钱，归身钱半，川芎八分，干姜四分。煎服十余帖，脉之数而弱者稍缓而健，诸痛亦减。仍服前方，再用人参、黄芪、川芎、香附、山栀、甘草，以神曲糊丸，服之病除。

邑庠司训萧先生，年逾五十，形肥色紫。病气从脐下冲逆而上，睡卧不安，饮食少，精神倦。予为诊之，脉皆浮濡而缓。

曰：气虚也。问曰：丹溪云气从脐下起者，阴[②]火也。何谓气虚？予曰：难执定论。丹溪又云肥人气虚，脉缓亦气虚。今据形与脉，当作气虚论治。遂以参！芪为君，白术、白芍为臣，归身、熟地为佐，黄柏、甘草、陈皮为使，煎服十余帖，稍安。彼以胸膈不利，陈皮加作七分，气冲上，仍守前方，月余而愈。

身 麻

一妇或时遍身麻痹，则懵不省人事，良久乃苏。医作风治，用乌药顺气散，又用小续命汤，病益甚。邀余诊之，脉皆浮濡缓弱。

曰：此气虚也。麻者，气馁行迟，不能接续也。如人久坐膝屈，气道不利，故伸足起立而麻者是也。心之所养者血，所藏者神。气运不利，血亦罕来，由心失所养而昏懵也。遂用参、芪各二钱，归身、茯苓、门冬各一钱，黄芩、陈皮各七分，甘草五分，煎服而愈。

秘 结

一妇孀居改嫁，乘轿劳倦，加以忧惧，成婚之际，遂病小腹胀痛，大小便秘结不通。医以硝黄三下之，随通随闭，病增胸膈胃脘胀痛，自汗食少。予为诊之，脉皆濡细近驶，心脉颇大，右脉觉弱。

予曰：此劳倦忧惧伤脾也。盖脾失健运之职，故气滞不行，以致秘结。今用硝、黄，但利血而不能利气。遂用人参二钱，归身钱半，陈皮、枳壳、黄芩各七分，煎服而愈。

---

① 微：抄本作"弱"。
② 阴：抄本作"相"。

卷 之 中

门生石墅陈桷惟宜较勘刊行

吐 血 咳血

一人年三十余，形瘦神瘁，性急作劳，伤于酒色，仲冬吐血二盂盆，腹胀肠鸣，不喜食饮。医作阴虚治，不应。明年春，又作食积治。更灸中脘、章门，复吐血碗许。灸疮不溃，令食鲜鱼，愈觉不爽。下午微发寒热，不知饥饱。予诊其脉，涩细而弱，右脉尤觉弱而似弦。

曰：此劳倦饮食伤脾也，宜用参、芪、白术、归身、甘草，甘温以养脾；生地、麦门冬、山栀，甘寒以凉血；陈皮、厚朴，辛苦以行滞。随时暄凉①，加减煎服，久久庶或可安。三年病愈。后往临清买卖，复纵酒色，遂大吐血，顿殁。

一人年二十余，形瘦色脆，病咳血。医用滋阴降火及清肺之药，延之二年不减。又一医用茯苓补心汤及参苏饮，皆去人参，服之病增。邀予诊之。脉细而数有五全余②。

曰：不可为也。或曰：《脉诀》云"四至五至，平和之则"，何谓不可为？予曰：经云"五藏已衰，六府已极，九候须调犹死"是也。且视形症，皆属死候。经曰肉脱热甚者死，嗽而加汗者死，嗽而下泄上喘者死。嗽而左不得眠，肝胀右不得眠，肺胀，俱为死症。今皆犯之，虽饮食不为肌③肤，去死近矣。越五日，果卒。凡患虚劳，犯前数症，又或嗽而喉痛声哑不能药，或嗽而肛门发瘘，皆在不救，医者不可不知。

一人年三十时，过于勤劳，呕血，彼甚忧惶。予为诊之，脉皆缓弱。

曰：无虑也，由劳倦伤脾耳。遂用参、芪、归、术、陈皮、甘草、麦门冬等，煎服月余而愈。

越十余年，叫号伤气，加以过饱病膈，壅闷有痰，间或咯红噎酸，饮食难化，小便短赤，大便或溏，有时滑泄不止，睡醒口苦，梦多或梦遗。医用胃苓汤，病甚。邀予诊视。脉或前大后小，或驶或缓，或细或大，或弱或弦，并无常度，其细缓弱时常多。

曰：五藏皆受气于脾，脾伤食减，五藏俱无所禀矣。故脉之不常，脾之虚也。药用补脾，庶几允当。遂以参、术为君，茯、芍为臣，陈皮、神曲、贝母为佐，甘草、黄柏为使，服之泻止食进。

后复伤食，前病又作。曰：再用汤药，肠胃习熟，而反见化于药矣，服之何益？令以参苓白术散加肉豆蔻，枣汤调下，累验。又伤于食，改用参术芍苓陈皮丸服，大便即泻。曰：脾虚甚矣，陈皮、砂仁尚不能当，况

---

① 随时暄凉：根据时季的暖凉。暄，暖也。
② 余：明本作"馀"，民本作"予"，兹从抄本。
③ 肌：明本作"饥"，不辞，兹据民本、抄本改。

他消导药乎？惟宜节食，静以守之，勿药可也。

问命脉如何？予曰：孟子云夭寿不贰，修身以俟之，所以立命也。夫寿夭固有定命，而人不可委之于命而不修也。人生于世，如烛在笼、火在灰也。罩以笼，壅以灰，则烛与火可保无虞。人能远色节食，养性存心，使汗不妄泄，精不妄施，数须有修短①，而得以终其修短之数；命须有夭速，而得以尽其夭速之期。苟或反是，譬犹烛之彻笼，且置之雨侧，则东流西缺，无复完物。修者短，短者亦不得以终其命矣。譬如火之失灰，且移之风外，左吹右击，无复全体。寿者夭，夭者不得尽其数矣。故曰君子修之吉，小人悖之凶。又曰静者寿，动者夭。又曰自作孽，不可活。又曰祸福无不自己求之者。圣贤叮咛告戒，无非欲人自保其命，不可戕害其命也。脉则气血之征兆，气血和则脉和，气血病则脉病，但可以知其病耳。命则在人，不在于脉也，故曰命在我。

一人五十，形色苍白。性急，语不合，则叫号气喊呕吐。一日，左奶下忽一点痛。后又过劳，恼怒，腹中觉有秽气冲上，即嗽极吐。或亦干咳无痰，甚则呕血，时发如疟。或以疟治，或以痰治，或以气治，药皆不效。予往诊之，脉皆浮细，略弦而驶。

曰：此土虚木旺也。性急多怒，肝火时动。故左奶下痛者，肝气郁也；秽气上②冲者，肝火凌脾而逆上也；呕血者，肝被火扰不能藏其血也；咳嗽者，金失所养又受火克而然也；呕吐者，脾虚不能运化，食郁为痰也；寒热者，水火交战也。兹宜泄肝木之实，补脾土之虚，清肺金之燥，庶几可安。遂以青皮、山栀各七分，白芍、黄芪、麦门冬各一钱，归身、阿胶各七分，甘草、五味各五分，白术钱半，人参三钱。煎服月余，诸症

尽释。

一人年逾三十，形色清癯，病咳嗽，吐痰或时带红。饮食无味，易感风寒，行步喘促，夜梦纷纭，又有癫疝。医用芩连二陈，或用四物降火，或用清肺，初服俱效，久则不应。邀予诊之。脉皆浮濡无力而缓，右手脾部濡弱颇弦。

曰：此脾病也。脾属土，为肺之母，虚则肺子失养，故发为咳嗽；又肺主皮毛，失养则皮毛疏豁，而风寒易入；又脾为心之子，子虚则窃母气以自养，而母亦虚，故夜梦不安。脾属湿，湿喜下流，故入肝为癫疝，且癫疝不痛而属湿。宜用参、术、茯苓补脾为君，归身、麦门冬、黄芩清肺养心为臣，川芎、陈皮、山楂散郁去湿为佐，煎服累效。后以参四钱，芪三钱，术钱半，茯苓一钱，桂枝一钱，尝③ 服而安。

旸源谢大尹，年四十时，房劳，病咳血，头眩脚弱，口气梦遗，或时如冷水滴于身者数点，诣予诊视。脉皆濡缓而弱，独左关沉微，按之不应。

曰：此气虚也。彼谓房劳咳血梦遗皆血病也，左关沉微亦主血病，且闻肥人白人病多气虚，今我形色苍紫，何谓气虚？予曰：初病伤肾。经云肾乃胃之关也。关既失守，胃亦伤矣，故气壅逆，血随气逆而咳也。又，经云二阳之病发心脾，男子少精，女子不月。二阳者，肠胃也。肠胃之病，必延及心脾，故梦遗亦有由于胃气之不固也。左手关部，细而分之，须属肝而主血；概而论之，两④ 寸俱主上焦而察心肺，两关俱

---

① 数须有修短：寿数虽有长短。须，虽。修，长。
② 上：原本无此字，文义欠明，兹据抄本补。
③ 尝：通"常"，抄本作"常"。
④ 两：明本作"而"。兹参下文"两关"、"两肾"，并据民本、抄本改。

主中焦而察脾胃，两尺俱主下焦而察肝肾，是左关亦可以察脾胃之病也。古人治病，有凭症，有凭脉者，有凭形色者。今当凭症凭脉，而作气虚证①治焉。遂用参、芪各三钱，白术、白芍、归身、麦门冬各一钱，茯神、栀子、酸枣仁各八分，陈皮、甘草各五分煎服。朝服六味地黄丸加黄柏、椿根皮，夜服安神丸，年余而安。

越十余岁，致政归田。再为诊之，右手三部脉皆隐而不见，身又无病，此亦事之异也。世谓《太素》脉法，片时诊候，能知人终身祸福，岂理也哉？

一人形瘦色悴，年三十余，因劳咳嗽吐血，或自汗痞满。每至早晨嗽甚，吐痰如腐渣乳汁者一二碗，仍复吐尽所食稍定。医用参苏饮及枳缩二陈汤，弥年弗效，众皆危之。邀予诊治。脉皆濡弱近驶。

曰：此脾虚也，宜用参、芪。或曰：久嗽肺有伏火。《杂著》云咳血呕血，肺有火邪，二者禁用参、芪。今病犯之，而用禁药，何耶？予曰：此指肺嗽②言也。五藏皆有嗽，今此在脾。丹溪曰脾具坤静之德，而有乾健之运。脾虚不运，则气壅逆，肺为之动而嗽也。故脾所裹之血，胃所藏之食，亦随气逆而呕吐焉。兹用甘温以补之，则脾复其乾健之运，殆必壅者通，逆者顺，肺宁而嗽止，胃安而呕除，血和而循经，又何病之不去哉？遂以参、芪为君，白术、茯苓、麦门冬为臣，陈皮、神曲、归身为佐，甘草、黄芩、干姜为使。煎服旬余遂安。

一人形色颇实，年四十余。病嗽咯血而喘，不能伏枕。医用参苏饮、清肺饮，皆不效。予诊之，脉皆浮而近驶。

曰：此酒热伤肺也。令嚼太平丸六七粒，其嗽若失。

村庄一妇，年五十余。久嗽，咯脓血，日轻夜重。诣予③诊视，脉皆细濡而滑。

曰："此肺痿也，曾服何药？"出示其方，非人参清肺散④，乃知母茯苓汤也。二药皆犯人参、半夏，一助肺中伏火，一燥肺之津润，故病益加。为处一方：天麦门冬、阿胶、贝母为君，知母、生地、紫菀、山栀为臣，桑白皮、马兜铃为佐，款冬花、归身、甜葶苈、桔梗、甘草为使。煎服五帖遂安。

一人年逾三十，形近肥，色淡紫。冬月感寒咳嗽，痰有血丝，头眩体倦。医作伤寒发散，不愈。更医，用四物加黄柏、知母，益加身热自汗，胸膈痞闷，大便滑泻，饮食不进，夜不安寝。诣予诊治，右脉洪缓无力，左脉缓小而弱。

曰：此气虚也。彼谓痰中有红，或咯黑痰者，皆血病也，古人云黑人气实，今我形色近黑，何谓气虚？予曰：古人治病，有凭色者，有凭脉者。丹溪云脉缓无力者，气虚也。今脉皆缓弱，故知为气虚矣。气宜温补，反用寒凉，阳宜升举，反用降下，又加以发散，则阳气之存也几稀。遂用参、芪各四钱，茯苓、白芍、麦门冬各一钱，归身八分，黄芩、陈皮、神曲各七分，苍术、甘草各五分，中间虽稍有加减，不过兼以行滞散郁而已。煎服百帖而安。

一人形色苍白，年三十余，咳嗽，咯血，声哑，夜热自汗。邀予诊视，脉皆细濡近驶。

曰：此得之色欲也。遂以四物加麦门冬、紫菀、阿胶、黄柏、知母。煎服三十余

---

① 证：明本作"谊"，不辞，兹据民本改。
② 嗽：抄本作"咳"。
③ 予：原本脱，兹据抄本补。
④ 散：抄本作"饮"。

帖，诸症悉减。

又觉胸腹痞满，恶心畏食，或时粪溏。诊之，脉皆缓弱，无复驶矣。

曰：今阴虚之病已退，再用甘温养其脾胃，则病根去矣。遂以四君子汤，加神曲、陈皮、麦门冬。服十余帖病安，视前尤健。

一人年逾三十，形瘦色脆。过于房劳，病怠惰嗜卧，食后腹痛多痰，觉自胃中而上，又吐酸水，肺气不清，声音不亮。已更数医，或用补阴消导等剂。邀予诊治，脉皆细濡无力，约有七至。问曰："热乎？"曰："不觉"。曰："嗽乎？""夜间数声而已"。曰："大便何如？""近来带溏，粪门旁生一疖，今已溃脓，未收口耳。"曰："最苦者何？""夜卧不安，四肢无力而已。"予思脉病不应。

夫数脉主热，今觉不热，乃内蒸骨髓欤？或正气已极，无复能作热欤？据症，似难起矣。何也？虚劳粪门生疖，必成瘘疮，脉不数者，尚不可为，况脉热乎！盖肺为吸门司上，大肠为肛门司下，肺与大肠府藏相通，况肺为气主，气阳当升，虚则下陷，所谓物极则反也。今病内热燔灼，肺气久伤，故下陷肛门而生疖瘘，肺伤极矣，非药能济。予遂告归。月余果卒。故凡虚劳之病，或久泄，或左或右一边不得眠者，法皆不治也。

消　渴

一妇年三十逾，常患消渴，善饥脚弱，冬亦不寒，小便白浊，浮于上者如油。予诊脉，皆细弱而缓，右脉尤弱。

曰：此脾瘅也。宜用甘温助脾，甘寒润燥。方用参、芪各钱半，麦门冬、白术各一钱，白芍、天花粉各八分，黄柏、知母各七分，煎服。病除后，口味不谨，前病复作，不救。

汇　萃

一人形长苍紫，素善食，喜啖肉。年近六十时，六月伤饥，又被雨湿。既而过食冷物，腹中疼胀呕吐。次年至期，前病复作。医作伤食，或作冷气，率用香燥消导之药，时作时止。第三年十月，病又作，食则胃脘励痛。近来忽吐瘀血如指者三四条，大便溏泻，亦皆秽泻，又常屡被盗惊，今犹卧则惊痫。予诊左脉沉弱，右脉浮虚，但觉颇弦。次早复诊，左脉濡小无力，右脉虚豁。

令用人参二钱，白术钱半，茯神、当归、生地、黄芪、酸枣仁各一钱，石菖蒲五分，山栀七分。五帖，觉力健而食进。尚嗳气，失气未除，饮食少味。令人参加作三钱，白术加作二钱。服愈。

一人年十九，形瘦，面色黄白。三月间微觉身热，五月间因劳，伤于酒肉，遂大热膈闷，梦遗盗汗，午后热甚。或作食积，或作阴虚，或作痰火，治皆不应。予为诊之，午间脉皆洪滑。

予曰：食饱之余，脉不定也。来早再诊，脉皆收敛而弱，右脉尤弱。遂以人参三钱，黄芪钱半，白术、麦门冬各一钱，黄柏、知母、山楂各七分，枳实、甘草各五分。煎服一帖，热减汗除。五服，去泰去甚①，惟梦遗，一月或二次或三次。令服固精丸五六两，仍令节食守淡味，病当愈也。后又觉热，前方减甘草，加石膏钱半，牡丹皮八分。

一人年三十，形瘦淡紫。才觉气壅，腹痛背胀则吐，腹中气块翻动嘈杂，数日乃吐

---

① 去泰去甚：语本《老子》"是以圣人去甚，去奢，去泰"，意谓作事戒太过太甚，此指症状多已消除。下同。

黑水一盂盆，而作酸气。吐后嗳气，饮食不进，过一二日方食。大便二三日不通，小便一日一次。常时难向右卧，午后怕食，食则反饱胀痛，行立坐卧不安，日轻夜重。二年后，诣予诊治。脉皆浮弦细弱。

曰：此脾虚也。脾失健运，故气郁而胀痛。吐黑水者，盖因土虚不能制水，故膀胱之邪乘虚而侮其脾土，经云"以不胜侮其所胜"是也。酸者，木之所司。脾土既虚，水挟木势而凌之焉。医作痰治，而用二陈刚剂，则脾血愈虚；又作血治，而用四物柔剂，则是以滞益滞；又作热治，而用黄连解毒，则过于苦寒；又作气治，而用丁、沉、藿香，则过于香燥，俱不适中。遂以人参三钱，黄芪钱半，归身一钱，香附、陈皮、神曲各七分，黄芩、甘草各五分，吴茱萸三分。煎服旬余，又犯油腻，病作如前而尤重。仍以前方加减，或汤或散或①丸，服至半年而愈。

一人年逾三十，形色瘦黑。饮食倍进，食后吐酸，食饭干恶难吞。尝有结痰注于胸中，不上不下。才劳则头晕眼花，或时鼻衄，粪后去红或黑。午后至晚，胸膈烦热，肩心时疼。好睡，醒来口舌干苦，盗汗梦遗脚冷。手及臀尖生脓疱疮。医以四物汤凉血之剂治之，不效。诣予诊治。左脉小弱而数，右脉散弱而数，俱近六至。

曰：症脉皆属阴虚。作阴虚治之不效何也？此必脾虚湿郁为热而然也。今用滋阴降火，反滋湿而生热，病何由安？宜用参、芪甘温之剂，补脾去湿可焉。

问曰：丹溪论瘦黑者、鼻衄者、脉数者，参、芪皆所当禁。予曰：固也，岂可执为定论而不知变通②乎？《脉经》云数脉所主，其邪为热，其症为虚。遂以人参二钱，黄芪钱半，白术、麻黄根、生地、茯苓、麦门冬各一钱，归身、川芎各八分，黄芩七分，麦芽、厚朴、黄柏、枳实、五味各五分，服之而愈。

因劳病疟，仍用前方除麻黄根、牡蛎、麦芽、枳实、厚朴、黄柏、五味，加泽泻、柴胡、青皮、山栀各七分，甘草五分。服十余帖，胸腹腰脐生小疥而愈。

一人于幼时误服毒药，泄痢。后复伤食腹痛，大泄不止。今虽能食，不作肌肤。每至六七月，遇服毒药之时，痛泄复作。善饥多食，胸膈似冷，夜间发热。嗜卧懒语，闻淫欲动③，盗汗阳举。心动惊悸，喉中有痰。小便不利，大便或结或溏。过食则呕吐泻泄。脉皆濡弱而缓，右脉略大，尤觉弱也。次日，左脉三五不调，或一二至缓，三五至驶，右脉如旧缓弱。

予曰：左脉不调者，此必欲动淫其精也。右脉尤弱者，由于毒药损其脾也。理宜固肾养脾。遂以人参钱半，白术、茯苓、芍药、黄芪、麦门冬各一钱，归身、泽泻各八分，黄柏、知母、山楂各七分。煎服旬余而安。

一人年五十余，形色苍古。五月间泛木，与人争辩，冒雨劳役受饥，且有内事，夜半忽病。发热恶食，上吐下泻，昏闷烦躁，头痛身痛。因自发汗，汗遂不止。遣书来示，脉皆洪数。

予曰：脉果洪数，乃危症矣。盖吐泻内虚，汗多表虚，兼之脉不为汗衰，亦不为泻减，在法不治。但古人有言，医而不活者有也，未有不医而活者也。今用人参五钱以救里，黄芪五钱以救表，白术三钱、干姜七分、甘草五分以和中安胃，白茯苓一钱、陈皮七分以清神理气。水煎，不时温服一酒杯，看其病势何如。

---

① 或：原本无此字。兹据抄本补。
② 通：原本作"可"，误，兹据抄本改。
③ 动：原本作"言"，文义不明，兹从抄本改。

服至六七帖，则见红斑，而四肢尤甚，面赤，身及四肢胀闷，人来告急。予曰：斑症自吐泄者多吉，谓① 邪从上下出也。但伤寒发斑，胃热所致。今此发斑由胃虚，而无根失守之火游行于外也，可补而不可泻，可温而不可凉。若用化斑汤、玄参、升麻之类，则死生反掌矣。仍令守前方服十余帖，诸病悉减，斑则成疮，肢肿亦清而愈。

一人形短苍白，平素善饮。五月间忽发寒热，医作疟治，躁渴益甚，时常啖梨，呕吐痰多，每次或至碗许，饮食少进，头晕昏闷，大便不通，小便如常或赤，夜梦不安，或一日连发二次，或二日三日一发，或连发二日，平素两关脉亦浮洪，邀予适以事阻，令服独参汤二三帖，呕吐少止，寒热暂住。三日，他医曰：渴甚脉洪，热之极矣，复用独参以助其热，非杀之而何？及予往视，脉皆浮洪近数。

予曰：此非疟而亦非热也。脉洪者，阴虚阳无所附，孤阳将欲飞越，故脉见此，其病属虚，非属热也。渴甚者，胃虚津少，不能上朝于口，亦非热也。盖年逾六十，血气已衰，加以疟药性皆燥烈，又当壮火食气之时，老人何以堪此？然则邪重剂轻，非参所能独活。遂以参、芪各七钱，归身、麦门冬各一钱，陈皮七分，甘草五分，水煎。每次温服一酒杯，服至六七帖，痰止病除食进。大便旬余不通，导之以蜜，仍令服三十余帖以断病根，续后脉亦收敛而缓，非复向之鼓击而驶也。

一人年逾三十，形瘦苍白，病食，则胸膈痞闷，汗多，手肘汗出尤多，四肢倦怠或麻，晚食若迟，来早必泄，初取其脉，浮软近驶，两关脉乃略大。

予曰：此脾虚不足也。彼曰：已服参术膏，胸膈亦觉痞闷，恐病不宜于参、芪耶？

予曰：膏则稠粘，难以行散故也。改用汤剂，痞或愈乎。令用参、芪各二钱，白术钱半，归身八分，枳实、甘草各五分，麦门冬一② 钱，煎服一帖，上觉胸痞，下觉失气。彼疑参、芪使然。予曰：非也。若参、芪使然，只当胸痞，不当失气，恐由脾胃过虚，莫当枳实③ 之耗耶！宜除枳实，加陈皮六分。再服一帖，顿觉胸痞宽，失气作，精神爽恺，脉皆软缓，不大亦不驶矣。可见脾胃虚者，枳实须散用为佐使，况有参、芪、归、术为之君，尚不能制，然则医之用药，可不慎哉！

一妇五十七岁，五月间因劳夜卧，天热开窗，醒来遍身胀痛，疑是痧症，刮背起紫疙瘩，因而胸膈胀痛，磨木香服之，致小腹作痛，咳嗽气壅，不能伏枕，吐痰腥臭，每次一二碗，亦或作泄，肛门胀急，自汗不止，身表浮肿。医作伤寒，而用发散；或作肺痈，而用寒凉，延绵一月，医皆辞去。其子来告予，予曰：第未知得何脉耳？告曰：医谓脉洪数也。

予曰：年逾五十，血气已衰，又加以小劳，而当酷热之时，又不免壮火食气。且脉洪数，乃热伤元气而然，非热脉也。所可虑者，脉不为汗衰，为泄减耳。彼曰：用生脉汤，人参二钱，门冬二钱，五味一钱，病似觉甚。予曰：邪重剂轻也。理宜黄芪五钱以固表，人参五钱以养内，白术三钱、茯苓钱半渗湿散肿，陈皮七分、吴茱萸四分消痰下气，再加甘草五分以和之，门冬一钱以救肺，依法煎服十余帖，后虽稍安，脉与病反，终不救。

---

① 谓：通"为"，因为。
② 一：抄本作"二"。
③ 枳实：原本作"枳朴"，误，兹据抄本改。下同。

一妇年逾三十，形色脆白，久病虚弱，余为调治十余载矣。须不能纯，去泰去甚。至嘉靖癸末，便道复为诊之，左脉似有似无，右脉浮濡无力。予曰：平素左脉不如此，今忽反常，深为之惧。越三日，再诊，两手脉皆浮濡，左则不似有似无，右则略近于驶而已，乃知脉变不常，昨今异状者，由虚而然也。今医以片时诊察，即谓其病若何，遂解囊撮药，此亦失之疏略，未必能尽其病情也。

近患头眩眼昏，四肢无力，两膝更弱，或时气上冲胸，哽于喉中，不得转动，则昏愦口禁，不省人事，内热口渴，鼻塞，饮食减，经水渐少。

予用人参三钱，归身、白术、麦门冬各一钱，黄芪钱半，黄柏七分，枳实五分，甘草四分煎服。缺药日久，前病复作，服之又安。

一人年逾三十，质弱色苍，初觉右耳不时冷气呵呵，如箭出一阵。越两月余，左耳亦如右而气出，早晨声哑，胸前有块攒热，饭后声哑稍开，攒热少息，顷间又复攒热，咳嗽恶酸水，小便频赤，大便溏泄，睡熟被嗽而醒，哕恶二三声，胸腹作胀，头脑昏痛不堪，或时发热，遍身疼痛，天明前病少息，惟攒热不除，近来午后背甚觉寒，两腿麻冷。

令用人参二钱半，茯苓、门冬、白术各一钱，黄连、甘草、枳实各五分，贝母、归身各一钱，白芍八分，煎服而愈。

一妇苍白，不肥不瘦，年逾五十，病舌尖痛三年，才劳喉中热痛，或额前一掌痛，早起头晕，饮食无味，胸膈痞闷，医用消导清热之药不效。

予诊右脉濡散，无力而缓，左脉比右颇胜，亦近无力。十五年前，哭子忒甚，遂作忧思伤脾，哭泣伤气，从东垣劳倦伤脾之例，用参、芪各钱半，白术、芍药、天麻各一钱，川芎、玄参各七分，甘草、枳实各五分，黄柏、陈皮各六分，煎服而愈。

杨梅疮

一人色苍黄瘦，年三十余，病遍身恶疮，因服轻粉而脚拘挛，手指节肿，额前神庭下肿如鸡卵大。方士令服孩儿骨，其法取初生孩儿，置砖地上，周以炭火煏，使死孩成灰，纸裹放地上，出火毒为末，空心或酒或汤调二三钱，谓能补也。邀予诊视，脉皆濡缓而弱。

予曰：病已三年，毒已尽矣。但疮溃脓血过多，以致血液衰少，筋失所养，故脚为之拘挛。况手指节间，头上额前，皆血少运行难到之处，故多滞而成肿，理宜润经益血，行滞散肿。今服孩骨，猛火炮炙，燥烈殊甚，且向所服轻粉，性亦燥烈。丹溪曰：血难成易亏。今外被①疮脓所涸，内被燥剂所熯②。以难成易亏之血，曷能当此内外之耗乎？不惟肿不能消，殆必寿亦损也。问曰：《本草》轻粉辛冷，何谓燥烈？予曰：《本草》注云，朱砂伏火者，大毒杀人，水银乃火煅朱砂而成，其性滑动，走而不守，气味俱阳，从可知矣。阳属热火，故毒比朱砂为甚，入耳蚀脑，入肉百节拘挛也。然轻粉又水银和入皂矾，再加火煅而成，是为阳中之阳，又复资以矾之燥烈，非大毒燥烈而何？

又问：此疮从何而生？予曰：肝属风而急暴，肾属水而主液，为相火所寄。淫夫淫妇，扰动厥阴之火，泄其肾水，既无以制火之冲逆，而反以为相火之助，经曰"火自水

---
① 被：明本作"彼"，讹。兹据民本、抄本改。
② 熯（hàn 汉）：同"暵"。干燥。

中起"是也。故肾之液皆被火郁成痰,浊痰瘀血,流注茎头,发为奸疮,久而毒热不解,复于两腿厥阴经分,又生恶疮。以其疮状类杨梅,故俗为杨梅疮,亦有如豌豆者,由其毒有微甚也。旬日之间,延及遍体者,以厥阴属风而急暴,又得相火以为之助,宜其发之暴且速也。

初生之时,体气壮,大便坚,饮食进,惟防风通圣散为最宜。体气弱,大便溏,饮食少,则用四物加玄参、连翘、射干为主。大便稍泄,除射干。上体多者,黄芩或防风为佐;下体多者,黄柏或牛膝为佐,引以皂荚针之锋锐,和以甘草节之甘缓,却厚味,绝房帏,随症出入服之,久久无有不安。或有恶汤药者,壮盛之人,则以三补丸加大黄、生地,用猪胆汁丸服;怯弱之人,则以三补丸加玄参、生地,亦用猪胆汁丸服,似亦简便。

世人欲求速效,皆用轻粉,湿痰被劫,三五日间,疮因暂愈,然燥热尚在,不越一旬二旬,疮又复作,翻思前药,又劫又愈,愈又复发,展转不休。殊不知用一次劫药,增一次燥热,由是肢体或痈溃,或挛曲,遂成痼废。《论语》"欲速不达",厥有旨哉。

又问:何以能相染也?予曰:其人内则素有湿热,外则表虚腠疏。或与同厕,而为秽气所蒸;或与共床而为疮汁所溃,邪气乘虚而入,故亦染生此疮。经曰"邪之所凑,其气必虚"是也。亦有同厕同床而不染者,盖由内无湿热之积,外无表虚疏凑之患,是以邪不能入,而疮不相染矣。虽然,子之所慎斋战疾,然亦不可自恃而不加之意也。

又问:已误于药,悔不可追,今将何药以解之乎?时正仲夏,予用十金汤去桂、附,加红花、牛膝、黄柏、薏苡仁、木香、火麻仁、羌活,煎服百帖,空心常服东坡四神丹加黄柏,又少加蜀椒,以其能来①水银,然后脚伸能行,指肿②亦消,惟颔肿敷膏而愈。

一人患此疮,脚膝挛痛,有人取虾蟆,治如食法,令食之而挛痛遂愈,此亦偶中也。

又一人患此疮,脚痛而肿。或令采马鞭草煎汤熏洗,汤气才到,便觉爽快,候温洗之,痛肿随减。此草在③处有之,槛外空地尤多。其叶类菊,春开细碎紫花,秋复再花,抽穗如马鞭,故名马鞭草。

又一人患此疮,遍身筋骨疼痛。遇一道流,问曰:"神色憔悴,有病耶?"曰:"因疮遍身痛也。"道流曰:"轻粉多矣,吾亦被其毒矣。"遂示一方,不过数味药也。但每帖入铅五钱,打扁同煎,服之果验。凡患此疮年久不愈者,用萆薢二三两为君,随症虚实,加入他药,罔有不效,盖萆薢善驱湿热故也。

一人年三十余,因患此疮,服轻粉,致右腹肋下常有痞块,右眼黑珠时有丁子,努出如雀屎许,间或又消,身有数疮未瘥。一医为治疮毒而用硝、黄,一医为治痞块而用攻克,一医为治眼丁而用寒凉。诸症不减,反加腹痛肠鸣,大便滑泄,胸膈壅闷,不思饮食,嗳气吐沫,身热怠倦,夜卧不安。季冬请予往诊视,脉皆浮濡近驶。

曰:误于药也。前药多系毒剂,胃中何堪此物耶?遂令弃去。更用人参四钱,黄芪二钱,白术三钱,茯苓、炒芍药各一钱,陈皮、神曲、升麻各七分,甘草、肉豆蔻各五

---

① 来:抄本空缺此字。
② 指肿:抄本作"挛痛"。
③ 在:抄本作"各"。

分,煎服五帖,为泄① 痛定。减去升麻,又服五帖,膈宽食进。减去豆蔻,再服五帖,诸症皆除。月余痞块亦散,眼丁亦消。

肺痈

一妇年近三十,形色瘦白,素时或咳嗽一二声,月水或前或后。夏月取凉,遂嗽甚,不能伏枕者月余,痰中或带血,或兼脓,嗽紧则吐食。医用芩、连、二陈不效,复用参、芪等补药病重。

予视左脉浮滑,右脉稍弱而滑。幼伤手腕,掌不能伸,右脉似难凭矣。乃以左脉验之,恐妊兼肺痈也。遂以清肺泻肺之剂进之。三服而能着枕,痰不吐,脓不咯,惟时或恶阻。予曰:此妊之常病也。教用薏苡仁、白术、茯苓、麦门冬、黄芩、阿胶煎服,病减。

月余,复为诊脉,皆稍缓而浮。曰:热已减矣。但吐红太多,未免伤胃,教用四君子加陈皮、黄芩、枳壳煎服调理。妊至六月,食鸡病作,却鸡而愈。至九月,病又复作,声哑,令服童便获安。予曰:产后病除,乃是佳兆,病若复来,非吾所知。月足而产,脾胃病作,加泄而卒。

脚疮

一妇瘦长面紫,每遇春末夏初,两脚生疮,脓泡根红,艰于行步,经水不调。邀予诊视,脉皆濡弱近驶,两尺稍滑。

曰:血热也。医用燥剂居多,故疮不瘥。令用东坡四神丹加黄柏,蜜丸服之,疮不复作。

痈肿

邑庠司训余先生,年几六十,长瘦色苍,赴福建考试,官回,病背腿痈肿。一肿愈,一肿作,小者如盏,大者如钟,继续不已,俗曰流注是也。医皆欲用十宣散、五香汤、托里散。予为诊之,脉皆濡弱。

曰:此非前药所宜也。夫以血气既衰之年,冒暑远步热瘴之地,劳伤形,热伤气矣。经云邪之所凑,其气必虚。理宜滋补,使气运血行,肿不作矣。遂用大补汤减桂,倍加参、芪、归、术,佐以黄柏、黄芩、红花,服至二三十帖,视肿稍软者,用砭决去其脓,未成者果皆消释。仍服二三十帖,以防后患。

一人肥短紫淡,年逾三十,因劳感湿,两腿胯间结核痛甚。医用蒜片艾灸,又针大敦、三阴交,又以药水洗之,遂致阴囊肿胀如升,茎皮肿如水泡。复进人参败毒散,皆不中病。邀予往诊,脉皆濡缓而弱略驶。

曰:此湿气乘虚而入,郁而为热成结核也。理宜补中行湿,可免后患。月余,左腿内廉厥阴经分肿痛如碗,恶寒发热,复用蒜灸。六日后,肿溃脓出,体倦,头面大汗,手足麻木,疮下又肿如碗,寒热大作,始信予言。

用人参三钱,黄芪三钱,白术钱半,归身尾、牛膝、茯苓各一钱,青皮、黄柏各七分,甘草节五分,煎服五六帖,右额羊矢穴分肿痛,长五寸许,亦作寒热。医谓补塞太过,欲改前方。彼言汪君已有先见,所制之方必不误我,锐意服之。

月余,肿皆脓溃成痂而愈。惟左脚委中筋急短缩,艰于行步,彼疑为躄,遣书来问。予曰:脓血去多,筋失所养故也,药力足日,当不躄矣,果验。

后觉阴囊肿绽,他医加茴香、吴茱萸治疝等药不效。予适至彼,令守前方,减去治

---

① 为泄:抄本无此二字,疑衍。

疝等药，加升麻一钱，服一二贴囊即缩矣。乃语予曰：先生神医也，乃详告吾病原乎。

予曰：经云营气不从，逆于肉理，乃生痈肿。又云受如持虚。盖谓气馁行迟，血少留滞，则阻逆肉理①，乃作痈肿也。久则郁而为热，化肉腐筋而成脓矣。肿在厥阴，虽曰多血，亦难供给日之所耗，夜之所损，故邪乘虚②，留结不散，如持虚器而受物也。身之血气，如风与水，风疾水急，则颓陂溃堤，莫有能御之者也③；风息水细，则沙障石壅，多有所阻碍矣④。故今补其气血，使气壮而行健，血盛而流通，又何肿之不散，结之不行哉？彼曰：理也。

疝 肿

一儿八岁，癞疝，阴囊肿胀，核有大小。予令烧荔枝核灰，茴香炒为末，等分，食远温酒调服二钱。不过三服愈⑤。

一儿六岁，阴囊胀大如盏，茎皮光肿如泡。一医为之渗湿行气，不效。邀予诊视，脉皆濡缓。

曰：脉缓无力者，气虚也。经云膀胱者，津液之府，气化出焉。气虚不足，无能运化而使之出矣。宜升阳补气可也。遂以人参为君，黄芪、白术、茯苓为臣，牛膝、升麻、陈皮为佐，甘草梢为使，煎服一二帖，囊皱肿消，三帖痊愈。

调 经

一妇瘦小，年二十余，经水紫色，或前或后，临行腹痛，恶寒喜热，或时感寒，腹亦作痛。脉皆细濡近滑，两尺重按略洪而滑。

予曰：血热也。或谓恶寒如此，何得为热？曰：此热极似寒也。遂用黄连酒煮四两⑥，香附、归身尾各二两，五灵脂一两，为末粥丸，空腹吞之，病退。

一妇身瘦面黄，旧有白带，产后忧劳，经水不止五十余日，间或带下，心前热，上身麻，下身冷，背心胀，口鼻干，额角冷，小便频而多，大便溏而少，食则呕吐，素厌肉味，遣书示病如此。

予曰：虽未见脉，详其所示，多属脾胃不足。令服四君子汤加黄芩、陈皮、神曲、归身二帖，红止白减。复以书示曰：药其神乎！继服十余帖，诸症悉除。

一妇经行，泻三日，然后行。诊其脉，皆濡弱。曰：此脾虚也。脾属血属湿，经水将动，脾血已先流注血海，然后下流为经。脾血既亏，则虚而不能运行其湿。故作参苓⑦白术散，每服二钱，一日米饮调下二三次，月余经行不泻矣。

一妇产后，经行不止，或红或白或淡。病逾八月，面色黄白，性躁，头眩，脚软，医用参芪补药病益加，用止涩药无效。邀予诊之，右脉濡弱无力，左脉略洪而驶。

曰：右脉弱者，非病也，左脉偏盛，遂觉右脉弱耳。宜主左脉，治以凉血之剂。遂以生地、白芍、白术各一钱，黄芩、阿胶、归身各八分，陈皮、香附、川芎、椿根皮、茯苓各六分，柴胡、甘草各五分，煎服二十余帖而愈。

一妇形长质脆，面色黄白，孀居十余

---

① 理：抄本作"里"。
② 虚：抄本后有一"入"字。
③ 莫有能御之者也：抄本作"莫之能御"。
④ 多有所阻碍矣：抄本作"多所阻碍"。
⑤ 愈：原本无此字，兹据抄本补。
⑥ 黄连酒煮四两：抄本作"黄连四两酒煮"。
⑦ 参苓：抄本作"茯苓"。

年，平素食少，内外俱劳，年五十二岁。二月忽血崩，若左手觉热，崩则又甚。医用苦寒黑灰凉血止血之剂，益剧。更用胶艾汤，少愈。偶因子病，住药月余，后服前汤，崩则日少夜多。七月尽，来就予治。右脉浮软颇大，左脉软小而，缓独左尺尤近微弱。

予谓：左脉主血，得此与病相应，右脉主气，今诊得浮软，此乃脾胃气不足也。盖脾具坤静之德，而有乾健之运，虚则不能健运其血矣。胃气者，阳气也，阳主升举，虚则不能升举其血矣。经曰阳病竭而下者此也。又曰阳病治阴，阴病治阳，正其血气，各守其乡，其治此病之谓欤。今气不能健运升举，以致血崩，法当治阳。

世医昧此，但知血热则行，逢冷则凝，逢寒则止，故用苦寒黑灰之剂。殊不知苦以泄胃，寒则降下，故经曰苦伤气，寒伤血，安能治其崩哉？盖脾胃属土恶湿，喜温畏寒，理宜甘温养其脾，则热自除，气自运，而血随气各归其经矣。东垣曰温能除大热。经曰形不足者，温之以气。又曰气生形。又曰气固形实，形主血。又曰阳气者，精则养神，柔则养筋。故古人治血多用养气，岂无所本哉？血逢黑则止，但可以治标耳。经曰胃者五藏之本，苟不固本，未免止而复发。况其所病，或劳，或怒，或恶食，而崩愈甚，此盖由脾胃不足，不胜其劳怒也。

遂用参、芪各四钱，归、术各一钱，甘草、厚朴各五分，炒蒲黄、阿胶各七分，煎服十余帖，崩则昼止夜来。夫夜则阴旺阳衰，阳不足以摄血故也。再以棕皮、五倍子、莲蓬烧灰，加阿胶、蒲黄，粥丸，临晚服，而夜亦止。但清水常流，大便结燥，小便日无夜有。又用润麻丸加木通、车前，空心吞之。然腰与小腹及脚腿皆痛，胸膈不宽。

予适出月余，归诊，脉皆沉细而数。予曰：数脉所主为热，其症为虚，脉与向日不同，而症反觉虚者，多因久服前药，失于加减，故藏府习熟，而病反见化于药矣，令暂止药。

乘轿归家，登山度岭，加以应接人事，劳而又劳，越三日，血大崩约一桶许，昏愦而气息奄奄，良久稍苏，是夜又崩二三碗许，仍复昏愦。予往视之，脉仍沉细而数。予曰：五十以后，血气大脱，实难求生，但不忍坐视其毙耳。乃用大剂，参、芪各七钱，归、地、姜、附各一钱，甘草五分，煎服二三帖，脉数略减，头痛昏弱，腰脚腿痛亦愈。日则胸膈似烦，至夜亦愈。但小腹时觉微痛，清水常流不绝。

经曰冲脉者，经脉之海，主渗溪谷，与阳明合于宗筋，会于气街，而阳明为之长，皆属于带脉。故阳明虚，则冲脉失养，不能渗灌①，气化为水而下流矣。待其胃气稍完，则清者运而为津液，浊者渗而为小便，而水或可止也，经曰"壮者气行则愈"是矣。若遇严寒，又觉小腹腰脚腿痛者，亦由阳虚不御其寒故也。天地稍和，又不觉矣。予曰：病须少愈，然血气虚脱，来春恐无以资生发之气耳。至春，果洞泻而殁。

丹溪曰：气病补血，须不中，亦无所害。血病补气，则血愈虚散，是谓诛罚无过。今病②血病，而治以参、芪，宁不犯丹溪之戒乎？予曰：学贵疏通，不可执泥。丹溪又曰：冲任二脉为经脉之海。二脉无损，则血气之行，外循经络，内荣五藏。若劳动过极，损伤二脉，则冲任气虚，不能约制其血，故忽大下，谓之崩中。治宜举养脾胃，大补气血。丹溪治血，何常③不归于气虚而养脾胃也！东垣亦曰血脱益气。古圣人之法也，先理其胃，以助④生发之气，诸甘药为

---

① 灌：抄本作"贯"。
② 病：抄本作"属"。
③ 常：通"尝"。
④ 助：抄本作"行"。

之先务。盖甘能生血，此阳生阴长之理，故先助胃气。且人之身，纳谷为宝。予考圣经前贤所治血病，未尝专主于治血而不养气。要在临病识①宜耳。须然此固不免于死，所以得迟延而无苦楚者，恐亦由于药力也。因笔之，幸同志者考其得失。

一妇年逾四十，形长色脆，病经不调，右脉浮软而大，左脉虚软而小近驶。尝②时经前作泄。今年四月，感风咳嗽，用汤洗浴，汗多，因泄一月。六月，复因洗浴，发疟六七次。疟须止，而神思不爽。至八月尽，而经水过多，白带时下，泄泻，遂觉右脚疼痛。旧曾闪朒③脚跟。今则借此延痛，臀腿腰胁尾骨、胫项左边筋皆掣痛。或咳嗽一声，则腰眼痛如刀扎。日轻夜重，叫号不已。幸痛稍止，饮食如尝④。今详月水过多，白带时下，日轻夜重，泻泄无时，亦属下多亡阴。宜作血虚论治，然服四物止痛之剂益甚。九月，予复诊视，始悟此病，乃合仲景所谓阳生则阴长之法矣。

夫经水多，白带下，常泄泻，皆由阳虚陷⑤下而然，命曰阳脱是也。日轻夜重，盖日阳旺而得健运之职，故血亦无凝滞之患，而日故轻也。夜则阴旺而阳不得其任，失其健运之常，血亦随滞，故夜重也。遂以参、术助阳之药，煎服五七帖，痛减。此亦病症之变，治法殊常，故记之。

一妇年二十一岁，六月经行，腹痛如刮，难忍求死。脉得细软而驶，尺则沉弱而近驶。予曰：细软属湿，数则为热，尺沉属郁，此湿热郁滞也。以酒煮黄连半斤，炒香附六两，五灵脂半炒半生三两，归身尾二两，为末，粥丸，空心汤下三四钱，服至五六料。越九年，得一子。又越四年，经行两月不断，腹中微痛，又服前丸而愈。续后经行六七日，经止则流清水，腹中微痛，又服前丸，而痛亦止。又经住只有七八日，若至行时，或大行五六日。续则适来适断，或微红，或淡红。红后尝⑥流清水，小腹大痛，渐连遍身胸背腰腿骨里皆痛，自巳至酉乃止。痛则遍身冷，热汗大出，汗止痛减，尚能饮食。自始痛至今历十五年，前药屡服屡效，今罔效者，何也？予在休宁率口，其母伴女荷⑦轿，至彼就医。脉皆洪滑无力，幸其尚有精神。予曰：此非旧日比矣，旧乃郁热，今则虚寒，东垣曰"始为热中，终为寒中"是也。经曰脉至而从，按之不鼓，乃阴盛格阳，当作寒治，且始病时而形敛小，今则形肥大矣。医书曰瘦人血热，肥人气虚，岂可同一治耶？所可虑者，汗大泄而脉不为汗衰，血大崩而脉不为血减耳。其痛日重夜轻，知由阳虚不能健运，故亦凝滞而作痛。以症参脉，宜用助阳。若得脉减痛轻，方为佳兆。遂投参芪归术大剂，加桂、附一帖。来早再诊，脉皆稍宁。随即回宅，服至二三十帖，时当二月。至五月，予适往城，视之，病且愈矣。盖病有始终寒热之异，药有前后用舍不同，形有少壮肥瘦不等，岂可以一方而通治哉？后闻乳有隐核数枚，彼时失⑧告于予，访之外科，归罪于多服参、芪而然。殊不知肥人气虚多滞，若能久服前药，不惟乳无隐核，纵有亦当消矣。多因病退却药，血气未充，故气滞血凝而成此核，经曰"壮者气行则愈"是矣。予

---

① 识：抄本作"适"。
② 尝：抄本作"常"。
③ 闪朒（nǜ衄）：折伤。《水浒全传》第四十二回："有几个撅翻了的，也有闪朒腿的、爬得起来，奔命走出庙门。"朒，原本作"肭"，兹据抄本改。
④ 尝：抄本作"常"。
⑤ 陷：抄本作"限"。
⑥ 尝：抄本作"常"。
⑦ 荷：抄本作"乘"。
⑧ 失：抄本作"不"。

一妇每临经时，腰腹胀痛，玉户淫淫，虫出如鼠粘子状，绿色者数十枚，后经水随至。其夫问故。予曰：厥阴风木生虫，妇人血海属于厥阴，此必风木自甚，兼脾胃湿热而然也。正如春夏之交，木甚湿热之时，而生诸虫是也。宜清厥阴湿热耶。令以酒煮黄连为君，白术、香附为臣，研末，粥丸，空服。吞之月余，经至无虫而妊矣。

一妇形质瘦小，面色近紫，产后年余，经水不通。首夏忽病，呕吐，手指麻痹，挛拳不能伸展，声音哑小，哕不出声。医皆视为风病，危之。予②诊脉，皆细微近滑。曰：此妊娠恶阻病也。

众谓经水不通，安有妊理？予谓天下之事有常有变，此乃事之变也。脉虽细微，似近于滑；又尺按不绝，乃妊娠也。遂以四君子加二陈治之，诸症俱减，尚畏粥汤，惟食干糕香燥之物而有生意。

出部脉

一妇年逾四十，形色颇实，常③患产难倒生，经水不调，或时遍身骨节疼痛，食少倦怠，自汗。予为诊之，两手脉皆不应，惟右关轻按，隐隐然微觉动也。疑脉出部，以指寻按经渠列缺穴分，亦不应。余甚怪之，乃叩其夫。曰：有孕，时医诊亦言无脉。后服八物汤，幸尔易产而得一子。予曰：此由禀赋本来脉不应也，无足怪焉。可见天下事变出无穷，果难一一以常理测也。如《脉经》所谓，但道其常而已。两手无脉，不伤其生，又不妨于胎妊，岂《脉经》所能论及耶？脉或两手出部，或一手出部，予见多矣。两手无脉，而人如故，此亦理之所无，

事之大变，故笔记。

一妇有病，请予诊之。右脉缓濡而弱，左手无脉，再再寻之，动于腕臂外廉阳溪偏历之分。乃语之曰：左脉离其部位，其病难以脉知。以右脉言之，似属于脾胃不足也，尚当言其病焉。告曰：每遇经未行前咯血数口，心嘈不安，食少懒倦。予以四君子汤加山栀、陈皮、麦门冬、牡丹皮，煎服数帖而安。

予尝考孙兆诊一释者，左脉出部，动于臂上。曰：此反④脉也，医书不载。脉行常道，岂有移易？或者少年惊扑，震动心神，故脉脱故道耳。年既长大，血气已定，不能复移也。僧曰：果如所言。予询此妇，未尝得惊，而脉如是，可见亦由于禀赋也。后在歙之江村，诊得两手脉俱出部者数人，或左或右，一手脉出部者尚多。信行⑤诊一妇人，两手脉亦出部。凡此皆事变无穷，理之莫测，岂皆由于惊动哉。夫此须非经水之病因，其脉类前案。故录于此。

妊 病

一妇怀妊八月，尝病腰痛不能转侧，大便燥结。医用人参等补剂，痛益加。用硝、黄通利之药，燥结虽行，而痛如故。予为诊之，脉稍洪近驶。

曰：血热血滞也。宜用四物加木香、乳、没、黄柏，火麻仁。煎服四五帖，痛稍减，燥结润，复加发热面赤，或时恶寒。仍用前方去乳、没、黄柏，加柴胡、黄芩。服二

---

① 柢：民本作"柢"，抄本作"之"。
② 予：抄本字下有一"为"字。
③ 常：通"尝"。
④ 反：抄本作"异"。
⑤ 信行：犹"信步"。

帖，而寒热除，又背心觉寒，腰痛复作。予曰：血已利矣，可于前方加人参一钱。服之获安。

一妇尝患横生逆产七八胎矣，子皆不育。予诊脉皆细濡颇弦。曰：此气血两虚兼热也。

或曰：气血有余，方成妊娠。气血既亏，安能胎耶？予曰：观其形长瘦而脉细濡，属于气血两虚；色青脉弦，属于肝火时炽；而两尺浮滑，似血虚为轻，而气虚为重也。宜以补阴丸除陈皮，倍加香附、参、芪，蜜丸服之，常令接续，逾年临产，果顺而育一子。

产后

一妇产后滑泄，勺水粒米弗能容，即时泄下，如此半月余矣。众皆危之，或用五苓散、平胃散，病益甚。邀予诊之。脉皆濡缓而弱。

曰：此产中劳力，以伤其胃也。若用汤药，愈滋胃湿，非所宜也。令以参苓白术散除砂仁，加陈皮、肉豆蔻，煎姜枣汤调服，旬余而安。

一妇产后，时发昏瞀，身热汗多，眩晕口渴，或时头痛恶心。医用四物凉血之剂，病不减。复用小柴胡，病益甚。予为诊之，脉皆浮洪搏指。

予谓：产后而得是脉，又且汗多，而脉不为汗衰，法在不治。所幸者，气不喘，不作泄耳。其脉如是，恐为凉药所激也。试用人参三钱，黄芪二钱，甘草、当归各七分，白术、门冬各一钱，干姜、陈皮、黄芩各五分，煎服五帖，脉敛而病渐安。

小儿惊痫

一女年六岁，病左手不能举动三年矣，后复病痫。初用人参、半夏，或效或否。予诊左脉浮洪，右脉颇和。

曰：痰热也。令以帛勒肚，取茶子去壳三钱，挼①碎，以滚汤一碗，滤取汁，隔宿勿食，早晨温服。吐痰如大蒜瓣②者三碗许，手能举动，痫亦不作。

予孙应达，初生未满一月，乳媪抱之怀间，往观春戏时，风寒甚切。及回，即啼不乳，时发惊搐。始用苏合香，继用惊搐药，不效，众皆危之。

予曰：小儿初生，血气未足，风寒易袭，此必风邪乘虚而入也。风喜伤脾，脾主四肢，脾受风扰，故四肢发搐，日夜啼叫不乳。经曰"风淫末疾"是也。其治在脾。脾土不虚，则风邪无容留矣。因煎独参汤，初灌二三匙，啼声稍缓。再灌三五匙，惊搐稍定。再灌半酒杯，则吮乳渐有生意。

泄泻

一孩孟秋泄泻，昼夜十数度，医用五苓散、香薷饮、胃苓汤加肉豆蔻，罔有效者。

予曰：此儿形色娇嫩，外邪易入，且精神怠倦，明是胃气不足，而为暑热所中，胃虚挟暑，安能分别水谷？今专治暑而不补胃，则胃愈虚，邪亦着而不出。经曰"壮者气行则愈，怯者着而成病"是也。令浓煎人参汤饮之。初服三四匙，精神稍回。再服半酒杯，泻泄稍减。由是节次服之，则乳进而病脱。

---

① 挼：民本作"按"。抄本作"捣"。
② 瓣：原本作"辨"，讹，今改。

卷 之 下

门生石墅陈桷惟宜较勘刊行

答银台宋公书

医以望、闻、问、切四者为务。蒙示贵恙，只得问之一事而已，余三事俱莫得而详也。

依命奉去药方，或效或否，故难预必。兹以理论，多属于阴虚而兼有热也。经曰一胜则一负。盖血者，阴也。阴虚则阳亢，理之必然。阳亢热动，宜其血得热而妄行。或嗽或吐，不免有血，此皆阴虚发热之病理，宜滋阴养血，清热润肺，是其治焉。此特论其理之常也。

其中又有变其常者，亦当变其常以治之矣。经曰冲任二脉，为血之海，主渗灌溪谷。而阳明为之长，阳明者，胃也。或有劳动损其冲任，则血不得渗灌而越上于上窍，故阳明胃脉亦失所养，或饮食无味，或食则难饥，或恶心呕吐，或胸膈痞闷，或大便不常，此又初因阴虚而终致于阳虚也。夫因阴虚而致阳虚，则滋阴降火之法，又难例用，当从东垣阳生阴长而用甘温之剂矣。经曰阳气者，精则养神，柔则养筋。盖心主血而藏神，肝主筋而藏血。若胃之阳气有亏，是阳气之精者亦虚，而心神失养，不能以主血；阳气之柔者亦损，而肝筋失养，不能以藏血。心既不能主血，肝又不能藏血，欲其血之不妄行也难矣。此又阴变为阳之病，岂可以其①阴虚例治而损其阳也。

尝考《褚氏遗书》有曰，人年十六精始通，未及十六而先损其精，则骨髓未满，后必有难名②之疾。得闻所患，已犯褚氏之戒，必须远色节欲以固其本，然后调之以药以治其末，庶几内外兼修，本末两尽，病之愈也有日矣。苟徒恃乎药而无敬谨③之功，是谓舍重就轻，欲求病愈难哉。

四物汤加黄柏、知母，乃滋阴降火妙剂。若饮食无味，或饮食不思，此方又难例用，宜④兼用四君子汤。仲景曰血虚气弱，宜用人参。人参不惟补气，亦补血也。况药无定性，与热药同用则热，寒药同用则寒。今用人参而以寒药制之，人参虽温，亦莫能逞其势矣。又曰人参补气，今以耗气之药监之，虽欲补气，亦莫恣其性矣。幸毋以南北见疑，东垣北人也，常用人参，考之东垣书可证矣。但加减活法在乎病者消息出入，如嗽加麦门冬，痰加贝母，咯血加藕节，气喘加阿胶，痞闷加枳实。二方相合，名曰八物汤，兼补血与气也。请与高明议其可否。

腹　痛⑤

一人面色苍白，年四十六，素好酒色犬

---

① 其：抄本无此字。
② 名：抄本作"状"。
③ 谨：民本作"慎"。
④ 宜：原本前有一"须"字，不辞，兹据抄本删。
⑤ 腹痛：原本脱漏，兹据抄本补入。以下二十一则病案之题目，均同此。

肉。三月间，因酒连有二夜房事，遂病左腹痛甚，后延右腹，续延小腹，以及满腹皆痛。日夜叫号，足不能升，卧不能仰，汗出食阻。自用备急丸，利二三行而随止，痛仍不减。

予诊之，脉皆细驶，右脉颇大于左，独脾脉弦且①滑。扶起诊之，右脉亦皆细数。恐伤酒肉，用二陈汤加黄芩、山楂、曲、蘖，进之不效。再用小承气汤，仍复不利。蜜煎导之，亦不利。乃以大承气汤，利二三行，痛减未除。令其住药，只煎山楂饮之。次日烦躁呕恶，渴饮凉水则觉恶止爽快。次早再诊，脉皆隐而不见。四肢逆冷，烦躁不宁，时复汗出。举家惊愕，疑是房后阴症，拟进附子理中汤。

予曰：此治内寒逆冷也。《活人书》云四逆无脉，当察症之寒热。今观所患，多属于热，况昨日脉皆细数，面色近赤，又兼酒后而病。六脉虽绝，盖由壮火食气也。四肢者，诸阳之本。气被②壮火所食，不能营于四肢，故脉绝而逆冷也。此类伤暑之症，正合仲景所谓热厥者多，寒厥者少，急用大承气汤下之之类。向虽下以大承气，其热尚有未尽，难以四逆汤症与比。今用附子热药，宁不助火添病耶？如不得已，可用通脉四逆汤，尚庶几焉。以其内有童便、猪胆汁监制附毒，不得以肆其疟也。

连进二服，脉仍不应，逆冷不回，渴饮烦躁，小便不通，粪溏反频，腹或时痛，更进人参白虎汤二帖。燥渴如旧，更用参、术各三钱，茯苓、麦门冬、车前各一钱，北五味、当归各五分。煎服一帖，脉渐隐隐见如蛛丝。予曰：有生意也。仲景论绝脉服药微续者生，脉暴出者死是也。

左手左脚亦略近和，不致冰人。右之手足如旧逆冷，但口尚渴，大便尚溏，一日夜约有十数次，小便不通。予曰：渴而小便不利者，当利其小便。遂以天水散冷水调服。三四剂不应。再以四苓散加车前、山栀，煎服

二帖，小便颇通。

但去大便，而小便亦去，不得独利。予曰：小便不利，烦渴未除，盖由内热耗其津液也。大便尚溏者，亦由内热损其阳气，阳气不固而然也。遂用参、术各三钱，茯苓钱半，白芍、车前、门冬各一钱，山栀七分，北五味五分，连进数服，至第九日，逆冷回，脉复见，诸症稍减而向安矣。

咯　痰

一人年逾四十，面色苍白，平素内外过劳，或为食伤，则咯硬痰而带血丝。因服寒凉清肺消痰药，至五六十帖，声渐不清而至于哑。夜卧不寐，醒来口苦，舌干而常白胎。或时喉中阁痛，或胸膈痛，或嗳气，夜食难消，或手靠物久则麻，常畏寒，不怕热。前有癞疝，后有内痔，遇劳则发。初诊左脉沉弱而缓，右脉浮软无力。续后三五日一诊，心肺二脉浮虚，按不应指。或时脾脉轻按阁指，重按不足。又时或驶，或缓，或浮，或沉，或小，或大，变动全无定准。

夫脉不常，血气虚也。譬之虚伪之人，朝更夕改，全无定准；的实之人，朝斯夕斯，常久不移。以脉参症，其虚无疑，虚属气虚，为重也。盖劳则气耗而肺伤，肺伤则声哑；又劳则伤脾，脾伤则食易积。前疝后痔遇劳而发者，皆因劳耗其气，气虚下陷，不能升举故也。且脾喜温畏寒，而肺亦恶寒，故曰形寒饮冷则伤肺。以已伤之脾肺，复伤于药之寒凉，则声安得不哑？舌安得不胎？胎者，仲景谓胃中有寒，丹田有热也。夜不寐者，由子盗母气，心虚而神不安也。痰中血丝者，由脾伤③不能裹血也。胸痛嗳气者，气

---

① 且：原本前有一"而"字，兹据抄本删。
② 被：明本作"枝"，兹据民本、抄本改。
③ 伤：抄本作"虚"。

虚不能健运,故郁于中而嗳气,或滞于上则胸痛也。

遂用参、芪各四钱,麦门、归身、贝母各一钱,远志、酸枣仁、牡丹皮、茯神各八分,石菖蒲、甘草各五分,其他山楂、麦芽、杜仲随病出入,煎服年余而复。益以宁志丸药,前病日渐愈矣。且此病属于燥热,故白术尚不敢用,况他燥剂乎？

瘀 血

一人年十五,色黄悴。十二月间,忽呕瘀血一二碗,随止。当请小儿科丁氏调治,肌体尚弱,常觉头晕。近乎三月间,天热行路,出汗逾日,又少费力颇倦,日仄①顿然昏晕,不省人事,手足扰乱,颠倒错乱,将一时久方定。次日亦然。续后每日午时前后,如期发一次。近来渐早,自辰②至午,连发二次,渐至三四次,比前稍轻。发时自下焦热,上至胸壅塞,则昏晕良久方苏,始疑是疟和痫。医云火动,又云痰症,用牛黄丸以竹沥、姜汁磨服二次,共四丸,又与煎药多清痰火之剂。服后,每日只发一次。止则汗多,口干,食少,身热时多,凉时少。

予脉之,皆浮虚洪数,不任寻按,坐起则觉略小,亦不甚数。脉书曰数脉所主为热,其症③为虚。三日后再诊,左脉小而滑,右脉大而滑,独肺部浮软,按之似蛰蛰有声。与昨脉不同者,虚之故也。

夫阳气者,清纯冲和之气也。或劳动过度,或酒食过伤,则扰动其阳,变而为邪热矣。然脾胃以阳气为主,阳变为热,血必沸腾而越出于上矣。昏晕者,由热熏灼④,故神昏运⑤倒而类风也。风之旋转运动,与火相类。每觉下焦热上,胸膈壅塞而即发者,脾脉从足入腹至胸,今下焦热上,乃脾火也。然胸膈,心肺之分,为阳之位。清阳居上,今邪热扰之,则阳不得畅达,而心肺之神

魄不免为之而昏乱矣。况五藏皆赖胃气以培养,胃受火邪则五藏皆无所禀,而所藏之神亦无所依⑥,故肺之魄,心之神,肝之魂,脾之意,肾之志,安得不随之溃乱躁扰而昏瞆耶？多发于午前后者,乃阳气所主之时。阳为邪扰,不能用事,故每至其时而辄发也。且汗多津液泄,口干津液少,医用牛黄、朱砂、琥珀、南星、半夏等而复燥之,是愈益其燥,故暂止而复发,不能拔去其病根也。

因取参、芪各二钱半,远志、山楂、川芎、黄芩各七分,天麻、茯神、麦门冬各一钱,甘草、陈皮各五分,归身八分,白术一钱半,煎服十余帖,而病不复发矣。

阳 虚

一人年逾三十,神色清减,初因伤寒过汗,是后两足时冷,身多恶寒,食则易饥,日见消瘦,梦遗甚频,筋骨疼痛⑦,久伏床枕,不出门户。医用滋阴降火不效。予视,左脉浮虚而缓,右脉浮弦而缓,此阳虚也。病者言易饥善食,梦遗甚频,似属阴虚,若作阳虚而用参、芪,恐增病矣。予故为之备论其病。

古人谓脉数而无力者,阴虚也;脉缓而无力者,阳虚也。今脉皆浮虚弦缓,则脉为阳虚可知矣⑧。参⑨症论之,病属阴虚,阴虚则发热,午后属阴,当为午后则遍身发热,恶热,揭胸露手,蒸蒸热闷而烦躁也。今患并无是症,何得认作阴虚？夫阳虚则恶寒,虽天暖日和,犹恐出门,怕寒恶风。今患两

---

① 仄：原本作"夜",于义不属,兹从抄本改。
② 辰：抄本作"晨"。
③ 症：抄本作"气"。
④ 灼：抄本作"燥"。
⑤ 运：抄本作"晕"。
⑥ 依：抄本作"归"。
⑦ 疼痛：抄本作"痰疼"。
⑧ 矣：原本前有一"参"字,显系衍文,兹据抄本删。
⑨ 参：原本作"以",兹据抄本改。

足时冷,身多畏寒,皆阳虚之验矣。又被汗多亡阳,非阳虚而何？今日食则易饥,非阴虚火动也。盖脾胃以气为主,气属阳,脾胃之阳已虚,又被苦寒属阴之药以泻其阳,则阳愈虚而内空竭,须借谷气以扶助之,故易饥而欲食,食亦不生肌肉也。经曰饮食自倍,肠胃乃伤,又曰饮食不为肌肤,其此之谓欤。梦遗亦非特阴虚。经曰阳气者,精则养神,柔则养筋。今阳既虚,则阳之精气不能养神,而心藏神,神失所养,则飘荡飞扬而多梦矣；阳之柔气不能养筋,而肝主筋以藏魂,筋失所养,则遍身筋骨为之疼痛。魂亦不藏,故梦寐欠安,何得而不遗乎？经曰气固形实。阳虚则不能固,而精门失守,此遗之所以频而不禁也。

经曰肾者,胃之关也。今若助阳以使其固,养胃以守其关,不患遗之不止矣。遂用参、芪各二钱,白术一钱,甘草五分,枳实、香附、山楂、韭子各五分,煎服半年,随时令寒暄升降而易其佐使,调理而安。

耳脓

一人年近六十,面色苍白,病左耳聋三十年矣。近年来或头左边及耳皆肿溃脓,脓从耳出甚多,时或又肿复脓。今则右耳亦聋,屡服祛风去热逐痰之药不效。

予诊,左手心脉浮小而驶,肝肾沉小而驶,右脉皆虚散而数,此恐乘舆远来,脉未定耳。来早脉皆稍敛不及五至,非比①日前之甚数也。

夫头之左边及耳前后,皆属于少阳也。经曰：少阳多气少血。今用风药、痰药类皆燥剂。少血之经,又以燥剂燥之,则血愈虚少矣。血少则涩滞,涩滞则壅肿,且血逢冷则凝,今复以寒剂凝之,愈助其壅肿,久则郁而为热,腐肉成脓,从耳中出矣。渐至右耳亦聋者,脉络相贯,血气相依,未有血病而气

不病也,是以始则左病而终至于右亦病矣。况病久气血已虚耳,人年六十,血气日涸；而又出久劳伤气血,又多服燥剂以损其气血,脓又大泄,已竭其气血,则虚而又虚可知矣。以理论之,当以滋养气血,气血健旺,则运行有常,而病自去矣。否则不惟病且不除,而脑痈耳疽抑亦有不免矣。

以②人参二钱,黄芪二钱,归身、白术、生姜各一钱,鼠粘子、连翘、柴胡、陈皮各六分,川芎、片芩③、白芍各七分,甘草五分,煎服数十帖而安。

腹痛

一孺人年近五十,病腹痛。初从右手指冷起,渐上至头,则头如冷水浇灌,而腹痛大作,痛则遍身大热,热退则痛亦止,或过食或不食皆痛。每常④一年一发,近来二三日一发,远不过六七日,医用四物加⑤柴胡、香附不应；更医用四君加木香、槟榔亦不效；又医用二陈加紫苏、豆蔻；又用七气汤等剂皆不效。

予诊,脉皆微弱,似有似无,或一二至一止,或三五至一止,乃阳气大虚也。以独参五钱,陈皮七分,煎服十余帖而愈。

夫四肢者,诸阳之末；头者,诸阳之会。经曰阳虚则恶寒,又曰一胜则一负。阳虚阴往,乘之则发寒；阴虚阳往,乘之则发热。今指稍逆冷上至于头,则阳负阴胜可知矣。阳负则不⑥能健运,而痛大作。痛作而复热者,物极则反也。及其阴阳气衰,两不相争,则热歇而痛亦息矣。况脾胃多气多血经也。

---

① 比：原本作"此",讹。兹据抄本改。
② 以：原本无此字,兹据抄本补。
③ 片芩：抄本作"黄芩"。
④ 常：原本后有一"或"字,兹据抄本改。
⑤ 加：原本无此字,兹据抄本补。
⑥ 不：原本无此字,于义乖杵,兹据抄本改。

气能生血,气不足则血亦不足。仲景曰血虚气弱,以人参补之。故用独参汤,服而数年之痛遂愈矣。

淋

一人年逾三十,神色怯弱。嘉靖八年客外,七月患热淋,诸药不效,至十一月行房方愈。九年正月复作,亦行房而愈。至三月伤寒,咳嗽有痰,兼事烦恼,延至十月少愈,后复作,服芦吸散而愈。但身热不解,因服小便,腹内膨胀,小腹作痛。后又因晚卧,左胁有气触上,痛不能睡,饮食减半,四肢无力。食则腹胀痛或泻,兼胸膈饱闷。口舌干燥,夜卧盗汗。从腰已下常冷,久坐腰痛脚软,手心常热。

诊其左手心脉浮数而滑,肾肝二脉沉弱颇缓,右手肺脉浮虚而驶,脾脉偏弦而驶,命门散弱而驶。第二日再诊,心肝二脉细软,稍不见驶矣。肾脉过于弱,肺脉浮软,亦不见驶。脾脉颇软,命门过浮略坚。

予曰:膀胱者,津液之府,气化出焉。淋者,由气馁不能运化,故津液郁结为热而然也。房后而愈者,则郁结流利而热解矣。三月天日和煦,何得伤寒?多由肺气不足,莫能护卫皮毛,故为风邪所袭,郁热而动其肺,以致痰嗽也。得芦吸散而愈者,以辛温豁散其痰与热也。嗽止、身热不退者,因嗽久肺虚,肺虚则脾弱,脾肺之气不能荣养皮肉①,故热作也。经曰形寒饮冷则伤肺,又曰脾胃喜温而恶寒。今服小便之寒凉,宁不愈伤其脾肺耶?是以腹胀作痛,胁气触上,或泻或汗种种诸病,皆由损其脾肺也。而脉时或变易不常者,亦由气血两虚,虚而为盈,难乎有常矣。

遂用参、芪各一②钱,茯苓、白术各一钱,归身、牛膝各七分,厚朴、陈皮、木香、甘草各五分,薄桂三分。煎服二十余帖,诸症

悉退。

后因解头劳倦,诸症复作。来就予治,脉与前颇同,但不数不驶而已。仍用参、芪各三钱,麦门冬、归身、厚朴、枳实、甘草、黄芩等剂而愈。

五 志

书曰:五志过为病,非药可治,须以情胜。古今方书多略而不言,遇有此疾,无例可推。因搜求前贤治例,著之于后,以示将来者焉。

如怒伤肝,肝属木,怒则气并于肝,而脾土受邪,木太过则肝亦自病;喜伤心,心属火,喜则气并于心,而肺金受邪,火太过则心亦自病;悲伤肺,肺属金,悲则气并于肺,而肝木受邪,金太过则肺亦自病;恐伤肾,肾属水,恐则气并于肾,而心火受邪,水太过则肾亦自病;思伤脾,脾属土,思则气并于脾,而肾水受邪,土太过则脾亦自病。寒伤形,形属阴,寒胜血则阳受邪,寒太过则阴亦自病;热③伤气,气属阳,热胜寒则阴受病,热太过则阳亦自病。

凡此数者,更相为治。故悲可以治怒,以怆恻苦楚之言感之;喜可以治悲,以谑浪亵狎之言戏④之;恐可以治喜,以逼遽死亡之言怖之;怒可以治思,以污辱欺罔之言触之;思可以治恐,以虑彼忘此之言夺之。凡此五者,必诡谲怪诈,无所不至,然后可以动人耳目,易人视听,若胸中无材器之人亦不能用此法也。热可以治寒,寒可以治热,逸可以治劳,习可以治惊。经曰惊者平之。夫惊以其忽然而遇之也,使习见习闻,则不惊

---

① 肉:抄本作"毛"。
② 一:抄本作"二"。
③ 热:抄本作"炅"。下同。
④ 戏:抄本作"误"。

矣。惟劳则气耗，恐则气夺者，为难治。喜者少病，百脉舒和之故也。

喜

一人因喜成病，庄医切脉，为之失声，佯曰："吾取药去。"数日更不来。病者悲泣，辞家人曰："处世不久矣。"庄知其将愈，慰之。诘其故，引《素问》"惧胜喜"。可谓得玄关者也。

舌 出

一妇因产，舌出不能收。医以朱砂敷其舌，仍命作产子状，令以两女子掖之，乃于壁外潜累盆碗危处，堕地以作声，声闻而舌收矣。

夫舌乃心之苗，此必产难而惊，心火不宁，故舌因用力而出也。今以朱砂以镇其心火，又使倏①闻异声以恐下。经曰恐则气下，故以恐胜之也。

忧

昔贵人有疾，天方不雨，更医十数罔效。最后一医至，脉已，则以指计甲子，曰："某夕天必雨。"竟出。贵人疑曰："岂谓吾疾不可为耶？何言雨而不及药我也？"已而夕果雨，贵人喜起而行乎庭，达旦，疾若脱去。

明日，后至之医得谒，贵人喜且问曰："先生前日言雨，今得雨而瘳，何也？"医对曰："君侯之疾，以忧之。然私计君侯忠且仁，所忧者民耳。以旱而忧，以雨而瘳，理固然耳，何待药而愈耶？"

一人县差，拿犯人以铁索项所犯至县。行至中途，犯则投河而死。犯家告所差人，索骗威逼至死。所差脱罪，未免费财，忧愤成病，如醉如痴，谬言妄语，无复知识。

予诊之，曰："此以费财而忧，必得而喜，病可愈也，药岂能治哉？"令其熔锡作银数锭，置于其侧。病者见之果喜，握视不置，后病遂愈。此谓以喜胜忧也。

思②

一女与母相爱，即嫁母丧，女因思母成疾。精神短少，怠倦嗜卧，胸膈烦闷，日常怏怏，诸药不应。

予视之，曰："此病因思，非药可愈。"彼俗酷信女巫，巫托神降言祸福，谓之卜童。因令其夫贿嘱之，托母降言："女与我前世有冤，汝故托生于我，以害我也。是以汝之生命克母，我死因汝③，今在阴司，欲报汝仇，汝病淹淹，实我所为。我生则与之母子，死则与之寇仇。"夫回谑其妇曰："汝病如此，我他往可请童婆卜之，何如？"妇应曰："诺。"遂请卜，一如夫所言。女闻大怒，诟曰："我因母病，母反害我，何思之有耶？"遂不思，病果愈。此以怒胜思也。

气 结

一官素谨言，一日会宾筵④中有萝卜颇大，客羡之。主曰："尚有大如人者。"客皆笑，以为无。主则悔恨自咎曰："人不见如是大者，而吾以是语之，宜其以吾言为妄为⑤笑也。"因而致疾，药不应。

其子读书达事，思父素不轻言，因而愧

---

① 倏(shū)：忽然。
② 思：此段和"气结"段文字，原本置于上文"一个县差"段前，显系错简。兹从抄本改。
③ 是以汝……因汝：抄本作"是以汝之生命克我，我死皆汝之故"。
④ 会宾筵：抄本作"会堂属官筵"。
⑤ 为：抄本作"且"。

棍成疾。必须实所言,庶可解病①。官所抵家往返十余日②,遂遣人抵家,取萝卜如人大者至官所。复会旧宾,请父强疾而陪。酒酣,令车载置席前,客皆惊讶。其父大喜而疾愈③。

一女婚后,夫经商二年不归。因不食,困卧如痴,无他病,多向床里坐。此思则气结也。药难独治,得喜可解;不然,令其怒。讽掌其面,诟以外情,果大怒而大哭三时许,令解之,与药一帖,即求食矣。予曰:病虽愈,得喜方已。乃诒以夫回,既而果然病不举。

脉

重大之病,一日三脉多变,难治;沉疴日日脉不移,亦难治。伏经脉最难求,如积热之久,脉反沉细,而外症又寒,苟非兼之望闻问切,何可得也?世俗讳疾试医,医复讳情妄臆。而豪贵妇女,往往不得望闻,岂不大错?

论病必分兼经、专经、错经、伏经,知有宾主,而后分标本以处方。兼经并发如两感,专经独发如太阳表症,错经乱发如百合、狐惑病,伏经反发如热极似水。

君臣佐使外,可用一标使,如剂中合从辛以达金,则取引经一味,辛者倍加之,故其效速。

补 阴

一士人,形肥色白,因《名医杂著》。④谓人皆阴不足,服补阴丸至数十年,乃病虚⑤短气。予反之,用辛热剂,决去滞余,而燥其重阴,方得平和无恙。此则未达方书而枉自误,不可不戒也。

前数条出《医通》,予尝熟谙,以其暗与己合,故录之不忘。诗曰"我思古人,实获我心",此之谓也⑥。

惊

一妇年三十余,十八胎九殰⑦八夭。复因惊过甚,遂昏昏不省人事,口唇舌皆疮,或至封喉,下部白带如注,如此四十余日。或时少醒,至欲自缢,自悲不堪。或投凉剂解其上,则下部疾愈甚;或投热剂,或以汤药熏蒸其下,则热晕欲绝。脉之,始知为亡阳⑧症也。急以盐煮大附子九钱为君,制以薄荷、防风,佐以姜、桂、芎、归之属,水煎,入井水冷与之。未尽剂,鼾睡通宵,觉则能识人。

众讶曰:"何术也?"医曰:"方书有之,假对假,真对真尔。"上乃假热,故以假冷之药从之;下乃真冷,故以真热之药反之,斯上下和,而疮⑨解矣。续后再服调元气药,乃生二子。续后又病疟一年,亦主以养元气,待饮食大进,然后劫以毒药⑩,吐下块物甚多,投附子汤三钱而愈。

此条亦出《医通》,以其治病有法,用药有权,可谓知通变者也。故录之以为法⑪。

---

① 病:原本无此字,兹据抄本补入。
② 官所抵家往返十余日:抄本无此九字。
③ 复会旧宾客……其父大喜而疾愈:抄本作"复会堂属,强父扶病而陪。酒至数巡,以车载萝卜至席前。客皆惊讶,其父大喜。且疾愈以喜胜忧也。
④《名医杂著》:疑为《明医杂著》
⑤ 病虚:原本后有一"胖"字,于义无补,显系赘词,兹从抄本删。
⑥ 诗曰……此之谓也:抄本无。
⑦ 殰:(dú读):胎死。
⑧ 阳:抄本作"阴"。
⑨ 疮:抄本作"病"。
⑩ 毒药:性味峻烈之药。
⑪ 故录之以为法:抄本无此句。

腿痛

一人四十余，色黄白，季春①感冒，发汗过多，遂患左脚腿骹（厥阴之分）微肿而痛，不能转动。医作阴毒，治以艾灸。予曰：阴毒虽无肉变高燉之势，缠绵月余，内必有瘀脓。令用毫针深探之，惟黄水数点而已。后又更医，以锋针于灸疮内深入寸许，则血大出，认为阴毒似有可疑。吾以为属于筋痛，经所谓筋痿者耶。

痿虽软易，其亦有痛者。且其痛时，遍身筋皆肿胀。而右脚内廉筋亦急痛，不能屈伸，以此验之，筋痛可知矣。经曰厥阴少血之经，筋之所主。过汗则亡血，而筋失所养，故急痛也。腿骹肿者，盖人身之血犹江河之水，洪泛则流沙走石；彼细流浅濑，则此阻彼碍而壅肿矣。经曰"怯者着而成病"是也。兼之脾胃太虚，呕逆嗳气，饮食少进。经曰：胃者，水谷之海。脾主于胃，行其津液，以养皮肉筋脉。今胃不受，而脾不运，筋脉愈失所养矣。又加灸砭，焦骨伤筋，复耗其血。丹溪曰：血属阴，难成易亏者也。兹则针灸妄施，则血虚耗矣，欲其疾愈，岂可得哉？且经曰筋枯者，举动则痛，是无血以养，俱难治也。所幸者，精神尚好，大便固秘，夜卧安静。于此健其脾胃，使饮食进，则血自生，筋自舒，肿退痛除，庶或可愈。其脉初皆细软而缓，按之无力。予以独参汤一两，一剂与之，其效甚速。

予适他往，更医复灸，又用参、芪、归、术加凉剂，胃气遂不能回矣。再诊，脉变为滑数。脉书言疮科滑脉，未溃宜内消，已溃宜补益。又曰数脉所主为热，其症为虚，是脉与症皆属于虚，亦须大补，托而出之，治亦同法，岂得歧而两途？病居疑似，故详辨之。

吾尝见一妇产后遍身筋痛，遂致不救，是亦亡血故也。

劳

一儿年十一，色白神怯，七月间，发热连日，父令就学，内外俱劳，循至热炽，头痛，正合补中益气汤症。失此不治，以致吐泻，食少。其父知医，乃进理中汤。吐泻少止，渐次眼合，咽哑不言，昏昧不省人事，粥饮有碍，手常揾住阴囊。为灸百会、尾骶不应。

其父质于予。予曰：儿本气怯，又当暑月过劳。经曰劳则气耗。又曰劳倦伤脾。即此观之，伤脾之病也。身热者，经曰阳气者，烦劳则张。盖谓气本阳和，或劳烦，则阳和之气变为邪热矣。头痛者，经曰诸阳皆会于头。今阳气亢极，则邪热熏蒸于头而作痛也。吐泻者，脾胃之清气不升，浊气不降也。目闭者，盖诸脉皆属于目，而眼眶又脾所主，脾伤不能营养诸脉，故眼闭而不开也。咽哑者，盖脾之络连舌本、散舌下，脾伤则络失养，不能言也。经曰脾胃者，水谷之海。五藏皆禀气于脾，脾虚则五藏皆失所养。故肺之咽嗌为之不利，而食难咽；故心之神明为之昏瞀而不知人。常欲手揾阴囊者，盖无病之人，阴升阳降，一有所伤，则升者降，降②者升经曰阴阳反复是也。是以阴升者降，从其类而入厥阴之囊，因阴多阳少，故手欲揾之也。此皆脾胃之病。经谓土极似木，亢则害，承乃制也。症似风木，乃虚③象耳，不治脾胃之土，而治肝木之风，欲儿不死难矣！且用参、芪、术各三钱，熟附一钱煎，用匙灌半酒杯，候看如何。

服后，病无进退。连服二三日，神稍清，目稍开，如有生意，食仍难咽。予为诊之，脉皆浮缓，不及四至。予曰：药病相宜，再可减

---

① 春：抄本作"秋"。
② 降：抄本作"下"。
③ 虚：抄本作"变"。

去附子服之。渐渐稍苏。初医或作风热施治，而用荆、防、芩、连、蚕、蝎之类；或作惊痰，而用牛黄、朱砂、轻粉等药。此皆损胃之剂，岂可投诸儿？今得生幸耳，实① 赖其父之知医也。

或曰：经云无伐天和，其症又无四肢厥冷，时当酷暑而用附子，何也？予曰：参、芪非附子无速效，而经亦曰假者反之。正如冬月而用承气之类，此亦舍时从症之意也。

咳　嗽

一妇年三十，质脆弱，产后咳嗽，痰臭。或作肺痈治，愈剧。延及两脚渐肿至膝，大便溏，小腹胀痛，午后发热，面红气促，不能向右卧。予诊，脉虚小而数。

予曰：凡咳嗽左右向不得眠者，上气促下泻泄者，发热不为泻减者，此皆病之反也。按此皆原于脾。经曰脾主诸臭，入肺腥臭，入心焦臭，入肝腐臭，自入为秽臭。盖脾不能运行其湿，湿郁为热，酿成痰而臭矣。经曰左右者，阴阳之道路也。脾虚则肺金失养。气劣行迟，壅遏道路，故咳嗽气促不能右卧也；脾虚必夺母气以自养，故心虚发热而见于午也；脾主湿，湿胜则内渗于② 肠胃为溏泄，外渗于皮肤为浮肿。

令用参、芪③、甘草补脾为君，白术、茯苓渗湿为臣，麦门冬以保肺气，酸枣仁以安心神为佐，陈皮、前胡以消痰下气为使，用东壁土（以受阳光最多用之）以为引用④。盖土能解诸臭，用以补土，亦易为力矣。此窃取钱氏黄土汤之义也。服一帖，前症略减，病者甚喜。予曰：未也，数帖后无反复，方是佳兆，否则所谓过时失治，后发寒热，真阳脱矣。泄而脚肿，脾气绝矣，何能收救。

予侄文焕妻亦患此，医作肺痈治，而用百合煎汤煮粥，食之反剧⑤。予诊，其脉细弱而缓，治以参、芪甘温等剂，二⑥ 三帖而愈，此由治之早也。

疟

一人年逾四十，形肥色苍，因劳后入房感风，夜半疟作，自汗，寒少热多，一日一作。医用清脾、小柴胡、四兽等剂不效。渐至二日或三日一发。予诊，左脉浮洪虚豁而数，右脉虚小散数，头眩耳鸣，四肢懒倦，手足麻、大便溏，左胁疟母，时或梦遗，发则呕吐，多痰，或辰或午发，至酉戌乃退。每至三十日连发二次，子时发至黎明，其发微；辰时发至酉戌，其发如常。

予用参、芪、归、术、麦门、知母、厚朴、陈皮大剂与之。初服一剂，痞块反高，小腹胀痛。予曰：药若不瞑眩，厥疾弗瘳，再当服之数帖。后脉皆稍静不数。

病者曰：脉平而病不减，何也？予曰：疟邪已深，非数剂之药、旦夕之功所能愈。当久服，待春分阳气发扬，方得全愈。苟惑人言而止药，不惟疟不能止，或瘆或鼓，难免后忧。夫疟因感风、暑、寒、水而作也。经曰皮肤之外，肠胃之内，气血之所舍也。气属阳，风暑阳邪而中于气；血属阴，寒水阴邪而中于血。先中阳邪，后中阴邪，则先寒后热；先中阴邪，后中阳邪，则先热后寒。阳邪多则热多，渴而有汗；阴邪多则寒多而汗少。气血受邪而居于其舍。悍卫之气运行不息，不受邪也。日行阳二十五度，夜行阴二十五度，每一刻则周身一度，行与邪遇，则邪壅遏其道路，故与相搏⑦ 而疟作也。搏则一胜

---

① 实：抄本作"亦"。
② 于：原本作"为"，于义不属，兹据抄本改。
③ 芪：原本作"术"，于医理不当，兹据抄本改。
④ 用：抄本无此字。
⑤ 剧：抄本作"甚"。
⑥ 二：原本前有一"不"字，兹据抄本删。
⑦ 搏：明本作"博"，讹。兹据民本、抄本改，下同。

一负，负则不与之搏，而悍卫无碍，故疟止矣。夫邪之盛衰，因气血之盛衰，气血盛，邪亦盛；气血衰，邪亦衰。久则气血衰，或静养二三日，气血复盛而邪亦盛，悍卫行与之遇，又复相抗而疟作。此疟每三十日连①发二次者，盖二十八九、三十日，晦日也。阴极阳生之时，夜半微阳始生而力尚弱，故疟发亦轻；辰则阳旺矣，故疟亦重。此疟所感阳邪居多，故随阳气盛衰而为之轻重。其三日一发者，非入于藏也，由气血盛衰而然，非若伤寒之传经也。

或曰：邪既因气血而盛衰，今补其气血，未免邪亦盛矣。予曰：邪之所凑，其气必虚。气血未补，终未至于强健，强健邪无容留矣，经曰"邪正不两立"是也。

夫疟三日一发，丹溪以发日之辰分属三阴，而药无三阴之别。总用抚芎、当归、红花、苍术、黄柏等药掣起阳分。疟入阴分，由阳虚陷入也。须宜阳分助气之药，加血药引入阴分，方可掣起。专用血药，只恐邪愈下陷，何以能掣起哉？

梦　遗

一人年十九，面白质弱，因作文过劳，梦遗，遂吐血碗许，自是微咳倦弱，后身忽大热，出疹。疹愈，阴囊痒甚，搓擦水流，敷以壁土，囊肿大如盏许。遂去土，以五倍涂少蜜炙②为末，敷之遂愈。因感风寒，其嗽尤甚，继以左右胁痛。予诊，脉虚而数，见其畏风寒，呕恶倦动，粪溏，气促。

予曰：此金极似火也。夫心属火而藏神，肾属水而藏志，二经属少阴，而上下相通。今劳思则神不宁而梦，志不宁而遗，遗则水不升而心火独亢也。肝属木而藏血，其象震，震为雷，心火既亢，则同类相应，引动龙雷之火，载血而越出乎上窍矣。肝脉环绕阴器，亦因火扰而痛痒肿胀也。火胜金，故

肺金虚而干咳。皮毛为之合，亦为火郁而发疹。大肠为之府，故亦传导失宜而粪溏。然金虚不能平木，故木火愈旺而凌脾，脾虚则呕恶而食减。经曰壮火食气。脾肺之气为壮火所食，故倦于动作而易感风寒也。经言两胁者，阴阳往来之道路也，为火阻碍，则气不利而痛矣。然火有虚有实，有似火而实非火。故经言有者求之，无者求之；虚者责之，实者责之。此治火之大法也。前病之火皆虚，非水湿之可折伏，惟甘温之剂可以祛③除。譬之龙雷之火，日出则自潜伏矣。若用苦寒降火，正如雨聚雷烈而火愈炽盛矣。世医治火，不惟不求之有无虚实，专泥《明医杂著》咳嗽吐红皆属阴虚，误服参、芪不救之语，概用滋阴等剂。况此服滋阴药已百余帖，而病反剧，岂可仍以阴虚治之耶？且经言形寒饮冷则伤肺，又谓脾胃喜温而恶寒。今用甘温健其脾，则肺金不虚，而咳嗽气促自愈。肝木有制，而胁痛吐血自除，虚妄之火亦自息矣。

遂用参、芪各四钱，神曲、山楂各七分，白术、贝母、麦门冬各一钱，甘草五分，炒干姜四④分。煎服十余帖，脉数减，咳少除，精神稍健。

但后又适新婚，不免耗损真阴，将何以制其虚妄之火耶！盖咳属肺金，数脉属火，咳而脉数，火克金也。冬月水旺而见数脉，亦违时也。大凡病见数脉，多难治疗，病久脉数，尤非所宜。此予所以深为之虑也。

心　痛

一妇年三十余，性躁多能，素不孕育，每

---

① 连：原本作"速"，据抄本改。
② 炙：原本作"灸"，据文意改。
③ 祛：原本作"怯"，文义不属，兹据抄本改。
④ 四：抄本作"五"。

啜粥畏饭,时或心痛,春正忽大作,或作气而用香燥,或作痰而用二陈,或作火而用寒凉,因粪结进润肠丸,遂泄不禁,小便不得独利。又发寒热,热则咳痰① 不止,寒则战栗鼓颔,肌肉瘦削,皮肤枯燥,月水不通,食少恶心,或烦躁而渴,或昏昏嗜卧,或小腹胀痛,诸治罔效。医皆视为死症,诣请予往治之,右脉浮大弦数,左脉稍敛而数,热来左右脉皆大而数,寒来脉皆沉微似有似无。

　　经言脉浮为虚,脉大必病进。丹溪谓脉大如葱管者,大虚也。经又谓弦脉属木,见于右手,肝木克脾土也。又以数脉所主为热,甚症为虚。左脉稍敛者,血分病轻也。今患素畏饭者,是胃气本弱矣。心痛即胃脘痛,由脾虚不运,故胃脘之阳不降,郁滞而作痛也。泻泄不禁,小便不得独行者,盖阳主固,且经言膀胱者,津液之府,气化则能出矣,今阳虚不固于内,故频泄也,膀胱气虚不化,故小便不能独行也。又寒热互发者,盖气少不能运行而滞于血分,故发热;血少不得流利而滞于气分,故发寒。仲景曰"阳入于阴则热,阴入于阳则寒"是也。寒则战栗鼓颔者,阴邪入于阳明也。热则咳痰不已,阳邪入于阳明也。此则阴阳两虚,故相交并而然也。肌肉瘦削者,盖脾主身之肌肉,脾虚食少,故瘦削也。皮肤枯燥者,经曰脾主于胃②,行其津液,脾虚不能运行津液,灌溉于肌表,故枯燥也。月水不通者,经曰二阳之病发心脾,男子少精,女子不月。二阳,手足阳明肠与胃也。阳明虚,则心脾皆失所养,而血不生,故不月也。食少恶心,躁渴,嗜卧,皆脾胃所生之症也。小腹胀痛者,乃阳

虚下陷使然也。经曰阳病极而下是也。

　　乃用人参五钱,黄芪四钱,白术三钱为君,升麻八分,茯苓一钱,猪苓、泽泻各七分为臣,苍术五分,香附七分为佐,归身七分,麦门冬一钱为使。煎服三帖不效。一医曰:此病不先驱邪,一主于补,所谓闭门留贼。一医曰:此属阴虚火动,今不滋阴降火而徒补气,将见气愈盛、火愈炽矣。风鉴相其夫曰:奸门清白,必主丧妻;日者推其命曰:运限俱倒,其死必矣。其夫皱眉告予曰:每日扶之,似身渐重,皮枯黑燥,恐不济矣。

　　予思仲景有曰泄利不止,五藏之阳③虚于内;寒热互发,六府之阳虚于外。是则内外两虚,在法不治。所恃者,年尚壮,能受补而已④。但病家宁可于死中求活,岂可坐以待毙!且补药无速效,今服药不满四五剂,即责以效,岂王道之医乎?

　　因令勉服前药六七帖,寒已除,但热不减,汗出不至足。令壶盛热水蒸其足,汗亦过于委中矣。续后前症渐减,始有生意。

　　追思医谓不先去邪者,因其寒热往来也。然去邪不过汗、吐、下三法。今病自汗、吐痰、泄利三者俱矣,再有何法而施乎?且病有实邪、有虚邪,虚可补而实可泻。今病属虚,而以实邪治之,虚虚之祸,咎将谁归?谓当滋阴降火,因其月事不通,病发于夜也。且服降火药,遂小腹胀而大便泄,是不宜于此矣。殊不知滋阴降火,皆甘寒苦泻之剂。今病食少、泄利,明是脾虚,且脾胃喜温而恶寒,今泥于是,宁不愈伤其胃而益其泄乎?吁,危哉!故不敢不辩。

---

① 痰:抄本作"啾"。
② 脾主于胃:抄本作"脾主为胃"。
③ 阳:抄本作"阴"。
④ 已:原本作"矣",兹从抄本改。

附　录

石山居士传

镜山散人李汛彦夫撰

居士姓汪,名机,字省之。其先出越国公华长子、郎州法曹建之后。四传至瑃者,始迁古黟赤山镇,即今祁治石山也。其后讳新一者,元季复迁石山之南,曰朴墅。乡人本其所自出,尊之曰石山居士云。

居士性恬淡,不喜奢靡,动法古人,一本于诚,言出未尝不践。平居粗衣粝食类俭者,至义之所当为,视弃百金如一羽耳。其弟柱,客死广东海徼,命子炅往取其柩,备历艰险,始克柩归,而所费一无所问。远祖坟墓,失业他姓,率众复之,费尤不较。族人欲立宗祠,筹之工巨,非白金六十斤余不可,众难之,居士即任十之二,曰:尊祖敬宗,又何惜焉!于是众皆趍①赴,不日而成。

处家庭和易不苟,人皆乐从。如嫁娶丧祭,并依家礼,立规行二十余年,罔有违者。御庸工佃人俱有恩。尝戒其子弟曰:民有四业,皆不可离义之一字,其立心制行,大略如此。

早岁习《春秋》经,补邑庠弟子员,屡试不利,其考以望公喻之,曰:昔范文正公尝自祷曰不为良相,愿为良医,意谓仕而不至于相,则其泽之所及,顾不若医之博耳。盖翁尝以医活人,至数千指,故以此喻。居士悟,即弃去科举浮文,肆力医家诸书,参以《周易》及儒先性理奥论而融会于一,皆余医所未闻也。

其母孺人病头痛,呕吐十余年,居士起之如故。以望公晚年三染疾,亦三起之。公曰:医力如此,牲鼎,何足羡耶?于是益加研究,诊治病者,百试百中,捷如桴鼓。声名益彰,遐迩以疾来请者无虚日,居士随请随就。不可起者,直告之不隐,可起者竭力治之,至忘寝食。若王公贵人,稍不为礼,不应也,其自重又如此。久之求者益众,所应亦博,活人至数万指。都里、姓名、脉色及方症,其徒周臣、许忠历历纪之,为书曰《石山医按》,试略言之。

郡侯张歉斋公,年逾五十,过劳怠倦,烦闷,恶食不爽。居士诊之,脉浮小濡缓。曰:此合东垣劳倦伤脾之论也。冬春宜仿补中益气汤例,夏秋宜仿清暑益气汤例,依法守方,服之良愈。又常虑子迟,居士复为诊之,曰:浮沉各得其位,大小不逾其矩,后当有子,果如所言。

歙呈坎罗斯聪,年逾三十,病中满。朝宽暮急,屡医不效。居士诊视,脉浮小而弦,按之无力,曰:此病宜补。以人参二钱,白术、茯苓各一钱,黄芩、木通、归尾、川芎各八分,栀子、陈皮各七分,厚朴五分,煎服。且喻之曰:初服略胀,久则宽矣。彼疑气无补法,居士曰:此世俗之言也。气虚不补,则失其健顺之常,痞满无从消矣。经曰塞因塞用,正治此病之法也。服之果愈。

其弟斯俊,形实而黑,病咳,痰少声嘶,

---

① 趍:同"趋"。

间或咯血。居士诊之，右脉大无伦，时复促而中止，左脉比右略小而软，亦时中止。曰：此肺、脾、肾三经之病也。盖秋阳燥烈，热则伤肺，加之以劳倦伤脾，脾为肺母，母病而子失其所养。女色伤肾，肾为肺子，子伤必盗母气以自奉，而肺愈虚矣。法当从清暑益气汤例而增减之。以人参二钱或三钱，白术、白芍、麦门冬、茯苓各一钱，生地、归身各八分，黄柏、知母、陈皮、神曲各七分，少加甘草五分，煎服。

或曰：《明医杂著》云凡病喘嗽咳血，肺受火邪，误用参、芪，多致不救，谓何？曰：医者意也。徒泥陈言而不知变，乌足以言医？人参虽温，杂于酸苦甘寒群队药中，夺于众势，非惟不能为害，而反为人用矣。孟子曰一薛居州，独如宋王何？此之谓欤。患者闻之喜曰：非通儒者，论不及此。锐意煎服，月余而安。

罗汝声，年五十余，形瘦而黑，理疏而涩，忽病腹痛，午后愈甚。医曰：此气痛也。治以快气之药，痛亦加。又曰：午后血行阴分，加痛者血滞于阴也。煎以四物汤加乳、没，服之亦不减。诣居士诊之，脉浮细而结，或五、七至一止，或十四五至一止。经论止脉渐退者生，渐进者死。今止脉频则反轻，疏则反重，与《脉经》实相矛盾。居士熟思少顷，曰得之矣。止脉疏而痛甚者，以热动而脉速，频而反轻者，以热退而脉迟故耳，病属阴虚火动无疑。且察其病，起于劳欲。劳则伤心而火动，欲则伤肾而水亏。以人参、白芍补脾为君，熟地、归身滋肾为臣，黄柏、知母、麦门冬清心为佐，山楂、陈皮行滞为使，人乳、童便或出或入，惟人参渐加至四钱或五钱，遇痛进之即愈。

或曰：诸痛与瘦黑人及阴虚火动，参、芪并在所禁，今用之顾效，谓何？居士曰：药无常性，以血药引之则从血，以气药引之则从气，佐之以热则热，佐之以寒则寒，在人善用之耳。况人参不特补气，亦能补血。故曰血虚气弱，当从长沙而用人参是也。所谓诸痛不可用参、芪者，以暴病形实者言耳。罗君年逾五十，气血向虚矣，不用补法，气何由行，痛何由止？经曰壮者气行则愈是也。或者唯唯。

临河程正刚，年三十余，形瘦体弱，忽病上吐下泻，勺水粒米不入口者七日，自分死矣。居士诊脉，八至而数，曰：当仲夏而得是脉者，暑邪深入也。上吐下泻，不纳水谷，邪气自甚也，宜以暑治焉。

或曰：深居高堂，暑从何入？居士曰：东垣云远行劳倦，动而得之为伤热；高堂大厦，静而得之为伤暑。此正合静而伤暑之论也。但彼用温热，以暑邪在表，此则暑邪已深入矣，变例而用清凉之剂可也。遂以人参白虎汤进半杯，良久再进一杯，遂觉稍安。家人皆大喜，曰：药能起死回生，果然。三服后，减去石膏、知母，再以人参渐次加作四五钱，黄柏、陈皮、麦门冬等，随所兼病而为佐使，一月后，平复如初。

程福仁，体肥色白，年近六十。痰喘声如曳锯，夜不能卧。居士诊之，脉浮洪，六、七至，中或有一结，曰：喘病脉洪可治也。脉结者，痰凝经隧耳，宜用生脉汤加竹沥。服之至十余帖，稍定。患者嫌迟，更医服三拗汤，犹以为迟，益以五拗汤，危矣。其弟曰：汪君王道医也，奈何欲速至此？于是复以前方服至三四十帖，病果如失。

一妇，形肥色淡紫，年几三十，艰于育子。居士脉之，两尺脉皆沉微，法当补血。以形言之，肥人气虚，亦当补气。遂令多服八物汤，仍以补阴丸加参、芪，空腹吞之。三月余有孕。复为诊之，两尺如旧。以理论之，孕不当有。昔人云脉难尽凭，殆此类欤。

侍御槐塘　　景之，形肥色黑，素畏热而好饮，年三十余。忽病自汗如雨，四肢俱痿，且恶寒，小便短赤，大便或溏或结，饮食亦减。医作风治,用独活寄生汤、小续命汤,弗效。五月间,居士往视,脉沉细而数,约有七至。曰:此痿证也,丹溪云断不可作风治。经云痿有五,皆起于肺热。只此一句,便晓其治之法矣。经又云治痿独取阳明。盖阳明胃与大肠也。胃属土,肺属金,大肠亦属阳金,金赖土生,土亏金失所养而不能下生肾水,水涸火盛,肺愈被伤,况胃主四肢,肺主皮毛。今病四肢不举者,胃土亏也;自汗如雨者,肺金伤也。故治痿之法,独取阳明而兼清肺金之热,正合东垣清燥汤。服百帖,果愈。

郑村汪钿,长瘦体弱,病左腹痞满。谷气偏行于右,不能左达,饮食减,大便滞,居士诊其脉,浮缓而弱,不任寻按。曰:此土虚木实也。用人参补脾,枳实泄肝,佐以芍药引金泄木,辅以当归和血润燥,加厚朴、陈皮以宽胀,兼川芎、山栀以散郁。服十余帖,稍宽。因粪结滞,思饮人乳,居士曰:只恐大便滑耳。果如言。遂辞乳媪,仍服前药,每帖加人参四五钱。后思香燥物。曰:脾病气结,香燥无忌也。每日因食香燥榧一二十枚,炙蒸饼十数片,以助药力,年余而安。

庠生罗君辅,年三十余。尝因冒寒发热,医用发表不愈,继用小柴胡,热炽汗多,遂昏昏愦愦,不知其身之所在,卧则如云之停空,行则如风之飘毛,兼又消谷善饥,梦遗诸证。居士观其形类肥者,曰:此内火燔灼而然,虚极矣。诊其脉皆浮洪如指。曰:《脉经》云脉不为肝衰者,死,在法不治。所幸者,脉虽大,按之不鼓,形虽长,而色尚苍,可救也。医以外感治之,所谓虚其虚,误矣。经云邪气乘虚而入,宜以内伤为重。遂以参、芪、归、术大剂,少加桂、附,服十余帖,病减十之二三。再除桂、附加芍药、黄芩,服十余贴,病者始知身卧于床,足履于地,自喜曰可不死矣。服久果起。

槐充胡本修,监生,年逾三十。形肥色白,酒中为人折辱,遂病心恙,或持刀,或逾垣,披发大叫。居士诊之,脉濡缓而虚,按之不足,曰:此阳明虚也,宜变例以实之,庶几可安。先有医者,已用二陈汤加紫苏、枳壳等药进二三帖矣。闻居士言,即历声曰:吾治将瘥,谁敢夺吾功乎?居士遂告回。

医投牛黄清心丸,如弹丸者三枚,初服颇快,再服躁甚,三服狂病倍发,抚膺号曰:吾热奈何?急呼水救命,家人守医者言,禁不与。趋楼见神前供水一盂,一呷而尽,犹未快也。复趋厨房得水一桶,满意饮之,狂势始减半,其不死,幸尔。

复请居士治之。以参、芪、甘草甘温之药为君,麦门冬、片黄芩甘寒之剂为臣,青皮疏肝为佐,竹沥清痰为使,芍药、茯苓随其兼证而加减之,酸枣仁、生山栀因其时令而出入之。服之月余,病遂轻。

然忽目系渐急,即瞀昧不知人事,良久复苏。居士曰:无妨,此气虚未复,神志昏乱而然。令其确守前方,夜服安神丸,朝服虎潜丸,以助其药力。年余,熟寝一月而瘥。

越十余年,因久坐□□,渐次痛延左脚及右脚,又延及左右手,不能行动。或作风治而用药酒,或作血虚而用四物,一咽即痛,盖覆稍热及用针砭,痛益甚。煎服熟地黄,或吞虎潜丸,又加右齿及面痛甚。季秋,始请居士诊之,脉濡缓而弱,左脉比右较小,或涩,尺脉尤弱。曰:此痿证也。彼谓痿证不痛,今以肢痛为痿,惑也。居士曰:诸痿皆起于肺热,君善饮,则肺热可知。经云治痿独取阳明。阳明者,胃也。胃主四肢,岂特脚耶?痿兼湿重者,则筋缓而痿软,兼热多者,则筋急而作痛。因检《橘泉翁传》示之,始信痿亦有痛也。又,经云酒客不喜甘。熟芐味甘,而虎潜丸益之以蜜,则甘多助湿而动胃火,故右齿面痛也。遂以人参二钱,黄芪钱半,白术、茯苓、生地黄、麦门冬各一钱,归身八分,黄柏、知母各七分,甘草四分,煎服五帖，病除，彼遂弃药。季冬复病，仍服前方而愈。

溪南吴道济妻，年逾三十，无子。诊视其脉近和，惟尺部觉洪滑耳。问得何病？曰：子宫有热，血海不固尔。道济曰：然。每行人道，经水则来，乃喻以丹溪大补丸，加山茱萸、白龙骨止涩之药，以治其内，再以乱发灰、白矾灰、黄连、五倍子为末，用指点水染入阴户，以治其外。依法治之，果愈而孕。

吴传芳妻，年逾五十。病左脚膝挛痛，不能履地，夜甚于昼，小腹亦或作痛。诊其脉浮细缓弱，按之无力，尺脉尤甚，病属血衰。遂以四物汤加牛膝、红花、黄柏、乌药。连进十余帖而安。

吴良鼎，形瘦而苍，年逾二十。忽病咳嗽，咯血，兼吐黑痰，医用参、术之剂，病愈甚。居士诊之，两手寸关浮软，两尺独洪而滑，此肾虚火旺而然也。遂以四物汤加黄柏、知母、白术、陈皮、麦门冬之类。治之月余，尺脉稍平，肾热亦减。依前方再加人参一钱，兼服枳术丸加人参、山栀以助其脾，六味地黄丸加黄柏以滋其肾，半年痊愈。

吴福孙之媳，年几三十。因夫在外纳宠，过于忧郁，患咳嗽，甚则吐食呕血，兼发热、恶寒、自汗，医用葛氏保和汤不效。居士诊其脉，皆浮濡而弱，按之无力，晨则近驶，午后则缓。曰：此忧思伤脾病也。脾伤则气结，而肺失所养，故咳嗽。家人曰：神医也。遂用麦门冬、片黄芩以清肺，陈皮、香附以散郁，人参、黄芪、芍药、甘草以安脾，归身、阿胶以和血。服数帖，病稍宽。后每帖渐加人参至五六钱，月余而愈。

竦塘黄崇贵，年三十余。病水肿，面光如胞，腹大如箕，脚肿如槌，饮食减少。居士诊之，脉浮缓而濡，两尺尤弱。曰：此得之酒色，宜补肾水。家人骇曰：水势如此，视者不曰通利，则曰渗泄，先生乃欲补之水，不益剧耶？曰：经云水极似土，正此病也。水极者，

本病也；似土者，虚象也。今用通利渗泄而治其虚象，则下多亡阴，渗泄耗肾，是愈伤其本病而增土湿之势矣。岂知亢则害、承乃制之旨乎？遂令空腹服六味地黄丸，再以四物汤加黄柏、木通、厚朴、陈皮、参、术。煎服十余帖，肿遂减半，三十帖痊愈。

侍御泾县萧君吉夫，年逾五十，患眩晕、溲涩、体倦、梦遗、心跳、通夜不寐，易感风寒，诸药俱不中病。居士诊之，脉或浮大，或小弱无常，曰：此虚之故也。丹溪云肥人气虚，宜用参、芪，又云黑人气实，不宜用之。果从形欤，抑从色欤？居士熟思之，色虽黑而气虚，当从形治。遂以参、芪为君，白术、茯苓、木通为臣，山栀子、酸枣仁、麦门冬为佐，陈皮、神曲为使，煎服。晨吞六味地黄丸，夜服安神丸，逾年病安。

休宁程勇，年三十余。久病癎症，多发于晨盥时，或见如黄狗走前，则昏瞀仆地，手足瘛疭，不省人事，良久乃苏，或作痰火治而用芩连二陈汤，或作风痰治而用全蝎姜蚕寿星丸，或作痰迷心窍而用金箔镇心丹，皆不中病。居士诊之，脉皆缓弱颇弦，曰：此木火乘土之病也。夫早晨阳分，而狗阳物，黄土色，胃属阳土，虚为木火所乘矣。经云诸脉皆属于目，故目击异物而病作矣。理宜实胃泻肝而火自息。《本草》云泄其肝者，缓其中。遂以参、芪、归、术、陈皮、神曲、茯苓、黄芩、麦门冬、荆芥穗。煎服十余帖，病减，再服月余而安。

学士篁墩程先生，形色清癯，肌肤细白，年四十余。患眩晕，四肢倦怠，夜寐心悸言乱，或用加减四物汤甘寒以理血，或用神圣复气汤辛热以理气，又或作痰火治，或作湿热治，俱不效。遣书请居士诊之，脉皆沉细不利，心部散涩。曰：此阴脉也。脾与心必因忧思所伤，宜仿归脾汤例加以散郁行湿之药。先生喜曰：真切真切。服数帖，病果向安。一夕，因懊恼忽变，急请诊视。脉三五

不调,或数或止,先生以为怪脉,居士曰:此促脉也,无足虑焉。曰:何如而脉变若此?曰:此必怒激其火然也。先生哂曰:子真神人耶!以淡酒调木香调气散一匕,服之,其脉即如常。

汉口孙以德,形肥色紫,年逾五十,颈项少阳之分,痈肿如碗。居士诊之,脉浮小而滑,乃语之曰:少阳多气少血之经,宜补。若用寻常驱热败毒之药,痈溃之后难免别患。彼以为然。遂煎参、芪、归、术膏一二斤,用茶调服无时,盖茶能引至少阳故也。旬余,痈溃而起。

程贵英,形长而瘦,色白而脆,年三十余。得奇疾,遍身淫淫循行如虫,或从左脚腿起,渐次而上至头,复下于右脚,自觉虫行有声之状,召医诊视,多不识其为何病。居士往诊,其脉浮小而濡,按之不足,兼察其形、视其色、参诸脉,知其为虚症矣。《伤寒论》云身如虫行,汗多亡阳也。遂仿此例,而用补中益气汤,多加参、芪,以酒炒黄柏五分佐之。服至二三十帖,遂愈。

孙昊,年二十余。病咳嗽、呕血、盗汗,或肠鸣作泻,午后发热。居士往视,其脉细数,无复伦次,因语之曰:《难经》云七传者,逆经传也。初因肾水涸竭,是肾病矣。肾邪传之于心,故发热而夜重;心邪传之于肺,故咳嗽而汗泄;肺邪传之于肝,故胁痛而气壅;肝邪传之于脾,故肠鸣而作泄;脾邪复传于肾,而肾不能再受邪矣。今病兼此数者,死不出旬日之外矣。果如期而逝。

野山汪盛妻,年逾四十,形色苍紫,忽病血崩,诸医莫治。或用凉血,或用止涩,罔效。居士察其六脉,皆沉濡而缓,按之无力。以脉论之,乃气病,非血病也,当用甘温之剂,健脾理胃,庶几胃气上腾,血行经络,无复崩矣,遂用补中益气汤多加参、芪,兼服参苓白术散,崩果愈。

汪氏子,形瘦而脆,色白而嫩,年逾二十,将治装他出。居士诊视良久,乃语之曰:某时病将至矣。书寸楮遗之,盖欲其止也,彼不以为然。后果如期病,不起。

逢村王恕,年二十余。因水中久立过劳,病疝痛。痛时腹中有磊块,起落如滚浪,其痛尤甚。居士诊其脉,皆弦细而缓,按之似涩,曰:此血病也。考之方书,疝有七,皆不宜下,所治多用温散之药,以气言之,兹宜变法治之,乃用小承气加桃仁下之,其痛如失。三日痛复作,比前加甚。脉之,轻则弦大,重则散涩。思之,莫得其说。问曾食何物?曰:食鸡卵二枚而已。曰:已得之矣。令以指探喉中,吐出令尽,而痛解矣。

黄豹,年逾六十。病气喘,顾谓其子曰:愿得石山先生来,吾无憾矣。其子夤夜昇至,视其脉皆紫紫如蛛丝。问曰:吉凶何如?居士久之,若有难言者。彼悟曰:吾不得济矣。是夜书讫标书五纸付其子而逝。

大坑方细,形瘦,年三十余。忽病腹痛,磊块起落如波浪然,昼轻夜重。医用木香、沉香磨服,及服六君子汤,皆不验。居士诊其脉,浮缓弦小,重按似涩。曰:此血病也,前药作气治谬矣。彼谓血则有形,发时虽有块磊,痛或则消而无迹,非气而何?盖不知有形者,血积也;无形者,血滞也。滞视积略轻耳,安得作气论耶?若然,则前药胡为不验?遂用四物汤加三棱、蓬术、乳香、没药。服之,痛遂脱然。

一妇,形长色紫,妊五月矣。托居士脉之,以别男女。曰:脉右大于左。《脉诀》云左大为男,右为女,今脉右大当是女耶。彼则喜曰:我男胎矣。往岁有妊时,尊甫先生诊之,亦谓右脉浮大,当是女孕,后生男。今妊又得是脉,可知为男矣。后果生男。居士曰:脉书但道其常,莫能尽其变此医所以贵乎望、闻、问、切也。

九江钞厂主事郑君希大,瘦长而色青白,性急刚果,年三十余,病反胃,每食入良久复出，又嚼又咽，但不吐耳。或作气治而用丁香、藿香，或作痰治而用半夏、南星，或作寒治而用姜附，药俱罔效。居士脉之，皆缓弱稍弦。曰：非气非痰，亦非寒也，乃肝凌脾之病。经云能合脉色，可以万全。君面青性急，肝木甚也，脉缓而弱，脾土虚也。遂用四君子汤加陈皮、神曲，少佐姜炒黄连，以泄气逆。服月余而愈。

钞厂陈库子，其父老年患背痈。居士诊视，脉洪缓而濡，痛肿如碗，皮肉不变，按之不甚痛，微发寒热，乃语之曰：若在膊胂，经络交错、皮薄骨高之处，则难矣。今肿去胛骨下掌许，乃太阳经分，尚可治。遂用黄芪五钱，当归、羌活、甘草节各一钱。先令以被盖暖，药热服，令微汗。寝熟肿消一晕，五服遂安。时居士舟去半日，其子驾小艇载鹅米追及，拜曰：吾父更生，故来谢耳。

居士弟樟之妻，瘦长色苍，年三十余。忽病狂言，披发裸形，不知羞恶，众皆谓为心风。或欲饮以粪清，或欲吐以痰药。居士诊其脉，浮缓而濡，乃语之曰：此必忍饥，或劳倦伤胃而然耳。经云二阳之病发心脾。二阳者，胃与大肠也。忍饥、过劳，胃伤而火动矣，延及心脾，则心所藏之神，脾所藏之意，皆为之扰乱，失其所依归矣，安得不狂？内伤发狂，阳明虚也，法当补之。遂用独参汤加竹沥，饮之而愈。

福州李俊，年三十余。忽病渴热昏闷，面赤倦怠。居士诊之，脉皆浮缓而弱，两尺尤甚，曰：此得之色欲，药宜温热。其弟曰：先生之言诚是也，但病热如此，复加热药，惑矣。居士曰：经云寒极生热。此症是也。肾虚寒者，本病也；热甚者，虚象也。譬之雷火，雨骤而火愈炽，日出火斯灭矣。遂以附子理中汤煎热冷服，三帖热渴减半，再服清暑益气汤，十余帖而安。

李一之，年近四十，病反食，与近邻二人脉病颇同。居士曰：二人者，皆急于名利，惟一之心宽可治。遂以八物汤减地黄，加藿香为末，用蜜、韭汁调服而愈。二人逾年果没。

一之妻，病痢瘦弱，久伏床枕，粥食入胃，即腹痛呕吐，必吐尽所食乃止。由是粒食不下咽者，四十余日，医皆危之。居士诊曰：病与脉应，无虑也。不劳以药，惟宜饲以米饮，使胃常得谷气，白露节后，病当获安。如期果愈。

其侄春，年十七时，秋间病酒，视为小恙。居士诊之曰：脉危矣。彼不为然，别请医治而愈，惟遍身疮痍。十月间，复造诣之，其侄出揖，以示病已获安，意谓向之诊视欠精也。复为诊之曰：不利于春。至立春果卒。

汪世昌，形肥色紫，年逾三十。秋间病恶寒发热，头痛，自汗，恶心，咯痰，恶食，医以疟治。居士诊之，脉浮濡而缓，右寸略弦，曰：非疟也，此必过劳伤酒所致。饮以清暑益气汤，四五服而愈。

九都许僖，形魁伟，色黑善饮，年五十余。病衄如注，嗽喘不能伏枕，医以四物汤加麦门冬、阿胶、桑白皮、黄柏、知母，进入愈甚。居士诊之，脉大如指。《脉经》云：鼻衄失血沉细宜，设见浮大即倾危。据此，法不救，所幸者，色黑耳。脉大非热，乃脉气虚也。此金极似火之病，若补其肺气之虚，则火自退矣。医用寒凉降火之剂，是不知《素问》"亢则害，承乃制"之旨。遂用人参三钱，黄芪二钱，甘草、白术、茯苓、陈皮、神曲、麦门冬、归身甘温之药进之，一帖病减，十帖病痊。后十余年，复诊之，语其子曰：越三年，寿止矣。果验。

一妇，长瘦色黄白，性躁急，年三十余。常患坠胎，已七八见矣。居士诊之，脉皆柔软无力，两尺虽浮而弱，不任寻按。曰：此因坠胎太多，气血耗甚，胎无所滋养，故频坠。譬如水涸而禾枯，土削而木倒也。况三月、五月正属少阳火动之时，加以性躁而激发之，故坠多在三、五、七月也。宜大补汤去桂加黄柏、黄芩煎服，仍用研末蜜丸服之，庶可存全。服半年，胎果固而生二子。

一妇，年逾三十，久疟。疟止有妊五月，忽病腹痛、泄泻、头痛、发渴，右脉浮滑，左侧细滑。居士以四君子汤加石膏、黄芩，煎服二帖，头痛、泄泻虽除，又加肛门胀急，其夫欲用利药。居士曰：耐烦二日，候胃气稍完，然后以四物汤加酒大黄、槟榔，利三四行，胀急稍宽，再服枳术丸加黄芩、归身，一料病去，而胎亦无损。

一女，年十五。病心悸，常若有人捕之，欲避而无所也。其母抱之于怀，数婢护之于外，犹恐恐然不能安寝。医者以为病心，用安神丸、镇心丸、四物汤不效。居士诊之，脉皆细弱而缓，曰：此胆病也。用温胆汤服之而安。

居士之甥汪宦，体弱色脆，常病腹痛，恶寒发热，呕泄倦卧，时或吐虫，至三五日或十数日而止。或用丁沉作气治，或用姜附作寒治，或用消克作积治，或用燥烈作痰治，罔有效者。居士诊视，脉皆濡小近驶，曰：察脉观形，乃气虚兼郁热也。遂用参、芪、归、术、川芎、茯苓、甘草、香附、陈皮、黄芩、芍药，服之而安。

或曰：诸痛不可用参、芪并酸寒之剂，今犯之何也？曰：病久属郁，郁则生热。又气属阳，为表之卫，气虚则表失所卫，而贼邪易入，外感激其内郁，故痛大作。今用甘温以固表，则外邪莫袭，酸寒以清内，则郁热日消，病由是愈。

胡本清甫，形肥色紫，年逾七十。忽病瞀昧，但其目系渐急，即合眼昏愦如瞌睡者，头面有所触皆不避，少顷而苏。问之，曰：不知也。一日或发二三次，医作风治，病加重。居士诊其脉，病发之时，脉皆结止，苏则脉如常，但浮虚耳，曰：此虚病也。盖病发而脉结者，血少气劣耳。苏则气血流通，心志皆得

所养，故脉又如常也。遂以大补汤去桂，加麦门冬、陈皮，补其气血而安。

三子俱邑庠生，时欲应试而惧。居士曰：三年之内，保无恙也，越此，非予所知。果验。

石门陈奈，形短颇肥，色白近苍，年逾二十。因祈雨过劳，遂病手足瘛疭，如小儿发惊之状，五日勺水不入口，语言艰涩。或作痰火治，或作风症治，皆不验。居士视之，脉皆浮缓而濡，按之无力。曰：此因劳倦伤脾，土极似木之病也。经云："亢则害，承乃制"是矣。夫五行自相制伏，平和之时，隐而不见，一有所负，则所胜者见矣。今病脾土受伤，则土中之木发而为病，四肢为之瘛疭也。盖脾主四肢，风主动故也。若作风痰治之，必致于死，惟宜补其脾土之虚，则肝木之风自息矣。遂以参、术为君，陈皮、甘草、归身为臣，黄柏、麦门冬为佐。经云泻其肝者，缓其中，故用白芍为使，引金泻木，以缓其中。一服，逾宿遂起，服至十余帖全安。

陈校，瘦长而脆，暑月过劳，饥饮烧酒，遂病热汗，昏愦语乱。居士视之，脉皆浮小而缓，按之虚豁。曰：此暑伤心、劳伤脾也。盖心藏神，脾藏意，二藏被伤，宜有此症。法宜清暑以安心，益脾以宁意。遂用八物汤加麦门冬、山栀子、陈皮，煎服十余帖而愈。

竹园陈某，形瘦而苍，年逾五十。居士诊视其脉，皆弦涩而缓，尺脉浮而无根。曰：尺脉当沉而反浮，所主肾水有亏，其余脉皆弦涩而缓者，弦脉属木，涩为血少，缓脉属脾。以脉论之，似系血液枯槁，而有肝木凌脾之病，非膈则噎也。问之，胸膈微有碍。曰：不久膈病成矣，病成非药可济。后果病膈而卒。

陈锐，面黑形瘦，年三十余，患鼻衄，发热恶寒，消谷善饥，疲倦或自汗、呕吐。居士诊之，脉细且数，约有六至。曰：丹溪论瘦黑者、鼻衄者、脉数者，参、芪皆所当禁固也，然

不可执为定论。《脉经》云：数脉所主，其邪为热，其症为虚。宜人参三钱，黄芪二钱，生甘草、陈皮、黄柏、白术、归身、生地黄、山栀子、生芍药递为佐使。服之果安。

南畿提学黄公，年四十余。溲精久之，神不守舍，梦乱心跳。用清心莲子饮无效，又取袖珍方，治小便出髓条药服之，又服小菟丝子丸，又服四物汤加黄柏，俱无效。居士诊视，一日之间，其脉或浮濡而驶，或沉弱而缓。曰：脉之不常，虚之故也。语曰无而为有，虚而为盈，难乎有恒，此之谓乎。其症初因肾水有亏，以致心火亢极乘金，木寡于畏而侮其脾，此心、脾、肾三经之病也。理以补脾为主，兼之滋肾养心，病可痊也。方用人参为君，白术、茯神、麦门冬、酸枣仁、山栀子、生甘草为佐，莲肉、山楂、黄柏、陈皮为使，其他牡蛎、龙骨、川芎、白芍、熟苄之类，随其变症而出入之。且曰：必待人参加至五钱病脱。公闻言，疑信相半。服二十余日，人参每服用至三钱，溲精觉减半矣。又月余，人参加至五钱病全减。公大喜曰：初谓人参加至五钱，病脱，果然。医岂① 神乎！凡此皆活法，非定方也。其妙如此，殆非心通造物而执其死生之柄者欤！

居士所著有《重集脉诀刊误》二卷，《内经补注》若干卷，《本草会编》若干卷，惠及后学，尤为不浅，然非通儒者，敢望其门墙也哉！

论曰：医之用药，如将之用兵，苟非其人，则杀伤众矣，悲夫！昔邓禹常叹曰：吾统百万之众，未尝妄杀一人，后世必有兴者。居士不惟不误杀而已，且能起病之垂死者，无虑数千百人，其子孙又当何如？虽然，居士有道者，岂为是而为之者耶？

上传借观者众，因不能应，故共与梓之。

嘉靖二年四月望日门人周臣、许忠谨识

辨《明医杂著·忌用参芪论》

按汝言王公撰次《明医杂著》，其中有曰：若酒色过度，伤损肺肾真阴，咳嗽、吐痰、衄血、咳血、咯血等症，此皆阴血虚而阳火旺也。宜甘苦寒之药，生血降火。若过服参、芪等甘温之药，则死不治。盖甘温助气，气属阳，阳旺则阴愈消故也。又云：咳嗽见血，多是肺受热邪、气得热而变为火，火盛而阴血不宁，从火上升，治宜滋阴泻火，忌用人参等补气之药。又撰次《本草集要》云：人参入手太阴而能补火，故肺受火邪、咳嗽及阴虚火动、劳嗽、吐血者忌用之，误用多致不救。予常考其所序，固皆本之丹溪。然丹溪予无间然矣，而王氏未免有可议者。

丹溪曰：治病必分血气。气病补血，虽不中病，亦无害也。血病补气，则血愈虚散矣。此所以来王氏阳旺则阴愈消之说也。丹溪又曰：补气用人参，然苍黑人多服之，恐反助火邪而烁真阴。此所以又来王氏咳嗽见血，多是火盛阴虚，忌用人参补气之论。而《集要》复有人参补火，肺受火邪、劳嗽、吐血等症忌用人参之戒也。

夫王氏之言虽出丹溪，但过于矫揉而失之于偏也。不曰误服参、芪多致不救，则曰多服参、芪死不可治，言之不足，又复申之，惟恐人以咳嗽、失血为气虚，不作阴虚主治也。篇末虽曰"亦有气虚咳血"之言，又恐人因此言复以咳嗽、失血为气虚，故即继之曰但此症不多尔。是以愈来后人之惑，使凡遇咳血，虽属气虚，终以前言为主，而参、芪竟莫敢用也。殊不知丹溪立法立言，活泼泼地，何尝滞于一隅？于此固曰血病忌用参、芪，于他章则又曰虚火可补，参、术、生甘草之类，又曰火急甚者，兼泻兼缓，参、术亦可。

----
① 岂：民本作"其"。

是丹溪治火，亦未尝废人参而不用。王氏何独但知人参补火，而不知人参能泻火邪？丹溪又曰：阴虚喘嗽或吐红者，四物加人参、黄柏、知母、五味、麦门冬。又曰：好色之人元气虚，咳嗽不愈琼玉膏，肺虚甚者人参膏。凡此皆酒色过伤肺肾。咳嗽、吐血症也，丹溪亦每用人参治之而无疑。王氏何独畏人参如虎耶？叮咛告戒，笔不绝书。宜乎后人印定耳目，确守不移。一遇咳嗽血症，不问人之勇怯，症之所兼，动以王氏藉口，更执其书以证，致使良工为之掣肘，病虽宜用，亦不敢用，惟求免夫病家之怨尤耳。病者亦甘心忍受苦寒之药，纵至上吐下泻，去死不远，亦莫知其为药所害。与言及此，良可悲哉！

兹取丹溪尝治验者以证之。一人咳嗽、恶寒、胸痞、口干、心微痛，脉浮紧而数，左大于右。盖表盛里虚，闻其素嗜酒肉有积，后因行房涉寒，冒雨忍饥，继以饱食。先以人参四钱，麻黄连根节钱半，与二三帖，嗽止寒除。改用厚朴、青、陈皮、瓜蒌、半夏为丸，参汤送下，二十服而痞除。夫既咳嗽嗜酒，不可谓肺无火也，复因行房感冒，不可谓阴不虚也，初服人参四钱，再用参汤送药，不可谓不多服也，何如不死？

又一人患咳嗽，声哑，用人参、橘红各钱半，半夏曲一钱，白术二钱，知母、瓜蒌、桔梗、地骨皮各五分，复加黄芩五分，入姜煎。仍与四物加炒柏①、童便、竹沥、姜汁，二药昼夜相闻，服两月声出而愈。夫患干咳嗽、声哑，不可谓肺无火邪也，不可谓阴不受伤也，服人参两月不可谓不多也，又何如不死？

又一壮年，因劳倦不得睡，咳痰如脓，声不出。时春寒，医与小青龙汤，喉中有血丝，腥气逆上，渐有血线自口右边出，昼夜十余次。脉弦大散弱，左大为甚。此劳倦感寒，强以辛甘燥热之剂动其血，不治恐成肺痿。遂以参、芪、归、术、芍药、陈皮、生甘草、带节麻黄，煎入藕汁。服二日，嗽止。去麻黄与四日，血除。但脉散未收，食少倦甚，前药除藕汁加黄芩、砂仁、半夏，半月而愈。夫嗽痰如脓，声不出者，不可谓肺不热也，又以甘辛燥热动其血，不可谓血不病也，服参、芪亦不可谓不多也，又复何如而不死？

凡此诸病，以王氏言之，未免皆作酒色伤阴，而用滋阴泻火之药。然而丹溪率以参、芪等剂治之而愈，并不见其助火增病者。盖病有所当用，不得不用也。虽劳嗽吐红，亦有所不避也。且古今治劳莫过于葛可久，其保真汤、独参汤何尝废人参而不用？但详其所挟之症何如耳，岂可谓其甘温助火，一切弃而不用哉！

肺受火邪，忌用人参，其源又出于海藏《本草液②》之所云。而丹溪实绎其义，不意流弊至于如此，又尝因是而推广之。

丹溪曰苍黑之人多服参、芪，恐助火邪而烁真阴，肥白之人多服最好，此固然矣。考其尝治一人，形瘦色黑，素多酒不困，年半百，有别馆。一日，大恶寒发战，言渴不饮，脉大而弱，右关稍实略数，重③则涩。以王氏观之，以形色论之，正合滋阴泻火之法。而丹溪谓此酒热内郁不得外泄，由表热而虚也。用黄芪二两，干葛一两，煎饮之，大汗而愈。既不以苍黑忌用参、芪为拘，亦不以酒色伤阴忌服参、芪为禁。是知丹溪立言以示人者，法之常，施治而不以法为拘者，善应变也。王氏但知其立法之常，而未察其治不以法为拘之变。故于参、芪等剂，每每畏首畏尾，若不敢投，盖亦未之考也。

《杂著》所制诸方，虽未尝尽废参、芪，察其用处，必须脉之细微而迟者，方始用也。然而东垣、丹溪之用参、芪，亦不专在于此。东垣曰：血虚脉大，症象白虎，误服白虎汤者

---

① 柏：抄本作"蘗"。
② 液：疑衍。
③ 重：疑后脱一"按"字。

必死。乃用黄芪六钱，当归一钱，名曰当归补血汤，以治之。是血虚脉大，东垣亦尝用黄芪矣。丹溪曰：一人滞下，一夕昏仆，目上视，溲注，汗泄，脉大无伦，此阴虚阳暴绝也。盖得之病后酒色，急灸气海，服人参数斤而愈。是阴虚脉大，丹溪亦尝用人参矣，岂必脉之细微迟者而后用哉？

考之《本草》，仲景治亡血脉虚，以人参补之，取其阴生于阳，甘能生血，故血虚气弱，仲景以人参补之。是知人参不惟补气，亦能补血。况药之为用又无定体，以补血佐之则补血，以补气佐之则补气。是以黄芪虽专补气，以当归引之，亦从而补血矣。故东垣用黄芪六钱，只以当归一钱佐之，即名曰补血汤。可见黄芪功力虽大，分两虽多，为当归所引，不得不从之补血矣。矧人参功兼补血者耶。人参性味不过甘温，非辛热比也，稍以寒凉佐之，必不至助火如此之甚，虽曰积温成热，若中病即已，亦无是也。夫芎、归味辛甘温，世或用治劳热血虚之病，并无所疑。然辛主耗散，本非血虚所宜。彼人参虽甘温，而味不辛，比之芎、归，孰轻而孰重哉？

抑劳嗽吐血，阴虚之病，亦有始终不用人参，莫克全其生者，何也？或肉食不节，则古人所谓厚味厝热也，或房劳不远，则古人所谓纵欲伤生也。二者不谨，而独致畏于人参，是谓不能三年之丧，而缌小功之察，何其谬耶。

噫！医之用药，固所当审，不可轻视人之死生。如咳嗽失血等症，若果脾胃强健，饮食无阻，则当从王氏所论，与之滋阴泻火，固无不可。设或上兼呕逆，中妨饮食，下生泄泻，汗自泄而洗洗，恶寒，四肢倦而兀兀多睡，则又当从阴虚阳虚，权其轻重而兼治之可也。苟不知此，而专主乎王氏，未免陷于一偏而有无穷之患矣。故予不得不极论之，莫辞乎潜逾之罪焉。

病用参芪论

正德庚辰二月朔旦新安祁门省之撰
门人和溪程铦廷彝撰

夫气属阳，血属阴。阳卫于外，阴守于中。阳动阴静，动多则发泄而外虚，静多则神藏而内固。外虚者，邪易入，内固者，疾难攻。故曰邪气乘虚而入，又曰邪之所凑，其气必虚，是人之安危皆由阳气之虚实也。

经曰阳精所降其人夭，阴精所奉其人寿。盖阳主发泄，故皮肤疏豁而阳气不藏，所以多夭；阴主收敛，故凑理闭密而阴不妄泄，所以多寿，是人之寿夭亦由阳气之存亡也。

经曰无泄皮肤，使气亟夺，又曰冬不按跻，无扰乎阳，是圣人未常不保养其阳矣。故仲景之伤寒，东垣之脾胃，皆以阳气为主，而参、芪为所必用之药也。

或曰：参、芪补阳，经言阳常有余，而补之，宁不犯实实之戒乎？予曰：慓悍之卫，其气不虚，无待于补。丹溪曰此气若虚，则一旦暴绝而死矣。兹所补者，乃荣中之卫，其气曷常不虚？经曰劳则气耗，悲则气消，又曰热伤气，精食气，又曰壮火食气，非藉于补，安能营运于外而为血所使哉？参、芪之补，补此营中之气也，补营之气即补营也，营者，阴血也，丹溪曰人身之虚，皆阴虚者也。

或曰：慓悍之卫不受邪也，仲景何谓寒伤营、风伤卫乎？余曰：此亦指营中之卫也。邪之所伤，药之所治，皆此营卫耳。

或曰：经言水之精气为营，营行脉中，不能行于脉外，无分昼夜，周流不休，定息数应漏刻，属于阴也。食之浊气为卫，卫行脉外，不能入于脉中，昼但行阳二十五度，夜则行阴二十五度，不与营同道，不与息数应，属于阳也。《内经》所论营卫如此，未闻营中有卫也。予曰：《内经》所论，以阴阳对待言，特举其大者耳。细而分之，营中亦自有卫也。《易》曰阳奇阴偶，故悍卫为阳而奇，营血属阴则两①也。

或曰：营中之卫亦分昼夜内外乎？余曰：无分昼夜而内外相通。营行脉中而亦行脉外，凡皮肤有伤，不待内及于经，即便血出，可见亦行于脉外矣。卫行脉外，亦行于脉中，盖血属阴而主静，苟非气贯其中，安能周流而灌溉？可见亦行于脉中矣。

或曰：营中有卫，有所本乎？予曰：本《灵枢》也。《灵枢》曰人受气于谷，谷入于胃，以传于肺，五藏六府皆以受气，气之清者为营，浊者为卫。营行脉中，卫行脉外，营周不休。又曰其浮气循于经者为卫气，其精气行于经者为营气。又曰营卫者，精气也。又曰营气卫气皆津液之所成。是《灵枢》所言，皆营卫同一气。营卫一气，则营中有卫可知矣，故曰营与卫异名而同类是也。《内经》分而言之，则荣卫不同道，《灵枢》合而言之，则营卫同一气也。

或曰：经言其②经气多血少，某经气少血多，亦此营卫耶？余曰：此指各经禀受气血多少而言，非此流行之营卫也。营卫流行，安得行至某经而血加多，行至某经而气减少耶？然营气卫气皆藉水谷而生，故人绝水谷者死。经曰脾胃者，水谷之海。但脾胃受伤不一，经曰饮食伤脾，又曰劳倦伤脾，又曰忧思伤脾。与夫房劳、大怒、大惊，莫不皆伤脾与胃也。是以诸病亦多生于脾胃，此东垣所以拳拳于脾胃也。脾胃有伤，非藉甘温之剂，乌能补哉？经曰脾胃喜温而恶寒，参、芪味甘性温，宜其为补脾胃之圣药也。脾胃无伤，则水谷可入，而营卫有所资，元气有所助，病亦不生，邪亦可除矣。故诸病兼有呕吐泄泻、痞满食少、怠倦嗜卧、口淡无味、自汗体重、精神不足、懒于言语、恶风恶寒等证，皆脾胃有伤之所生也，须以参、芪为主，

其他诸证，可随证加入佐使，以兼治之。但佐使分两不可过多于主药耳。或者病宜参、芪，有用之而反害者，非参、芪之过，乃用者之过也。如病宜一两，只用一钱，而佐使分两又过于参、芪，则参、芪夺于群众之势，弗得以专其功矣。以此而归咎于参、芪，宁不惑哉？或者病危，有用参、芪无益者，经曰神不使也。夫药气赖神气而为助，病坏神离，虽参、芪亦无如之何矣。

又谓参、芪性温，只恐积温成热；又谓参、芪补气，尤恐气旺血衰。殊不知有是病用是药，有病则病气当之，何至于积温成热、气旺血伤乎？且参、芪性虽温，而用芩、连以监之，则温亦从而轻减矣。功虽补气，而用枳、朴以制之，则补性亦从而降杀矣。虚其滞闷也，佐之以辛散；虑其助气也，辅之以消导，则参、芪亦莫能纵恣而逞其恶矣。

或曰：吐血、衄血、血崩，明是血病，今见亦用参、芪，宁免血愈虚耶？东垣曰：脱血，益气，古圣人之法也。仲景曰：阳旺则生阴。《灵枢》曰：上焦开发，宣五谷味，熏肤、充身、泽毛，若雾露之溉，是谓气；中焦受气取汁，变化而赤，是谓血，是能生血可知矣。且造化之理，气惟阳能生阴，而阴不能生阳。故血虚也，仲景以人参补之；血崩也，东垣以参、芪固之。今之得医道正传者，其治血病，或用参、芪，盖本于此，夫岂率意而妄用哉！

予幸受业于石山汪先生，见其所治之病，多用参、芪，盖以其病已尝遍试诸医，历尝诸药，非发散之过，则降泄之多，非伤于刚燥，则损于柔润，胃气之存也几希矣。而先生最后至，不得不用参、芪以救其胃气，实出于不得已也，非性偏也。其调元固本之机，节宣监佐之妙，又非庸辈可以测识。是以往往得收奇效全功，而人获更生者，率多以此。

---

① 两：参照上文"阳奇阴偶"，此处当为"偶"。
② 其：参下文"某经气少血多"行文之例，当为"某"。

或者乃谓其不问何病，而专以参、芪为剂，是不知先生也。

予尝得之于观感之余，而心独识之，故笔之于篇，诚恐或有所遗忘也。若以此而语之人，则必笑而且诽，谓予何愚之甚。

读素问抄

读素问抄序

予读滑伯仁所集《素问抄》,喜其删去繁芜,撮其枢要,且所编次,各以类从,秩然有序,非深于岐黄之学者不能也。但王氏① 所注多略不取,于经文最难晓处,仅附其一二焉。然自滑氏观之,固无待于注;后之学者,未必皆滑氏,句无注释,曷② 从而入首邪?爰③ 复取王氏注,参补其间,而以"续"字弁之于首简。间有窃附己意者,则以"愚谓"二字别之。滑氏原本所辑者,不复识别;滑氏自注者如旧,别以"今按"二字。如此,庶使原今所辑之注各有分辨,或是或非,俾学者知所择焉。虽然,予之所辑,未必一一尽契经旨而无所误,或者因予之误,推而至于无误,未可知也。谚云"抛砖引玉",亦或有补于万一云。

正德己卯三月朔旦祁门汪机省之序

---

① 王氏:指王冰。
② 曷:怎么。
③ 爰:于是。

目 录

卷上之一
　藏象 …………………………（121）
卷上之二
　经度 …………………………（125）
卷上之三
　脉候 …………………………（133）
卷上之四
　病能 …………………………（142）
卷中之一
　摄生 …………………………（166）
卷中之二
　论治 …………………………（169）
卷中之三
　色诊 …………………………（182）
卷中之四
　针刺 …………………………（186）
卷下之一
　阴阳 …………………………（192）
卷下之二
　标本 …………………………（196）
卷下之三
　运气 …………………………（198）
卷下之四
　汇萃 …………………………（212）
补遗 ……………………………（224）

卷上之一

素　　问

[续]素者，本也。问者，黄帝问岐伯也。按《乾凿度》云：夫有形者生于无形，故有太易、太初、太始、太素。太易者，未见气也。太初者，气之始也。太始者，形之始也。太素者，质之始也。气、形、质具，病由是生，故黄帝因而问之。素问之名，义或由此。

藏　　象

[续]象，谓所见于外，可阅者也。

五藏以位，六府以配，五行攸属，职司攸分，具藏象抄。

帝曰：藏象何如？岐伯曰：心者，生之本，神之变也。[续]心藏神，故神之变动由之。其华在面，[续]英华也。其充在血脉。[愚谓]充，溢也。或云：充，当也，主也。为阳中之太阳，通于夏气。[续]心者，君主之官，神明出焉，万物系之以兴亡。故曰：生之本、神之变也。火气炎上，故华在面。心养血，其主脉，故充在血脉也。心主于夏气，合太阳，居夏火之中，故曰阳中之太阳，通于夏气也。

肺者，气之本，魄之处也。其华在毛，其充在皮。为阳中之太阴，通于秋气。[续]肺藏气，其神魄，其养皮毛，故曰气之本，魄之处，华在毛，充在皮也。肺藏为太阴之气，主旺于秋，昼日为阳气所行，位非阴处，以太阴居于阳分，故曰阳中之太阴。《校正》云：当作少阴。肺在十二经虽为太阴，然在阳分之中，当为少阴也。

肾者，主蛰，封藏之本，精之处也。[续]地户封闭，蛰虫深藏。肾又主水，受五藏六府之精而藏之，故云然也。其华在发。肾者，水也。出高原，宜其华在发也。抑发者，血之余；血者，水之类，又其黑色故云。其充在骨，为阴中之少阴，通于冬气。[续]少阴者，当作太阴，肾在十二经虽属少阴，然在阴分之中当为太阴。

肝者，罢极之本。肝主筋，应乎木。又肝者，干也，人之运动由乎筋力，象木之动也。动则多劳。又肝者，将军之官，谋虑出焉。故云。魂之居也。其华在爪，其充在筋。[续]爪者，筋之余；筋者，肝之养。故华在爪、充在筋也。为阳中之少阳，通于春气。

脾、胃、大肠、小肠、三焦、膀胱者，仓廪之本，营之居也。营犹营垒之营，物之所屯聚也。能化糟粕，转味而出入者也。其华在唇四白。唇四际之白色肉也。其充在肌。此至阴之类，通于土气，凡十一藏取决于胆也。胆者，中正之官，而其经为少阳。少阳，相火也。风寒在下，燥热在上，湿气居中，火独游行于其间，故曰取决于胆云。脾、胃、大肠云云，至通于土气，此处疑有错误。当云：脾者，仓廪之本，营之居也，其华在唇四白，其充在肌，此至阴之类，通于土气。胃、大肠、小肠、三焦、膀胱能化糟粕，转味而出入者也。【出《六节藏象论》】

帝曰：五藏应四时，各有收受乎？岐伯

曰：东方青色，入通于肝，开窍于目，藏精于肝，其病发惊骇。[续]精谓精气也。木精之气，其神魂，阳升之方，以目为用，故开窍于目。东方主病发惊骇，余方各缺，疑此为衍。其味酸，其类草木，其畜鸡，巽为鸡①。其谷麦，五谷之长②。其应四时，上为岁星。[续]木之精气，上为岁星，十二年一周天。是以春气在头也。[续]万物发荣于上，故春气在头，余方言故病在某，不言某气在某，互文也。其音角。[续]木音调而直也。其数八。[续]《洪范》曰：三曰木③，木生数三、成数八。其臭臊。[续]凡气因变则为臊。是以知病之在筋也。其在声为呼，其变动为握。[续]握所以牵就也。握、忧、哕、欬、栗，五者致志而有名曰变动。在志为怒，怒伤肝，[续]虽志为怒，甚则自伤。悲胜怒；风伤筋，燥胜风；酸伤筋，辛胜酸。

南方赤色，入通于心，开窍于耳。手少阴之络，会于耳。藏精于心，其④病在五藏。以夏气在藏也。其味苦，其类火，其畜羊，未为羊与土同旺。今按：未为季夏月建。其谷黍，黍赤色。其应四时，上为荧惑星。[续]火之精气，上为荧惑星，七百四十日一周天。是以知病之在脉也。其音徵，[续]火声和而美也。其数七，[续]《洪范》曰：二曰火，火生数二，成数七。其臭焦。[续]凡气因火变则为焦。其在声为笑，在变动为忧。[续]在肺之志，忧为正也。而心主于忧，变而生忧也。在志为喜，喜伤心，恐胜喜；热伤气，寒胜热；苦伤气，咸胜苦。

中央黄色，入通于脾，开窍于口；[续]脾受水谷，口纳五味。藏精于脾⑤。[续]土精之气，其神意。故病在舌本。脾脉上连于舌本。其味甘，其类土，其畜牛，坤为牛，土旺于四季，故畜取丑牛，又以牛色黄也。其谷稷，色黄味甘。其应四时，上为镇星。[续]二十八年一周天。是以知病之在肉也。其音宫。[续]土音柔而和也。其数五。[续]

成数五。其臭香，其在声为歌，在变动为哕，在志为思。思伤脾，怒胜思；湿伤肉，风胜湿；甘伤肉，酸胜甘。

西方白色，入通于肺，开窍于鼻，藏精于肺。[续]金精之气，其神魄。肺藏气，鼻通息，故开窍于鼻。故病在背。肺为胸中，背为胸⑥之府也。其味辛，其类金，其畜马，乾为马。其谷稻。白色。其应四时，上为太白星。[续]三百六十五日一周天。是以知病之在皮毛也。其音商，[续]金声轻而劲也。其数九，[续]金生数四、成数九。其臭腥。[续]凡气因金变则为腥膻。其在声为哭，在变动为咳，在志为忧。忧伤肺，喜胜忧；热伤皮毛，寒胜热；辛伤皮毛，苦胜辛。

北方黑色，入通于肾，开窍于二阴。[续]肾藏精，阴泄注，故开窍二阴。藏精于肾，故病在谿。肉之小会为谿。今按谿犹溪谷，言深处也。冬气居肉，故病在深处。其味咸，其类水，其畜彘，亥为豕。其谷豆，黑色。其应四时，上为辰星。[续]三百六十五日一周天。是以知病之在骨也。其音羽，[续]水音沉而深也。其数六，[续]水生数一、成数六。其臭腐，其在声为呻，在变动为慄，[续]慄谓战慄，甚寒大恐而悉有之，在志为恐。恐伤肾，思胜恐；寒伤血，燥胜寒；咸伤血，血，《太素》作骨，上同。甘胜咸。【《金匮真言论》《阴阳应象论》参并】

帝曰：愿闻十二藏之相使贵贱何如？[续]藏，藏也。言腹中之所藏者，非复有十二形神之所藏也。岐伯曰：心者，君主之官也，神明出焉。肺者，相傅之官，位高非君。治节出焉。主行营卫，故治节由之。肝者，

---

① 巽为鸡：明本无此三字，兹据民本补。
② 五谷之长：明本无此四字，兹据民本补。
③ 原为"大"，据今文改。
④ 其：顾从德本《素问》作"故"。
⑤ 脾：原本作"肝"，据顾从德本《素问》改。
⑥ 胸：明本作"胞"，兹据民本改。

将军之官,谋虑出焉。[续]勇而能断,故曰将军;潜发未萌,故谋虑出焉。胆者,中正之官,决断出焉。[续]刚正果决,故为官中正;正直而不疑,故决断出焉。膻中者,膻中,在胸中两乳间,为气之海。膻,徒旱①切,上声,浊字。《说文》云:肉,膻也。音同袒裼之袒。云膻中者,岂以袒裼之袒而取义耶?臣使之官,喜乐出焉。[续]膻中主气,以气布阴阳。气和志适,则喜乐由生。分布阴阳,故官为臣使。脾胃者,仓廪之官,五味出焉。大肠者,传导之官,变化出焉。[续]传导不洁之道,变化物之形也。小肠者②,受盛之官,化物出焉。承奉胃司,受盛糟粕,受已复化,传入大肠故云。肾者,作强之官,强于作用。伎巧出焉。造化形容。[续]在女则当其技巧,在男则正曰作强。三焦者,决渎之官,引导阴阳,开通闭塞。水道出焉。膀胱者,州都之官,位当孤府,故曰州都,津液藏焉,气化则能出矣。[续]膀胱居下内空,故云藏津液。若得气海之气施化,则溲便注泄;气海之气不及,则隐闭不通,故云。凡此十二官者,不得相失也。[续]失,失职也。失则灾害至。故主明则下安,以此养生则寿,殁世不殆,以为天下则大昌。主,即前所谓之君主也。心为君主,内明则能诠善恶、察安危。民不获罪于枉滥,身不失伤于非道矣。故施之天下,故天下获安,国祚昌盛矣。《素问》之书,设为轩岐问答,有君臣之义,故有为天下、为国之譬。史云:为政之法似理身是也。主不明则十二官危,使道闭塞而不通,形乃大伤,以此养生则殃;以为天下者,其宗大危。戒之!戒之![续]使道,谓神气行使之道。夫心不明则邪正一,损益不分,动之凶咎,陷身于羸脊矣。故形乃大伤,以此养生则殃矣。夫主不明则委于左右,权势妄行,吏不得奉法而民皆受枉屈矣。且人惟邦本,本不获安,宗社安得不倾危乎?【《灵兰秘典》】

心之合脉也,[续]火气发动,脉类亦然。其荣色也,[续]火炎上,故荣美于面而色赤。《新校正》云:发见于面之色,皆心之荣也。岂专为赤哉!其主肾也。知其所畏则听命焉,故曰主。余同。肺之合皮也,[续]金气坚定,皮象亦然。其荣毛也,其主心也。肝之合筋也,[续]本性曲直,筋体亦然。其荣爪也,其主肺也。脾之合肉也,[续]土性柔厚,肉体亦然。其荣唇也,[续]谓四际白色之处,非赤色也。其主肝也。肾之合骨也,[续]水性流湿,精气亦然。骨通精髓,故合骨也。其荣发也,其主脾也。【《五藏生成篇》】

帝曰:予闻方士[续]明悟方术之士。或以脑髓为藏,或以肠胃为藏,或以为府,愿闻其说。岐伯曰:脑、髓、骨、脉、胆、女子胞,此六者,地气之所生也,皆藏于阴而象于地,故藏而不泄,名曰奇恒之府。[续]脑、髓、骨、脉,虽名为府,不正与神藏为表里;胆与肝合,而不同于六府之传泻;胞虽出纳,纳则受纳精气,出则化出形容。形容之出,谓化极而生。然出纳之用有殊于六府,故言藏而不泻,名曰奇恒之府。[愚按]奇者,异也,不同于常府也。夫胃、大肠、小肠、三焦、膀胱,此五者,天气之所生也,其气象天,天气、地气,以动静言也。故泻而不藏,此受五藏浊气,名曰传化之府。[续]三焦者,决渎之官,水道出焉。故亦名传化之府。此不能久留输泻者也。[续]水谷入已,糟粕变化而泄出,不能久久留注于中,但当化已输泻令去也。传泻诸化,故曰传化之府。魄门亦为五藏使,水谷不得久藏。[续]魄门谓肛之门,内通于肺,受已化物,则为五藏行使。然水谷亦不得久藏于中。又云魄门即肛门也。五藏者,藏精气而不泻也,故满而不能实。

① "旱",原作"早",据《说文》改。
② "者":原脱,据顾从德本《素问》补。

［续］精气为满，水谷为实。六府者，传化物而不藏，故实而不能满。［续］以不藏精气，但受水谷故也。所以然者，水谷入口，则胃实而肠虚。［续］以未下也。食下则肠实而胃虚。［续］水谷下也。故曰实而不满，满而不实也。

帝曰：气口何以独为五藏主？岐伯曰：胃者，水谷之海，六府之大源也。五味入口，藏于胃，以养五藏气。气口亦太阴也，是以五藏六府之气味皆出于胃，变见于气口。故五气入鼻，藏于心肺。心肺有病，而鼻为之不利也。［续］气入鼻以下与上文意不相发，岂因五味而遂及五气入鼻耶？【并《五藏别论》】

心藏神，肺藏魄，肝藏魂，脾藏意，肾藏志。［续］神，精气之化成也；魄，精气之匡佐也；魂，神气之辅弼也；意，记而不忘者也；志，专意而不移者也。《灵枢》云：两精相搏谓之神，并精而出入者谓之魄，随神而往来者谓之魂，心有所忆谓之意，意之所存谓之志。○神藏，则藏神五者云云也。形藏，谓一头角、二耳目①、三口齿、四胸中，皆如器物，外张虚而不屈，合藏于物，故云形藏也。又云：形分于外，故云形藏；神藏于内，故名神藏。【《宣明五藏气论》②《三部九候论》相并】

---

① 目：原本脱，兹据顾从德本《素问》补。
② 《宣明五藏气论》：顾从德本《素问》作《宣明五藏别论》，据此书引抄《素问》原文之通例，应为《宣明五气篇》。

卷上之二

经　　度

　　周乎身惟经度，荣卫注焉，吉凶寓焉。其注其寓，其审察之，具经度抄。

　　足太阳与少阴为表里，少阳与厥阴为表里，阳明与太阴为表里，是为足之阴阳也；手太阳与少阴为表里，少阳与心主为表里，阳明与太阴为表里，是为手之阴阳也。【《血气形志论》】

　　帝曰：愿闻三阴三阳之离合也。岐伯曰：圣人南面而立，前曰广明，后曰太冲。[续]广，大也。南方丙丁，火位主之，阳气盛明，故曰广明也。向明治物，故圣人南面而立。然在人身中，则心藏在南，故谓前曰广明。冲脉在北①，故谓后曰太冲。然太冲者，肾脉与冲脉合而盛大，故曰太冲。太冲之地，名曰少阴。少阴之上，名曰太阳。[续]此正明两脉相合而为表里。肾藏为阴，膀胱府为阳，阴气在下，阳气在上，此为一合之经气。太阳根起于至阴，按此太阳言根结，余经不言结。详见《灵枢·根结篇》。结于命门，[续]至阴，穴名。命门者，藏精光照之所，则两目也。太阳之脉，起于目而下至于足，故根于趾端而上结于目也。名曰阴中之阳。[续]以太阳居于少阴之地，故曰阴中之阳。

　　中身而上，名曰广明；广明之下，名曰太阴。[续]腰以上为天，腰以下为地，则中身之上属于广明，广明之下属太阴也。雪斋云：心藏下则太阴脾藏。太阴之前，名曰阳明。[续]阳明胃脉，行在脾脉之前；太阴脾脉，行在胃脉之后。阳明根起于厉兑，名曰阴中之阳。[续]以阳明居太阴之前，故曰阴中之阳。

　　厥阴之表，名曰少阳。[续]少阳胆脉，行肝脉之分内；厥阴肝脉，行胆脉之位内。故曰厥阴之表名少阳。以少阳居厥阴之表，故曰阴中之少阳。少阳根起于窍阴，名曰阴中之少阳。

　　是故三阳之离合也，[续]离谓别离应用，合谓配合于阴。别离则正位于三阳，配合则表里而为藏府也。太阳为开，所以司动静之机；阳明为阖，所以执禁固之机，少阳为枢，所以主动静之微。[续]开、阖、枢者，言三阳之气，多少不等，动用殊也。按《灵枢·根结篇》曰：太阳为开，阳明为阖，少阳为枢，故关折则因节渍而暴病起矣。故暴病者，取之太阳。渍者，皮肉宛焦而弱也。阖折则气无止息而痿疾起矣。故痿疾者，取之阳明。无所止息者，真气稽留，邪气居之也。枢折则骨摇而不安于地。故骨摇者，取之少阳。骨摇者，节缓而不收也。三经者，不得相失也。搏而勿浮，命曰一阳。一谓齐一也，浮而不至于虚。所以搏者，胃气也。故曰一阳。[愚谓]搏手有胃气，浮而不至于虚，则三阳齐一，无复有差，降之为用也。若浮而虚，则三阳差降而相失矣，应前不得相失句。

　　帝曰②：愿闻三阴。岐伯曰：外者为阳，

---

① 北：明本作"此"，误。
② 帝曰：原本缺，据顾从德本《素问》补。

内者为阴,然则中为阴,中即内也。其冲在下,名曰太阴。冲者,冲要之义。冲脉在脾之下,故言其冲在下。此下皆言藏位及经脉之次也。太阴根起于隐白,名曰阴中之阴。[续]以太阴居阴故名。

太阴之后,名曰少阴。雪斋云:脾藏之下,近后则肾之位。太阴脉起大指端,少阴脉起小指下。少阴根起于涌泉,名曰阴中之少阴。

少阴之前,名曰厥阴。[续]厥者,尽也。阴气至此而尽,故曰阴中之厥阴。雪斋云:肾藏之前,近上则肝之位,厥阴脉交出太阴之后。厥阴根起于大敦,名曰阴中之绝阴。

是故三阴之离合也,太阴为开,厥阴为阖,少阴为枢。三经者,不得相失也。搏而勿沉,名曰一阴。一,齐一也。沉而不至于溺。所以搏者,胃气也。故曰一阴。[续]亦气之不等也。关折则仓廪无所输。膈洞者,取之太阴;阖折则气弛①而善悲,取之厥阴;枢折则脉有所结而不通,取之少阴。[愚谓]"太阳为关"至"命曰一阳"一节,盖言太阳居表,在于人身如门之关,使营卫流于外者固②。阳明居里,在于人身如门之阖,使营卫守于内者故。少阳居中,在于人身如门之枢,转动由之,使营卫出入内外也。常三经干系如此,是以不得相失也。何以见之?分而言之,三阳虽有表里之殊,概而言之,则三阴俱属于里,三阳俱属于表。而脉浮若浮而不至于虚,搏而有胃气者,乃三阳齐一,各司所守而不相失。故太阳虽为关,有邪莫能入;阳明虽为阖,无邪之可闭;少阳虽为枢,其邪安从③而出入进退哉?后三阴仿此。

【《阴阳离合论》】

帝曰:皮有分部,脉有经纪,筋有结络,骨有度量,其所生病各异。别其分部,左右上下,阴阳所在,病之始终,愿闻其道。岐伯曰:欲知皮部,以经脉为纪者,诸经皆然。[续]循经脉行止所主,则皮部可知。诸经,谓十二经脉也。十二经脉皆同。

阳明之阳,名曰害蜚。金性杀五虫。[续]蜚,生化也。害,杀气也。杀气行则生化弭④,故曰害蜚。上下同法,上下,谓手足经也。视其部中有浮络者,[续]部,皆谓本经络之部分。浮,谓浮见也。皆阳明之络也。其色多青则痛,多黑则痹,黄赤则热,多白则寒,五色皆见,则寒热也。络盛则入客于经,阳之外,阴主内。阳谓阳络,阴谓阴络,此通言之也,手足身分所见经络皆然。

少阳之阳,名曰枢持。枢,枢要。持,执持。上下同法,视其部中有浮络者,皆少阳之络也。络盛,则入客于经。故在阳者主内,在阴者主出,以渗于内,诸经皆然。"故在阳者"至"诸经皆然"十九字,上下不相蒙,不知何谓。

太阳之阳,名曰关枢。[今按]太阳谓阳,主气,名曰关枢,谓为诸阳之关键、枢纽也。上下同法,视其部中有浮络者,皆太阳之络也,络盛则入客于经。

少阴之络,名曰枢儒。[今按]枢儒,柔顺也。阴从乎阳,故曰枢儒。上下同法,视其部中有浮络者,皆少阴之络也。络盛则入客于经。其入经也,从阳部注于经;其出者,从阴内注于骨。[愚谓]其出者,从阳经而出者。

心主之阴,名曰害肩。心主脉入腋下,气不和,则妨害肩腋之动运。[今按]王注于诸经皆言其性用,独心主曰害肩,而不言其性用,义不可晓。上下同法,视其部中有浮络者,皆心主之络也,络盛则入客于经。

太阴之阴,名曰关蛰。关闭蛰类,使顺行藏。上下同法,视其部中浮络者,皆太阴

---

① 弛:明本作"施",兹据民本改。
② 固:原作"周",误。"固"通"故"。
③ 从:原作"后",误。
④ 弭:停止。

之络也,络盛则入客于经。

凡十二经络脉者,皮之部也。[续]列阴阳位部主于皮,故曰皮之部也。[愚谓]百病必先于皮毛,邪中之则腠理开,开则入客于络,留而不去,传入于经,又渐传入于府藏矣,故列皮部以明之。【《皮部》】

任脉者,起于中极之下,[续]会阴之分也。以上毛际,循腹里,上关元,至咽喉上颐,[续]腮下为颔,颔中为颐。循面入目。[续]循承浆环唇上至龈交,分行系两目下之中央,会承泣而终也。[愚按]下文云:其少腹直上者,贯脐中央,上贯心入喉,上颐环唇,上系两目之下中央。据此并任脉之行而彼云是督脉所系,疑衍文也。任脉始终行身之前。东垣云:任脉起于会阴,根于曲骨,入前阴中,出腹里,过脐上,行跗足。厥阴之经会生化之源,贯穿诸经,无所不系焉。谓之任者,女子得之妊养也。又冲脉,《素问》曰:并足少阴之经。《难经》曰:并足阳明之经。况少阴经挟脐左右各五分,阳明经挟脐左右各二寸,气冲又是阳明脉气所发,如此推之,则冲脉自气冲起,在阳明、少阴二经之内,挟脐上行,其理明矣。又考《针经》载:冲脉在腹,行平幽门,通谷脉,都右关商曲肓腧,中注四满气穴大赫横骨,凡二十二穴皆足少阴之分。然则冲脉并足少阴之经,又无疑矣。已上皆经旨,故并著之,使有所考。

冲脉者,起于气街,并少阴之经,挟脐上行,至胸①中而散。

[续]任脉、冲脉,奇经也。任脉当脐中而上行,冲脉挟脐两旁而上行。中极,穴名,在脐下四寸。起于中极之下者,言中极起②少腹之内而外出于毛际而上,非谓本起于此也。关元穴在脐下三寸。气街穴在毛际两旁、鼠䁖③上一寸。按冲脉、任脉皆起于胞中,上循腹里,为经络之海。其浮而小者,循腹上行,会于咽喉,别而络唇口。由此言之,则任脉、冲脉从少腹之内上行至中极之下、气街之内明矣。

任脉为病,男子内结七疝,女子带下瘕聚。冲脉为病,逆气里急。督脉为病,脊强反折④[续]督脉亦奇经也。然任脉、冲脉、督脉者,一源而三歧也。故经或谓冲脉为督脉,或以任脉循背者谓之督脉,自少腹直上者谓之任脉,亦谓之督脉,是则以背腹阴阳别为名目尔。以任脉自胞上过带脉,贯脐而上,故男子为病,内结七疝;女子则带下瘕聚也。以冲脉挟脐而上,并少阴之经,上至胸⑤中,故冲脉为病,则逆气里急也。以督脉上循脊里,故督脉为病,则脊强反折也。

督脉者,起于少腹以下,骨中央,女子入系廷孔。[续]起非初起,亦犹任脉、冲脉起于胞中也。其实乃起于肾下,至于少腹,则下行于腰,横骨围之中央也。系廷孔者,谓窈漏,近所谓⑥前阴穴也。以其阴廷系属于中故名之。其孔,溺孔端也。孔则窈漏也。窈漏之中,其上有溺孔焉。端谓阴廷,在此溺孔之上端也。而督脉自骨围中央则至于是。其络循阴器,合篡间,会阴穴也,绕篡后,[续]督脉别络自溺孔之端分而各行,下循阴器,乃合篡间。所谓间者,谓前阴、后阴之两间也。自两间之后已复分而行绕篡之后。别绕臀,至少阴与巨阳中络者,合少阴上股内后廉,贯脊属肾⑦。[续]别谓别络,分而各行者。足少阴之络,自股内后廉贯脊属肾。足太阳络之外行者,循髀枢,络股阴而下,其中行者,下贯臀至腘中,与外行络合,故言至少阴与巨阳中络者,合少阴上股内后廉贯脊属肾也。股外为髀,捷骨之下

---

① 胸:民本作"胞"。
② 起:民本作"从"。
③ 䁖:民本作"𦠄"。
④ 折:原作"张",据顾从德本《素问》改。
⑤ 胸:民本作"胞"。
⑥ 所谓:据顾从德本《素问》补入。
⑦ 少阴上股内后廉,贯脊属肾:此十一字原为阴文。

为髀枢。与太阳起于目内眦，上额交巅上，入络脑，还出别下项，循肩髆内，挟脊抵腰中，入循膂，络肾①。[续]接"绕臂而上行也"。[愚按]自"少阴上股内"至"循膂络肾"四十六字，上下必有脱简，否则，古注文衍文也。其男子循茎，下至篡与女子等。其少腹直上者，贯脐中央，上贯心，入喉，上颐，环唇，上系两目之下中央②。[续]自"与太阳起于目内眦"至"下至女子等"并督脉之别络也。其直行者，自尻上循脊里而至于鼻柱也。自"其少腹直上"至"两目之下中央"，□□□并任脉之行。而云"是督脉所系"，由此言之，则任脉、冲脉、督脉各异而同一体也。[愚按]督脉始终行身之后。东垣云：督脉者，出于会阴穴，即所谓篡也，根于长强穴，上行脊里，至于巅，附足太阳膀胱脉。膀胱脉，诸阳之首，兼荣卫之气系焉。督脉为附督者，都能为表里、上下中十二经之病焉。谓之督者，以其督领诸脉也。又跻、督、任三脉，《内经》谓在十二经荣气周流度数一十六丈二尺之内。扁鹊谓奇经八脉，不拘于十二经。两说矛盾，以待贤者。【《骨空论》】

肺 经

手太阴之脉起于中焦，下络大肠，还循胃口，上膈属肺。起，发也。络，绕也。还，复也。循，巡也，又依也。属，会也。中焦，在胃中脘。胃口，胃上下口也。上口在脐上五寸上脘穴分，下口在脐上二寸下脘穴分。膈者，隔也。凡心下有膈膜，以遮浊气不使上熏于心肺也。从肺系横出腋下，循臑内，行少阴心主之前。[续]肺系，喉咙也。喉以候气下接于肺。臂胁上际曰腋，膊下对腋处为臑，肩肘之间也。臑尽处为肘臂节也。下肘中③，循臂内上骨下廉，入寸口，上鱼际④，循鱼际，出大指之端。[续]肘以下为臂。廉，隅也、边也。手掌后高骨旁动脉为关，关前动脉为寸口。曰鱼、曰鱼际云者，谓掌骨之前、大指本节之后，其肥肉际起处，统谓之鱼，鱼际则其间穴名也。端，杪也。其支者，从腕后直出次指内廉，出其端。臂骨尽处为腕。脉之大隧为经，交经者为络。[愚按]《经》云：经脉十二伏行分肉之间，深而不见诸脉，浮而常见者皆络脉也。又云：诸络脉不能经大节之间，必行绝道而出入，复合于皮。又云：当数者为经，不当数者为络。今滑泊仁发挥，谓手太阴脉其支从腕后出次指端、交于手阳明者，为手太阴络；又手阳明脉其支从缺盆、挟口鼻交于足阳明者，为手阳明络。凡十二经之支脉伏行分肉者，皆释为络脉，则络脉亦伏行分肉之间而不浮见者，亦能经大节而不行绝道，亦当经脉十六丈二尺内之数，而非不当数也。伯仁长于注释，愚何敢议，姑著之以俟明哲。

大 肠 经

手阳明之脉，起于大指次指之端，循指上廉，出合谷两骨之间，上入两筋之中。大指之次指谓食指也。手阳明大肠经也。凡经脉之道，阴脉行手足之里，阳脉行手足之表。循臂上廉，入肘外廉，循臑外前廉，上肩，出髃骨之前廉。肩端两骨间为髃骨。上出柱骨之会于大椎。肩甲上际会处为大柱骨。大椎，脊上高骨。下入缺盆络肺，下膈，属大肠。缺盆，穴名，在肩下横骨陷中。其支别者，从缺盆上颈贯颊，入下齿缝中。头茎为颈，耳以下曲处为颊，口前小者为齿。还出挟口，交人中，左之右，右之左，上挟鼻孔。口，两口吻也。口唇上、鼻柱下，为人中。

---

① 与太阳起于目内眦，……入循膂，络肾：此三十五字原为阴文。
② 其少腹直上者……上系两目之下中央：此二十七字原为阴文。
③ 下肘中：原本无，据《灵枢》补。
④ 际：《灵枢》无此字。

胃脉

足阳明之脉，起于鼻，交頞中，旁约太阳之脉，下循鼻外，入上齿中，还出挟口环唇，下交承浆。頞，鼻茎也，鼻山根为頞。承浆，穴名，唇下陷中。却循颐后下廉，出大迎，循颊车，上耳前，过客主人，循发际，至额颅。腮下为颔，颔中为颐，囟前为发际，发际前为额颅。大迎，穴名，在曲颔前一寸三分骨陷中动脉。颊车穴，在耳下曲颊下陷中。客主人穴，在耳前起骨上廉，开口有空、动脉宛宛中。其支别者，从大迎前下人迎，循喉咙，入缺盆，下膈属胃络脾。胸两旁高处为膺，上横骨为巨骨，巨骨上陷中为缺盆。人迎穴，在颈大筋前，直大迎下气舍之上。其直者，从缺盆下乳内廉，下挟脐，入气街。一名气冲，去中行各二寸。其支者，起胃口，胃下口下脘之分，所谓幽门者是也。下循腹里，下至气街而合，以下髀关，抵伏兔，下入膝膑中，下循胻外廉，下足跗，入中趾内间。抵，至也。股外为髀，髀前膝上起肉处为伏兔，伏兔后交文为髀关，挟膝解中为膑，胫骨为胻。跗，足面也。其支者，下膝三寸而别，以下入中趾外间。与厉兑合。其支者，别跗上，入大趾间，出其端。交于足太阴。

脾经

足太阴之脉，起于大指之端，循指内侧白肉际，过覈骨后，上内踝前廉。覈骨，一作核骨，俗云孤拐骨是也。足跟后两旁起骨为踝骨。上腨内，循胫①骨后，交出厥阴之前，腨，腓肠也。上循膝股内前廉，入腹属脾络胃。髀内为股，脐上下为腹。上膈，挟咽，连舌本，散舌下。咽，所以咽物也，属喉之前，至胃长一尺六寸，为胃系也。舌本，舌根也。其支别者，复从胃别上膈，注心中。交于手少阴。

心经

手少阴之脉，起于心中，出属心系，下膈络小肠。心系有二：一则上与肺相连，而入肺两大叶间；一则由肺系而下曲折向后，并脊膂细络相连贯。脊髓与肾相通，正当七节之间，盖五藏系皆通于心，心通五藏系也。其支者，从心系上挟咽，系目；其直者，复从心系却上肺，出腋下，极泉穴分。下循臑内后廉，行太阴心主之后，下肘内廉，少海穴分，循臂内后廉，抵掌后兑骨之端，入掌内后廉，循小指之内出其端。腕后踝为兑骨也。

小肠经

手太阳之脉，起于小指之端，循手外侧上腕，出踝中。臂骨尽处为腕，腕兑骨为踝。直上循臂骨下廉，出肘内侧两筋之间，上循臑外后廉，出肩解，绕肩髃，交肩上。脊两旁为膂，膂上两角为肩解，肩解下成片骨为肩髆，髆一作胛。入缺盆络心，循咽下膈，抵胃属小肠。其支别者，从缺盆循颈上颊，至目锐眦，却入耳中。目外角为锐眦。其支者，别循颊上䪼抵鼻，至目内眦。目下为䪼，目大角为内眦。睛明穴分，以交于足太阳也。

膀胱经

足太阳之脉，起于目内眦，上额交巅上。发际前为额，脑上为巅顶也。其支别者，从巅至耳上角。角当率谷穴分，在耳上如前三分入发际一寸五分陷者宛宛中。其直行者，从巅入络脑，还出别下项。脑，头髓也。颈上为脑，脑后为项，此当天柱穴分也，在颈大筋外廉挟项发际陷中。循肩髆内，挟脊②抵腰中，入循膂，络肾，属膀胱。

---

① 胫：民本作"胻"。
② 挟脊：原脱，兹据《灵枢·经脉篇》补。

肩后之下为肩髆，椎骨为脊中，尻上横骨为腰，挟脊为膂。其支别者，从腰中下挟脊，贯臀，入腘中。臀，尻也。挟腰髋骨两旁为机，机后为臀，腓上膝后曲处为腘，当委中穴也。其支别者，从髆内左右，别下贯胛，挟脊内，过髀枢。脊肉曰胛，挟脊肉也。股外为髀，捷骨之下为髀枢也。循髀外后廉下合腘中，以下贯腨内，出外踝之后，循京骨，至小指外侧端。当至阴穴，交于足少阴也。腨，腓肠也。

肾经

足少阴之脉，起于足小趾之下，斜趋足心。当涌泉穴。趋，向也。出然谷之下，循内踝之后，别入跟中，上踹内，出腘内廉。跟，足跟也。然谷，穴名，在足内踝前大骨下陷中。出腘内廉，当阴谷穴分，在膝内辅骨后大筋下、小筋上，按之动脉应手，曲膝得之。上股内后廉，贯脊，会于长强穴。属肾，络膀胱。其直者，从肾当肓俞穴，属肾处而上也，穴在商曲下一寸，去脐旁五分。上贯肝膈，入肺中，循喉咙，挟舌本。其支者，从肺自神藏别出统心。出络心，注胸中。当膻中穴分，交于手厥阴。

心包经

一名手心主。一经二名，实相火也。

手厥阴之脉，起于胸中，出属心包，下膈，历络三焦。上脘、中脘及脐下一寸，下焦之分也。其支者，循胸出胁，下腋三寸，当天池穴，在腋下三寸、乳后一寸着胁直腋撅筋间。上抵腋下，下循臑内，行太阴少阴之间，入肘中。当曲泽穴，在肘内廉下陷中，屈肘取之。下循臂行两筋之间，入掌中，劳宫穴也。循中指出其端，当中冲穴，在手中指端。其支别者，从掌中，自劳宫穴别行。循小指次指出其端。小指次指无名指也，乃于此交手少阳。

三焦经

水谷之道路，气之所终始也。上焦在胃上口，其治在脐中；中焦在胃中脘，其治在脐旁；下焦当膀胱上口，其治在脐下一寸。

手少阳之脉，起于小指次指之端，关冲穴分也。上出两指之间，循手表腕，臂骨尽处为腕。出臂外两骨之间，上贯肘，腘尽处为肘，天井穴也，在肘内大骨后一寸两筋间陷中，屈肘得之。循臑外，在肘之间髆下对腋处为臑。上肩，交出足少阳之后，入缺盆，交膻中，散络心包，下膈，循①属三焦。下膈当胃上口，以属上焦；于中脘，以属中焦；于阴交，以属下焦。其支者，从膻中上出缺盆，上项，脑户后为项。挟耳后直上，出耳上角，角孙穴也。以屈下颊至𬱃，目下为𬱃，颧髎穴之分。其支者，从耳后，翳风穴分也。入耳中，却出至目锐眦。会瞳子髎、丝竹空交于足少阳。

胆经

足少阳之脉，起于目锐眦，上抵头循角，颔厌穴分也，在曲角上颞颥上廉，一名脑空。下耳后，天冲穴分也，在耳后发际二寸，耳上如前三分。自此至风池，皆少阳所行之分也。循颈，风池穴也，在顶后发际陷中，按之急肩是穴。行手少阳之前，至肩上，肩井穴也，在肩上，以三指按而取之，当中指陷者中是穴。却交出手少阳之后，肩风穴分也。入缺盆。其支者，从耳后，颞颥间翳风穴分也。入耳中，出走耳前，听会穴分。至目锐眦后。瞳子髎穴分。其支者，别目锐眦，下大迎，合手少阳于𬱃，颧髎穴下。下临颊车，下颈合缺盆下胸中，天池穴分。贯膈，络肝，属胆。即期门之所下至日

---

① 循：原作"遍"，兹据《灵枢·经脉篇》改。

月穴分而属于胆。循胁里，章门穴分。出气街，绕毛际，横入髀厌中，胁，肤也，腋下为胁。曲骨之分为毛际，两旁动脉中为气街，键骨之下为髀厌，即髀枢，环跳穴也。其直者，从缺盆下腋，循胸，渊腋穴分。过季胁下，胁骨之下为季胁，京门等穴分。合髀厌中，以下循髀外，中犊等穴分。出膝外廉，阳陵泉穴也。下外辅骨之前，胻外为辅骨，阳交等穴分也。直下抵绝骨之端，外踝之上为绝骨。下出外踝之前，丘墟穴分也。循足跗，足面为跗，临泣等穴分。上入小趾次趾之间，窍阴穴也。其支者，别跗上，临泣穴别行。入大趾循歧骨内出其端，大趾端也。还贯入爪甲，出三毛。足大趾本节后为歧骨，大趾爪甲后为三毛，就此交于足厥阴也。[愚按]胆脉起自锐眦，上抵头角，下耳后，未尝言其脉有曲折也，伯仁《十四经发挥》言：足少阳脉起于目锐眦，至完骨是一折，又自完骨至睛明是一折，又自睛明至风池是一折，则是《内经》以经脉之曲折者，朦胧为直行也。若依《内经》直行，则少阳头部二十六穴无从安顿；若依伯仁三折，则穴可安，似又戾于经旨，此愚所未解也，俟明者正焉。

肝　　经

足厥阴之脉，起于大趾聚毛之上，足大趾爪甲后为三毛，三毛后横纹为聚毛，由此之大敦穴。上循足跗上，上，上廉也。去内踝一寸，去，相去也。中封穴分。上踝三寸，三阴交穴分。交出太阴之后，上腘内廉，曲泉穴分，屈膝得之，在膝横纹头是。循股入阴中，髀肉为股，阴包等穴分。阴中，阴毛中也。环阴器，抵少腹，脐下为少腹。挟胃属肝络胆。循章门至期门，挟胃属肝，复下日月之分，络于胆。上贯膈，布胁肋，循喉咙之后，上入颃颡，连目系，上出额，与督脉会于巅。目内连深处为目系。颃颡，咽颡也。额，临泣穴分也。巅，百会穴也。其支者，从目系下颊里，环唇内。交环口唇之内，其支者，复从肝期门穴分。别贯膈，上注肺。交于手太阴也。

督　　脉

督之为言都也。行背部之中行，为阳脉之都纲，乃奇经八脉之一也。

督脉起于下极之俞，下极之俞，两阴之间屏翳处也，屏翳两筋间为篡，内深处为下极之俞，督脉所始也。并于脊里，上至风府入脑，脑户穴分也，在枕骨上强间后一寸半。上巅，循额至鼻柱。属阳脉之海①。以人之脉络周流于诸阳之分，譬犹水也，而督脉则为之都纲，故曰阳脉之海。

任　　脉

任之为言妊也。行腹部中，任为人身生养之本，奇经之一脉也。

任脉起于中极之下，会阴之分也。以上毛际，循腹里，上关元，至喉咙。属阴脉之海②。亦以人之脉络周流于诸阴之分，譬犹水也，而任脉则为之总任焉，故曰阴脉之海。

---

① 督脉起于下极之俞……属阳脉之海：此段经文见《难经·二十八难》。
② 任脉起于中极之下……属阴脉之海：此段经文见于《素问·骨空论》《难经·二十八难》。

卷上之三

脉　候

日月行天，厥候有常，薄蚀侵饵，怨乎常也。脉于人身，有常候焉，怨则见之，具脉候抄。

帝曰：诊法何如？岐伯对曰：诊法常以平旦，阴气未动，阳气未散，饮食未进，经脉未盛，络脉调匀，气血未乱，故乃可诊有过之脉。[续]新校正云：《金匮真言》论：平旦至日中，天之阳，阳中之阳也。则平旦为一日之中纯阳之时，阴气未归①耳。散谓散布而出也。过谓异于常候。[愚谓]平旦未劳于事，是以阴气未扰动，阳气未耗散。

切脉动静，而视精明，视人之精彩神明也。察五色，观五藏有余不足，六府强弱，形之盛衰，以此参伍，决死生之分。[续]切谓以指切近于脉也。[愚谓]参伍以色脉、藏府、形气，参合此伍也。

夫脉者，血之府也。府，聚也。故脉实血实，脉虚血虚。长则气治，安也。短则气病，数则烦心，大则病进，[续]长则气和，故治；短为不足，故病；数则为热，故烦心；大为邪盛，故病进。上盛则气高，下盛则气胀，代则气衰，细则气少，涩则心痛，[续]上谓寸口，下谓尺中，盛谓盛满。浑浑革至如涌泉，病进而色弊，绵绵其去如弦绝，死。[续]"浑浑"，言脉气浊乱也。"革至"，言脉来弦实大长也。"如涌泉"，言脉汩汩但出而不返也。"绵绵其去"，言脉来绵绵相续而去不见其入也。"弦绝"者，言脉卒断如弦之绝去也。此主病候日进，而色弊恶，必至于死。[愚谓]此则溢脉类也，与仲景弦大虚芤之革不同。【《脉要精微论》】

微妙在脉，不可不察，察之有纪，从阴阳始。[续]从阴阳升降，精微妙用，皆在经脉之气候，是以不可不察，故始以阴阳为察候之纪纲。始之有经，从五行生，生之有度，四时为宜。[续]言始所以知经脉之察候司应者何哉？盖从五行衰旺而为准度也。微求大过、不及之形症皆以应四时者，为生气所宜也。[愚按]此段意谓脉理至微至妙，然不可不察，而察之有道，始当从阴阳而论其升降，又当从五行而论其生旺，又当从四时而论其所宜，如此则脉理虽至微妙，亦可以察而知之也。

是故声合五音，色合五行，脉合阴阳。[续]声表宫、商、角、徵、羽，故合五音。色见青、黄、赤、白、黑，故合五行。脉彰寒暑之休五，故合阴阳之气也。

持脉有道，虚静为保。[续]《甲乙经》作"宝"，言持脉之道，必虚其心、静其志乃为可贵。春日浮，如鱼之游在波；[续]虽出犹未全浮。夏日在肤，泛泛乎万物有余；[续]泛泛，平貌，阳气大盛，脉气亦象万物有余，易取而洪大也。秋日下肤，蛰虫将去；[续]随阳气渐降，故曰下肤，观蛰虫将藏可见矣。冬日在骨，蛰虫周密，君子居室。[续]在骨言脉深沉也。

尺内两旁，则季胁也。两旁谓内外侧

---

① 归：民本作"动"。

也。季胁近肾，尺主之，尺下两旁，季胁之分，季胁之上，肾之分，乃尺中也。尺外以候肾，尺里以候腹，中附上，左外以候肝，候上如越人所定关中也。内以候鬲；右外以候胃，内以候脾。脾居中，故内候；胃为市，故外候。上附上，如越人所是寸口也。右外以候肺，内以候胸中；[续]肺叶垂外故外候，胸中主气管，故内候。左外以候心，内以候膻中。[续]心主、鬲中、膻中，气海也。前以候前，后以候后。[续]上前字指左寸，下前字指胸之前膺及气海也。上后字指右寸，下后字指胸之后背及气管也。上竟上者，胸喉中事也；下竟下者，少腹腰股膝胫足中事也。[续]上竟上，至鱼际也。下竟下，谓尽尺之脉动处也。【《脉要精微论》】

帝曰：平人何如？岐伯曰：人一呼，脉再动；一吸，脉亦再动。呼吸定息，脉五动，闰以太息，命曰平人。[续]呼、吸脉各再动，定息又一动，则五动也。人一呼，脉一动；一吸，脉一动，曰少气。[续]经脉周身一日五十营，以一万三千五百息，则气都行八百一十丈，如是则应天常度，无过不及。若呼吸脉各一动，准候减平人之半，一万三千五百息，都行四百五丈，少气之理可知矣。人一呼，脉三动；一吸，脉三动而躁，尺热，曰病温。尺之皮肤热也。尺不热，脉滑，曰病风。脉涩，曰痹。[续]尺，阴分位也。寸，阳分位也。然阴阳俱热，是则为温。躁谓烦躁。经曰：中恶风者，阳气受也。滑为阳盛，故病为风。涩为无血，故为痹痹也。人一呼，脉四动以上，曰死；脉绝不至，曰死；乍疏乍数，曰死。[续]呼吸脉各四动，准候过平人之倍，况其已上邪，脉绝不至，天真已无，乍疏乍数，胃谷之精已败，皆死候也。平人之常气禀于胃。胃者，平人之常气也。[续]常平之气，胃海致之。人无胃气，曰逆，逆者死。[续]逆谓反平人之候。人常禀气于胃，脉以胃气为本。无胃气曰逆，逆者死。所谓无胃气，但得真藏脉也。

春胃微弦，曰平。微似弦也。弦多胃少，曰肝病。但弦无胃，曰死。[续]急而益劲如新张弓弦。胃而有毛，曰秋病。[续]毛，秋脉。毛甚，曰今病。[续]木受金邪，故今病。藏真散于肝，[续]真，真气也。肝藏筋膜之气也。又曰：平肝脉来，软弱招招，如揭长竿末梢，曰肝平。[续]竿末梢言长软也。春以胃气为本。[续]春有胃气，乃长软如竿末梢矣。病肝脉来，盈实而滑，如循长竿，曰肝病。[续]长而不软也。死肝脉来，急溢劲，如新张弓弦，曰肝死。[续]劲谓劲强，急之甚也。又曰：真肝脉至，中外急，如循刀刃，责责然如按琴瑟弦，色青白不泽，毛折乃死。

夏胃微钩，曰平。钩多胃少，曰心病。但钩无胃，曰死。[续]谓前曲后居如操带钩也。[愚谓]前曲后居，尺则沉伏不动而关、寸陷下不浮也。盖夏脉当浮，今得陷下则反矣。胃而有石，曰冬病。石甚，曰今病。[续]火被水侵，故今病。藏真通于心，心藏血脉之气也。又曰：平心脉来，累累如连珠，如循琅玕，曰心平。[续]言脉满而盛，微似连珠之中手。琅玕，珠之类也。夏以胃气为本。[续]脉有胃气，则累累微似连珠也。病心脉来，喘喘连属，其中微曲，曰心病。[续]曲谓中手而偃曲也。[愚谓]偃曲乃略近低陷之意，数至之中而有一至似低陷不应指也。《难经》以"啄啄连属，其中微曲，为肾病。"与此不同。死心脉来，前曲后居，如操带钩，曰心死。[续]居，不动也。操，执持也。钩谓革带之钩。[愚谓]寸口心脉所出，脉当浮大，今反低陷而尺又不见动，则坎离不交、心肾气绝矣。又曰：真心脉至，坚而搏，如循薏苡子累累然，色赤黑不泽，毛折乃死。

长夏胃微软弱，曰平。弱多胃少，曰脾

病。但代无胃，曰死。[续]动而中止，不能自还。软弱有石，曰冬病。[续]以次相克。"石"当作"弦"。长夏土绝，故云石也。弱甚，曰今病。[续]弱甚，土气不足，故今病。《甲乙经》"弱"作"石"。藏真濡于脾，脾藏肌肉之气也。又曰：平脾脉来，和柔相离，如鸡践地，曰脾平。[续]言脉来动数相离、缓急和而调。[愚谓]如鸡践地，形容其轻而缓也。如鸡举足，言如鸡走之举足，形容脉来实而数也。践地与举足不同。践地，是鸡不惊而徐行也；举足，是被惊时疾行也。况实数与轻缓相反，彼此对看，尤见明白。《难经》以此为心病。长夏以胃气为本。[续]如鸡践地之调缓也。病脾脉来，实而盈数，如鸡举足，曰脾病。死脾脉来，锐坚，如鸟之喙，《千金》作"如鸡之喙"。如鸟之距，如屋之漏，如水之流，曰脾死。[续]鸟喙、鸟距言锐坚也。水流、屋漏言其至也，水流谓平至不鼓，屋漏谓时动复住。又曰：真脾脉至，弱而乍数乍疏，色黄青不泽，毛折乃死。

秋胃微毛，曰平。毛多胃少，曰肺病。但毛无胃，曰死。[续]如物之浮，如风吹毛也。毛而有弦，曰春病。[续]弦，春脉以次乘克。"弦"当为"钩"。金气逼肝则弦来见，故不钩而反弦也。弦甚，曰今病。[续]木气逆来乘金，故今病。藏真高于肺，以行荣卫阴阳也。[续]肺处上焦，故藏真高也。《灵枢》曰：荣气之道，纳谷为宝，谷入于胃，气传于肺，流溢于中，宣布于外，精专者行于经隧。以其自肺宣布，故云以行荣卫阴阳也。又曰：平肺脉来，厌厌聂聂，如落榆荚①，曰肺平。[续]浮薄而虚者也。新校正云：《难经》以"厌厌聂聂如循榆荚"曰："春平脉蔼蔼如车盖，按之益大，曰秋平脉。"与此说不同。张仲景云："秋脉蔼蔼如车盖者，名曰阳结；春脉聂聂如吹榆荚者，名曰数"。恐越人之说误也。秋以胃气为

本。[续]脉有胃气，则微似榆荚之轻虚也。病肺脉来，不上不下，如循鸡羽，曰肺病。[愚谓]不上不下，恐是上竟上，按之不可得；下竟下，按之不可得。详细消息则如循鸡羽，中央坚而两旁虚也。死肺脉来，如物之浮，如风吹毛，曰肺死。[续]如物之浮瞥瞥然，如风吹毛纷纷然也。《难经》云：按之消索，如风吹毛，曰死。又曰：真肺脉至，大而虚，如以毛羽中人肤，色白赤不泽，毛折乃死。

冬胃微石，曰平。石多胃少，曰肾病。但石无胃，曰死。[续]谓如夺索，辟辟如弹石也。石而有钩，曰夏病。[续]钩，夏脉，火兼土气也。次当乘克。"钩"当云"弱"。土旺长夏，不见正形，故石而有钩兼其土也。钩甚，曰今病。[续]水受火土之邪，故曰今病。藏真下于肾，[续]肾居下焦，故言藏真下也。肾藏骨髓之气也。又曰：平肾脉来，喘喘累累如钩，按之而坚，曰肾平。[愚谓]"喘喘累累如钩"言其滑而濡也。"按之而坚"，濡滑有力也。《难经》云：其来上大下锐，濡滑如雀之喙，曰平。雀喙，本大而末锐也。冬以胃气为本。病肾脉来，如引葛，按之益坚，曰肾病。[续]"形如引葛"，言不按且坚，明按之则尤甚也。死肾脉来，发如夺索，辟辟如弹石，曰肾死。[续]"发如夺索"，犹蛇之走。"辟辟如弹石"，言促又坚也。[愚谓]"夺索"与"引葛"意同，彼但坚硬不促故病，此则坚又促故死。"辟辟如弹石"言其促也。以下文"真肾脉至，搏而绝"者证之尤见明白。盖搏击者，坚也。绝者，弹石也，促也。又曰：真肾②脉至，搏而绝，如弹石辟辟然，色黑黄不泽，毛折乃死。【《玉机真藏》与《平人气象论》归并】

---

① 荚：原作"英"，兹据顾从德本《素问》改。
② 肾：原作"藏"，兹据顾从德本《素问》改。

帝曰：春脉何如而弦？岐伯曰：春脉者，肝也，东方木也，万物之所以始生也。未有枝叶。故其气来，软弱轻虚而滑，端直以长，状如弦也。故曰弦。反此者病。曰：何如而反？曰：其气来实①而强，此谓太过，病在外；其气来不实而微，此谓不及，病在中。[续]气余则病形于外，气少则病在于中。吕广云：实强者，阳气盛也。少阳当微弱。今更实强，谓之太过。阳处表，故令病在外。厥阴之气养于筋，其脉弦，今更虚弱，故曰不及。阴处中，故令病在内。太过则令人善怒，[续]肝气实则怒。忽忽眩冒而巅疾。其不及，则令人胸痛引背，下②则两胁胠满。[续]忽忽，不爽也。眩谓目眩，视如转也。冒谓冒冈。胠谓腋下胁也。厥阴肝脉自足上入毛中，又上贯膈，布胁肋，入颃颡，出额，与督脉会于巅，故病如是。

曰：夏脉何如而钩？曰：夏脉者，心也，南方火也，万物之所以盛长也。故其气来盛去衰，故曰钩。[续]其脉来盛去衰，如钩之曲也。《难经》曰：夏脉钩者，南方火也，万物之所盛。垂枝布叶皆下曲如钩，故其脉来疾去迟，阳盛故来疾，阴虚故去迟。脉从下上至寸口疾，还尺中迟也。反此者病。曰：何如而反？曰：其气来盛，去亦盛，此谓太过，病在外；其气来不盛，去反盛，此谓不及，病在中。太过，则令人身热而肤痛，为浸淫；其不及，则令人烦心，上见咳唾，下为气泄。少阴心脉，起心中。出属心系，下膈络小肠，又从心系上肺，故心太过则身热肤痛而浸淫，流布于形分；不及则心烦，上见咳唾，下为气泄。

曰：秋脉何如而浮？曰：秋脉者，肺也，西方金也，万物之所以收成也。故其气来轻虚以浮，来急去散，故曰浮。脉来轻浮，故名浮也。滑注：来急去散四字，不知何谓，将解浮字义邪。反此者病。曰：何如而

反？曰：其气来也，毛而中央坚，两旁虚，此谓太过，病在外。其气来，毛而微，此谓不及，病在中。太过则令人逆气而背痛，愠愠然；其不及，则令人喘，呼吸少气而咳，上气见血，下闻病音。上气见血、下闻病音谓喘而咯血、次复咳嗽也。下犹次也、复也。

曰：冬脉何如而营？营如营垒之营，所屯聚处也，冬月万物合藏，故曰营也。曰：冬脉者，肾也，北方水也，万物之所以合藏也。故其气沉以搏，故曰营。[续]"沉以搏"《甲乙经》"沉而濡"，"濡"古"软"字。脉沉而濡，乃冬脉之平调，若沉搏击于手，则冬脉之太过也。《难经》云：冬脉石者，盛冬之时，水凝如石，故其脉来沉濡而滑，故曰石也。反此者病。曰：何如而反？曰：其气来如弹石者，此谓太过，病在外；其去如数者，此谓不及，病在中。太过则令人解㑊，一说作解极，谓懈倦之极也。盖以其状寒不寒、热不热、弱不弱、壮不壮，传不可名，谓之解㑊也。脊脉痛而少气不欲言。其不及，则令人心悬，如病饥，胁中清，脊中痛，少腹满，小便变。[续]足少阴肾脉，自股内后廉贯脊，属肾络膀胱。其直行者入肺中，循喉咙，挟舌本。其支别者，络心注胸中，故病如是。胁者，季胁之下侠脊两旁空软处也。肾外当胁，故胁中清冷也。《难经》肝、心、肺、肾四藏脉俱以实强为太过，虚微为不及，与此不同。

曰：脾脉独何主？谓主时月。曰：脾脉者，土也，孤藏以灌四旁者也。[续]纳水谷、化津液，灌溉于肝、心、肺、肾也。以不正主四时，故谓之孤藏。善者不可得见，恶者可见。[续]不正主时，寄王于四季，故善不可见、恶可见也。其来如水之流者，此谓太过，病在外；如鸟之喙者，此谓不及，病在

———
① 实：原作"突"，兹据顾从德本《素问》改。
② 下：民本无此字。

中。太过，则令人四肢不举。[续]以脾主四肢也。其不及，则令人九窍不通。中气不和，不能灌溉于四旁则五藏不和，故九窍不通也。《玉机真藏论》】

食气入胃，浊气归心，淫精于脉。浊气，谷气也。心居胃上，故谷气归心，淫溢精气入于脉也何者？心主脉故也。脉气流经，经气归于肺。肺朝百脉，输精于皮毛。言脉气流运乃为大经，经气归宗，上朝于肺，肺为华盖，治节由之，故受百脉之朝会也。肺朝百脉，然乃布化精气、输于皮毛矣。毛脉合精，行气于府。府谓气之所聚处，气海、膻中是也。府精神明，留于四藏，气归于权衡。[续]膻中之布气者，分为三隧。其下者走于气街，上者走于息道，宗气留于海，积于胸中，命曰气海也。如是分化乃四藏安宅，三焦平均，中外上下各得其所也。权衡以平，气口成寸，以决死生。[续]脉法以三寸为寸、关、尺之分，故中外高下气绪均平，则气口之脉而成寸也。夫气口者，脉之大要会也。百脉尽朝，故以其分决死生也。[愚谓]"食气入胃"已下皆言脉之必以胃气为本之故。又① 见寸口所以能决死生也。

饮入于胃，游溢精气，上输于脾，水饮至于中焦，水化精微，上为云雾，云雾散变乃注于脾。《灵枢》曰：上焦如雾，中焦如沤，是也。脾气散精，上归于肺，通调水道，下输膀胱，水土合化上滋肺金，金气通肾，故调水道转下，下焦膀胱，裹化而为溲矣。《灵枢》曰：下焦如渎，是也。水精四布，五经并行，合于四时，五藏阴阳，揆度以为常也。[续]从是水精布、经气行、筋骨成、血气顺，配合四时寒暑，证符五藏阴阳，揆度盈虚，用为常道度量也，以用也。《经脉别论》】

人以水谷为本，故人绝水谷则死。脉无胃气亦死。所谓无胃气者，但得真藏脉，不得胃气也。所谓脉不得胃气者，肝不弦、肾不石也。[续]不弦、不石皆谓不微似也，但举肝肾，则心肺可以类推矣。《平人气象论》】

帝曰：见真藏曰死，何也？岐伯曰：五藏者，皆禀气于胃。胃者，五藏之本也。[续]胃为水谷之海，故五藏禀焉。藏气者，不能自致于手太阴，必因于胃气，乃至于太阴也。[续]《甲乙经》云：人常禀气于胃脉，以胃气为本也。故五藏各以其时，自为而至于手太阴也。[续]自为其状，至于手太阴也。故邪气胜者，精气衰也。故病甚者，胃气不能与之俱至于手太阴。故真藏之气独见。独见者，病胜藏也，故曰死。[续]新校正云：真藏脉者，无余物而杂，故名真也。如弦是肝脉，若微弦则和而有胃气也。微弦谓二分胃气、一分弦气，故曰微弦。若三分俱是弦，则为真藏脉矣。五藏之气不得独用，如至刚独见则折，和柔济之则固也。欲知五藏真见为死、和胃为主② 者，于寸口诊即可知也。《玉机真藏论》】

《脉要》曰：春不沉，夏不弦，冬不涩，秋不数，是谓四塞。[续]天地四时之气闭塞，而无所运行也。[愚谓]此指孟春言也。孟春犹寒，冬气尚在，故宜脉沉，沉甚太过，反为病矣。沉甚曰病，弦甚曰病，涩甚曰病，数甚曰病，参见曰病，复见曰病，未去而去曰病，去而不去曰病。[续]参谓参和诸气。来见、复见谓再见已衰、已死之气也。去谓王已而去者也，日行之度未见③ 于差，是为天气未出而脉先去，日度过差，是为天气已去而脉尚在，既非得应故曰病。反者死。[续]谓夏见沉，秋见数，冬见缓，春见涩也。犯违天命，其能生乎？上文秋不数是谓四

---

① 又：明本作"人"，兹据民本改。
② 主：明本作"死"，兹据民本改。
③ 见：民本作"出"。

塞,此云秋见数是谓反,盖以脉差只在仲月差之度,冬而数不去,谓秋之季月而脉尚数,则为反也。【《至真要论》】

心脉搏坚而长,当病舌卷不能言;[续]搏谓搏击于手也。诸脉搏坚而长,皆为劳心,藏气虚极也。手少阴心从心系上挟咽喉,故令舌卷短不能言也。其软而散者,当消环自已。[续]诸脉软散,皆为气实血虚也。消谓消散,环谓环周,言其经气如环之周。当其火旺自消散也。《甲乙》"环"作"渴"。肺脉搏坚而长,当病唾血;[续]肺虚极则络逆,络逆则血泄,故唾出也。其软而散者,当病灌汗,至令不复散发也,[续]灌汗谓寒水灌洗,皮密汗藏,至令不复发泄也,盛水多为此也。下文诸藏各言色,而心肺不言色者,疑缺文也。肝脉搏坚而长,色不青,当作"其色青"。当病坠若搏,因血在胁下,令人喘逆;[续]病坠若搏,谓坠堕或搏击也。肝在两胁,故曰血在胁下,肝脉布胁肋,循喉咙,其支者,从肝贯膈上入肺。今血在胁下,故血气上熏于肺而喘逆也。其软而散,色泽者,当病溢饮。溢饮者,渴暴多饮,而易当作"溢"入肌皮肠胃之外也。[续]面色浮泽是为中湿,血虚中湿,水液不消,故病溢饮,以水饮满溢,渗入肌皮肠胃之外也。胃脉搏坚而长,其色赤,当病折髀;[续]胃虚色赤,火气救之,胃脉下髀抵伏兔,故病则髀如折也。其软而散者,当病食痹。[续]痹,痛也。胃脉下膈,属胃络脾,故食则痛闷而气不通也。《新校正》谓:痹为痛,其义未通。脾脉搏坚而长,其色黄,当病少气;[续]脾虚则肺无所养,肺主气,故少气也。其软而散,色不泽者,当病足胻肿,若水状也。[续]色气浮泽为水之候,色不润泽,故言若水状也。脾脉上踹内,循胻骨膝股,入腹,故病足胻肿也。肾脉搏坚而长,其色黄而赤者,当病折腰;[续]色气黄赤,是心脾干肾,腰为肾府,故

病腰折。其软而散者,当病少血,至令不复也。[续]肾主水,以生化津液,今肾气不化,故病少血,至令不复。【《脉要精微论》】

欲知寸口寸口统关尺二部而言之。太过与不及,寸口之脉中手著人手也。短者,曰头痛。寸口脉中手长者,曰足胫痛。[续]短为阳气不足,故病于头。长为阴气太过,故病于足。寸口脉,中手促上击者,曰肩背痛。[续]阳盛于上,故肩背痛。寸口脉沉而坚者,曰病在中。寸口脉浮而盛者,曰病在外。[续]沉坚为阴,故病在中;浮盛为阳,故病在外。寸口脉,沉而弱,曰寒热,及疝瘕,少腹痛。[续]沉为寒,弱为热,故曰寒热。又沉为阴盛,弱为阳余,余盛相薄,正当寒热,不当为"疝瘕、少腹痛",应错简耳。《甲乙经》无此十五字,况下文已有"寸口脉,沉而喘,曰寒热"、"脉急者,曰疝瘕。少腹痛。"此文所当去可知。寸口脉沉而横,曰胁下有积,腹中有横积痛。[续]亦阴气内结也。[愚谓]脉沉而横,言脉象沉而坚长,如横木之在指下也。寸口脉,沉而喘,曰寒热。[续]喘为阳吸,沉为阴争。争吸相薄,故寒热也。

脉从阴阳,病易已。脉逆阴阳,病难已。[续]脉病相应谓之从,脉病相反谓之逆。脉得四时之顺,曰病无他。脉反四时及不间藏,曰难已。[续]反四时,如春得秋脉之类。间藏,七传也。【《平人气象论》】

脉有阴阳,知阳者知阴,知阴者知阳。深知则备识其变易。凡阳有五,胃土之数即下文胃脘之阳也。五五二十五阳。五藏各以胃气为本。《玉机真藏论》云:故病有五变,五五二十五变。义与此同。所谓阴者,真藏也。无胃气。见则为败,败必死也。[续]五藏为阴,故曰阴者真藏也。见者,谓如肝脉至,中外急如循刀刃责责然,如按琴瑟弦之类,此脉见者,皆为藏败神去,故必死也。所谓阳者,胃脘之阳也。

［续］胃脘之阳，人迎之气也。察其气脉动静小大与脉口应否也。胃为水谷之海，故候其气而知病处。人迎结喉两旁，脉动常左小而右大，左小常以应藏，右大常以候府。别于阳者，知病处也。知病在何处。别于阴者，知死生之期。以真藏脉推之，知在何藏。［愚谓］别，审别也。能审别人迎之脉，则知病在何藏何府也。

三阳在头，三①阴在手，所谓一也。三阳当作二阳，谓结喉两旁人迎脉，以候足阳明胃气。三阴谓气口以候手太阴肺气也。胃为五藏之本，肺为百脉之宗也。气口、人迎皆可以候藏府之气，两者相应，俱往俱来若引绝小大齐等，命曰平人，故言所谓一也。别于阳者，知病忌时；别于阴者，知死生之期。二句申前说，或直为衍文亦可。

所谓阴阳者，去者为阴，来者为阳；静者为阴，动者为阳；迟者为阴，数者为阳。凡持真藏之脉者，肝至悬绝，十八日死。金木成数之余也。肝见庚辛死之类。愚谓：悬绝如悬丝之微而欲绝也。王注如悬物之绝去，似指代脉言也。心至悬绝，九日死。水火生成数之余也。肺至悬绝，十二日死。金火生成数之余也。肾至悬绝，七日死。水土生成数之余也。脾至悬绝，四日死。木土生成数之余也。

鼓一阳曰钩②，［愚谓］脉来只见一阳鼓动而无阴和杂其中，此无胃气之钩也。下文仿此。鼓一阴曰毛，鼓阳胜急曰弦③，鼓阳至而绝曰石，当作"鼓阳至而绝"，此四者盖以真藏脉也。阴阳相过曰溜。［愚谓］过者，阴阳皆失其常度也，或阴失常度而过于柔，或阳失常度而过于刚；或阳刚而阴亦以刚应，或阴柔而阳亦以柔应，此皆谓失常度也，脉名曰溜，如水之溜而不收也，即下文关格之类也。【《阴阳别论》】

人迎一盛，病在少阳；胆脉。二盛，病在太阳；膀胱脉。三盛，病在阳明；胃脉。四盛以上为格阳。［续］阳脉法也。一盛者谓人迎之脉大于寸口一倍也，余盛同法。四倍以上，阳盛之极，故格拒而食不得入也。所谓格则吐逆也。

寸口一盛，病在厥阴；肝脉。二盛，病在少阴；肾脉。三盛，病在太阴；脾脉。四盛以上为关阴。［续］阴脉法也，盛法同阳。四倍以上，阴盛之极，故关闭而溲不得通也。所谓闭则不得溺也。

人迎与寸④口俱盛，四倍以上，为关格。谓俱大于平常之脉四倍也。关格之脉赢不能极于天地之精气，则死矣。"赢"当作"盈"，盛之极也。［今按］不能极于天地之精气者，过乎中也。盖极者，中也。不及不得为中，太过亦不得为中。【《六节藏象论》】

帝曰：脉从而病反者，其诊何如？岐伯曰：脉至而从，按之不鼓，诸阳皆然。曰：诸阴之反，其脉何如？曰：脉至而从，按之鼓甚而盛也。言病热而脉数，按之不鼓手，乃阴盛格阳而致之，非热也，形症是寒；按之脉却鼓击手下而盛者，乃阳盛拒阴而然，非寒也。【《至真要大论》】

粗大者，阴不足而阳有余，为热中也。［续］粗大脉，洪大也。脉洪为热，故曰热中。来疾去徐，上实下虚，为厥巅疾；［续］［愚谓］厥者，逆也。其气逆上而为巅顶之病也。来徐去疾，上虚下实，为恶风也。故中恶风者，阳气受也。［续］以上虚故阳气受也。有脉俱沉细数者，少阴厥也。［续］尺中有脉沉细数者，少阴气逆也。何者？尺脉不当见数，有数故言厥也。俱者，言左

---

① 三：原作"二"，据顾从德本《素问》改。
② 钩：原作"弦"，据顾从德本《素问》改。
③ 弦：原作"钩"，据顾从德本《素问》改。
④ 寸：原作"气"，兹据顾从德本《素问》改。

右尺中也。沉细数散者,寒热也。[续]数为阳,阳干于阴,阴气不足,故寒热也。浮而散者,为眴仆。[续]脉浮为虚,散为不足。气虚而血不足,故为头疼而仆倒也。

诸浮不躁者,皆在阳,则为热。足阳经中。阳为火气故为热。其有躁者,在手。手阳经中。言大法也。诸细而沉者,皆在阴,手阴脉中。"诸细而沉"。王注作"细沉而躁"。今按有此躁字方可对静字说。则为骨痛;阴主骨故。其有静者,在足。足阴脉中。数动一代者,病在阳之脉也,泄及便脓血。[续]代,止也。数动一代,是阳气之生病,故曰病在阳之脉。所以然者,以泄利及脓血脉乃尔。诸过者切之,[愚谓]诸脉之失常者切之,即下文涩滑之类。涩者阳气有余也,血少也。滑者阴气有余也。血多也。阳气有余,为身热无汗;阴气有余,为多汗身寒。[续]血少气多,斯可知也。阴阳有余,则无汗而寒。[续]阳余无汗,阴余身寒,若阴阳有余则无汗而身寒也。

推而外之,内而不外,有心腹积也。[续]脉附臂筋,取之不审,推筋令远,使脉外行;内而不出外者,心腹中有积乃尔。推而内之,外而不内,身有热也。[续]脉远臂筋,推之令近,远而不近,是阳气有余,故身有热也。推而上之,上而不下,腰足清也。[续]推筋按之,寻之而上,脉上涌盛,是阳气有余,故腰足冷也。《甲乙》推作"下而不上"。推而下之,下而不上,头项痛也。[续]推筋按之,寻之而下,脉沉下掣,是阴气有余,故头项痛也。《甲乙经》作"上而不下"。按之至骨,脉气少者,腰脊痛而身有痹也。阴气太过故尔。【《脉要精微论》】

妇人,手少阴动甚者,妊子也。或作足少阴大如豆,厥厥动摇者,动脉也。阴阳相搏名曰动。[愚谓]动甚非指动脉形状,谓脉来过于滑动也。病热而脉静,泄而脉大,脱血脉实,病在中脉虚,病在外脉涩坚者,皆难治。[续]病热当脉躁而反静,泄而脱血当脉虚小而反实大,邪气在内当脉实而反虚,病气在外而当脉虚滑而反坚涩,故皆难治。《玉机真藏论》云:病在中,脉实坚;病在外,脉不实坚,皆难治。与此相反,彼经误而此为得。自"病热而脉静"至此,与《玉机真藏论》文相重。

脉盛滑坚者,曰病在外。脉小实而坚者,曰病在内。[续]盛滑为阳,小实为阴。阴病病在内,阳病病在外。脉小弱以涩,谓之久病。[续]小为气虚,涩为无血,血气虚弱,故云久病。脉滑浮而疾者,谓之新病。[续]滑浮为阳足,脉疾为气全,阳足气全,故病新浅。脉急者,曰疝瘕。少腹痛。[愚谓]前言寸口脉,况弱为疝瘕者误也。此言脉沉急者,与诊相应。脉滑者曰风,脉涩者曰痹。[续]滑为阳,阳受病为风;涩为阴,阴受病为痹。缓而滑,曰热中。盛而紧,曰胀。[续]缓谓纵缓之状,非动之迟缓也,阳盛于中,故脉滑缓;寒气否满,故脉盛紧也。【《平人气象论》】

心脉满大,痫瘛筋挛。[续]心脉满大,则肝气下流,热气内薄,筋干血涸,故痫瘛筋挛。肝脉小急,痫瘛筋挛。[续]肝养精,内藏血,肝气受寒故痫瘛筋挛。脉小急者,寒也。肝脉鹜暴,有所惊骇。[续]鹜谓驰鹜,言迅急也。阳气内薄,故发为鹜。脉不至,若瘖,不治自已。肝脉鹜,因暴有惊骇也。若脉不至,鹜及不瘖,则虽有所惊骇,亦不治而自已也。王注:肝气若厥,厥则脉不通,厥退则脉复通,又其脉布胁肋,循喉咙,故脉不至,若瘖不治亦自已。

肾脉小急,肝脉小急,心脉小急,不鼓皆为瘕。[续]小急为寒甚,不鼓则血不流,血不流而寒薄,故血内凝而为瘕也。[愚谓]小急为寒,按之不鼓,内寒自甚,血逢寒则凝,故病瘕,盖心主血,肝藏血,肾养血,是三藏皆主于血，故脉同而病亦同也。**肾肝并沉为石水。**［续］肝脉入阴，内贯少腹；肾脉贯脊，中络膀胱，两藏并，藏气熏冲脉，自肾下络于胞，令水不行化，故坚而结，然水冬冰，水宗于肾，肾象水而沉，故气并而沉，名为石水。**并浮为风水。**［续］脉浮为风，下焦主水，风薄于下，故名风水。**并虚为死。**［续］肾为五藏之根，肝为发生之主，二者不足，是主脉俱微，故死。**并小弦欲惊。**［续］小弦为肝肾俱不足，故尔。**肾脉大急沉，肝脉大急沉，皆为疝。**［续］疝者，寒气结聚所为也。夫脉沉为实，脉急为痛，气实寒薄聚为绞痛，为疝。**心脉搏滑急为心疝，肺脉沉搏为肺疝。**［续］皆寒薄于藏故也。**三阳急为瘕三阴急为疝。**［续］太阳受寒，血凝为瘕；太阴受寒，气聚为疝。**二阴急为痫厥，二阳急为惊。**二阴，少阴也。二阳，阳明也。**脾脉外鼓沉，为肠澼，久自已。**［续］外鼓谓不在部位，鼓动于臂外。**肝脉小缓，为肠澼，易治。**［续］肝脉小缓，为脾乘肝，故易治也。**肾脉小搏沉，为肠澼下血，**［续］小为阴气不足，搏为阳气乘之。热在下焦，故下血也。**血温身热者，死。**［续］血温身热，是阴气丧败，故死。**脉至而搏，血衄身热者，死。**［续］血衄而虚脉，不应搏而今反脉搏，是气极乃然，故死。**脉来悬钩浮，为常脉。**［愚谓］悬钩，小而软也。浮小而软为血衄常脉。**脉至如喘，名曰暴厥。**［续］喘谓卒来盛急，去而便衰，如人之喘状也。暴厥者，不知与人言。**脉至如数，使人暴惊，**［续］脉数为热，热则内动肝心，故惊。**三四日自已。**［续］数为心脉，木被火干，病非肝生，不与邪合，故三四日后自除，以木生数三也。【《大奇论》】

岐伯曰：万物之外，六合之内，天地之变，阴阳之应，彼春之暖为夏之暑，彼秋之忿为冬之怒，四变之动，脉与之上下。［续］"六合"谓四方上下也。"春暖为夏暑"，言阳生而至盛。"秋忿为冬怒"，言阴少而之壮。"忿"一作"急"，言秋气劲急也。**以春应中规，**［续］春脉软弱轻虚而滑如规之象，中外皆然，故以春应中规。**夏应中矩，**［续］夏脉洪大，兼之滑数如矩之象，可正平之，故夏应中矩。**秋应中衡，**［续］秋脉浮毛轻涩而散，如秤衡之象，高下必平，故以秋应中衡也。**冬应中权。**［续］冬脉如石兼沉而滑，如秤权之象，下远于衡，故以冬脉中权也。以秋中衡、冬中权者，言脉之高下异处如此尔，此则随阴阳之气，故有斯四应不同也。是故冬至四十五日，阳气微上，阴气微下；夏至四十五日，阴气微上，阳气微下。**阴阳有时，与脉为期。**［续］谓上四应也。**期而相失，如脉所分；分之有期，故知死时。**［续］察阴阳升降之准，则知经脉递迁之象；审气候递迁之失，则知气血分合之期，分闭不差，故知人死之时也。【《脉要精微论》】

卷上之四

病　能

病之形能也。王注内作病形也。

六气之淫,七情之祟,是动所生,奸在营卫,具病能抄。

帝曰:夫百病之所生也,皆生于风、寒、暑、湿、燥、火,以之化之变也。《经》言盛者泻之,虚者补之,工巧神圣,可得闻乎?岐伯曰:审察病机,无失气宜,此之谓也。[续]风、寒、暑、湿、燥、火,天之六气也。静而顺者为化,动而变者为变,故曰"之化之变"也。针曰工巧,药曰神圣。[愚按]病机不出乎运气。诸病之生或属于五运者,或属于六气者,不可不审察也。《经》曰:治病必求其本是也。无失气宜,言治法也,必须别阴阳、辨标本;求其有无之所以殊、责其虚实之所以异;汗吐下不失其宜、寒热温凉各当其可,不使有差殊乖乱之失,可也。《经》曰:"无失天信,无失气宜。"又曰:"必先岁气,无伐天和"是也。

曰:愿闻病机何如?曰:诸风掉眩,皆属于肝。[续]掉,摇也。眩,昏乱旋运也。风性动,木气同也。诸寒收引,皆属于肾。[续]收敛引急,寒之用也。故冬寒则拘缩,水气同之。诸气膹郁,皆属于肺。[续]膹谓膹满,郁谓奔迫,气之为用,金气同之,故金旺则雾气蒙郁,征其物象属可知矣。诸湿肿满,皆属于脾。[续]土平则干,土高则湿。湿气之用,土气同之。河间云:地之体也。土湿极甚,则痞塞肿满,物湿亦然。故长夏属土,则庶物隆盛也。诸热瞀瘛,皆属于火①。诸痛痒疮,皆属于心②。[续]人近火气,微热则痒,热甚则痛,附近则灼而为疮,皆火之用也。诸厥固泄,皆属于下。[续]下谓下焦肾肝气。夫守司于下,肾之气也;门户束要,肝之气也。故诸厥固泄,皆属下也。厥谓气逆,固谓禁固。诸有气逆上行及固泄燥湿不恒,皆由下焦主守也。诸痿喘呕,皆属于上。[续]校正按:"《痿论》云:五藏使人痿者,因肺热叶焦发为痿躄,故云属于上也。痿又谓肺痿也。诸禁鼓慄,如丧神守,皆属于火。[续]禁,冷也,俗作噤。如丧神守者,神能御形,而反禁慄,则如丧失保守形体之神矣。诸痉项强,皆属于湿。[续]筋劲强直而不柔和也。土主安静故也。阴痉曰柔痉,阳痉曰刚痉。亢则害承乃制,故湿过极则反兼风化制之,然兼化者,虚象而实,非风也。诸逆冲上,皆属于火。[续]火气炎上故也。诸腹胀大,皆属于热。[续]气为阳热,气甚则如是也。诸躁狂越,皆属于火。[续]热盛于胃,及四末也。躁,躁动。烦热扰乱而不宁,火之体也。狂者,狂乱而无正定也。越者,乖越礼法而失常也。诸暴强直,皆属于风。[续]暴,卒也,虐害也。强,强劲有力不柔和也。直,筋劲强也。然燥金主紧敛劲切,风木为病反见燥金之化,由亢则害,承乃制也。诸病有声,鼓之如鼓,皆属于热。诸病

---

① 火:原作"心",兹据顾从德本《素问》改。
② 心:原作"火",兹据顾从德本《素问》改。

胕肿，疼酸惊骇，皆属于火。[续]胕肿，热胜肉而阳气郁滞故也。疼酸，酸疼也，由火实制金，不能平木，则木旺而为兼化，故酸痛也。惊，心卒动而不宁。火，主于动也。骇，惊愕也。反兼肾水之恐者。亢则害，承乃制故也。恐则伤肾而水衰，心火自甚故惊恐也。诸转反戾，水液浑浊，皆属于热。[续]反戾，筋转也，热气燥灼于筋，则挛瘛而痛。火主烦灼燥动故也。水液，小便也。天气热则水浑浊也。诸病水液，澄彻清冷，皆属于寒。[续]上下所出，及吐出、溺出也。澄彻清冷，湛而不浑浊也。为天气寒则浊水自澄清也。诸呕吐酸，暴注下迫，皆属于热。[续]胃膈热甚，则为呕，火气炎上之象也。酸，酸水及沫也。酸者，肝木之味由火盛制金，不能平木，则肝木自甚，故为酸也，如饮食热则易于酸矣。暴注，卒暴注泄也。肠胃热甚而传化失常，火性急速，故如是也。下迫，后重里急，窘迫急痛也。火性急速而能燥物故也。故大要曰：谨守病机，各司其属，有者求之，无者求之，盛者责之，虚者责之，必先五胜，疏其血气，令其条达，而致和平。此之谓也。[续]深乎圣人之言，理宜然也。有无求之，虚盛责之，言悉由也。[愚谓]诸病皆由于有无虚盛也。夫如大寒而甚，热之不热，是无火也。热来复去，昼见夜伏，夜发昼止，时节而动，是无火也，当助其心。又如大热而甚，寒之不寒，是无水也。热动复之，倏忽往来，时动时止，是无水也，当助其肾。内格呕逆，食不得入，是有火也。病呕而吐，食入反也，是无火也。暴逆注下，食不及化，是无水也。溏泄而久，止发无常，是无水也。故心盛则生热，肾盛则生寒。肾虚则寒动于下，心虚则热收于内。又热不得寒，是无火。寒不得热，是无水也。夫寒之不得寒，责其无水；热之不得热，责其无火。热之不久，责心之虚；寒之不久，责肾之少。有者泻

之，无者补之，虚者补之，盛者泻之。于其中间，疏其壅塞。令上下无碍，气血通条，则寒热自和，阴阳条达矣。是以方有治热以寒，寒之而谷食不入；攻寒以热，热之而昏燥以生，此则气不疏通，雍而为是也。纪于水火，余气可知。故曰：有者求之，无者求之，盛者责之，虚者责之，令气通调，妙之道也。五胜，谓五行更胜也。先以五行，寒、暑、温、凉、湿，酸、咸、甘、辛、苦，相胜为法也，[愚按]病机十九条，实察病之要旨，而"有者求之，无者求之，盛者责之，虚者责之"十六字，乃答篇首"盛者泻之，虚者补之"之旨，而总结病机一十九条之义，又要旨中之要旨也。《原病式》但以病机一十九条立言，而遗此十六字，不免临病误投汤剂，致人夭折，今引经传之旨，证其得失。夫风病者，皆属于肝风。木甚则肝太过，而病化风，如岁木太过，发生之纪，病掉眩之类，俗谓之阳痉、急惊等病，治以凉剂是也。燥金胜则肝为邪攻，而病亦化风，如岁木不及，阳明燥金下临，病掉振之类，俗谓之阴痉、慢惊等病，治以温剂是也。诸火热病皆属于心，火热甚则心太过，而病化火热，如岁火太过，赫曦之纪病证妄狂越之类，俗谓之阳燥谵语等病，治以攻剂是也。寒水胜则心为邪攻，而病亦化火热，如岁火不及①，病燥悸心烦、谵妄之类，俗谓之阴躁、郑声等病，治以补剂是也。诸湿病者，皆属于脾，湿土甚则脾太过，而病化湿，如湿胜则濡泄，仲景用五苓等剂去湿是也。风木胜则脾为邪攻，而病亦化湿，如岁木太过，病飧泄之类，钱氏用宣风等剂去风是也。诸气膹郁，皆属于肺，燥金甚则肺太过，而病化膹郁，岁金太过，甚则喘咳之类。东垣谓之寒喘，治以热剂是也。火热胜则肺为邪攻，而病亦化膹郁，如岁火太过病喘

———
① 及：原作"反"，兹据顾从德本《素问》改。

咳之类，东垣谓之热喘，治以寒剂是也。诸寒病者，皆属于肾寒水甚，则肾太过而病化寒，如太阳所至为屈伸不利之类，仲景用乌头汤等治之是也。湿土胜，则肾为邪攻，而病亦化寒，如湿气变病，筋脉不利之类，东垣用复前散、健步丸治之是也。其在太过所化之病为盛。盛者，真气也。其在受攻所化之病为虚。虚者，假气也。故有其病化者，恐其气之假，故有者亦必求之；无其病化者，恐其邪隐于中，如寒胜化火之类，故无者亦必求之。其病化似盛者，恐其盛之未的，故盛者，亦必责之。其病之化似虚者，恐其虚之未真，故虚者亦必责之。凡十九条病机者，用此十六字为法求之，庶几补写不差也。河间损此十六字，似以病化，有者为盛，无者为虚，不复究其假者虚者，实为未备，此智者之一失也。【《至真要大论》】

帝曰：风之伤人也，[续]伤谓人自中之也。或为寒热，或为热中，或为疠风，或为偏枯，偏枯当作偏风，下文以春甲乙云云，则为偏风是也。或当作均。为风也，其病各异，其名不同，或内至五藏六府，不知其解，愿闻其说。岐伯曰：风气藏于皮肤之间，内不得通，外不得泄。[续]腠理开疏则邪气入，风气入已，玄府闭封，故内不得通，外不得泄也。风者善行而数变，腠理开则洒然寒，闭则热而闷，[续]洒然，寒貌。闷，不爽貌。腠理开则风飘扬故寒；腠理闭则风混乱故闷。其寒也，则衰饮食；其热也，则消肌肉，故使人怢慄而不能食，名曰寒热。[续]风气入胃故饮食衰，热气内藏故消肌肉，寒热相合故怢慄不能食，名曰：寒热怢慄。卒振寒貌。风气与阳明入胃，循脉而上至目内眦，其人肥则风气不得出泄，则为热中而目黄；人瘦则外泄而寒，则为寒中而泣出。[续]阳明者，胃脉也。人肥则腠理密致，故不得外泄，则热中而目黄；人瘦则腠理开疏，风得外泄，则寒中而泣出也。风气与太阳俱入，行诸脉俞，散于分肉之间，与卫气相干，其道不利，故使肌肉愤膹而有疡，卫气有所凝而不行，故其肉有不仁也，[续]肉分之间，卫气行处，风与卫气相薄，俱行肉分之间，故气道涩而不利，气道不利，风气内攻，卫气相持，故肉愤膹而疡出也。若卫气被风攻之，不得流转，所在偏并，凝而不行，则肉有瘺而不知寒热痛痒之处。疠者，有荣卫热附腐同。其气不清，故使其鼻柱坏而色败，皮肤疡溃，风寒客于脉而不去，名曰疠风，此段当作"风寒客于脉而不去，名曰疠风。疠者，荣卫热月付，其气不清，故使鼻柱坏而色败皮肤疡溃。"[续]此则风气入于经脉之中也。荣行脉中，故风入脉中与荣气合，则热而血腐坏也，其气不清，言溃乱也，然血脉溃乱，荣复挟风。阳脉尽上于头，鼻为呼吸之所，故鼻柱坏而色恶，皮肤破而溃烂。《经》曰："疏风盛为疠溃"是也。以春甲乙伤于风者，为肝风；以夏丙丁伤于风者，为心风；以季夏戊己伤于邪者，为脾风；以秋庚辛中于邪者，为肺风；以冬壬癸中于邪者，为肾风。风中五藏六府之俞，亦为藏府之风，各入其门户所中，则为偏风。[续]随俞左右而偏中之则为偏风。风气循风府而上，则为脑风。风入系头，则为目风，眼寒。[续]风府，穴名，督脉、阳维之会。脑户者，督脉、足太阳之会。故循风府而上则为脑风也。足太阳脉起目内眦，上额交巅，上入络脑，故风入系头，则为目风，眼寒。饮酒中风，则为漏风。[续]热则腠疏，汗出如漏。入房汗出中风，则为内风。[续]内耗其精，外开腠理，风因内袭，故曰内风。新沐中风，则为首风。久风入中，则为肠风飱泄。食不化而出也，风在肠中，上熏于胃故食不化而下出也。外在腠理，则为泄风。[续]风居腠理，则玄府开通，风薄汗泄故云泄风。

故风者百病之长也。[续]长，先也，先百病而有也。至其变化乃为他病也，无常方①。
帝曰：五藏风之形状不同者何？愿闻其诊及其病能。[续]诊谓可言之症，能谓内作病形。岐伯曰：肺风之状，多汗恶风，色皏然白，时咳短气，昼日则差，暮则甚，诊在眉上，其色白。[续]凡内多风气则热有余，热则腠理开，故多汗也，风薄于内故恶风焉。皏，薄白色也。肺色白，在变动为咳，主藏气，风内迫之，故色皏然白，时咳短气也。昼则阳气在表故差，暮则阳气入里，风内应之故甚。眉上谓两眉间之上，阙庭之部外，司肺候，故诊在焉。心风之状，多汗恶风，焦绝善怒吓，《甲乙经》无吓字。病甚则言不可快，诊在口，其色赤。焦绝，谓唇焦文理断绝，热则皮剥故也，风薄于心则神乱，故善怒而吓人也。心系上侠咽喉而主舌，故病甚则言不可快也。口唇色赤故诊在焉。赤者，心色。肝风之状，多汗，恶风，色微苍，嗌干善怒，时憎女子，木之性曲而又直也。诊在目下，其色青。[续]肝脉属肝，络胆，上贯膈，布胁肋，循喉咙之后，入颃颡，其支别者从目系下，故嗌干善怒，诊在目下也。青，肝色也。脾风之状，多汗恶风，身体怠惰，四肢不欲动，色薄微黄，不嗜食，诊在鼻上，其色黄。[续]脾主四肢，脾风则四肢不欲动矣。脾气合土，主中央，鼻于面部亦居中，故诊在焉。黄，脾色也。肾风之状，多汗恶风，面庞然浮肿，脊痛不能正立，隐曲不利，肾者，作强之官，精液藏焉，故病隐曲不利。诊在肌上，其色黑。[续]庞然，言肿起也。肾藏受风则面庞然而浮肿。肾脉起于足下，上股内后廉，贯脊，故脊痛不能正立也。隐曲者，谓隐蔽委曲之处。肾藏精，外应交接，今被风薄，精气内微，故隐曲之事不通利所为也。《经》曰：气归精，精食气。今精不足则气内归，精不注于皮，故肌皮上黑也。黑，肾色也。

胃风之状，颈多汗恶风，食饮不下，鬲塞不通，腹善满，失衣则䐜胀，食寒则泄，诊形瘦而腹大。失衣则外寒而中热，故䐜胀；食寒则物薄胃而阳不内消，故泄利也。胃合脾而主肉，胃气不足则肉不长，故瘦，胃中风气蓄聚故腹大。孙思邈云：新食竟取风为胃风。首风之状，头面多汗恶风，当先风一日则病甚，头痛不可以出内，至其风日则病少愈。[续]夫人阳气外合于风，故先当风一日则病甚，以先风故亦先衰，是以至其风日则病少愈，不可以出屋室之内，以头痛甚不喜外风故也。孙思邈云：新沐浴竟取风，为首风。漏风之状，多汗，常不可单衣，食则汗出，甚则身汗，喘息恶风，衣常濡，口干善渴，不能劳事。[续]肺胃风热故不可单衣，甚则风搏于肺故身汗、喘息恶风、衣濡、口干善渴，形劳则喘息，故不能劳事。孙邈云：因醉取风为漏风，其状恶风、多汗、少气、口干善渴，近衣则身热如火临，食则汗漏如雨，骨节懈惰不欲自劳。泄风之状，多汗，汗出泄衣裳，口中干，上渍，其风不能劳事，身体尽痛则寒。上渍，谓皮上湿如水渍也。汗多则津液涸，故口中干。形劳则汗出甚，故不能劳。身体尽痛，以其汗多，汗多亡阳故寒也。孙思邈云：新房室竟取风，为内风，其状恶风，汗流沾衣裳。疑此泄风乃内风也。【《风论》】

帝曰：痹之安生？岐伯曰：风寒湿三气杂至合而为痹也。[续]虽合为痹，发起亦殊也。其风气胜者为行痹，寒气胜者为痛痹，湿气胜者为着痹也。[续]风则阳受之，故为痹行；寒则阴受之，故为痹痛；湿则皮肉筋脉受之，故为痹着而不去也。

曰：其有五者何也？曰：以冬遇此者为骨痹，以春遇此者为筋痹，以夏遇此者为脉痹，以至阴遇此者为肌痹，以秋遇此者为皮

---

① 无常方：此下《素问》原文有"然致有风气也"六字。

痹。[续]至阴谓戊己月及土寄三月也。曰：内舍五藏六府，何气使然？[续]此则言五痹以五时之外遇，然内居藏府，何以致之？曰：五藏皆有合，病久而不去者，内舍于其合也。[续]合病，肝合筋之类，久病不去则入于是。故骨痹不已，复感于邪，内舍于肾；筋痹不已，复感于邪，内舍于肝；脉痹不已，复感于邪，内舍于心；肌痹不已，复感于邪，内舍于脾；皮痹不已，复感于邪，内舍于肺。所谓痹者，各以其时重感于风寒湿之气也。[续]时谓气王之月，如肝王春之气。感谓感应也。

凡痹之客五藏者，肺痹者，烦满喘呕。以藏气应息，又其脉还循胃口，故使烦满喘而呕。心痹者，脉不通，烦则心下鼓，暴上气而喘，嗌干，善噫，厥气上则恐。[续]心合脉，受邪则脉不通利，邪气内扰故烦也。手心主手少阴之脉，俱出属心系下膈，又上肺挟咽喉，故烦则心下鼓满，暴上气而喘，嗌干也。以心鼓满，故噫之以出气。若是逆气上乘于心，则恐畏也，神惧凌弱故耳。肝痹者，夜卧则惊，多饮数小便，上为引如怀。小便上引也，此约束失常故然。王注：肝主惊，又其脉环阴器，抵少腹，挟胃上膈，循喉咙，故多饮水数小便，上引小腹痛，如怀妊之状。肾痹者，善胀，尻以代踵，脊以代头。[续]肾者胃之关，关不利则胃气不转，故善胀。踵，足跟也。尻以代踵，足挛急也；脊以代头，身踡屈也。肾脉起足小指，别入跟中，上股内后廉，贯脊，属肾，络膀胱，气不足而受邪，故不伸展。脾痹者，四肢懈惰，发咳呕汁，上为大塞。[续]脾主四肢，又其脉入腹属脾，络胃，上膈挟咽，故发咳呕汁。脾气养肺胃复连咽，故上为大塞也。肠痹者，数饮而出不得，中气喘争，时发飧泄；[续]大肠之脉络肺，下膈属大肠；小肠之脉络心，循咽，下膈抵胃，属小肠。今小肠有邪，则肠不下膈，故肠不行化而胃气蓄热，故多饮水不得下出也，肠胃中阳气与邪气奔喘交争，故时或通利，以肠气不化则为飧泄。胞痹者，少腹膀胱按之内痛，若沃以汤，涩于小便，上为清涕。[续]膀胱为津液之府，胞内居之，少腹处关元之中，内藏胞器，今胞受风寒湿气，则膀胱太阳之脉郁结不行，故按之内痛；若沃以汤，涩于小便也；小便既涩，太阳之脉不得下行，故上烁其脑而为清涕。淫气喘息，痹聚在肺；淫气忧思，痹聚在心；淫气遗溺，痹聚在肾；淫气乏竭，痹聚在肝；淫气肌绝，痹聚在脾。王注：淫气，谓气之妄行者，各随藏之所主，入而为痹也。[今按]如此则属内伤，非风寒湿三气杂至而为外伤者。《宣明五气论》云：邪入于阴则为痹，所谓邪者，岂指淫气而言邪？诸痹不已，亦益内也。益，深入于内也。其风胜者，其人易已也。留皮肤间故也。曰：痹，其时有死者，或痛久者，或易已者，其故何也？曰：其入藏者死，其留连筋骨间者疼久，留皮肤间者易已。[续]入藏以神去也，筋骨疼久以其定也，皮肤易已以浮浅也。

曰：其客于六府者，何也？曰：此亦其食饮居处，为其病本也。[续]四方虽土地温凉高下不同，物性刚柔飧居亦异，但过动其分，则六府致伤。《经》曰：水谷之寒热，感则害六府。六府亦各有俞，风寒湿气中其俞，而食饮应之，循俞而入，各舍其府也。[续]六府俞谓背俞也，并足太阳脉气所发。校正云：六府俞并在本椎下两傍。王注：言在椎之旁者，文略也。曰：针治之奈何？曰：五藏有俞，六府有合，循脉之分，各有所发，各随一作治其过则病瘳也。[续]肝俞太冲，心俞大陵，脾俞太白，肺俞太渊，肾俞太溪，皆经脉之所注也。胃合入于三里，胆合入于阳陵泉，大肠合入于曲池，小肠合入于小海，三焦合入于天井，膀胱合入于委中，故《经》言"循脉之分"云云。过，谓脉所经过处。曰：荣卫之气，亦令人痹乎？曰：荣者，水谷之精气也，和调于五藏，洒陈于六府，乃能入于脉也。[续]正理论曰：谷入于胃，脉道乃行；水入于经，其血乃成。校正云：谷入于胃，气传与肺，精专者上行经隧由此，故水谷精气合荣气运行而入于脉也。故循脉上下，贯五藏，络六府也。[续]荣行脉内，故无所不至。卫者，水谷之悍气也，其气慓疾滑利，不能入于脉也。[续]悍气谓浮盛之气也，以其浮盛故慓疾悍利，不能入于脉中也。故循皮肤之中，分肉之间，熏于肓膜，散于胸腹。[续]皮肤分肉谓脉外也，肓膜谓五藏之间膈中膜也，以其浮盛故能布散于胸腹之中，空虚之处，熏其肓膜令气宣通也。逆其气则病，从其气则愈，不与风寒湿气合，故不为痹。曰：痹，或痛，或不痛，或不仁，或寒，或热，或燥，或湿，其故何也？曰：痛者，寒气多也，有寒故痛也。[续]风寒湿气客于分肉之间，迫切而为沫，得寒则聚，聚则排分肉，肉裂则痛，故有寒则痛也。其不痛不仁者，病久入深，荣卫之行涩，经络时疏，故不痛，[续]皮顽不知有无也。其寒者，阳气少，阴气多，与病相益，故寒也。[续]病本生于风寒湿气，故阴气益之也。其热者，阳气多，阴气少，病气胜，阳遭一作乘阴，故为痹热。[续]遭，遇也。言遇于阴气，阴气不胜故为热。或热，下有或燥问，今此无答辞。其多汗而濡者，此其逢湿甚也，阳气少，阴气盛，两气相感，故汗出而濡也。[续]中表相应则相感也。曰：夫痹之为病，不痛何也？曰：痹在于骨则重，在于脉则血凝而不流，在于筋则屈不伸，在于肉则不仁，在于皮则寒。故具此五者，则不痛。凡痹之类，逢寒则急，一作急。逢热则纵。【《痹论》】

帝曰：五藏使人痿，何也？[续]痿，谓痿弱无力以运动。岐伯曰：肺主身之皮毛，心主身之血脉，肝主身之筋膜，[续]膜，皮下肉上筋膜也。脾主身之肌肉，肾主身之骨髓。[续]所主不同，痿生亦各归其所主。故肺热叶焦，则皮毛虚弱急薄，著则生痿躄也。[续]肺热则肾受热气，故足挛躄不得伸以行也。心气热，则下脉厥而上，上则下脉虚，虚则生脉痿，枢折挈，胫纵而不任地也。[续]心热盛，则火独亢而上炎，肾脉下行。今火盛上炎用事，故肾脉亦随火炎，烁而逆上也。阴气厥逆，火复内燔，阴上隔阳，下不守位，心气通脉，故生脉痿。肾气主足，故膝腕枢纽如折去而不相提挈，筋纵缓而不能任用于地也。肝气热，则胆泄口苦，筋膜干则筋急而挛，发为筋痿。[续]肝热则胆液渗泄，故口苦也。肝主筋膜，热则筋膜干而挛急，发为筋痿。脾气热，则胃干而渴，肌肉不仁，发为肉痿。[续]脾与胃以膜相连，脾热则胃液渗泄，故干而渴也；脾主肌肉，今热搏于内，故肌肉不仁，发为肉痿。肾气热，则腰脊不举，骨枯而髓减，发为骨痿。[续]腰为肾府，又肾脉上股内贯脊，属肾，故肾气热则腰脊不举也；肾主骨髓，故热则骨枯髓减，发为骨痿。滑注：此多从相火上说。曰：何以得之？曰：肺者，藏之长也，为心之盖也，[续]位高而布叶于胸中，故为藏之长，心之盖。有所失亡，所求不得，则发肺鸣，鸣则肺热叶焦。[续]肺藏气，志若不扬则气郁，气郁不利故喘息有声而肺热叶焦也。故曰：五藏因肺热叶焦，发为痿躄，此之谓也。肺者，所以行荣卫，治阴阳故也。悲哀太甚，则胞络绝，杨上善云：胞络，心主包络之脉，尤可见相火之义。胞络绝则阳气内动，发则心下崩，数溲血也。[续]悲则心系急，肺布叶举而上焦下通，荣卫不散，热气在中，故胞络绝而阳气内鼓动，发则心下内崩而下血也。溲谓溺也。故本病曰：大经空虚，发为肌痹，传为脉痿。[续]本病，古经篇名也；大经，大经脉也。以溺血故空虚，脉虚则热内搏。卫气盛，荣气微，故发为肌痹，行见肌痹后渐脉痿，故曰：传为脉痿。思想无穷，所愿不得，意淫于外，入房太甚，宗筋弛纵，发为筋痿，及为白淫[续]思想所愿为祈欲也，施写劳损故为筋痿及白淫也。白淫谓白物淫衍如精之状，男则溺溲而下，女则阴器中绵绵而下。故《下经》曰：**筋痿者，生于肝，使内也。**[续]下经，古经名。使内谓劳后①筋力费竭精气也。有渐于湿，以水为事，若有所留，居处相湿，肌肉濡渍，痹而不仁，发为肉痿。[续]业为近湿，居处泽下，皆水为事也。平者久而犹殆，感之者尤甚矣。肉属于脾，脾气恶湿，湿著于内则卫气不荣，故为肉痿。滑注：以脾则有热，复渐于湿，因发动而为痿也。故《下经》曰：**肉痿者，得之湿地也。**[续]《经》曰：地之湿气感则害皮肉、筋脉，此则谓害肉也。有所远行劳倦，逢大热而渴，渴则阳气内伐，谓伐腹中之阴气也。内伐则热舍于肾。肾者，水藏也，今水不胜火，则骨枯而髓虚，故足不任身，发为骨痿。以热舍于肾中，故下经曰：**骨痿者，生于大热也。**

曰：何以别之？曰：肺热者，色白而毛败；心热者，色赤而络脉溢；肝热者，色苍而爪枯；脾热者，色黄而肉蠕动；肾热者，色黑而齿槁。曰：如夫子言可矣。论言治痿者，独取阳明何也？曰：阳明者，五藏六府之海。[续]阳明，胃脉也，胃为水谷之海。主润宗筋，宗筋主束骨而利机关也。[续]宗筋谓阴毛中横骨上下脐两傍之竖筋也，上络胸膈，下贯髋尻，又经背腹上头项，故云：宗筋主束骨利机关。然腰者，肾之大关节，所以司屈伸，故曰"机关"。冲脉者，经脉之海也。[续]十二经之海。主渗灌谿谷，与阳明合于宗筋，[续]冲脉，循腹挟脐傍五分而上，阳明脉亦挟脐傍一寸五分而上，宗筋脉于中，故曰："与阳明合于宗筋也"，以为十二经海，故主渗灌谿谷也，肉之大会为谷，小谷为谿。阴阳总宗筋之会，会于气街，而阳明为之长，皆属于带脉，而络于督脉。[续]宗筋会聚于横骨之中，从上而下，故曰：阴阳总宗筋之会，宗筋侠脐下合于横骨，阳明辅其外，冲脉居其中，故云"会于气街"，而阳明为之长；气街则阴毛两傍脉动处也；带脉起于季肋，环身一周而络于督脉也。[愚谓]阴阳总宗筋之会，此即《厥论》前阴者宗筋之所聚，太阴阳明之所合之义也。故阳明虚，则宗筋纵，带脉不引，故足痿不用也。[续]引，谓牵引。曰：治之奈何？曰：各补其荣而通其俞，调其虚实，和其逆顺，筋脉骨肉，各以其时受月，则病已矣。时受月，谓受气时月，如肝主甲乙，心主丙丁之类也。【《痿论》】

帝曰：厥之寒热者何也？[续]厥，谓气逆上也。[愚谓]厥者，冷也、逆也，非特气逆上也，或热、或寒，从下逆上皆是也。岐伯曰：阳气衰于下，则为寒厥；阴气衰于下，则为热厥。阳，谓足之三阳脉；阴，谓足之三阴脉；下谓足也。曰：热厥之为热也，必起于足下者何也？[续]阳主外，厥在内，故问之。曰：阳气起一作走于足五指之表，阴脉者集于足下聚于足心，故阳气胜则足下热也。[续]足三阳脉并出足五指之端，俱循足阳而上肝脾，督脉集于足下，聚于足心，阴弱故足下热。曰：寒厥之为寒也，必从五指而上于膝者何也？[续]阴主内，厥在外，故问之。曰：阴气起于五指之里，集于膝下而聚于膝上，故阴气胜则从五指至膝上寒。其寒也，不从外，皆从内也。[续]足三阴之脉，俱出足五指之里并循足阴而上，循股阴入腹，故云"集膝下聚膝上也"。

曰：寒厥何失而然也？曰：前阴者，宗筋之所聚，太阴阳明之所合也。[续]宗筋挟脐下合于阴器，故云：前阴者，宗筋之所

---

① 后：民本作"役"。

聚也;太阴者,脾脉;阳明者,胃脉。脾胃之脉皆辅近宗筋,故云"太阴阳明之所合"。春夏则阳气多而阴气少,秋冬则阴气盛而阳气衰。[续]此乃天之常道。此人者质壮,以秋冬夺于所用,下气上争不能复,精气溢下,邪气因从之而上也;[续]质,谓形质也,夺于所用,谓多欲而夺其精气也。气因于一作"所"。中,阳气衰,不能渗营其经络,阳气日损,阴气独在,故手足为之寒也。[愚按]张子和曰:秋冬阴壮阳衰,人或时赖壮勇,纵情嗜欲于秋冬之时,则阳夺于内,阴气下溢,邪气上行,阳气既衰,真精又竭,阳不荣养,阴气独行,故手足寒,发为寒厥也。曰:热厥何如而然也?曰:酒入于胃,则络脉满而经脉虚;脾主为胃行其津液者也。阴气虚则阳气入,阳气入则胃不和,胃不和则精气竭,精气竭则不营其四肢也。[续]前阴谓太阴之所合,故胃不和则精气竭也,内精不足,故四肢无气以营之。此人必数醉。若饱以入房,气聚于脾中不得散,酒气与谷气相薄,热盛于中,故热遍于身,内热而溺赤也。夫酒气盛而慓悍,肾气日衰,阳气独胜,故手足为之热也。[续]醉饱入房,内亡精气,中虚热入,由是肾中阳盛阴虚,故热生于手足也[愚按]人或醉饱而房,气聚于脾胃,主行津液,阴气虚阳气入则胃不和,胃不和则精气竭,精气竭则四肢不荣,酒气与谷气相薄,则内热而溺赤。气壮而慓悍,肾气既衰,阳气独胜,故手足热发而为热厥也。曰:厥或令人腹满,或令人暴不知人,或至半日,远至一日乃知人者何也?[续]暴犹卒也,言卒然冒冈不醒觉也,不知人谓冈甚不知识人也,或谓乃厥。曰:阴气盛于上则下虚,下虚则腹胀满;阳气盛于上①,"阳气盛于上"五字当作"腹满"二字。则下气重上而邪气逆,逆则阳气乱,阳气乱则不知人也。[续]《甲乙经》云:阳脉下坠,阴脉上争,发尸厥。张仲景云:少阴

脉不至,肾气微少,精血奔,气促迫,上入胞膈,宗筋反聚,血结心下,阳气退下,热归阴股,与阴相动,令身不仁,此为"尸厥"。又王注:阴谓足太阴。按《缪刺论》云:邪客于手足少阴、太阴、足阳明之络,此五络皆会于耳中,上络左角,五络俱竭,令人身脉皆动而形无知,其状若尸,或曰:"尸厥"。安得专解阴为太阴也?曰:愿闻六经脉之厥状病能也。曰:巨阳之厥,则肿首头重,足不能行,发为眴仆;[续]巨阳,太阳也。足太阳脉起目内眦,上额交巅上,其支别者,循髀外后廉,下合腘中,以下贯腨内,出外踝后,循京骨至小指端外侧,由是厥逆外形斯症也。[愚按]此后诸病,各随脉络所生病形而言也。张子曰:厥者,或寒或热,皆从下起。阳明之厥,则癫疾欲走呼,腹满不得卧,面赤而热,妄见而妄言;少阳之厥,则暴聋颊肿而热,胁痛,胻不可以运;太阴之厥,则腹满䐜胀,后不利,不欲食,食则呕,不得卧;少阴之厥,则口干溺赤,腹满心痛,厥阴之厥,则少腹肿痛,腹胀,泾溲不利,好卧屈膝,阴缩肿,胻内热。一本作"胫外热"。盛则泻之,虚则补之,不盛不虚,以经取之。[续]不盛不虚,谓邪气未盛,真气未虚,如是则以穴俞经法留呼多少而取之。太阴厥逆,胻急挛,心痛引腹,治主病者;[续]太阴之脉,行上左右,候其有过者当发取之,故言治主病者。少阴厥逆,虚满呕变,下泄清,治主病者;厥阴厥逆,挛腰痛,虚满前闭,谵音评言,[续]谵言者,气虚独言也。治主病者。三阴俱逆,不得前后,使人手足寒,三日死。[续]三阴绝故三日死。太阳厥逆,僵仆,呕血,善衄,治主病者。少阳厥逆,机关不利。机关不利者,腰不可以行,项不可以顾,发肠痈不可治,惊者死。[续]发肠痈,则经气绝,故不可治,

---

① 阳气盛于上:原作阴文。

惊者死也。阳明厥逆，喘咳，身热，善惊，衄，呕血。手太阴厥逆，虚满而咳，善呕沫，治主病者。手心主、少阴厥逆，心痛引喉，身热，死，不可治。手太阳厥逆，耳聋，泣出，项不可以顾。腰不可以俯仰，治主病者。[续]手太阳脉不属于腰。《经》言腰不可以俯仰，恐古错简文。手阳明、少阳厥逆，发喉痹嗌肿痓，治主病者。厥论。卧出而风吹之，血凝于肤者为痹。[续]谓瘾疹痹卑也。凝于脉者为泣。[续]血行不利。凝于足者为厥。[续]是逆冷。此三者血行而不得反其空。空，血流之道，大经隧也。故为痹厥也。《五藏生成论》】

帝曰：有病身热汗出，烦满，不为汗解，此为何病？岐伯曰：汗出而身热者，风也；汗出而烦满不解者，厥也。病名为风厥。巨阳主气，故先受邪；少阴与其为表里，得热则上从之，从之则厥也。[续]上从之谓少阴随太阳而上。治之奈何？曰：表里刺之、饮之服汤。[续]谓泻太阳、补少阴也。饮之汤者，谓止逆上之肾气也。【《评热论》】

帝曰：今夫热病者，皆伤寒之类也。或愈或死，其死皆以六七日之间，其愈皆以十日已上者何也？[续]其伤于四时之气皆能为病。以伤寒为毒者，最乘杀厉之气，中而即病名曰伤寒，不即病者，寒毒藏于肌肤，至夏至前变为温病，夏至后变为热病，然皆原于伤寒所致。故曰：热病者，皆伤寒之类也。《校正》按：伤寒论变温、变暑与王注异，王注本《素问》为说，仲景本《阴阳大论》为说。岐伯曰：人之伤于寒也，则为病热，热虽甚不死；[续]寒毒薄于肌肤，阳气不得散发而内怫结，故伤寒反病热。其两感于寒而病者，必不免于死。曰：愿闻其状。曰：伤寒一日巨阳受之。巨阳者，诸阳之属也，巨，大也。太阳之气，经络气血荣卫于身，故诸阳气皆所宗属。其脉连于风府，穴名。故为诸阳主气也。足太阳脉浮，气在于头，凡五行，故统主诸阳之气。故头项痛，腰脊强；二日阳明受之，阳明主肉，其脉挟鼻络于目，故身热，目痛而鼻干，不得卧也；[续]身热者，以肉受邪，胃中热烦故不得卧也。三日少阳受之，少阳主胆，其脉循胁络于耳，故胸胁痛而耳聋。三阳经络皆受其病，而未入于藏者，故可汗而已。四日太阴受之，太阴脉布胃中，络于嗌，故腹满而嗌干；五日少阴受之，少阴脉贯肾，络于肺，系舌本，故口燥舌干而渴；六日厥阴受之，厥阴脉循阴器而络于肝，故烦满而囊缩。曰：治之奈何？曰：治之各通其藏脉，病日衰已矣。其未满三日，可汗而已；其未满三日，可泄而已。其病两感于寒，一日则巨阳与少阴俱病，则头痛，口干而烦满；二日则阳明与太阴俱病，则腹满，身热，不欲食，谵言；[续]谓妄谬不饮，一云多言。三日则少阳与厥阴俱病，则耳聋囊缩而厥，水浆不入，不知人，六日死。"六日"当作"三日"，下文可见。三阴三阳，五藏六府皆受病，荣卫不行，五藏不通，则死矣。曰：五藏已伤，六府不通，荣卫不行，如是之后，三日乃死，何也？曰：阳明者，十二经脉之长也。[续]为十二经血气之海。其血气盛，故不知人；三日其气乃尽，故死矣。其不两感于寒者，七日巨阳病衰，头痛少愈；八日阳明病衰，此以下就再经而言。身热少愈；九日少阳病衰，耳聋微闻；十日太阴病衰，腹减如故，则思饮食；十一日少阴病衰，渴止不满，舌干已而嚏；十二日厥阴病衰，囊纵，少腹微下，大气大邪之气。皆去，病日已矣。凡病伤寒而成温者，先夏至日者为病温，后夏至日者为病暑，暑当与汗皆出，勿止。此病暑与病渴不同。病暑即热病也，宜发汗，病渴则不宜汗矣。帝曰：热病已愈，时有所遗者，何也？[续]邪气衰去不尽。曰：诸遗者，热甚而强食之，故有所遗也。若此者，皆病已衰而热有所藏，因其谷气相薄，两热相合，故有此遗也。曰：治遗奈何？曰：视其虚实，调其逆从，可使必已。[续]审其虚实，而补泻之则必已。曰：病热当何禁之？曰：病热少愈，食肉则复，复，复旧病也。多食则遗，此其禁也。[续]此谓戒食劳也，热虽少愈，犹未尽除，脾胃气虚，故未能消化；肉坚食驻，故热复生。【《热论》】

帝曰：有病温者，汗出辄复热，而脉躁疾，不为汗衰，狂言，不能食，病名为何？岐伯曰：病名阴阳交，交者，死也。交，谓交错也，交合，阴阳之气不分别也。人所以汗出者，皆生于谷，[续]言谷气化为精，精气胜乃为汗。谷生于精，今邪气交争于骨肉而得汗者，是邪却而精胜也。[续]言初汗也。精胜，则当能食而不复热。复热者，邪气也。汗者，精气也。今汗出而辄复热者，是邪胜也；不能食者，精无俾也。[续]谷不化则精不生，故无可使为汗。[愚谓]谷气化为精，今不能食则精无所俾益。病而留者，其寿可立而倾也。[续]《甲乙经》作"而热留者"。王注：病当作疾言，汗出疾速，留著而不去，则必立致倾危。且夫热论曰上古篇名汗出而脉尚躁盛者死。[续]凡汗后脉当迟静，而反躁急盛满者，是真气竭而邪胜，故知必死。今脉不与汗相应，此不胜其病也，[愚谓]正气不胜其邪气。其死明矣。狂言者，是失志，失志者死。[续]志合于精，今精无俾益，是志无所居，故谓失志。今见三死，不见一生，虽愈必死也。[续]汗出脉躁盛一死，不胜其病二死，狂言失志三死。【《评热论》】

帝曰：夫痎疟皆生于风，其畜作有时者，何也？[续]痎犹老也，亦瘦也。岐伯曰：疟之始发也，先起于毫毛，伸欠乃作，寒慄鼓颔，[续]慄，战慄；鼓，振动。[愚谓]此节论疟之形状。腰脊俱痛，寒去则内外皆热，头痛如破，渴欲冷饮。曰：何气使然？曰：阴阳上下交争，虚实更作，阴阳相移也。[续]阳气者，下行极而上；阴气者，上行极而下。故曰：阴阳上下交争也。阳虚则外寒，阴虚则内热；阳盛则外热，阴盛则内寒；由此寒去热生则虚实更作，阴阳之气相移易也。[愚谓]此节论疟之所以发寒热也，又为一章之大旨，下皆发明此节也。阳并于阴，阳无①疟邪，而言谓疟邪，随阳气而入于阴分。则阴实而阳虚，盖荣气所在为实，不在为虚是也。阳明虚则寒慄鼓颔也；阳明胃脉循颈②后下廉，出大迎，故气不足则恶寒，战慄而颐颔振动也。巨阳虚则腰背头项痛。此下当有"少阳虚"一节。三阳俱虚则阴气阴邪胜，阴气胜则骨寒而痛，寒生于内，故中外皆寒；阳盛则外热，阴虚则内热，阳盛亦兼指疟邪而言。谓疟邪随阳气而出于外，则外之阴虚而阳盛，故外热也；此应阳气下及而上也；随阴气而入于内，则内之阴虚而阳盛，故内热，此应阴气上行极而下也。外内皆热则喘而渴，故欲冷饮也。[续]热伤气则喘而渴，故欲冷饮也。此皆得之夏伤于暑，热气盛，藏于皮肤之内，肠胃之外，此荣气之所舍也。[续]舍，犹居也，肠胃之外荣气所主，故曰舍也。此令人汗空疏，腠理开，因得秋气，汗出遇风，及得之以谷③，水气舍于皮肤之内，与卫气并居。言卫气与荣气相并合也。○[愚谓]此荣中之卫气也。从"夏伤于暑"至此，原所以致疟之故也。阳气者，此乃慓悍之卫气，不与风寒暑湿合，与荣中之卫不同。昼日行于阳，夜行于阴，此气指疟。得阳而外出，[愚谓]指荣中之阳，盖疟气舍于皮肤之内与卫气并居，故随此卫气而出于外，与慓悍之卫遇，故发之早也。得阴而内薄，

---

① 无：民本作"兼"。
② 颈：民本作"颐"。
③ 谷：民本及《素问》皆作"浴"。

[愚谓]指荣言,盖疟气藏于皮肤内,与荣气并居,故随此荣气而薄于内,则内与悍利之卫遇,故发之晚。内外相薄,是以日作。曰:其间日而作者何也? 其气指疟。之舍深,内薄于阴,阳气独发,指慓悍之阳也,"独发"言其不与疟气遇也。阴邪疟邪。内著,阴与指疟邪。阳争,指悍气。不得出,是以间日而作也。[续]不与卫气相逢会,故隔日发也。[愚谓]邪之盛衰随人之气血消长,气血旺则邪因之而旺,气血衰则邪亦因之而衰。久则藏气虚,疟气亦虚,不能与悍卫争,故曰:阳气独发,必须积养二三日。待气血旺则疟邪亦旺,故悍卫内入又复与之相抗,而疟又作也。夫疟气者,并于阳乃荣中之阳。则阳胜,兼疟言。并于阴指荣言。则阴胜,兼疟言。阴胜则寒,阳胜则热。疟者,风寒之气不常也。病极则复。复谓复旧也,言其气发至极,还复如旧。[愚谓]从"卫气者昼行阳"起至此,言疟之所发早晏也。曰:疟先寒而后热者何也? 曰:夏伤于大暑,其汗大出,腠理开发,因遇夏气凄沧之水一作"小"。寒,藏于腠理皮肤之中,秋伤于风则病成矣。[续]暑为阳气中风者,阳气受之,故秋伤于风则病成矣。夫寒者,阴气也;风者,阳气也。先伤于寒而后伤于风,故先寒而后热也。病以时作,名曰寒疟。曰:先热而后寒者何也? 曰:此先伤于风而后伤于寒,故先热而后寒也,亦以时作,名曰温疟。[续]以其先热故谓之温。其但热而不寒者,阴气先绝,阳气独发,[愚谓]疟气更盛、更虚,或寒水之阴邪先以消绝,惟风暑之阳邪独在,故曰"阳气独发",与前"阳气独发"不同,前阳气指慓悍卫气也。则少气烦冤,手足热而欲呕,名曰瘅疟,[续]瘅者,热也,极热为之也。愚谓:从"疟先寒而后热者何也"至此,乃言疟有数种也。曰:夫疟之寒,汤火不能温也,及其热,冰水不能寒也,此皆有余不

足之类。当此之时,良工不能止,必须其自衰乃刺之,其故何也? 曰:《经》言:无刺熇熇之热,[续]盛热也。无刺浑浑之脉,[续]无端绪也。无刺漉漉之汗,[续]汗大出。故为其病逆未可治也。故《经》曰:方其盛时必毁,[续]《太素》云:"勿敢必毁"。因其衰也,事必大昌。此之谓也。夫疟之始发也,阳气兼邪并于阴,当是之时,阳虚而阴盛兼邪,外无气,故先寒栗也。阴气逆气极,则复出之阳,阳与阴复并于外,则阴虚而阳实,故先热而渴。[续]阴盛则胃寒,故此寒战栗;阳盛则胃热,故先热欲饮也。夫疟之未发也,阴未并阳,阳未并阴,因而调之,真气得安,邪气乃亡,故工不能治其已发,为其气逆也。[续]真气寝息,邪气大行。真气不胜邪,是为逆也。曰:攻之奈何? 曰:疟之且发也,阴阳之且移也,必从四末始也。阳已伤,阴从之,故先其时坚束其处,令邪气不得入,阴气不得出,审候见之在孙络,盛坚而血者,皆取之,此真《太素》作"直"。往而未得并者也。[续]言牢缚四肢,令气各在其处,则邪所居处必自见之。既见之则刺出其血尔。往犹去也。曰:疟不发,其应何如? 曰:疟气者,必更盛更虚,当气之所在也。病在阳,[愚谓]犹言病属阳,阳乃风暑邪也。则热而脉躁;在阴,则寒而脉静;极则阴阳俱衰,[续]相薄至极,物极则反,故极则阴阳俱衰。卫气相离,故病得休;[愚谓]阴阳相离,盖言疟乃阴阳之邪,阴阳既已俱衰,无能抵慓悍之卫,故疟之阴阳之邪与卫气相离不相争,故疟得休也。卫气集,则复病也。集谓与邪会。疟者,阴阳更胜也,或甚或不甚,故或渴或不渴。[续]阳胜阴甚则渴,阳胜阴不甚则不渴也。胜,胃强盛于彼之气。曰:论言夏伤于暑,秋必病疟,今疟不必应者何也? [续]言不必皆然。曰:此应四时者也。其病与形者,反四时也。其以秋病者寒甚,

［续］秋气清凉，阳气下降，热藏肌肉，故寒甚也。以冬病者寒不甚，［续］冬气严冽，阳气伏藏，不与寒争，故寒不甚。以春病者恶风，［续］春气温和，阳气外泄，肉腠开发，故恶于风。以夏病者多汗。［续］夏气暑热，津液充溢，外泄皮肤，故多汗也。曰：夫病温疟而皆安舍？舍于何藏？曰：温疟，得之冬中于风，寒气藏于骨髓之中，至春则阳气大发，邪气不能自出，因遇大暑，脑髓烁，肌肉消，腠理发泄，或有所用力，邪气与汗皆出，此病藏于肾，其气先从内出之于外也。［续］肾主冬，冬主骨髓，脑为髓海，上下相应。厥热上熏，故脑骨消烁，则热气外薄，故肌肉减削而病藏于肾也。［愚谓］春虽阳气大发，尚未尽至于表，至夏大暑则阳气尽出于表，腠理开泄，故肾藏之，疟始得从内而出之于外也。如是者，阴虚而阳盛，阳盛则热矣［续］阴虚谓肾藏气虚，阳盛谓巨阳气盛。衰则气复反入，入则阳虚，阳虚则寒矣，［愚谓］阳盛极则阴必虚，疟则乘虚复入于里，而里之阳已被疟害而虚矣。阳虚则阴实，故复寒也。此可见疟气更盛虚之验也，此条阴阳指经气言也。［续］衰谓病衰退也，复反入谓入肾阴脉中。故先热而后寒，名曰温疟。曰：瘅疟何如？曰：瘅疟者，肺素有热气盛于身，厥逆上冲，中气实而不外泄，［愚谓］言肺中之气实，故腠理密而肺热不能外泄。因有所用力，腠理开，风寒舍于皮肤之内、分肉之间而发，发则阳气独盛，兼疟言。而不衰则病矣。其气不及于阴，故但热而不寒，气内藏于心，而外舍于分肉之间，令人消烁肌肉，故命曰瘅疟。【《疟论》】

帝曰：火热复恶寒发热有疟状，或一日发，或间数日发，其故何也？曰：胜复之气，会遇之时，有多少也。阴气多而阳气少，则其发日远；阳气多而阴气少，则其发日近。此胜复相薄，盛衰之节，疟亦同法。［续］阴阳齐等，则一日之中寒热相半；阳多阴少，则一日之发但热不寒；阳比阴多，则隔日发先寒后热。虽胜复之气，若气微，则一发后六七日乃发。故云，愈而后发，或频三日发而六七日止，或隔十日发而四五日止者，皆由气之多少会遇与不会遇也。〔俗谓］：鬼神暴疾而从祈祷避匿者，病势已过，旋至于毙，自谓其分宁不伤楚，习俗既久，卒难厘革悲哉奈何！【《至真要论》】

帝曰：肺之令人咳，何也？岐伯曰：五藏六府皆令人咳，非独肺也。曰：愿闻其状。曰：皮毛者，肺之合也，皮毛先受邪气，邪气以从其合也。［续］邪，寒邪。其寒饮食入胃，从肺脉上至于肺则肺寒，肺寒则外内合邪，因而客之，则为肺咳。五藏各以其时受病，非其时，各传以与之，［续］时谓王月也，非王月则不受邪，故各传以与之。人与天地相参，故五藏各以治时，感于寒则受病，微则为咳，甚者为泄、为痛。［续］寒气微，则外应皮毛内通肺，故咳；寒气甚，则入于内，内裂则痛，入于肠胃则泄利。乘秋则肺先受邪，乘春则肝先受之，乘夏则心先受之，乘至阴则脾先受之，乘冬则肾先受之。［续］以当用事之时，故先受邪气。曰：何以异之？异，分别也。曰：肺咳之状，咳而喘息有音，甚则唾血。［续］肺藏气而应息，故咳则喘息而喉中有声，甚则肺络逆，故唾血也。心咳之状，咳则心痛，喉中介介，如梗状，甚则咽肿、喉痹。［续］少阴脉从心系上挟咽喉，故病如是。肝咳之状，咳则两胁下痛，甚则不可以转，转则两胠下满。胠亦胁也。脾咳之状，咳则右胠下痛，阴阴引肩背，甚则不可以动，动则咳剧。［续］脾气连肺，故痛引肩背也。脾气主右，故右胠下阴阴然，深慢痛也。肾咳之状，咳则腰背相引而痛，甚则咳涎。曰：六府之咳奈何？曰：五藏之久咳，乃移于六府。脾咳不已，则胃受之，胃咳之状，咳而呕，呕甚则长虫出。[续]脾与胃合,故脾咳不已,胃受之也。胃寒则呕,呕甚则肠气逆上,故蛔出。肝咳不已,则胆受之,胆咳之状,咳呕胆汁。[续]胆气好逆,故呕温苦汁也。肺咳不已,则大肠受之,大肠咳状,咳而遗失。失当作矢,如"一饭三遗矢"。大肠为传送之府,故寒入则气不禁。心咳不已,则小肠受之,小肠咳状,咳而失气,气与咳俱失。[续]小肠脉络心,故病如是。又小肠寒盛,气入大肠,咳则小肠气下奔,故失气也。肾咳不已,则膀胱受之,膀胱咳状,咳而遗溺。[续]膀胱为津液之府,故遗溺。久咳不已,则三焦受之,三焦咳状,咳而腹满,不欲食饮。此皆聚于胃,关于肺,使人多涕唾,而面浮肿气逆也。通结上文。三焦,非谓手少阳也,谓上焦、中焦尔。上焦出胃上口,并咽,以上贯膈,布胸,中走腋,中焦亦至于胃口,出上焦之后,此所受气者,泌糟粕、蒸津液,化其精微,上注于肺脉,乃化而为血,故言:皆聚于胃,关于肺也。两焦受病则邪气熏肺,而肺气满故使人多涕唾,面浮肿、气逆也。腹满不欲食者,胃寒故也。不谓下焦者,下焦别于回肠,注于膀胱,故水谷者,常并居于胃中,盛糟粕而俱下于大肠,泌别汁循下焦而渗入膀胱,寻此行化乃与胃口悬远,故不谓此也。

曰:治之奈何?曰:治藏者治其俞,治府者治其合,浮肿者治其经。此总结一篇之义也。脉之所注为俞,所行为经,所入为合。【《咳论》】

帝曰:余闻善言天者,必有验于人,善言古者,必有合于今;善言人者,必有厌于己。发问甚大而下只及五藏卒痛,甚不可晓。如此,则道不惑而要数极,所谓明明也。[续]知彼浮形不能坚久,静虑于己亦与彼同,故曰:心有厌于己也。夫如此者,是知道要数之极,悉无疑惑,深明至理而乃能然矣。今余问于夫子,令言而可知,视而可见,扪而可得,令验于己,如发蒙解惑,可

得而闻乎?岐伯曰:何道之问也?帝曰:愿闻人之五藏卒痛,何气使然?岐伯曰:经脉流行不止,环周不休。寒气入经而稽迟,泣而不行,客于脉外则血少,客于脉中则气不通,故卒然而痛。

曰:其痛或卒然而止者,或痛甚不休者,或痛甚不可按者,或按之而痛止者,或按之无益者,或喘动应手者,或心与背相引而痛者,或胁肋与少腹相引痛者,或腹痛引阴股者,或痛夙昔而成积者,或卒然痛死不知人,少间复生者,或痛而呕者,或腹痛而后泄者,或痛而闭不通者;凡此诸痛,各不同形,别之奈何?曰:寒气客于脉外,则脉寒,脉寒则缩蜷,缩蜷则脉绌急,绌急则外引小络,故卒然而痛,得热则痛立止;[续]脉左右环,故得寒则缩蜷、绌急,缩蜷绌急则卫气不得流通,故外引于小络脉也。卫气不入,寒气薄之,脉急不纵,故痛生也。得热则卫气复行,寒气退辟,故痛止。因重中于寒,则痛久矣。[续]重寒难释,故痛久不止。寒气客于经脉之中,与暑①气相薄则脉满,满则痛而不可按也。此当作"痛甚不休也"。寒气稽留,热②气从上,则脉充大而血气乱,故痛甚不可按也。[续]脉既满大,血气复乱,按之则邪气攻内,故不可按也。寒气客于肠胃之间,膜原之下,血不得散,小络急引故痛。按之则血气散,故按之痛止。[续]膜膈间之膜原,禹肓之原,血不得散,谓禹膜之中小络脉肉血也。络满则急,故牵引而痛生也。按之则寒气散,小络缓故痛止。寒气客于挟脊之脉,则深按之不能及,故按之无益也。[续]挟脊当中,督脉也。次两傍,足太阳脉也。督脉循脊里,太阳脉贯膂筋,故深按之不能及也。若按当中则脊节曲,按两傍则膂筋戚,节曲筋

---

① 暑:顾从德本《素问》作"炅"。
② 热:顾从德本《素问》作"炅"。

蹙则卫气不得行过，寒气益聚而内蓄，故按之而毫无益也。寒气客于冲脉，冲脉起于关元，随腹直上，寒气客则脉不通，脉不通则气因之，故喘动应手矣。[续]关元，穴名在脐下三寸，冲脉起自此穴。即随腹而上行，会咽喉，冲脉不通，足少阴气因之上满，冲脉与少阴并行，故喘动应手也。盖以冲脉虽起关元，其本生出乃起于肾下也。寒气客于背俞之脉，则血脉泣，脉泣则血虚，血虚则痛，其俞注于心，故相引而痛。[续]背俞谓心俞，脉亦足太阳脉，夫俞者皆内通于藏，故曰：其俞注于心，相引而生痛也。按之则热气至，热气至则痛止矣。此上十三字，不知何所指。寒气客于厥阴之脉，厥阴之脉者，络阴器，系于肝，寒气客于脉中，则血泣脉急，故胁肋与少腹相引痛矣。厥气客于阴股，[续]亦厥阴肝脉之气也。寒气上及少腹，血泣在下相引。故痛引阴股。寒气客于小肠膜原之间，络血之中，血泣不得注于大经，血气稽留不得行，故凤昔而成积矣。[续]言：血为寒，气之所凝结而成积。寒气客于五藏，厥逆上泄，阴气竭，阳气未入，故卒然痛死不知人，气复反，则生矣。[续]藏气被寒拥冒而不行，气复得通则已也。寒气客于肠胃，厥逆上出，故痛而呕也。[续]肠胃客寒留止，则阳气不得下流而反上行，寒不去则痛生；阳上行则呕逆。寒气客于小肠，小肠不得成聚，故后泄腹痛矣。[续]小肠为受盛之府，中满则寒邪不居，故不得结聚而传下入于回肠，回肠为传导之府，物不得停留，故后泄而痛。热气留于小肠，肠中痛，瘅热焦渴，则坚干不得出，故痛而闭不通矣。

曰：所谓言而可知者也。视而可见，奈何？曰：五藏六府，固尽有部，[续]面，上之分部。视其五色，黄赤为热，白为寒，青黑为痛，[续]中热则色黄赤，阳气少，血不上荣于色，故曰血凝泣则色青黑而痛。此所谓视而可见者也。曰：扪而可得奈何？[续]以手循摸也。曰：视其主病之脉脉络也。坚而血及陷下者，皆可扪而得也。【《举痛论》】"举"当作"卒"。

因于寒，体若燔炭，汗出而散；因于暑，汗，烦则喘喝，静则多言，[续]此言伤于寒毒至夏而变暑病也。烦，烦躁；静，安静；喝，大呵出声也。言病因于暑，则当汗泄不为发表，邪热内攻，中外俱热故烦躁。喘，数大呵而出其声也。若不烦躁，内热外凉，瘀热攻中故多言而不次也。因于湿，首如裹，湿热不攘，大筋软短，小筋弛长，软短为拘，弛长为痿；因于气，为肿，四维相代，阳气乃竭。[愚按]丹溪云：湿者，土之浊气。首为诸阳之会，其位高，其气清，其体虚，故聪明系焉。浊气熏蒸，清道不通，沉重不利，似乎有物蒙之。失而不治，湿郁为热，热留不去。大筋软短者，热伤血不能养筋故为拘挛；小筋弛长者，湿伤筋不能束骨故为痿弱。第四章因于气为肿，下文不叙，恐有脱简。王注曰：素常气疾，湿热加之，气湿热争，故为肿也。然邪气渐盛，正气浸微，阳气衰少，致邪代正，气不宣通，故四维发肿。诸阳受气于四肢也，今人见膝间关节肿疼，全以为风治者，误矣。因于露风，乃生寒热。阳气者，烦劳则张，精绝，辟积于夏，使人煎厥。滑注：煎迫而成厥逆之病。目盲不可视，耳闭不可以闻，溃溃乎若坏都，汩汩乎不可止。[愚按]王安道曰：阳气者，人身和平之气也。烦劳者，凡过于动作者皆是也。张，主也，谓亢极也。精，阴气也。辟积，犹积叠，谓怫郁也。积水之奔散曰溃。都，犹堤防也；汩汩，水流而不止也。夫充于身者二气而已，本无异类也，即其所用所病而言之于是乎？始有异名耳，故平则为正，亢则为邪。阳气，则因其和以养人而名之，及其过，动而张，亦即阳气亢极而成火耳，阳盛则阴衰，故精绝，水不制火,故亢。火郁积之甚,又当夏月火旺之时,故使人烦热之极,若煎迫然而气逆上也,火炎气逆,故目盲耳闭而无所用。此阳极欲绝,故其精败神去,不可复生,若堤防之崩坏,而所储之水奔散滂流,莫能以遏之矣。夫病至此,是坏之极矣。王氏不晓"都"字之义,遂略。夫此字而谓之若坏,其可乎哉? 又以此病纯为房患。以"张"为筋脉膜胀,以"汩汩"为烦闷,皆非是。王注:此戒起居卒暴,烦扰阳和也。阳气者,大怒则形气绝,而血菀于上,使人薄厥。[续]此戒喜怒不节,过用病生也;然怒则伤肾,甚则气绝;大怒则气逆而阳不下行,阳道故血积于心胸之内矣。然阴阳相薄,气血奔并,因薄厥生,故曰:薄厥。《经》曰:怒则气逆,甚则呕血是也。菀,积也。薄,迫也。有伤于筋,纵,其若不容。[续]怒而过用气或迫筋,筋络内伤,机关纵缓。形容痿废,若不维持。汗出偏沮,使人偏枯,[续]身常偏汗出而润湿者,久久偏枯。半身不遂,汗出见湿,乃生痤疿。[续]阳气发泄,寒水制之,热怫内余,郁于皮里,甚为痤疖,微作痱疮。疿,风瘾也。不忍之人,汗出淋洗,则结为痤疿。膏粱之变,足生大丁,[续]膏粱之人,内多滞热,皮厚肉疏,故内变为丁矣。足,饶也、多也。劳汗当风,寒薄为皶,郁乃痤。[续]时月寒凉,形劳汗发,凄风外薄,肤腠居寒,脂液凝蓄玄府,依空渗涸。皶刺长于皮中,形如米,或如针,久者,上黑,长分余,色黄白而瘾于玄府中,俗曰粉刺。解表已。痤,谓色赤膹胅,内蕴血脓,形小而大如酸枣,此皆阳气内郁所为,待①软攻之,大甚病出之。

阳气者,精则养神,柔则养筋,[续]此又明阳气之运养也。阳气者,内化精微以养神,外为柔和以养筋,动静失宜则生诸疾。开合不得,寒气从之,乃生大偻;[续]开合失宜,为寒所袭,则筋络拘软,形容偻俯矣。《灵枢》曰:寒则筋急。此其类也。陷脉为瘘,留连肉腠,因上文言若寒气下陷于脉中,则为疡瘘、肉腠相连。营气不从,逆于肉理,乃生痈肿,[续]营逆则血郁,血郁则热聚为脓,故为痈肿。《正理论》云:热之所过,则为痈肿。魄汗未尽,形弱而气烁,穴俞以闭,发为风疟。[续]汗出未止,形弱气消,风寒薄之,穴俞随闭,热藏不出,以至于秋,秋阳复,故两热相合,故令振慄寒热相移,以所起为风,故为风疟。故下文云:风者,百病之始也,清静则肉腠闭拒,虽有大风苛毒,弗之能害。[续]目无嗜欲,心无淫邪,起居有度,不妄作劳,是为清静。故肉腠闭,皮肤密,真气内固,虚邪不侵,虽大风苛毒弗能害之也。病久则传化,上下不并,良医弗为。[续]不并,不交通也。病之深久,变化相传,上下不通,阴阳否隔,虽良医妙法莫能为也。《经》曰:善针者,从阴引阳,从阳引阴,若气相格拒,良医莫为。阳蓄积病死,而阳气当隔,隔者当泻。[续]言三阳蓄积,怫结不通,不急泻之,亦病而死,何者? 蓄积不已,亦上下不并矣。何以验之? 隔塞不便则其症也,若不急泻,必见败亡。《经》曰:三阳结谓之格是也。

风客淫气,精乃亡,邪伤肝也。淫气者,阴阳之乱气也。因其乱而风客之,则伤精。伤精则邪入于肝,风喜伤肝也。王注:《经》曰:风气通于肝,风薄则热起,热盛则水干,水干则肾气不营,故精乃亡也。亡,无也。因而饱食,筋脉横解,肠澼为痔。[续]甚饱则肠胃横满,肠胃满则筋脉解而不属,故肠澼而为痔。《经》曰:饮食自倍,肠胃乃伤。此伤之信也。因而大饮,则气逆。[续]饮多则肺布叶举,故气逆而上奔。因而强力,肾气乃伤,高骨乃坏。[续]强力入房则精耗,精耗则肾伤,肾伤则髓气内

---

① 待:民本作"持"。

枯，故高骨坏而不用也。谓腰之高骨。**春伤于风，邪气留连，乃为洞泄；夏伤于暑，秋为痎疟；秋伤于湿，上逆为咳，发为痿厥；冬伤于寒，春必病温。四时之气，更伤五藏。**《阴阳应象》曰：春伤于风，夏生飧泄；夏伤于暑，秋必痎疟；秋伤于湿，冬生咳嗽；冬伤于寒，春必病温。与上论大同小异。王安道曰：按此四章诸家注释多失经旨，盖由推求太过也。夫风、暑、湿、寒四气之伤人，人岂能于未发病之前预知其客于何经络、何藏府、何部分而成何病乎？及其既发病然后可以诊候，始知其客于某经络、某藏府、某部分、成某病耳。洞泄也、痎疟也、咳与痿厥也、温病也，皆是因其发动之时，形诊昭著乃逆推之，而知其昔者致病之原为伤风、伤暑、伤湿、伤寒耳，非是初受伤时预定其必为此病也。且伤四气有当时发病者，有过时发病者，有久而后发病者，有过时之久自消散不成病者，何哉？盖由邪气之传变聚散不常，及正气之虚实不等故也。且以伤风言之，其当时而发则为恶风、发热、头疼、自汗、咳嗽、喘促等病；其过时与久而发则为疠风、热中、寒中、偏枯、五藏之风等病。是则洞泄、飧泄者，乃过时而发之中之一病耳。因洞泄、飧泄之病生，以形诊推之，则知其为春伤风，藏蓄不散而致此也。苟洞泄、飧泄之病未生，孰能知其已伤风于前，将发病于后耶？假如过时之久自消散而不成病者，人亦能知之乎？夏伤暑为痎疟，冬伤寒为温病，意亦类此。但湿旨，长夏之令，何于秋言之？盖春、夏、冬各有三月，故其令亦各就本时而行也。若长夏则寄旺于六月之一月耳。秋虽亦有三月，然长夏之湿令，每侵过于秋而行，故曰：秋伤于湿，且四气所伤所病之义。盖风者，春之令也。春感之偶不即发，而至夏邪既不散，则必为疾。其所以为洞泄者，风盖天地浩荡之气，飞扬鼓舞神速不常，人身有此，则肠胃之职其能从容传化、泌别而得其常乎？故水谷不及分别而并趋下以泄出也。暑者，夏之令也。夏感之偶不即发，而在秋又伤于风与寒，故为痎疟。寒者，冬之令也。冬感之偶不即发，而至春其身中之阳虽始，为寒邪所郁，不得顺其渐升之性，然亦必欲应时而出，故发温病也。秋伤湿，前篇所谓上逆而咳，发为痿厥，不言过时，似是当时即发者，但即与风、暑、寒三者并言，则此岂得独为即发者乎？然经无明文，终亦不敢比同后篇，便断然以为冬发病也。虽然湿本长夏之令，侵过于秋耳，纵使即发亦近于过时而发者矣。此当只以秋发病为论。湿从下受，故肝肺为咳，谓之上逆。夫肺为诸气之主，今既有病，则气不外运，又湿滞经络，故四肢痿弱无力，而或厥冷也。后篇所谓冬生咳嗽，既言过时则与前篇之义颇不同矣。夫湿气久客不散，至冬而寒气大行，肺恶寒而或受伤，故湿气得以乘虚上侵于肺，发为咳嗽也。或者见《素问》于病温痎疟等，以必言之，遂视为一定不易之辞，殊不知经中每有似乎一定不易之论而却不可以为一定不易者。如曰热厥，因醉饱入房而得热中、消中，皆富贵人新沐中风则为首风。如此之类岂一一皆然哉？读者当活法，勿拘执也。王启玄注，虽未免泥于必字，及未得经旨，却不至太远也。成无己注，似太远矣，然犹未至于甚也。若王海藏推求过极，乖悖经旨，有不可胜言者。秋令为燥，然秋之三月，前近于长夏，其不及则为湿所胜，其太过则同于火化，其平气则又不伤人。此经所以于伤人止言风、暑、湿、寒而不言燥也。或曰：五运六气七篇叙燥之为病，甚多何哉，曰：运气七篇与《素问》诸篇，自是两书作于二人之手，其立意各有所主，不可混言。王冰以为七篇参入《素问》之中，本非《素问》原文也。予今所推之义，乃是《素问》本旨，当自作一意看。【《生

气通天论》】

风成为寒热。《经》曰：因于露风，乃生寒热。瘅成为消中。[续]瘅谓湿热也。热积于内，故变为消中。云多食、数溲为消中。王注：善食而溲，乃食㑊也。厥成为巅疾，[续]厥，气逆也。气逆上而不已，则变为上巅之疾。久风为飧泄，愚谓此即春伤风，夏飧泄也。脉风成为疠。[续]《经》曰：风寒客于脉而不去，名曰疠风。【《脉要精微论》】

大骨枯槁，大肉陷下，皮肤干着骨间肉陷也，诸附骨际及空窍处亦同其类。胸中气短①，喘息不便，[续]肺无主也。其气动形，期六月死，真藏脉见，乃予之期日。[续]肺司治节，气息由之。其气动形为无气相接，故耸举肩背以远求报气矣。夫如是皆形藏已败，神藏亦伤，见是症者则后一百八十日内死矣，假见真藏之脉，乃与死日之期尔，此肺之藏也。大骨枯槁，大肉陷下，胸中气满，喘息不便，内痛引肩项，身热脱肉破䐃，真藏见，十月之内死。肉脱䐃如破也。䐃肉之标，肘膝后肉如块者，阴气微弱，阳气内燔故身热也。脾主肉，故肉如脱尽，䐃如破败也。此脾之藏也，真藏见，恐当作未见。若真藏见，则十月之内当作十日之内。大骨枯槁，大肉陷下，肩髓内消，缺盆深也。动作益衰，交接渐微。真藏未见，期一岁死，见其真藏，乃予之期日，此肾之藏。大骨枯槁，大肉陷下，胸中气满，喘息不便，内痛引肩项，期一月死，真藏见，乃予之期日。[续]火精外出，阳气上燔，金受火炎故内痛肩背。此心之藏也。大骨枯槁，大肉陷下，胸中气满，腹内痛，心中不便，肩项前后②喘息不便，内痛引肩项，此段云心中不便，肩项，不成文理，当亦欠"内痛引"三字。身热，破䐃脱肉，目眶陷，真藏见，目不见人，立死，其见人者，至其所不胜之时则死。[续]肝主目，故目眶陷及不见

人立死也，不胜之时谓庚辛之月，此肝之藏。滑云：此五者，肺心脾肾肝。【《玉机真藏论》】

五藏者，中之守也。中盛藏满，中盛，谓腹中气盛，藏于肺藏。气胜伤恐者，者，当作"也"。气胜，谓胜于呼吸而喘息变易也。腹中气盛，肺藏充满，气胜息变，善伤于恐。声如从室中言，是中气之湿也。言声不发，如在室中者，腹中有湿气也。言而微，终日乃复言者，此夺气也。[续]言音微细，声断不续，乃夺气然也。衣被不敛，言语善恶，不避亲疏者，此神明之乱也。仓廪不藏者，是门户不要也。[续]仓廪，谓脾胃。门户，谓魄门，魄门即肛门。要，谓禁要。《经》曰：魄门亦五藏使，水谷不得久藏也。水泉不止者，是膀胱不藏也。[续]水泉，谓前阴之流注也。得守者生，失守者死。五藏者，身之强也。头者精明之府，头倾视深，精神将夺矣。背者胸之府，背曲肩垂，府将坏矣。腰者肾之府，转摇不能，肾将惫矣。膝者筋之府，屈伸不能，行则偻附，一作俯，筋将惫矣。骨者髓之府，不能久立，行则振掉，骨将惫矣。[续]皆以所居所由而为之府也。得强则生，失强则死。五藏者，中之守，谓五藏之气为人身中之守。得守则生，失守则死，若今所言皆失守者也。五藏者，身之强也，谓五藏之气为人身中之强。得强则生，失强则死，若今所言皆失强者也。盖五藏之气内属本藏，外循各经，故为守、为强有如是者。【《脉要精微论》】

帝曰：愿闻虚实以决死生。岐伯曰：五实死，五虚死。实，谓五藏邪气盛实；虚，谓五藏真气不足。脉盛，心也。皮热，肺也。腹胀，脾也。前后不通，肾也。闷瞀，肝也。

---

① 短：顾从德本《素问》作"满"。
② 后：据文义当作"言"。

此谓五实。脉细,心也。皮寒,肺也。气少,肝也。泄利前后,肾也。饮食不下,脾也。此谓五虚。曰:其时有生者何也?曰:浆粥入胃,泄注止,则虚者活;身汗得后利,则实者活。此其候也。【《玉机真藏论》】

头痛巅疾,下虚上实,过在足少阴、巨阳,甚则入肾。[续]膀胱从巅络脑,挟脊抵腰中,循膂,络肾属膀胱。然肾虚不能引巨阳之气,故头痛而为上巅之疾也。经病甚已则入于藏。徇蒙招尤,当作眴蒙招摇。眴蒙,谓目瞬动而蒙昧。下文"目冥"是也。招摇,谓头振掉而不定也。徇,眴声相近;摇、繇古通用,故误眴为徇,繇为尤也。目冥耳聋,下实上虚,过在足少阳、厥阴,甚则入肝。腹满䐜胀,支膈胠胁,胠,胁上也。[愚谓]支,执持也,谓胸胠胁皆执持不利也。下厥上冒,谓气从下逆上,而冒于目也。过在足太阴、阳明。咳嗽上气,厥在胸中,过在手阳明、太阴。[愚谓]厥者,逆也。咳嗽上气,乃厥逆之病在胸中也。心烦头痛,病在膈中,过在手巨阳、少阴。已上论手足阴阳者五,而无手少阳厥阴,岂君相火为病同耶?雪斋云:此言五决为纪,故不及手少阳厥阴。【《五藏生成论》】

帝曰:足阳明之脉病,恶人与火,闻木音则惕然而惊,钟鼓不为动,闻木音而惊何也?岐伯曰:阳明者胃脉也,胃者土也,故闻木音而惊者,土恶木也。曰:其恶火何也?曰:阳明主肉,其脉血气盛,邪客之则热,热①则恶火。曰:其恶人何也?曰:阳明厥则喘而惋,惋则恶人。惋,热郁内也。阳明之气厥逆则为喘而惋。惋热内郁故恶人烦。曰:或喘而死者,或喘而生者,何也?曰:厥逆连藏则死,连经则生。[续]《经》谓:经脉藏谓五神藏,若喘逆肝,连于藏者死,神去故也。曰:病甚则弃衣而走,登高而歌,或至不食数日,逾垣上屋,所上之处,皆非其素能也,病反能者何也?曰:四肢者

诸阳之本也,[续]阳受气于四肢,故四肢为诸阳之本也。阳盛则四肢实,实则能登高也。曰:其弃衣而走者何也。曰:热盛于身,[续]阴阳争而外并于阳,故热盛于身。故弃衣而欲走也。曰:其妄言骂詈不避亲疏而歌者何也?曰:阳盛则使人妄言骂詈不避亲疏而不欲食,不欲食故妄走也。此处疑有缺误【《阳明脉解篇》】

二阳之病发心脾,有不得隐曲,隐蔽委曲之事。女子不月;王安道曰:释者谓:男子则脾受之而味不化,故少精;女子则心受之而血不流,故不月。分心脾为男女各受。立说殊不知二阳、阳明也,胃与大肠之脉也。脾胃有病,心脾受之,发心脾犹言延及于心脾也。脾胃为合,胃病而及脾,理固宜矣。大肠与心本非合也,今大肠而及心何哉?盖胃为受纳之府,大肠为传化之府。食入于胃,浊气归心。饮入于胃,输精于脾者,以胃能纳、大肠能化耳。肠胃既病,则不能受、不能化,心脾何所资也?心脾既无所资,则无运化而生精血矣。故肠胃有病,心脾受之则男为少精,女为不月矣。心脾当总言男女,不当分说,至隐曲、不月方可分说耳。盖男女之精血,皆由五藏六府之相养,而后成,其可谓男精资于脾,女血资于心乎?《经》本谓:男女皆有心脾之病,但在男则隐曲不利,在女则月事不来耳。心脾,青田老人谓:当作肺脾。引证下文"风消者,脾病;息贲者,肺病。"深为有理。王注亦云:胃传脾则为风热,而消削大肠,传肺则为喘息而上贲,是也。有不得隐曲者,肺受之则气不化。然气化则精生,今气不化则精不生矣。脾受之则味不化,味不化则精无所畀。是以男子有不得隐曲也。女子不月者,肺受之则血不流。《经》曰:"月事不来者,"胞脉闭也。胞脉者,属于心而

---

① 热:顾从德本《素问》作"热甚"。

络于胞中，今气上迫肺，心气不得下通故也。肝受之则味不化，味不化则血无所资，所以女子不月。其传为风消，其传为息贲者，死不治。［续］胃病深久，传入于脾，故为风热，以消削大肠；病甚传入于肺，为喘息而上贲。然肠胃脾肺兼及于心，二藏二府互相克薄，故死。三阳为病发寒热，下为痈肿，及为痿厥腨痛；［续］三阳，谓太阳小肠膀胱脉也。小肠之脉，从手上头；膀胱之脉，从头下足，故在上为病则发寒热，在下为病则为痈肿、腨痛、痿厥也。痿疲也。痿，无力也。厥，足冷即气逆也。其传为索泽，谓润泽气消索也。其传为㿉疝。［续］热甚则精血枯涸，故皮肤润泽之气索然矣。然阳气下坠，阴脉上争，上争则寒多，下坠则筋缓，故泽垂纵缓，内作㿉疝。

一阳发病，少气善咳善泄；［续］一阳谓少阳胆、三焦脉也。胆气乘胃故善泄；三焦内病故少气；阳上熏肺故善咳。何故？心火内应而然。其传为心掣，其传为膈。［续］膈气乘心，心热故阳气内掣；三焦内结，中热故膈塞不便。二阳阳明。一阴厥阴心主。发病，主惊骇背痛，善噫善欠，名曰风厥。［续］王注：一阴谓厥阴心主及肝脉也。《经》云：心病膺背肩胛间痛，又在气为噫，故背痛善噫。心气不足则肾气乘之，肝主惊骇，故惊骇善欠。夫肝气为风，肾气凌逆，既风又厥，故名风厥。按此背阴发病，不叙二阳，恐缺误也。二阴少阴心肾。一阳少阳。发病，善胀心满善气。［续］肾胆同逆，三焦不行，气蓄于上，故心满。下虚上盛故气泄出。三阳太阳。三阴太阴。发病，为偏枯痿易，四肢不举。三阴不足则发偏枯，三阳有余则为痿易。易，变常用，痿弱无力也。结阴者，便血一升阴生血故。再结二升，三结三升。三升。阴阳结斜，多阴少阳曰石水，腹①肿。二阳结谓之消，二阳谓胃与大肠俱热结也。肠胃藏热，故善消水谷。三阳结谓之隔，谓小肠、膀胱热结也。小肠热则血脉燥，膀胱热则津液涸，故隔塞而不便泻。三阴结谓之水，［续］谓脾肺俱寒结也。脾肺寒结则气化为水。一阴一阳结谓之喉痹。［续］三焦、心主脉并络喉，气热内结故为喉痹。阴搏阳别谓之有子。尺脉搏击，与寸口殊别，则为有妊。滑云：尺脉搏手，以阴中别有阳也。阴阳虚，肠辟死。［续］辟，利也。胃气不普，肠开勿禁，阴中不廪，是阳气竭绝，故死。阳加于阴谓之汗。［续］阳在下，阴在上，阳气上搏，阴能同之，则蒸而为汗。阴虚阳搏谓之崩。［续］阴脉不足，阳脉盛搏，则内崩而血流下。【《阴阳别论》】

帝曰：人之居处动静勇怯，脉亦为之变乎？岐伯曰：凡人之惊恐恚劳动静，皆为变也。［续］变易常候。是以夜行则喘出于肾，［续］肾主于夜，气合宵冥，故夜行则喘息，内从肾出也。淫气病肺。［续］夜行肾劳，因而喘息，气淫不次则病肺也。有所堕恐，喘出于肝，淫气害脾。［续］恐生于肝，堕损筋血，因而奔喘，故出于肝。肝木妄淫，害脾土也。有所惊恐，喘出于肺，淫气伤心，惊则心无所依，神无所归，气乱胸中故喘出于肺也；惊则神越，故气淫反伤心也。度水跌仆，喘出于肾与骨，［续］湿气通肾，骨肾主之。故度水跌仆，喘出肾骨矣。跌，足跌；仆，身倒也。当是之时，勇者气行则已，怯者则著而为病也。故曰：诊病之道，观人勇怯骨肉皮肤，能知其情，以为诊法也。故饮食饱甚，汗出于胃。［续］惊夺心精，神气浮越，阳内薄之，故汗出于心。持重远行，汗出于肾。［续］骨劳气越，肾复过疲，故持重远行，汗出于肾。疾走恐惧，汗出于肝。［续］暴役于筋，肝气罢极，故汗出于肝。摇体劳苦，汗出于脾。［续］动作

---

① 腹：顾从德本《素问》作"少腹"。

用力，则谷精四布。脾化水谷，故汗出于脾也。故春秋冬夏，四时阴阳，生病起于过用，此为常也。［续］不适其性而强用① 为过，则病生，此其常理。五藏受气，盖有常分，用而过耗，是以病生。《经脉别论》

百病之始生也，必先于皮毛，邪中之，则腠理开，开则入客于络脉，留而不去，传入于经，留而不去，传入于府，廪积聚于肠胃。邪之始入于皮毛，沂然起毫毛，开腠理；［续］沂然，恶寒也。起，毛起竖也。腠理，谓皮空及文理也。其入于络也，则络脉盛色变；［续］盛，谓盛满；变，谓易其常也。其入客于经也，则感虚乃陷下；［续］经虚邪入，故曰感虚；脉虚气少，故陷下也。其留于筋骨之间，寒多则筋挛骨痛，热多则筋弛骨消，肉烁䐃破，毛直而败。［续］《经》曰：寒则筋急，热则筋缓，寒胜为痛，热胜为气。消䐃者，肉之标，故肉消则䐃破，毛直而败也。《皮部论》

帝曰：人有逆气不得卧而息有音者，有不得卧而息无音者，有起居② 如故而息有音者，有得卧行而喘者，有不得卧"不"，滑云："多一不字。"能行而喘者，有不得卧卧而喘者，皆何藏使然？已上六问而下但三答，亦脱简也。岐伯曰：不得卧而息有音者，是阳明之逆也。足三阳者下行，今逆而上行，故息有音也。阳明者胃脉也，胃者六府之海，水谷海也。其气亦下行，阳明逆不得从其道，故不得卧也。《下经》曰：上古经也。胃不和则卧不安。此之谓也。夫起居如故而息有音者，此肺之络脉逆也，络脉不得随经上下，故留经而不行，络脉之病人也微，故起居如故而息有音者也。夫不得卧，卧则喘者，是水气之客也。夫水者循津液而流也，肾者水藏，主津液，主卧与喘也。不得卧而息无音；有得卧行而喘；有能行而喘。三义俱无所答。《逆调论》

帝曰：人之不得偃仰也。卧者何也？

岐伯曰：肺者藏之盖也，肺气盛则脉大，脉谓脉隧也。脉大则不得偃卧［续］肺气盛满，仰卧则气促喘奔故也。帝曰：人有卧而有所不安者何也？岐伯曰：藏有所伤及，精有所之寄，则安，《甲乙经》作：情有所倚，则不安。故人不能悬其病也。［续］五藏有所伤损及之，水谷精气，有所之寄，扶其下则卧安，以伤及于藏，故人不能悬其病处于空中也。《病能论》

帝曰：有病肾风者，面胕疣然壅，害于言，可刺否？［续］疣然，肿起貌。壅，谓目下壅如卧蚕形。肾脉入肺中，循喉咙挟舌本，故妨害于言语。岐伯曰：虚不当刺，不当刺而刺，后五日其气必至。［续］至，谓病气来至也。然一藏配一日，五日至肾，肾已不足，风内薄之，谓肿，为实。以针大泻，反伤藏气。真气不足，不可复。故刺后五日其气必至也。曰：其至何如？曰：至必少气时热，时热从胸背上至头，汗出手热，口干苦渴，小便黄，目下肿，腹中鸣，身重难以行，月事不来，烦而不能食③，不④ 能正偃，正偃则咳，病名曰风水，始为肝风，因不当刺亦为风水。"肝"当作"肾"，"亦"当作"变"。帝曰：愿闻其说。岐伯曰：邪之所凑，其气必虚。阴虚者，阳必凑之。故少气时热而汗出也。小便黄者，少腹中有热也。不能正偃者，胃中不和也。正偃则咳甚，上迫肺也。诸有水气者，微肿先见于目下也。其⑤ 气上逆，故口苦舌干，卧不得正偃，正偃则咳出清水也。诸水病者，故不得卧，卧则惊，惊则咳甚也。腹中鸣者，病本于胃也。薄脾则烦不能食，食则不能下者，胃脘隔也。身重难以行者，胃脉在足也。月事

---

① 用：原作"云"，据上下文义改。
② 居：原脱，兹据顾从德本《素问》补。
③ 食：原脱，兹据顾从德本《素问》补。
④ 不：原脱，兹据顾从德本《素问》补。
⑤ 其：顾从德本《素问》作"真"。

不来者,胞脉闭也。胞脉者,属心而络于胞中。今气上迫肺,心气不得下通,故月事不来也。[续]考上文所释之义未解。热从胸背上至头,汗出手热,口干苦渴之义,应古论简脱,而此差谬之耳。如是者,何肾脉从肾上贯肝膈入肺,循喉咙挟舌本。膀胱脉从巅络脑,还出别下项,循肩膊,内挟脊,抵腰循中膂。今阴不足而阳有余,故热从胸背上至头而汗出,口干苦渴也。然心者,阳藏也,其脉行于臂手。肾者阴藏也,其脉循于胸足。肾不足则心气有余,故手热矣。又心肾之脉俱少阴也。【评热论】

帝曰:少阴何以主肾?肾何以主水?岐伯曰:肾者至阴也,至阴者盛水也,肺者太阴也,少阴者冬脉也,故其本在肾,其末在肺,皆积水也。[续]阴者,谓寒也。冬月至寒,肾气合应,故云:肾者,至阴也。水旺于冬,故曰:至阴者,盛水也。肾少阴脉,从肾上贯肝膈,入肺中,故云:其本在肾,其末在肺也。肾气上逆,则水气客于肺中,故云:皆积水也。曰:肾何以能聚水而生病?曰:肾者,胃之关也。关门不利,故聚水而从其类也。[续]关者,所以司出入也。肾主下焦,膀胱为府,主其分注关窍二阴,故肾气化则二阴通,二阴闭则胃䐜满。故云:肾者胃之关也。关闭则水积,水积则气停,气停则水生,水生积则气溢,气水同类,故云:关闭不利,聚水而从其类也。《经》曰:下焦溢为水,此之谓也。上焦溢于皮肤,故为胕肿。胕肿者,聚水而生病也。[续]上谓肺,下谓肾。肺肾俱溢,故聚水于腹中而生病。曰:诸水皆生于肾乎?曰:肾者,牝藏也,[续]牝,阴也,亦主阴位;故云:牝藏。地气上者属于肾,而生水液也,故曰至阴。勇而劳甚则肾汗出,肾汗出逢于风,内不得入于藏府,外不得越于皮肤,客于玄府,行于皮里,传于胕肿,本之于肾,名曰风水。[续]勇劳汗出谓力房。汗出则玄府开,汗出逢风则玄府复闭,玄府闭已则余汗未出,内伏皮肤,传化为水,从风而水故名风水。故水病下为胕肿大腹,上为喘呼,[续]水下居于肾,则腹至足而胕肿;上入行肺则喘息奔急而大呼也。不得卧者,标本俱病,[续]肺为标,肾为本,如此者是肺肾俱水为病也。故肺为喘呼,肾为水肿,肺为逆不得卧,[续]肺为喘呼,气逆不得卧者,以其主呼吸故也;肾为水肿者,以其主水故也。分为相输,俱受者,水气之所留也。[续]分其居处以名之,则是气相输应本,其俱受病气,则皆是水所留也。【水热穴论】

颈脉动喘疾咳,曰水。[续]颈脉,指耳下及结喉傍人迎脉也。水气上溢,则肺被热熏;阳气上逆,故颈脉盛鼓而咳喘也。目裹微肿如卧蚕起之状,曰水。溺黄赤,安卧者,黄疸。[续]肾劳胞热,故溺黄赤。《正理论》曰:谓之劳疸,以女劳得之也。已食如饥者,胃疸。[续]胃热则消谷,故食已如饥。面肿曰风。[续]加之面肿则胃风之诊也,胃阳明之脉,行于面故尔。足胫肿曰水。[续]少阴肾脉出足心,上循胫,过阴股,故下焦有水足胫肿也。目黄曰黄疸。[续]阳怫于上,热积胸中,阳热上燔,故目黄也。《灵枢》曰:目黄者,病在胸。【平人气象论】

帝曰:人身非常温也,非常热也。为之热[续]异于常候,故曰非常。《甲乙经》无"为之热"三字。而烦满者,何也?岐伯曰:阴气少而阳气胜,故热而烦满也。曰:人身非衣寒也,中非有寒气也,寒从中出者何?曰:是人多痹气也,阳气少,阴气多,故身寒如从水中出。[续]言自由、形气、阴阳之为是,非衣寒,而中有寒也。曰:人有四肢热,逢风①,寒气如炙如火者何也?[续]《太

———
① 风:原脱,兹据顾从德本《素问》补。

素》作"如炙于火"。曰：是人者阴气虚，阳气盛。四肢者，阳也。两阳相得而阴气虚少，少水不能灭盛火，而阳独治，独治者不能生长也，独胜而止耳。[续]水为阴，火为阳。今阳气有余，阴气不足，故云：少水不能灭盛火也。治者，王也；胜者，盛也。故云：独胜而止。逢风而如炙如火者，是人当肉烁也。[续]烁言消也。言久久此人当肉消削也。曰：人有身寒，汤火不能热，厚衣不能温，然不冻慄，是为何病？曰：是人者，素肾气胜，以水为事，言盛欲也。太阳气衰，肾脂枯不长，一水不能胜两火，肾者水也，而生于骨，肾不生则髓不能满，故寒甚至骨也。所以不能冻慄者，肝一阳也，心二阳也，肾孤藏也，一水不能胜二火，故不能冻慄，病名曰骨痹，是人当挛节也。[续]肾不生则髓不满，髓不满则筋干缩，故节挛拘。【《逆调论》】

帝曰：肠澼便血何如？岐伯曰：身热则死，寒则生。[续]热为血败，故死；寒为荣气在，故生。曰：肠澼下白沫何如？曰：脉沉则生，脉浮则死。[续]阴病见阳脉，与症相反故死。曰：肠澼下脓血何如？曰：脉悬绝则死，滑大则生。曰：肠澼之属，身不热，脉不悬绝何如？曰：滑大者曰生，悬涩者曰死，以藏期之。[续]肝见庚辛死，心见壬癸死之类，是谓以藏期之。曰：癫疾何如？曰：脉搏大滑，久自已；脉小坚急，死不治。[续]脉小坚急为阴，癫为阳，病见阴脉，故死。巢氏云：脉沉小急实死，小牢急亦不治。曰：癫疾之脉，虚实何如？曰：虚则可治，实则死。[续]以反症故。愚按：上文云：脉搏大滑久自已。夫搏大滑似属实。下文云：虚则可治，实则死。上下文义似相反戾，意恐搏大滑中兼有虚豁状邪。曰：消瘅虚实何如？曰：脉实大，病久可治；脉悬小坚，病久不可治。[愚按]消者，瘦也；瘅，劳热也。《经》言：脉实大病久可治。

注意谓久病血气衰，脉不当实，以为不可治。又巢氏曰：脉数大者生，细小浮者死。又云：沉小者生，实牢大者死。前后所论甚相矛盾，可见脉难尽凭，必须参之以症，方可以决其死生也。

凡治消瘅消谓内消，瘅谓伏热。仆击，偏枯痿厥，气满发逆，甘肥贵人，则膏粱之疾也。隔则闭绝，上下不通，则暴忧之病也。暴厥而，偏闭塞不通，内气暴薄也。不从内外中风之病，故瘦留著也。滑注：膏粱之疾、暴忧之病、内气暴薄，此三者不从内外中风之病，谓非外伤也。以非外伤，故为病留瘦住著，不若风家之善行数变化也。瘦，当作廋，如人焉瘦哉之廋。廋，匿也，故下文云蹠跛，寒风湿之病也。此则从外伤而言。厥，谓气逆；高，膏；梁，梁也。夫肥者令人热，中甘者令人中满，故热气内薄发为消渴、偏枯，气满逆也。逆，谓违悖常候，与平人异也。然忧愁者，气闭塞而不行，故隔塞否闭，气脉断绝而上下不通也。藏府之气不化，禁固于内而不得宣散，故大小便道偏不通泄也。膏粱、暴忧及内气暴薄，此三者非风之中于内，亦非风之伤于外，故瘦匿住著而不去也。蹠跛，寒风湿之病也。蹠，足也。湿胜则筋不利，寒胜则筋挛急，风湿寒胜则卫气结聚，结聚则内痛，故足跛不可履。黄疸暴痛，癫疾厥强①，久逆之所生也。足之三阳，从头走足，然久厥逆而不下行，则气排积于上焦，故为黄疸暴病，癫狂气逆矣。五藏不平，六府闭塞之所生也。头痛耳鸣，九窍不利，肠胃之所生也。【《通评虚实论》】

帝曰：有病心腹满，旦食则不能暮食，此为何病？岐伯曰：名为鼓胀。曰：治之奈何？曰：治之以鸡矢醴，微寒，大利小便，汤渍服之。一剂知，二剂已。曰：其时有复发

———
① 强：顾从德本《素问》作"狂"。

者何也？曰：此饮食不节，故时有病也。虽然其病且已，时故当病，气聚于腹也。[续]饮食不节，使病气聚于腹中也。曰：有病胸胁支满者，妨于食，病至则先闻腥臊臭，出清液，先唾血，四肢清，目眩，时时前后血，病名为何？何以得之？[续]支谓坚固，支持不利而胀满。清液，清水也，亦谓之清涕。谓从窍漏中漫液而下清水也。曰病名血枯。此得之年少时，有所大脱血，若醉入房中，气竭肝伤，故月事衰少不来也。[续]醉则血脉盛而内热，因而入房，体液皆下，故肾气竭也。肝藏血，从少失血故肝伤也。男则精液衰之，女则月事衰少不来。曰：治之奈何？曰：以四乌鲗骨，一藘茹，二物并合之，丸以雀卵，大如小豆，以五丸为后饭。饭后药先，谓之后饭。饮以鲍鱼汁，利肠别本作"伤"。中及伤肝也。[续]乌鲗鱼骨、藘茹等并不治枯，恐是攻其所生起尔。月事衰少不至，则中有瘀血淹留，精气耗竭，则阴痿不起而无精。故先兹四者，乌鲗鱼主女子血闭；藘茹主散恶血；雀卵主阴痿不起，强之令热生精有子；鲍鱼主瘀血，血痹在四支不散。寻文会意，方义如是。《甲乙经》："藘茹"作"藘茹"。曰：病有少腹盛，上下左右皆有根，此为何病？可治否？曰：病名伏梁。详此伏梁与心积之状梁大异，病有名同而实异者不一，如此之类是也。曰：何因而得之？曰：裹大脓血，居肠胃之外。当冲、带二脉之分。不可治。治之，每切按之致死。曰：何以然？曰：此下则因阴，薄于阴气也。必下脓血，上则迫胃脘，上禹侠胃脘内痈。[续]带脉者，横络于脐下。冲脉者，上行出脐下关元之分。故病当其分，则少腹盛。上下左右皆有根也，以其上下坚盛如有潜梁，故名：伏梁。不可治也。以裹大脓血居肠胃之外，按之痛闷不堪，故每切按之致死。以冲脉下行络阴，上行循腹故也，上则迫于胃脘，下则因薄于阴

器。若因薄于阴则便下脓血，若迫近于胃则病气上出于膈，复挟胃脘内长其痈也。所以然者，以本有大脓血在肠胃之外故。"生"当作"出"；"侠胃"当作"使胃"。此久病也，难治。居脐上为逆，居脐下为从，勿动亟夺。[续]若裹大脓血，居脐上则渐伤心藏，故为逆。居脐下则去心稍远，犹得渐攻，故为从。亟，数也；夺，去也。言不可移动，但数数去之则可矣。曰：人有身体髀股胻皆肿，环脐而痛，是为何病？曰：病名伏梁，[续]此冲脉病也。冲脉与足少阴络起肾下，出气街，循阴股入腘中，循胻骨下内踝，其上行者，出脐下关元之分，侠脐直上循腹各行，故病如是。环，谓圆绕如环也。此风根也。[续]此四字疑衍。或郁而不已，气化为风，故曰风根。其气溢于大肠而著于肓，肓之原在脐下，故环脐而痛也。[续]大肠，广肠也。《经》说大肠当言回肠也。回肠当脐右环回周，叶积而下广肠，附脊以受回肠左环，然大肠回肠俱与肺合，从合而命，故通曰大肠也。肓之原名脖胦，在脐下寸半。不可动之，动之为水溺涩之病。[续]以冲脉起于肾，下出气街，上行者起胞中，上出脐下关元之分，故动之则为水而溺涩也。动谓齐。其毒药而击动之，使其大下也。【《腹中论》】

帝曰：人病胃脘痈者，诊当何如？岐伯曰：诊此者，当候胃脉。候胃脉，即《脉要精微》附上右外以候胃也。其脉当沉细，沉细者气逆，[续]胃为水谷之海，气盛血壮。今反脉沉细者，是逆常平也。逆者人迎甚盛，甚盛则热。[续]沉细为寒，寒气格阳，故人迎脉盛，盛者热也，人迎结喉傍动脉也。人迎者，胃脉也，逆而盛，则热聚于胃口而不行，故胃脘为痈也。[续]血气壮盛而热内薄之，两气合热故结为痈也。曰：有病颈痈者，或石治之，或针灸治之，而皆已，其真安在？[续]真，真法也。曰：此名同病异治

也。[续]言虽同日颈痈,然其皮中别异,不一等也。夫痈气之息者,宜以针除之。夫气盛血聚者,宜石而泻之。此所谓同病异治也。[续]息,瘜也。死肉也。石砭,石可以破痈出脓,今以铍针代之。曰:有病怒狂者,此病安生?曰:生于阳也。曰:阳何以使人狂?[续]怒不虑祸,故曰狂。曰:阳气者,因暴折而难决,故善怒也,病名曰阳厥。[续]言阳气被折郁不散也。此人多怒,亦曾因暴折而不疏畅,故尔。如是者,皆阳逆躁极所生,故病名阳厥。曰:何以知之?曰:阳明者常动,巨阳少阳不动,不动而动大疾,此其候也?[续]阳明常动不止者,动于结喉傍人迎分也;若少阳之动曲颊下,天窗分位也。巨阳之动项两傍,大筋前陷中天窗分位也。不应常动而反动甚,动当病也。《甲乙经》:天窗乃太阳脉气所发,天容乃少阳脉气所发。二位交互,当从《甲乙》。曰:治之奈何?曰:夺其食则已。夫食入于阴,长气于阳,故夺其食则已。[续]食少则气衰,故节去其食则病自止。使之服以生铁洛为饮。[续]《甲乙经》"铁洛"作"铁落"。"为饮"作"为后饭",一作"铁浆"。夫生铁洛者,下气疾也。曰:有病身热解堕,汗出如浴,恶风少气,此为何病?曰:病名曰酒风。[续]饮酒中风者也。夫极饮者,阳气盛,腠理疏,玄府开发。阳盛则筋痿弱,故身体解堕。腠理疏则风内攻,玄府发则气外泄,故汗出如浴也。风气外薄,肤腠复开,汗多内虚,痒热熏肺,故恶风少气也。因酒而病,故曰酒风。曰:治之奈何?曰:以泽泻、术各十分,麋衔五分,合以三指撮为后饭。[续]术治久风、止汗。麋衔治风湿筋痿。泽泻治风湿,益气。饭后药先,谓之后饭。【《病能论》】

帝曰:病胁下满气逆,二三岁不已,是为何病?岐伯曰:病名曰息积,此不妨于食,不可灸刺,积为导引服药,药不能独治也。[续]腹中无形,胁下逆满,频岁不愈。息积谓气逆息难,故曰息积。气不在胃,故不妨于食,灸则火热内烁,气化为风;刺则泻其经,转成虚败,故不灸刺,惟宜积为导引,使气流行。久以药攻,内消瘀稽则可矣。若独凭药而不积为导引,则药亦不能独治也。曰:人有病头痛以数岁不已,此安得之?名为何病?[续]脑为髓主,齿是骨余。脑逆反寒胃亦寒,故令头痛齿亦痛。一说:人先生脑,缘有脑则有骨髓。齿者,骨之本。病名曰厥逆。曰:有病口甘者,病名为何?何以得之?曰:此五气之溢也,名为脾瘅,[续]瘅,热也。脾热则四藏同禀,故五气上溢也。生因脾热,故曰脾瘅。夫五味入口,藏于胃,脾为之行其精气,津液在脾,故令人口甘也。[续]脾热内渗,津液在脾,胃谷化余,精气随溢,口通脾气,故口甘。津液在脾,是脾之湿。此肥美之所发也此人必数食甘美而多肥也。肥者令人内热,甘者令人中满,故其气上溢,转为消渴。[续]肥则腠理密,阳气不得外泄故内热。甘者,性气和缓而发散迟,故中满。内热则阳气炎上,炎上则欲饮而嗌干,中满则陈气有余,有余则脾气上溢,故其气上溢转为消渴也。治之以兰,除陈气也。[续]兰,兰草。陈,谓久也。言兰除陈久甘肥不化之气者,以辛能发散故也。曰:有病口苦者,病名为何?何以得之?曰:病名胆瘅。[续]瘅,热也。胆汁味苦故口苦。夫肝者,中之将也,取决于胆,咽为之使。[续]肝者,将军之官,谋虑出焉;胆者,中正之官,决断出焉。肝与胆合气,性相通,故诸谋虑取决于胆。咽胆相应,故咽为使焉。《甲乙经》:胆者,中精之府,五藏取决于胆,咽为之使,疑此文误。此人者,数谋虑不决,故胆虚气上溢而口为之苦,治之以胆募俞。[续]胸腹曰募,背脊曰俞。胆募,期门下五分,俞在脊第十椎下两傍各寸半。【《奇病论》】

卷中之一

摄　生

天地能生人,人能养人,全真导气,人能自养也,天地弗与焉,具摄生抄。

帝曰:余闻上古之人,春秋皆度百岁,而动作不衰;今时之人,年半百而动作皆衰,时世异耶？人将失之耶？岐伯曰:上古之人,其知道者,法于阴阳,和于术数。[续]知道谓知修养之道。阴阳者,天地之常道。术数者,保生之大伦,故修养者必谨先之。《经》曰:阴阳四时者,万物之终始,逆之则灾祸生,从之则苛疾不起,是谓得道。食饮有节,起居有常,不妄作劳,[续]以理而取声色芳味,不妄视听也。循理而动,不为分外之事。老子曰:必清必静,无劳尔形,无摇尔精,乃可长生。故能形与神俱,而终其天年,度百岁乃去。[续]形不妄劳,则神内守,而与形俱。苟或妄动,则五藏神气离去而形骸独居,莫能以尽其天年也。

今时之人不然也,以酒为浆,以妄为常,醉以入房,以欲竭其精,以耗散其真。[续]乐色不节则精竭,轻用不止则真散。故圣人爱精重施,髓满骨坚。不知持满,不时御神,[续]言爱精保神,如持盈满之器,不慎而动,则倾竭天真。"时"一作"解"。御神谓保育神气也。务快其心,逆于生乐,[续]快于心之所欲,逆害养生之乐。起居无节,故半百而衰也。

夫上古圣人之教下也,皆谓之虚邪贼风,避之有时。[续]邪乘虚入是谓虚邪,窃害中和谓之贼风。避之有时,谓八节之日及太乙入从中宫朝八风之日也,义具天元玉册中。恬淡虚无,真气从之,精神内守,病安从来？[续]法道清静,精神内守,故虚邪不能为害。【《上古天真论》】

春三月,此为发陈,[续]春气发生,庶物陈其姿容。天地俱生,万物以荣。[续]天气温,地气发,温发相合,故万物滋荣。夜卧早起,广步于庭,温气生、寒气散,故夜卧早起,广步于庭。被发缓形,以使志生。[续]春气发生于万物之首,故被发缓形,以使志意发生也。生而勿杀,予而勿夺,赏而勿罚,[续]春气发生,故养生者必顺于时。此春气之应,养生之道也。[续]春阳布发生之令在人必谨奉天时,所谓因时之序也。逆之则伤肝,夏为寒变,奉长者少。[续]逆谓反行,秋令则肝气伤矣,夏火王而木废,故病生于夏也。四时之气,春生夏长,逆春伤肝,故少气以奉夏长之令也。

夏三月,此为蕃秀。[续]蕃,茂也,盛也。秀,华也,美也。物生以长,故蕃秀也。天地气交,万物华实。[续]夏至四十五日,阴气微上,阳气微下,由是则天地气交也。阳化气,阴成形,故万物华实。夜卧早起,无厌于日。[愚谓]无嗜卧急情,以厌弃于日也。使志无怒,使华英成秀,使气得泄,若所①爱在外。[续]缓阳气则物化,志意宽则气泄。物化则华英成秀,气泄则肤腠

---

① 所:原作"无",兹据顾从德本《素问》改。

宜通。时令发扬，故所爱亦顺阳而在外。此夏气之应，养长之道也。[续]夏气扬蕃秀之令，在人必敬顺天时也。逆之则伤心，秋为痎疟，奉收者少，冬至重病。[续]冬水胜火，故重病于冬至之时也。

秋三月，此为容平。[续]万物容状，至秋平而定也。天气以急，[续]风声切。地气以明。物色变。早卧早起，与鸡俱兴。[续]早卧避寒露，早起欲安宁。使志安宁，以缓秋刑。[续]志气燥则不慎，其动助秋刑急顺杀伐生，故使志安宁、缓秋刑也。收剑神气，使秋气平。[续]神荡则欲炽，欲炽则伤和气，而秋气不平调也。故收敛神气，使秋气平也。无外其志，使秋气清。[续]以顺秋气之收敛。此秋气之应，养收之道也。逆之则伤肺，冬为飧泄，奉藏者少。

冬三月，此为闭藏。[续]地户闭塞，阳气伏藏。水冰地坼，无扰乎阳。[续]阳气下沉，故宜周密，不欲顺劳。早卧晚起，必待日光，避寒也。使志若伏若匿，若有私意，若已有得。[续]愚按：若有私意，妄求于外也。若已有得，虽未得，若已得，不欲扰乎阳，触冒寒气也。去寒就温，无泄汗也。皮肤，使气亟夺，泄皮肤，扰乎阳也。扰乎阳，则上文四者伏匿之类，皆不遂其所匿矣，此夺其气也。此冬气之应，养藏之道也。逆之则伤肾，春为痿厥，奉生者少。

逆春气，则少阳不生，肝气内变；[续]生，谓动出也。阳气不出，内郁于肝，则肝气混揉，变而伤矣。逆夏气，则太阳不长，心气内洞；[续]洞，谓中空地。阳不外茂，内薄于心，燠热内消，故心中空也。逆秋气，则太阴不收，肺气焦满；[续]太阴行气，主化上焦，故肺气不收，上焦雍满。《太素》作"焦满"。逆冬气，则少阴不藏，肾气独沉。[续]"独沉"，《太素》作"浊沉"。[愚谓]沉痼而病也。

夫四时阴阳者，万物之根本也。[续]

时序运行，阴阳变化，生育万物，故为万物之根本也。所以圣人春夏养阳，秋冬养阴，以从其根。春夏养阳，即上文养生、养长之谓；秋冬养阴，即上文养收、养藏之谓。是故四时阴阳者，万物之根本也，惟圣人善养之以从其根也。故与万物浮沉于生长之门。[愚谓]沉浮犹出入也。逆其根，则伐其本，坏其真矣。[续]是失阴阳四时之道也。故阴阳四时者，万物之终始也，死生之本也。逆之则灾害生，从之则苛重也。疾不起，是谓得道。[续]得养生之道。道者，圣人行之，愚者佩当作悖之。从阴阳则生，逆之则死，从之则治，逆之则乱。反顺为逆，是谓内格。[愚谓]格者，扞格也。谓身内所为与阴阳相扞格也。【《四气调神论》】

阴之所生，本在五味；阴之五宫，伤在五味。阴者，五神藏也。宫者，五神之舍也。言五神所生，本资于五味，五味宣化，各凑于本宫。虽因五味以生，亦因五味以损，盖为好而过节，乃见伤也。故味过于酸，肝气以津，脾气乃绝。酸，收也。王注：多食酸，令人小便不利，则肝多津液；津液内溢，则肝叶举，脾气绝而不行。何者？木制土也。味过于咸，大骨气劳，短肌，心气抑。咸，软也。王注：多食咸，令人肌肤缩短，又令心气抑滞不行，何者？咸走血归肾，故大骨如劳乏也。味过于甘，心气喘满，色黑，肾气不衡。甘，缓也。王注：多食甘，甘性滞缓，令人心闷、喘满，而肾不平。何者？土抑水也。味过于苦，脾气不濡，胃气乃厚。苦，坚也。[愚谓]苦性坚燥，脾被苦燥而不濡润，胃为苦坚而不柔虚，故曰厚也。厚者，敦厚也，雍满地。《经》云："土太过曰敦阜"是也。味过于辛，筋脉沮弛，精神乃央。辛，润也。[愚谓]沮，消沮也。弛，废弛也。央，殃也，病也。是故谨和五味，骨正筋柔，血气以流，腠理以密，如是则气骨以精，精，精强也。谨道如法，长有天

命。【《生气通天论》】

帝曰:法阴阳奈何?岐伯曰:阳胜则身热,腠理闭,喘粗为之俯仰。汗不出为热,齿干以烦冤,腹满,死;能冬不能夏。[续]阳胜故能冬,热甚故不能夏。能,奴代反。阴胜则身寒汗出,身常清,数栗而寒,寒则厥,厥则腹满,死;[续]厥,气逆也。能夏不能冬。此阴阳更胜之变,病之形能也。

曰:调此二者奈何?曰:能知七损八益,则二者可调,不知用此,则早衰之节也。此二者,首问"法阴阳",答不言阴阳之所法,而言阴阳更适之变;次问"调此二者",然后言七损八益之道。七、八,谓女子二七而天癸至,七七而天癸绝;男子二八而天癸至,八八而天癸终。损益阴阳,海满而去血,女子之常也。满而不去,则有壅遏之虞。月事以时下,则不失其常,故七欲其损。阳应合而写精,男子之常也。佚而无节,则有耗惫之患,持盈守成,不妄作劳,所以益之之道也,故八欲其益。是故知七损八益,则二者可调;不知用此,则早衰其节也。此所谓法阴阳也。

年四十,而阴气自半也,起居衰矣;年五十,体重,耳目不聪明矣;年六十,阴痿,气大衰,九窍不利,下虚上实,涕泣俱出矣。故曰:知之则强,知谓知七损八益。不知则老。故同出而名异耳。智者察同,愚者察异。"同出"谓人之生自幼至壮、壮而老,皆由乎阴阳天癸之始终、自然消长之道也。"名异"谓知之者谨于节养,以顺受其正;不知者滔滔循欲,以戕伐其真。智者察同,愚者察异,此之谓也。愚者不足,不足于知,智者有余,知之有余。则耳目聪明,身体轻强,老者复壮,壮者益治。是以圣人为无为之事,乐恬憺之能,从欲快志于虚无之守,故寿命无穷,与天地终,此圣人之治身也。【《阴阳应象论》】

卷中之二

论 治

干戈甲胄，以治乱也。礼乐教化，以治治也。矢醴糜衔，治人疾也。具治抄。

帝曰：医之治病也，一病而治各不同，[续]谓针石、灸焫、毒药、导引、按蹻也。皆愈，何也？岐伯曰：地势使然也。[续]谓法天地生长收藏及高下燥湿之势。故东方之域，天地之所始生也。鱼盐之地，海滨傍水，其民食鱼而嗜咸，皆安其处，美其食。鱼者，使人热中；盐者，胜血。[续]鱼发疮热中之信，盐发渴胜血之征。故其民皆黑色疏理，其病皆为痈疡。[续]血弱而热，故病痈疡。其治宜砭石，以石为针。故砭石者，亦从东方来。

西方者，金玉之域，沙石之处，天地之所收引也。[续]引谓牵引，使收敛。其民陵居而多风，水土刚强，其民不衣而褐荐，华实而脂肥。[续]褐，毛布。荐，细草。华谓鲜美、苏酪之美。故邪不能伤其形体。其病生于内，[续]水土刚强，饮食脂肥，肤腠闭封，血气充实，故邪不能伤也。内谓喜、怒、忧、思、恐、及饮食、男女之过甚也。其治宜毒药。[续]药谓草、木、虫、鱼、鸟、兽之类，以能攻病，故皆谓之毒。故毒药者，亦从西方来。

北方者，天地所闭藏之地也。其地高，陵居，风寒冰冽，其民乐野处而乳食。藏寒生满病，中满者，泻之于内，其此之谓欤？其治宜灸焫。[续]水寒冰冽，故病藏寒，火艾烧灼谓之灸焫。故灸焫者，亦从北方来。

南方者，天地所长养，阳之所盛处也。其地下，水土弱，雾露之所聚也。[续]地下水多，故土弱而雾露聚。其民嗜酸而食胕。[续]胕，不芳香也。一作"食鱼"。故其民皆致理而赤色，其病挛痹。酸味收敛，故人肉理密致。阳盛之处，故色赤。湿气内满，热气外薄，故病挛痹。[愚谓]亦因酸味收敛而病是也。其治宜微针。小针。故九针者，亦从南方来。

中央者，其地平以湿，天地所以生万物也。[续]法土德之用，故生物众。其民食杂而不劳，[续]四方辐辏，万物交归，故人食纷杂而不劳也。故其病多痿厥热，[续]湿气在下，故多病痿弱，气逆及寒热也。《经》曰：地之湿气，感则害人皮肉筋脉是也。其治宜导引、按蹻。导引谓摇筋骨、动支节。按谓抑按皮肉，蹻谓捷举手足。故导引按蹻者，亦从中央出也。

故圣人杂合以治，各得其所宜。[续]随方而用，各得其宜。故治所以异，而病皆愈者，得病之情，知治大体也。【《异法方宜论》】

善治者，治皮毛，止于始萌。其次治肌肤，救其已生。其次治筋脉，攻其已病。其次治六府，治其已甚。其次治五藏。治五藏者，半死半生也，[续]治其已成，可得半愈。滑注：非谓医者，谓病家也。病之始起也，可刺而已。[续]轻微也。其盛，可待衰而已。[续]病盛取之，毁伤真气。故因其轻而扬之，[续]邪轻者，发扬去之。因其重而减之。[续]重者即减去之。因其衰而彰之。因邪气之衰而明正其恶以攻之也。形不足者，温之以气；精不足者，补之以味。温，存也。气、味谓药饵、饮食之气味也。其高者，因而越之；其下者，引而竭之；[续]谓泄引也。中满者，泻之于内。内谓腹内，写谓分消也。其有邪者，渍形以为汗；其在皮者，汗而发之。二汗只是一义，然"渍"字轻，"发"字重也。其慓悍者，按而收之。慓疾悍利，按之使收敛也。其实者，散而泻之。[续]阳实则发散，阴实则宣泄，故下文云：审其阴阳，以别柔刚。阳病治阴，阴病治阳。从阴引阳，从阳引阴，以右治左，以左治右，亦同。定其血气，各守其乡。血实，宜决之；破决去也。气虚，宜掣引之。掣读为导，导引则气行调畅。【《阴阳应象论》】

岐伯曰：夫上古作汤液，故为而弗服也。[续]但为备用而不服。中古之世，道德稍衰，邪气时至，服之万全。[续]心犹近道，故服用万全。当今之世，必齐毒药攻其中，镵石针艾治其外也。帝曰：形敝血尽，而功不立者何？曰：神不使也。曰：何谓神不使？曰：针石道也。精神不进，志意不治，故病不可愈。[愚谓]服药至于形敝，针艾至于血尽，而医之功尚不立，盖以病人神气已衰，虽有毒药镵针，莫能为之运用而驱遣也，故曰：神不使也。以药非正气不能运行，针非正气不能驱使，故曰：针石之道。精神进，志意治，则病可愈；若精神越，志欲散，虽用针石，病亦不愈。今精坏神去，营卫不可复收，何者？嗜欲无穷，而忧患不止，精气弛坏，荣泣卫除，故神去之，而病不愈也。[续]精神者，生之源。荣卫者，气之主。气辅不主①，生源复消，神不内居，病何能愈？此可见神不使也。【《汤液醪醴论》】

岐伯曰：中古之治，病至而治之，汤液十日，以去八风五痹之病。八风，八方之风。东风来曰婴儿风，伤人外在筋络，内舍于肝。南方来曰大弱风，伤人外在脉，内舍于心。东南曰弱风，伤人外在肌，内舍于胃。西南曰谋风，伤人外在肉，内舍于脾。西方来曰刚风，伤人外在皮，内舍于肺。西北曰折风，伤人外在手太阳脉，内舍于小肠。北方来曰大刚风，伤人外在骨，内舍于肾。东北方曰凶风，伤人外在腋胁，内舍于大肠。五痹者，风、寒、湿三气杂至合而为痹，以冬遇此为骨痹。春遇此为筋痹，夏遇此为脉痹，至阴遇此为肌痹，秋遇此为皮痹。十日不已，治以草苏草荄之枝，本末为助。指用药而言也。草苏谓药煎。荄谓草根。枝谓茎也。凡药有用根者，有用苗者，有用枝者，有用华实者，有用根茎枝叶华实者，汤液不去，则尽用之，合成其煎，俾相佐助，以服之，故云"本末为助"也。标本已得，邪气乃服。病为本，工为标。标本不得，邪气不服。此之谓主疗不相应也。若标本已得，则主疗相应，邪气率服矣。《新气正》谓：得其标本，邪气乃散。盖谓得其病之标本而治之，则邪气乃服矣。[愚谓]当从《校正》。暮世之病也，则不然，治不本四时，不知日月，不审逆从。[续]四时之气，各有所在，如春气在经脉之类，工当各随所在而辟伏其邪尔。不知日月者，谓日有寒温明暗，月有空满亏盈也。详见《八正神明论》中，今具针刺抄。不审逆从者，谓不审量其病可治与不可治也。[愚谓]逆从如升降沉浮当顺，寒热温凉当逆之类亦是也。病形已成，乃欲微针治其外，汤液治其内，粗工凶凶，以为可攻，故病未已，新病复起。[续]粗，粗略也。凶凶谓不料事宜之可否也。【《移精变气论》】

————————
① 气辅不主：民本作"气主不辅"。

帝曰：合人形以法四时、五行而治，何如而从？何如而逆？岐伯曰：五行者，金、木、水、火、土也。更贵更贱，[续]当时贵，失时贱。以知生死，以决成败，而定五藏之气，间甚之时，[续]歇则为间，旺则为甚。死生之期也。

肝主春，足厥阴少阳主治，其日甲乙。肝苦急，气有余也。急食甘以缓之。心主夏，手少阴太阳主治，其日丙丁。心苦缓，心气虚也。急食酸以收之。脾主长夏，足太阴阳明主治，其日戊己。脾苦湿，急食苦以燥之。肺主秋，手太阴阳明主治，其日庚辛。肺苦气上逆，急食苦以泄之。肾主冬，足少阴太阳主治，其日壬癸。肾苦燥，急食辛以润之。开腠理，致津液，通气也①。此一句九字疑原是注文。

病在肝，愈于夏。[续]子制其鬼也。夏不愈，甚于秋。[续]子休鬼复王。秋不死，持于冬。[续]子休而母养，故气执持于父母之乡。[愚谓]执持，坚定也，犹言无加无减而平定也。起于春，[续]自得其位当起而差也。禁当风。肝病者，平旦慧，平旦木慧爽也。下晡甚，金王。夜半静。木王。肝欲散，急食辛以散之，[续]以藏气当散。用辛补之，酸泻之。酸味收，故泻，宜当咸泻之，然肝欲散，不当又以酸收咸软为补之、为泻之。

病在心，愈在长夏。长夏不愈，甚于冬。冬不死，持于春。起于夏，禁温食、热衣。心病者，日中慧，夜半甚，平旦静。心欲软，[续]以藏气好软。急食咸以软之，取其柔软。用咸补之，甘泻之。取其舒缓。

病在脾，愈在秋。秋不愈，甚于春。春不死，持于夏，起于长夏。禁温食、饱食、湿地、濡衣。温湿及饱，并伤脾气。脾病者，日昳慧也。慧，日出甚，下晡静。脾欲缓，急食甘以缓之，用苦泻之，取其泻满也。甘补之。

病在肺，愈在冬。冬不愈，甚于夏。夏不死，持于长夏，起于秋。禁寒饮食、寒衣。肺病者，下晡慧，日中甚，夜半静。肺欲收，急食酸以收之，用酸补之，酸收故补。辛泻之。辛散故泻。

病在肾，愈于春。春不愈，甚于长夏。[续]六月也。夏为土，母土长于中，以长而治，故曰长夏也。长夏不死，持于秋，起于冬。禁犯焠[续]烦热也。热食、温灸衣。肾病者，病半慧，四季甚，下晡静。肾欲坚，急食苦以坚之，用苦补之，咸泻之。咸软故也。

夫邪气之客于身也，[续]邪者，不正之名。风、寒、暑、湿、饥、饱、劳、逸，皆是邪也，非惟鬼毒疫疠也。以胜相加，[愚谓]如肝木之病，则肝金以胜而加之之类也。至其所生而愈，谓至己所生也。至其所不胜而甚，谓至克己之气。至于所生而持，谓至生己之气。自得其位而起。谓已自得旺处。必先定五藏之脉，[续]谓肝弦、心钩、肺浮、肾营、脾代之类。《经》曰：必先知经脉，然后知病脉。乃可言间甚之时、死生之期也。【《藏气法时论》】

形乐志苦，病生于脉，治之以灸刺。[续]形，身形。志，心志。形乐谓不甚劳逸，志苦谓结虑深思。结虑深思，则营卫乖否，气血不顺，故病生于脉。夫盛泻虚补，是灸刺之道也。形乐志乐，病生于肉，治之以针石。[续]筋骨不劳，心神悦怿，则肉理相比，气道满填，卫气怫结，故病生于肉。夫卫气留满，以针泻之；结聚脓血，石而破之。石，砭石，今以铍针代之。形苦志乐②，病生于筋，治之以熨引。[续]形苦谓修业就役也。一过其用，则致劳伤，故病生于筋。熨谓药熨，引谓导引。形苦志苦，病

---

① 开腠理……通气也：此九字原刻为阴文。
② 乐：民本作"苦"。

生于咽嗌,治之以百药。"咽嗌"《甲乙经》作"困竭","百药"作"甘药"。[愚谓]内外俱劳,则血气两耗。血伤气耗,故咽嗌为之不利也。形数惊恐,经络不通,病生于不仁,治之以按摩醪药。[愚谓]惊伤心,心主脉;恐伤肾,肾主血。心肾有伤,血脉凝涩,故经络不通,病生不仁。不仁谓不应其用,则瘰痹矣。按摩所以开通闭塞,导引阴阳。醪药者,酒药也,所以养正祛邪,调中理气。

【《血气形志论》】

帝曰:其有不从毫毛生,而五藏阳已竭也。津流充郭,其魄独居,孤精①于内,气耗于外,形不可与衣相保,此四极急而动中,是气拒于内,而形施于外,治之奈何?不从毫毛,言生于内也。阴气内盛,阳气竭绝,不得入于腹中,故言五藏阳以竭也。津液者,水也。充,满也。郭,皮也。阴畜于中,水气胀满,上攻于肺,肺气孤危。魄者,肺神。肾为水害,子不救母,故云其魄独居也。夫阴精损削于内,阳气耗减于外,则三焦闭溢,水道不通,水满皮肤,身体否肿,故云形不可与衣相保也。凡此之类,皆四肢脉数急,而鼓动于肺中也。肺动者谓气急而欬也。言如是者,皆水气挌拒于腹膜之内,浮肿施胀于身形之外。四极言四末,则四肢也。岐伯曰:平治于权衡,去宛陈莝,微动四②极,温衣。"温衣"当作"温之"。微动四极,令阳气渐次宣行,乃所以温之也。或云作"温表",谓微动四肢,令阳气渐次宣行而温于表也。缪刺其处,以复其形,开鬼门。鬼门者,以水气所居而言也。阳为火,阴为水;阳为神,阴为鬼。今水气居表为人之祟,故为鬼门。洁净府。盖以陈莝之菀为不净,或下泄、或利小水,去其陈莝,是谓"洁净府","净"对"陈莝"而言。精以时服。五阳已布,疏涤五藏,故精自生,形自盛,骨肉相保,巨气乃平。平治权衡,谓察脉浮沉。浮为在表,沉为在里。在里者泄之,在表者汗之。故下文云"开门鬼、洁净府"也。"去菀陈莝"谓去陈久之水物,犹如草莝,不可久留于身中也。微动四极谓微动四肢,人阳气渐以宣行,故又曰:"温衣"也。经脉满则络脉溢,络脉溢则缪刺之,以调其络脉,使形容如旧而不肿,故云"缪刺其处,以复其形"也。"开鬼门"是启玄府遣气也。"五阳"是五藏之阳气也。"洁净府"谓泻膀胱去水也。脉和则五精之气以时宾服于肾藏也。然五藏之阳,渐而宣布,五藏之外,气秽复除也。如是故精髓自生、形肉自盛,藏府既和,则骨肉之气更相保抱,大经脉气乃平复尔。【《汤液醪醴论》】

帝曰:凡治病,察其形气色泽,脉之盛衰,病之新故,乃治之,无后其时。形气相得,谓之可治;[续]气盛形盛,气虚形虚,是相得所。色泽以浮,谓之易已;[续]气色浮润,血气相营,故易已也。脉从四时,谓之可治;[续]如春弦之类。脉弱以滑,是有胃气,命曰易治,取之以时。[续]候可取之时而取之,则万举万全,当以四时血气所在而为疗尔。[愚谓]如春气在经脉之类。《甲乙经》作"治之趋之,无后其时",与王注两通。形气相失,谓之难治;[续]形盛气虚,气盛形虚,皆相失也。色夭不泽,谓之难已;[续]夭谓不明而恶。不泽,枯燥也。脉实以坚,谓之益甚;[续]脉实坚是邪气盛,故益甚也。脉逆四时,为不可治。必察四难,上四句是谓四难。而明告之。

所谓逆四时者,春得肺脉,夏得肾脉,秋得心脉,冬得脾脉,其至皆悬绝沉涩者,命曰逆四时。[续]悬绝谓如悬物之绝去也。未有藏形,于春夏而脉沉涩,[续]谓未有藏脉之形状也。秋冬而脉浮大,命曰逆

---

① 孤精:顾从德本《素问》作"精孤"。
② 四:原作"器",兹据顾从德本《素问》改。

四时也。

风者,百病之长也。[续]言先百病而有之。今风寒客于人,使人毫毛毕直,皮肤闭而为热,[续]客谓客止于人形也。风击皮肤,寒胜腠理,故毫毛毕直,玄府闭密而热生也。当是之时,可汗而发也;或痹不仁肿痛,[续]病生而变,故如是也。热中血气,则瘠痹不仁,寒气伤形,故为肿痛。当是之时,可汤熨及火灸刺而去之。弗治,病入舍于肺,名曰肺痹,发咳上气;[续]邪入阳则狂,邪入阴则痹,故入于肺名曰痹焉。肺变动为欬,欬则上气也。弗治,肺即传而行之肝,病名曰肝痹,一名曰厥,胁痛出食,[续]肺金伐木,气下入肝,故曰行之肝也。肝主怒,怒则气逆,故一名厥也。肝脉从少腹、属肝、络胆、布胁肋、循喉咙,故胁痛,而食入腹则出也。当是之时,可按若刺耳;弗治,肝传之脾,病名曰脾风,发瘅,腹中热,烦心出黄,[续]肝应风,木胜土,土受风气,故曰脾风。脾病善发黄瘅。又脾脉入腹、属脾、络胃、上膈、注心中,故腹中热、烦心、出黄于便泄之所也。当此之时,可按、可药、可浴;弗治,脾传之肾,病名曰疝瘕,少腹冤热而痛,出白,一名曰蛊,[续]肾脉自股内后廉贯脊,属肾、络膀胱,故少腹冤热而痛,溲出白液也。冤热内结,消烁脂肉,如虫之食,日加损削,故一名曰蛊。[愚按]冤者,屈滞也。病非本经,为他经冤抑而成此疾也。冤一作客,客犹寄也。遗客热于少腹,久不去,从金化而为白。当此之时,可按、可药;弗治,肾传之心,病筋脉相引而急,病名曰瘛,[续]肾水不足,则筋燥急故相引也。阴气内弱,阳气外燔,筋脉受热而自跳掣,故名曰瘛。当此之时,可灸、可药;弗治,满十日法当死。至心而气极,当如是矣。若复传行,当如下说。肾因传之心,心即复反传行之肺,发寒热,[续]肺以再伤,故寒热也。法当三岁死。三岁

当作三日。夫以肺病而来,各传所胜,至肾传心,法当十日死;及肾传之心,心复传肺,正所谓一藏不复受再伤者也,又可延之三岁乎?然期浅深又不可刻舟求剑也。此病之次也。[续]传胜之次第。然其卒发者,不必治于传。[续]不必依传之次,故不必以传治之。或其传化有不以次,不以次入者,忧恐悲喜怒,令人不得以其次,故令人有大病矣。[续]忧、恐、悲、喜、怒,触遇即发,故令病亦不次而生。因而喜大虚,则肾气乘矣,[续]喜则心气移于肺,心气不守,故肾气乘矣。怒则肝气乘矣,[续]怒则气逆,故肝气乘脾。悲则肺气乘矣。[续]悲则肺气移于肝,肝气受邪,故肺气乘矣。恐则脾气乘矣,[续]恐则肾气移于心,肾气不守,故脾气乘矣。忧则心气乘矣。[续]忧则肝气移于脾,肝气不守,故心气乘矣。雪斋云:此论喜与恐是本志,动而虚,故所不胜来乘。怒与悲是本志,乘不知乘何藏,忧是脾志而心乘之,尤不可晓。元注全非。此其道也。[续]此其不次之常道。故病有五,五五二十五变,及①其传化。[续]五藏相并而各五之,五而乘之,则二十五变也。然其变化以胜相传,传而不次,变化多端。[愚谓]一藏之中有虚邪、实邪、微邪、甚邪、贼邪,故云五五二十五变。传,乘之名也。[续]传者,相承之异名耳。雪斋云:得病传之至于胜时而死者为常,中生喜怒令病次传者为奇。《玉机真藏论》

肝病者,两胁下痛引少腹,令人喜怒。[续]肝脉环阴器,抵少腹、布胁肋,故病如是,其气实则善怒。虚则目䀮䀮无所见,耳无所闻,善恐,如人将捕之。[续]肝脉入项颡,连目,系胆脉从耳后入耳中,故病如是。恐,恐惧,魂不安也。取其经,厥阴与少阳。[续]非真络病,故取其经。取厥阴以治肝

----
① 及:原作"反",兹据顾从德本《素问》改。

气,取少阳以调气逆也。气逆则头痛,耳聋不聪,颊肿,[续]肝脉自目系上出额,与督脉会于巅,故头痛。胆脉从耳中出耳前,其支别者,从目系下颊里,故耳聋不聪,颊肿也。是以上文兼取少阳。取血者。[续]胁中血满,独异于常,乃气逆之诊,随其左右,有则刺之。

心病者,胸中痛,胁支满,胁下痛,膺背肩甲间痛,两臂内痛,[续]少阴心脉,支别者,循胸出胁;直行者,上肺出腋下,下循臑内后廉,循臂内,抵掌后兑骨之端。又厥阴心主脉,循胸出胁,抵腋下,下循臑内,入肘中,循臂行两筋之间。又太阳小肠脉,自臂臑上绕肩甲,交肩上,故病如是。支者,持也,谓坚持急满也。虚则胸腹大,胁下与腰相引而痛。[续]厥阴心主历络三焦,少阴心脉下膈络小肠,故病如是。取其经,少阴、太阳、舌下血者。[续]少阴脉从心系挟咽喉,故取舌本下经脉血也。其变病,刺郄中血者。[续]其或呕变,则刺少阴之郄,在掌后脉中,去腕半寸。

脾病者,身重,善肌,一作饥。肉痿,足不收行,善瘛,脚下痛。[续]脾象土而主肉,故身重、肉痿。痿谓无力也。太阴脾脉起足大指上臑内,少阴肾脉起足小指,斜趋足心,故病生于足而下,并取少阴血也。虚则腹满肠鸣,飧泄食不化。[续]《灵枢》经曰:中气不足,则腹为之善满,肠为之善鸣也。取其经,太阴、阳明、少阴血者。[续]以前病行善瘛、脚下痛,故取之出血也。

肺病者,喘咳逆气,肩背痛,汗出,尻阴股膝髀腨胻足皆痛。[续]肺藏气,主喘息,在变动为咳,故病则喘。咳,逆气也。背为胸中之府,肩接近之,故肩背痛也。肺养皮毛,邪盛则心液外泄,故汗出也。肺病则肾脉受邪,故尻至足皆痛。虚则少气不能报息,耳聋嗌干。[续]气虚少,故不足以报入息也。太阴肺络会于耳中,故耳聋。少阴肾脉入肺中,循喉咙挟舌本。今肺虚则肾气不足以上润于嗌,故嗌干也。是以下文兼取少阴也。取其经,太阳、足太阳之外厥阴内血者。[续]足太阳之外,厥阴之内,则少阴脉也。视左右足脉少阴部分有血满异于常者,即取之。

肾病者,腹大胫肿,喘咳身重,寝汗出,憎风。[愚按]肾脉起于足上腨,挟脐、循腹里上入肺,故腹大、胫肿、喘咳。肾病则骨不能用,故身重。肾水病则心火旺,故热蒸心液为汗,汗多亡阳,故憎风。憎,深恶之也。虚则胸中痛,大腹、小腹痛,清厥,意不乐。[续]肾脉络心,注胸中,肾气既虚,心无所制,心气熏肺,故痛聚胸中,太阳脉下行至足,肾虚则太阳之气不能盛行于足,故足冷而气逆也;足冷气逆,故大、小腹痛。志不足则神躁扰,故不乐。取其经,少阴、太阳血者。[续]凡刺之道,虚则补,实则泻,不盛不虚,以经取之,是谓得道。经络有血,刺而去之,是谓守法,犹当揣形定气,先去血脉,而后乃调有余不足焉。【《藏气法时论》】

帝曰:夫子数言热中、消中,不可服高粱、芳草、石药。石药发癫,芳草发狂。[续]多饮数溲,谓之热中。多食数溲,谓之消中。多喜曰癫,多怒曰狂。夫热中、消中者,皆富贵人也。今禁高粱,是不合其心;禁芳草、石药,是病不愈。愿闻其说。[续]热中、消中者,脾气上溢,甘肥之所致,故禁食高粱、芳草之美。《经》曰:五味入口,藏乎胃,脾为行其精气,津液在脾,故令人口甘。此肥美之所发也。此人必数食甘美而多肥。肥者,令皮肉热。甘者,令人中满。故气上溢,转为消渴,此之谓也。膏肉,粱米也。石药,英乳也。芳草,浓美也。岐伯曰:夫芳草之气美,石药之气悍,二者其气急疾坚劲,故非缓心和人,不可以服此二者。[续]脾气溢则生病,躁疾气悍则又滋其热,若性和心缓、不与物争,则神不躁迫,无惧内伤,故可服此二者。悍,利也。坚,定也,固也。劲,刚也。言芳草石药之气,坚定固久,刚烈而卒不歇灭也。帝曰:不可以服此二者,何以然?曰:夫热气 慓疾也。悍,药气亦然,二者相遇,恐内伤脾。脾者土也而恶木,服此药者,至甲乙日更论。[续]热气功慓盛,则木气内余,故心非和缓则躁怒数起,躁怒数起则热气因木以伤脾,故致甲乙日更论脾病之增减。【《腹中论》】

帝曰:天不足西北,左寒而右凉;地不满东南,右热而左温。其故何也?[续]君面巽而言,臣面乾而对。岐伯曰:阴阳之气,高下之理,大小之异也。大小当作太少。下文可见。谓阴阳之气盛虚之异。今中原地形,西北方高,东南方下。西方凉,北方寒,东方温,南方热,气化犹然矣。东南方,阳也;阳者,其精降于下,故右热而左温。[续]阳精下降,故地气以温而知之于下矣。阳气生于东而盛于南,故东方温而南方热。气之多少明矣。西北方,阴也;阴者,其精奉于上,故左寒而右凉。[续]阴精奉上,故地以寒而知之于上矣。阴气生于西而盛于北,故西方凉而北方寒。是以地有高下,气有温凉。高者气寒,下者气热。[续]至高之地,冬气常在;至低之地,春气常在。故适居也。寒凉者胀,之温热者疮。下之则胀已,汗之则疮已。此腠理开闭之常,大小之异耳。西北东南,言其大也。析而言之,一方之中皆有西北东南。且如中原地形,亦有高下。人所居高则寒,处下则热。常试观之,高山多云,平川多雨;高山多寒,平川多热。则高下寒热可微见矣。寒凉之地,腠理开少闭多,阳气不散,故适寒凉,腹必胀;温热之地,腠理开多闭少,阳气发泄,故往温热,皮必疮。下之中气不余,故胀已;汗之阳气外泄,故疮已。

帝曰:其于寿夭,何如?岐伯曰:阴精所奉其人寿,阳精所降其人夭。阴精所奉,高之地也;阳精所降,下之地也。阴方之地,阳不妄泄,寒气外持,邪不数中而正气坚守,故寿延;阳方之地,阳气耗散,发泄无度,风湿数中,真气倾竭,故夭折。即事验之,今中原之境,西北方众人寿,东南方众人夭,其中犹各有微甚耳。此寿夭之大异也,异方者审之乎?曰:其病治之奈何?曰:西北之气,散而寒之,东南之地,收而温之。所谓同病异治也。[续]西北人,皮肤闭,腠理密,人皆食热,故宜散宜寒;东南方人,皮肤腠理开,人皆食冷,故宜收宜温。散谓温浴,中外畅达;收谓温中,不解表也。今土俗皆反之,依而疗之则反甚矣。分方为治,亦具《异法方异论》。故曰:气寒气凉,治以寒凉,行水渍之;气温气热,治以温热,强其内守。必同其气,可使平也,假者反之。[续]寒方以寒,热方以热,温方以温,凉方以凉,是正法也。是同气也。行水渍之,谓汤浸渍也。平谓平调也。假者反之,如西方北方有冷病,假热方温方以除之;东方南方有热疾,须凉方寒方以疗者,则反上正法以取之。滑注许多 说话只是"假者反之"一句上。

岐伯曰:补上下者,同之,治上下者,逆之。[续]上者,天气。下者,地气。不及则顺而和之,太过则逆而治之。以所在寒热盛衰而调之。[愚谓]或寒或热,或盛或衰,各随其所在部分而治之,使其平调也。即下文"上取下取"之类。故曰:上取下取,内取外取,以求其过。上取谓吐也,下取谓泻也,内取利小便,外取以汗泄也。王注:上取谓以药制有过之气也,制而不顺则吐之,下取谓以迅疾之药除下病,攻之不去,,则下之。内取谓食及以药内之,审其寒热以调之;外取谓药熨,令所病气调适也。又如当寒反热,以冷调之;当热反寒,以温和之。上盛不已，吐而脱之；下盛不已，下而夺之。谓求得气过之道也。[愚谓]求者，治也。过者，谓气之过于常候而为病者也。以上诸法，皆治其气之为病者。能毒者，以厚药；不胜毒者，以薄药，此之谓也。[续]药厚薄谓气味厚薄者也。《甲乙经》云：胃厚色黑，大骨肉肥者，皆胜毒；其瘦而胃薄者，皆不胜毒。气反者，病在上，取之下；病在下，取之上；反，谓反其常也。气反其常，治亦如之。王注：下取谓寒逆于下而热攻于上，不利于下，气盈于上，则温下以调之。上取谓寒积于下，温之不去，阳藏不足，则补其阳。病在中，旁取之。以左引右，以右引左也。王注：谓气并于左，则药熨其右；并于右，则药熨其左。以和之，必随寒热为适。治热以寒，温而行之；治寒以热，凉而行之；治温以清，冷而行之；治清以温，热而行之。[续]气性有刚柔，形症有轻重，方用有大小，调制有寒温。盛大则顺气性而取之，小软则逆气性以伐之。气殊则主必不容，力倍则攻之必胜，是则谓汤饮调气之制也。故消之削之，吐之下之，补之泻之，久新同法。[续]量气盛虚而行其法，病之久新无异道也。

曰：病在中而不实不坚，且聚且散，奈何？曰：无积者，求其藏，虚则补之。[续]随病所在，命某藏以补之。药以祛之，食以随之[续]祛，迫逐也。随之谓随用汤丸也。行水渍之，和其中外，可使毕已。

曰：有毒无毒，服有约乎？曰：病有久新，方有大小，有毒无毒，固宜常制矣。[愚谓]下文即常制也。即有约也。大毒治病，十去其六；常毒治病，十去其七；小毒治病，十去其八；无毒治病，十去其九。谷肉果菜，食养尽之，无使过之，伤其正也。[愚谓]约，节约也。假如无毒治病，病已十去其九，须以此为节约，再勿药也，须以谷肉菜果随五藏所宜者，食之、养之，以尽其余病也。无毒之药，性虽平和，久而多之，则气有偏胜，藏气亦偏弱矣。大毒性烈，为伤也多；小毒性和，为伤也少；常毒之性减大毒一等、加小毒一等，所伤可知。故至约必止也。不尽，行复如法。[续]法谓前四约也。余病不尽然，再行之，毒之大小至约而止，必无过也。【《五常政大论》】

帝曰：论言热无犯热，寒无犯寒。余欲不远寒，不远热，奈何？上之寒热二字，所用之寒热也。下之寒热二字，因气之寒热也。远犹避也，犹远之则怨之，远韵同。远，离也。岐伯曰：发表不远热，攻里不远寒。[续]出汗宜热药，故不避热。下利宜寒药，故不避寒。如是则夏亦可用热，冬亦可用寒，皆谓不获已而用之也差，秋冬亦同法。

曰：不发不攻，而犯寒犯热，何如？曰：寒热内贼，其病益甚。以水济水，以火济火，适足以更病，非但本病之益甚。

曰：愿闻无病者何如？曰：无者生之，有者甚之。[续]无病者犯禁，犹能生病，况有病耶？

曰：生者何如？曰：不远热则热至，不远寒则寒至。寒至则坚否腹满痛急，下利之病生矣；热至则身热，吐下霍乱，痈疽疮疡，瞀郁，注下，䐜瘛，肿胀，呕，鼽衄，头痛，骨节变，肉痛，血溢，血泄，淋闭之病生矣。

曰：治之奈何？曰：时必顺之，犯者治以胜也。春宜凉，夏宜寒，秋宜温，冬宜热，此时之宜，不可不顺。犯热治以咸寒，犯寒治以甘热，犯凉治以苦温，犯温治以辛凉，所谓胜也。

曰：郁之甚者，治之奈何？曰：木郁达之，火郁发之，土郁夺之，金郁泄之，水郁折之。[续]达谓吐之，令其条达。发谓汗之，令其疏散。夺谓下之，令无雍碍。泄谓渗泄，解表利小便也。折谓抑之，制其冲逆也。然调其气,过者折之,以其畏也,所以写之,[续]通是五法,则气可平调矣。过,太过也。太过者,以其味泻之,如咸泻肾、酸泻肝之类。过者畏泻,故谓泻为畏也。滑注:木,本性条达。火,本性发扬。土,本性冲和。金,本性肃清。水,本性流通。五者一有所郁,斯失其性矣。达、发、夺、泄、折,将以治其郁而逐其性也。治之之法,抑必有道焉。下文"调其气,过者折之",以其畏治郁之法也。谓欲调其气,当即其过者而折之,以其所畏盖以郁之为郁也。或内或外,或在气或在血,必各有因。治之之法,或汗、或下、或吐、或利,当各求其所,因而折之。夫如是郁,岂有不畏乎? 故下文又总之曰:所谓泻之,义可见矣,不必执以达之为吐、发之为汗云云也。王安道曰:此段十三句,通为一章,当分三节:自"帝曰"至"水郁折之"九句为一节,治郁法之问答也。"然调其气"一句为一节,治郁之余法也。"过者折之,以其畏也,所谓泻之"三句为一节,调气之余法也。凡病之起,多由乎郁。郁者,滞而不通之义。或因所乘而为郁,或不因所乘而本气自郁,皆郁也,岂惟五运之变能使然哉? 郁既非五运之变可拘,则达之、发之、夺之、泄之、折之之法固可扩而充矣,可扩而充其应变不穷之理也欤? 且夫达者,通畅之也。如肝性急怒气逆,胁胁或胀,火时上炎,治以苦寒辛散而不愈者,则用升发之药,加以厥阴报使而从治之。又如久风入中为飧泄,及不因外风之入而清气在下为飧泄,则以轻扬之剂举而散之。凡此之类,皆达之之法也。王氏以吐训达,不能使人无疑,以为肺金盛而抑制肝木欤? 则泻肺气举肝气可矣,不必吐也。以为脾胃浊气下流而少阳清气不升欤? 则抑胃升阳可矣,不必吐也。虽然木郁固有吐之之理,今以吐字总该达字,则凡木郁皆当用吐矣,其可乎哉? 至于东垣所

谓食塞肺分,为金与土旺于上而克木,夫金之克木,五行之常道,固不待夫物伤而后能也。且为物所伤,岂有反旺之理? 若曰:吐去其物,以伸木气,乃是反为木郁而施治,非为食伤而施治矣。夫食塞胸中而用吐,正《内经》所谓"其高者,因而越之"之义耳。不劳引木郁之说以汨之也。

火郁发之。发者,汗之也,升举之也。如腠理外闭,邪气怫郁,则解表取汗以散之。又如龙火郁甚于内,非苦寒降沉之剂可治,则用升浮之药,佐以甘温顺其性而从治之,使势衰则止,如东垣升阳散火汤是也。凡此之类,皆发之之法也。

土郁夺之。夺者,攻下也。劫而衰之也。如邪热入胃,用咸寒之剂以攻去。又如中满腹胀,湿热内甚,其人壮气实者,则攻下之,或势甚不能顿除者,则劫夺其势而使之衰。又如湿热为痢,非力轻之剂可治者,则或攻或劫,以致其平。凡此之类,皆夺之之法也。

金郁泄之。泄者,渗泄而利小便也。疏通其气也。如肺金为肾水上原,金受火烁,其令不行,原郁而渗道闭矣,宜肃清金化滋以利之。又如肺气腈满,以凭仰息,非利肺气之剂,不足以疏通之。凡此之类,皆泄之法也。王氏谓渗泄解表利小便。夫渗泄利小便,固为泄金郁矣。其解表二字得非以人之皮毛属肺,其受邪为金郁,而解表为泄之乎? [窃谓]如此则凡筋病便是木郁,肉病便是土郁耶? 此二字未当,今删去。且"解表"间于"渗泄"、"利小便"之中是"渗泄"、"利小便"为三治矣。故易之曰:渗泄而利小便也。

水郁折之。折者,制御也,伐而挫之也,渐杀其盛也。如肿胀之病,水气淫溢而渗道以塞。夫水之所不胜者,土也。今土气衰弱,不能制之,故反受其侮,治当实其脾土,资其运化,俾可以制水而不敢犯,则

渗道达而后愈。或病势既旺，非上法所能遽制，则用泄水之剂伐而剋之；或去宛陈、开鬼门、洁净府三法备举迭用，以渐平之。王氏所谓抑之制其冲逆，正欲折挫其泛滥之势也。夫实土者，守也；泄水者，攻也。兼三治者，广略而决胜也，守也、攻也、广略也，虽俱为治水之法，然不审病之虚实、久近、浅深，杂焉妄施，其不倾踣者寡矣。夫五郁之病，固有法以治之，然邪气久客，正气必损，今邪气虽去，正气岂能遽平哉？苟不平调正气，使各安其位，复其常于治郁之余，则犹未足以尽治法之妙，故又曰：然调其气，苟调之而其气犹或过而未服，则当益其所不胜以制之，如木过当益金，金能制木，则木斯服矣。所不胜者，所畏者也，故曰过者折之，以其畏也。夫制物者，物之所欲也。制于物者，物之所不欲也。顺其欲则喜，逆其欲则恶，今逆之以所恶，故曰所谓写之。王氏谓咸泻肾、酸泻肝这类，未尽厥旨，虽然自调其气以下，盖经之本旨，故余推其义如此，若扩充为应变之用，则不必尽然也。

帝曰：假者何如？岐伯曰：有假其气，则无禁也。假，借也。正气不足，客气胜之，故借寒、热、温、凉以资夫正气，即胜气可犯之谓也。王注：假寒、热、温、凉以资正气，则可以热犯热，以寒犯寒，以温犯温，以凉犯凉也。所谓主气不足，客气胜也。[续]客气谓六气更临之气，主气谓五藏应四时，正王春夏秋冬也。【并《六元正纪论》】

气味有厚薄，性用有躁静，治保有多少，力化有浅深。[愚谓]此指药之气味功用言。上淫于下，所胜平之；外淫于内，所胜治之。[续]淫谓行所不胜己者也。上淫于下，天之气也；外淫于内，地之气也。随所制胜而以平治之也。制胜谓五味寒热温凉，随胜用之，下文备矣。下文云："司天之气，风淫所胜，平以辛凉，佐以苦甘，以甘缓之，以酸泻之"之类，"诸气在泉，风淫于内，治以辛凉，佐以苦，以甘缓之，以辛散之"之类，王注：风性喜温而恶清，故治之凉，是以胜气治之也；佐以苦，随其所利也。木苦急则以甘缓之，若抑则以辛散之。新校正云：天气主岁，虽有淫胜，但当平调之，故不曰"治"而曰"平"，故在泉曰"治"，司天曰"平"，即此义也。

谨察阴阳所在而调之，以平为期，正者正治，反者反治。阴病阳不病，阳病阴不病，正也。以寒治热，以热治寒，治之正也。阳位已见阴脉，阴位又见阳脉，反也。以寒治寒，以热治热，治之反也。

夫气之胜也，微者随之，甚者制之。气之复也，和者平之，暴者夺之。皆随胜气，安其屈伏，无问其数，以平为期，此其道也。[续]随谓随之，制谓制之，平谓平调，夺谓夺其胜气也，安谓顺胜气以和之也。治此者不以数之多少，但以气平和为准度尔。

高者抑之，制其胜也。下者举之，济其弱也。有余者折之，屈其锐也。不足者补之，全其气也。佐以所利，和以所宜。[愚谓]如辛利于散、酸利于收之类。和以所宜，如肝宜散、肺宜收之类。必安其主客，适其寒温，同者逆之，异者从之。[续]虽制胜扶弱，而客主须安。一气失所，则矛盾更作，各伺其便，内淫外并，而危败之由作矣。同谓寒热温清气相比和者，异谓金木水火土不比和者。气相得者，则逆所胜之气以治之；不相得者，则顺所不胜气以治之。

帝曰：气有多少，病有盛衰，治有缓急，方有大小，愿闻其约。约，度准则也。岐伯曰：气有高下，病有远近，证有中外，治有轻重，适其至所为故也。[续]藏位有高下，府气有远近，病症有表里，药用有轻重，调气多少，和其紧慢，令药气至病所为，故勿太过与不及也。

《大要》曰：君一臣二，奇之制也；君二臣四，偶之制也；君二臣三，奇之制也；君三臣六，偶之制也。[愚按]奇，古之单方，独用一物是也，又有数全阳数之奇方，谓一三五七九，皆阳数也，以药味之数皆单也。君一臣三、君三臣五，亦合阳数也。病在上而近者，宜奇方。偶，古之复方也。有两味相配之偶方，有二方相合之偶方，有数合阴数之偶方，谓二四六八十，皆阴数也，以药味之数皆偶也，君二臣四、君四臣六，亦合阴数也。病在下而远者，宜偶方。制者，有因时制宜之义，以病有远近、治有轻重所宜，故云制也。故曰：近者奇之，远者偶之；汗者不以奇，下者不以偶。[愚按]王注汗药如不以偶，则气不足以外发；下药如不以奇，则药毒攻而致过。是奇则单行，偶则并行。单则力孤而微，并则力齐而大。意者下本易行，故用单；汗或难出，故宜并。及观仲景之制方，桂枝汤，汗药也，反出三味为奇；大承气汤，下药也，反以四味为偶，何也？是又可见古人因时制宜，而难以偶奇拘之也。补上治上，制以缓；补下治下，制以急。急则气味厚，缓则气味薄。适其至所，此之谓也。[愚按]急方有五：有急病急攻之急方，有汤散荡涤之急方，有药性有毒之急方，有气味厚药之急方。王注：治下补下方，若缓慢则滋道路而力又微，制急方而气味薄，则力与缓等。缓方有五：有甘以缓之之缓方，有丸以缓之之缓方，有品件群众之缓方，有无毒治病之缓方，有气味薄药之缓方。王注：补上治上方，若迅急则上不住而迫走于下，制缓方而气味厚，则势与急同。适者，宜也。谓凡制方，须宜至其病所，无太过、不及也。病所远而中道气味之者，食而过之，无越其制度也。[续]假如病在肾，而心之气味食而令足仍急过之，不饲以气味，肾药凌心，心复益衰，余上下、远近不同。是故平气之道，近而奇偶，制小其服也；远而奇偶，制大其服也。大则数少，小则数多。多则九之，少则二之。王注：或识见其高远，权以合宜，方奇而分两偶，方偶而分两奇，如是者近而偶制多数服之，远而奇制少数服之。[愚按]大方有二：有君一臣二佐九之大方，有分两大而顿服之大方。盖治肾肝及在下而远者，宜顿服而数少之大方。病有兼症，而邪不专，不可以一二味治者，宜君一臣三佐九之大方。王太仆以人之身三折之，近为心肺，远为肾肝，中为脾胃，故肝之三服，可并心之七服；肾之二服，可并肺之七服也。小方有二：有君一臣二之小方，有分两微而频服之小方，盖治心肺及在上而近者，宜分两微少而顿服之小方，徐徐呷之是也。病无兼症而邪气专，可一二味而治者，宜君一臣二之小方，故肾之二服，可分为肺之九服及肝之三服也。奇之不去则偶之，是谓重方。偶之不去，则反佐以取之。所谓寒热温凉，反从其病也。[续]方与其重也，宁轻；与其毒也，宁善；与其大也，宁小。是以奇方不去，偶方主之。偶方病在则反其一佐，以同病之气以取之也。盖细小寒热，可以正治而折消之；甚大寒热，则必与违性者争雄，与异气者相格，是以反其佐以同其气，则药可入而病可愈矣。所谓始同终异是也。愚谓：《经》云：偶是谓重方，而七方中又有复方。复即重也。岂非偶方者二方相合之谓、复方者二方四方相合之方欤？一说复字非重复，乃反复之复，何也？既言奇之不去则偶之，又云偶之不去则反佐以取之，是反复以取之也。故以复为反复，亦不远《内经》之意，且复方有分两均齐之复方，如胃风汤各等分是也；有本方之外别加余味者为复方，如承气汤外参以连翘、薄荷、黄芩、栀子，以为凉膈散是也。

帝曰：五味之用何如？岐伯曰：辛甘发散为阳，酸苦涌泄为阴，咸味涌泄为阴，淡味渗泄为阳。六者或收、或散、或急、或燥、或软、或坚，以所利而行之，调其气，使其平也。[续]涌，吐也。泄，利也。渗泄，小便也。言水液自回肠泌别汁渗入膀胱，胞气化之而为溺以出也。《经》曰：五味各有所利，或散、或收、或缓、或急、或坚、或软，四时五藏，病随五味所宜也。

帝曰：非调气而得者，不因于气也。治之奈何？有毒无毒，何先何后？愿闻其道。病生之类有四：一者始因气动而内有所成，二者因气动而外有所成，三者不因气动而病生于内，四者不因气动而病生于外。夫因气动而内成者，谓积聚、癥瘕、瘤瘿、结核、癫痫之类。外成者，谓痈肿、疮疡、疕疥、疽痔、掉瘛、浮肿、目赤、瘭疹、胕肿、痛痒之类。不因气动而病生于内者，谓留饮、澼食、饥饱、劳损、宿食、霍乱、悲、恐、喜、想、慕、忧结之类。生于外者，谓瘴气、贼魅、虫蛇、蛊毒、飞尸、鬼击、冲薄、坠堕、风、寒、暑、湿、斫射、刺割、捶扑之类，如是四类，有独治内而愈者，有兼治内而愈者，有独治外而愈者，有兼治外而愈者，有先治内而后治外而愈者，有先治外而后治内而愈者，有须毒剂而攻击者，有须无毒而调引者，凡此之类，方法所施，或重、或轻、或缓、或急、或收、或散、或润、或燥、或软、或坚，方土之用，见解不同，各擅己心，好用非素，故复问之。岐伯曰：有毒无毒，所治为主，适大小为制也。[续]言但能破积愈疾，则为良方，非必要言以先毒为是，后毒为非，无毒为非，有毒为是，必量病轻重大小制之也。曰：请言其制。曰：君一臣二，制之小也；君一臣三佐五，制之中也；君一臣三佐九，制之大也。寒者热之，热者寒之，微者逆之，甚者从之，[续]病之微小者，犹人火也，遇草而病得木而燔，可以湿伏、可以水灭，故逆其性气以折之，攻之。病之大甚者，犹龙火也，得湿而焰，遇水而燔，不知其

性，以水湿折之，适足以光焰诣天，物穷方正矣。识其性者，以火逐之，则燔灼自消，焰火扑灭。逆之，谓以寒攻热，以热攻寒。从之，谓以寒治寒，以热治热。是以下文"逆者正治"云。坚者削之，客者除之，劳者温之，结者散之，留者攻之，燥者濡之，急者缓之，散者收之，损者温之，逸者行之，惊者平之，[愚谓]卒见异物，暴闻异声，以致惊也，须使其习见异物，熟闻其声，则平常习熟不以为异而惊去矣，故曰平之。或谓镇静其心，安定其神，亦所以平之也。上之下之，摩之浴之，薄之劫之，开之发之，适事为故。[续]量病症候，适事用之。

曰：何谓逆从？曰：逆者正治，从者反治，从少从多，观其事也。[续]逆者正治，逆病气而正治也。从者反治，须从顺病气乃反治法也。从少，谓一同而二异。从多，谓二同而三异。言尽同者，是奇制也。曰：反治何如？曰：热因寒用，寒因热用，塞因塞用，通因通用。必伏其所主，而先其所因。其始则同，其终则异。可使破积，可使溃坚，可使气和，可使必已。夫大寒内结，蓄聚疝瘕，以热攻除寒，格热反纵，反纵之则痛发尤甚，攻之则热不得前，方以蜜煎乌头，佐之以热，蜜多其药，服已便消，此谓热因寒用也。有火气动，服冷已过，热为寒格，而身冷呕哕，嗌干口苦，恶热好寒，众议为热，冷治则甚，其如之何？则热物冷服，下嗌之后，冷体既消，热性便发，由是病气随愈，呕哕皆除，醇酒冷饮，则其类矣。此谓热因寒用也。又病热者，寒攻之则不入，以豆豉诸冷药酒渍或温而服之，酒热气同，固无违忤，酒热既尽，寒药已行，从其服食，热便随散，此则寒因热用也。或以诸冷物，热剂和之，如热食猪肉及粉葵乳，以椒姜桔热剂和之，是亦寒因热用也。又热在下焦，治亦然。假如下气虚乏，中焦气壅，肢胁满甚，食已转增，今欲散满则恐虚其下，补

下则满甚于中,或谓不救其虚,且攻其满,药入则减,药过依然,故中满下虚,其病常在,乃不知疏启其中,峻补于下,少服则资壅,多服则宣通,由是而疗,中满自除,下虚斯实,此则寒因寒用也。又火热内结,注泄不止,热宜寒疗,结复不除,以寒下之,结散利之,此则通因通用也。又大寒凝内,久利溏泄,愈而复作,绵历数年,以热下之,寒去利止,亦其类也。投寒以热,凉而行之;投热以寒,温而行之,始同终异,斯之谓也。《经》云:治热以寒,温而行之;治寒以热,凉而行之,亦热因寒用、寒因热用之义也。

曰:气调而得者,何如?因于气也。曰:逆之,从之,逆而从之,从而逆之,疏气令调,则其道也。[续]逆谓逆病,气以正治;从谓从病,气以反治。逆其气以正治,使其从顺;从其气以反取,令彼和调,故曰逆从也。不疏其气,令道路开通,则气感寒热而为变,始生化多端也。

曰:病之中外何如?曰:从内之外者,调其内;从外之内者,治其外;各绝其源。从内之外而盛于外者,先调其内而后治其外;从外之内而盛于内者,先治其外而后调其内;[续]皆谓先除其根、后削其枝条。中外不相及,则治其主病。中外不相及,自各一病也。

曰:论言治寒以热,治热以寒,而方士不能废绳墨而更其道也。有病热者,寒之而热;有病寒者,热之而寒,二者皆在,新病复起,奈何治?[续]谓治之而病不衰退,反因药寒热而随生寒热,病之新者也。曰:诸寒之而热者,取之阴,壮水之主,以制阳光。热之而寒者,取之阳。益火之源,以消阴翳。所谓求其属也。[续]粗工以热攻寒,以寒疗热,治热未已而冷疾已生,攻寒日深而热病更起。[愚谓]此即上文"新病复起"也。热起而中寒尚在,寒生而外热不除。[愚谓]此即上文"二者皆在"也。欲攻寒则

惧热不前,欲疗热则思寒又止,岂知藏府之源有寒、热、温、凉之主哉?夫取心者,不必齐以热;取肾者,不必齐以寒,但益心之阳,寒亦通行,强肾之阴,热之犹可,观斯之故,或治热以热,治寒以寒,万举万全,熟知其意?

曰:服寒而反热,服热而反寒,其故何也?曰:治其王气,是以反也。当其王时,须是甚则从之之法也。王注:春以清治肝而反温,夏以冷治心而反热,秋以温治肺而反清,冬以热治肾而反寒,盖由补益王气太甚也。补王太甚,则藏之寒热而气自多矣。

曰:不治王而然者,何也?曰:不味五①味属也。[愚谓]上味字谓深味,下味字谓食味,犹云不深味食味各有所属也。夫五味入胃,各归所喜,故②酸先入肝,苦先入心,甘先入脾,辛先入肺,咸先入肾,久而增气,物化之常也。气增而久,夭之由也。物盛则衰,理当然也。王注:入肝为温,入心为热,入肺为清,入肾为寒,入脾为至阴,而四气兼之,皆为增其味而益其气,故各从本藏之气用耳。故久服黄连、苦参而反热者,此其类也。余味皆然。但人意疏忽不能精候耳。故曰:久而增气,物化之常也。气增不已,益以岁年则藏气偏胜,气有偏胜,则有偏绝。藏有偏绝则有暴夭者。故曰:气增而久,夭之由也。何者?药不具五味,不备四气,而久服之,虽且获胜益久,必致暴夭,此之谓也。绝粒服饵,则不暴亡,何哉?无五谷物味资助故也。复冷食谷,其亦夭焉。曰:方制君臣何谓也?曰:主病之谓君,佐君之谓臣,应臣之谓使,非上中下三品之谓也。三品何谓?曰:所以明善恶之殊贯也。[续]上、中、下三品,此明药善恶不同性用也。曰:病之中外何如?

---

① 五:原作"王",误。兹据文义改。
② 故:原作"攻",误。兹据文义改。

[续]前问病中外,谓调气之法,今此未尽,故复问之,此对当次前求其属也。"之"下应古之错简也。曰:调气之方,必别阴阳,定其中外,各守其乡,内者内治,外者外治,微者调之,其次平之,盛者夺之,汗之下之,寒热温凉,衰之以属,随其攸利,[续]病有中外,治有表里。在内者,以内治法和之;在外者以外治法和之。其次大者,以平气法平之。盛甚不已,则夺其气,令其衰也。假如小寒之气,温以和之。大寒之气,热以取之。甚寒之气,则下夺之;夺之不已,则逆折之;折之不尽,则求其属以衰之。小热之气,凉以和之。大热之气,寒以取之。甚热之气,则汗发之;发之不尽,则逆制之;制之不尽,则求其属以衰之。故曰"汗之下之,寒热温凉,衰之以属,随其攸利"。攸,所也。【《至真要大论》】

必先岁气,无伐天和,《难经》云:春夏各致一阴,秋冬各致一阳。朱觥云:桂枝汤、麻黄汤,春夏各有所加,如东垣之用。冷药义本诸此。无盛盛,无虚虚,而遗人夭殃,无致邪,无失正,绝人长命。[续]不察虚实,但思攻击,而盛者转盛,虚者转虚,致邪失正,若①夭莫进,悲夫!帝曰:其久病者,有气从顺也,不康,病去而瘠,奈何?岐伯曰:化不可代,时不可违。[续]夫生长收藏,各应四时之化。虽智巧者亦无能先时以致之,明非人力所能代也。由是观之,生长收藏化,必待其时,物之成败理乱,亦待其时也。或言力能代造化,违四时者,妄也。夫经络以通,血气以从,复其不足,与众齐同,养之和之,静以待时,谨守其气,无使倾移,其形乃彰,生气以长,命曰圣王。故大要曰:不代化,无违时,必养必和,待其来复。此之谓也。[续]大要,上古经法也。【《五常政大论》】

圣人不治已病治未病,不治已乱治未乱。夫病已成而后药之,乱已成而后治之,譬犹渴而穿井,斗而铸兵,不亦晚乎!【《四气调神论》】

拘于鬼神者,不可与言至德。[续]志意邪则好祈祷,不可与言至德。恶与针石者,不可与言至巧。[续]恶针石,则巧不得施。病不许治者,病必不治,治之无功矣。【《五藏别论》】

---

① 若:民本作"苦"。

卷中之三

色诊

絪缊氤氲，迎渊瞻云，吉凶之徵，机存乎人。具色诊钞。

岐伯曰：色脉者，上帝之所贵也，先师之所传也。先师，僦贷季也。上古使僦贷季，理色脉而通神明，合之金木水火土，四时八风六合，不离其常，[续]先师以色白脉毛而合金应秋，以色青脉弦而合木应春，以色黑脉石而合水应冬，以色赤脉洪而合火应夏，以色黄脉代而合土应长夏及四季，然以是色脉，下合五行之休王，上副四时之往来，故六合之间，八风鼓折，不离常候，尽可与期。何者？以见其变化而知之也。故下文曰：变化相移，以观其妙，以知其要，欲知其要，则色脉是矣。[续]言所以知四时五行之气，变化相移之要妙者，以色脉也。色以应日，脉以应月，常求其要，则其要也。[续]言脉应月，色应日者，占候之期准也，常求色脉之差忒，是则常人之诊要也。夫色之变化，以应四时之脉，此上帝之所贵，以合于神明也，所以远死近生。[续]观色脉之臧否，晓死生之徵兆，故能常远于死而近于生也。《移精变气论》

夫精明五色者，谓人之精彩神明也。气之华也，[续]五气之精华者，上见于五色也。愚谓：人之精彩神明与夫五色，乃五气之精华发见也。故下文言五色欲其隐隐然见于内，神明欲其能别黑白，审长短。赤欲如白当作帛裹朱，不欲如赭，白欲如鹅羽，不欲如盐；[续]《甲乙》作白欲如白璧之泽，不欲如垩。青欲如苍璧之泽，不欲如蓝；黄欲如罗裹雄黄，不欲如黄土；黑欲如重漆色，不欲如地苍。《甲乙》作炭色。五色精微象见矣，其寿不久也。五色精微谓朱色、鹅羽、苍璧、雄黄、漆色。象见谓赭色、盐色、蓝色、黄土色、地苍色。言五色贵乎精彩微妙；若败象见，则寿不久也。夫精明者，所以视万物，别黑白，审长短。以长为短，以黑为白，如是则精衰矣。夫人之精彩神明，贵乎能视万物别白黑，审长短也；反是则精明衰，可知矣。《脉要精微论》

色见青如草兹滋也者死，[续]如草初生之青色。黄如枳实者死，色青黄也。黑如炲煤也者死，赤如衃血者死，败恶凝聚之血色，赤黑也。白如枯骨者死，此五色之见死也。[续]藏败故见死色。青如翠羽者生，赤如鸡冠者生，黄如蟹腹者生，白如豕膏者生，黑如乌羽者生，此五色之见生也。[续]皆谓润泽也。色虽可变，若见朦胧尤善，故下文曰：生于心，如以缟白色裹朱；生于肺，如以缟裹红；生于肝，如以缟裹绀薄青色；生于脾，如以缟裹栝蒌实；生于肾，如以缟裹紫，此五藏所生之外荣也。[续]荣，美色。《五藏生成论》

容色见上下左右，各在其要。容色，他气也。如肝木部内见赤黄白黑色，皆谓他气也，余藏率如此例所见，皆在明堂上下左右，要察候处，故云：各在其要。全元起：容作客。视色之法，具在《甲乙经》。上为逆，上为从。［续］色见于下，病生之气，故从色见于上，伤神之兆，故逆。女子右为逆，左为从；男子左为逆，右为从。［续］左为阳，故男右为从，左为逆；右为阴，故女右为逆，左为从。易，重阳死，重阴死。［续］女子色见于左，男子色见于右，是变易也。男子色见于左，是曰重阳；女子色见于右，是曰重阴。气极则反，故皆死也。阴阳反他，《阴阳应象论》作"反作"。治在权衡相夺，奇恒事也，揆度事也。权衡相夺，言阴阳二气不得高下之宜。是奇于寻常之事，当揆度其气，随宜而处疗之。【《玉版要论》】

帝曰：夫络脉之见也，其五色各异，青黄赤白黑不同，其故何也？岐伯曰：经有常色而络无常变也。经行气，故色见常应于时。络主血，故受邪则变而不一矣。曰：经之常色何如？曰：心赤，肺白，肝青，脾黄，肾黑，皆亦应其经脉之色。曰：络之阴阳，亦应其经乎？阴络之色应其经，阳络之色变无常，随四时而行也。［续］顺四时气化之行止。寒多则凝泣，凝泣则青黑，热多则淖泽，［续］淖，湿也；泽，润液也。谓微温润也。淖泽则黄赤，此皆常色，谓之无病。五色具见者，谓之寒热。【《经络论》】

岐伯曰：五藏六府固尽有部，［续］面上之分部。视其五色，黄赤为热，白为寒，［续］阳气少，血不上荣于色，故白。青黑为痛，［续］血凝泣则变恶，故色青黑则痛。【《举痛论》】

善诊者，察色按脉，先别阴阳；审清浊①，而知部分；视喘息，［续］候呼吸长短。听音声，而知所苦。观权衡规矩，而知病所主。［续］权，谓秤锤；衡，谓星衡。规，圆形；矩，方象。然权所以察中外，衡所以定高卑，规所以表柔虚，矩所以明强盛，故善诊之用必备焉。所主谓应四时之气，所主生病之在高下中外也。按尺寸，观浮沉滑涩，而知病所主，以治无过，以诊则不失

矣。［续］《甲乙经》作"知病所在，以治则无过"。〔愚谓〕审色之清浊，别脉之阴阳，而知病生于何部，似指藏府言也；视喘息之长短，听音声之高卑，而知病生于何症，似指虚实言也；又须观其时之升降浮沉，则可以验夫气之高下中外，似指外感言也；又须参其脉之浮沉滑涩，则可以知其病之所生之由而施治焉，似指内伤言也。如此兼备详尽，以治则不差，以诊则无误，岂非善诊者耶？诊，诊候也。失，失误也。【《阴阳应象大论》】

太阳之脉，其终也戴眼反折瘛疭，其色白，绝汗乃出，出则死矣。［续］戴眼，谓睛不转而仰视也；绝汗，谓汗暴出如珠而不流，旋复干也。太阳绝则汗出，故出则死。足太阳脉起目内眦，上额交颠络脑，下项循肩髃，挟脊抵腰，其支循足至手小指。手太阳脉起手小指，循臂上肩，其支上颊至目内眦，故病有如是。少阳终者，耳聋百节皆绝②，目环绝系，一日半死，其死也色先青白，乃死矣。［续］此手足少阳经分病也。少阳主骨，故气终则百节纵缓。色青白者，金木相薄也，故见死矣。环谓直视如惊貌。阳明终者，口目动作，善惊妄言，色黄，其上下经盛，不仁，则终矣。［续］此手足阳明经分病也。口目动作，谓目睒睒而鼓颔也。胃病闻木音则惊，又骂詈不避亲疏，故善惊妄言也。上手经、下足经皆躁盛而动不仁，谓不知善恶也。少阴终者，面黑齿长而垢，腹胀闭，上下不通而终矣。［续］手少阴气绝则血不流，足少阴气绝则骨不软。骨硬则龈上宣，故齿长而积垢；汗血坏则皮色死，故面色如漆而不赤。太阴终者，腹胀闭不得息，善噫善呕，呕则逆，逆则面赤，不逆则上下不通，不通则面黑皮毛焦而终矣。

---

① 审清浊：原脱，兹据顾从德本《素问》补。
② 绝：顾从德本《素问》作"纵"。

[续]此手足太阴经分病也。呕则气逆而上通,故但面赤不呕则下已闭,上复不通,心气外燔,故皮毛焦而终矣。脾脉支别者,上膈注心中,故皮毛焦乃心气外燔而然。厥阴终者,中热嗌干,善溺心烦,甚则舌卷卵上缩而终矣。[续]足厥阴络循胫上睾,结于茎,其正经环阴器抵少腹,挟胃上循咽喉。手厥阴脉起胞中,出属心包。《灵枢》曰:肝者,筋之合。筋聚于阴器而脉络于舌本,故病如是。此十二经之所败也。《诊要经终论》】

年长则求之于府,年少则求之于经,年壮则求之于藏。年长者,甚于味则伤府;年少者,劳于使则经中风邪;年壮者,过于内则伤精。【《示从容论》】

帝曰:有故病五藏发动,因伤脉色,各何以知其久暴至之病乎?[续]有自病故病及因伤候也。岐伯曰:徵其脉小色不夺者,新病也;[续]气之神犹强。徵其脉不夺其色夺者,此久病也;[续]神与气俱衰也。徵其脉与五色俱夺者,新病也。[续]神与气俱强。【《脉要精微论》】

帝曰:愿闻要道。岐伯曰:治之要极,无失色脉,用之不惑,治之大则。[续]惑谓惑乱,则谓法则。言色脉之应,昭然不欺,但顺用而不乱纪纲,则治病审当之大法也。逆从倒行,标本不得,亡神失国。[续]逆从倒行,谓反顺为逆;标本不得,谓工病失宜。夫以反理倒行,所为非顺,岂惟治人而神气受害?若使辅佐君主,亦令国祚不保矣。去故就新,乃得真人。[续]工病失宜,则当去故逆理之人,就新明悟之士,乃得至真精晓之人,以存已也。曰:余闻其要于夫子矣,夫子言不离色脉,此余之所未知也。曰:治之极于一。曰:何谓一?曰:一者因而得之。因问而得。曰:奈何?曰:闭户塞牖,系之病者,数问其情,以从其意,[续]问其所欲以察是非。[愚谓]系属犹亲近也。得神者昌,失神者亡。雪斋云:此则所谓祝由。【《移精变气论》】

帝曰:吾得脉之大要,天上至数,[愚按]《经》中凡言"至数"者不一,所主俱不同。五色脉变,揆度奇恒,道在于一,[愚按]《玉版论》曰:揆度者,度病之浅深也,夺恒者,言奇病也。王注:一者谓色脉之应也,知色脉之应,则可以揆度奇恒矣。神转不回,回则不转,乃失其机,脉之大要,天下至数,五色脉变,揆度奇恒,皆在于一也。一者,纯一无杂之谓。纯一不杂,天下之理得矣,况于术数乎?若夫神气流转而不止,又遏生物之机关也。王注:血气者,人之神,不可不谨养。夫血气应顺四时递迁,因王循环,五气无相夺伦,是则神转不回也。回谓却行也。却行则反常,反常则回而不转也;回而不转,乃失生气之机矣。何以明之?夫木衰则火旺,火衰则土旺,土衰则金旺,金衰则水旺,水衰则木旺,终而复始循还,此之谓"神转不回"也。若木衰水旺,水衰金旺,金衰土旺,土衰火旺,火衰木旺,此之谓"回而不转"也,此反天常,执何以得生?[愚谓]脉之大要,有神而为治;天下至数,有神而莫测;五色脉变,有神而可生;揆度异常之病,有神而可保。故曰:道在于一。一者,神也。凡此数者,皆贵有神,若神日去而不回,则失生气之机矣,何以得生又数者,理之寓数,不曰理而曰数,且兼术数之义焉。【《玉机真藏论》】

卷中之四

针　刺

九针法星,利人九藏,决凝疏滞,渊乎哉针。具针刺钞。

岐伯曰:善用针者,从阴引阳,从阳引阴,以右治左,以左治右,以我知彼,以表知里,以观过与不及之理,见微则过,用之不殆。[愚谓]"从阴引阳"二句,乃阳病治阴,阴病治阳也。"以右治左"二句,乃以左引右,以右引左也。《五常政大论》云:气反者,病在上取之下,病在下取之上,病在中傍取之,即此义也。以我知彼,欲体察也;以表知里,达内外也;过与不及,总结上文,观夫阴阳左右、表里之过与不及也。是以善针者,不待病形已具,方知过与不及,若微见征兆,便知藏府之过差矣。深明如此,用针岂至于危殆哉!【《阴阳应象论》】

岐伯曰:天温日明,则人血淖多也。液而卫气浮,故血易泻,气易行;天寒日阴,则人血凝泣而卫气沉。月始生,则血气始精,卫气始行;月郭满,则血气实,肌肉坚;月郭空,则肌肉减,经络虚,卫气去,形独居。是以因天时而调血气也。是以天寒无刺,天温无凝。月生无泻,月满无补,月郭空无治,攻也。故月生而泻,是谓藏一作减。虚;月满而补,血气扬溢,络有留血,命曰重实;月郭空而治,是谓乱经。阴阳相错,真邪不别,沉以留上,外虚内乱,[愚谓]内气是以沉而留,止而内乱,外气被其所泻而外虚。淫邪乃起。【《八正神明》】

岐伯曰:凡刺之真,必先治神。[续]专其精神,寂无动乱,刺之真要,其在兹焉。五藏已定,九候已备,后乃存针,[续]先定五藏之脉,备循九候之诊,而有太过不及者,然后及存意于用针之法。众脉不见,众凶弗闻,外内相得,无以形先。[续]众脉谓七诊之脉,众凶谓五藏相乘。外内相得,言形气相得也。无以形先,言不以已形之衰盛寒温料病人之形气,使同于已也,故下文云。[愚谓]不可徒观其外形而遗其内气之相得否。可玩往来,乃施于人。[愚谓]玩谓玩味,往来谓翻来覆去,玩味言精熟也。《经》曰:谨熟阴阳,无与众谋。此其类也。人有虚实,五虚勿近,五实勿远,至其当发,间不容瞚。[续]人之虚实,非其远近而有之,盖由血气一时之盈缩耳。然其未发,则如云垂而视之可久;至其发也,则如电灭而指所不及。迟速之殊有如此矣。瞚音瞬,一作眴。手动若务,针耀而匀,[续]手动用针,心如专务于一事也。针耀而匀,谓针形光净、上下匀平也。静意视义,观适之变,是谓冥冥,莫如其形。[续]冥冥,言血气变化之不可见也。故静意视息,以义斟酌,观其调适经脉之变易尔。虽且针下用意精微而测量之,犹不知变易,形容谁为其象也?《经》云:观其冥冥者,言形气荣卫之不形于外而工独知之,以日之寒温、月之虚盛,四时气之浮沉,参互相合而调之,工常先见之,然而不形于外,故曰:观于冥冥焉。见其乌乌,见其稷稷,从见其飞,不知其谁。[续]乌乌,叹其气至。稷稷，嗟其已应。言所针得失如从空中见飞鸟之往来，岂复知其所使之元主耶？是但见经脉盈虚而为信，亦不知其谁之所召遣尔。伏如横弩，起如发机。[续]血气之未应针则伏如横弩之安静，其应针也则起如机发之迅疾。帝曰：何如而虚？何如而实？[续]虚实之形，何如而约之，岂留呼而可为准定耶？岐伯曰：刺虚者须其实，刺实者须其虚，[续]言要以气至有效而为约，不必守息数而为定法也。《针解论》云：刺实须其虚，留针，阴气隆至，乃去针也；刺虚须其实，阳气隆至，针下热，乃去针也。经气已至，慎守勿失，《针解论》云：慎守勿失，勿变更也。变更，谓变法而失经意也，言得气至必宜慎守，无变其法，反招损也。浅深在志，远近若一，言：精心专一也，所针经脉虽浅深不同，然其补泻皆如一俞之专意。《针解论》云：浅深在志者，知病之内外也；远近如一者，浅深其候等也。注云：气虽近远不同，然其测候皆以气至而有效也。如临深渊，手如握虎，神①无营于众物，《针解论》曰：如临深渊，不敢堕也，言不敢堕慢失补泻之法也。手如握虎，欲其壮也。壮，谓持针坚定也。《经》曰：持针之道，坚定为宝是也。神无营于众物者，静志观病人，无左右视也，言目绝妄视、心专一务，则用之必中，无惑误也。【《宝命全形论》】

岐伯曰：天地温和，则经水安静；天寒地冻，则经水凝泣；天暑地热，则经水沸溢；卒风暴起，则经水波涌而陇起。夫邪之入于脉也，寒则血凝泣，暑则气淖泽，虚邪因而入客，亦如经水之得风也。经之动脉，其至也亦时陇起，其行于脉中循循然，[续]循循然，顺动貌，言随顺经脉之动息，因循呼吸之往来，但形状或异尔。其至寸口中手也，时大时小，大则邪至，小则平，其行无常处，[续]大谓大常平之形诊。小者非纯小之谓也，以其比大则谓之小，若无大以比则

自是平常之经气耳。然邪气者，因其阴气则入阴经，因其阳气则入阳脉，故其行无常处也。在阴与阳，不可为度，[续]以随经脉之流连也。从而察之，三部九候，卒然逢之，早遏其路。[续]逢谓逢遇，遏谓遏绝。三部之中，九候之位，卒然逢遇，当按而止之，即而泻之。迳路即绝，则大邪之气无能为也。曰：候气奈何？曰：夫邪去络入于经也，[续]邪入舍于络脉，留而不去，则入舍于经。舍于血脉之中，其寒温未相得，如涌波之起也，时来时去，故不常在。[续]周流于十六丈二尺经脉之分，故不常在于所候之处。故曰：方其来也，必按而止之，止而取之，无逢其冲而泻之。[续]冲谓应水刻数之平气也。《灵枢经》曰：水下一刻，人气在太阳；水下二刻，人气在少阳；水下三刻，人气在阳明；水下四刻，人气在阴分。然气在太阳则太阳独盛，气在少阳则少阳独盛。夫见独盛者，便谓邪来，以针泻之，则反伤真气，故下文曰：真气者，经气也，经气大虚，故曰：其来不可逢。此之谓也。[续]经气应刻乃谓为邪，工若泻之则深误也，故曰：其来不可逢。故曰：候邪不审，大气已过，泻之则真气脱，脱则不复，邪气复至，而病益蓄，故曰其往不可追，此之谓也。[续]已随经脉之流去不可复，追召使还。不可推以发者，[续]言轻微而有，尚且知之，况若涌波，不知其至也。[愚谓]邪至之时，不可毫发差误，即当泻而去之。待邪之至时而发针泻矣，若先若后者，血气已尽，尽，当作"虚"。其病不可下，[续]言而不可取而取，失时也。故曰：知其可取如发机，[愚谓]喻迅疾也。应前"不可挂以发"句。不知其取如扣椎。[愚谓]喻冥顽也，即下文所云也。故曰：知机道者不可挂以发，不知机者扣之不发，此之谓也。[续]机者，动之

① 神：原脱，据顾从德本《素问》补。

微,言贵知其微也。【《离合真邪论》】

帝曰:余闻补泻,未得其意。岐伯曰:泻必用方。方者,以气方盛也,以月方满也,以日方温也,以身方定也,以息方吸而内针,乃复候其方吸而转针,乃复候其方呼而徐引针,故曰:泻必用方,其气而行焉。[续]方犹正也,泻邪气出,则真气流行矣。补必用员。员者行也,行者移也。[续]行谓宣不行之气,令其必行。移谓移未复之脉,俾其平复。刺必中其荣,复以吸排针也。[续]针入至血谓之中荣。【《八正神明论》】①

吸则内针,无令气忤,静以久留,无令邪布,吸则转针,以得气为故,候呼引针,呼尽乃去,大气皆出,故命曰泻。[愚按]补则久留。今泻而曰静,以久留而先补者,若真气不足,针乃泻之,则经脉不满,邪气无所排遣,故先补其真气,令足后乃泻出其邪矣。引谓引出,去谓离穴。候呼而引至其门,呼尽乃离穴户,则经气审以平定,邪气无所拘留,故大邪之气,随针而出也。呼谓气出,吸谓气入,转谓转动。大气谓大邪之气,错乱阴阳者。扪而循之,切而散之,推而按之,弹而怒之,抓而下之,通而取之,外引其门,以闭其神。[续]扪循谓手摸,切谓指按。扪而循之,欲气舒缓;切而散之,使经脉宣散;推而按之,排壅其皮也;弹而怒之,使脉气膜满也;抓而下之,置针准也;通而取之,以常法也。[愚谓]通而取之,总结上文,善言针刺通用此法而取之,外引其门,以闭其神,则推按之者也。谓壅按穴外之皮,盖其所刺之穴,门户不开则神气内守,故云:以闭其神。下文曰:推合其门,令神气存。此之谓也。呼尽内针,静以久留,以气至为故。[续]言必以气至而为去针之故,不以息之多数而便去针也。如待所贵,不知日暮,[愚谓]专于候气也。其气已至,适而自护,[续]适,调适也;护,慎守也。言

气已平调,当慎守勿令改变,使疾更生也。《针解论》曰:经气已至,慎守勿失是也。[愚谓]适者宜也,宜自慎守也。候吸引针,气不得出,各在其处,推合其门,令神气存,大气留止,故命曰补。[续]候吸引针,大气不泄,补之为义断可知矣。[愚按]推合其门,已下乃详解上文三句义也。大气谓大经之气流行荣卫者也。【《离合真邪论》】②

岐伯曰:泻实者气盛乃内针,针与气俱内,以开其门如"如"读曰"而"利其户,针与气俱出,精气不伤,邪气乃下,外门不闭,以出其疾,摇大其道,如"如"读曰"而"利其路,是谓大泻,必切而出,大气乃屈。[续]言欲开其穴而泻其气也。切谓急也。急出其针也,疾出而徐按之也。大气谓大邪气,屈谓退屈也。补虚者,持针勿置,以定其意,候呼内针,气出针入,针孔四塞,精无从去,方实而疾出针,气入针出,热不得还,闭塞其门,邪气布散,精气乃得存,动气候时,近气不失,远气乃来,是谓追之。[续]言但密闭穴俞,勿令其气散泄也。近气谓已至之气,远气谓未至之气也。欲动经气而为补者,必候水刻,气之所在而刺之,是谓得时而调之。追言补也。《针经》曰"追而济之,实得无补?"是也。【《调经论》】

帝曰:补泻奈何? 岐伯曰:此攻邪也,疾出以去盛血,[续]视有血者取之。而复其真气,此邪新客,溶溶未有定处也,[续]言邪之新客,未有定居,推针补之,则随补而前进,若引针致之,则随引而留止也。逆而刺之,逆,迎也。刺出其血,其病立已。【《离合真邪论》】

岐伯曰:刺虚则实之者,针下热也,气

---
① 八正神明论:原本、民本均未注出处,兹据顾从德本《素问》补。
② 离合真邪论:原本、民本均未注出处,兹据顾从德本《素问》补。

实乃热也。满而泄之者,针下寒也,气虚乃寒也。菀陈则除之者,出恶血也。[续]菀,积也;陈,久也。言络脉之中血积而久,若刺而去之也。邪盛则虚之者,出针勿按。[续]邪者不正之目,非本经气也。出针勿按,穴俞且开,故得经虚,邪气发泄也。徐而疾则实者,徐出针而疾按之。疾而徐则虚者,疾出针而徐按之。刺实须其虚者,留针阴气隆至,乃去针也。刺虚须其实者,阳气隆至,针下热乃去针也。[续]言要以气至而有效。经气已至,慎守勿失者,勿变更也。浅深在志者,知病之内外也。远近如一者,浅深其候等也。【《针解论》】

夫实者,气入也。虚者,气出也。[续]入为阳,出为阴。阴生于内,故出;阳生于外,故入。[愚谓]入者言皮肤致密,其气固闭于内也;出者皮肤疏豁,其气发泄于外也。气实者,热也。气虚者,寒也。[续]阳盛则阴内拒,故热。阴盛则阳外微,故寒。入实者,右手开针空也。入虚者,左手闭针空也。[续]言用针补泻也,右手持针,左手捻穴,故实者右手开针空以泻之,虚者左手闭针空以补之。【《刺志论》】

经病者治其经,孙络病者治其孙络血,[续]有血留止,刺而去之。《灵枢》曰:经脉为里,支而横者为络,络之别者为孙络,是知孙络则络之别支而横者。血病身有痛者治其经络。其病在奇邪,奇邪之脉则缪刺之。[续]奇谓奇缪不偶之气,而与经脉缪处也,故缪刺之。缪刺者,刺络脉左取右,右取左也。留瘦不移,节而刺之,[续]病气淹留,形容减瘦,证不移易,则消息节级,养而刺之。上实下虚,切而从之,[愚谓]按切随其病之所在而取之。索其结络脉,刺出其血,以见通之。[续]结谓血结于络中也,血去则经遂通矣。"以见通之",一本作"以通其气"。【《三部九候论》】

刺阳明出血气,刺太阳出血恶气,刺少阳出气恶血,刺太阴出气恶血,刺少阴出气恶血,刺厥阴出血恶气。[续]明三阴三阳血气多少之刺约也。按《太素》云:阳明太阴为表里,其血气俱盛,故并泻血气。前文太阴一云多血少气,一云多气少血,详《太素》血气并泻之旨,二说俱未为得。【《血气形志论》】

帝曰:春亟治经络,夏亟治经俞,秋亟治六府,冬则闭塞。闭塞者,用药而少针石也。亟犹急也。闭塞谓气之门户闭塞也。所谓少针石者,非痈疽之谓也,痈疽不得顷时回。[续]虽气门闭塞,然痈疽气烈,内作大脓,不急泻之则烂筋腐骨,故虽冬月亦宜针以开之,盖以此病顷时回转之间,过而不泻则穿通藏府。【《通评虚实论》】

凡刺胸腹,必避五藏。[续]心肺在膈上,肾肝在膈下,脾居中故刺胸腹必避之,损之则五神去而死矣。中心环死,谓气周身一日死也。其动为噫。[续]心在气为噫。中肝五日死,其动为语。[续]肝在气为语。中脾十日死,一本作十五日。其动为吞。[续]脾在气为吞。中肾六日死,其动为嚏。[续]肾在气为嚏。中肺三日死,其动为咳。[续]肺在气为咳。中胆一日半死,其动为呕。[续]胆气勇故为呕。【《刺禁论》】[①]

中膈者,皆为伤中,其病虽愈,不过一岁必死。[续]五藏之气同主一年,膈伤则五藏之气互相克伐,故不过一岁必死。故《诊要经终论》云:"中脾五日死"。注云:土数五也。"中肾七日死"。注云:水成数六,水数毕,至七日死。"中肺五日死"。注云:金成数四,金数毕,至五日死。中肝缺而不言。按《刺禁论》《四时刺逆从论》《诊要经终论》文相重复,皆岐伯之言,而死日变动

[①] 刺禁论:明本、民本均未注出处,兹据顾从德本《素问》补。

不同，传之误也。刺避五藏者，知逆从也。所谓从者，膈与脾肾之处，不知者反之。[续]肾著脊，脾居中膈连胁际，知者为顺，不知者反伤其藏。刺胸腹者，必以布憿著之，如焕憿缠缴也。乃从单布上刺，[续]形定则不悮中五藏。刺之不愈复刺。[续]要以气至为故。《针经》曰："刺之气不至，无问其数；刺之气至，去之勿复针。"是也。刺针必肃，[续]谓肃静所以候气之存亡。刺肿摇针，[续]以出脓血故也。经刺勿摇，经气不欲泄故。【《诊要经终论》】

岐伯曰：藏有要害，不可不察，肝生于左，肺藏于右，心部于表。[续]阳气主外，心象火也。肾治于里。[续]阴气主内，肾象水也。脾谓之使，[续]营动不已，糟粕水谷故使者也。胃为之市，[续]水谷所归，五味皆入，如市杂也。杨上善云：肝为少阳，阳长之始，故曰生。肺为少阴，阴藏之初，故曰藏。心为五藏部主，故称部。肾间动气内治五藏，故曰治。膈肓之上，中有父母，[续]杨上善云：心下膈上为肓，心为阳，父也。肺为阴，母也。肝主气，心主血，共荣卫于身，故为父母。七节之傍，中有小心。[续]小心谓真心，神灵之官室。杨上善云：小心作志心，脊有三七廿一节，肾在下七节之傍，肾神曰志。从之有神，逆之有咎。[续]八者人之所以生，形之所以成，故随顺之则福延，逆害之则咎至【《刺禁论》】

刺跗上中大脉，血出不止死．[续]跗为足跗，大脉动而不止者，胃之大经。刺面中溜脉，不幸为盲。[续]溜脉，手太阳任脉之交会，手太阳脉自颧斜行至目内眦，任脉自鼻鼽两傍上行至瞳子下，故刺面中之为盲。刺头中脑户，入脑立死，刺舌下中脉太过，血出不止为喑。[续]脾脉连舌本，散舌下挟咽，血出不止，脾气不能营运于舌，故喑不能言也。刺足下布络中脉，血不出为肿。[续]布络当内踝前足空处，布散之络，正当然谷穴分也。刺郄委中也，中大脉，令人仆脱色。[续]令人仆倒而面色如脱去也。刺气街中脉，血不出，为肿鼠仆。[续]内结为肿，如伏鼠之形，气街之中，胆胃脉也，穴在腹下挟脐两傍，相去四寸，鼠仆上一寸，动脉应手。刺脊间，[续]脊骨节间也。中髓，为伛偻。[续]伛偻，身蜷曲也。刺乳上，中乳房，为肿根蚀。[续]根蚀刺中乳房则为大肿，中有脓根，内蚀肌肤化为脓。刺缺盆中内陷，气泄，令人喘咳逆。[续]五藏肺为之盖，缺盆为之道，肺藏气而主息，又在气为欬，刺缺盆中内陷则肺气外泄，故喘欬逆也。刺手鱼腹内陷，为肿。无刺大醉，令人气乱。无刺大怒，令人气逆。无刺大劳人，无刺新饱人，[续]气盛满也。无刺大饥人，[续]气不足也。无刺大渴人，[续]血脉干也。无刺大惊人。[续]神荡越而气不治。《灵枢经》云：新内无刺，已刺无内；大怒无刺，已刺无怒；大劳无刺，已刺勿劳；大醉无刺，已刺勿醉；大饱无刺，已刺勿饱；大饥勿刺，已刺勿饥；大渴无刺，已刺无渴；大惊大恐必定其气，乃刺之也。刺阴股中大脉，[续]脾之脉也。血出不止死。刺客主人内陷中脉，为内漏为聋。[续]客主人，今名上关。手足少阳、足阳明三脉交会陷脉言刺太深也。刺膝髌出液，为跛。刺臂太阴脉，肺脉也。出血多，立死。刺足少阴脉，重虚出血，为舌难以言。刺膺中陷中肺，为喘逆仰息。刺肘中内陷，气归之，为不屈伸。[续]谓肘屈折之中，尺泽穴也，刺过陷脉，恶气归之。刺阴股下三寸内陷，令人遗溺。[续]股下三寸，肾之络也，与冲脉皆起肾下，出气街并循阴股，其上行者，出胞中，故刺陷脉令遗溺。刺腋下胁间内陷，令人欬[续]腋下肺脉也，心脉直行者从心系却上腋下。刺陷脉，心肺俱动故欬。刺少腹脐下。中膀胱溺出，令人少顷腹满。刺腨肠内陷，为肿。刺眶目眶。

上陷骨中脉，为漏为盲，[续]骨中谓目眶骨中也，眶骨中脉，目之系，肝之脉也。刺关节中液出，不得屈伸，[续]诸筋皆属于节，液谓渗润。津液出则筋膜干，故不得屈伸。

【《刺禁论》】

帝曰：夫子言虚实者有十，生于五藏五脉耳。夫十二经脉皆生其病，今夫子独言五藏。夫十二经脉者，皆络三百六十五节，节有病必被经脉，经脉之病皆有虚实，何以合之？岐伯曰：五藏者，故得六府与为表里，经络支节，各生虚实，其病所居，随而调之。[续]从其左右经气支节而调之。病在脉，调之血；[续]脉者血之府，脉实血实，脉虚血虚，由此脉病而调之血也。病在血，调之络；[续]血病则络脉易，故调之于络。[愚谓]易乃变易其常也。病在气，调之卫；[续]卫主气，故气病而调之卫。病在肉，调之分肉；[续]候寒热而取之。病在筋，调之筋；[续]适缓急而刺熨之。病在骨，调之骨。察轻重而调之。燔针劫刺其下及与急者；[续]调筋法也。筋急，则烧针而劫刺之。病在骨，焠针药熨；[续]调骨法也。火焠针，火针也。病不知所痛，两跷为上；[续]两跷谓阴阳跷脉。阴跷出照海，阳跷出申脉。身形有痛，九候莫病，无病也。则缪刺之；[续]缪刺者，刺络脉。左痛刺右，右痛刺左。痛在于左而右脉病者，巨刺之。[续]巨刺，刺经脉也，左痛刺右，右痛刺左。必谨察其九候，针道备矣。【《调经论》】

帝曰：真邪以合，波陇不起，候之奈何？岐伯曰：审扪循三部九候之盛虚而调之，[续]调谓盛者泻之，虚者补之，不盛不虚以经取之。察其左右上下相失[续]失谓气候不相类。及相减者，审其病藏以期之。

[续]期谓气之在阴，则候其气之在于阴分而刺之，气之在阳则候其气之在于阳分而刺之，是谓逢时。《经》曰：水下一刻，人气在太阳；水下四刻，人气在阴分。积刻不已，气亦随在，周而复始，故审其病藏，以期其气而刺之。不知三部者，阴阳不别，天地不分。地以候地，天以候天，人以候人，调之中府，以定三部，[愚谓]调，度也，度其中府位，分以定上下也。故曰：刺不知三部九候病脉之处，虽有太过且至，工不能禁也。[续]禁，禁止也。然候邪之处尚未能知，复能禁止其邪气耶？[愚谓]虽有太过之邪至于其经，工亦不能用针以禁绝也。诛伐无过，命曰大惑，反乱大经，真不可复，用实为虚，以邪为真，用针无义，反为气贼，夺人正气，以从为逆，荣卫散乱，真气已失，邪独内著，绝人长命，予人夭殃，不知三部九候，故不能久长。[愚按]三部言身之上中下部，三部之内经隧由之，故察候存亡悉由于是部各有三候。上部天，两额之动脉，在额两傍，动应手也，足少阳脉气所行；上部地，两颊之动脉，在鼻孔下两傍，动脉应手，近巨髎之分，足阳明脉气所行；上部人，耳前动脉，在耳前陷中，动脉应手，少阳脉气所行。中部天，手太阴在掌后寸口中，经渠穴，动应手也；中部地，手阳明合谷之分，动应手也；中部人，手少阳神门之分，动应手也。下部天，足厥阴羊矢下一寸半五里之分，卧而取之，动应于手，女子取太冲，在足大指本节后二寸；下部地，足少阴太溪之分，动应于手；下部人，足太阴在鱼腹上越筋间直五里下箕门之分，巩足单衣，沉取乃得。候胃气者，当取足跗上冲阳之分，动脉应手。

【《离合真邪论》】

卷下之一

阴　阳

阴阳者,造化之权舆。物各有阴阳,人云乎哉?具阴阳钞。

帝曰:阴阳者,天地之道也,[续]谓变化生成之道。《易》曰:"一阴一阳之谓道"是也。万物之纲纪,[续]谓:生长化成收藏之纲纪也。又云:阳与之正气以生,阴为之主持以立,故为万物之纲纪也。变化之父母,[愚按]化,施化也。变,散易也。气之施化故曰生,气之散易故曰极。《经》云:物之生从乎化,物之极由乎变,是知万物无能逃乎?阴阳故曰父母。王注异类之用也。如鹰化为鸠,腐草化萤之类,皆异类因变化而成者也。生杀之本始,[续]寒暑之用也,万物感阳气温而生,因阴气寒而死。故知生杀本始是阴阳之所运为也。神明之府也,[续]府,官府。言所以生杀变化之多端者何哉?以神明居其中也。《易》曰:阴阳不测之谓神。亦谓居其中也。又云:合散不测,生化无穷,非神明运为无能尔也。详此与《天元纪大论》同,注颇异。治病必求其本。[愚谓]本指阴阳。故积阳为天,积阴为地。[续]言阴阳为天地之道者以此。阴静阳躁[续]言应物类运用之标格也。阳生阴长,阳杀阴藏。[续]明前天地生杀之殊用也,或疑阴长阳杀之义。按周易八卦布四方。坤者阴也,位西南隅,时在六月七月之交,万物所盛长也,安谓阴无长之理。乾者阳也,位戌亥之分,时在九月十月之交,万物所收杀也,孰谓阳无杀之理。此语又见《天元纪大论》其说自异矣。阳化气,阴成形。天地者,万物之上下也;[续]观其覆载而万物之上下可知。雪斋云:上下指覆载。阴阳者,血气之男女也;[续]阴主血,阳主气;阴生女,阳生男。左右者,阴阳之道路也;[续]阴阳间气,左右循环,故左右为阴阳之道路。杨上善云:阴气右行,阳气左行。谓此也。间气之说具《六微旨论》中。水火者,阴阳之征兆也;[续]征,信也、验也;兆,先也。以水火之寒热,彰信阴阳之先兆也。又云:观水火之气则阴阳征兆可明之也。阴阳者,万物之能始也。[续]谓能为变化生成之元始也。详天地至能始,与《天元纪大论》相出入,但注颇异。故曰:阴在内,阳之守也;阳在外,阴之使也。[续]阴静故为阳之镇守,阳动故为阴之役使。【《阴阳应象大论》】

清阳为天,浊阴为地,地气上为云,天气下为雨;雨出地气,云出天气。阴凝上结则合而成云;阳散下流则注而为雨。雨从云而施化,故言雨出地;云凭气以交合,故言云出天。此天地之阴阳也,人身清浊亦如之。故清阳出上窍,浊阴出下窍,本乎天者亲上,本乎地者亲下,各从其类也。上窍谓耳目鼻口,下窍谓前阴后阴。清阳发腠理,此无形者也。浊阴走五藏;此有质者也。腠理谓渗泄之门,故清阳于是而发施;五藏为包藏之所,故浊阴于是而走集。清阳实四肢,浊阴归六府。四肢外动故清阳实之,六府内化故浊阴归之。水为阴,火为阳,水寒而静故为阴；火热而躁故为阳。阳为气，阴为味。气散布故阳为之，味从形故阴为之。今按：阳为气，阴为味，此气味字以天地阴阳之化而言也。阳在天成象气之谓也；阴在地成形味之谓也。味归形，形归气。雪斋云：地之气。气归精，精归化。形食味故味归形；气养形故形归气；精食气故气归精；化生精故精归化。雪斋云：天之化。精食气，形食味，气化则精生味，和则形长，故云：食之也。化生精，气生形。即气养也。王注：精微之液，惟血化而成，形质之有，资气行营立，故斯二者各奉生乎？雪斋云：化天气化地气。味归形，气伤精。过其节也。今按：形食味，味过则伤形；精食气，气郁气耗则伤精也。精化为气，气伤于味。精承化养则食气，精若化生则不食气，精血内结郁为秽腐，攻胃则五味倨然不得入也。女人重身，精化百日皆伤于味也。今按：五味入口藏于胃，以养五藏，气过则伤之，气伤于味也。雪斋云：上文精与气为一类，形与味为一类，是分别言之，此二句乃交互言之。精化为气，见其交相益，气伤于味，见其互相损也。阴味出下窍，阳气出上窍。味有质，故下流于便泄之窍；气无形，故上出于呼吸之门。味厚者为阴，薄为阴之阳。气厚者为阳，薄为阳之阴。阳为气，气厚者为纯阳；阴为味，味厚者为纯阴。故味薄者为阴中之阳，气薄者为阳中之阴。味厚则泻，薄则通。气薄则发泄，厚则发热。阴气润下，故味厚则泄利；阳气炎上，故气厚则发热。味薄为阴少，故通泄；气薄为阳少，故汗出；发泄谓汗出也。壮火之气衰，少火之气壮。壮火食气，气食少火。壮火散气，少火生气。气生壮火，故云壮火食气；少火滋气故云气食少火。以壮火食气，故气得壮火则耗散；以少火益气，故气得少火则生长。人之阳气壮少亦然。[今按]少而壮，壮而衰，理则然也。气味辛甘发散为阳，酸苦涌泄为阴。【《阴阳应象大论》】

阳气者，若天与日，失其所则折寿而不彰，[续]谕人之有阳若天之有日。天失其所则日不明，人失其所则阳不固，日不明则天暗昧，阳不固则人夭折。故天运当以日光明。[续]言火之生，固宜籍其阳气也。是故阳因而上，卫外者也。[续]此明阳气运行之部分，辅卫人身之正用。愚谓：人之有阳，如天之有日。天无日则暗，人无阳则夭，故天得以运行不息者，以日之阳气盛也。是以人身有阳，得以上卫于外也。阳气者，一日而主外，[续]昼则阳气在外，周身行二十五度。平旦人气生，日中而阳气隆，日西而阳气已虚，气门乃闭。[续]夫气之有者皆自少而之壮，积暖以成炎，炎极又凉，物之理也，故阳气平晓生。日中盛，日西而减虚也。气门，玄府也，所以发泄经脉荣卫之气，故曰气门。是故暮而收拒，无扰筋骨，无见雾露，反此三时，形乃困薄。[续]皆所以顺阳气也。阳出则出，阳藏则藏。暮阳气衰，内行阴分，故宜收敛以拒虚邪。扰筋骨则逆，阳精耗，见雾露，则寒湿具侵，故顺此三时乃天真久远。《生气通天论》】

阴中有阴，阳中有阳。平旦至日中，天之阳，阳中之阳也；日中至黄昏，天之阳，阳中之阴也；[续]日中阳盛故曰"阳中之阳"，黄昏阴盛故曰"阳中之阴"；阳气主昼故平旦至黄昏皆为天之阳，而中复有阴阳之殊。合夜至鸡鸣，天之阴，阴中之阴也；鸡鸣至平旦，天之阴，阴中阳也。[续]鸡鸣，阳气未出，故曰天之阴；平旦，阳气已升，故曰阴中之阳。故人亦应之。夫言人之阴阳，则外为阳，内为阴。言人身之阴阳，则背为阳，腹为阴。言人身藏府中之阴阳，则藏者为阴，府者为阳。肝、心、脾、肺、肾，五藏皆为阴，胆、胃、大肠、小肠、膀胱、三焦，六府皆为阳。[续]《正理论》曰：三焦者，有名无形,上合于手心主,下合右肾,主谒道诸气,名为使者。又曰:足三焦者,太阳之别名。所以欲知阴中之阴、阳中之阳者,何也?为冬病在阴,夏病在阳,春病在阴,秋病在阳,皆视其所在,为施针石也。故皆为阳,阳中之阳,心也;[续]心为阳藏,位处上焦,以阳居阳,故为阳中之阳,又曰心为牡藏。牡,阳也。背为阳,阳中之阴,肺也;[续]肺为阴藏,位处上焦,以阴居阳,故为阳中之阴。又曰肺为牝藏。牝,阴也。腹为阴,阴中之阴,肾也;[续]肾为阴藏,位处下焦,以阴居阴,故谓阴中之阴。又曰:肾为牝藏。牝,阴也。腹为阴,阴中之阳,肝也;[续]肝为阳藏,位处中焦,以阳居阴,故谓阴中之阳。又曰:肝为牡藏。牡,阳也。腹为阴,阴中之至阴,脾也。[续]脾为阴藏,位处中焦,以太阴居阴,故谓阴中之至阴。又曰:脾为牝藏。牝,阴也。此皆阴阳表里内外雌雄相输应也,故以应天之阴阳也。[续]以其气象参合,故能上应于天。【《金匮真言论》】

天气通于肺,[续]居高故。地气通于嗌,[续]以下故。风气通于肝,[续]风生木故。雷气通于心,[续]雷象火之有声故。谷气通于脾,[续]谷空虚脾受纳故。雨气通于肾,[续]肾主水故。六经为川,[续]流注不息故。肠胃为海[续]以皆受纳也。《经》曰:"胃为水谷之海。"是也。九窍为水注之气。九窍之气流通不滞,犹水之流注也。以天地为之阴阳,[续]以人事配象则近指天地以为阴阳,即下文所云是也。阳之汗,以天地之雨名之;[续]汗泄于皮肤是阳气之发泄尔,与天地间云腾雨降而相似也,故此云然。阳之气,以天地之疾风名之。[续]阳气发散,疾风飞扬故以应之。暴风象雷,[续]暴风鼓掌鸣转有声与雷相似。[愚谓]风雷阳也,人之暴逆之气奔迫喘喝亦象风雷之象也。逆气象阳。[续]逆

气凌上,阳气亦然。寒极生热,热极生寒。寒气生浊,热气生清。[续]言正气也。清阳在下,则生飧泄;火性急速,不得传化,以阳躁也。浊气在上,则生䐜胀。寒气痞塞,不能和畅,以阴静也。䐜,昌真切,肉胀起也。此阴阳反作,病之逆从也。[续]反谓反覆;作谓作务。反覆作务则病如是。天不足西北,故西北方阴也,而人右耳目不如左明也。[续]在上故法天。地不满东南,故东南方阳也,而人左手足不如右强也。[续]在下故法地。曰:何以然?曰:东方阳也,阳者其精并于上,并于上则上明而下虚,故使耳目聪明而手足不便也。西方阴也,阴者其精并于下,并于下则下盛而上虚,故其耳目不聪明而手足便也。故俱感于邪,其在上则右甚,在下则左甚,此天地阴阳所不能全也,故邪居之。[续]夫阴阳之应天地,犹水之在器也。器负则水负,器曲则水曲,人之血气亦如是,故随不足则邪气留居之。【《阴阳应象大论》】

阴者,藏精而起亟也;阳者,卫外而为固也。[续]言在人之用也。亟,数也。起亟义未详。[愚谓]起者,起而应也。外有所召则内数起以应也。如"外以顺召则心以喜起而应之;外以逆召则肝以怒起而应之"之类也。阴不胜其阳,则脉流薄疾,并乃狂。[续]薄疾,谓极虚而亟数也。并,谓盛实也。狂,谓狂走。阳并于四支则狂。《经》曰:四肢者,诸阳之本,阳盛则四肢实,实则能登高而歌,热盛于身故弃衣欲走,夫如是者皆为阴不胜其阳也。阳不胜其阴,则五藏气争,九窍不通。[续]九窍者,内属于藏,外设为官,故五藏气争则九窍不通。目为肝之官,鼻为肺之官,口为脾之官,耳为肾之官,舌为心之官,舌非通窍也。《金匮真言》曰:南方赤色,入通于心,开窍于耳;北方黑色,入通于肾,开窍于二阴故也。凡阴阳之要,阳密乃固。[续]阴阳交会之

要正在于阳气闭密而不妄泄耳。密不妄泄乃生气,强固而能久长。[愚谓]交会恐指男女言。两者不和,若春无秋,若冬无夏,[续]两谓阴阳和,和合即交会也。言绝阴阳和合之道者,如天四时有春无秋,有冬无夏也。所以然者,绝废于生成也,故圣人不绝和合之道,但贵闭密以守固天真法也。因而和之,是谓圣度。[续]因阳气盛发,中外相应,贾勇有余,乃相交合,则圣人交会之制度也。故阳强不能密,阴气乃绝,[续]阳强而不能闭密,则阴泄泻而精气竭绝矣。阴平阳密,精神乃治,[续]阴气和平,阳气闭密,则精神之用日益治也。阴阳离决,精气乃绝,[续]若阴不和平,阳不闭密,强用施泻,耗损天真,二气分离,经络决惫,则精气不化,乃绝流通也。【《生气通天论》】

卷下之二

标　本

标本,根干之喻也。草木得根干,则生意行。阴阳瘥,知标本,则治道明。具标本钞。

帝曰:病有标本,刺有逆从奈何?岐伯曰:凡刺之方,必别阴阳,前后相应,逆从得施,标本相移,故曰:有其在标而求之于标,有其在本而求之于本,有其在本而求之于标,有其在标而求之于本。故治有取标而得者,有取本而得者,有逆取而得者,有从取而得者。[续]得病之情,知治大纲则逆从皆可,施必中焉。故知逆与从,正行无问,知标本者,万举万当,[续]道不疑惑,识断深明,不必问之于人而所行皆当。不知标本,是谓妄行。夫阴阳逆从,标本之为道也,小而大,言一而知百病之害,[续]著之至也。言能别阴阳,知逆顺,法明著,见精微,观其所举则小,寻其所利则大,以斯明著,故言一而知百病之害。[愚谓]此节泛言标本之道,其大如此。少而多,浅而博,可以言一而知百也。[续]言少可以贯多,举浅可以料大,当何也?法之明也,故非圣人孰能至于是耶,故本之者犹可以言一而知百也。[愚谓]此即言人能知标本之道,其益如此。以浅而知深,察近而知远,言标与本,易而勿及。[续]虽事极深玄,人非尺尺,略以浅近而悉贯之。然标本之道,虽易可为言,而世人识见无能及者。愚谓:此节申言标本之道,包括虽大,人若有志于此,则亦易而可知矣。但世人自画莫有能及之者。《至真要论》云:夫标本之道,要而博,小而大,可以言一而知百病之害。言标与本易而弗损,察本与标,气可令调。与此大同小异。治反为逆,治得为从。先病而后逆者治其本,先逆而后病者治其本,先寒而后生病者治其本,先病而治后生寒者治其本,先热而后生病者治其本,先病而后生中满者治其标,滑氏曰:此句当作"先病而后生热者,治其标"盖以下文自有"先病而后生中满者,治其标"之句矣。此误无疑。先病而后泄者治其本,先泄而后生他病者治其本,必且调之,乃治其他病。先病而后生中满者治其标,先中满而后烦心者治其本。人有客气有同气。[愚谓]客气,标本不同如少阴是也;同气,标本相同如少阳是也。大小不利治其标,大小利治其本。病发而有余,本而标之,先治其本,后治其标。病发而不足,标而本之,先治其标,后治其本。

【《标本病传论》】

帝曰:病生于本,余知之矣。生于标者,治之奈何?岐伯曰:病反其本,得标之病;治反其本,得标之方。王注:言少阴太阳之二气,余四气标本同。六气标本所以不同奈何?岐伯曰:气有从本者,有从标本者,有不从标本者。少阳太阴从本,少阴太阳从本从标,阳明厥阴不从标本,从乎中也。[续]少阳之本火,太阴之本湿,本末同,故从本也;少阴之本热,其标阴,太阳之本寒,其标阳,本末异,故从本、从标;阳明之中太阴、厥阴之中少阳,本末与中不同,故不从标本，从乎中也。从本、从标、从中，皆以其为化生之用也。愚谓：阳明本燥、标阳中湿；厥阴本风，标阴中热。惟此二经本末与中不同，故治从中。少阴本热标阴，太阳本寒标阳，故治从本又从标；少阳本火标阳，太阴本湿标阴，本末同气，故治从本。故从本者，化生于本；从标本者，有标本之化；从中者，以中气为化也。[续]化谓气化之元主也，有病以无主气，用寒热治之。《六微旨论》云：少阳之上，火气治之，中见厥阴；阳明之上，燥气治之，中见太阴；太阳之上，寒气治之，中见少阴；厥阴之上，风气治之，中见少阳；少阴之上，热气治之，中见太阳；太阴之上，湿气治之，中见阳明。所谓本也，本之下中之见也，见之下气之标也，本标不同，气应异象，此之谓也。是故百病之起，有生于本者，有生于标者，有生于中气者，有取本而得者，有取标而得者，有取中气而得者，有取标本而得者，有逆取而得者，有从取而得者。[续]反佐取之，是为逆取。奇偶取之，是为从取。寒病治以寒，热病治以热是为热取。逆正顺也，若顺逆也。[续]"寒盛格阳，治热以热；热盛拒阴，治寒以寒"之类皆谓之逆。外虽用逆，中乃顺也，此逆乃正顺也，若寒格阳而治以寒，热拒寒而治以热，外则虽顺，中气乃逆，故方若顺是逆也。故曰：知标与本，用之不殆，明知逆顺，正行无问，此之谓也。不知是者，不足以言诊，足以乱经。【《至真要大论》】

卷下之三

运　气

五运六气，天地之纪用也。生物芸芸，介乎两间同纪用者，斯人尔。具运气钞。

岐伯曰：天度者，所以制日月之行也；气数者，所以纪化生之用也。［续］制谓准度，纪谓纲纪。准日月之行度者，所以明日月之行迟速也。纪化生之为用者，所以彰气至而斯应也。气应无差，则生成之理不替，迟速以度，大小之月生焉，故日异长短、月移寒暑、收藏生长无失时也。六六之节，天之度也；九九制会，天之数也。所谓气数者，生成之气也。［愚谓］生成之气乃六气谓之，时之气必九十日而更换，故云：九九又云数也。天为阳，地为阴；日为阳，月为阴；行有分纪，周有道理，日行一度，月行十三度而有奇焉，故大小月三百六十五日而成岁，积岁余而盈关矣。日行迟，故昼夜行天之一度，而三百六十五日一周天，而犹有度之奇分矣。月行远，故昼夜行天之十三度余而二十九日一周天也。言有奇者谓十三度外复行十九分度之七，故六月行十三度而有奇也。《仪礼》①及《汉律历志》云：二十八宿及诸星皆从东而循天西行，日月及五星皆从西而循天东行。今大史说：云并循天而东行，从东而西转也。诸历家说：月一日至四日，月行最疾，日夜行十四五度余；自五日至八日，行次疾，日夜行十三度余；自九日至十九日，其行迟，日夜行十二度余；二十日至二十三日，行又小疾，日夜行十三度余；二十四日至晦日，行又大疾，日夜行十四度余。太史说：月行之率不如此矣。月行有十五日后迟者，有十五日前迟者，有十五日后疾者，有十五日前疾者，大率一月四分之而皆有迟疾迟速之度，固无常准矣。虽而，终以二十七日月行一周天，凡行三百六十一度②。二十九日，日行二十九度，月行三百八十七度，少七度而不及日也。至三十日，日复迁，计率至十三分日之八，月方及日矣。此太尽之月也。大率其计率至十三分日之半者，亦太尽法也。其计率至十三分日之五之六而及日者，小尽之月也。故云：大小月三百六十五日而成岁也。正言之者，三百六十五日四分日之一乃一岁，法以奇不成日，故举大而言之。若通以大小为法，则岁止有三百五十四日，岁少十一日余矣。取月所少之辰加岁外，余之日故后闰，后三十二日而盈闰焉。《尚书》曰：期三百有六旬有六日，以闰月定四时成岁，则其义也。积余盈闰者，盖以月之大小不尽天度故也。立端于始，表正于中，推余于终，而天度毕矣。端，首也。始，初也。表，彰示也。止，斗建也。中，月半也。推，退位也。言立首气于初节之日，示斗建于月半之辰，退余闰于相望之后，是以闰之前则气不及月，闰之后则月不及气，故常月之制，建初立中，闰月之纪，无初无

---

① 仪礼：原作"礼仪"，误。
② 凡行三百六十一度：民本作"总月行一周。凡行三百六十尔终二十七日十一度。"。

中，纵历有之，皆他节气也。故历无云：某候闰某月节，闰某月中也。推终之义，断可知乎？故曰立端于始，表正于中，推余于终也。由斯推日成闰，故能令天度毕焉。天有十日，日六竟而周甲，甲六复而终岁，三百六十日法也。[续]十日谓甲乙丙丁戊己庚辛壬癸之日也。十者，天地之至数也。《易》曰：天九地十是也。六十日而周甲子之数，甲子六周而复始，则终一岁之日。是三百六十日之成法，非天度之数也，此盖十二月各三十日者，若除小月，其日又差也。帝曰：夫子言积气盈闰，愿闻何谓气？岐伯曰：五日谓之候，三候谓之气，六气谓之时，四时谓之岁，而各从其主治焉。[续]日行天之五度，则五日也，三候正十五日也。六气，凡九十日，正三月也，设其多之矣，故十八候为六气，六气谓之时也。四时，凡三百六十日，故曰四时之岁也。各从主治，谓一岁之日，各归从五行之一气而为之主以王也，故下文曰：五运相袭，而皆治之，治，主治也。终期之日，周而复始，时立气布，如环无端，候亦同法。故曰：不知年之所加，气之盛衰，虚实之所起，不可以为工矣。[续]五运，谓五行之气应天之运，而主化者也。袭言五行之气，父子相承，主统一周之日，常如是无已，周而复始也。时谓立春前当至时也。气谓当王之脉气也。春前气至，脉气亦至，故曰：时立气布。候谓日行五度之候，言一候之日亦五气相生而直之，差则病矣。《新校正》云：王注似非本旨，按此正谓岁立四时，时布六气，如环之无端，故又曰候亦同法。曰：五运之始，如环无端，其太过不及何如？曰：五气更立，各有所胜，盛虚之变，此其常也。[续]言盛虚之变见此，乃天之常道也。曰：平气何如？曰：无过者也。[续]不怨常候，则无过也。曰：太过不及奈何？曰：在经有也。《新校正》云：《气交变论》《五常政论》具言五气平和、太过、不及之旨。曰：何谓所胜？曰：春胜长夏，长夏胜冬，冬胜夏，夏胜秋，秋胜春，所谓得五行时之胜，各以气命其藏。[续]春应木，木胜土；长夏应土，土胜水，五行相胜常如是矣。四时之中，加之长夏，故谓得五行时之胜也。所谓长夏者，六月也。土生于火，长在夏中，既长而王，故云长夏。以气命藏者，春之木内合肝，长夏土内合脾之类，故曰各以气命其藏也。命，名也。曰：何以知其胜？曰：求其至也，皆归始春，立春之日。未至而至，此谓太过，则薄所不胜，而乘所胜也，命曰气淫。至而不至，，此谓不及，则所胜妄行，而所生受病，所不胜薄之也，命曰气迫。所谓求其至者，气至之时也。凡气之至，皆谓立春前十五日，乃候之初也；未至而至，谓所直之气未应至而先期至也；先期而至，是气有余，故曰太过。至而不至，谓所直之气应至不至而后期至，后期而至，是气不足，故曰不及。太过则薄所不胜而乘所胜，不及则所胜妄行而所生受病，所不胜薄之也。凡五行之气我克者，为所胜；克我者，为所不胜；生我者为所生，假令肝木有余是肺金不足，金不制木故木太过，木气既余则薄肺金而乘于脾土矣。此皆五藏之气内相淫并为疾，故命曰气淫也。余太过例同，又如肝木气少不能制土，土气无畏而遂妄行。木被土凌故云所胜妄行而所生受病。肝木之气不平，肺金之气自薄，故曰所不胜薄之。然木气不平，土金交薄，相迫为疾，故曰气迫也。余不及例同。谨候其时，气可与期，失时反候，五治不分，邪僻内生，工不能禁也。[续]时谓气至时也，候其年则始于立春之日，候其气则始于四气定期，候其日则随于候日，故曰谨候其时，气可与期也。反谓反背。五治谓五行所治，主统一岁之气也。曰：有不袭乎？言五行之气有不相承袭者乎？曰：苍天之气，不得无常也。气之不袭，是谓非常，非常则变矣。变谓变易天常也。曰：非常而变奈何？曰：变至则病，所胜则微，所不胜则甚，因而重感于邪，则死矣。故非其时则微，当其时则甚也。［续］言苍天布气，尚不越于五行，人在气中，岂不应于天道？夫人之气乱不顺天常，故有病死之征。假令木直之年有火气至，后二岁病矣；土气至，后三岁病矣；金气至，后四岁病矣；水气至，后五岁病矣。其气不足，复重感邪，真气内微，故重感于邪则死也。假令非正直年而气相干者，其为微病，不必内伤于神藏，故非其时则微而且持也。若当所直之岁，则易中邪气，故当其时则病疾甚也。诸气当其王者，皆必受邪，故云非其时则微，当其时则甚也。《经》曰：非其时则生，当其时则死是也。当谓正直之年。【《六节藏象论》】

　　帝曰：论言五运相袭而皆治之，终期之日，周而复始，余已知之矣，愿闻其与三阴三阳之候奈何合之？［续］运谓五行应天之五运，各周三百六十五日而为纪者也，故曰终期之日，周而复始也。以六合五数不参同，故问之。鬼臾区曰：夫五运阴阳者，天地之道也。［续］谓化生之道。万物之纲纪，变化之父母，生杀之本始，神明之府也，注具阴阳钞中。可不通乎！故物生谓之化，物极谓之变，阴阳不测谓之神，神用无方谓之圣。［续］此谓化变圣神之道也。化，施化也；变，散易也；神，无期也；圣，无思也。气之施化故曰生；气之散易故曰极；无期禀候故曰神；无思测量故曰圣。由化与变，故万物无能逃五运阴阳；由圣与神，故众妙无能出幽玄之理。深乎妙用，不可得而称之。按《经》云：物之生从于化，物极由乎变。变化之相薄，成败之所由也。又云：气治而生化，气散而有形，气布而蕃育，气终而象变。其致一也。夫变化之为用也，［续］应万化之用也。在天为玄，［续］天道玄远，变化无穷。《传》曰：天道远，人道迩。又曰：玄谓玄冥，言天色高远也。在人为道，［续］道谓妙用之道也，经术正化，非道不成。又曰：正理之道，生养之政化也。在地为化，［续］谓生化万物也。非土气孕育，则形质不成。化生五味，［续］金、石、草、木、根、叶、华、实、酸、苦、甘、淡、辛、咸，皆化气所生，随时而有。道生智，智通妙用，唯道所生。玄生神。玄冥之内，神处其中，故曰玄生神。神在天为风，［续］风者，教之始，天之使也，天之号令也。在地为木，［续］东方之化。在天为热，应火为用。在地为火，［续］南方之化。在天为湿，［续］应土为用。在地为土，［续］中央之化。在天为燥，［续］应金为用。在地为金，［续］西方之化。在天为寒，［续］应水为用。在地为水，［续］北方之化，神之为用。如上五化，木为风所生，火为热所炽，金为燥所发，水为寒所资，土为湿所存。盖初因而成立也，虽初因之以化成，卒因之以败散尔。岂五行之独有是哉？凡因所因而成立者，悉因所因而散落尔。按"在天为玄"至此，与《阴阳应象论》及《五运行论》文重，注颇异。故在天为气，［续］气谓风热湿燥寒。在地成形，形谓木火土金水，形气相感而化生万物矣。［续］此造化生成之大纪。然天地者，万物之上下也；［续］天覆地载，上下相临，万物化生，无遗略也。左右者，阴阳之道路也；［续］天有六气御下，地有五行奉上。当岁者为上主司天，承岁者为下主司地；不当岁者二气居右，北行转之；二气居左，南行转之。金木水火运，北面正之，常左为右、右为左，则左者南行，右者北行而反也。水火者，阴阳之征兆也；左右上下水火，义具阴阳钞中。金木者，生成之终始也。［续］木主发生应春，春为生化之始，金主收敛应秋，秋为成实之终，终始不息，其化常行。按：此与《阴阳应象论》相出入。

气有多少,形有盛衰,上下相召,而损益彰矣。气有多少,谓天之阴阳气有三等多少不同秩也。形有盛衰,谓五运之气有太过不及也。由是少多盛衰,天地相召,而阴阳损益,昭然彰著可见矣。曰:何谓气有多少,形有盛衰?曰:阴阳之气各有多少,故曰三阴三阳。[续]由气有多少,故随其升降分为三别也。岐伯曰:气有多少异用。注云:太阴与正阴,太阳与正阳。次少者为少阴,次少者为少阳,又次为阳明,又次为厥阴。形有盛衰,谓五行之始,各有太过不及也。[续]太过,有余也;不及,不足也。气至不足、太过迎之;气至太过,不足随之。天地之气亏盈如此。故云:形有盛衰也。故其始也,有余而往,不足随之,不足而往,有余从之,知迎知随,气可与期。[续]言亏盈无常,互有胜负尔。始谓甲子岁也。《六微旨论》曰:天气始于甲,地气始于子。子甲相合,命曰岁立,此之谓也。则始甲子之岁,三百六十五日所禀之气当不足,次而推之,终六甲也,故有余已则不足,不足已则有余,亦有岁运非有余,非不足者,盖以同天地之化也。若余已复余,少已复少,则天地之道变常而灾害作,苛疾生矣。新校正云:木运临卯,火运临午,土运临四季,金运临酉,水运临子,所谓岁会,气之平也。又《五常政论》云:委和之纪,上角与正角同,上商与正商同,上宫与正宫同。伏明之纪,上商与正商同;卑监之纪,上官与正官同,上角与正角同;从革之纪,上商与正商同,上角与正角同;涸流之纪,上宫与正宫同;赫曦之纪,上羽与正角同;坚成之纪,上徵与正商同。又《六元正纪论》云:不及而加同岁会,已前诸岁并为正岁;气之平也。今王注以同天之化为非有余不足者,非也。应天为天符,承岁为岁直,三合为治。[续]应天为木运之岁,上见厥阴,火运之岁,上见少阳、少阴;土运之岁,上见太阴;金运之岁,上见阳明;水运之岁,上见太阳。此五者天气下降,如合符运,故曰:应天为天符也。承岁谓木运之岁,岁当亥、卯;火运之岁,岁当寅、午;土运之岁,岁当辰、戌、丑、未;金运之岁,岁当巳、酉;水运之岁,岁当甲子。此五者岁之所直,故曰:承岁为岁直也。三合谓火运之岁,上见少阴,年辰临午;土运之岁,上见太阴,年辰临丑未;金运之岁,上见阳明,年辰临酉。此三者,天气运气与年辰俱会。故云:三合为治也。岁治亦曰岁位,三合亦为天符,《六微旨论》曰:天符、岁会曰太乙。天符谓天运与岁相会也。详火运上少阴,年辰临午,即戊午岁也;土运上太阴,年辰临丑未,即己丑、己未岁也;金运上阳明,年辰临酉,即乙酉岁也。帝曰:上下相召奈何?鬼臾区曰:寒暑燥湿风火,天之阴阳也,三阳三阴上奉之。[续]太阳为寒,少阳为暑,阳明为燥,太阴为湿,厥阴为风,少阴为火,皆其元在天,故曰天之阴阳也。木火土金水火,地之阴阳也,生长化收藏下应之。[续]木初气,火二气,相火三气,土四气,金五气,水终气。以其在地应天,故云:下应也。气在地,故曰地之阴阳。按《六微旨论》曰:"地理之应六节气位何如?岐伯曰:显明之右,君火之位,退行一步,相火治之。"一段即此。木火土金水火,地之阴阳之义。天以阳生阴长,地以阳杀阴藏。[续]生长者天之道,藏杀者地之道。天阳主生,故以阳生阴长;地阴主杀,故以阳杀阴藏。天地虽高下不同而各有阴阳之运用也。详此与《阴阳应象论》文重,注颇异,兹具有阴阳钞。天有阴阳,地亦有阴阳。[续]天有阴故能下降,地有阳故能上腾,是以各有阴阳也。阴阳交泰故化变由之成也。故阳中有阴,阴中有阳。[续]易之卦,离中虚、坎中满,其义象也。王注:阴阳之气,极则过亢,故各兼之。经曰:寒极生热,热极生寒。又曰重阴必阳,重阳必阴是也。所以欲知天地之阴阳者，应天之气，动而不息，故五岁而右迁，应地之气，静而守位，故六期而环会。[续]天有六气，地有五位，天以六气临地，地以五位承天。盖以天气不加君火故也。以六加五则五岁而余一气，故迁一位，若以五承六，则常六岁乃备尽天元之气，故六岁而环会，所谓周而复始也。地气左行，往而不返，天气东转，常自火运数五岁已，其次气正当君火之上，法不加临，则右迁君火气上，以临相火之上，故曰五岁而右迁也。由斯动静，上下相临，而天地万物之情，变化之机可见矣。动静相召，上下相临，阴阳相错，而变由生也。[续]天地之道，变化之微，其由是矣。孔子曰：天地设位，而易行乎其中，此之谓也。按《五运行论》云：上下相遘，寒暑相临，气相得则和，不相得则病。又云：上者右行，下者左行，左右周天，余而复会。曰：上下周纪，其有数乎？曰：天以六为节，地以五为制。周天气者，六期为一备；终地纪者，五岁为一周。[续]六节谓六气之分，五制谓五位之分，位应一年，气统一年，故五岁为一周，六年为一备。备，谓备历天气。周，谓周行地位，所以地位六而言五者，天气不临君火故也。君火以名，相火以位。[续]君火在相火之右，但立名于君位，不立岁气，故天之以气不偶其气，以行君火之正，守位而奉天之命，以宣行火令耳。以名奉天，故曰君火以名；守位禀命，故曰相火以位。五六相合而七百二十气为一纪，凡三十岁；千四百四十气，凡六十岁，而为一周，不及太过，斯皆见矣。[续]历法一气十五日，因而乘之，积七百二十气则三十年，积千四百四十气则六十年也。《经》云：有余而往，不足从之；不足而往，有余从之。故六十年中，不及太过，斯皆见矣。《新校正》云：按《六节藏象论》："五日谓之候，至不可为工矣。"一节，即此义也。今已具前。

鬼臾区曰：甲巳之岁，土运统之；乙庚之岁，金运统之；丙辛之岁，水运统之；丁壬之岁，木运统之；戊癸之岁，火运统之。[续]天地初分之时，阴阳析位之际，天分五气，地列五行。五行定位，布政于四方；五气分流，散支于十干。当是黄气横于甲巳，白气横于乙庚，黑气横于丙辛，青气横于丁壬，赤气横于戊癸，故甲巳应土运，乙庚应金运，丙辛应水运，丁壬应木运，戊癸应火运。详运有太过、不及、平气。甲庚丙壬戊主太过，乙辛丁癸己主不及。大法如此。取平气之法，其说不一，具如诸篇。帝曰：其于三阴三阳，合之奈何？曰：子午之岁，上见少阴；丑未之岁，上见太阴；寅申之岁，上见少阳；卯酉之岁，上见阳明；辰戌之岁，上见太阳；巳亥之岁，上见厥阴。少阴所谓标也，厥阴所谓终也。[续]标，谓上首也。终，谓当三甲六甲之终。《新校正》云：午未申酉戌亥之岁，为正化，正司化令之实；子丑寅卯辰巳之岁，为对化，对司化令之虚。此其大法也。厥阴之上，风气主之；少阴之上，热气主之；太阴之上，湿气主之；少阳之上，相火主之；阳明之上，燥气主之；太阳之上，寒气主之。所谓本也，是谓六元。[续]三阴三阳为标，寒暑燥湿风火为本。故云所谓本也。天真元气，分为六化，以统坤元生成之用，征其应相则六化不同本，其所生则正是真元之一气，故曰六元也。【《天元纪大论》】

丹天之气经于牛女戊分，黅天之气经于心尾己分，苍天之气经于危室柳鬼，素天之气经于亢氐昴毕，玄天之气经于张翼娄胃。所谓戊己分者，奎璧角轸，则天地之门户也。[续]戊土属乾，己土属翼。《遁甲经》曰：六戊为天门，六己为地户，晨暮占雨，以西北东南。义取此也。雨为土用，湿气生之，故此占焉。【《五运行论》】

帝曰：论言天地者，万物之上下；左右

者,阴阳之道路,未知其所谓也。论,谓《天元论》及《阴阳应象论》。岐伯曰:所谓上下者,岁上下见阴阳之所在也。左右者,诸上见厥阴,左少阴右太阳;见少阴,左太阴右厥阴;见太阴,左少阳右少阴;见少阳,左阳明右太阴;见阳明,左太阳右少阳;见太阳,左厥阴右阳明。所谓面北而命其位,言其见也。面向北而言之也。上南也,下北也,左西也,右东也。帝曰:何谓下?岐伯曰:厥阴在上则少阳在下,左阳明右太阴;少阴在上则阳明在下,左太阳右少阴;太阴在上则太阳在下,左厥阴右阳明;少阳在上则厥阴在下,左少阴右太阳;阳明在上则少阴在下,左太阴右厥阴;太阳在上则太阴在下,左少阳右少阴。所谓面南而命其位,言其见也。主岁者,位在南,故面北而言其左右。在下者,位在北,故面南而言其左右也。上天位也,下地位也。面南左东也,右西北,上下异而左右殊也。上下相遘,寒暑相临,气相得则和,不相得则病。木火相临,金水相临,水木相临,土金相临,为相得也。木土相临,土水相临,水火相临,火金相临,金木相临,为不相得也。上临下为顺,下临上为逆。亦抑郁而生病。土临君火相火之类者也。曰:相得而病者何也?曰:以下临上,不当位也。以下临上谓土临火,火临木,木临水,水临金,金临土,皆为以下临上,不当位也。父子之义,子为下,父为上,以子临父,不亦逆乎?间气何如?岐伯曰:随气所在,期于左右。于左右尺寸四部分,位承之以知应与不应,过与不过也。曰:期之奈何?曰:从其气则和,逆其气则病。谓当沉不沉,当浮不浮,当涩不涩,当钩不钩,当弦不弦,当大不大之类也。《至真要论》云:厥阴之至其脉弦,少阴之至其脉钩,太阴之至其脉沉,太阳之至大而浮,阳明之至短而涩,少阳之至大而长。至而和则平,至而甚则病,至而反则病,至而

不至者,病未至而至者,病阴阳易者危。不当其位者病,见于他位也。迭移其位者病,谓左见右脉,右见左脉,气差错故尔。失守其位者危,己见于他乡,本官见贼杀之气。尺寸反者死,子午卯酉,四岁有之。反,谓岁当阴在寸脉而反见于尺,岁当阳在尺脉而反见于寸。尺寸俱反,乃谓反也。若尺独然或寸独然,是不应气,非反也。阴阳交者死。寅申巳亥丑未辰戌八年有之。交,谓岁当阴在右脉反见左,岁当阳在左脉反见右。左右交见,是谓交。若左独然或右独然是不应气,非交也。〔愚按〕黄仲理曰:夫运气应时交反脉者,谓取其加临日时以诊平人,验其病之死生于将来,非已病脉之比也。先立其年,以知其气,左右应见,然后乃可以言生死之逆顺。〔续〕《经》言岁气备矣。详此见《六元正纪论》中。【《五运行论》】

帝曰:夫子言察阴阳所在而调之,论言人迎与寸口相应,若引绳大小齐等,命曰平。〔续〕寸口主中,人迎主外,两者相应,俱往俱来,若引绳也。大小齐等,春夏人迎微大,秋冬寸口微大者,命曰平也。〔愚谓〕脉之小大,与四时应者平。阴之所在,寸口何如?阴之所在,脉沉不应,引绳齐等,其候颇乖,故问以明之。岐伯曰:视岁南北,可知之矣。曰:愿卒闻之。曰:北政之岁,少阴在泉,则寸口不应;木火金水运,面北受气,凡气之在泉者,脉悉不见,唯其左右之气脉可见之。在泉之气,善则不见,恶者可见。病以气及客主淫胜名之。在天之气,其亦然矣。厥阴在泉,则右不应;〔续〕少阴在右故。太阴在泉,则左不应。〔续〕少阴在左故。南政之岁,少阴司天,则寸口不应;土运之岁,面南行令,故少阴司天,则二手寸口不应。厥阴司天,则右不应;太阴司天,则左不应。〔续〕亦左右义也。诸不应者,反其诊则见矣。诸不应者,反其诊则

见矣,谓诸脉之不应者,岁运之当经候之常也。今乃见者,其候变也。变则不应者,斯应之矣。反变也,诊候也,王注覆其手者非。曰:尺候何如?曰:北政之岁,三阴在下,则寸不应;三阴在上,则尺不应。[续]司天曰上,在泉曰下。南政之岁,三阴在天,则寸不应;三阴在泉,则尺不应。左右同。[续]尺不应左右,悉与寸不应义同。故曰:知其要者,一言而终,不知其要,流散无穷。此之谓也。[续]要谓知阴阳所在。知则用之不惑,不知则尺寸之气、沉浮小大、常三岁一差,欲求其意,岂不流散而无穷耶!《至真要大论》

帝曰:主岁何如?岐伯曰:气有余,则制己所胜而侮所不胜;其不及,则己所不胜侮而乘之,己所胜轻而侮之。木余则制土,轻忽于金,以金气不争,故木恃其余而欺侮也。又木少金胜,土反侮木,以木不及,故土妄凌之也。四气率同。侮,谓侮慢而凌忽也。侮反受邪,寡于畏也。受邪,谓受己所不胜之邪,然舍己宫观,适他乡邦,外强中干,邪胜真弱,寡于敬畏,由是纳邪,故曰:寡于畏也。按《六节藏象论》云:未至而至,此谓太过,则薄所不胜而乘所胜,命曰气淫。至而不至,此谓不及,则所胜妄行而所生受病。所不胜而薄之,命曰气迫,即此义也。《五运行论》

帝曰:愿闻天道六六之节盛衰何也?[续]经已启问,未敷其旨,故重问之。岐伯曰:上下有位,左右有纪。[续]上下,谓司天地之气二也。余左右四气,在岁之左右也。故少阳之右,阳明治之;阳明之右,太阳治之;太阳之右,厥阴治之;厥阴之右,少阴治之;少阴之右,太阴治之;太阴之右,少阳治之。此所谓气之标,盖南面而待之也。[续]标,末也。圣人南面而立,以阅气之至也。少阳之上,火气治之,中见厥阴;[续]少阳南方火,故上见火气,治之与厥阴合,故中见厥阴。阳明之上,燥气治之,中见太阴;[续]阳明西方金,故上燥气,治之与太阴合,故燥气之下,中见太阴。太阳之上,寒气治之,中见少阴;[续]《经》曰:太阳所至为寒生,中为温,与此义同。厥阴之上,风气治之,中见少阳;少阴之上,火气治之,中见太阳;[续]少阴所至为热生,中为寒,即此义也。太阴之上,湿气治之,中见阳明。太阴西南方土,故上湿气。治之与阳明合,故湿气之下中见阳明。所谓本也,本之下,中之见也;见之下,气之标也,[续]本谓元气也,气别为王。本标不同,气应异象。[续]本者,应之元;标者,病之始。病生形用,求之标;方施其用,求之本;标本不同,求之中。见法方全。按《至真要大论》云:少阳太阴从本,少阴太阳从本、从标,阳明厥阴不从标本从乎中,故从本者化生于本,从标本者有标本之化,从中者以中气为化。曰:其有至而至,有至而不至,有至而太过,何也?[续]皆谓天之六气也。初之气,起于立春前十五日,余二三四五终气次至,而分治六十日余八十七刻半。曰:至而至者和;至而不至,来气不及也;未至而至,来气有余也。[续]时至而气至和平之应,此为平岁也。假令甲子岁气有余,于癸亥岁未当至之期,先期而至也。乙丑岁气不足,于甲子岁当至之期后时而至也。故曰:来气不及、来气有余也。言初气之至期如此,岁气有余,六气之至皆先期;岁气不及,六气之至皆后时。先时后至,后时先至,各差三十日而应也。按《金匮要略》云:有未至而至,有至而不至,有至而不去,有至而太过。冬至之后得甲子,夜半少阳起,少阴之时阳始生,天得温和。以未得甲子,天因温和,此为未至而至也。以得甲子而天未温和,此为至而不至。以得甲子而天寒不解,此为至而不去。以得甲子而天温如盛夏时,此为至而太过。此亦论气应之一端也。曰：至而不至，未至而至何如？[续]言太过不及岁，当至早至晚之时应也。曰：应则顺，否则逆，逆则变生，变生则病。当期为应，愆期为否。天地之气生化不息，无止碍也。不应有而有，应有而不有，是造化之气失常，失常则气变，变常则气血纷扰而为病也。天地变而失常，则万物皆病。《六微旨大论》

帝曰：愿闻地理之应六节气位何如？岐伯曰：显明之右，君火之位也；君火之右，退行一步，相火治之；日出谓之显明，则卯地气分春也。自春分后六十日有奇，斗建卯正至于巳正，君火位也。自斗建巳正至未之中，三之气分，相火治之，所谓少阳也。君火之位，所谓少阴，热之分也，天度至此，暄涉大行。居热之分，不行炎暑，君之德也。少阳居之为僭逆，大热早行，疫疠乃生。阳明居之为温凉不时，太阳居之为寒雨间热；厥阴居之为风湿，雨生羽虫。少阴居之为天下疵疫，以其得位，君令宣行故也。太阴居之为时雨，火有二位，故以君火为六气之始也。相火则夏至日前后各三十日也。少阳之分火之位矣，天度至此，炎热大行。少阳居之，为热暴至，草萎，河干，炎亢，湿化晚布。阳明居之为凉气间发。太阳居之为寒气间至，热争冰雹。厥阴居之为风热大行，雨生羽虫。少阴居之为大暑炎亢。太阴居之为云雨雷电。退谓南面视之，在位之右也。一步凡六十日又八十七刻半。余气同法。复行一步，土气治之；[续]雨之分也，即秋分前六十日而有奇，斗建未正至酉之中，四之气也。天度至此，云雨大行，湿蒸乃作。少阳居之为炎热沸腾，云雨雷雹；阳明居之为清雨雾露。太阳居之为寒雨害物。厥阴居之为暴风雨摧拉，雨生倮虫；少阴居之为寒热气反用，山泽浮云，暴雨溽蒸。太阴居之为大雨霪霪。复行一步，金气治之；[续]燥之分也，即秋分后六十日而有奇，自斗建酉正至亥之中，五之气也。天度至此万物皆燥。少阳居之，为温㳺① 更正，万物乃荣。阳明居之为大凉燥疾。太阳居之为早寒。厥阴居之为凉风大行，雨生介虫。少阴居之为秋湿，热病时行。太阴居之为时雨沉阴。复行一步，水气治之；[续]寒之分也，即冬至日前后各三十日，自斗建亥至丑之中，六之气也。天度至此，寒气大行。少阳居之为冬温，蛰虫不藏，流水不冰。阳明居之为燥寒劲切。太阳居之为大寒凝冽。厥阴居之为寒风飘扬，雨生鳞虫。少阴居之为蛰虫出见，流水不冰。太阴居之为凝阴寒雪，地气湿也。复行一步，木气治之；[续]风之分也，即春分前六十日而有奇也，自斗建丑正至卯之中，初之气也。天度至此，风气乃行。天地神明，号令之始，天之使也。少阳居之为温疫至。阳明居之为清风，雾露朦脉。太阳居之为寒风切冽，霜雪水冰。厥阴居之为大风发荣，雨生毛虫。少阴居之为热风伤人，时气流行。太阴居之为风雨，凝阴不散。复行一步，君火治之。[续]热之分也，复春分始也。自斗建卯正至巳之中，二之气也。凡此六位，终纪一年，六六三百六十日，六八四百八十刻，六七四十二刻，其余半刻分而为三，约终三百六十五度也。余奇细分率之可也。相火之下，水气承之；[续]热盛水承，条蔓柔弱，凑润衍溢，水象可见。《经》云：少阳所至为火生，终为蒸溽，则水承之义可见。水位之下，土气承之；[续]寒甚物坚，水冰流涸，斯见承下明矣。《经》云：太阳所至为寒雪、冰雹、白埃。则土气承之义可见。土位之下，风气承之；[续]疾风之后，时雨乃零，是则湿为风吹，化而为雨。《经》云：太阴所至为湿生，终为注雨，则土位之下风气承之，而为雨也。又

---

① 㳺(qì气)：幽湿貌。民本作"清"。下同。

云：太阴所至为雷霆，骤注烈风。则风气承之义也。风位之下，金气承之；[续]风动气清，万物皆燥。金承木下，其象昭然。《经》云：厥阴所至为风生，终为肃清。则金承之义可见。金位之下，火气承之；[续]锻金生热则火流，金乘火之上，理无妄也。《经》云：阳明所至为散落温。则火乘之义。君火之下，阴精承之。[续]君火之位大热不行，盖为阴精制承其下也。诸以所胜之气承于下者，皆折其标盛，此天地造化之大体耳。《经》云：少阴所至为热生，终为寒。则阴承之义可知。《六元正纪论》云：水发而雹雪，土发而飘骤，木发而毁折，金发而清明，火发而曛昧，何气使然？曰：气有多少，发有微甚。微者当其气，甚者热其下，微其下气，则象可见也。所谓微其下者，即此六承之气也。曰：何也？曰：**亢则害，承乃制，制生则化，外列盛衰，害则败乱，生化大病**。[愚按]王安道曰：自"显明之右"至"君火治之"，十五句，言六节所治之位也。自"相火之下"至"阴精承之"，十二句，言地理之应乎岁气也。"亢则害，承乃制"二句，言抑其过也。"制生则化"至"生化大病"四句，言有制之常与无制之变也。承，犹随也。不曰"随"而曰"承"者，以下言之则有上奉之象，故曰承。虽谓之承，而有防之之义存焉。亢者，过极也；害者，害物也；制者，克胜也。然所承也其不亢则随之而已，故虽承而不见，既亢则克胜以平之，承斯见矣。故后篇厥阴所至为风生、终为肃，少阴所至为热生、终为寒之类，其为风生为热生者，亢也；其为肃为寒者，制也。又水发而为雹雪，土发而为飘骤之类，其水发土发者，亢也；其雹雪飘骤者，制也。若然者则造化之常不能以无亢，亦不能以无制焉耳。夫前后二篇所主虽有岁气、运气之殊。然亢则害，承乃制之道，盖无往而不然也。故求之于人则五藏更相平也。一藏不平，所

不胜平之，五藏更相平，非不亢而防之乎？一藏不平，所胜平之，非即亢而克胜之乎？始以心火而言，其不亢则肾水虽心火之所畏，亦不过防之而已。一或有亢则起而克胜之矣。余胜皆然。"制生则化"当作"制则生化"。盖传写之误，读之者求之不通，遂并遗四句而弗取。殊不知上二句止言亢而害、害而制耳。此四句乃害与制之外之遗意也。苟或遗之，则无以见经旨之周悉矣。制则生化正与下文害则败乱相对辞，理俱顺。制则生化者，言有所制则六气不至于亢而为平，平则万物生，生而变化无穷矣。化为生之盛，故生先于化也。外列盛衰者，言六气分布主治迭为盛衰，昭然可见，故曰：外列害则败乱。生化大病者，言即亢为害而所制则败坏乖乱之政行矣；败坏乖乱之政行，则其变极矣，其灾甚矣，万物岂有不病者乎？生化之所生化者，言谓万物也。以变极而灾甚，故曰大病。上生化以造化之用言，下生化以万物言。以人论之，制则生化犹元气周流，滋营一身。凡五藏六府、四肢百骸、九窍皆藉焉以为动静云。为之主生化大病，犹邪气恣横，正气耗散，凡五藏六府、四肢百骸、九窍皆不能遂其运用之常也。或以害为自害，或以承为承藉，或以生为自无而有，化为自有而无，或以二生化为一意，或以大病为喻造化之机息，此数者皆非也。且夫人之气也，固亦有亢而自制者，苟亢而不能自制，则汤液针石导引之法以为之助，若天地之气其亢而自制者，固复于平亢而不制者其孰助哉？虽然造化之道苟变至于极，则亦终必自反而复其常矣。帝曰：**盛衰何如**？岐伯曰：**非其位则邪，当其位则正，邪则变甚，正则微**。曰：**何谓当位**？曰：**木运临卯，火运临午，土运临四季，金运临酉，水运临子，所谓岁会，气之平也**。[续]非太过、非不及是谓平运主岁也。平岁之气，物生脉应，皆必合期，

无先后也。木运临卯，丁卯岁也；火运临午，戊午岁也；土运临四季，甲辰、甲戌、己丑、己未岁也；金运临酉，乙酉岁也；水运临子，丙子岁也；内戊午、己丑、己未、乙酉，又为太乙天符。曰：非位何如？曰：岁不与会也。不与本辰相逢会也。曰：土运之岁，上见太阴；火运之岁，上见少阳、少阴；少阳少阴皆火气。金运之岁，上见阳明；木运之岁，上见厥阴；水运之岁，上见太阳，奈如？曰：天之与会也。[续]天气与运气相逢会也。[续]土运之岁，上见太阴，己丑、己未也。火运之岁，上见少阳，戊寅、戊申也；上见少阴，戊子、戊午也。金运之岁，上见阳明，乙卯、乙酉也。木运之岁，上见厥阴，丁巳、丁亥也。水运之岁，上见太阳，丙辰、丙戌也。内己丑、己未、戊午、乙酉，又为太乙天符。又按：《六元正纪论》云：太过而同天化者三，不及而同天化者亦三。戊子、戊午，大徵上临少阴；戊寅、戊申，大徵上临少阳；丙辰、丙戌，大羽上临太阳。如是者三。丁巳、丁亥，少角上临厥阴；乙卯、乙酉，少商上临阳明；己丑、己未，少宫上临太阴。如是者三。临者太过不及，皆曰天符也。故《天元册》曰天符。天符岁会何如？曰：太乙天符之会也。是谓三合。一者天会，二者岁会，三者运会。《天元纪论》曰："三合为治"。此之谓也。太乙天符，详具《天元纪》论中。【《六微旨论》】

帝曰：四时之气，至有早晏高上左右，其候何如？岐伯曰：行有逆顺，至有迟速，故太过者化先天，不及者化后天。[续]气有余故化先气，不足故化后气。曰：愿闻其行何谓也？曰：春气西行，夏气北行，秋气东行，冬气南行。[续]观万物生长收藏如斯言。故春气始于下，秋气始于上，夏气始于中，冬气始于标。春气始于左，秋气始于右，冬气始于后，夏气始于前。此四时正化之常。[续]察物以明之可知也。故至高之地，冬气常在，至下之地，春气常在，[续]高山之巅，盛夏冰雪；污下川泽，严冬草生。"常在"之义足明矣。按《五常政大论》云：高者气寒，下者气热是也。必谨察之。帝曰：天地之气①，终始奈何？岐伯曰：数之始，起于上而终于下，岁半之前，天气主之，岁半之后，地气主之，[续]王注：岁半，立秋之日也。《新校正》云：初气交司在岁前大寒日，岁半当在立秋前一气之十五日，不得云立秋之日也。上下交互，气交主之，[续]交互，互体也，上体下体之中有二互体也，气交主之。愚谓：大寒前后与立秋前后也。岁纪毕矣。故曰：位明岁②月可知乎，所谓气也。[续]天凡一气主六十日而有奇，以立位数之。位同一气，则月之节气中气可知也，故言天地气者，以上下体言；胜复者以气交言；横逆者以上下互。皆以节气推之，候之灾眚，变复可期矣。机按：吴草庐《运气考定序》曰：世之言运气者，率以每岁大寒节为今年六之气所终、来年一之气所始，其终始之交，隔越一气，不相接续。予尝疑于是，后见杨子建《通神论》乃知其论已先于予。郓城曹大本、彦礼甫、好邵学，予请以先天后天卦明之。夫风木冬春之交，北东之维艮、震也。君火春夏之交，东南之维震、巽也；相火正夏之时，正南之方离也。湿土夏秋之交，南西之维坤、兑也；燥金秋冬之交，西北之维兑、乾也；寒水正冬之时，正北之方坎也。此主气之定布也。地初正气之中而丑中，震也；地后间气丑中而卯中，离也；天前间气卯中而巳中，兑也；天中正气巳中而未中，乾、巽也；天后间气未中而酉中，坎也；地前间气酉中而亥中，艮也；地终正气亥中而子中，坤也。此客气之加临者也。主气土居二火之后，客气土

---

① 气：顾从德本《素问》作"数"。
② 岁：顾从德本《素问》作"气"。

行二火之间,终艮始艮后①天卦位也。始震终坤,先天卦序也。世以岁气定大寒节者,似协后天终艮始艮之文,然而非也。子建以岁气起冬至者,宜契先天始震终坤之义。子午岁之冬至起燥金而生丑中之寒水,丑未岁之冬至起寒水而生丑中之风木。寅申岁起风木,卯酉岁起君火,辰戌岁起湿土,巳亥岁起相火。皆肇端于子半,六气相生,循环不穷,岂岁间断于传承之际哉?然则终始乎艮者,可以分主气所居之位,而非可以论客气所行之序也。彦礼甫于经传之所已言采拾详矣。惟此说乃古今之所未发,敢为诵之以补遗阙。予与之聚处国学获睹其书,遂为志其卷首。又曰:天地阴阳之运往过来,续木火土金水始终,终始如环,斯循六气相生之序也。岁气起于子中,尽于子中,故曰:冬至子之半,天心无改移。子午之岁,始冬至燥金三十日,然后禅于寒水,以至相火日各六十者五,而小雪以后其日三十,复终于燥金。丑未之岁始冬至寒水三十日,然后禅于风木,以至燥金日各六十五,而小雪以后其日三十,复终于寒水。寅申以下皆然。如是六十年至千万年,气序相生而无间,非小寒之末,无所于授,大寒之初,无所于承,隔越一气,不相接续,而截其大寒,为次年初气之首也。此造化之妙。《内经》秘而未发,启玄子阙而未言,近代杨子建旁推而得之。兹说与经不合,然极有理,谨附于此,俾学者知之。

曰:余司其事,则而行之,不合其数何也?曰:气用有多少,化治有盛衰,衰盛多少,同其化也。曰:愿闻同化何如?曰:风温春化同,热曛昏火夏化同,胜与复同,燥清烟露秋化同,云雨昏暝埃长夏化同,寒气霜雪冰冬化同,此天地五运六气之化,更用盛衰之常也。曰:五运行同天化者,命曰天符,予知之矣。愿闻同地化者何谓也?曰:太过而同天化者三,不及而同天化者亦三,太过而同地化者三,不及而同地化者亦三,此凡二十四岁。[续]六十年中同天地之化者,凡二十四岁,余悉随已多少。曰:愿闻其所谓也。曰:甲辰、申戌太宫下加太阴,壬寅、壬申太角下加厥阴,庚子、庚午大商下加阳明,如是者三。癸巳、癸亥少徵下加少阳,辛丑、辛未少羽下加太阳,癸卯、癸酉少徵下加少阴,如是者三。戊子、戊午大徵上临少阴,戊寅、戊申太徵上临少阳,丙辰、丙戌大羽上临太阳,如是者三。丁巳、丁亥少角上临厥阴,乙卯、乙酉少商上临阳明,己丑、己未少宫上临太阴,如是者三。除此二十四岁,则不加不临也。曰:加者何谓?曰:太过而加同天符,不及而加同岁会也。曰:临者何谓?曰:太过不及,皆曰天符,而变行有多少,病形有微甚,生死有早晏耳。帝曰:六位之气盈虚何如?岐伯曰:太少异也,太者之至徐而常,少者暴而亡。[续]力强而作不能久长,故暴而亡也。亡,无也。曰:天地之气,盈虚何如?曰:天气不足,地气随之,地气不足,天气从之,运居其中而常先也。[续]运谓木火土金水各主岁者也。地气胜则岁运上升,天气胜则岁运下降。上升下降运气常先迁降也。恶所不胜,归所同和,随运归从而生其病也。[续]非其位则变生,变生则病作。故上胜则天气降而下,下胜则地气迁而上,[续]胜谓多也,上多则自降,下多则自迁,多少相移,气之常也。胜多少而差其分。[续]多则迁降多,少则迁降少。多少之应,有微有甚之异也。微者少差,甚者大差,甚则位易气交易,则大变生而病作矣。《大要》曰:甚纪五分,微纪七分,其差可见。此之谓也。[续]以其五分、七分之所以知天地阴阳过差矣。【并《六元正纪论》】

帝曰:其贵贱何如?岐伯曰:天符为执

---

① 后:原作"始",讹。兹据文义改。

法，[续]犹相辅。岁位为行令，[续]犹方伯，太乙天符为贵人。[续]犹君王。曰：邪之中也奈何？曰：中执法者，其病速而危；[续]执法官人之有为邪僻，故病速而危。中行令者，其病徐而持；[续]方伯无执法之权，故无速害病，但执持而已。中贵人者，其病暴而死。[续]义无移犯，故病则暴而死。曰：位之易也何如？曰：君位臣则顺，臣位君则逆。逆则其病近，其害速；顺则其病远，其害微。所谓二火也。[续]相火居君位，是臣位居君位，故逆也。君火居相火，是君位居臣位，君临臣位故顺也。远谓里远，近谓里近。【《六微旨论》】

帝曰：何谓太虚？曰：大气举之也。[续]言太虚无碍，地体何凭而止住耶？太气谓造化之气，任持太虚者也。故以太虚不屈，地久天长者，盖由造化之气任持之也。气化而变，不任持之，则太虚之气亦败坏耳。夫落叶飞空，不疾而下，为其乘气，故势不得速焉。凡之有形，处地之上者，皆有生化之气任持之也。然气有大小不同，坏有迟速之异，及至气不任持，则大小之坏一也。燥以干之，暑以蒸之，风以动之，湿以润之，寒以坚之，火以温之。故风寒在下，燥热在上，湿气在中，火游行其间，寒暑六入，故令虚而化生也。地体之中，几有六入，曰燥、曰暑、曰风、曰湿、曰寒、曰火，受燥故干性生焉；受暑故蒸性生焉；受风故动性生焉；受湿故润性生焉；受寒故坚性生焉；受火故温性生焉；此天之六气也。今按寒暑六入者，以其燥湿统于风寒，火统于暑与热。故燥胜则地干，暑胜则地热，风胜则地动，湿胜则地泥，寒胜则地裂，火胜则地固矣。[续]六气之用。【《五运行论》】

帝曰：胜复之动，时有常乎？气有必乎？岐伯曰：时有常位，而气无必也。[续]虽位有常，而发动有无不必定之有也。曰：愿闻其道。曰：初气终三气，天气主之，胜之常也。四气尽终气，地气主之，复之常也。有胜则复，无胜则否。曰：复已而胜何如？曰：胜至则复，无常数也，衰乃止耳。[续]胜微则复微，故复已而又胜，胜甚则复甚，故复已则少有再胜者也。假有胜者亦随微甚而复之耳。然复之道虽无常数，至其衰谢则胜复皆自止也。复已而胜，不复则害，此伤生也。[续]有胜无复，是复气已衰；衰不能复，是天真之气已伤，败甚而生意尽。曰：复而反病何也？曰：居非其位，不相得也。大复其胜则主胜之，故反病也。[续]舍己官观，适于他邦，己力已衰，主不相得，怨随其后，唯便是求，故力极而复，主反袭之，反自病者也。所谓火燥热也，[续]少阳，火也。阳明，燥热也。少阴，热也。少阴少阳在泉，为火居水位。阳明司天，为金居火位。金复其胜，则火主胜之，火复其胜，则水主胜之。余气胜复，则无主胜之病气也。故又曰所谓火热也。曰：治之奈何？曰：夫气之胜也，微者随之，甚者制之。气之复也，和者平之，暴者夺之。皆随胜气，安其屈伏，无问其数，以平为期，此其道也。[续]随，谓随之。安，谓顺胜气以和之也。制，谓制止。平，谓平调。夺，谓夺其胜气也。治此者，不以数之多少，但以气平和为准度尔。【《至真要大论》】

帝曰：气之上下何谓也？曰：身半已上，其气三矣，天之分也，天气主之。身半已下，其气三矣，地之分也，地气主之。以名命气，以气命处，而言其病。半，所谓天枢也。[续]身之半，正谓脐中也。伸臂指天，舒足指地，以绳量之，正当脐也。故又曰半。所谓天枢也。天枢，正当脐两傍同身寸之二寸。其气三者，假如少阴司天，则上有热、中有太阳兼之三也。六气皆然，司天者其气三，司地者其气三。故身半以上三气，身半以下三气也。以名言其气，以气言其处，以气处寒热，而言其病之形症也。

如足厥阴气居足及股胫内侧，上行少腹循胁。足阳明气在足上行外股前，上腹脐之傍，循胸乳上面。足太阳气起目，上额络头，下项背，过腰，横过髀枢后下行，入腘、贯腨、出外踝之后足小指外侧。足太阴气循足及股胫之内侧，上行腹胁之前。足少阴同之。足少阳气循胫外侧，上行腹胁之侧，循颊耳至目锐眦，在首之侧。此足六经之部，主手厥阴、少阴、太阴气，从心胸横出，循臂内侧至中指小指大指之端。手阳明、太阳、少阳气并起手，表循背外侧，上肩及甲，上头，此手六气之部主也。欲知病诊当随气所在以言之。当阴之分，冷病归之；当阳之分，热病归之。故胜复之作，先言病生寒热者，必依此物理也。按《六微旨论》云：天枢之上，天气主之；天枢之下，地气主之；气交之中，人气从之。故上胜而下俱病者，以地名之。下胜而上俱病者，以天名之。[续]彼气既胜，此未能复，抑郁不畅，而无所行。进则因于仇嫌，退则穷于怫塞，故上胜至则下与俱病，下胜至则上与俱病。上胜下病，地气郁也，故从地郁，以各地病。下胜上病，天气塞也，故从天塞以名天病。夫以天名者，方顺天气为制，逆地气而攻之；以地名者，方从天气为制则可，假如阳明司天，少阴在泉，上胜而下俱病者，是怫于下而生也。天气正胜，天可逆之，故顺天之气，方同清也。少阴等司天上下胜同法。《六元正纪论》云：上胜则天气降而下，下胜则地气迁而上，此之谓也。所谓胜至，报气屈伏而未发也。复至则不以天地异名，皆如复气为法。[续]胜至未复而病生，以天地异名为式，复气已发，则所生无问上胜下胜，悉皆依复气为病，寒热之主也。【《至真要大论》】

帝曰：天地之气，何以候之？岐伯曰：天地之气，胜复之作，不形于诊也。言平气反胜复，皆以形症观察，不以诊知也。《脉法》曰：天地之变，无以脉诊。此之谓也。天地以气不以位，故不当以脉知【《五运行论》】

厥阴之至其脉弦，软虚而滑，端直以长，是谓弦。实而强则病，不实而微亦病，不端直长亦病，不当其位亦病，位不能弦亦病。少阴之至其脉钩，来盛去衰，如偃带钩，是谓钩。来不盛去反盛则病，来盛去盛亦病，来不盛去不盛亦病，不当其位亦病，位不能钩亦病。太阴之至其脉沉。沉，下也，按之乃得，下诸位脉也。沉甚则病，不沉亦病。不当其位亦病，位不能沉亦病。少阳之至大而浮，浮，高也。大谓稍大诸位脉也。大浮甚则病，浮而不大亦病，大而不浮亦病，不大不浮亦病，不当其位亦病，位不能大浮亦病。阳明之至短而涩。往来不利是谓涩，往来不远是谓短。短甚则病，涩甚则病，不短不涩亦病，不当其位亦病，位不能短涩亦病。太阳之至大而长。往来远是谓长。大甚则病，长甚则病，长而不大亦病，大而不长亦病，不当其位亦病，，位不能长大亦病。至而和则平。去太甚，则为平调，不弱不强是为和。至而甚则病。弦似张弓弦，滑如连珠，沉而附骨，浮高于皮，涩而止住，短如麻黍，大如帽簪，长如引绳，皆谓至而大甚也。至而反者病。应弦反涩，应大反细，应浮反沉，应沉反浮，应短涩反长滑，应软虚反强实，应细反大，是皆为气反常平之候，有病乃如此见也。至而不至者病。气位已至而脉气不应也。未至而至者病。按历古法，凡得节气，当年六位之分，当如南北之岁，脉象改易而应之，气序未移而脉先变易，是先天而至故病，阴阳易者危。不应天常，气见交错，失其常位，更易见之，阴位见阳脉，阳位见阴脉，是易位而见也。二气交错，故病危。《六微旨论》云：至而至者和，至而不至，来气不及也。未至而至，来气有余也。曰：至而不至，未至而至,何也?曰:应则顺,否则逆,逆则变生,变生则病。曰:请言其应?曰:物生其应也,气脉其应也,所谓脉应,即此脉应也。

【《至真要大论》】

厥阴所至,为里急,筋缓缩故急。为支痛,为缦戾,为胁痛呕泄利也。少阴所至,为疡疹,身热火气生也。为惊惑,恶寒战慄,谵乱言也。妄,为悲安,衄血蔑污血泄也。为语笑。太阴所至,为积饮痞膈,土气也。为稸满,为中满,霍乱吐下,为重胕肿,胕肿谓肉泥,按之不起也。少阳所至,为嚏呕,为疮疡,火气生也。为惊躁瞀昧暴病,为喉痹耳鸣呕涌,溢食不下。为暴注瞤瘛暴死。阳明所至,为浮虚,薄肿按之复起。为尻阴股膝髀腨胻足病,为胁痛,皱揭,身皮疙瘩。为尻瘛。太阳所至为屈伸不利,为腰痛,为寝汗。睡中汗发于胸嗌颈腋之间。痉,流泄禁止,病之常也。

【《六元正纪论》】或问:五运六气,《内经》讲论,诸方所略,其理奥妙,未易造入,愿发明焉。丹溪曰:医学之初,宜须识病机之变化,论人形而处治,若便攻于气运,恐流于宗素之徒,而云其生人于某日病属某经用某药,治之之类也。又问:人之五藏六府,外应天地,司气司运,八风动静之变,人应气焉,岂不切当?苟不知此,为医未造其理,何以谓之?曰:杨太受尝云,五运六气,须每日候之,记其风雨晦明,而有应时作病者,有伏气后时而病者,有故病冲而动者,体认纯熟,久久自能造其至极。王安道曰:运气七篇与《素问》诸篇,自是两书,作于二人之手,其立意各有所主,不可混言。王冰以为七篇参入《素问》之中,本非《素问》原文也。又运气之说,褚澄尝议之矣,曰:大挠作甲子纪岁年耳,非言病也。夫天地五行,寒暑风雨,仓卒而变,人婴斯气,作疾于身,气难预期,故疾难预定。气非人为,故疾难人测,推验多乖,拯救易误。俞、扁弗议,淳、华弗稽。运气之书,岂非后人托名于圣哲耶?黄仲理曰:南北二政三阴,司天在泉,寸尺不应交反。《脉图》并《图解运气图说》出刘温舒《运气论奥》,又《六气上下加临补泻病症图》并《汗差棺墓图歌括》出浦云《运气精华》,又《五运六气加临转移图》并图说出刘河间《原病式》,后人采附仲景《伤寒论》中。夫温舒、浦云、守真三家之说,岂敢附于仲景之篇,特后人好事者为之耳。又曰:运气之说,仲景三百九十七法,无一言及之者,非略之也,盖有所不取也。

卷下之四

汇　萃

辞不可属,事不可比,森乎众也。具汇萃钞。

帝曰:人年老而无子者,材力尽耶?[续]材,谓材干,可以立身者。将天数然也?[愚按]天癸之数也。岐伯曰:女子七岁,肾气盛,齿更发长。[续]老阳之数极于九,少阳之数次于七,女子为少阴之气,故以少阳数隅之。明阴阳气和,乃能生成其形体,故七岁肾气盛,齿更发长。二七而天癸至,任脉通,大冲脉盛,月事以时下,故有子。[续]癸,北方水干名也。任脉冲脉皆奇经脉也。肾气全盛,冲任流通,经血渐盈,应时而下,天真之气隆,与之从事,故云天癸也。然冲为血海,任主胞胎,二者相资,故能有子。谓之月事者,平和之气常以三旬一见也,愆期谓之有病。三七,肾气平均,故真牙生而长极。[续]真牙,谓牙之最后生者,表牙齿为骨之余也。四七,筋骨坚,发长极,身体盛壮。[续]天癸七七而终,年居四七,材力之半,故身体壮盛,长极于斯。五七,阳明脉衰,面始焦,发始堕。[续]手足阳明之脉,气营于面,循发际至额颅,故其衰也。发堕面焦。六七,三阳脉衰于上,面皆焦,发始白。[续]三阳之脉,尽上于头,故衰则面焦发白,所以衰者,妇人有余于气,不足于血,以其经月数泄之故也。七七,任脉虚,太冲脉衰少,天癸竭,地道不通,故形坏而无子也。[续]经水绝止,是为地道不通;冲任衰微,故形坏无子。丈夫八岁,肾气实,发长齿更。[续]老阴之数极于十,少阴之数次于八。男子为少阳之气,故以少阴数合之,《易》曰:天九地十是也。二八,肾气盛,天癸至,精气溢泻,阴阳和,故能有子。[续]男子之质不同,精血之形亦异。阴静海满而去血,阳动应合而泄精,二者通和,故能有子。《易》曰:男女遘精,万物化生是也。三八,肾气平均,筋骨劲强,故真牙生而长极。四八,筋骨隆盛,肌肉满壮。[续]丈夫天癸,八八而终,年居四八亦材力之半也。五八,肾气衰,发堕齿槁。[续]肾主于骨,齿为骨余,肾气既衰,精无所养,故发堕而齿干枯。六八,阳气衰竭于上,面焦,发鬓斑白。[续]阳气,阳明之气也。七八,肝气衰,筋不能动,天癸竭,精少,肾藏衰,形体皆极。八八,则齿发去。[续]肝气养筋,肝衰故筋不能动;肾气养骨,肾衰故形体疲极。天癸已竭,故精少也。阳气竭,精气衰,故齿发皆落矣。非惟材力衰谢,固亦天数使然。肾者主水,受五藏六府之精而藏之,故五藏盛,乃能泻。[续]五藏六府精气淫溢而渗灌于肾,肾乃受而藏之,此乃肾为都会关司之所。非肾一藏而独有精,故曰:五藏盛乃能泻也。今五藏皆衰,筋骨解堕,天癸尽矣。故发鬓白,身体重,行步不正,而无子尔。曰:其有年已老而有子者何也?[续]言已非天癸之数也。曰:此其天寿过度,气脉常通,而肾气有余也。[续]所禀天真之气,本自有余也。此虽有子,男不过尽八八,女不过尽七

七,而天地之精气皆竭矣。[续]老而生子,子寿不能过天癸之数。《上古天真论》

天食人以五气,地食人以五味。[续]天以五气食人者,臊气凑肝,焦气凑心,香气凑脾,腥气凑肺,腐气凑肾也。地以五味食人者,酸味入肝,苦味入心,甘味入脾,辛味入肺,咸味入肾也。清阳化气而上为天,浊阴成味而下为地。故天食人以气,地食人以味。《经》曰:阳为气,阴为味。是也。五气入鼻,藏于心肺,上使五色修明,音声能彰。五味入口,藏于肠胃,味有所藏,以养五气,气和而生,津液相成,神乃自生。[续]心荣面色,肺主音声,故气藏于心肺,上使五色修洁分朗,音声彰著。气为水母,故味藏于肠胃,内养五气。五气和化,津液方生,津液与气相副化成神,气乃能生而宣化也。【《六节藏象论》】

天气,清静光明者也,[愚按]天气清静,故光明不竭,人能清静则寿亦延长。藏德不止,止一作上,故不下也。[续]四时成序,七曜周行,天不形言,是藏德也。德隐则应用不屈,故不下也。言天至尊高,德犹见应,况金生之道不顺天乎?天明则日月不明,邪害空窍,[续]大明见则小明灭,故大明之德不可不藏,天若自明则日月之明隐矣。喻人当清静法道以保天真,苟离于道,则虚邪入于空窍。阳气者闭塞,地气者冒明,[续]阳谓天气,亦风热也;地气谓湿,亦云雾也。风热害人,则九窍闭塞;雾湿为病则掩翳晴明。取类者,在天则日月不光,在人则两目藏曜也。云雾不精,则上应白露不下。[续]雾者,云之类;露者,雨之类。夫阳盛则地不上应,阴虚则天不下交,故云雾不化。精微之气上应于天,而为白露不下之咎矣。《经》曰:地气上为云,天气下为雨,明二气交合乃成雨露。又曰:至阴虚,天气绝;至阳盛,地气不足。明气不相召亦不能交合也。

交通不表,万物命故不施,则名木多死。[续]表谓表陈其状,《易》曰:天地絪缊,万物化醇。然不表交通则为否也。名谓名果珍木。夫云雾不化,其精微雨露不沾于原泽,是为天气不降,地气不发。变化之道既亏,生育之源斯泯。故万物之命无稟而生,然其死者则名木先应。恶气不发,风雨不节,白露不下,则菀藁不荣。[续]恶谓害气也,发谓发散,节谓节度,菀谓蕴积,藁谓枯槁。言常气伏藏而不散,风雨无度,折伤复多,槁物蕴积,春不荣也,岂惟其物独遇是而有之?人离于道亦有之矣。故下文云:贼风数至,暴雨数起,天地四时不相保,与道相失,则未央绝灭。[续]不顺四时之和,数犯八风之害,与道相失,则天真之气未期,久远而致灭亡。央,久也,远也。难圣人从之,故身无奇病,万物不失,生气不竭。王注:圣人法天地藏德,恬憺虚无,精神内守,病安从来?又云:从犹顺也,谓顺四时之令也。然四时之令不可逆之,逆之则五藏内伤而他疾起矣。【《四气调神大论》】

苍天之气,清净[续]春为苍天,发生之主。则志意治,顺之则阳气固,虽有贼邪,弗能害也,亦以天道喻诸人也。此因时之序。以因天四时之气序,故贼邪之气不能害也。故圣人传精神,服天气,而通神明。流通精神,不耗不治。王注:久服天真之气,则效用自通于神明也。失之则内闭九窍,外壅肌肉,卫气散解,[续]失,谓逆苍天清净之气也。卫气者,合天之阳气也。所以温分肉而充肌肤,肥腠理而司开合。故失其度,则内闭九窍,外壅肌肉,以卫不营运,攸言散解也。此谓自伤,气之削也。[续]夫逆苍天之气,逆清静之理,使正真之气如削去者,非天降之,人自为之尔。阳气者,若天与日,失其所,则折寿而不彰,[续]此明前阳气之用也。喻人之有阳若天之有日，天失其所则日不明，人失其所则阳不固。日不明则天暗，阳不固则人夭。故天运当以日光明。喻人之生固宜藉其阳气。［愚按］天之运行不息，以藏隐其气而日月得以光明也。【《生气通天论》】

　　阴气者，静则神藏，躁则消亡。［续］阴谓五神藏也。言人安静不涉邪气，则神气宁而内藏。人躁动冒邪气，则神被害而离散，藏无所守，故曰消亡。饮食自倍，肠胃乃伤。［续］藏以躁动致伤，府以食饮气损，皆谓过，用越旺则受其邪也。岐伯曰：根于中者，命曰神机。神去则机息，根于外者，命曰气立，气止则化绝。诸有形之类，根于中者，生源系天。其所动静，皆神气为机发之主。故其所为也，物莫之知。是以神舍去则机发动用之道息矣。根于外者，生源系地，故其生长化收藏，皆为造化之气所成立，故其所出也，物亦莫之知，是以气止息，则生化结成之道绝灭矣。其木火土金水，燥湿液坚柔，常性不易，及乎外物去①，生气离，根化绝止，则其常体性颜色，皆必小变移其旧也。《六微旨论》云：出入废则神机化灭，升降息则气立孤危。故非出入，则无以生长壮老已；非升降，则无以生长化收藏。【《五常政大论》】

　　帝曰：何谓三部？岐伯曰：有下部，有中部，有上部，部各有三候。三候者，有天、有地、有人也，必指而导之，必因师指引教导，乃以为真。上部天，两额之动脉；［续］在额两傍动应于手，足少阳脉气所行。上部地，两颊之动脉；在鼻孔两傍，近于巨髎之分动应于手，足阳明脉气所行。上部人，耳前之动脉。在耳前陷者中动应于手，手少阳脉气所行。中部天，手太阴也；肺脉也，在掌后寸口中，是谓经渠，动应于手。中部地，手阳明也；大肠脉也，合谷之分动应于手。中部人，手少阴也。心脉也，在掌后兑骨之端，神门之分动应于手。《灵枢经》曰：少阴无俞心不病乎？曰：其外经病而藏不病，故独取其经中掌后兑骨之端。正谓此也。下部天，足厥阴也；肝脉也，在毛际外羊矢下一寸半陷中五里之分，卧而取之，动应于手，女子取太冲在足大指大节后二寸陷中是。下部地，足少阴也；肾脉也，在足内踝后跟骨上陷中，太溪之分动应手。下部人，足太阴也。脾脉也，在鱼腹上越筋间，直上五里下箕门之分。宽巩足单衣，沉取乃得之，动应于手。候胃气者，当取足跗上，冲阳之分，动脉应手。故下部之天以候肝，地以候肾，人以候脾胃之气。脾与胃以膜相连，故兼候胃也。曰：中部之候奈何？曰：亦有天，亦有地，亦有人。天以候肺，地以候胸中之气，手阳明脉当其处。《经》云：肠胃同候，故以候胸中也。人以候心。曰：上部以何候？曰：亦有天，亦有地，亦有人。天以候头角之气，地以候口齿之气，人以候耳目之气。以位当耳前脉，抵于目外眦，故以候之。三部者，各有天，各有地，各有人。三而成天，三而成地，三而成人。三而三之，合则为九，九分为九野，谓邑外为郊，郊外为甸，甸外为牧，牧外为林，林外为坰，坰外为野，言其远也。详《六节藏象论》注。九野为九藏。［续］以是故应天地之至数。故神藏五，形藏四，［续］魂魄志意神皆五藏神也，故曰神藏。所谓形藏者，皆如器外张虚而不屈，合藏于物，故云形藏也。［愚按］徒有其器，而无所藏，此与《宣明五气篇》《生气通天论》《六节藏象论》注重。合为九藏。五藏已败，其色必夭，夭必死矣。［续］夭谓死色，异常之候也。色者神之旗，藏者神之舍，故神去则藏败，藏败则色见异常之候。死也。曰：次死生奈何？曰：形盛脉细，少气不足以息者

————
① 常性不易，及乎外物去：民本作"常易性不及乎外物"。

危。[续]形气相得,谓之可治。今脉细、少气是为气弱;体壮盛有余,是为形盛相扶,故常危也。危近死,犹有生者。形瘦脉大,胸中多气者死。[续]此形气不足,脉气有余,故死。凡此皆形气不相得也。形气相得者生,参伍不调者病。[续]参谓参较,伍谓类伍,参较类伍而有不调,谓不率其常,故病。三部九候,皆相失者死。[续]失,谓气候不相类也。相失之候,诊凡有七,见下文。上下左右之脉相应如参舂者,病甚。上下左右相失不可数者,死。[续]上下左右,三部九候,凡十八诊。如参舂者,谓大数而鼓。如参舂杵之上下也。不可数者,谓一息十至已上也。中部之候虽独调,与众藏相失者死。中部之候相减者死。[续]上部下部已不相应,中部独调,亦知不久,若减于上下是亦气衰,故皆死也。减谓偏小也。目内陷者死。[续]太阳脉起目内眦,目内陷,太阳绝。独言太阳,以其主诸阳之气。岐伯曰:九候之相应也,上下若一,[续]言迟速小大等也。不得相失。一候后则病,二候后则病甚,三候后则病危。所谓后者,应不俱也。俱犹同也,一也。察其府藏,以知死生之期,[续]夫病入府则愈,入藏则死,故死生期准,察以知之。必先知经脉,然后知病脉,[续]经脉,四时五藏之脉。帝曰:何以知病之所在?岐伯曰:察九候,独小者病,独大者病,独疾者病,独迟者病,独热者病,独寒者病,独陷下者病。相失之候,诊凡有七者,此也。然脉见七诊,谓参伍不调,随其独异,以言其病。肉脱身不去者死。[续]谷气外衰则肉如脱尽,天真内竭,故身不能行。中部乍疏乍数者死。[续]气之散乱也。形肉已脱,九候虽调,犹死。[续]亦谓形气不相得也,证前肉脱身不去者,九候虽平调,亦死。帝曰:冬阴夏阳奈何?岐伯曰:九候之脉,此九候以脉言,寸关尺三部,各有浮中沉三部,合之而为九也。皆沉细悬绝者为阴,主冬,故以夜半死。盛疾①喘数者为阳,主夏,故以日中死。[续]位无常居,物极则反。乾坤之文,阴极则龙战于野,阳极则亢龙有悔,是以阴阳极脉,死于夜半日中也。是故寒热病者,以平旦死。[续]亦物极则变也。平旦木王,木气为风,故木王之时寒热病死。《经》曰:因于露风,乃生寒热。故知寒热乃风薄所为也。热中及热病者,以日中死。[续]阳之极也。病风者,以日夕死。[续]卯酉冲也。[愚按]寒热病者,木气实也。故木王之时死。此病风者,木气虚也。酉则金王,木虚金胜,故死于酉也。病水者,以夜半死。水王故也。其脉乍疏乍数乍迟乍疾者,日乘四季死。脾气内绝,故日乘四季死。七诊虽见,九候皆从者不死。[续]若九候顺四时之令,虽七诊互见亦生。所言不死者,风气之病及经月之病,似七诊之病而非也,故言不死。[续]风病之脉诊大而数,经月之病脉小以微。虽候与七诊之状略同,而死生之症乃异,故不死也。若有七诊之病,其脉候亦败者死矣,[续]七诊虽见,九候若从者,不死。若病同七诊之状,而脉应败乱,纵九候皆顺,犹不得生也。必发哕噫。[续]心为噫,胃为哕,胃精内竭,神不守心,故死之时,发斯哕噫。必审问其所始病,与今之所方病,[续]方,正也,当原始以要终。而后各切循其脉,视其经络浮沉,以上下逆从循之,其脉疾者不病,脉强盛故。脉迟者病,气不足故。脉不往来者死,精神去也。皮肤著者死。骨干枯也。【《三部九候论》】

帝曰:余知百病生于气也。[续]气之为用,虚实逆顺缓急,皆能为病,故问之。怒则气上,喜则气缓,悲则气消,恐则气下,寒则气收,炅则气泄,惊则气乱,劳则气耗,

---

① 疾:顾从德本《素问》作"躁"。

思则气结,九气不同,何病之生？岐伯曰:怒则气逆,甚则呕血及飧泄,故气上矣。[续]怒则阳气逆上,肝气乘脾,故甚则呕血及飧泄。何以明之,怒则面赤,甚则色苍。《经》云:盛怒不止则伤志。明怒则气逆上而不下也。喜则气和志达,荣卫通利,故气缓矣。悲则心系急,肺布叶举,而上焦不通,荣卫不散,热气在中,故气消矣。[续]悲则损于心,心系急则动肺,肺气系诸经,逆故肺布而叶举。恐则精却,却则上焦闭,闭则气还,还则下焦胀,故气不行矣。[续]恐则阳精却上而不下流,故却则上焦闭也。上焦既闭,气不行流,下焦阴气,亦还回不散,而聚为胀也。上焦固禁,下焦气还,各守一处,故气不行也。寒则腠理闭,气不行,故气收矣。[续]腠谓津液渗泄之所,理谓文理逢会之中。闭谓密闭,气谓卫气,行谓流行,收谓收敛也。身寒则卫气沉,故皮肤文理及渗泄之处皆闭密而气不流行,卫气收敛于中而不发散也。炅则腠理开,荣卫通,汗大泄,故气泄矣。[续]人在阳则舒,在阴则惨,故热则肤腠开发,荣卫大通,津液外渗而汗大泄。惊则心无所倚,神无所归,虑无所定,故气乱矣。[续]气奔越故不调理。劳则喘息一作且。汗出,外内皆越,故气耗矣。[续]疲于力役则气奔速,故喘息也。气奔速则阳外发,故汗出。然喘且汗出,内外皆逾越常纪,故气耗损矣。思则心有所存,神有所归,正气留而不行,故气结矣。[续]系心不散,故气亦停留。

【《举痛论》】

凡未诊病者,必问尝贵后贱,虽不中邪,病从内生,名曰脱营。[续]神屈故也。贵之尊荣,贱之屈辱,心怀眷慕,志结忧惶,而病从内生,血脉虚减,故曰脱营。尝富后贫,名曰失精,五气留连,病有所并。[续]富而从欲,贫则损财。内结忧煎,外悲过物。然则心从想慕,神从往计,荣卫之道,闭以迟留,气血不行,积并为病。医工诊之,不在藏府,不变躯形,处之而疑,不知病名。[续]言病之初也。病由想恋所为,故未居藏府,事因情念所起,故不变躯形。医不悉之,故诊而疑也。身体日减,气虚无精,[续]言病之次也,气血相迫,形肉消烁,故身体日减。《经》曰:气归精,精食气。今气虚不化,精无所滋,故也。病深无气,洒洒然时惊,[续]言病之深也。病气深,谷气尽,阳气内薄,故恶寒而惊。洒洒,寒貌。病深者,以其外耗于卫,内夺于荣。[续]血为忧煎,气随悲减,故外耗于卫,内夺于荣。病深者何以此,耗夺故尔。良工所失,不知病情,此治之一过也。失,谓失问其所始也。凡欲诊病者,必问饮食居处,[续]饮食居处,五方不同,故问之也。详见《异法方宜论》今具论治钞。[愚按]丹溪云:凡治病必先问饮食起居何如？盖主一人之身而言。与此不同,当参考之。暴乐暴苦,始乐后苦,皆伤精气,精气竭绝,形体毁沮。[续]喜则气缓,悲则气消,然悲哀动中者,竭绝而伤生,故精气竭绝,形体贱毁,心神沮散矣。暴怒伤阴,暴喜伤阳,[续]怒则气逆,故伤阴。喜则气缓,故伤阳。[愚按]此二句及下二句与《阴阳应象论》文重而注异,今并具汇萃钞。厥气上行,满脉去形。[续]厥,气逆也。逆则气上行,满于经络,故神气荡散,去离形骸矣。愚医治之,不知补泻,不知病情,精华日脱,邪气乃并,此治之二过也。[续]不知喜怒哀乐之殊情,概为补泻而同贯,则五藏精华之气日脱,邪气薄蚀而乃并于正真之气矣。善为脉者,必以比类奇恒从容知之,为工而不知道,此诊之不足贵,此治之三过也。[续]奇恒,谓气候奇异于常之候也。从容,谓分别藏气虚实,脉见高下,几相似也。《示从容论》曰:脾虚浮似肺,肾小浮似脾,肝急沉散似肾,此皆工之所惑乱。然从容分别而得之矣。

诊有三常，必问贵贱，封君败伤，及欲候王。[续]封君败伤降其君位，而贬公卿也。及欲候王，谓情慕尊贵而妄求不已也。故贵脱势，虽不中邪，精神内伤，身必败亡。[续]忧惶煎迫，怫结所为。始富后贫，虽不伤邪，皮焦筋屈，痿躄为挛。[续]以五藏气留连，病有所并而为是也。医不能严，不能动神，外为柔弱，乱至失常，病不能移，则医事不行，此治之四过也。[续]严谓禁戒，其非所以令从命也。外为柔弱，言委随以顺从也。然戒不足以禁非，动不足以从令，委随任物，乱失天常，病且不移，何医之有也？凡诊者，必知终始，有知余绪，切脉问名，当合男女。[续]终始谓气色也。《经》曰：知外者，终而始之，明知五色气象终而复始也。余绪，谓病发端之余绪，切谓以指按脉也，问名谓问病症之名也。男子阳气多而左脉大，为顺；女子阴气多而右脉大，为顺。故宜以候，当先合之也。离绝菀结，忧恐喜怒，五藏空虚，血气离守，工不能知，何术之语？[续]离，谓离间亲爱。绝，谓绝念所怀。菀，谓菀积思虑。结，谓结固余怨。夫间亲爱者魂游，绝所怀者意丧，积所虑者神劳，结余怨者志苦，忧愁者闭塞而不行，恐惧者荡悼而失守，盛怒者迷惑而不治，喜乐者荡欢而不藏，由是八者，故五藏空虚，血气离守，工不思晓，又何言哉？尝富大伤，斩筋绝脉，身体复行，令泽不息。[续]斩筋绝脉，言非分之过损也。身体虽已复旧而行，且令津液不为滋息也。何者，精气耗减也。泽，液也。故伤败结，留薄归阳，脓积寒炅。[续]阳谓诸阳脉及六府也。炅谓热也。言非分伤败筋脉之气，血气内结，留而不去，薄于阳脉，则化为脓，久积腹中，而外为寒热也。粗工治之，亟刺阴阳，身体解散，四肢转筋，死日有期，[续]不知寒热为脓积所生，以为常热之疾，概施其法，数刺阴阳经脉，气夺病甚，故身体解散而不用，四肢废运而转筋。如是故死日有期，乃医之罪也。医不能明，不问所发，唯言死日，亦为粗工，此治之五过也。[续]诊不备三常，疗不慎五过，不求余绪，不问持身，亦足为粗略之医。凡此五者，皆受术不通，人事不明也。[续]言受术之徒，未通精微之理，不明人间之事也。故曰：圣人之治病也，必知天地阴阳，四时经纪，五藏六府，雌雄表里，刺灸砭石、毒药所主，从容人事，以明经道，贵贱贫富，各异品理，问年少长，勇怯之理，审于部分，知病本始，八证九候，诊必副矣。[续]圣人备识如此，工当勉之【《疏五过论》】

帝曰：夫经脉十二，络脉三百六十五，此皆人之所明知，工之所循用也。[续]谓循守而用。所以不十全者，精神不专，志意不理，外内相失，故时疑殆。[续]外谓色，内谓脉也。所谓粗略，揆度失常，故色脉相失而时自疑殆也。诊不知阴阳逆从之理，此治之一失矣。[续]《脉要精微论》曰：冬至四十五日阳气微上，阴气微下；夏至四十五日阴气微上，阳气微下。阴阳有时，与脉为期，故诊不知阴阳逆从之理，为一失矣。受师不卒，妄作杂术，谬言为道，更名自功，妄用砭石，后遗身咎，此治之二失也。[续]不终师术，惟妄是为，易古变常，自功循己，遗身之咎，不亦宜乎？故为失二也。不适贫富贵贱之居，坐之薄厚，形之寒温，不适饮食之宜，不别人之勇怯，不知比类，足以自乱，不足以自明，此治之三失也。[续]夫勇者难感，怯者易伤，二者不同。盖以其神气有壮弱也。观其贫贱富贵之义，则坐之厚薄，形之寒温，饮食之宜，理可知矣。不知比类，用必乖衰，则适足以汩乱心绪，岂通明之可望乎？故为失三也。诊病不问其始，忧患饮食之失节，起居之过度，或伤于毒，不先言此，卒持寸口，何病能中？妄言作名，为粗所穷，此治之四失也。忧谓忧惧,患谓患难,不先言此,[愚谓]不先问其忧患、饮食起居及曾伤毒否,而卒持寸口以言其病,何能中其病情?是以妄言作名,未免为粗工之所穷也。其意盖必先问后诊,方得十全,不可独凭乎脉也。【《徵四失论》】

东风生于春,病在肝,俞在颈项;春气发荣于万物之上,故俞在颈项。历忌曰甲乙不治颈是也。南风生于夏,病在心,俞在胸胁;心少阴脉,循胃出胁,故俞在焉。西风生于秋,病在肺,俞在肩背;肺处上焦,背为胸膈肩背相次,故俞在焉。北风生于冬,病在肾,俞在腰股;腰为肾府,股接次之,以气相连,故兼言也。中央为土,病在脾,俞在脊。以脊应土,言居中尔。故春气者病在头,春气谓肝气,各随其藏气之所应。夏气者病在藏,心之应也。秋气者病在肩背,肺之应也。冬气者病在四肢。四肢气少,寒毒善伤,随所受邪则为病处。故春善病鼽衄,[续]以气在头也。鼽,鼻出水。衄,鼻出血。仲夏善病胸胁,[续]心脉循胸胁故也。长夏善病洞泄寒中,[续]土主于中,是为仓廪糟粕水谷,故为洞泄寒中也。秋善病风疟,[续]以凉折暑,乃为是病。月令曰:孟秋行夏令,则民多疟疾。冬善病痹厥。[续]血象于水,寒则水凝,以气薄流,故为痹厥。故冬不按跷,春不鼽衄。[续]按谓按摩,跷谓如跷捷者之举动手足,所谓导引也。然扰动筋骨,则阳气不藏,春阳气上升,里热熏肺,肺通于鼻,病则形乏,故冬不按跷,春不鼽衄。鼽谓鼻流清水,衄谓鼻中血出。春不病颈项,仲夏不病胸胁,长夏不病洞泄寒中,秋不病风疟,冬不病痹厥,此上五句并为冬不按跷之所致也。夫精者,身之本也。故藏于精者,春不病温。此一句因冬不按跷而言。夏暑汗不出者,秋成风疟。此正谓以风凉之气折暑汗也。此论似不相蒙,与第三篇魄汗未尽云云相似。

王注:冬月蛰藏之时也。冬而按跷,扰其热伤,故有四时之变如此者,况精者身之本,可不藏乎?【《金匮真言论》】

诸脉者皆属于目,[续]脉者血之府。《经》云:久视伤血,由此明诸脉皆属于目也。《校正》云:心藏脉,脉舍神,神明通体,故云属目。诸髓者皆属于脑,[续]脑为髓海,故诸髓属之。诸筋者皆属于节,[续]筋气之坚结者,皆络于骨节之间。《经》曰:久行伤筋。由此明诸筋皆属于节。诸血者皆属于心,[续]血居脉,内属于心。《经》曰:血气者,人之神,然神者心之主。由此故诸血皆属于心。诸气者皆属于肺,[续]肺藏主气故也。人卧则血归于肝,[续]所藏血,心行之。人动则血运于诸经,人静则血归于肝藏,以肝主血海故也。肝受血而能视,[续]言其用也。目为肝之官,故肝受血而能视。足受血则能步,掌受血而能握,[续]谓把握也。指受血而能摄。谓收摄也。血气者,人之神,故受血者皆能运用。【《五藏生成论》】

五味所入,酸入肝,辛入肺,苦入心,咸入肾,甘入脾,是谓五入。[续]肝合木而味酸,肺合金而味辛,心合火而味苦,肾合水而味咸,脾合土而味甘。《至真要大论》云:五味入胃,各归所喜攻,酸先入肝,苦先入心,甘先入脾,辛先入肺,咸先入肾。五气所病,心为噫,[续]象火炎上,烟随焰出,心不受秽故噫出之。肺为咳。[续]象金坚劲,扣之有声,邪击于肺,故为咳也。肝为语,[续]象木枝条而形支别,语宣委曲,故出于肝。脾为吞,[续]象土包容,物归于内,翕如皆受,故为吞也。肾为欠为嚏,[续]象水下流,上生云雾,气郁于胃,故欠生焉。太阳之气,和利而满于心,生于鼻则生嚏。胃为气逆为哕为恐,[续]胃为水谷之海,肾与为关,关闭不利,则气逆上行也。以包容水谷,性喜受寒,寒谷相薄,故为哕也。寒盛则哕起,热盛则恐生。何者?胃热则肾气微弱,故为恐也。下文曰:精气并于肾,则恐也。大肠小肠为泄,下焦溢为水,[续]大肠为传道之府,小肠为受盛之府,受盛之气既虚,传道之司不禁,故为泄利也。下焦为分注之所,气窒不泻则溢而为水。膀胱不利为癃,不约为遗溺,[续]膀胱为津液之府,水注由之。然足三焦脉实约下焦而不通,则不得小便。足三焦脉虚,不约下焦,则遗溺也。《灵枢经》曰:足三焦者,太阳之别也,并太阳之正,入络膀胱,约下焦,实则闭癃,虚则遗溺。胆为怒,[续]中正决断,无移无偏,其性刚决,故为怒也。《经》曰:凡十一藏,取决于胆也。是谓五病。五精所并:精气并于心则喜,[续]精气,谓火之精气也。肺虚而心精并之,则为喜。《灵枢经》曰:喜乐无极则伤魄,魄为肺神,明心火并于肺金也。并于肺则悲,[续]肝虚而肺气并之则为悲。《灵枢经》曰:悲哀动中则伤魂,魂为肝神,明肺金并于肝木也。并于肝则忧,[续]脾虚而肝气并之为忧。《灵枢经》曰:忧愁不解则伤意,意为脾神,明肝木并于脾土。并于脾则畏,[续]肾虚而脾气并之则为畏。《灵枢经》曰:心怵不解则伤精,精为肾神,明脾土并于肾水。并于肾则恐,[续]心虚而肾气并之则为恐。《灵枢经》曰:怵惕思虑则伤神,神为心神,明肾水并于心火也。此皆正气不足而胜气并之,乃为是矣。故下文曰:是谓五并,虚而相并者也。五藏所恶:心恶热,[续]热则脉溃浊。肺恶寒,[续]寒则气留滞。肝恶风,[续]风则筋躁急。脾恶湿,[续]湿则肉痿肿。肾恶燥,[续]燥则精竭涸。是谓五恶。五藏化液:心为汗,[续]泄于皮腠也。肺为涕,[续]润于鼻窍也。肝为泪,[续]注于眼目也。脾为涎,[续]溢于唇口也。肾为唾,[续]生于牙齿也。是谓五液。五病所发:阴病发于骨,阳病发于血,阴病发于肉,骨肉阴静,故阴气从之。血脉阳动,故阳气乘之。阳病发于冬,阴病发于夏,夏阳气盛,故阴病发于夏;冬阴气盛,故阳病发于冬,各从其少也。是谓五发。五邪所乱:邪入于阳则狂,邪入于阴则痹,[续]邪居于阳脉之中,则四肢热盛,故为狂。邪入于阴脉之内,则六经凝泣而不通,故为痹。搏阳则为巅疾,搏阴则为喑,王注:邪内搏于阳,则脉流薄疾,故为上巅之病。邪内搏于阴,则脉不流,故令喑不能言。校正按《难经》云:重阳者狂,重阴者癫。巢元方云:邪入于阴则为癫。《脉经》云:阴附阳则狂,阳附阴则癫。孙思邈云:邪入于阳则为狂,邪入于阴则为血痹。邪入于阴,传则为癫痓;邪入于阳,传则为痛喑。全元起云:邪已入阴,复传于阳,邪气盛,府藏受邪,使其气不朝,荣气不复周身,邪与正气相击,发动为癫疾。邪已入阳,阳今复传于阴,藏府受邪,故不能言,是胜正也。诸家之论不同,今具载之。阳入之阴则静,阴出之阳则怒,[续]随所之而为疾也。之,往也。是谓五乱。五邪所见:春得秋脉,夏得冬脉,长夏得春脉,秋得夏脉,冬得长夏脉,是谓五邪,死不治。五藏所藏:心藏神,[续]精气之化成也。《灵枢经》曰:两精相搏谓之神。肺藏魄,[续]精气之匡佐也。《灵枢经》曰:并精而出入者,谓之魄。肝藏魂,[续]神气之辅弼也。《灵枢经》曰:随神而往来者,谓之魂。脾藏意,[续]记而不忘者也。《灵枢经》曰:心有所藏谓之意。肾藏志,[续]专意而不移者也。《灵枢经》曰:意之所存谓之志。肾受五藏六府之精,元气之本,生成之根,为胃之关,是以志能则命通。是谓五藏所藏。五藏所主:心主脉,[续]壅遏荣气,应息而动也。肺主皮,[续]包裹筋肉,闭拒诸邪也。肝主筋,[续]束络机关,随神而运也。脾主肉,[续]复藏筋骨,通行卫气也。肾主骨,[续]

张筋化髓,干以立身也。是谓五主。五劳所伤:久视伤血,[续]劳于心。久卧伤气,[续]劳于肺。久坐伤肉,[续]劳于脾。久立伤骨,[续]劳于肾。久行伤筋,[续]劳于肝。是谓五劳所伤。五脉应象:肝脉弦,[续]软虚而滑,端直以长也。心脉钩,[续]如钩之偃,来盛去衰也。脾脉代,[续]软而弱。肺脉毛,[续]轻浮而虚,如毛羽也。肾脉石,[续]沉坚而搏,如石之投也。是谓五藏之脉。【《宣明五气论》】

肝色青,宜食甘,粳米、牛肉、枣、葵皆甘;**心色赤,宜食酸**,小豆、犬肉、李、韭皆酸;**肺色白,宜食苦**,麦、羊肉、杏、薤皆苦;**脾色黄,宜食咸**,大豆、豕肉、栗、藿皆咸;**肾色黑,宜食辛**,黄黍、鸡肉、桃、葱皆辛。[续]肝性喜急,故食甘物,取其宽缓也。心性喜缓,故食酸物,取其收敛也。肺性喜气逆,故食苦物,取其宣泄也。肾性喜燥,故食辛物,取其津润也。究斯宜食,乃调利机关之义也。肾为胃关,脾与胃合,故假咸柔软以利其关,关利而胃气乃行。胃行而脾气方化,故脾宜味与众不同。校正按:上文云:脾苦湿,急食苦以燥之,况肝、心、肺、肾食宜皆与前文合,独脾食咸,不用苦,故王氏特注其义。**辛散,酸敛,甘缓,苦坚,咸软**。[续]皆自然之气也。然辛味非唯能散,而亦能润,故曰:肾苦燥,急食辛以润之。苦味非唯能坚,而亦能燥能泄,故曰脾苦湿,急食苦以燥之。肺苦气上逆,急食苦以泄之。**毒药攻邪,五谷为养,五果为助,五畜为益,五菜为充**,[续]毒药谓金玉、土石、草木、菜果、虫鱼鸟兽之类,然辟邪安正,唯毒乃能,故通谓之毒药也。五谷:粳米、小豆、大豆、麦、黄黍。五果:桃、李、杏、栗、枣。五菜:葵、藿、薤、葱、韭。[愚谓]充,足也。以五菜疏通肠胃,令食气是也。**气味合而服之,以补精益气**。[续]气谓阳化,味曰阴施。气味合和,则补益精气矣。

《经》曰:形不足者,温之以气;精不足者,补之以味。孙思邈曰:精以食气,气养精以荣色;形以养味,味养色以生力,精顺五气以为灵也。若食气相恶,则伤精也。形受味以成也。若食味不调,则损形也。是以圣人先用食禁以存性,后制药以防命,气味温补以存精形,此谓气味合而服之,以补精益气也。此五者,有辛酸甘苦咸,各有所利,或散或收,或缓或急,或坚或软,四时五藏,病随五味所宜也。【《藏气法时论》】

五味所禁:辛走气,气病[续]病谓力少不自胜也。**无多食辛;咸走血,血病无多食咸**;血者水类,故咸走之。**苦走骨,骨病无多食苦**;[续]皇甫士安云:咸先走肾。此云走血者,肾合三焦。血脉虽属肝心,而为中焦之道,故咸入而走血也。苦走心,此云走骨者,水火相济,骨气通于心也。**甘走肉,肉病无多食甘;酸走筋,筋病无多食酸**。[续]皆为行其气速,故不欲多食,多食则病甚也。**是谓五禁,无令多食**。[续]口食而欲食之,无令多也。[《宣明五气论》]**多食咸,则脉凝泣而变色**;[续]心合脉,其荣色。咸益肾而胜心,故脉凝泣而颜色变易。**多食苦,则皮槁而毛拔**;[续]肺合皮,其荣毛。苦益心胜肺,故皮枯槁而毛拔去也。**多食辛,则筋急而爪枯**;[续]肝合筋,其荣爪。辛益肺胜肝,故筋急而爪干枯也。**多食酸,则肉胝䐢而唇揭**;[续]脾合肉,其荣唇。酸益肝胜脾,故肉胝䐢而唇皮揭举也。**多食甘,则骨痛而发落**。[续]肾合骨,其荣发。甘益脾胜肾,故骨痛而发堕落也。**此五味之所伤也**。五味入口,输于肠胃而内养五藏,各有所养,有所欲,欲则互有所伤,故下文曰:**故心欲苦,肺欲辛,肝欲酸,脾欲甘,肾欲咸,此五味之所合,五藏之气也**。[续]各随其欲而归凑之。全元起云:五味合五藏气二句相连。**色味当五藏;白当肺、辛,赤当心、苦,青当肝、酸,黄当脾、甘,黑**

当肾、咸。[续]各当其所应而为色味也。故白当皮,赤当脉,青当筋,黄当肉,黑当骨。[续]各当其所养之藏气也。【《五藏生成篇》】

帝曰:愿闻虚实之要。岐伯曰:气实形实,气虚形虚,此其常也,反此者病。[续]气谓脉气,形谓身形,反谓不相合应,失常平之候也。形气相反故病生。谷盛气盛,谷虚气虚,此其常也,反此者病。[续]《灵枢经》曰:荣气之道,内谷为实,谷入于胃,气传与肺。精专者,上行经隧,由是谷气虚实,占必同焉,候不相应,则为病也。脉实血实,脉虚血虚,此其常也,反此者病。[续]脉者血之府,故虚实同焉,反不相应则为病也。曰:如何而反?曰:气虚身热,此谓反也。[续]气虚为阳气不足,阳气不足当身寒。反身热者,脉气当盛,脉不盛而身热,症不相符,故谓反也。按《甲乙经》云:气盛身寒,气虚身热,此谓反也。当补此四字。谷入多而气少,此谓反也。胃之所出者,谷气而布于经脉也。谷入于胃,脉道乃散,今谷入多而气少者,是胃气不能散,故谓反也。谷不入而气多,此谓反也。[续]胃气外散,肺并之也。脉盛血少,此谓反也。脉少血多,此谓反也。[续]经脉行气,络脉受血。经气入络,络受经气,候不相合,故皆反常也。气盛身寒,得之伤寒。气虚身热,得之伤暑。[续]寒伤形,故气盛身寒;热伤气,故气虚身热。谷入多而气少者,得之有所脱血,湿居下也。[续]脱血则血虚,血虚则气盛内郁,化成津液流入下焦,故云湿居下也。谷入少而气多者,邪在胃及与肺也。[续]胃气不足,肺气下流于胃中,故邪在胃。然肺气入胃,则肺气不自守而邪气亦从之,故云:邪在胃及与肺也。脉小血多者,饮中热也。[续]饮谓留饮也。饮留脾胃之中,则脾气溢,脾气溢则发热中。脉大血少者,脉有风气,水浆不入,此之谓也。[续]风气盛满,则水浆不入于脉。[《刺志论》]。天之邪气,感则害人五藏。[续]四时之气,八正之风,皆天邪也。八风发邪,经脉受之,则循经而触于五藏。水谷之寒热,感则害于六府,[续]热伤骨及膀胱,寒伤肠及胆气。地之湿气,感则害皮肉筋脉。湿气胜则荣卫脉不行,故感则害于皮肉筋脉。【《阴阳应象论》】

岐伯曰:阳者,天气也,主外;阴者,地气也,主内;故阳道实,阴道虚。故犯贼风虚邪者,阳受之;食饮不节,起居不时者,阴受之。阳受之则入六府,阴受之则入五藏。入六府则身热不时卧,上为喘呼;入五藏则䐜满闭塞,下为飧泄,及为肠澼。[愚按]《阴阳应象论》曰:天之邪气,感则害五藏;水谷寒热,感则害六府。《太阴阳明论》曰:犯贼风虚邪,阳受之;食饮起居,阴受之。阳受则入六府,阴受则入五藏。两说相反何也?此所谓似反而不反也。夫天之邪气,贼风虚邪,外伤有余之病也。水谷寒热,食饮起居,内伤不足之病也。二者之伤,藏府皆当受之,但随其所从所发之处而为病尔,不可以此两说之异而致疑,盖并行不相悖也。天之邪气,固伤五藏,亦未必不伤六府;水谷寒热,固伤六府,亦未必不伤五藏;至于地之湿气,亦未必专害皮肉筋脉而不能害藏府。邪气水谷亦未必专害藏府,而不能害皮肉筋脉也。但以邪气无形,藏主藏精气,故以类相从而多伤藏;水谷有形,府主传化物,故因其所由而多伤府;湿气浸润,其性缓慢,其入人也以渐,其始也自足,故从下而上,从浅而深,而多伤于皮肉筋脉耳。孰谓湿气全无及于藏府之理哉?故喉主天气,咽主地气。故阳受风气,阴受湿气。[续]同气相求耳。故阴气从足上行至头,而下行循臂至指端;阳气从手上行至头,而下行至足。[续]《灵枢经》曰:手之三阴从藏走手;手之三阳从手走头;足之三阳从头走足；足之三阴从足走腹。所行而异，故更逆更从。故曰阳病者，上行极而下；阴病者，下行极而上。[续]此言其大凡耳，然足少阴下行，则不同诸阴之气也。故伤于风者，上先受之；伤于湿者，下先受之。[续]阳气炎上，故受风；阴气润下，故受湿，盖同气相合故耳。《太阴阳明篇》

五藏受气于其所生，传之于其所胜，气舍于其所生，死于其所不胜。病之且死，必先传行至其所不胜，病乃死。[续]受气所生者，谓受病气于己之所生也；传所胜者，谓传于己之所克也。气舍所生者，谓舍于生己者也；死所不胜者，谓死于克己者分位也。所传不顺，故必死焉。此言气之逆行也，故死。[续]所为逆者，次如下说。肝受气于心，木生火也。传之于脾，气舍于肾，至肺而死。心受气于脾，传之于肺，气舍于肝，至肾而死。脾受气于肺，传之于肾，气舍于心，至肝而死。肺受气于肾，气舍于脾，至心而死。肾受气于肝，传之于心，气舍于肺，至脾而死。此皆逆死也。一日一夜五分之，此所以占死生之早暮也。[续]肝死于肺位，秋庚辛，余四仿此，然朝主甲乙，昼主丙丁，四季土主戊己，晡主庚辛，夜主壬癸，由此则死生之早暮可知矣。校正云：占死生当作占死者。《玉机真藏论》

天有四时五行，《天元纪论》作天有五行，以御五位。以生长收藏，以生寒暑燥湿风。[续]春生、夏长、秋收、冬藏，谓四时之生长收藏。冬水寒、夏火暑、秋金燥、春木风、长夏土湿，谓五行之寒、暑、燥、湿、风也。然四时之气，土虽寄旺，原其所主，但脾居中央，故云：五行以生寒暑燥湿风五气故。人有五藏化五气，以生喜、怒、悲、思、恐。[续]五气谓喜、怒、悲①、思、恐，然是五邪更伤五藏之和气矣。《校正》按《天元纪论》悲作思。盖言悲者，以悲能胜恐，取

五志迭相胜而言也。举思者，以思为脾之志也，各举一，则义俱不足；两见之，则互相成义也。喜怒伤气，寒暑伤形。[续]喜怒皆生于气，故云喜怒伤气；寒暑皆胜于形，故云寒暑伤形。近取诸身则如斯矣。细而言之，则热伤于气，寒伤于形也。

暴怒伤阴，暴喜伤阳。[续]怒则气上，喜则气下，故暴辛气上则伤阴，暴辛气下则伤阳。厥气上行，满脉去形。[续]厥，气逆也。逆气上行，满于经络，则神气浮越，去离形骸也。喜怒不节，寒暑过度，生乃不固。《灵枢经》曰：智者之养生也，必顺四时而适寒暑，和喜怒而安居处。然喜怒不常，寒暑过度，天真之气何可久长。故重阴必阳，重阳必阴。[续]言伤寒伤暑亦如是。《阴阳应象论》

风胜则动，[续]不宁也，风胜则庶物皆摇，故为动。《左传》曰："风淫末疾"是也。校正详风胜则动至湿胜则濡泄五句，与《阴阳应象论》文重而注不同。热胜则肿，[续]热胜则阳气内郁，故洪肿暴作，甚则荣气逆于肉理，聚为痈肿。又云：热胜气为丹㷊，胜血为痈脓，胜骨肉为附肿，按之不起。燥胜则干，[续]干于外则皮肤皱揭，干于内则精血枯涸，干于气及津液则肉干而皮著于骨。寒胜则浮，[续]浮谓浮起，按之处见也。又云：寒胜则阴气结于玄府，玄府闭密，阳气内攻，故为浮。湿胜则濡泄，甚则水闭胕肿。[续]湿胜则内攻脾胃，脾胃受湿则水谷不分，故大肠传道而注泄也。以湿内盛而泄，故谓之濡泄。《左传》曰："雨淫腹疾"是也。濡泄水利也，胕肿肉泥，按之陷而不起，水闭则溢于皮中也。《六元正纪论》

帝曰：脾病而四肢，不用何也？岐伯曰：四肢皆禀气于胃，而不得至经，[续]"至

---

① 悲：顾从德本《素问》作"忧"。

经"《太素》作"径至"。杨上善云：皆以水谷资四肢不能经至于四肢，要因于脾，布化水谷精液，四支乃可以禀受也。必因于脾，乃得禀也。今脾病不能为胃行其津液，四肢不得禀水谷气，气日以衰，脉道不利，筋骨肌肉，皆无气以生，故不用焉。曰：脾不主时何也？曰：脾者土也，治中央，常以四时长四藏，各十八日寄治，不得独主于时也。脾藏者常著胃土之精也，土者生万物而法天地，故上下至头足，不得主时也。[续]治，主也。著谓常约著于胃也。土气于四时之中，各于季终寄王十八日，则五行之气各王七十二日，以终一岁之日矣。外主四季，则在人内应于手足也。曰：脾与胃以膜相连耳，而能为之行其津液何也？曰：足太阴者三阴也，其脉贯胃属脾络嗌，故太阴为之行气于三阴。阳明者表也，[续]胃是脾之表。五藏六府之海也，亦为之行气于三阳。藏府各因其经而受气于阳明。【《太阴阳明论》】

形弱气虚，死。[续]中外俱不足。形气有余，脉气不足，死。[续]藏衰故脉不足也。脉气有余，形气不足，生。[续]藏盛，故脉气有余【《方盛衰论》】

岐伯曰：夫盐之味咸者，其气令器津泄；弦绝者，其音嘶败；木敷者，其叶发；病深者，其声哕。人有此三者，是谓坏府，毒药无治，短针无取，此皆绝皮伤肉，血气争黑。此段有缺误。木敷者，其叶发。《太素》作木陈者，其叶络。争黑当作争异，坏府谓三者之病犹云崩坏之处也。详此文义，若曰：夫弦绝者，其音嘶败；木陈者，其叶落。盐之味咸者，其气令器津液泄。病深者，其声哕绝。皮伤肉，血气争异，人有此三者是谓坏府。毒药无治，短针无取，盖以弦绝，况声哕木落，况绝伤津泄，况血气争异也。庶通。杨上善云：言欲知病征者，须知其候，盐之在于器中，津液泄于外，见津而知盐之有咸也。声嘶知琴瑟之弦将绝，叶落知陈木之已尽，举此三物衰坏之征，以比声哕识病深之候。人有声哕同三譬者，是为府坏之候。中府坏者，病之深也。其病既深，故针药不能取，以其皮肉血气各不相得故也。愚按：杨注虽与问答义相贯穿，终不若滑注之密也。岐伯曰：木得金而伐，火得水而灭，土得木而达，金得火而缺，水得土而绝，万物尽然，不可胜竭。[续]达，通也。言物类虽不可竭尽，而数，要之，立皆如五行之气而有胜负之性分耳。【《宝命全形篇》】

阴盛则梦涉大水恐惧，[续]阴为水，故梦涉水而恐惧也。阳盛则梦大火，[续]阳为火，故梦火而燔灼也。阴阳俱盛则梦相杀毁伤，[续]亦类交争之义也。上盛则梦飞，[续]气上则梦上，故飞。下盛则梦堕[续]气下则梦下，故堕。甚饱则梦与[续]内有余。甚饥则梦取，[续]内不足。肝气盛则梦怒[续]肝在志为怒。肺气盛则梦哭，[续]肺声哀，故梦哭。仍少心脾肾气所梦，今具《甲乙经》中。短虫多则梦聚众，长虫多则梦相击毁伤。[续]长虫动则内不安，内不安则神躁扰，故梦是矣。【《脉要精微论》】

读素问抄补遗

藏象抄。注曰：膀胱位当孤府言。他府皆无所待，而自能出。惟膀胱必待气化而后能出，与他府不同，故曰孤府。同则为类，异则为孤。

脉候抄。从阴阳始，按：阴阳即仲景所谓浮洪长滑为阳，沉细短涩为阴之类欤？和柔相离者缓也。若接续不离斯数矣，故病脾脉来实而益数也。厌厌，和调不变乱也。摄摄，连属不止代也。榆荚，轻浮和软也。借之以形容秋脉之轻浮和适而相属也。来如弹石。弹石，强硬也。平则沉软，病则强硬，与沉软反也，与前弹石不同，前弹石兼促，此则只强硬也。脾为孤藏，言他藏各主一时，惟脾不正主四时，与他藏异，故曰孤。长夏胃微软弱，曰平，按前二条，皆言胃而毛，胃而石此言软弱，软弱即胃也。下仿此。弱多胃少曰脾病，但代无胃曰死，软弱有石曰冬病，弱甚曰今病，按此节与前条夏胃微钩曰平之旨同。毛而有弦曰春病，弦甚曰今病。按前条春兼秋脉，知秋乃病。此条，秋兼春脉，知春乃病，不过对举互言，别无他意，后脉仿此。如水之流，浮盛也。如鸟之喙，细小也。浮盛大过，细小不及。浊气归心。浊气，阴气也。淫精于脉，精者，阳精也。脉非动脉，乃经脉也。即前阴气阳精也。毛脉合精一节，言皮毛之精与脉气流经之精相合，而行气于气海，气海则流布于四藏，由是中外上下，各得其所而平均也。留，当作流，后节揆度，即此权衡之义。不间藏，传曰：藏已间藏传，如心病传肝之类；不间藏传，如心病传肺之类，然间藏虽传所生至于七传，则一经不能再受邪矣。凡阳有五，盖五者土数也，五藏皆以胃气为主，故曰五五二十五阳。不能极于天地之精气，盖极者中也，不适中乎精气也。诸阳皆然，谓诸阴在内，格拒其阳于外，故病似阳而诚属阴，不可作阳病治。下仿此。阳气有余，身热无汗，汗者，阴气也，阳胜阴虚，故热无汗。

病能抄。秋冬夺于所用，至手足为之寒也一节。用，用力也。争者，不和也。邪气，阴邪也。"气因于中"四字疑衍。从之上者，阴邪从逆上之阳而上也。秋冬阳衰阴盛，人于秋冬耗夺其阳精之气，则下焦阳气愈衰为盛，阴迫之而上不和矣，阳既上而不下，则下焦愈见阳虚，而阴愈盛，阴盛充溢为阴邪矣。阴邪而从微阳逆上，是寒自下逆上而厥也。手足寒者，四肢诸阳之本，阳衰阴旺，故手足寒也。气聚于脾中，谷气聚也。疟皆生于风，后言疟因于暑，盖疟皆先伤暑，后感风寒而发也。注曰：阳气下行极而上，阴气上行极而下，故曰阴阳上下交争，此指外邪所伤言。《汇粹抄》：阳病者，上行极而下；阴病者，下行极而上。此指本气自病言。按：风暑阳邪，喜伤于阳，阳经而受阳邪，则阳极矣。和则阳气下降，极则反上与阴争。水寒阴邪，喜伤于阴，阴经而受阴邪，则阴极矣。和则阴气上升，极则反下与阳争，此亦各经之阴阳如某经气血多少之谓，非荣行脉中、卫行脉外之阴阳也。皮肤之内，肠胃之外，此荣气所舍。暑热藏于皮肤之内，乃舍于荣气中也，后言皮肤之内,卫气所舍,风水客于皮肤,乃客于卫气中也,可见皮肤之内,乃荣卫并居,此亦各经之荣卫,其气和柔,故能受邪。向之暑热伤荣,今之风寒伤卫,荣卫俱受邪而并居,故因卫气外出而入于阳分,则与阳争;阳虚而寒,因卫气内行而入于阴分则与阴争。阴虚而热,此指昼行阳、夜行阴之卫气也。后段并于阳,则阳胜;并于阴,则阴胜。又与前阴阳上下交争,互相发明。病极则复者,物极则衰,故阳中之邪极则寒止,阴中之邪极则热止,且卫气越其受邪之经而行于他经,则邪正相离而寒热亦止。疟但热不寒,盖因只感暑与风之阳邪,不感水邪之阴寒,故如是也。寒而鼓颔,颔乃胃脉所经,热而多渴,乃胃热所致,故知疟属于胃者多。胜复之气,盖言或胜气为病,或复气为病,非先胜后复之谓,如阳邪胜阴邪复也。徇蒙招尤,至甚则入肝。许学士云:上虚者肝虚也,肝虚则头晕。徇蒙者,如以物蒙其首,招摇不定,目眩耳聋,皆晕之状也,名曰肝厥头晕。结阴者,便血。《宝鉴》曰:阴气内结不得外行,无所禀,渗入肠间,故便血也。

论治抄。按而收之,谓按摩以收摄之。假者何如? 谓冬月用寒药,不以冬寒为禁也。"高者抑之"一节,总解上文制之、夺之之义。"夫气之胜也"一节,与后运气抄"夫气之胜也"文同。"必安其主客"即六气加临之主客。"同者逆之"指六气言,"异者从之"指五运言。"病所远而中道气味之者"一节,中道者气味薄之药也。病在肾肝其道远,故用气味薄药治之,必须大剂顿服,亦合急方之制。注曰:食而令足剂大而已也,然急过之乃顿服也。以所利行之,如辛利于散之类。惊者平之,或使其平心易气,以先之而后药,此因外惊而治也。若内气动其神者,又当以药平其阴阳之盛衰,则神可安,志可定矣。"必伏其所主"一节,伏,潜伏也。今欲潜伏其邪,使之不为害,当先知热因寒用等法。始同,谓以热治寒始皆同也。终异,谓热药寒服则异矣,热药寒服而无格拒之患,必破积溃坚而伏其病矣。随其攸利,利者宜也,或内治或外治,或衰之以属,各随其所宜也。

色诊抄。合于神明,谓合于天地神明之变化也。

针刺抄。观适之变,谓须静意视义而观察之,以调适其病变也。无逢其冲而泻之,谓水下一刻三刻五刻七刻,人气在三阳;二刻四刻六刻八刻,人气在阴分。气在三阳,则阳分独盛;气在阴分,则阴分独盛。见其独盛,指以为邪,以针泻之,反伤真气,故下文云:王注言水下一刻人气在太阳,二刻在少阳,三刻在阳明,四刻在阴分。若然,则气一昼一夜只行得二十五周于身,与《灵枢》篇首"人气一昼一夜五十度周于身"之说不合,其误可知。且阴分者,乃三阳之阴分,非内藏阴分。午时水下一刻,人气在三阴;二刻在阳分,亦三阴之阳分,非外府阴分,故曰府有阴阳,藏亦有阴阳,此专指卫气言也。七节之傍,中有小心。按《经度篇》心经注曰:心系有二,其一上与肺相连,入肺两大叶间,其一由肺系而下,曲折向后并脊膂,细络相连,贯脊髓,与肾相通,正当七节之间。经之所云,其指此欤? 从阴引阳,从阳引阴,谓头阳足阴,热阳寒阴。头有病,下取之。足有病,上取之。阳病热引之阴使凉,阴病寒引之阳使温。皆是也。此与《论治抄》阳病气反者,病在上取之下,病在下取之上,病在中傍取之义并同。

阴阳抄。万物之能始,谓万物生之初固由之,死之初亦由之。味归形,形食味;气生形,形食气;言不特味生形,气亦生形。气归精,精归化,化生精,精食气,此言气不特生形,又能生精。味伤形,气伤精,此言味虽生形,而亦伤形,气虽生精而亦伤精。

精化为气，此言气不特生精生化，而精化亦能生气，故曰交相益也。气伤于味，此言不特形伤味，而气亦伤于味，故曰互相损也。天运当以日光明，谓天之运行不息者，由日光明而阳气盛也，如人固守其阳则寿，若伤耗其阳则夭。"暮而收拒"一节，示人以养阳也。脉流薄疾，并乃狂。薄疾，阴气虚也；并者，阳气盛实也。

标本抄。治得为从，得者顺也。如以热治热，为顺其病也。

运气抄。气数者，气指阴阳气言，数指三阴三阳言。注曰：气数者，生成之气，谓天一地六之九数也。所胜则微，所不胜则甚。盖直年之气，胜气也。胜气为邪所干，则直年之气为胜，而邪不胜，故病微。直年之气不胜，不胜不足也，为邪所干则甚。非其时则微者，如木年而火气至，是直年木气胜，故火气虽至乃非其时，故后一年乃病者微也。当其时则甚，如木直之年水气胜也，今为邪中，是木气虚而受邪，故曰所不胜则甚。不胜者，木气虚也。又曰当其时则甚，谓木直之年而木为邪所病，其病为甚，故曰：当其时则甚。安其屈复，如胜气和则平之，胜气甚则夺之，谓随胜气之微甚，或平或夺，以安静之，使其屈伏耳。

汇粹抄。"故圣人传精神"一节，谓身中精神传而承袭之，不毁天之真气，服而顺从之，不逆则神明流通，而无内壅外壅之失。其色必夭，前言察脉，此言亦当察色。如参春者病，参春，谓轻重疾徐不等也。中部之候独调，谓中部虽不大不数，然上下二部皆大数者，亦死。或上下二部大数，独中部脉小者，亦死。一候后则病。后者，谓脉有大小、迟数。谓大者前，小者后，数者前，迟者后也。独小者病，独者于九候中举一候言也，如前一候后则病之义。

岐伯曰：肾移寒于脾，痈肿少气。肾伤于寒而传于脾，脾主肉，寒生于肉则结为坚，坚化为脓，故为痈也。血伤气少，故曰少气。脾移寒于肝，痈肿筋挛。脾主肉，肝主筋。肉温则筋舒，肉冷则筋急，故筋挛也。肉寒则卫气结聚，故为痈。肝移寒于心，狂隔中。心为阳藏，神处其中，寒薄之则神乱离，故狂也。阳气与寒相薄，故隔塞而中不通。心移寒于肺，肺消。肺消者，饮一溲二，死不治。心为阳藏，反受诸寒，寒气不消，郁而为热，内烁于金，金受火邪，故中消也。肺藏消烁，气无所持，故饮一溲二。金火相贼，死不可治。肺移寒于肾，为涌水。涌水者，按腹不坚，水气客于大肠，疾行则鸣，濯濯如囊裹浆，水之病也。夫肺寒入肾，肾气有余则上奔于肺，故云涌水。大肠为肺之府，故水客于大肠也。肾受凝寒，不能化液，大肠积水而不流通，故疾行则肠鸣也。脾移热于肝，则为惊衄。肝藏血，主惊，故热薄之则惊而鼻血。肝移热于心，则死。夫两阳和合，火木相燔，故肝热入心则当死也。心移热于肺，传为鬲消。心肺两间，中有斜鬲膜，鬲膜下际，内连于横膈膜，故心热入肺，久久传化，内为鬲热，消渴而多饮也。肺移热于肾，传为柔痓。柔谓筋柔，痓谓骨强。气骨皆热，髓不内充，故骨痓强而不举，筋柔缓而无力也。肾移热于脾，传为虚，肠澼死，不可治。脾土制水，肾反移热以与之，是土不能制水而受病，故久久传为虚损也。肠澼死者，肾主下焦，象水而冷，今乃移热，是精气内消，下焦无主以守持，故肠澼除而气不禁止也。胞移热于膀胱，则癃溺血。膀胱为津液之府，胞为受纳之司，胞热移于膀胱，则阴络内溢，故不得小便而溺血。膀胱移热于小肠，鬲肠不便，上而口糜。小肠脉，络心，循咽下膈抵胃，属小肠，故受热则下令肠隔塞而不便，上则令口生疮而糜烂也。小肠移热于大肠，为虙瘕，为沉。小肠移热大肠，两热相搏，则血溢而为伏瘕也。血滞不利则月事沉滞不行,故云为伏瘕为沉也。虚与伏同。大肠移热于胃,善食而瘦人①,谓之食亦。胃为水谷之海,其气外养肌肉,热消水谷,又烁肌肉,故善食而瘦。食亦者,谓食入移易而过,不生肌肤也。亦,易也。胃移热于胆,亦曰食亦。义同上。胆移热于脑,则辛頞鼻渊。鼻渊者,浊涕下不止也,传为衄衊瞑目。脑液下渗则为浊涕,涕下不止,如彼水泉,故曰鼻渊。頞谓鼻頞,足太阳脉起目内眦,上额交巅,络脑。阳明脉起于鼻交頞中,傍约太阳之脉,今脑热则足太阳逆,与阳明之脉俱盛,薄于頞中,故鼻頞辛。辛谓酸痛也。热盛则阳络溢,阳络溢则衄出。汗血也。衊谓汗血,血出甚,阳明太阳脉衰,不能荣养于目,故目瞑瞑,暗也。故得之气厥也。厥者,气逆也,皆由气逆而得之。出《气厥论》

帝曰:始生有病疣者,病名为何? 曰:病名胎病,此得之在母腹中时,其母有所大惊,气上而不下,精气并居,故令子发癫疾。精气谓阳之精气。出《奇病论》

岐伯曰:阳虚则外寒者,阳受气于上焦,以温皮肤分肉之间,今寒气在外,则上焦不通,上焦不通,则寒气独留于外,故寒慄。慄,战慄也。5SS阴虚生内热者,有所劳倦,形气衰少,谷气不盛,上焦不行,下脘不通。胃气热,热气熏胸中,故内热。王安道曰:此阴字指人身之阴与水谷之味也。夫有所劳倦者,走动属火也。形气衰少者,壮火食气也。谷气不盛者,劳伤元气则少食而气衰也。上焦不行者,清阳不升也。下脘不通者,浊阴不降也。夫胃受水谷则清阳升而浊阴降,以传化出入,滋养一身也。今胃不能纳而谷气衰少,则清无升,浊无降矣。故曰:上不行下不通,非绝不行不通,但此无病时谓之不行不通耳。上不行下不通则郁矣,郁则少火皆成壮火。胃居上焦下脘之间,故胃气热,热则上炎熏胸中,为内热也。斯东垣所谓劳伤形体,饮食失节而致热者乎。内伤之说,盖原于此。阳盛生外热者,上焦不通,则皮肤致密,腠理闭塞,玄府不通,卫气不得泄越,故外热。外伤寒毒,内薄诸阳。寒外盛则皮肤收,皮肤收则腠理密,故卫气蓄聚,无所流行矣。寒气外薄,阳气内争,积火内燔,故生外热。阴盛生内寒者,厥气上逆,寒气积于胸中而不泻,不泻则温气去,寒独留,则血凝泣,凝则脉不通,其脉盛大以涩,故中寒。温气,阳气也。阴逆内满,则阳气去于皮外也。出《调经论》

灵枢《病传篇》曰:七传当作次传,谓传其所胜,如心传肺,肺传肝之类。间传谓间藏传所不胜,如心传肝,肝传肾之类。《根结篇》曰:正气不足,病气有余,急泻之。形谓皮肉筋骨血脉也,气谓口鼻中喘息也。形胜者为有余,消瘦者为不足。审口鼻中气劳役如故,为气有余。若喘急气促、气短、或不足以息者为不足。当补、当泻,全不在此,但病来潮作之时,病气精神增添者,是病气有余,乃邪气胜也,急泻以寒凉酸苦之剂;如潮作之时,精神困弱,语言无力,及懒语者,为病气不足,乃真气不足也,急补以辛甘温热之剂。若病人形气不足,病来之时,病气亦不足,此阴俱不足,禁用针。针宜补,以其药不可尽剂。不已,取脐下气海穴。有病头痛,数岁不已者,当有所犯大寒,内至骨髓,髓者以脑为主,脑逆故令头痛,齿亦痛。出《奇病论》

有癃者,一日数十溲,后条脉细微如发。此不足也。身热如炭,头膺如格,人迎躁盛,喘息气逆,此有余也。太阴脉细微如发,此不足也。外有余者五,不足者二,名为何病? 岐伯曰:病在太阴,其盛在胃,颇在肺,病名曰厥,死不治,外有余者五,皆手

---

① 人:原作"又",兹据顾从德本《素问》改。

太阴脉当洪大而数，今微细如发，是脉与症相反也。以肺气逆凌于胃，故上使人迎躁盛也，故曰其病在太阴，其盛在胃也。以喘息气逆，又云颇在于肺，病相气逆，症不相应，故死不治，何也？谓其病在表则内有二不足，谓其病在里则外有五有余，表里既不可凭补泻，固难为用，其死明矣。有病痝然如水状，切其脉大紧，身无痛，形不瘦，不能食，食少，何病也？曰：病生在肾，名曰肾风。脉如弓弦大而且紧，大则为气，紧则为寒，寒气内薄而反无痛，故问之，盖以劳气内蓄，寒复内争。劳气薄寒，故化为风，风胜于肾，故曰肾风。肾风而不能食，善惊，惊已心气痿者死。肾水受风，心火痿弱，水火俱困，故死。出《奇病论》

尸厥邪客手足少阴、太阴、足阳明之络，此五络皆会于耳中，上络左角颔角，五络俱竭，令人身脉皆动，而形无知也，其状若尸，故曰尸厥。其卒冒冈而如死尸，身脉独如常人而动也，然阴气盛于上，则下气重上而邪气逆，邪气逆则阳气乱，阳气乱则五络闭结而不通，故其状若尸。刺隐白、厉兑、涌泉，于少商、中冲、神门各一痏。出《缪刺论》

病有身重，九月而喑，何也？岐伯曰：胞之络脉绝也。绝谓断而不通流，非天真之气断绝也。胞脉者，系于肾，少阴之脉，贯肾系舌本，故不能言。少阴，肾脉。气不营养，故不能言。无治也，当十月复。十月胎去，胞络复通，肾脉上营，故复言也。《刺法》曰：无损不足益有余，以成其疹，疹，久病也。所谓无损不足者，身羸瘦，无用锐石也。无益有余者，腹中有形而泻之，泻之则精出而病独擅中，故曰疹成也。出《奇病论》

人有大谷十二分，大经所会曰大谷，十二分者十二经脉之部分。小豀三百五十三名，少十二俞，小络所会曰小豀，小络三百六十五除十二俞，外则当三百五十三名。此皆卫气之所留止，邪气之所客也，卫气满填以行，邪气不得居上，卫气亏缺留止，则为邪气所客。针石缘而去之，言邪气所客，卫气留止，针其豀谷则邪气实缘，随脉而行去也。诊病之始，五决为纪，谓以五藏之脉，为决生死之纲纪也。欲知其始，先建其母。母谓应时王气也，先立应时王气，然后乃求邪之气。所谓五决者，五藏之脉也。出《五藏生成篇》

五味入口，藏于胃，以养五藏气。五气入鼻，藏于心肺，心肺有病，而鼻为之不利也。凡治病必察其下，适其脉候，观其志意，与其病也。下谓目下所见可否也，调适脉之盈虚，观量志意之邪正及病深浅、成败之宜，乃守法以治之也。出《五藏别论》

诸痈肿、筋挛、骨痛，此寒气之肿，八风之变也。此四时之病，以其胜，治之愈也。如金胜木之类。出《脉要精微论》

道之至数。言五色脉应，乃道之至数。出《玉版要论》

天下至数，言五色脉变，乃天下至数。出《玉机真藏论》

天地至数，始于一，终于九。一者天，二者地，三者人，三三者九，以应九野，为九藏。故神藏五，形藏四，合为九藏，故人有三部，部有三候，以决死生。三候者，有天、有地、有人也。三而成天，三而成地，三而成人，非惟人独由此三气，而生天地之道，亦如是矣，故《易》乾坤诸卦皆必三矣。又曰：三气乃天气、地气、运气也。其气九州、九窍，皆通乎天气。此言其气者，谓天真之气常系属于中也。天气不绝，真灵内属行藏，动静悉与天通，故曰：皆通乎天气也。《阴阳离合论》曰：阴阳者，数之可十，推之可百，数之可千，推之可万，万之大不可胜数，然其要一也。一谓离合也，虽不胜数，然其要妙，以离合推步，悉可知之也矣。

虚邪者,八正之虚邪气也。谓八正之虚邪,从虚乡而来,袭虚而入为病。正邪者,身形若用力汗出,腠理开,逢虚风,其中人也微,故莫知其情,莫见其形。正邪者,不从虚之乡来也,以中人微,故莫知其情意,莫知其形状也。上工救其萌芽,必先见三部九候之气,尽调不败而救之,故曰上工。不败,病未至于败也。出《八正神明论》

八正者,所以候八风之虚邪以时至者也。应时而至为八正,非时而至者为虚。四时,所以分春夏秋冬之气所在,以时调之也,四时之气所直者,谓春气在经脉,夏气在孙络,秋气在皮肤,冬气在骨髓也。八正之虚邪,而避之勿犯也。触冒虚邪,动伤真气,避而勿犯,乃不病邪。以身之虚,而逢天之虚,两虚相感,其气至骨,入则伤五藏,故曰:天忌不可不知也。八风正邪其伤人也微,八风虚邪其伤人也深。此人忌于天,故曰天忌。《八正神明论》

诸气在泉,风淫于内。风变淫邪而胜于内也。治以辛凉,佐以苦。以甘缓之,以辛散之。风性喜温恶清,故治以凉,是以胜气治之也。佐以苦,随其所利也。肝木苦急,急以甘缓之,又肝散苦抑则以辛散之,如仲景桂枝汤是也。盖发散风邪以辛为主,故桂枝三两为君;芍药味苦酸微寒,三两为臣;甘草味平二两为佐者。《内经》所谓平以辛佐以辛,以甘缓,以酸收也。生姜味辛温三两,大枣味甘温十二枚为使者。《内经》所谓风淫于内,以甘缓、以辛散之意也。热淫于内,治以酸寒,佐以甘苦,以酸收之,以苦发之。热性恶寒,故治以寒也。热之大盛甚于表者,以苦发之,不尽,复寒制之;寒制不尽,复苦发之。以酸收之,甚者再方,微者一方。时发时止,亦以酸收之,如麻黄汤是也。《本草》曰:轻可去实。又曰腠密邪胜表实者,轻剂所以扬之,故用麻黄之轻剂,味甘苦三两为君也。风邪在表,缓而肤腠疏者,故用桂枝二两解肌为臣。《内经》曰:寒淫于内,治以甘热佐以辛苦者是也。甘草味甘平,一两为佐,杏仁味甘苦温,七十枚为使者。经曰:肝苦急,急食甘以缓之。肝者荣之主也,伤寒伤荣,荣血为之不利,故用甘草杏仁为佐使也。又谓气之所并为血虚,血之所并为气虚,故麻黄佐以杏仁,用利气也。湿淫于内,治以苦热,佐以酸淡,以苦燥之!以淡渗之。湿与燥反,燥除湿,故以苦燥其湿也。淡利窍,故以淡渗泄也。火淫于内,治以咸冷,佐以苦辛,以酸收之,以苦发之。火气大行,心怒之所生也,心欲软,故以咸治之。又心舌缓,故以酸治之,大法须汗者,以辛佐之,令其汗也,不必资以苦。燥淫于内,治以苦温,佐以甘辛,以苦下之。肺苦气上逆,急食苦以泻之,以辛泻之,酸补之,甘辛当作酸辛。寒淫于内,治以甘热,佐以苦辛,以咸泻之,以辛润之,以苦坚之。以热治寒,以胜折其气也。肾苦燥,急食辛以润之。肾欲坚,急食苦以坚之,用苦补之、咸泻之。

又曰:司天之气,风淫所胜,风变淫邪所胜,则淫邪胜也。平以辛凉,佐以苦甘,以甘缓之,以酸泻之。在泉外淫于内,所胜治之,司天上淫于下,所胜平之。热淫所胜,平以咸寒,佐以苦甘,以酸收之;湿淫所胜,平以苦热,佐以酸辛,以苦燥之,以淡泄之。按湿淫于内,佐以酸淡,此酸辛当作淡。湿上甚而热,治以苦温,佐以甘辛,以汗为故而止。火淫所胜,平以酸冷,佐以苦甘,以酸收之,以苦发之,以酸候之。热淫同。寒淫所胜,平以辛热,佐以甘苦,以咸泻之。按:寒淫于内,治以甘热,佐以甘苦,此文恐误也。邪气反胜,不能淫胜于他气,反为不胜之气为邪以胜之。风司于地,清反胜之,治以酸温,佐以苦甘,以辛平之。在泉之气胜盛,故以酸泻,故以辛甘。邪退则正虚,故以补养而平之。热司于地，寒反胜之，治以甘热，佐以苦辛，以咸平之。湿司于地，热反胜之，治以苦冷，佐以咸甘，以苦平之。火司于地，寒反胜之，治以甘热，佐以苦辛，以咸平之。燥司于地，热反胜之，治以平寒，佐以苦甘，以酸平之。以和为利。寒司于地，热反胜之，治以咸冷，佐以甘辛，以苦平之。此六气方治，与前所胜法殊。法治者，泻客邪之胜气也。佐者，皆所利所宜。平者，补已弱之正气也。厥阴之胜，治以甘清，佐以苦辛，以酸泻之。少阴之胜，治以辛寒，佐以苦咸，以甘泻之。太阴之胜，治以咸热，佐以辛甘，以苦泻之。少阳之胜，治以辛寒，佐以甘咸，以甘泻之。阳明之胜，治以酸温，佐以辛甘，以苦泄之。太阳之胜，治以甘当作苦。热，佐以辛酸，以咸泻之。六胜之至，皆先归其不胜己者，故不胜者，当先泻之，以通其道矣。泻所胜之气，令其退释也。厥阴之复，肝乘脾土，始因土胜水，水之子木，木乃复土仇。治以酸寒，佐以甘辛，以酸泻之，以甘缓之。少阴之复，治以咸寒，佐以苦辛，以甘泻之，以酸收之，辛苦发之，以咸软之。太阴之复，治以苦热，佐以酸辛，以苦泻之，燥之，泄之。少阳之复，治以咸冷，佐以苦平，以咸软之，以酸收之，辛苦发之，发不远热，无犯温凉，少阴同法。阳明之复，治以辛温，佐以苦甘，以苦泄之，以苦下之，以酸补之。太阳之复，治以咸热，佐以甘辛，以苦坚之。治诸胜复，寒者热之，热者寒之，温者清之，清者温之，散者收之，抑者散之，燥者润之，急者缓之，坚者软之，脆者坚之，衰者补之，强者泻之，各安其气，必清必静，则病气衰去，归其所宗，此治之大体也。有复所胜，各倍其气以调之，故可使平也。宗，属也。调不失理，则余气自归其所属，胜复衰已，则各补养而平定之，必清必静，无妄挠之，则运气之寒热，亦各归同天地气也。出《至真要大论》①

揆度者，度病之浅深也。奇恒者，言奇病也。揆度者，切度之也，言切求理脉也。度者，得其高下以四时度之也。又曰：凡揆度奇恒之法，先以气口太阴之脉定四时之正气，然后度量奇恒之气者。出《玉版论要篇》

---

① 出《至真要大论》：明本、民本皆无，兹据顾从德本《素问》补。

运气易览

运气易览序

　　运气者，以十干合而为木、火、土、金、水之五运，以十二支对而为风、寒、暑、湿、燥、火之六气。十干合者，如甲己二年合为土运，乙庚二年合为金运，丙辛二年合为水运，丁壬二年合为木运，戊癸二年合为火运是也。十二支对者，如子与午对，二年俱为君火之气；丑与未对，二年俱为湿土之气；寅与申对，二年俱为相火之气；卯与酉对，二年俱为燥金之气；辰与戌对，二年俱为寒水之气；巳与亥对，二年俱为风木之气是也。运与气相交媾，干与支相临遇。运五气六不相偶合，盖君火居尊，故不立运，而运只有五。戊癸火运乃相火之位。经曰：君火以名，相火以位是也。故六气不加于君火。是以运则五年一周，气则六期① 环会，六十年间运有太过，有不及，有平运，又有大运、主运、客运。假如甲年阳土为太过，阴年己土为不及，司天与运同气为平，太过遇司天克之，或不及遇年支与之相合，名曰岁会。值月干与之相符，或交初气，日干、时干与之相合，名曰干德符，皆得谓之平运。物生脉应，无相先后焉。大运者，乃当年年干通主一年之运也。主运者，每年皆以木运从大寒日始，以次相生，至水而终。每运各主七十三日，年年如是者。客运，假如甲年即以土起，运亦从大寒日始，以次相生而终，亦每运各主七十三日，逐年更替者。今医所用大运而已，主运、客运不过论其理宜有是耳。其六气有司天，有在泉，有正化，有对化，亦有主气，有客气。假如当年年支是子，子午皆少阴君火司天，子为对化，午为正化。对司化令之虚，正司化令之实，其余支辰例皆效此。此又以子、午、卯、酉为一律，子午二岁君火司天，则必卯酉燥金在泉。若卯酉二岁燥金司天，则必子午君火在泉。其他寅申巳亥为一律，辰戌丑未为一律，司天、在泉例皆同也。主气者，每年皆以木气从大寒日始，以次相生，至水气而终。每气各主六十日有奇，千载不易。客气以当年年支从第三支起运，假如子年，子后第三支是戌，戌属水，就以水气从大寒日始，为初之气，即在泉左间也。木为二之气，即司天右间也。火为三之气，即司天火气也。土为四之气，即司天左间也。金为五之气，即在泉燥金也。水为终之气，即在泉右间也。每气也各主六十日有奇，一年一易，故曰客气。以客加主，客胜主则从，主胜客则逆。又曰司天通主上半年，在泉通主下半年，此客气之大者，加于主气之上也。司天居上，在泉居下，运居其中。或司天克运生运，谓之以上临下为顺，顺分生克之殊。或运克司天生司天，谓之以下临上为逆，逆有大小之异。其中有司天与运同者，名曰天符，如丁巳丁亥之类。年支与运合者，名曰岁会，乙卯丙子之类。在泉与运同者，名曰同天符，庚子庚午之类。运与在泉合者，名曰同岁会，辛丑辛未之类。司天与运及年支三位相符者，名曰太乙天符戊午、乙酉、己未、己丑之类是也。盖午为火气司天，戊为火运，而午支又属火，故号太乙，尊称之号也。五者之中，天符为执法，中执法者，其病速而危；岁会

---

① 期(jī基)：一周年。《尚书·尧典》："期，三百六旬有六日"。

为行令,中行令者,其病徐而持;太乙天符为贵人,中贵人者,其病暴而死。圣人详著于经,盖将使人知有所谨,而勿为其所□也。纵使或为所中,亦知其病之因。不至于乱投□□□惠天下后世,何其切哉!虽然运气一书,古人启其端,□□□机之士,岂可徒泥其法,而不求其法外之遗耶?如曰冬有非时之温,夏有非时之寒,春有非时之燥,秋有非时之热,此四时不正之气,亦能病人也。如曰春气西行,秋气东行,夏气北行,冬气南行。卑下之地,春气常存;高阜之境,冬气常在。天不足西北而多风,地不满东南而多湿。又况百里之内,晴雨不同;千里之邦,寒暖各异,此方土之候,各有不齐,所生之病,多随土著,乌可皆以运气相比例哉?务须随机达变,因时识宜,庶得古人未发之旨,而能尽其不言之妙也。奈何程德斋、马宗素等妄谓某生人于某日,病于某经,用某药,某日当汗瘥,某日当危殆,悖乱经旨,愚惑医流,莫此为甚。后人因视为经繁文,置之而弗用者有也。又有读其书,玩其理,茫然无人首处,遂乃弃去而莫之省者有也。是以世医罕有能解其意者焉。予今蒐①辑纂为此编,名曰《运气易览》,论以明其理,图以揭其要,歌括以便于记诵,其于初学未必无补于万一,然予老年心志昏瞆,未免书不尽言,言不尽意,改而正之,尚有望于后之君子云。

嘉靖七年岁次戊子祁门朴墅汪机省之序

---

① 蒐:同"搜"。

目 录

卷之一 ················· (237)
 一① 学五运六气纲领 ········ (237)
 二 运气说 ················· (237)
 三 论四时气候 ············ (238)
  五行生死顺逆图歌 ········ (239)
  干支五行所属图歌 ········ (239)
  二十四气之图歌 ·········· (239)
 四 论六十年交气日刻 ······ (239)
  六十年交气日刻图歌 ······ (240)
 五 论六化 ················· (241)
  六化图歌 ················· (241)
 六 论交六气时日 ·········· (241)
  五运六气枢要之图 ········ (242)
  起司天在泉并客气歌 ······ (242)
 七 论标本 ················· (243)
  六气标本之图歌 ·········· (243)
 八 论生成数 ··············· (243)
  五行生成数图歌 ·········· (244)
 九 论五天五运之气 ········ (244)
  经天五运之图歌 ·········· (245)
  十干起运化气歌 ·········· (245)
 十 论月建 ················· (245)
  月建图歌 ················· (245)
 十一 论五音建运 ·········· (245)
  五音建运图歌 ············ (246)
 十二 论纪运 ··············· (246)
  纪运太过不及平气之图歌 ··· (247)
 十三 论太少气运相临同化 ··· (247)
  五运齐化歌 ··············· (248)
  五运兼化歌 ··············· (248)
  逐年平气歌 ··············· (248)
  五运太过胜己司天抑平之歌
  ················· (248)

  五运不及己所合司天助运歌
  ················· (248)
  音运不及胜己司天兼化歌 ··· (248)
  音运不及胜己司天得政歌 ··· (248)
  五运太少齐同化图 ········ (248)
 十四 论五行胜复 ·········· (248)
 十五 论胜复 ··············· (249)
  运化先后天歌 ············ (249)
  运化胜复同图歌 ·········· (250)

卷之二 ················· (250)
 十六 论六十年客气 ······ (251)
 十七 论天地六气 ·········· (251)
  六气时日图 ··············· (251)
 十八 论主气 ··············· (252)
 十九 论客气 ··············· (252)
  六气正化对化之图歌 ······ (252)
  六气迁移加临之图歌 ······ (253)
  四间气之图歌 ············ (253)
 二十 六十年主客加临天气 ··· (253)
  六十年气运相临图歌 ······ (253)
 二十一 论天符 ············ (254)
  天符之图 ················· (254)
 二十二 论岁会 ············ (254)
  岁会之图 ················· (254)
 二十三 论同天符同岁会 ··· (255)
  同天符同岁会图 ·········· (255)
  天符太乙天符岁会同天符
  同岁会总歌 ··············· (255)
  干德符歌 ················· (255)
 二十四 论手足经 ·········· (255)

---

① 一:明本无标题序列号码,此系整理者所编。卷内标题的序列号码同此。

手足经所属之图歌 ………… (256)
二十五　论六病 ……………… (256)
　　六病歌 …………………… (257)
二十六　论治法 ……………… (257)
　　六气主客补泻法歌 ……… (257)
　　五藏所入之味歌 ………… (257)
　　六气所宜之味歌 ………… (258)
二十七　论六病 ……………… (258)
二十八　论南北政 …………… (258)
　　南北政图歌 ……………… (258)
　　南政司天之图 …………… (259)
　　北政司天之图 …………… (259)
二十九　论运气加临尺寸脉候
　　不应交反说 ……………… (259)
　　尺寸交反死脉歌 ………… (259)
　　南北政寸尺脉不应图歌及古案
　　………………………………… (259)
三十　五运主病治例 ………… (260)
三十一　六气主病治例 ……… (262)
　　五运所化之图 …………… (263)
　　六气所化之图 …………… (265)
三十二　六气时行民病证治 … (267)
卷之三 ………………………… (270)
三十三　论九宫分野 ………… (270)
　　灾宫歌图 ………………… (270)
三十四　论主运大运太少相生
　　………………………………… (270)

　　大运主运太少相因歌 …… (271)
　　五运邪正化度歌 ………… (271)
　　大运主运太少之图歌 …… (272)
　　太岁中主运时日 ………… (272)
　　逐年客运图歌 …………… (272)
三十五　司天在泉大运主运定局
　　………………………………… (272)
三十六　论正化度邪化度 …… (275)
三十七　论主运上下太少相生
　　………………………………… (275)
三十八　序次运气诸说 ……… (275)
三十九　论六十花甲纳音名义
　　………………………………… (280)
四十　十二支纳音 …………… (283)
　　五行纳音之图歌 ………… (284)
　　运气加临汗瘥手经指掌图 … (284)
　　运气加临汗瘥足经指掌图 … (284)
　　运气加临棺墓手经指掌图 … (284)
　　运气加临棺墓足经指掌图 … (284)
　　汗瘥棺墓诗 ……………… (285)
运气易览跋 …………………… (286)

卷之一

新安祁门朴墅汪机省之编辑
同邑石墅门生陈桷惟宜校正
同邑仁庵门生程铦廷彝订梓

一　学五运六气纲领

或问五运六气，《内经》讲论诸方所略，其理奥妙，未易造入，原发明焉，丹溪朱先生曰：学医之初，宜须先识病机，知变化，论人形而处治。若便攻于运气，恐流于马宗素之徒，而云某生人某日，病于某经，用某药治之之类也。

又问人之五藏六府，外应天地，司气、司运、八风动静之变，人气应焉，岂不切当？苟不知此，为医未造其理，何以调之。曰：杨太受尝曰云云，五运六气须每日候之，记其风雨晦明，而有应时作病者，有伏气后时而病者，有故病冲而动者，体认纯熟，久久自然造其至极。

《运气提纲》曰：（丁元吉氏撰）提纲之作一本《内经》及刘温舒《论奥》，语约而事义多者，复注其下，正注不足则旁注，易见者，但旁注，旨深者，列为图，名目用墨沫之。

经论阴之所在脉不应，兼三阴而言，非独指少阴。王太仆于太阴、厥阴下注以少阴，近其位致然，反遗本气，左右不以位取，人所向义亦牵合，故启马宗素诸书皆随君火所在言之，此丹溪所谓失经意之类，今不从。

《伤寒论》所载不应脉及交反脉图悉误，程德斋精华歆亦然，今并考正之。

二　运气说

五运六气之说，不见于儒者之六经，而见于医家之《素问》。夫《素问》乃先秦古书，虽未必皆黄帝岐伯之言，然秦火已前，春秋战国之际，有如和缓秦越人辈，虽甚精于医，其察天地五行之用，未能若是精密也。则其言虽不尽出于黄帝岐伯，其旨亦必有所从受矣。且夫寒、湿、暑、燥、风、火者，天之阴阳，三阴三阳上奉之；木、火、土、金、水者，地之阴阳，生长化收藏下应之。而五运行于其间，则五行之化气也。天数终于五，六居之；地数终六，七居之，戊己土也，化气必以五六，故甲己化土而居于其首；土生金，故乙庚次之；金生水，故丙辛次之；水生木，故丁壬次之；木生火，故戊癸次之，此化气之序也。地之三阴三阳，亦五行耳，而火独有二，五行之妙理也。盖木旺于东，火旺于南，金旺于西，水旺于北，而土旺于四维。戊附于戌而在乾，己附于辰而在巽，而未之对冲在丑，故辰戌丑未寄旺之位也。未在西南，其卦为坤，其时为长夏，以其处四时之中，《吕氏月令》为之中央。假如太角木壬之化为启，拆而变为摧拉。太徵火戊之化为暄，燠而变为炎烈。正化之为变者然也。少角木丁木气不足,清胜而热复;少徵癸火火气不足,寒胜而雨复,邪化之为复者然也。寒甚而为阳焰,是为火郁;热甚而为凄清,是为金郁,抑而不伸者然也。水郁而发则为冰雹,土郁而发则为飘骤。郁而怒起者然也。风淫所甚则克太阴,热淫所胜则克阳明,凌其所胜者然也。相火之下,水气承之,湿土之下,风气承之,极则有反者然也。然摧拉之变不应,普天悉皆大风。炎烈之变不应,薄海悉皆燔灼。清气之胜不应,宇宙无不明洁。雨气之复不应,山泽无不蒸溽。郁也、发也、淫也、承也,其理皆然。凡此者,其应非有候,其至非有期,是以可知而不可必也。其应非有候,则有不时而应者矣。其至非有时,则有卒然而至者矣。是故千里之远,其变相似者有之。百里之近,其变不同者亦有之。即其时当其处,随其变而占焉,则吉凶可知,况《素问》所以论天地之气化者,将以观其变而救民之疾也。夫大而天地,小而人之一身,五行之气皆在焉。天地之气,有常无变,则人亦和平而无灾。天地之气,变而失常,则疾疠之所从出也。是故木气胜,则肝以实病,脾以虚病。火气胜,则心以实病,肺以虚病。此医者所能致察,儒者不得其详也。至于官天地、理阴阳、顺五行,使冬无愆阳,夏无伏阴,秋无苦雨,春无凄风,和平之气,行于两间,国无水旱之灾,民无妖孽之疾,此儒者所当致察,医宗未必能知也。《素问》亦略言之矣。五行之精,是为五纬,与运气相应,有岁星、有畏星,以此察其行之逆顺,而占其吉凶,然必曰德者福之,过者罪之,则是运气之和平,而为休祥,有德者召之也。运气之乖戾,而为疾清,有过者致之也。虽然其说略而未详,吾儒之经则详矣。《洪范》《九畴》,始于五行,终于皇极,终于五福、六极。圣人建极于上,以顺五行之用,是以天下之民,有五福而无六极,有五福皆可以康谧矣,无六极皆免于疾病矣,此其道,固有行乎运气之外者,是谓大顺。成周之时尝见之,由庚之诗作而阴阳得由其道,华黍之诗作而四时不失其和,由仪之诗作而万物各得其宜,此建皇极顺五行,使民有五福,而无六极之验矣。是故《素问》方伎之书,《洪范》则圣人经世之大法也。知有《素问》不知有《洪范》,方伎之流也。知有《洪范》不知有《素问》,儒者何病焉。

三 论四时气候

六气终始早晏,五运太少盈虚,原之以至理,考之以至数,而垂万古无有差忒也。经曰:五日一候应之,应五行也。故三候成一气,即十五日也。三气成一节,节谓立春、春分、立夏、夏至、立秋、秋分、立冬、冬至,此八节也。四分、二十四气而分主四时,一岁成矣。春秋言分者,以六气言之,则二月半初气终而交二之气,八月半四气尽而交五之气。若以四时之气言之,则阴阳寒暄之气,到此可分之时也。昼夜分五十刻,亦阴阳之中分也。故经曰:分则气异是也。冬夏言至者,以六气言之,则五月半司天之气至其所在,十一月半在泉之气至其所在。以四时之令言,则阴阳之气至此极至之时也。夏至日长不过六十刻,阳至此而极,冬至日短不过四十刻,阴至此而极,皆天候之未变。故经曰:至则气同是也。天自西而东转,其日月五星循天从东而西转。故《白虎通》曰:天左旋,日月五星右行。又曰:日为阳,月为阴,行有分纪,周有道理,日则昼夜行天之一度,一度有百刻,即一日。月则昼夜行天之十三度有奇者,谓复行一度之中,作十九分分之得七。一度有百刻,作十九分分之得七,每一分该五刻强,五七三十五刻强,是月昼夜行天十三度零十度五刻强。大率月行疾速，终以二十七日，月行一周天，是将十三度及十九分分之七数，总之则二十九日，计行天三百八十七度有奇，计月皆疾之数，比日行迟之数，则二十九日。日方天行二十九度，月已先行一周天三百六十五度，外又行天二十二度，反少七度而不及日也。阴阳家说，谓日月之行，自有前后迟速不等，固无常准，则有大小月尽之异也。本三百六十五日四分度之一，即二十五刻。是日行三百六十五日零二十五刻，当为一岁矣。当为一岁。自除岁外之余，则有三百六十日，又除小月所少之日六日，只有三百五十四日而成一岁，通少十一日二十五刻，乃盈闰为十二月之制，则有立首之气，气乃三候之至，月半示斗建之方，乃十二辰之方也。闰月之纪，则无立气，建方皆他气。但依历以八节见之，推其所余，乃成闰，天度毕矣。故经曰：立端于始，表正于中，推余于终，而天度毕矣者，此之谓也。观天之杳冥，岂复有度乎？乃日月行一日之处，指二十八宿为证而记之；曰度。故经曰：星辰者，所以制日月之行也。制，谓制度也。天亦无候，以风、雨、霜、露、草木之类，应期可验而测之，曰候。言一候之日，亦五运之气相生而值之，即五日也。如环无端，周而复始。《书》曰：期三百六旬有六日，以闰月定四时成岁，即其义也。医工之流，不可不知。经曰：不知年之所加，气之盛衰，虚实之所起，不可以为工矣。

五行生死顺逆图歌

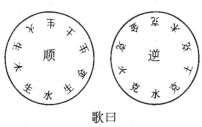

歌曰

木火土金水五行，周而复始互相生，水火金木土五贼，周而复始互相克。

干支五行所属图歌

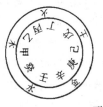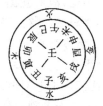

歌曰

甲乙寅卯木东藏，丙丁巳午火南交，庚辛申酉金西属，壬癸子亥水北乡，戊己辰戌丑未土上，寄旺四季位中央。

二十四气之图歌

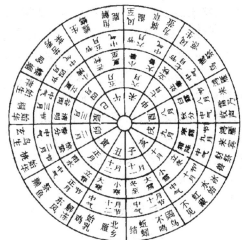

五日谓之候，三候成一气，大小月、闰月但依历交之。凡四时寒暑温凉盛于季月，然差正位三十日有奇也。

歌曰

立春雨水惊蛰节，春分清明谷雨时，立夏小满芒种候，夏至小暑大暑期，立秋处暑白露日，秋分寒露霜降随，立冬小雪及大雪，冬至小寒大寒推。

四 论六十年交气日刻

夫日一昼一夜十二时，当均分于一日，故上智设铜壶，贮水漏下浮箭，箭分百刻以度之。虽日月晦明，终不能逃。是以一日之中，有百刻之候也。夫六气通主一岁，则一气主六十日八十七刻半，乃知交气之时，有早晏也，故此立图以明之也。冬夏日有长短之异，则昼夜互相推移，而日出入时刻不同，然终于百刻也。其气交之刻，则不能移。甲子之岁，初之气，始于漏水下一刻寅初，终于八十七刻半，子正之中也；二之气，复始于八十七刻六分，终于七十五刻，戌正四刻也；三之气，复始于七十六刻，终于二十六[1]刻半，酉正之中也；四之气，复始于六十二刻六分，终于五十刻，未正四刻也；五之气，复始于五十一刻，终于三十七刻半，午正之中也；六之气，复始于三十七刻六分，终于二十五刻，辰正四刻也。此之谓一周天之岁度，余刻交入乙丑岁之初矣。如此而转，至戊辰年初之气，复始于漏水下一刻，则四岁而一小周也。故申子辰气会同者此也。巳酉丑初之气，俱起于二十六刻；寅午戌初之气，俱起于五十一刻；亥卯未初之气，俱起于七十六刻。气皆起于同刻，故谓之三合者，义由此也，以十五小周为一大周，则六十年矣。

六十年交气日刻图歌

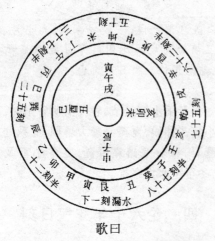

歌曰

欲知交气早晏时，漏下一刻甲子初，六十日终期八十七刻半，二气续此而起欤，尽

日七十五刻是，三气从兹又继诸，六十二刻半之外，四气始，五十刻后五气居，毕于三十七刻半，六气承之廿五除。自是转至戊辰首，复与漏下一刻如，申子辰初相会合，巳酉丑初同刻尽，寅午戌初气不异，亥卯未初当共储，四岁一小周义三合，六甲交遍良弗虚。十五小周为一大周。

六十年交气日刻

图自寅顺观至子，为甲子岁初气，子至戌为二气，自亥至酉为三气，酉至未为四气，自申至午为五气，午至辰为六气，自巳至卯，起乙丑岁初气，余岁继此推之，则气起同刻，三岁相合，义自见矣。然昼夜百刻，当分算于十二时，每一时八刻令三分。

愚按：六气，每气主六十日八十七刻半，例申子辰年，初之气始于大寒寅初刻，至春分日子正之中是初之气，才满六十日八十七刻半也。二之气即始于是日子时八十七刻六分，至小满日戌正四刻是二之气，才满六十日八十七刻半也。三气之后并效此按图推之。所谓八十七刻半者，十二时共有百刻，甲子年大寒日寅初刻交初之气，至二月半子时五刻，才满六十日八十七刻半，乃值子时之五刻也。百刻而除八十七刻半，剩下十二刻半，算入二之气内，仍该找七十五刻，凑作八十七刻半。自前子时六刻，交二之气数起，至七十五刻，乃值戌时四刻也。百刻而除七十五刻，剩下二十五，算入三之气内，仍该找六十二刻半，凑作八十七刻半也。自前戌时五刻。交三之气数起，至六十二刻半，乃值酉时五刻也。百刻而除六十二刻半，剩下三十七刻，算入四之气内，仍该找五十刻，凑作八十七刻半也。自前酉时六刻，交四之气数起，至五十刻，乃值未之四刻也。百刻而除五十刻，剩

---

[1] 二十六：据上下文理相推，当为六十二。

下五十刻,算入五之气内,仍该找三十七刻半,凑作八十七刻半。自前未之五刻,交五之气数起,至三十七刻半,乃值午之五刻也。百刻而除三十七刻,剩下六十二刻半,算入六之气内,仍该找二十五刻,凑作八十七刻半也。自前午之六刻,交六之气数起,至二十五刻,乃值辰之四刻也。百刻而除二十五,剩下七十五刻,算入乙丑岁之初气内也。

五 论六化

夫五行在地成形,金木水火土,在天为气,而气有六,乃天之元气。然后三阴三阳上奉之。少阴君火、太阴湿土、厥阴风木、少阳相火、太阳寒水、阳明燥金,谓之六气。皆有一化,木之化风,主于春;君火之化热,主春末夏初,行暄淑之令,应君之德;相火之化暑,主于夏,炎暑乃行;金之化清与燥,主于秋,清凉乃行;白露清气也,金为庚辛,辛为丙妇,带火之气故燥,久雨霖霪,西风而晴,燥之兆也,西风而雨,燥湿争也,而乃自晴。水之化寒,主于冬,严凛乃行;土之化湿与雨,主于长夏六月,土主于火,长在夏中,既成而主土润,溽暑湿化行也;经曰地气上为云,天气下为雨,雨出地气,云出天气,则主雨之化见矣。凡春温、夏暑、秋凉、冬寒,皆天地之正气,六气司化之令,其客行于主运,则自有逆顺淫胜之异,由是气候不一,岂可一定而论之?夫阴阳四时气候,则始于仲月,而盛于季月,故经曰:差三十度而有奇。又言气令盛衰之用,其在四维,四维者,辰戌丑未四季月也。盖春气始于二月,盛温于三月;夏气始于五月,盛暑于六月;秋气始于八月,盛凉于九月;冬气始于十一月,盛寒于十二月,则气差明矣。然五月夏至,阴气生而反大热,十一月冬至,阳气生而反大寒者,盖气自下生,推而

上之也。故阴生则阳上而愈热,阳生则阴上而愈寒。夏井清凉,冬井温和,则可验矣。

六化图歌

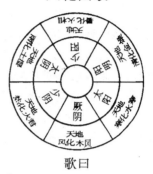

歌曰

君热金清燥,水寒木化风,相行炎暑令,土湿雨同功。

六 论交六气时日

经曰:显明日也之右,卯位君火之位;君火之右,辰位退行一步,六十日八十七刻半相火治主也之;复行一步,土气治之;复行一步,金气治之;复行一步,水气治之;复行一步,木气治之;乃六气之主位也。自十二月中气大寒日,交木之初气;次之二月中气春分日,交君火之二气,即前君火之位,次至四月小满日,交相火之三气,即前君火之右,退行一步,相火治之谓也。次至六月中气大暑日,交土之四气;次至八月中气秋分日,交金之五气;次至十月中气小雪日,交水之六气。每气各六十日八十七刻半,总之三百六十五日二十五刻,共周一岁也。若若字作除,理似顺也。岁外之余,余于三百六十五日,除去五日作余,及小月之日,小月有六日亦除之,则不及也。除前余日五日,又除小月六日,共除十一日,止有三百五十四日,不及三百六十五日也。但推之历日,依节令交气,常为每岁燥、湿、寒、暑、风、火之主气,乃六气之常纪,此谓地之阴阳,静而守位者也。气应之不同者,

又有司天、在泉、左右四间之客气。假如子午二年,少阴君火司天,则必卯酉阳明燥金在泉,子之右间,厥阴亥木,子之左间,太阴丑土,卯之右间,少阳寅相火,卯之左间,太阳辰水。经曰:左右者阴阳之道路,此之谓也。客气亦有寒、暑、燥、湿、风、火之化,乃行岁中之天命,轮居主气之上,主气则当只奉客之天命,动而不息者也。大而言之,司天通主上半年,在泉通主下半年。分而言之,每气各主六十日有奇,奇者八十七刻半。客胜主则从,主胜客则逆,二者有胜而无复,每年以司天前第三位为在泉,第四位为初之气。假如子为少阴君火司天,子前第三位卯为阳明燥金在泉,第四位辰为初之气。辰与戌对,同属太阳寒水。主大寒后至春分六十日有奇。辰即卯之左间也。次巳为二之气,巳与亥对,同属厥阴木。主春分后至小满六十日有奇。巳即午之右间也。次午为三之气,午与子对,同属少阴火。主小满后至大暑六十日有奇,即司天气也。次未为四之气,未与丑对,同属太阴土。主大暑后至秋分六十日有奇。未即午之左间也。次酉为五之气,酉与卯对,同属少阳相火。主秋分后至小雪六十日有奇。申即酉之右间也。次酉为终之气,酉与卯对,同属阳明燥金。主小雪后至大寒六十日有奇。即在泉气也。按六气司天者,主岁位在南,故面北而言左右。在泉者,位在北,故面南而言。如丑未岁土司天,面北而言左右,丑之左间相火寅,右间君火子,辰戌水在泉,面南而言左右,辰之左间厥阴巳木,右间阳明卯金。故曰左厥阴,右阳明也。是岁客之初气厥阴亥木,二气少阴子火,三气即司天丑土,四气少阳相火寅,五气阳明卯金,终气即在泉辰水,此司天,在泉、四间客气。四间客气加于主气者,余皆依此。草庐吴先生微曰:天地阴阳之运,往过来续,木火土金水,始终终始如环,斯循

六气相生之序也。岁气起于子中,尽于子中。故曰:冬至子之半,天心无改移。子午之岁始冬至燥金,然后禅于寒水,以至相火日,各六十者五,而小雪以后,其日三十,复终于燥金。丑未之岁始冬至,寒水三十日,然后禅于风木,以至燥金日,各六十者五,而小雪以后,其日三十,复终于寒水。寅申以下皆然。如是六十年至千万年,气序相生而无间。非小寒之末无所于授,大寒之初无所于承,隔越一气不相接续,而截自大寒为次年初气之首也。此造化之妙,《内经》秘而未发,启玄子阙而未言,近代杨子建昉推而得之。兹说与经不合,然极有理,谨于此俾学者知之。

五运六气枢要之图

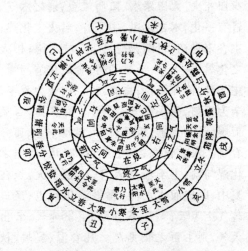

起司天在泉并客气歌

子午少阴地,太阴丑未墟,寅申少阳属,阳明卯酉欤,辰戌太阳配,厥阴巳亥居其中主司天一位。依此顺数诸,进三司地位,进四客之初。如遇子午岁,少阴乃司天。除本位数,至第三阳明为在泉,第四太阳即客初气。次厥阴,复次少阴,自大寒后主上半年,次太阴,次少阳,终阳明。自大暑后主下半年,每气六十日八十七刻半,布于主气之上,余同主客之图。

七 论标本

三阴三阳,天之六气,标也;金木水火土,地之五行,本也。生长化收藏。太阴湿土,少阳相火为标本同。至于少阴君火,太阳寒水,则阴阳寒热互相不同,何也?盖君火司于子午,午者,一阴始生之位,火本热而其气当阴生之初,故君火属少阴也,水居北方子,子者,一阳始生之位,水本寒而其气当阳生之初,故寒水属太阳也,此水火之标本,所以异者,此也。土者乃西南维未之位,应于长夏之日,未乃午之次,为阴矣,故土曰太阴。相火司于寅,寅乃丑之次,为阳矣,故相火曰少阳。木者,位居东方震,在人主肝,虽阳,处膈下,居阴之位,故属厥阴也。金者西方兑,在人主肺,虽阴,藏居膈上,处阳之位,故属阳明也。

经曰:少阳太阴从本治,少阴太阳从标治,阳明厥阴不从标本,从乎中治,阳明之中太阴也,太阴阳明为表里而相合,厥阴之中少阳也,厥阴少阳为表里而相合。

六气标本之图歌

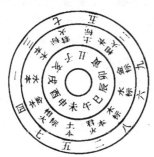

六气之本:少阴午、太阴未、少阳寅、阳明酉、太阳戌,厥阴亥。

歌曰

子君丑土卯金标,辰水犹偕巳木调,申相亦原兹数内,余稽正化本然条。

八 论生成数

圣人立法以推步,盖不能逃其数,观其立数之因,亦皆出于自然。一曰水,二曰火,三曰木,四曰金,五曰土者,以水北方子位,子者阳生之初,一阳数也,故水曰一。火南方午位,午者阴生之初,二阴数也,故火曰二。木居东方。东,阳也。三者,奇之数,亦阳也,故木曰三。金居西方。西,阴也。四者偶之数,亦阴也,故金曰四。土应西南长夏,五者,奇之数,亦阳也,故土曰五。由是论之,则数以阴阳而配者也。然水生于一,天地未分,万物未成之初,莫不先见于水,以今验之,则草木子实,未就入虫胎,卵胚胎皆水也。岂不以水为一?及其水之聚,而形质莫不备,阴阳之气在中而后成。故物之小而味苦者,火之兆也。物熟则甘土之味也。甘极则反淡,淡本也。然人禀父母阴阳生成之化,故先生二肾,左肾属水,右肾属火,则火因水而后见,故火次二。盖草木子实,大小虽异,其中皆有两,以相合者,与人肾同,亦阴阳之兆。是以万物非阴阳合体,则不能生化也。既阴阳合体,然后有春生而秋成,故木次三,金次四。盖水有所属,火有所藏,木有所发,金有所别,莫不皆因土而后成。故金、木、水、火、土之成数,皆兼土数五也。水六火七木八金九,土常以五之生数不可至十者,土不待十以成,是生成之数,皆五以合之,则万物岂能逃其数哉?三阴三阳正化者,从本生数;对化者,从标成数。五运之纪,则太过者,其数成;不及者,其数生。各取其数之生成多少,以占正令气化胜复之交作,盖明诸用也。

五行生成数图歌

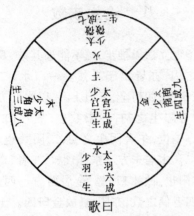

歌曰

生一六水兮生二七火，生三八从来木为佐，生四九金乡土生五兮，缘无成数十难坐。五运不及生，可推逢太过，成必随六气，用验正化成，参对化无疑。

九 论五天五运之气

天分五气，地列五行，五气分流，散于其上，经于列宿，下合方隅，则命之以为五运。丹天①之气，经于牛女奎壁②四宿之上，下临戊癸之位，立为火运。黅天之气，经于心尾角轸四宿之上，下临甲己之位，立为土运。素天之气，经于亢氐昴毕四宿之上，下临乙庚之位，立为金运。玄天之气，经于张翼娄胃四宿之上，下临丙辛之位，立为水运。苍天之气，经于危室柳鬼四宿之上，下临丁壬之位，立为木运。此五气所经，二十八宿与十二分位相临，灼然可见，因此以纪五天而立五运也。戊为天门乾之位也，己为地户巽之位也。自房至毕十四宿为阳，主昼；自昴至心十四宿，为阴，主夜，通一日也。若以月建法论之，则立运之因，又可见也。盖丙者，火之阳，建于甲己岁之首，正月建丙寅，丙火生土，故甲己为土运。戊者，土之阳，建于乙庚岁之首，正月建戊寅，戊土生金，故乙庚为金运。庚者，金之阳，建于丙辛之首，正月建庚寅，庚

金生水，故丙辛为水运。甲者，木之阳，建于戊癸岁之首，正月建甲寅，甲木生火，故戊癸为火运。壬者，水之阳，建于丁壬岁之首，正月建壬寅，壬水生木，故丁壬为木运。是五运皆生于正月建干，岂非日月岁时相应而制用哉？

一说自开辟来，五气秉承元会运世③，自有气数，天地万物所不能逃，近世当是土运，是以人无疾而亦痰，此与胜国时多热不同。胜国时火运。如俗称杨梅疮，自南行北，人物雷同。土湿生霉，当曰霉疮。读医书五运六气，南北二政，岂独止于一年一时，而烦忘世运会元之统耶？

人旅寓北方，夏秋久雨，天行咳嗽，头痛，用益元散滑石六两、甘草一两、姜葱汤调服，应手效。日发数十斤，此盖甲己土运，湿令痰壅肺气上窍，但泄膀胱下窍而已，不在咳嗽例也。

戊年楚地春温，人不相吊，予以五瘟丹投泉水，率童子分给，日起数百人。五瘟丹，乙庚年黄芩为君，丁壬山栀为君，丙辛黄柏为君，戊癸黄连为君，甲己甘草梢为君，为君者多一倍也。余四味与香附、紫苏为臣者，减半也。七味生用。末用大黄三倍，煎浓汤去渣，熬膏和丸，如鸡子大，朱砂、雄黄等分为衣，贴金箔，每用一丸，取泉水浸七碗，可服七人。

丹溪曰：小儿痘陈文仲用木香散、异攻散，温热之药，多因立方之时，乃值运气寒水司天，在泉时令又值严冬大寒，为阴寒气

---

① 丹天：与"黅天"、"苍天"、"素天"、"玄天"比为五色之云气，丹是赤，黅是黄，苍是青，素是白，玄是黑。

② 牛女奎壁：牛、女、奎、壁，以及下文的心、尾、角、轸、亢、氐、昴、毕、张、翼、娄、胃、危、室、柳、鬼等，都是二十八宿的名称。

③ 元会运世：简称"元会"。北宋邵雍计算历史年代的单位。见《皇极经世》。具体方法是：一元十二会，一会三十运，一运十二世，一世三十年，故一元之年数为一十二万九千六百年。

郁遏,疮不红绽,故用辛热之剂发之。今人不分时令寒热,一概施治,误人多矣。

一人年四十五,平生瘦弱血少,值庚子年岁金太过,至秋深燥金用事,久晴不雨,得燥症。皮肤拆裂,手足枯燥,搔之屑起,血出痛楚,十指甲厚,反而莫能搔痒。子制一方,名生血润肤饮。用归、芪、生熟地、天麦二门冬、五味、片芩、瓜蒌仁、桃仁泥、酒红花、升麻煎服十数贴,其病如脱,大便结燥,如麻仁、郁李仁。后治十数人皆验。

经天五运之图歌

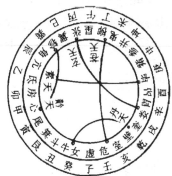

五天气玄运：五行之气散流于天之王方,纪于五天,因此而命名玄运。

歌曰

金素亢氏昴毕前,水玄张翼娄胃悬,木苍危室柳鬼宿,火舟牛女奎壁边,土黅心尾角轸度,下临此是运位上经天。

十干起运化气歌

甲己土运乙庚金,丁壬之岁木当临,丙辛化气常居水,戊癸须将火察寻。

十干所化五行,由五天气各临其位而生化。或谓十二生肖中,惟龙善变属辰。每位自建寅,干支数至三,遇辰随所属化之。如甲寅至丙辰化水,丙寅至戊辰化火。或谓甲刚木克己柔土,为夫妇成土,乙柔木嫁庚刚金成金,丁阴火配壬阳水成木,丙阳火娶辛柔金成水,戊阳土娶癸阴水成火。二说意近似,而理非自然。

十　论月建

夫十二支为十二月,则正月寅,二月卯是也。甲己之岁,正月建丙寅;乙庚之岁,正月建戊寅;丙辛之岁,正月建庚寅;丁壬之岁,正月建壬寅;戊癸之岁,正月建甲寅。乃用十干建于寅,上观其法,甲子年为首,亦用六十甲子内,初建者先建之,次建者次建之。故丙寅为初,戊寅为次,依先后循而转之可见也。前六十甲子纳音图中立位既终,复转于其上,以终其纪者,明矣。建时贴用日干同法,若五运阴年不及之岁,大寒日交初气,其日时建干与年干合者,谓之干德符,当为平气,非过与不及也。略举此,以明其用而已。

月建图歌

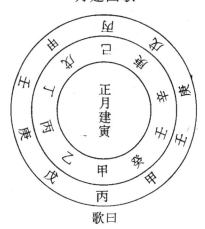

歌曰

甲己丙为寅,余年更酌斟,乙庚当起戊,辛丙向庚寻,戊癸先生甲,丁壬复建壬。

甲己岁正月建丙,丙火生甲己土,余以类推,则立运理皆相合,其逐岁月干德符用此类起。

十一　论五音建运

五音者,五行之声音也。土曰宫,其位甲己之岁。宫,土也,中和之道,无往而不理。又总堂室奥阶,而谓之宫。所围不一,盖土亦以通贯于金、木、水、火。土四季荣于四藏,皆总之之意,故五运从十干起,甲为土也,土生金,故乙次之,金生水,故丙次之。如此五行相生而转,甲为阳,乙为阴,亦相间而数,如环无端,在阳年曰太,在阴年曰少,阳年太过为司天所抑,阴年不及为年支所合,皆曰平气。金曰商,其位乙庚之岁。商,强也,谓金性之坚强也。水曰羽,其位丙辛之岁。羽,舒也,阳气将复,万物孳育而舒生也。木曰角,其位丁壬之岁。角,触也,象诸阳气触动而生也。火曰徵,其位戊癸之岁。徵,止也,言物盛则止也。

五音建运图歌

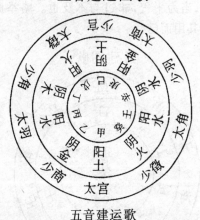

五音建运歌

羽水音兮徵火音,土宫角木及商金,年干建运阴阳位,太是其阳少是阴。

十二　论纪运

十干之中,五阴五阳也,立为五运。太过不及互相乘之,其不及之岁,则所胜者来克,盖运之虚故也,则其间自有岁会、同岁会,亦气之平。外有年辰相合,及交气日时干相合,则得为己助,号曰平气。乃得岁气之平,其物生脉应,皆必合期,无行后也。圣人立名以纪之。假令辛亥水运,当云平运,何也?辛为水运,阴年遇亥,属北方水相佐,则水气乃平。假令癸巳年火运,亦曰平气,何也?癸为火运,阴年巳属南方火相佐,则火气乃平。又每年交初气于年前大寒日,假令丁亥年交司之日,遇日朔与壬合,名曰干德符。符者,合也,便为平气。若交司之时遇壬,亦曰干德符。除此,交日初气时之后相遇,皆不相济也,余皆效此。所谓合者,甲己合,乙庚合,丙辛合,丁壬合,戊癸合是也。又阴年中,若逢月干皆符合相济,若未逢胜而见之干合者,亦为平气。若行胜已后行复毕,逢月干合者,即得正位。故平气之岁,不可预纪之。十干之下,列以阴阳年而纪者,此乃大概设此,庶易知也。平气纪须以当年之辰日时,依法推之。是以

太角岁曰发生太过,少角岁曰委和不及,正角岁曰敷和平气;

太徵岁曰赫曦太过,少徵岁曰伏明不及,正徵岁曰升平平气;

太宫岁曰敦阜太过,少宫岁曰卑监不及,正宫岁曰备化平气;

太商岁曰坚成太过,少商岁曰从革不及,正商岁曰审平平气;

太羽岁曰流衍太过,少羽岁曰涸流不及,正羽岁曰静顺平气;

各以纪之也,气之平则同正化,无过与不及也。又详太过运中,有为司天之气所抑者,亦为平气。则赫曦之纪,寒水司天二年。戊辰、戊戌。坚成之纪,二火司天四年。庚子、庚午、庚寅、庚申。皆平气之岁也。

纪运太过不及平气之图歌

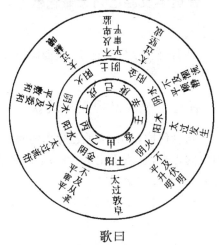

歌曰

发生委和敷和角,赫曦伏明升明徵,敦阜卑监备化宫,流衍涸流顺静羽,坚成从革审平商,太过不及平气纪。每句三位,初太过,次不及,末平气。

十三　论太少气运相临同化

其运其气,或太或少,乃轮主岁,时而更盛更衰也。上达于天,则有五星倍减之应;下推于地,则有五虫耗育之验。其五谷、五果、五味、五色之化类,岂有一岁而无者?惟成熟有多少,色味有厚薄耳。盖金、木、水、火、土并行其化,互有休、囚、旺、相不同,遇阳年则气旺而太过,遇阴年则气衰而不及。太过己胜,则欲齐其所胜之化;不及己弱,则胜者来兼其化。太过岁谓木壬,齐金化金庚,齐火化火戊,齐水化水丙,齐土化土甲,齐木化也。不及岁谓木丁,兼金同化金乙,兼火同化火癸,兼水同化水辛,兼土同化土己,兼木同化也。其司天与运相临,间有逆顺相刑相佐,司天则同其正,抑运则反其平。如是五气平正,则无相凌犯也。太过之岁,五运各主六年,乃五六三十阳年也。太角谓六壬年,逢子午寅申二火司天,壬子壬午壬寅壬申,则木运为逆

者,火居其上也,子居父位,居其上为逆。太徵谓六戊年,或逢寒水司天,正抑其火,乃为平气之岁,上羽与正徵同也。戊辰戊戌正徵戊午之类。太宫谓六甲年也。太商谓六庚年也,内逢子午寅申二火司天,正抑其金,复为平气之岁,上徵与正商同也,庚子庚午庚寅庚申正商乙酉之类,逢辰戌水司天为逆,庚辰庚戌,水乃金之子也,居上为逆。太羽谓六丙年也。不及岁五运各主六年,乃五六三十阴年也。少角谓六丁年也,逢巳亥木司天,为运气得助,上角同正角也,丁巳丁亥正角丁卯之类,逢卯酉金司天,与运兼化,上商同正商也,丁酉丁卯,逢丑未土司天,以木不及金兼化,则土得其政,上宫同正宫也。丁丑丁未正官己未之类。少徵谓六癸年也,内逢卯酉金司天,以火不及水兼化,则金得其政,上商同正商也。癸卯癸酉。少宫谓六己年也,内逢丑未土司天,为运得其助,上宫同正宫也,己丑己未,逢巳亥木司天,与运兼化,上角同正角也。己巳己亥。少商谓六乙年也,内逢卯酉金司天,为运得其助,上商同正商也,乙卯乙酉,逢巳亥木司天,以金不及火兼化,则木得其政,上角同正角也。乙巳乙亥。少羽谓六辛年也,逢丑未土司天,与运兼化,上宫同正官。辛丑辛未。内言上者,乃司天之令,其五太、五少岁,所纪不同者,盖遇不遇也,如君火、相火、寒水,常为阳年司天,湿土、燥金、风木,常为阴年司天。然六十年中,各有上下临遇,或司天胜运,或运胜司天,或运当太过,不务其德而淫胜,其所不胜,或运当不及,而避其所胜,不兼其化。其他太乙天符、岁会、同天符、同岁会,已具他篇,不复赘也。

经曰:气相得则和,乃木火相临,金水相临,水木相临,火土相临,土金相临,皆上生下,司天生运,故曰相得。不相得则病,乃木土相临,土水相临,水火相临,火金相

临,乃上克下,司天克运,为不相得,则病。土临火,火临木,木临水,水临金,金临土,乃运生司天,以下临上为逆,故病亦微。又如木居金土位,火居金水位,土居水木位,金居火木位,乃运克司天,或曰天克运,如是者,为不相得,故病甚也。

五运齐化歌

五行太过名齐化,凡遇阳年即可推,胜己若临逢我旺,彼虽克我我齐之。

齐,如木欲齐金是也。

五运兼化歌

五行不及为兼化,年值阴芳①候用占,我气已衰行正令,其间胜己必来兼。

兼,谓强者,兼弱而同化,如水兼火是也。

逐年平气歌

平气细将推,非惟不及时,阳年天抑运,阴运合年支。

假令戊辰阳年,火太过而水司天,抑之乃平;癸巳阴年,火不及,而巳属火,得其佐亦平。

五运太过胜己司天抑平之歌

上羽正徵同,戊火逢气水,上徵正商同,庚金火气是。

上正谓岁逢过不及,以本运太少音为正,司天音为上,或司天胜其正化,亦同于正,非音有上正也。此己太过,胜己在上抑平之,故上音与正音同。

五运不及己所合司天助运歌

上角同正角,丁运木司天,上宫同正宫,己运土气悬,上商同正商,乙运金气焉。

己所合,在上助己,故上音同己。

音运不及胜己司天兼化歌

木气运逢己,上角同正临,土气运逢辛,上宫同正侵,金气运逢丁,上商同正寻。

胜己在上兼化,故正音从司天。

音运不及胜己司天得政歌

上角缘何同正角,火兼乙化木司时,上宫而以同正宫,金兼丁化土气司,上商必然同正商,水兼癸化金司之。

己不及,复为胜己所制,遇不胜己,在上得政。己全弱,故正官亦从司天。

五运太少齐同化图

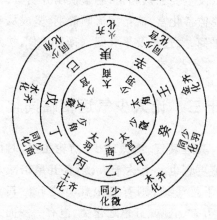

十四 论五行胜复

或曰元丰四年,岁在辛酉,阳明司天为上商,少阴在泉为下徵,天气燥,地气热,运得少羽,岁水不及,所谓涸流之纪,而反河决大水,何也?曰:少角之岁,木不及侮,而乘之者金也。金不务德,故以燥胜风时,则有白露早降,收气早行,其变为肃杀,其灾为苍陨,名为少角,而实与太商之岁同。少徵之运,岁火不及,侮而乘之者水也。水不务德,故以寒胜热时,则寒雾凝惨,地积坚

---

① 芳:民本作"芍"。疑误,待考。

冰，其变为凛冽，其灾为霜雹，名为少徵，而实与太羽之岁同。少宫之运，岁土不及，侮而乘之者木也，木不务德，故以风胜湿时，则有大风飘暴，草偃砂飞，其变为振发，其灾为散落，名为少宫，而实与太角之岁同。少商之运，岁金不及，侮而乘之者火也。火不务德，故以热胜燥时，则有火炎焦槁，炎赫沸腾，其变为销烁，其灾为燔焫，名为少商，而实与太徵之岁同。少羽之运，岁水不及，侮而乘之者土也。土不务德，故以湿胜寒时，则有泉涌河衍，涸泽生鱼，其变为骤注，其灾为霖溃，名为少羽，而实与太宫之岁同。通乎此，则知岁在涸流之纪，而河决大水，则可以类推之也。非徒如是而已，天地之间，或得其冲气而生，或触其乖气而夭，未有能逃乎五行者也；所谓冲气者，不相胜复而已，所谓乖气者，胜复更作而已。方其乖气之争，狠戾已形，仇怒已萌，处乎此而求胜乎？彼也，虽有强刚勇悍之气，又岂能常胜哉？故已有复之者，伺乎其后矣。是故木胜则金复以救土，而名木不荣；火胜则水复以救金，而冰雹乃零；土胜则木复以救水，而倮虫①不育；金胜则火复以救木，而流水不冰；水胜则土复以救火，而黅谷②不登。夫暴虐无德者，灾反及之，侮而乘之者，侮反受邪，出乎尔者反乎尔，未有胜而不复者也。胜之微者，复亦微；胜之甚者，复亦胜。其犹空谷之响乎尔，故曰五运之气，犹权衡也。高者抑之，下者举之，胜者复之，化者应之，气之平也，五气之相得也。胜者复之，气之不平也，五气之相贼也。气平而相得者，所以道其常；气不平而相贼者，所以观其变。古之明乎此而善摄生者，何当不消息盈虚，以道御神也！无失天信，无逆气宜。抑其有余，而不翼其胜；助其不胜，而不赞其复。是以喜怒悲忧恐，有所一而莫能乱。精神魂魄意，有所养而莫能伤。春风、秋雨、冬凉、夏暑，虽天之屡变，如凶荒札瘥，岂能成其患哉？

十五　论胜复

运有盛衰，气有虚实，更相迎随，以司岁也。故经曰：有余而往，不足从之，不足而往，有余从之者，此也。故运互有太少胜复之变作矣。太过则先天时化以气胜实，故不胜者受邪，不及则后天时化以气衰虚，故胜己者来克。被克之后，必待时而复也。行复于所胜，则己不可前，故待得时，则子当旺，然后子为母复仇，如木运少角岁，金清化来胜，则子火为复，复亦胜也，火反胜金，故曰胜复同也，反热化胜金也。火运少徵岁，水寒化来胜，则子土为复，反湿化胜水也。土运少宫岁，木风化来胜，则子金为复，反清化胜木也。金运少商岁，火热化来胜，则子水为复，反化胜火也。水运少羽岁，土湿化来胜，则子木为复，反风化胜土也。故言胜复同者，此也。《玄珠》论六气有正化、对化之司，若正气化令之实甚，则胜而不复；对司化令之虚微，则胜而有复。胜甚则复甚，胜微则复微，所谓邪气化日也。言六气胜甚复甚，胜微复微。如是气不相得，则邪气中人而疾病矣。然天地之气，亦行胜复。故经曰：初气终三气，天气主之，胜之常也；四气尽终气，地气主之，复之常也。盖胜至则复，复已而胜，故无常气乃止，复而不胜则是生气已绝，故曰伤生也。又岁气太过，则不胜者受邪，若得其实，而反欺侮其所不胜己者，运不及，所胜者来克，乘气之虚，又为不胜己者凌侮，如是终必受邪，以元非胜己之气，必自伤也。故经曰：侮反受邪，此之谓也。如是不一，则在气候，以别之也。

---

① 倮(luǒ 裸)虫：无羽毛鳞甲蔽身动物的总称。
② 黅谷：稷。

运化先后天歌

运化其精别,其行气后先,后天从不及,太过主先天。

气有余,先天时而至行化;气不足,后天时而至行化。

运化胜复同图歌

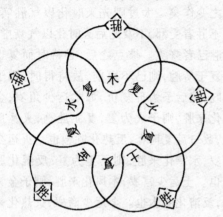

运化胜复同歌

胜复同兮不及年,运衰胜已必加愆,母仇子旺还当复,子化随时反胜焉。

如丁年木不及,金清化来胜,则子火为复,反热化胜金,余效此。

卷 之 二

新安祁门朴墅汪机省之编辑
同邑石墅门生陈桷惟宜校正
同邑仁庵门生程铦廷彝订梓

十六　论六十年客气

司天在泉四间气纪步,各主六十日八十七刻半。客行天令,居于主气之上,故有温凉、寒暑、蒙暝、明晦、风雨、霜雪、电雹、雷霆不同之化。其春温、夏暑、秋凉、冬寒四时之正令,岂能全为运与气所夺?则当其时,自有微甚之变矣。布此六十客气列于主位之下者,使知其气之所在之大法也。其天符、岁会、平气、支干、逆顺,气与运相生、相克,客胜、主胜、灾化、分野、交时先后、淫胜郁复、嘉祥灾变,各各不同。而六气极则过亢,灾害生矣。故气极则反,由是所承之气居下以乘之,经所谓相火之下,水气承之是也。又有中见之气从之,经所谓少阳之上,火气治之,中见厥阴是也。盖阳极则阴生,阴极则阳生,斯五行相济之妙用也。其中见者,乃手足经六合藏府相乘之化是也,在天地间气自应之矣。

十七　论天地六气 图在主气客气文内

五行阴阳之气以布八方。盖天气降而下,地气迁而上。地之气静而常,天之气动而变。其六气之源则同,六气之绪则异,何哉?盖天地之气始于少阴而终于厥阴。经曰少阴所谓标,厥阴所谓终是也。地之气始于厥阴木,而终于太阳水,经曰显明之右,君火之位是也。故天之六元气反合地十二支,以五行正化对化为其绪。则

少阳司子午、太阴司丑未、少阳司寅申、阳明司卯酉、太阳司辰戌、厥阴司巳亥,天气终始之因如是而已。

地之六气反合天之四时,风热暑湿燥寒为绪。则

厥阴风木主春,少阴君火主春末夏初,少阳相火主夏,太阴湿土主长夏,阳明燥金主秋,太阳寒水主冬,地气终始之因如是而已。

经曰天有阴阳,地亦有阴阳者,乃上下相临也。天气动而不息,故五岁而迁。地气静而守位。天气不加于君火,则五岁而余一气,右迁相火之上,以君火不立岁故也。地之纪五岁一周,天之纪六朞一备。五岁一周,则五行之气遍。六朞一备,则六气之位周。与干加支之绪小同,取阴阳相错,上下相乘,毕其纪之之意也。以五六相合,故三十年一纪,则六十年矣。

交六气时日图

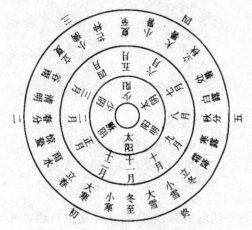

歌见六气迁移加临之图内。

十八　论主气

地气静而守位，故春温、夏暑、秋凉、冬寒为岁岁之常令，四时为六气之所主也。厥阴木为初气者，方春气之始也，木生火，故少阴君火、少阳相火次之。火生土，故太阴土次之。土生金，故阳明金次之。金生水，故太阳水次之，皆相生而布其令，莫不咸有绪焉。木为初气，主春分前六十日有奇，奇八十七刻半，自斗建丑至卯之中，天度至此，风气乃行也。君火为二气，主春分后六十日有奇，自斗建卯正至巳之中，天度至此，暄淑乃行也。相火为三气，主夏至前后各三十日有奇，自斗建巳正至未之中，天度至此，炎热乃行也。土为四气，主秋分前六十日有奇，自斗建未正至酉之中，天度至此，云雨乃行，湿蒸乃作也。金为五气，主秋分后六十日有奇，自斗建酉正至亥之中，天度至此，清气乃行，万物皆燥也。水为六气，主冬至前后各三十日有奇，自斗建亥正至丑之中，天度至此，寒气乃行也。六气旋相，以成一岁之主气也。天之六气之客，每岁转居于其上，以行天令者也，是故当其时而行变之常也，非其时而行变之灾也。如春行夏秋冬之令，冬行春夏秋之令，此客加主之变也。故有德化政令之常，有暴风疾雨迅雷飘电之变。冬有燥石之热，夏有凄风之清。此无他，天地之气胜复郁发之致也，此则五气丽乎太过不及之征耳。

十九　论客气

六气分上下左右而司天令，十二支分节令时日而司地化。上下相召，而寒、暑、燥、湿、风、火与四时之气不同者，盖相临不一使然也。六气司于十二支，有正对之化。厥阴司于巳亥，谓厥阴木也，木生于亥，故正化于亥，对化于巳也。卯虽为正木之分，乃阳明金对化也，所谓从生而顺于己。少阴司于子午，谓少阴为君火尊位，正得南方离位，故正化于午，对化于子也。太阴司于丑未，谓太阴为土，土属中宫，寄于坤位西南，而居未分，故正化于未，对化于丑也。少阳司于寅申，谓少阳相火，位卑于君火，虽有午位，君火居之，火生于寅，故正化于寅，对化于申也。阳明司于卯酉，谓阳明为金，酉为西方属金，故正化于酉，对化于卯也。太阳司于辰戌，谓太阳为水，虽有子位，以居君火对化，水乃伏土中，即六戊天门戌，六己地户辰是也，故水虽土用，正化于戌，对化于辰也。此天之阴阳合地之十二支，动而不息者也。但将年律起当年司天，相对一气为在泉，余气为左右间，用在泉后一气为初之气，主六十日有奇。至司天为三之气，主上半年。自大寒日后通主上半年也。至在泉为六气，主下半年。自大暑日后通主下半年。经曰：岁半已前天气主之，岁半已后地气主之者，此也天之六气客也。将此客气布于地之六气步位之上，则有气化之异也。经曰：上下有位，左右有纪者，谓司天曰上，位在南方，则面北立左右，乃左西右东也。在泉曰下，位在北方，则面南立左右,乃左东右西也。故上下而左右殊。经曰少阳之右,阳明治之。乃南面而立,以阅之至也,非论上下左右之位,而与显明之右,君火治之之意同,谓南面视之指位而言也。

六气正化对化之图歌

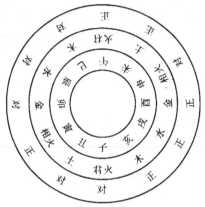

少阴正化午对化子。太阴正化未对化丑。少阳正化寅对化申。阳明正化酉对化卯。太阳正化戌对化辰。厥阴正化亥对化巳。

歌曰

午位火寅生火同酉属金未寄土,戌门水上伏天亥生木正方由,十二支分半,余皆正化求。

六气迁移加临之图歌

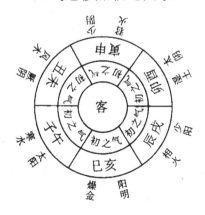

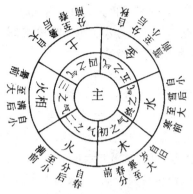

交主气时日歌曰

厥阴之气大寒初,君火春分二上居,小满少阳三候主,太阴大暑四交秋分,五定阳明位寒暑,终于小雪！客行天命,有寒暑燥湿风火之化,主当只奉之,客胜则从,主胜则逆,二者自以多少为胜,而无复兴常胜殊。

四间气之图歌

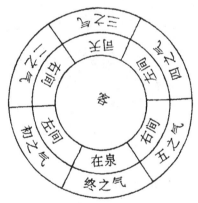

四间:此以客气论之,司天为三气,在泉为终气,余为左右间,司天左为四气,右为二气,在泉左为初气,右为五气。

歌曰

如推四间居何地,标准司天与在泉,左四天旁同右二,左初右五列泉边。

二十 六十年主客加临天气

子午初寒切霜雪冰,二风雨虫三暑烘,四雨霆零走雷电,五温风兮燥寒终。丑未初虫风,二疵疫,雷雨电雹三气中,四乃炎沸五凉燥,大寒凝冽六之工,热风时气。寅申初是二雨,三为灾亢攻,四风雾露五寒早,寒风雨虫六验攻。卯酉初风雨,二热疫,三发凉风四雨蒙,凉风雨虫五能致,蛰出不冰应六宫。瘟疫。辰戌初温凉二,寒热冰雹三所通,四风雨虫五湿热,寒雪地湿六不空。巳亥初雾昧,二雨热,热风雨虫三却同暴雨溽湿热用四,雨五六蛰不冰穷。

此皆客行天令居上,故有是不同之化,然平气至,必当其期,过不及则先后其候于交气期,各差十三日而应。

六十年气运相临之图歌

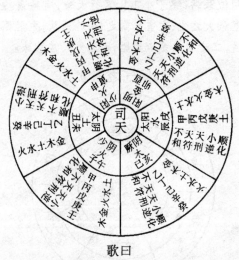

歌曰

六十年中纪运歌,运克气者为不和,气如生运名顺化,运被气克天刑多,小逆见之运生气,气运合则天符过。

小逆如己卯岁,虽金与土相得,然子临父位为逆。

二十一　论天符

司天者,司直也,主行天之令,上之位也。岁运者,运动也,主天地间人物化生之气,中之位也。在泉者,主地之化,行乎地中,下之位也。一岁之中,有此上中下三气各行化令,而气偶符会而同者,则同其化,虽无克复之变,则有中病、徐暴之异。是谓当年之中,司天之气与中气运同者,命曰天符。符之为言合也,天符共十二年,而十二年中,又有与当年十二律、五行同者,又是岁会,命曰太乙天符。太乙者,尊之之号也。谓一者天会,二者岁会,三者运会。只有四年,不论阴年阳年皆曰天符。经曰:天符为执法,岁会为行令,太乙天符为贵人。邪之中,则执法者,其病速而危;行令者,其病徐而持;贵人者,其病暴而死。盖以气令中人则深矣。岁会干律支也,又辰止。同而非天令,言行令者,象方伯无执法之权,故无速害病,但执持而矣。

天符之图

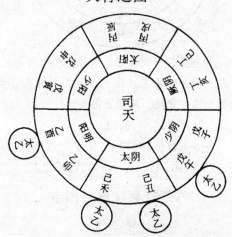

二十二　论岁会

夫当年十干建运,与年辰、十二律、五行相会,故曰岁会,气之平也。故不以阴年阳年,乃是取四时正中之月为四直承岁,子午卯酉是也。而土无正位,各寄旺四季之末一十八日有奇,则通论承岁,辰戌丑未是也。外有四年,壬寅皆木,庚申皆金,是二阳年。癸巳皆火,辛亥皆水,是二阴年,是运与年辰相会而不为岁会者,谓不当四年正中之令故也。除二阳年,则癸巳辛亥二阴年,虽不明岁会,亦上下五行相佐,皆为平气之岁,物生脉应,皆必合期,无先后矣。岁会八年中,内四年与司天气同入太乙天符。

岁会之图

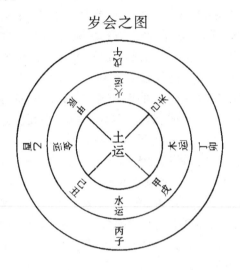

二十三　论同天符同岁会

运气与在泉合,其气化阳年曰同天符,阴年曰同岁会。故六十年中,太乙天符四年,天符十二年,岁会八年,同天符六年,同岁会六年,五者离而言之,共三十六年。合而言之,止有二十七年。经言二十四岁者,不言岁会也。变行有多少,病形有微甚,生死有早晏,按经推步,诚可知也。

同天符同岁会图

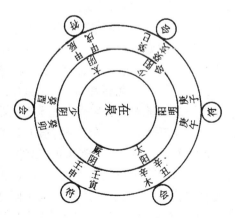

天符太乙天符岁会
同天符同岁会总歌

司天与运及年支,三位相参太乙符;运合年支名岁会,土土之年辰辰四正必同途;在泉合运阴同岁,阳则同天符可呼;惟有天符何意取,司天合运是其区。

符,合也。太乙,尊之之号,惟辰戌丑未寄位子午卯酉四正位,主岁会者,余不当正中之令,故耳邪之中人太乙暴而死,岁会徐而持,天符速而危。

干德符歌

无论无图,读其歌便谙其义,故附录于此。

不及年月干符同,未逢行胜气亦平,行胜已后行复毕,本气即得正位行。年前大寒交初气,其日干合年干位,交气时干或合之,二者皆为平气至。如丁酉岁木运不及,当金行胜。正月建壬,与丁合,此未逢胜。己卯岁土不及,当木行胜,金行复至。九月建甲与己,金土乃迁位,此行胜己后,亦行复己毕也。年日时除交初气,余虽相遇不相济,今谓甲己已合之类是也

二十四　论手足经

经言人五藏十二节,皆通乎天气者,乃论手足经三阴三阳也。其十二经外循身形,内贯藏府,以应十二月,即十二节也。五藏为阴,六府为阳,一阴一阳,乃为一合,即六合也。夫少阴之经主心与肾二藏者,盖心属火,而少阴冬脉,其本在肾。又居火,正司于午,对化于子,是以肾藏亦少阴主之。五藏为阴,不可言阳。水随肾至,故太阳为府,则手太阳小肠、足太阳膀胱也。太阴之经主脾与肺二藏者,盖脾属阴土,而太阴阴脉在肺,又土生金,子随母居,故肺太阴主之。金随肺至,故阳明为府,则手阳

明大肠、足阳明胃也。厥阴之经主肝与心包络二藏者，盖肝属木，又生火，子随母居，故心包厥阴主之。火随心包而至，故少阳为府，则手少阳三焦、足少阳胆也。其手足经者，乃手经之脉自两手起，足经之脉自两足起也。以十二辰言之，盖阴生于午，阴上生，故曰手经。阳生于子，阳下生，故曰足经，手足经所以纪上下也。又心、肺、心包在上，属手经。肝、脾、肾在下，属足经，亦其意也。藏府同为手足经，乃一合也。心包非藏也，三焦非府也。经曰膻中者，臣使之官，喜乐出焉，在胸主两乳间，为气之海，然心主为君也。三焦者，决渎之官，水道出焉，三焦有名无形，上合于心主，下合于右肾，主谒道诸气，名为使者也。

手足经所属之图歌

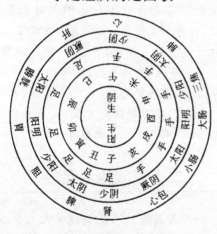

手足经歌

太阳手小肠足膀胱，阳明手大肠足胃当，少阳手三焦足胆配，太阴手肺兮足脾方，少阴手心经足肾部，厥阴手包络足肝乡。

藏府所属地支歌，子肾午心辰膀胱，丑脾酉肠戌小肠，未肺巳肝亥包络，卯胃申焦寅胆房。

二十五　论六病

厥阴所至为里急、筋缓、缩急、支痛、软戾、胁痛、呕泄。少阴所至为疡疹、身热、恶寒、战栗、惊惑、悲笑、谵妄、衄蔑、血污。太阴所至为积饮、痞膈、中满、霍乱、吐下、身重、胕肿、肉泥按之不起。少阳所至为嚏呕、疮疡、喉痹、耳鸣、呕涌溢、食不下、惊躁瞀昧、目不明、暴注、瞤瘛、恶病、暴死。阳明所至为鼽嚏、浮虚、皴揭、尻阴、股、膝、髀、腨、骺、足病。太阳所至为屈伸不利、腰痛、寝汗、痓流泄禁止，此六气之为病也。按经旨，则淫胜、郁复、主客、太少皆至其疾，则邪之中人有浅深矣。又在人禀受、冲冒、畏避而矣。原夫人禀五行之气生，亦从五行之数尽。若起居调养而能避邪安正，无横夭殃矣。然为七情牵于内，六气干于外，由是众疾作而百病生。又况趋逐利名，食迷嗜欲，劳役辛苦，饥渴醉饱，冲涉寒暑，凌冒风雨，触犯禁忌，残贼真灵，如是论之，夭伤之由，岂数之尽也，归咎于己而已。经曰：不知持满，不时御神，务快于心，逆于生乐者，此之谓也。盖天之邪气，感则害人五藏；水谷之寒热，感则害人六府；燥湿感则害人皮肉筋脉。又喜怒伤气，寒暑伤形，是知病生之变，亦由乎我也。又或乘年之虚，失时之和，遇之空则邪甚矣。重感于邪，则病危矣。虽然气运交相临遇，相得则和，不相得则病。或瘟疫时气，一州一县，无问大小皆病者，斯固气运自然，若我之真元气实，起居有时，动作无相冲冒，纵使瘟疫之作亦微。是故圣人有养生修真之术也。或者以为天地五运六气如何人病，盖人之五藏应天地五行，阴阳之气随其卷舒衰旺故也。王冰以为苍天布气尚不越于五行，人在气中，岂不应于天道？故随气运阴阳之盛衰，亦理之自然也，但五运六气为疾而感之者多矣。又经曰：冬伤寒，春病温；春伤风，夏飧泄；夏伤暑，秋痎疟；秋伤湿，冬咳嗽。伤四时之气，皆能为病。又有四方之气不同，为病各异，故经有"异法方宜"之论，以得病之情者是也。又或当岁有病，而非岁气者，亦须原其所感，形症脉候未必尽为运所作，在工以明之，庶免拘于气运也。

六病歌

厥阴筋緛① 缩里急，緛戾支胁痛呕泄。少阴寒热栗疹疡，惊惑悲笑谵衄衊。太阴积饮痞满中，身重胕肿霍乱别。少阳喉痹嚏呕疡，耳鸣涌溢惊躁制，暴注瞀昧目不明䀮瘛恶病暴死灭。阳明鼽嚏皴揭_{浮虚}，浮尻阴股膝腨是病切。太阳寝汗痓屈伸，流泄禁止腰痛折。

二十六　论治法

主客之气皆能至其疾，下是主气，上是客气。经曰：木位之主，其泻以酸，其补以辛；厥阴之客，以辛补之，以酸泻之，以甘缓之；火位之主，其写以甘，其补以咸；少阴之客，以甘写之，以咸软之；少阳之客，以咸补之，以甘写之，以咸软之；土位之主，其写以苦，其补以甘；太阴之客，以甘补之，以苦泻之，以甘缓之；金位之主，其泻以辛，其补以酸；阳明之客，以酸补之，以辛泻之，以苦泄之；水位之主，其泻以咸，其补以苦；太阳之客，以苦补之，以咸泻之，以苦坚之，以辛润之。此六气主客之补泻也。客胜则泻客补主，主胜则泻主补客，应随当缓当急以治之也。而本经又有六气司天在泉淫胜之治法，有司天在泉反胜之治法，有岁运上下所宜药食之治法，如是不一，各依疾苦，顺其运令，以药石五味调治之。为工者当明其岁令，察其形症，诊其脉息，别其阴阳，依经旨而极救之，何患疾之不差耶？五运之中

又有必折其郁气，先取化源之法。《玄珠》以为太阳司天，取九月泻水之源。阳明司天，取六月泻金之源。少阴、少阳司天，取三月泻火之源。太阴司天，取五月泻土之源。厥阴司天，取年前十二日泻木之源。乃用针迎而取之法也。故曰无失天信，无逆气宜，无翼其胜，无赞其复，是谓主治者，此也。盖用之制有法存焉，然病有久新，方有大小，有毒无毒，因宜而制，此用药之大法也。或者以为岁运太角木旺土衰，迎取之当泻其肝经，而益其脾胃，此非通论也，何者？岂有人人藏府皆同者，假如肝元素虚，脾气太胜，遇此太角之运，肝木稍实，脾气得平，方获安和。若便泻肝补脾，所谓实实虚虚，损不足益有余，如此而死者，医杀之耳，是不容其误，盖害人增疾则尤甚也，何则？天下事物之理，益之则迟，而损之则速。若服一药取其效，则缓而微。若食一发病之物，俄顷而知。由是观之，成难毁易，可不谨哉？

六气主客补泻法歌

木主酸_收泻辛_散补之。火主甘写取舒缓咸补_{取柔软施}，土主苦写_{取坚燥}甘味_{安缓}补，金主辛泻_{取散}酸补_{取收}为，水主咸写_{取软}苦顺_{取坚是}，六气补泻客后随。苦味急　_{散酸}写_{辛补}甘味缓收厥，甘写酸收_{苦缓}少阴知，咸补甘写咸软相，甘补苦写甘缓脾，酸补苦_味写肺经_{气上逆}施，苦补咸写与水推，更以苦坚以辛润，苦燥同极_{太阳}尤其宜。

二火之气虽殊，其用则一。木用辛补，酸泻。经注辛味散，故补。酸味收，故泻。《校正》云自为一义，今未详法，复司气可犯无犯，如夏寒甚，则可热犯，热不甚，则不可犯。

---

① 緛（ruǎn 软）：缩短。

五藏所入之味歌

酸主收之属肝藏，苦坚入心甘缓脾，辛性味散能调肺，咸则软兮于肾宜。

六气所宜之味歌

咸寒二火木辛凉，甘热当令治太阳，苦折太阴宜苦热，阳明之味苦温尝。

二十七　论六病[①]

明阴阳运转之六气，辨南北岁政之尊卑，察主胜客胜之由，审淫胜郁复之变，须在脉，然后为工矣。五运不及，则所胜者来克；五运太过，则不胜者受邪。天地六气，互相临遇，应则顺，否则逆。气相得则和，不相得则病。唯天地胜复之气不形于证者，乃初气终三气，天之胜，四气尽终气，地之复。盖以气不以位，故不以形症观察也，余则当知六脉。故经曰：厥阴之至其脉弦，少阴之至其脉钩，太阴之至其脉沉，少阳之至其脉大而浮，阳明之至其脉短而涩，太阳之至其脉大而长。至而和则平，至而甚则病。至而反者病，至而不至者病，未至而至者病，阴阳易者危，不当其位者病，见于他位也。迭易其位者病，左见右脉，右见左脉。失守其位者危。脉已见于他乡，本官见贼杀之气，故病危，此之谓也。然人之生也，虽五行备于一身，生气根于内，亦随天地之气卷舒也，何以明之？谓如春脉弦，夏脉洪，秋脉毛，冬脉石是也。夫人感运气而生，亦曰感运气而疾。经曰：逆之则变生，变生则病，物生其应也，气脉其应也，当立岁气以诊别之，"平人气象论"曰：太阳脉至洪大而长，少阳脉至乍数乍疏、乍短乍长，阳明脉至浮大而短。《难经》引此亦论三阴三阳之脉者，乃以阴阳始生之浅深而言之也，六脉者，指前厥阴之至其脉弦等，

盖言运与气，胜复临遇，正当行令，当其司化之时而应，故脉之动不相同。若交气交运时日，及期而见，无相先后、不及太甚，方谓之平，若差之者，当知其病也。

二十八　论南北政

运用十干起，则君火不当其运也。六气以君火为尊，五运以湿土为尊，故甲己土运为南政。盖土以成数，贯金木水火，位居中央，君尊南面而行令，余四位以臣事之，北面而受令，所以有别也。而人脉应之，甲己之岁二运南面论脉，则寸在南，而尺在北。少阴司天，两寸不应，乃以南为上，北为下，正如男子面南受气尺脉常弱；女子面北受气尺脉常盛之理同。以其阴气沉下故不应耳。六气之位则少阴居中，而厥阴居右，太阴居左，此不可易也。其少阴则主两寸尺，厥阴司天，在泉当在右，故右不应。太阴司天，在泉当在左，故左不应，依南政而论尺寸也。若覆其手诊之，则阴沉于下，反沉为浮，细为大矣。又经曰：尺寸反者死，阴阳交者死。先立其年以知其气，左右应见，然后乃可言死生之逆顺者，更在诊以别其反，详其交，而后造死生之微也。

南北政图歌

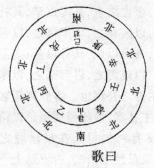

歌曰

土位居南号曰君，火金木水北方臣，运须湿土起甲己故当尊位，六气仍先君火论。

---

① 病：据下文推，疑为"脉"之误。

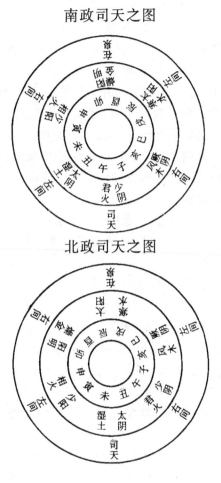

南政司天之图

北政司天之图

二十九 论运气加临尺寸脉候不应交反说

经曰：阴阳交者死，谓岁当阳在左，脉反见右；岁当阴在右，脉反见左，左右交见是谓交。若左独然，或右独然，是不应，非交也。惟寅、申、巳、亥、辰、戌、丑、未八年有之。经曰：尺寸反者，谓岁当阴在寸，而脉反见于尺；岁当阳在尺，而脉反见于寸，尺寸俱反，方谓之反。若尺独然，或寸独然，是不应，非反也。惟子、午、卯、酉四年有之。盖造化之气变常，则气血纷扰而为病矣。经曰：先立其年，以和其气，左右应

见，乃可以言死生之逆顺也。举此为例，余岁同法。粗工不知，呼为寒热。攻寒令热，脉不变而热疾已生，制热令寒，脉如是而寒疾又起，欲求其适，安可得乎？夭枉之因，率由此也。凡三阴司天，在泉，上下南北二政，或左或右，两手寸尺其脉沉下，沉下不相应者，覆手，则沉为浮，细为大矣。

机按：左右交见，惟寅、申、巳、亥、辰、戌、丑、未八年有之，上下相反惟子、午、卯、酉四年有之。盖太阴、厥阴主左右，言少阳主寸尺言故也。

尺寸交反死脉歌

如太阴司天，阴脉岁当见左寸，反见右寸，其右寸本然阳脉，而移左寸，曰阴阳交，交者死。若左独阴脉不见，或右独不见，乃不应阴气，止病而已，尺同。惟寅、申、巳、亥、辰、戌、丑、未八年有之。少阴司天，阴脉岁当见两寸，反见两尺，其两尺本然阳脉，而移两寸，曰尺寸反，反者死，尺同。尺寸独义同前，惟子、午、卯、酉四年有之。

歌曰

左寸交右右交左，右尺交左左交右，两寸反移两尺居，两尺反移两寸守。

南北政寸尺脉不应图歌及古案

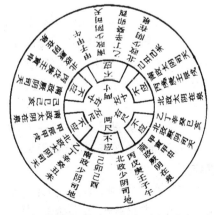

不应谓阴之所在，脉乃沉细不应，本脉也，若覆手诊之，则沉为浮，细为大矣。尺

寸本无上下，今以上下字言之，以别南北政，司天在泉所主耳。

歌曰

南政寸上尺居下，北政尺上寸下推，三阴司天不应上，在泉于下不应之，太阴须诊左寸尺，厥阴右手寸尺持，少阴脉兼两寸尺，此理微妙诚难知。

按脉不应，专指三阴言，然少阴君主也，故主两寸两尺，所以少阴司天，两寸不应；少阴在泉，两尺不应，子之左丑属太阴，故太阴司天，左寸不应；太阴司地，左尺不应。子之右亥属厥阴，故厥阴司天，右寸不应；厥阴在泉，右尺不应。但看三阴所在，司天主寸，在泉主尺，不论南政北政，此要法也。

一人卧病，医诊左尺不应，以为肾已绝矣，死在旦夕。更医诊之，察色切脉，则面戴阳，气口皆长而弦，乃伤寒三阳合病也。又方涉海为风涛所惊，遂血郁而神慑，为热所搏，乃吐血一升许，且胁痛，烦渴，谵语，投小柴胡汤，减参，加生地，半剂后，俟其胃实，以承气汤下之而愈，适是年岁运，左尺当不应，此天和脉，非肾绝也。

三十　五运主病治例①

凡遇六壬年，发生之纪，岁木太过，风气流行，脾土受邪，民病飧泄，食减，体重，烦冤，肠鸣，腹支满，甚则忽忽善怒，眩冒颠疾。为金所复②，则反胁痛而吐，甚则卫阳绝者死。

苍术汤　治脾胃感风，飧泄注下，肠鸣腹满，四肢重滞，忽忽善怒，眩冒颠晕，或左胁偏疼。

白茯苓去皮　厚朴姜叶制　白术　青皮去白　干姜炮　半夏汤洗　草果去壳　甘草炙，各等分

上㕮咀，每服四钱，水一大盏，姜三片，枣二枚，煎七分，去滓，食前服，以效为度。

凡遇六戊年，赫曦之纪，岁火太过，炎暑流行，肺金受邪，民病疟，少气咳喘，血溢血泄，注下，嗌燥，耳聋，中热，肩背热，甚则胸中痛，胁支满，背肩并两臂痛，身热骨痛，而为浸淫。为水所复，则反谵妄狂越，喘鸣，血溢，泄不已，甚则太渊绝者死。

麦门冬汤　治肺经受热，上气咳喘，咯血痰壅，嗌干，耳聋，泄泻，胸胁满痛，连肩背两臂膊痛，息高。

麦门冬去心　香白芷　半夏洗滑　桑白皮　竹叶　甘草炙　紫菀茸　钟乳粉　人参各等分

上㕮咀，每服四钱，水一大盏，姜三片，枣二枚，煎七分，去滓，食前服，以效为度。

凡遇六甲年，敦阜之纪，岁土太过，雨湿流行，肾水受邪，民病腹痛，清厥③，意不乐，体重，烦冤，甚则肌痿，足痿不收，行善瘈，脚下痛，中满食减，四肢不举。为风所复，则反腹胀，溏泄，肠鸣，甚则太豀绝者死。

附子山茱萸汤　治肾经受湿，腹痛，寒厥，足痿不收，腰脽④痛，行步艰难，甚则中满不下，或肠鸣溏泄。

附子炮去皮脐　山茱萸各一两　半夏洗去滑　丁香一分　乌梅半两　木瓜干　肉豆蔻各三分　藿香一分

上㕮咀，每服四钱，水一大盏，姜七片，枣一枚，煎七分，去滓，食前服，以效为度。

凡遇六庚年，坚成之纪，岁金太过，燥

---

① 五运主病治例：明本为"五运主方治例"，且内容排在"六气主病治例"之后，现据原书目录调整至此。
② 复：报复之义。抑之太过，必起反应。《素问·气交变大论》："夏有惨凄凝冽之胜，则不时有埃昏大雨之复。"
③ 清厥：四肢逆冷。
④ 脽（shuí谁）：臀部。

气流行，肝木受邪，民病胁小腹痛，目赤，背痒①，耳无闻，体重，烦冤，胸痛引背，胁满引小腹，甚则喘咳逆气，背肩痛，尻阴、股膝、髀腨胻足痛。为火所复，则暴痛，胠胁不可反侧，咳逆，甚而血溢，太冲绝者死。

牛膝木瓜汤 治肝虚遇岁燥，胁连小腹拘急，疼痛，耳聋，目赤，咳逆，肩背连尻阴、股膝、髀腨、胻皆痛，悉主之。

牛膝去茜酒浸 木瓜各一两 芍药 杜仲去皮，姜汁制炒断丝 枸杞子 黄柏节 兔丝子酒浸 天麻各三分 甘草炙，半两

上㕮咀，每服四钱，水大盏，姜三片，枣一枚，煎七分，去滓，食前服，以效为度。

凡遇六丙年，漫术之纪，岁水太过，寒气流行，邪害心火，民病身热烦心，躁悸②，上下中寒，谵妄，心痛，甚则腹大胫肿，喘咳，寝汗，憎风。为土所复，则反胀满，肠鸣溏泄，食不化，渴而妄冒③，甚则神门绝者死。

川连茯苓汤 治心虚为寒冷所中，心热躁，手足反寒，心腹肿痛，病喘咳，自汗，甚则大肠便血。

黄连去须 茯苓各一两 麦门冬去心 车前子炒 通草 远志去心，姜汁制炒，各半两 半夏洗去滑 黄芩去外腐 甘草炙，各半两

上为㕮咀，每服四钱，水一盏，姜三片，枣一枚，煎七分，去滓，食前服，以效为度。

凡遇六丁年，委和之纪，岁木不及，燥乃盛行，民病中清，胠胁痛，小腹痛，肠鸣溏泄。为火所复，则寒热，疮疡，痤痱，痈肿，咳而鼽。

苁蓉牛膝汤 治肝虚为燥热所伤，胠胁并小腹痛，肠鸣溏泄，或发热，遍体疮疡，咳嗽，肢满，鼻鼽。

肉苁蓉酒浸 牛膝酒浸 乾木瓜 白芍药 熟地黄 当归去苗 甘草炙，各等分

上㕮咀，每服四钱，水一大盏，姜三片，乌梅半枚，煎七分，去滓，食前服，筋痿脚弱

者，镑鹿屑同煎。

凡遇六癸年，伏明之纪，岁火不及，寒乃盛行，民病胸痛，胁府满，膺背、肩胛、两臂内痛，郁冒蒙昧，心痛，暴喑，甚则屈不能伸，髋髀如别。为土所复，则反鹜溏泄，食饮不下，寒中，肠鸣泄注，腹痛，暴挛，痿痹，足不能任身。

黄芪茯神汤 治心虚挟寒，心胸中痛，两胁连肩背，肢满，噎塞，郁冒蒙昧，髋髀挛痛，不能屈伸，或不能利，溏泄，饮食不进，腹痛，手足痿痹不能任身。

黄芪 茯神去水 远志去心，姜汁制炒 紫河车 酸枣仁炒，各等分

上㕮咀，每服四钱，水一大钟，姜三片，枣一枚，煎七分，去滓，食前服，以效为度。

凡遇六己年，卑监之纪，岁土不及，风气盛行，民病飱泄，霍乱，体重，身痛，筋骨繇④，并肌肉䐜酸，善怒。为金所复，则反胸胁暴痛，下引小腹，善太息，气客于脾，食少味。

白术厚朴汤 治脾虚风冷所伤，心腹胀满疼痛，四肢筋骨重弱，肌肉䐜动，酸痟，善怒，霍乱，吐泻，或胁胸暴痛，下引小腹，善太息，食少失味。

白术 厚朴姜炒 半夏洗去滑 桂心 藿香去梗 青皮去白，各三两 干姜炮 甘草炙，各半两

上㕮咀。每服四钱，水一大盏，姜三片，枣一枚，煎七分，去滓，食前服，以效为度。

凡遇六乙年，从革之纪，岁金不及，火盛行，民病肩背瞀重，鼽嚏，血便注下。为水所复，则反头脑户痛，症及囟顶，发热，口疮，心痛。

---

① 背痒：据《素问·气交变大论》，应为"眦疡"。
② 躁悸：据《素问·气交变大论》，后脱"阴厥"。
③ 冒：张景岳注："冒，若有所蔽也，一曰目目无所见也"。
④ 繇(yáo 姚)：通"摇"。

紫菀汤 治肺虚感热，咳嗽喘满，自汗，衄血，肩背瞀重，血便注下，或脑户连囟顶痛，发热，口疮，心痛。

紫菀茸　白芷　人参　甘草　黄芪　地骨皮　杏仁去皮，炙　桑白皮炙，各等分

上㕮咀，每服四钱，水一大盏，姜三片，枣一枚，煎七分，去滓，饥时服，以效为度。

凡遇六辛年，涸流之纪，岁水不及，湿乃盛行，民病肿满身重，濡泄，寒疡，腰腘、腨、股、膝、痛不便，烦冤，足痿清厥，脚下痛，甚则胕肿，肾气不衡。为木所复，则反面色时变，筋骨并辟，肉瞤瘈，目视䀮䀮，肌肉胗①发，气并膈中，痛于心腹。

五味子汤 治肾气虚，坐卧湿地，腰重著疼痛，腹胀满，濡泄无度，行步难，足痿清厥，甚则浮肿，面色不常，或筋骨并臂瞤瘈，目视䀮䀮，膈中及咽痛。

五味子　附子炮去皮脐　巴戟去心　鹿茸燎去毛酥炙　山茱萸去子　熟地黄　杜仲姜汁浸炒去丝，各等分

上㕮咀，每服四钱，水一大盏，姜三片，盐少许煎七分，去滓，食前服，以效为度。

凡六壬、六戊、六甲、六庚、六丙岁，乃木、火、土、金、水太过，为五运先天；六癸、六丁、六己、六乙、六辛岁，乃木、火、土、金、水不及，为五运后天。民病所感治之，各以五味所胜调和，以平为期。

三十一　六气主病治例

风胜燥制火并汤

天南星二两半　北桔梗七钱半　小栀子一两，取仁。已上三味入太阴肺经，助燥化制其风　川黄连八钱五分，此一味入少阴心经，泻火抑母之甚。母者，木也。此实则泻子也　青皮二钱半，引诸药至风胜之地　防风三钱，去芦　薄荷一钱，此二味散风之势

上制为粗末，每服七钱半，姜三片，水一大钟，煎至七分，去滓温服。

水胜湿制风并汤

苍术二两，米泔浸　白术二两半，麦壳炒，去麦壳　甘草五钱，炙。已上三味入足太阴脾经，助土以制水甚　吴茱萸五钱　乾姜五钱七分，此二味入厥阴肝经，泻水，少抑母甚。母者，水也，此实则写子也　附子一钱乙字，引诸药至水胜之地锉

上锉为粗，每服七钱，大枣一枚，水一锺，煎至七分，去滓温服。

火胜寒制湿并汤

黄柏二两半，盐水炒　知母一两，去毛。已上二味入少阴肾经，助寒化以制火甚　片黄芩五钱，酒炒　栀子仁小红者，此二味入太阴脾经，助湿化抑母甚　黄连一钱，姜汁炒，引诸药至火胜之地

上锉为粗末，每服七钱，灯心七根，莲子五枚，水一碗，煎至七分，去滓温服。

土胜风制燥并汤

川芎一两，去芦，米醋炒。经云：木位之主，其补以辛，川芎味辛气温　当归一两半，酒洗。此二味入厥阴肝经，助风化，以制其温　南星一两，汤泡一次　桑白皮七钱，蜜炙，去皮土。此二味泻燥夺母　大枣五枚，引诸药至湿胜之地　川萆薢八钱，以散其湿

上锉为粗末，每服七钱，姜五大片，水一碗，煎至七分，去滓温服。

热制寒并汤

肉桂二两，去粗皮，此味入少阴心经，助热化以制金甚　当归一两，半酒洗。此味助木生火以制燥甚　泽泻一两，去毛。此味入少阴肾经，泻寒以抑母甚　独活六钱，此味与泽泻颇同　桔梗三钱半，引诸药至燥胜之地

上锉为粗末，每服六钱，水一碗，煎七分，去滓温服，燥易即止。

火胜阴精制雾沤溃并汤

天门冬三两，蜜汤浸，去心　生地黄二两半，酒洗，此二味入阴经助水化以制热甚　柴胡五钱　连翘　黄芩各三钱，此三味入雾沤溃抑甚　地骨皮　黄柏各二钱半，此二味引诸药至热胜之地

上锉为粗末，每服七钱，灯心一撮，水

---

① 胗(zhěn 诊)：通"疹"，皮肤所发的红色斑点。

一碗,煎至七分,去滓温服。

五运所化之图①

甲己岁气土化之图

甲

岁土太过　是岁泉涌河溢,涸泽亦生鱼,风雨大。

岁运黄天　至十一崩溃,鳞见于陆。

敦阜之纪　平气备化。

甲岁南政

太宫之音

岁气雨湿流行,至阴内实,物化克成,其变震惊,飘骤崩溃。

肾水受邪,病则腹痛,清厥体重,甚则足痿不收,脚痛中满,四肢不举。

脾土胜肾水,木为水之子,复能克土,则反溏泄,甚则太溪绝者死。足内踝后跟骨上动脉中,肾脉也。

临辰戌为岁会,甲辰甲戌。下加太阴为同天符。同上。

己

岁土不及

岁运黔天

卑监之纪　平气备化。

己岁南政

少宫之音

岁气风寒大作,雨乃愆期,草木秀而不实。

脾土受邪,病则飧泄,霍乱,体重腹痛。

肝木克脾土,金为土之子,复能克肝木,则反脚②胁暴痛,下引小腹。

临辰戌丑未为岁会,甲辰甲戌己丑己未。上见太阴为太乙天符,己丑己未,下临厥阴,己巳己亥,流水不冰,蛰虫来见,民乃康。

乙庚岁气金化之图

乙

岁金不及

岁运素天

从革之纪　平气审平。

乙岁北政

少商之音

岁气炎火盛行,生气乃用,燥石流金,涸泉焦草。

肺金受邪,病则肩背瞀重,鼽血,血便,注下。

心火克肺金,水为金之子,复能克心火,则反心痛,脑痛,延及囟顶痛,发热,口疮,心痛。

临酉为太乙天符,乙酉。为岁会。上见阳明为天符。乙卯。

复则水胜火,寒雨暴至,冰雹雪霜。

庚

岁金太过

岁运素天

坚成之纪　平气审平。

庚岁北政

太商少音

岁气燥行,天气洁,地气明,阳气随阴,肃杀凋凌。

肝木受邪,病则腹胁痛,目赤,体重,胸痛,胁满,引小腹,耳无闻,甚则喘咳逆气,背肩、尻阴、股膝、髀腨䯒足痛。

肺金克肝木,火为木之子,复能克及肺金,则反血溢,心痛,脚、胁不可转侧,咳逆,太冲绝者死。

临酉为岁会,乙酉。下见阳明为同天符。庚子庚午。

---

① 五运所化之图:原本系图表形式,现改为文字形式排版。
② 脚:疑为"胸"之误。

丙辛岁气水化之图

丙

岁水太过　是岁雨水雪霜不时降,湿气变物。

岁运玄天

流衍之纪　平气静顺。

丙岁北政

太羽之音

岁气天地寒凝,其变冰霜雪雹。

心火受邪,病则身热烦躁,阴厥中寒,甚则腹大,胫肿,喘咳。

肾水胜克心火,肝为火之子,复能克肾,反肠鸣溏泄,甚则神门绝者死。穴在掌后锐骨端,心主脉也。

临子为岁会,丙子。上见太阳为天符。丙戌丙辰。

辛

岁水不及

玄① 运玄天

涸流之纪　平气静顺。

辛岁北政

少羽之音

岁气水泉减,草木茂。

肾水受邪,病则身重,濡泻,肿满,腰膝痛,足痿,清厥,甚则跗肿,肾气不行。

脾土克肾水,木为水之子,复能克脾,则反面色时变,筋肉瞤瘛,腷中痛,及心腹。

临丑为同岁会,辛丑辛未。上见太阴。

下见太阳为同岁会,则大寒蛰虫早藏。

丁壬岁气木化之图

丁

岁木不及　是岁天地凄怆,日见朦昧,雨非雨。

岁运苍天　晴非晴,气惨然,气象凝敛肃杀,甚之。

委和之纪　平气敷和。

丁岁北政

少角之音

岁气燥气乃行,生气不政,凉雨将降,风雪并兴,草木晚荣,物秀而实。

肝木受邪,病中清,脚胁满,小腹痛,阳明溏泄。

肺金胜肝木,火为木之子,复能克金,则反寒湿,疮疡,痤痱,肿痛,咳血,夏生大热,温变为躁,草木槁,下体再生。

上见厥阴为天符,丁巳丁亥。临卯为岁会,② 丁卯。上临阳明,生气失政,草木再荣。

壬

岁木太过

岁运苍天

发生之纪　平气敷和。

壬岁北政

太角之音

岁气风气流行,生气淳化,万物以荣,其变震拉摧拔。

脾土受邪,病飧泄,食减,体重,肠鸣,腹痛,胁满。

肝木克脾土,金为土之子,复能胜木,则反胁痛而吐,甚则冲阳绝者死。穴在足跗上三寸,骨动脉上去陷谷三寸,胃脉也。

临卯为岁会,丁卯。下见厥阴为同天符。壬申壬寅。

戊癸岁气火化之图

戊

岁火太过　是岁火燔灼,水泉涸,物焦槁。

岁运丹天

赫曦之纪　平气升明。

---

① 玄:疑为"岁"之误。
② 临卯为岁会:依"五运所化之图"文字叙述通例,此句当在"上见厥……"之前。

戊岁北政

太徵之音

岁气阴气内化，其变则炎烈沸腾。

肺金受邪，病则发疟，少气喘咳，血溢，泄泻，胸胁满痛，背脊痛，身热骨痛。

心火胜肺金，水为金之子，复能胜火，反狂妄，泄泻，喘咳，血溢，甚则手太阴太渊绝者死，穴在掌后陷中，肺脉也。

临子为太乙天符，戊子为天符，戊午为太乙天符。上见少阴少阳为天符。戊午戊子戊寅戊申。

癸

岁火不及

岁运丹天

伏明之纪　平气升明。

癸岁北政

少徵之音

岁气岁寒乃盛行，火令不政，物生不长，阳气屈伏，蛰虫早藏。

心火受邪，病则胸胁膺背痛，郁冒，暴喑，臂痛。

肾水胜心火，土为火之子，复能克肾，则反寒中，肠鸣泄注，挛痹，足不任身。

临卯酉为同岁会，癸酉癸卯。下见少阴少阳为同岁会。癸卯癸酉癸巳癸亥。

六气所化之图[①]

子午岁气热化之图

少阴司天　阳明在泉

初气　厥阴风木

太阳寒水加

天时　寒风切冽，雪水冰，蛰复藏。

民病　关节禁固，腰脽痛，中外疮疡。

二气　少阴君火

厥阴风木加

天时　风雨时寒，雨生羽虫

民病　淋气，郁於土而热，令人目赤。

三气　少阳相火

少阴君火加

天时　大火行，热气时至，羽虫静。不鸣也，燕百舌杜宇之类。

民病　厥热心痛，寒热更作，咳喘，目赤。

四气　太阴湿土

太阴湿土加

天时　大雨时行，寒热互作。

民病　黄疸，衄蚛，嗌干，吐饮。

五气　阳明燥金

少阳相火加

天时　温气乃至，初冬尤暖，万物乃荣。

民病　康安。伏邪於春为疟。

终气　太阳寒水

阳明燥金加

天时　燥寒劲切，火尚毒，寒暴至。

民病　上肿咳喘，甚则血溢，下连小腹，而作寒中。

丑未岁气湿化之图

太阴司天　太阳在泉

初气　厥阴风木

厥阴风木加

天时　大风发荣，雨生毛虫。

民病　血溢，筋络拘强，关节不利，身重筋痛。

二气　少阴君火

少阴君火加

天时　大火至，天下疵疾，以其得位，君令宣行，湿蒸相薄，雨时降。

民病　瘟疫盛行，远近咸苦。

三气　少阳相火

太阴湿土加

---

① 六气所化之图：原本系图表形式，现改为文字形式排版。

天时　雷雨电雹,地气腾,湿气降。
民病　身重跗肿,腹胸满感,寒湿气。
四气　太阴湿土
少阳相火加
天时　炎热沸腾,地气升,天气否隔,湿化不流。
民病　腠理热,血暴溢,患疟,心腹膜胀,甚则浮肿。
五气　阳明燥金
阳明燥金加
天时　大凉,霜早降,寒及体。
民病　皮肤寒。
终气　太阳寒水
太阳寒水加
天时　大寒凝冽。
民病　关节禁固,腰脽痛。

寅申岁气火化之图

少阳司天　厥阴在泉
初气　厥阴风木
少阴君火加
天时　热风伤人,时气流行
民病　湿气拂於上,血溢目赤,咳逆,头痛,血崩,胁满痛,皮肤生疮。
二气　少阴君火
太阴湿土加
天时　时雨至,火反郁,风不胜湿。
民病　热郁,咳逆吐,胸臆不利,头痛身热,昏愦,脓疮。
三气　少阳相火
少阳相火加
天时　热暴至,草萎,河干,大暑炎亢,湿化晚布,大旱。
民病　热病,聋瞑,血溢,脓疮,咳逆,衄衂发渴,喉痹,目赤,善暴死。
四气　太阴湿土
阳明燥金加
天时　凉风至,炎暑未去,风雨及时。

民病　民气和平,身重中满,脾寒泄泻。
五气　阳明燥金
太阳寒水加
天时　阳乃去,寒乃来,雨乃降,刚木早凋。
民病　民避寒邪,君子周密,病则骨痿,目赤痛。
终气　太阳寒水
厥阴风木加
天时　地风正,寒风飘扬,万物反生,寒气至,雨生鳞虫。
民病　关节不禁,心腹痛,阳气不藏。

卯酉岁气燥化之图

阳明司天　少阴在泉
初气　厥阴风木
太阴湿土加
天时　阴始凝,气始肃,水乃冰,寒雨化,花开迟。
民病　热胀面肿,衄衂,欠嚏,呕吐,小便赤,甚则淋。
二气　少阴君火
少阳相火加
天时　臣居君位,大热早行。
民病　疫疠大至,善暴死。
三气　少阳相火
阳明燥金加
天时　燥热交合,凉风间发。
民病　上逆下冷,疟痢,心烦不食。
四气　太阴湿土
太阳寒水加
天时　早秋。寒雨害物。
民病　暴仆振栗,妄言少气,咽干引饮,心痛膺肿,疮疡寒疟,骨痿便血
五气　阳明燥金
厥阴风木加
天时　春令又行,草木盛,生雨,生介

虫。

民病　气和。热行包络，面① 浮上壅。

终气　太阳寒水

少阴君火加

天时　气候反温，蛰虫出现，流水不冰，此下克上

民病　伏邪湿毒，季春发疫。

辰戌岁气寒化图

太阳司天　太阴在泉

初气　厥阴风木

少阳相火加

天时　气早暖，草早荣，瘟疫至

民病　瘟疫，身热，头痛，呕吐，疮疡。

二气　少阴君火

阳明燥金加

天时　大凉反至，早乃遇寒，火气遂抑。

民病　气郁中满，风肿。

三气　少阳相火

太阳寒水加

天时　寒热不时，寒气间至，热争，水雹。

民病　寒反热中，痈疽，注下，心热闷瞀，逆，吐利不治者也死。

四气　太阴湿土

厥阴风木加

天时　风湿交争，雨生倮虫，木盛生风，暴雨摧拔。

民病　大热少气，足痿，注下，赤白，血滞成痈。

五气　阳明燥金

少阴君火加

天时　湿热而寒，客行主令。

民病　气舒。病则血热妄行，肺气痈。

终气　太阳寒水

太阴湿土加

天时　地气正湿令行，凝阴寒雪。

民病　病乃凄惨，孕死，脾受湿，肺旺肾衰。

巳亥岁气风化之图

厥阴司天　少阳在泉

初气　厥阴风木

阳明燥金加

天时　寒始肃，客行主令，杀气方至。

民病　寒居右胁，气滞，脾虚胃壅。

二气　少阴君火

太阳寒水加

天时　寒不去，霜雪冰，杀气施，化草焦，寒雨数至。

民病　热中，气血不升降。

三气　少阳相火

厥阴风木加

天时　风热大作，雨生羽虫。

民病　泪出，耳鸣，掉眩。

四气　太阴湿土

少阴君火加

天时　热气反用，山泽浮云，暴雨溽湿。

民病　心受邪，黄疸② 而为跗肿。

五气　阳明燥金

太阴湿土加

天时　燥湿足胜，沉阴乃布，雨水乃行。

民病　寒气及体，肺受风，脾受湿，发为疟。

终气　太阳寒水

少阳相火加

天时　畏火司令，阳乃火化，蛰虫出现，流水不冰，地气大发，草乃生。

民病　瘟疠，必肾相制。

----

① 面：原本字下衍一"面"字，今删。
② 疸：疑为"疸"之误。

三十二　六气时行民病证治①

辰戌之岁，太阳司天，太阴在泉，气化运行先天。初之气，乃少阳相火，加临厥阴风木，民病温，身热头疼，呕吐，肌腠疮疡。二之气，阳明燥金，加临少阴君火，民病气郁中满。三之气，太阳寒水，加临少阳相火，民病寒，反热中，痈疽注下，心中热瞀闷。四之气，厥阴风木，加临太阴湿土，民病大热少气，肌肉痿，足痿，注下赤白。五之气，少阴君火，加临阳明燥金，民乃舒②。终之气，太阴湿土，加临太阳寒水，民乃凄怆，孕死。治去甘温以平，酸苦以补，抑其运气，扶其不胜。

静顺汤　治③辰戌之岁，太相司天，太阴在泉，病者身热，头痛，呕吐，气郁中满，瞀闷，少气，足痿，注下赤白，肌腠疮疡，发为痈疽。

白茯苓去皮　干木瓜各一两　附子炮，去皮脐　牛膝去苗，酒浸，各三两　防风去钗　诃子煨，去核　甘草炙　干姜炮，各半两

上㕮咀，每服四钱，水一大盏，煎七分，去滓，食前服，其年自大寒至春分，宜用附子加枸杞半两；自春至小满，依前入附子同枸杞；自小满至大暑，去附子、木瓜、干姜，加人参、枸杞、地榆、香白芷、生姜各三分；自大暑至秋分，依正方加石榴皮半两；秋分至小雪依正方；自小雪至大寒，去牛膝，加当归、芍药、阿胶炒各三分。

卯酉之岁，阳明司天，少阴在泉，气化运行后天。初之气，太阴湿土，加临厥阴风木，此下克上，民病中热胀，面目浮肿，善眠，鼽衄，嚏欠呕，小便黄赤，甚则淋。二之气，少阳相火，加临少阴君火，民病厉大至，善暴死。三之气，阳明燥金，加临少阳相火，民病寒热④。四之气，太阳寒水，加临太阴湿土，此下土克上水，民病暴仆，振栗，谵妄，少气咽干，引饮，心痛，痈肿，疮疡，寒疟，骨痿，便血。五之气，厥阴风木，加临阳明燥金，民气和。终之气，少阴君火，加临太阳寒水，此克上，民病温。治法宜咸寒以抑火，辛甘以助金，汗之、清之、散之，以安其运气。

审平汤　治卯酉之岁，阳明司天，少阴在泉，病者中热，面浮，鼽鼻，少便黄赤，甚则淋，或疠气行，善暴仆，振栗，谵妄，寒疟，痈肿，，便血。

远志去心，姜汁炒　紫檀香各一两　天门冬去心　山茱萸各二分　白芍药　白术　甘草　生姜各半两

上㕮咀，每服四钱，水一盏，煎七分，去滓，食前服，自大寒至春分，加茯苓、半夏、紫苏、生姜各半两；自春分至小满，加玄参、白薇各半两；小满至大暑，去远志、山茱萸、白术，加丹参、泽泻各半两；大暑至秋分，去远志、白术，加酸枣仁、车前子各半两；自秋分至大寒并依正方。

寅申之岁，少阳相火司天，厥阴风木在泉，气化运行先天。初之气，少阴君火，加临厥阴风木，民病温，气拂于上，血溢，目赤，咳逆，头痛，血崩，胁满，肤腠生疮。二之气，太阴湿土，加临少阴君火，民病热郁，咳逆，呕吐，疮发于中，胸臆不利，头痛，身热昏愦，脓疮。三之气，少阳相火，加临少阳相火，民病热中，聋瞑，血溢，脓疮，咳，呕，鼽衄，渴，嚏欠，喉痹，目赤，善暴死。四之气，阳明燥金，加临太阴湿土，民病满，身

---

① 六气时行民病证治：此节应有"子午之岁"内容，疑有脱文。
② 四之气……民乃舒：原作"四之气厥阴风木，加临阳明燥金，民病乃舒。"此节文字引自《素问·六元正纪大论》，现据《素问》增补。
③ 治：原下衍一"戊"字。
④ 二之气……民病寒热：明本作"淋气少阴阳火爆变合民病寒热"。此节文字引自《素问·六元正纪大论》，现据《素问》增补。

重。五之气,太阳寒水,加临阳明燥金,民避寒邪,君子周密。终之气,厥阴风木,加临太阳寒水①,民病关闭不禁,心痛,阳气不藏而咳。治法宜咸寒平其上,甘温治其下,腹而作寒中。

白薇② 玄参 川芎 芍药 旋覆花 桑白皮 当归 甘草 生姜

上㕮咀,每服四钱,水大盏,煎七分去滓,食前服,自大寒至春分,加杏仁、升麻各半两;春分至小满,加茯苓、车前子各半两;小满至大暑,加杏仁、麻子仁各一分;大暑至秋分,加荆芥、茵陈蒿各一分;秋分至小雪,依正方;小雪至大寒,加紫苏子半两。

巳亥之岁,厥阴风木司天,少阳相火在泉,气化运行后天。初之气,阳明燥金,加临厥阴风木,民病寒于右胁下。二之气,太阳寒水,加临少阴君火,民病热中。三之气,厥阴风木,加临少阳相火,民病泪出,耳鸣,掉眩。四之气,少阴君火,加临太阴湿土,民病黄疸,胕肿。五之气,太阴湿土,加临阳明燥金,湿相胜,寒气及体,风雨乃行。终之气,少阳相火,加临太阳寒水,此下水克上火,民病温疠。治法宜用辛凉以平其上,咸寒调其下,畏火之气,无妄犯之。

敷和汤 治巳亥之岁,厥阴风木司天,少阳相火在泉,病者而反右胁下寒,耳鸣泪出,掉眩,燥湿相抟,病民黄疸,浮肿,时作温疠。

半夏 枣子 五味子 枳壳 茯苓 诃子 干姜 橘皮 甘草各半两

上㕮咀,每服四钱,水一大盏,煎七分去滓,食前服,宜酸渗之,泄之,清之,发之。

升明汤③ 治寅申之岁,少阳相火司天,厥阴风木在泉,病者气郁热,血赤咳逆,头痛,满呕吐,胸臆不利,聋瞑渴,身重,心痛,阳气不藏,疮疡,烦躁。

紫檀香 车前子 青皮 半夏 酸枣仁 蔷薇 生姜 甘草

上㕮咀,每服四钱,水一盏,煎七分,去滓,食前服,自大寒至春分加白薇去参各半两,大暑至秋分加茯苓半两,秋分至小雪依正方,小雪至大寒加五味子半两。

丑未之岁,太阴湿土司天,太阳寒水在泉,气化运行后天。初之气,厥阴风木,加临厥阴风木,民病血溢,筋络拘强,关节不利,身重筋痿。二之气,少阴君火,加临少阴君火,民病瘟疠盛行,远近咸若。三之气,太阴湿土,加临少阳相火,民病身重,胕肿,腹满。四之气,少阳相火,加临太阴湿土,民病腠理热,血暴溢,疟,心痛胪胀④,甚则浮肿。五之气,阳明燥金,加临阳明燥金,民病皮肤,寒气及体。终之气,太阳寒水,加临太阳寒水,民病关节禁固,腰脽痛。其法用酸平其上,甘温治其下,以苦燥之,温之,甚则发之,泄之,赞其阳火,令御甚寒。

备化汤 治丑未之岁,太阴湿土司天,太阳寒水在泉,病者关节不利,筋脉胁急,身重痿弱,或瘟疠盛行,远近咸若,或胸腹满闷,甚则浮肿,寒疟,血溢,腰脽痛⑤。

---

① 加临阳明燥金……加临太阳寒水:原本无。此节文字引自《素问·六元正纪大论》,现据《素问》增补。
② 白薇:原本前缺方名和主治。
③ 升明汤:从主治内容看,此方当排在审平汤之后,敷和汤之前。
④ 胪胀:即腹部发胀。
⑤ 腰脽痛:以下当有药物配伍及服用法。

卷之三

新安祁门朴墅汪机省之编辑
同邑石墅门生陈桷惟宜校正
同邑仁庵门生程铦廷彝订梓

三十三　论九宫分野

此下无系于紧要，所以备载之者，使学者得以广其见闻，不致为其所惑。

论曰：五运不及之岁，则有灾宫所向之位，故不可一概而论灾也。经曰：九星悬朗，七曜周旋者，乃天之九星所主之分野。故少角岁云灾三宫，东宫震位，天冲司也。少徵岁云灾九宫，南室离位，天英司也。少宫岁云灾五宫，中室，天禽司也，寄位二宫坤位。少商岁云灾七宫，西室兑位，天柱司也。少羽岁云灾一宫，北室坎位，天蓬司也。皆以气运不及之方言之。按《天元玉册》曰：天蓬一，水正之宫也。天芮二，土神之应宫也。天冲三，木正之宫也。天辅四，木神之应宫也，天禽五，土正之宫也。天心六，金神之应宫也。天柱七，金正之宫也。天任八，土神之应宫也。天英九，火正之宫也。下以应九州之分野，谓冀兖青徐扬荆豫梁雍也。

灾宫歌图

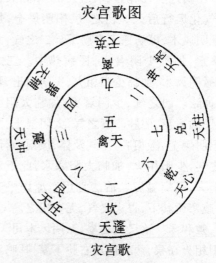

灾宫歌

年逢不及有灾宫，辛一丁三己五同，七数即乙少商并癸九，仍将土寄二坤冲。

二乃土寄位，非灾宫之数。

三十四　论主运大运太少相生

运有大运，有主运，当年年干建运，通主一年，此为大运。或太角，或少角，俱从大寒日始，以次相生，至羽而终。每运各主七十三日零五刻，总五运之数，则三百六十五日零二十五刻，而成一岁，此为主运，主运太少皆依大运，大运阳年属太，阴年属少，上生至角而止，下生至羽而止，上下相生，皆须太少相因，不可失序，假如甲运，太宫土也，上生太宫者少徵火，生少徵者太角木，此谓上生至角是也。又太宫土，下生者少商金，金生太羽水，此谓下生至羽是也。甲与己合，己从少宫，上下相生焉；又如乙运，少商金也，上生少商者太宫土，生太宫土者少徵火，生少徵火者太角木，此亦谓上生至角也。又少商下生者太羽水，此亦谓下生至羽也。乙与庚合，庚从太商，上下相生焉；又如丙运太羽水也，上生太羽者少商，生少商金者太宫土，生太宫土者少徵火，生少徵火者太角木，此谓上生至角也。丙与辛合，辛从少羽，上生焉；又如丁运少角木也，少角下生者太徵火，火生少宫土，土生太商金，金生少羽水，此谓下生至羽也。丁与壬同，壬从太角，下生焉；又如戊运太徵火也，上生太徵火者少角木也，又少徵下生者少宫土，土生太商金，金生少羽水，此亦谓上生至角，下生至羽也。戊与癸合，癸从少徵，上下相生焉。是以逐年主运皆依大运，或太角为初，则太羽为终；或少角为初，则少羽为终。经于各条大运角下注一初字，羽下注一终字，又以示人主运角羽之太少初终也。甲乙丙壬癸五年皆太角木为初运，主七十三日，自大寒日起，至春分后十三日止也。少徵火为二运，主七十三日，自春分后十三日起，至小满后二十五日止也。火宫土为三运，主七十三日，自小满后二十五日起，至大暑后三十七日止也。少商金为四运，主七十三日，自大暑后三十七日起，至秋分后四十九日止也。太羽水为终运，主七十三日，自秋分后四十九日起，至大寒而终也。戊己庚辛丁五年皆少角木为初运，太徵火为二运，少宫土为三运，太商金为四运，少羽水为终运也。

按《天元玉册》又有岁之客运行于主运之上，与六气主客之法同，故曰岁中客运者常以应于前二十为初运。

申子辰岁大寒日寅初交，亥卯未岁大寒日亥初交，寅午戌岁大寒日申初交，巳酉丑岁大寒日巳初交。

此五运相生而终岁度也。然于经未见其用，以六气言之，则运亦当有主客以行天令，盖五行之运，一主其气，当四而无用不行生化者乎？然当年大运乃通主一岁，如司天通主上半年之法，《天元玉册》言五运之客互主一年，则经所载者，乃逐年之主运也，明当以《玉册》为法。

大运主运太少相因歌

先分大运过不及，大运音①生岁音，五音生己倒推上，太少相因逢角寻，角初羽终起岁运，太少次生复下临，木岁角初同大运，太少次生亦下侵。

当年大运为主，将岁主运，上下因之，名太少五音，假令少宫为大运，上见太徵火，火上见少角木，则岁初运自少角起，下生至少羽水终。惟木阳年初运自太角起，阴年自少角起，下生亦以太少随之。

五运邪正化度歌

五运太过惟一化，正乃阳兮当勿差，克己己生同化度，运为不及却有邪。

度，日也。一化，阳岁天运、泉之气自化，阴则五行胜复之邪共气，然经中阴亦有正化者，指本岁自化而言。

---

① 音：疑前脱一"五"字。

大运主运太少之图歌

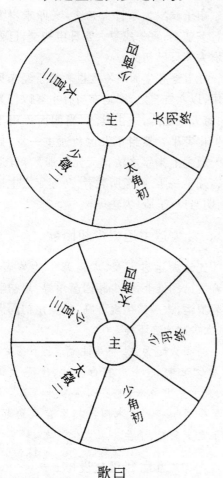

歌曰

木初火二土期三[1]，金四相维五水参，此号岁中之主运，静而不动匪虚谈。

太岁中主运时日

大寒木运始交真，清明前三火用亲，芒种十朝应见土，立秋念二燥金辰，立冬四日宜言水，每逢七十三朝五刻轮。

逐年客运之图歌

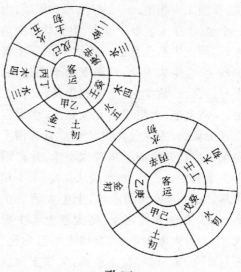

歌曰

假令甲己年为例，却用当年土作初，五运顺生临□位，逐年效此次加诸。□于经未见其用，姑载之以备参考。

三十五　司天在泉大运主运定局

壬辰、壬戌：其运风，其化鸣紊启拆[2]，其变振拉摧拔[3]，其病眩掉目瞑。太阳司天水，太角大运木，太阴司天土。寒化六，风化八，正化度也。主运：太角初正大寒日起，少徵，太宫，少商，大羽终。

戊辰、戊戌同正徵：其运热，其化暄暑郁燠[4]，其变炎烈沸腾，其病热郁。太阳同天水，太徵大运火，太阴司地土，寒化六，热化七，湿化五，所谓正化日也。主运：太徵，少宫，太商，少羽终，少角初。

甲辰岁会亦名同天符，甲戌岁会亦名

---

[1] 三、明本原作"二"，讹，今正。
[2] 鸣紊启拆：张景岳曰："鸣，是风木声也，即风和树木发出的声音。紊是繁盛。启拆，萌芽发而地脉开也"。
[3] 振拉摧拔：张景岳曰："振，撼动也。拉，音腊，支离也。摧，败折也。拔，发根也。"
[4] 暄暑郁燠：指气候温暖，渐渐暑热薰蒸。

同天符：其运阴埃，其化柔润淖泽，其变震惊飘骤，其病湿下重。太阳司天水，太宫大运土，太阴在泉土，寒化六，湿化五，所谓正化日也。主运：大宫，少商，大羽终，大角初，少徵。

庚辰、庚戌：其运凉，其化雾露萧瑟，其变肃杀凋零，其病燥，背瞀胸满。太阳司天水，太商大运金，太阴司地土，寒化一，清化九，雨化五，正化度也。主运：太商，少羽终，少角初，太徵，少角官。

丙辰天符、丙戌天符：其运寒，其化凝惨凛冽①，其变冰雪霜雹，其病大寒，留于谿谷。太阳司天水，太羽大运水，太阴在泉土，寒化六，雨化五，正化度也。主运：太羽终，太角初，少徵，太宫，少商。

凡此太阳司天之政，气化运行先天，谓生长、化成、收藏，皆先天时，而应至也，余岁先天同。

丁卯岁会、丁酉：其运风清热，清热胜复同，上商同正商。阳明司天金，少角大运木，少阴司地火，清化热化胜复同，所谓邪气化日也。灾三宫②。主运：少角初，太徵，少宫，太商，少羽终。

癸卯同岁会、癸酉同岁会：运寒雨。寒化雨化胜复同，上商同正商，所谓邪气化日也。灾九宫。阳明司天金，少徵大运火，少阴司地火，燥化九，风化三，热化七，所谓正化日也。主运：少徵，太宫，少商，太羽终，太角初。

己卯、己酉，其运雨风凉。风化凉化胜复同，所谓邪气化度也，灾五宫，阳明司天金，少宫大运土，少阴司地火，清化九，雨化五，热化七，正化度也。主运：少宫，太商，少羽终，少角初，太徵。

乙卯天符、乙酉岁会，又名太乙天符：其运凉热寒。热化寒化胜复同，邪气化度也，阳明司天金，少商大运金，少阴司地火，燥化四，热化二，正化度也。主运：少商，太羽终，太角初，少徵，太宫。

辛卯同少宫、辛酉：其运寒雨风。雨化风化胜复同，所谓邪气化度也，灾一宫。阳明司天金，少羽大运水，少阴司地火，清化九，寒化一，热化七，正化度也。主运：少羽终，少角初，太徵，少宫，太商。

凡此阳明司天之政，气化运行后天，谓生长、化成、庶物、动静皆后天时而应，余岁后天同。

戊寅天符、戊申天符：其运暑，其化暄嚣郁燠③，其变炎烈沸腾，其病上热，郁血，溢血，泄，心痛。少阳司天相火，太徵大运火，厥阴司地木，火化二，正化度也。主运：太徵，少宫，太商，少羽终，少角初。

壬寅同天符、壬申同天符：其气风鼓，其化鸣紊启拆，其变拉摧拔，其病掉眩，支胁，惊骇。少阳司天相火，太角大运木，厥阴司地木，火化二，风化八，所谓正化日也。主运：太角初，少徵，太宫，少商，太羽终。

甲寅、甲申：其运阴雨，其化柔润淖泽，其变震惊飘骤，其病体重，胕肿，痞饮。少阳司天相火，太宫大运土，厥阴司地木，火化二，雨化五，风化八，正化度也。主运：太宫，少商，太羽终，太角初，少徵。

庚寅、庚申同正商：其运凉，其化雾露清切，其变肃杀凋零，其病肩背胸中。少阳司天相火，太商大运金，厥阴司地木，火化二④，清化九，风化三，正化度也。主运：太商，少羽终，少角初，太徵，少宫。

丙寅、丙申：其运寒肃，其化凝惨凛冽，其变冰雪霜雹，其病寒，浮肿。少阳司天相火，太羽大运水，厥阴司地木，火化二，寒化六，风化三，所谓正化日也。主运：太

---

① 凝惨凛冽：这里形容寒水之气化，严寒凛冽。
② 灾三宫：据《素问·六元正纪大论》，"灾三宫"后当补："燥化九，风化三，热化七，所谓正化日也"。
③ 暄嚣郁燠：形容喧嚣烦闷郁热。
④ 二：《素问·六元正纪大论》作"七"。

羽终,太角初,少徵,太宫,少商。

凡此少阳司天之政,气化运行后天。

丁丑、丁未:其运风清热,清化热化胜复同,同正宫,邪气化度也,灾三宫。太阴司天土,少角大运木,太阳司地水,雨化五,风化三,寒化一,正化度也。主运:少角初,太徵,少宫,太商,少羽终。

癸丑、癸未:其运热寒雨,寒化雨化胜复同,所谓邪气化度也,灾九宫。太阴司天土,少徵大运火,太阳司地水,雨化五,火化二,寒化一,正化度也。主运:少徵,太宫,少商,太羽终,太角初。

己丑太乙天符、己未太乙天符:其运雨风清,风清胜复同,同正宫,邪气化也,灾五宫。太阳司天土,少宫大运土,太阳司地水,雨化五,寒化一,正化度也。主运:少宫,太商,少羽终,少角初,太徵。

乙丑、乙未:其运凉热寒,热化寒化胜复同。太阴司天土,少商大运金,太阳司地水,热化寒化胜复同,所谓邪气化日也。金不及,热化胜之,金之子,化为母,邪气化日也,复雠故寒化,又胜热故云。灾七宫。湿化五,清化四,寒化六,所谓正化日也。主运:少商,太羽终,太角初,少徵,太宫。

辛丑同岁会、辛未同岁会:其运寒雨风,雨化风化胜复同,所谓邪气化日也。同正宫。太阴司天土,少羽大运水,太阳司地水,雨化五,寒化一,所谓正化日也。主运:少羽终,少角初,太徵,少宫,太商。

凡此太阴司天之政,气化运行后天。

壬子、壬午:其运风鼓,其化鸣紊启拆,其变振拉摧拔,其病支满。少阴司天君火,太角大运木,阳明司地金,热化二,风化八,清化四,正化日也。主运:太角初正,少徵,太宫,少商,太羽终。

戊子天符、戊午太乙天符:其运炎暑,其化暄曜郁燠,其变炎烈沸腾,其病上热血溢。少阴司天君火,太徵大运火,阳明司地金,热化七,清化九,正化度也。主运:太徵,少宫,太商,少羽终,少角初。

甲子、甲午:其运阴雨,其化柔润时雨,其变震惊飘骤,其病中满身重。少阴司天君火,太宫大运土,阳明司地金,热化二,雨化五,燥化四,所谓正化日也,以热化、土化、金化皆得生数之正,故曰正化日也。主运:太宫,少商,太羽终,太角初,少徵。

庚子同天符、庚午同天符:同正商,上少阴君火,中太商金运,下阳明燥金。热化七,清化九,燥化九,所谓正化日也。其运凉劲,其化雾露萧瑟,其变肃杀凋零,其病下清。太商,少羽终,少角初,太徵,少宫。

丙子岁会、丙午:上少阴君火,中太羽水运,下阳明燥金。热化二,寒化六,清化四,正化度也。其运寒,其化凝惨凛冽,其变冰雪霜雹,其病寒下。太羽终,太角,少徵,太宫,少商。

丁巳天符、丁亥天符:同正角。其运风热清,上厥阴司天,中少角木运,下少阳在泉。风化三,火化七,正化度也。清热胜复同,邪气化度也,灾三宫,少角初正,太徵,少宫,太商,少羽终。

癸巳同岁会、癸亥同岁会,上厥阴司天,中少徵火运,下少阳在泉。风化八,火化二,正化度也。寒化雨化胜复同,邪气化度也,灾九宫。其运热寒雨。少徵,太宫,少商,太羽终,太角初

己巳、己亥同正角:上厥阴司天,中少宫土运,下少阳在泉相火。风化三,湿化五,火化七,所谓正化日也。其运雨风清,风化清化胜复同,邪气化日也。灾五宫。少宫,太商,少羽终,少角初,太徵。

乙巳、乙亥:同正角。上厥阴司天木,中少商金运,下少阳在泉相火。风化八,清化四,火化二,正化度也度,谓日也。热化寒化胜复同,所谓邪气化日也,灾七宫。其运凉热寒。少商,太羽终,太角初,少徵,太

宫。

辛巳、辛亥：上厥阴司天木，中少羽水运，下少阳在泉相火，风化三，寒化一，火化七，正化度也。风化雨化胜复同，邪气化度也，灾一宫，其运寒雨风。少羽终，少角初，太徵，少宫，太商。

三十六　论正化度邪化度

按此定局似不甚切于用，今录之于此，盖亦运风中事灵者，固所当知，或有问者，不至于懵然无觉也。

假如甲子年属火，为热化司天，甲属土，为雨化司运，卯属金，为清化司地。热化、雨化、清化皆司天、司运、司地之本气，故曰正化度。度，日也。又甲属阳为太过，太过则无胜亦无复，是以无邪化度也。凡遇阳年为太过，而五行多以成数言，故曰热化七，雨化五，清化九也。

又如辛卯年，卯属金为清化司天，辛属水，为寒化司运，子属火，为热化司地，清化、寒化、热化皆司天、司运、司地之本气，故亦曰正化度。但辛水属阳为不及，不及则土之雨化必来克之，水弱不故，而水之子乃木，木之风化必来为母复仇而克土。然雨化所克，风化所复，非司天、司运、司地之本气，故曰邪化度也。雨化、风化虽非本气，然一负一胜理之必然。故云然也。凡遇阴年不及，而五行多以生数言，故曰清化四，寒化一，热化二也。

三十七　论主运上下太少相生

假如甲年属阳土，为太宫，则以太宫土为主，故太宫之所生，与夫所生太宫土者，皆从少，不从太也。是以太宫土所生者，乃少商金，少商金所生者，乃太羽水。遇羽则终矣。又所生太宫土者，乃少徵火，所生少徵火乃太角木，遇角则止矣。凡遇阳年上下相生，皆从少，故曰少太上下相生也。又如己年属阴土，为少宫，则以少宫土为主，故少宫土之所生，与夫所生少宫土者皆从太，不从少也。是以少宫土所生者乃太商金，太商金所生者乃少羽水，遇羽则终矣。又所生少宫土者乃太徵火，所生太徵火者乃少角木，遇角则止矣。凡遇阴年上下相生皆从太，故曰太少上下相生也。又不拘阳年阴年皆于角下注一初字，羽下注一终字，盖每年皆以角木为初运，羽水为终运故也，年年如是不改，故为主运，正如主气每年皆以木为初气，水为终气，年年如是不改，故曰主气也。

三十八　序次运气诸说

参并为一例。《圣济》经有六十年图说，今但撮其四说，以为之例，学者可以类推，不必详录。

甲子年

少阴君火司天，阳明燥金在泉，中见太宫土运。岁土太过，气化运行先天，天地之气，上见南面少阴，左间太阴，右间厥阴，故天政所布其气明。下见阳明北面，左间太阳，右间少阳，故地气肃而其令切，交司之气，寒交暑，谓前岁终之气少阳，今岁初之气太阳，太阳交前岁少阳暑也。热加燥，少阴在上，阳明在下也。云驰雨府，湿化乃行，时雨乃降。金火合德，上应荧惑火星、太白金星，见而明大，其谷丹白，水火寒热持于气交而为病始也，热病生于上，清冷病生于下，寒热互作而争于中，民病咳喘，血溢，血泄，鼽嚏，目赤，眦疡，寒厥入胃，心痛腰痛腹大，嗌干肿上，出"六元正纪论"，是乃气化之常，须候其气之至与不至，然后可名其病。是岁火为天气，金为地气，火能生金,天气盈,地气虚,中见土运,天气生运,运生地气,虽虚邪胜亦微,天气既盈,化源为实,当于年前大寒初,先取化源,少阴化源三月也,此谓年前大寒恐误,使之适平。取化源者,平火气也。岁宜食白丹之谷,以全真气,食间气之谷,以辟虚邪。岁谷谓在泉及在泉左右间气所化之谷;间谷谓司天及运间气所化者;虚邪谓从冲后来之风也。咸以软之,而调其上,甚则以苦发之,以酸收之,而安其下,甚则以苦泄之。运同地气,当以温热化。太宫、太商、太羽,岁同寒湿,治以燥热,岁异风热,以凉化多之,岁同地化,以温热治之。太角、太徵,岁异寒湿,治以燥温,岁同风热,以寒化多之,岁同天气,以寒清治之。出"六元正纪论",岁半之前,天气少阴主之,少阴之化本热而标阴,当是时,本标之化应,寒热相半,无或偏胜者,天政之平也。或热淫所胜,怫热至,火行其政,大雨且至,民病胸中烦热,嗌干,右胠满,皮肤痛,寒热咳喘,唾血血泄,鼽衄嚏呕,溺色变,甚则疮疡胕肿,肩背臂臑及缺盆中痛,心痛肺䐜,腹大满膨膨而喘咳,病本于肺。胗其尺泽,脉绝者死不治。出"至真要大论"。其法平以咸寒,佐以苦甘,以酸收之。岁半之后,地气阳明主之,其化不从标本,而从太阴之中气,当其时,燥湿并行,而无偏胜者,隔明之化也。或燥淫所胜,则霧雾清瞑。民病善呕,呕有苦,善太息,心胁痛,不能反侧,甚则嗌干,面尘,身无膏泽,足外反热。其法治以苦温,佐以甘辛,以苦下之。出"至真要大论"。岁土太过,是谓敦阜之纪,雨湿流行,肾水受邪,民病腹痛,清厥,意不乐,体重,烦闷,甚则肌肉萎,足痿不收,行善瘛,脚下痛,饮发中满,食减,四肢不举,变生得位,谓季月也,藏气水气伏化,气土气独治之。泉涌河衍,涸泽生鱼,风雨大至,土溃,鳞见于陆。病腹满溏泄,肠鸣,反下甚,而太谿绝者不治。

其治宜以苦热,所谓岁气之药食宜也。出"气交变论"。初之气始于癸亥岁十二月中气大寒日寅初,终于是年二月终气春分日子初,凡六十日有奇八十七刻半。主位太角木,客气太阳水,中见太宫土运统之,风寒湿三气奉少阴之政而行春令,地气迁,暑将去,寒乃始,蛰复藏,水乃冰,霜复降,风乃至,阳气郁,民反周密,关节禁固,腰脽痛。炎暑将起,中外疮疡。出"六元正纪论"。宜治太阳之客,以苦补之,以咸写之,以苦坚之,以辛润之,开发腠理,致津液通气也。出"至真要大论"。食丹谷火以全真气,食䅟土以辟虚邪,虽有寒邪不能为害。出"六元正纪论"。二之气自春分日子正,至小满日戌正,六十日有奇。主位少徵火,客气厥阴木,火木同德,中见土运以奉少阴,行舒荣之化时令,至此阳气布,风乃行,春气以正,万物应荣,寒气时至,民乃和。其病淋,目瞑目赤,气郁于上而热。出"六元正纪论"。宜治厥阴之客,以辛补之,以酸写之,以甘缓之。出"至真要大论。"食丹谷以全真气,食稻金以辟虚邪,虽有风邪不能为害。出"六元正纪论"。三之气自小满日亥初,至大暑日酉初,六十日有奇,主位少徵火,客气少阴火,中见土运,天政之所布也。时令至此大火行,庶类蕃鲜,寒气时至,民病气厥心痛,寒热更作,咳喘,目赤。出"六元正纪论"。宜治少阴之客,以咸补之,以甘写之,以酸收之。出"至真要大论"。食丹谷以全真气,食豆水以辟虚邪,虽有热邪不能为害。出"六元正纪论"。四之气自大暑日酉正,至秋分日未正,六十日有奇,主位太宫土,客气太阴土,运与气同名为司气。溽暑至,大雨时行,寒热互作,民病寒热,嗌干,黄疸,鼽衄,饮发①。宜治太阴之客,以甘补之,以苦写之,以甘

---

① 饮发:水饮病发作。

缓之。食白谷以全真气,食麻木以辟虚邪,虽有湿邪不能为害。五之气自秋分日申初,至小雪日午初,六十日有奇,主位少商金,客气少阳火,中见土运,客火用事,畏火临暑,反至阳乃化,物乃生荣,民乃康。其病温。宜治少阳之客,以咸补之,以甘缓之,以咸软之。食白谷以全真气,食豆水以辟虚邪,虽有火邪不能为害。终之气,自小雪日午正,至大寒日辰正,六十日有奇。主位太羽水,客气阳明金,中见土运。土能生金,金能生水,三气相得而行顺化燥令之化,余火内格①。民病肿于上,咳喘,甚则血溢,寒气数举,则霜雾翳,病生皮腠,内舍于胁,下连少腹而作寒中。宜治阳明之客,以酸补之,以辛写之,以苦写之。食白谷以全真气,食黍火以辟虚邪,虽有燥邪不能为害。然初气终,初气天气主之胜常也;四气尽,终气地气主之复常也。出"至真要大论"。若岁半之前少阴之气胜者,必有太阳之复,若在泉阳明之气胜者,必有少阴之复,其复皆在岁半之后,观其气胜之早晚,以验复气之迟法,治之有胜则复,无胜则已。出"至真要大论"。

辛巳年

厥阴风木司天,少阳相火在泉,中见少羽水运,岁水不及,气化运行后天,天地之气,上见厥阴,左间少阴,右间太阳,故天气扰而其政挠。下见少阳,左间阳明,右间太阴,故地气正而其令速。风生高远,炎热从之,云趋雨府,湿化乃行。风火同德,上应岁星荧惑。其谷苍丹,间谷言太者,以间气之太者言其谷,太宫太商等所生谷出,其耗文角品羽。风燥火热,胜复更作,蛰虫来见,流水不冰,热病行于下,风病行于上,风燥胜复形于中,出"六元正纪论",雨化风化胜复同,邪气化度也。风化三,寒化一,火化七,正化度也。出"六元正纪论"。风化木为司天,苦化火为在泉,玄化水为司运,柔化土,清化金,为间气灼化,君火为居气。灼化不曰间气而曰居气,盖尊君火无所不居,不当间之也出。"至真要大论"。其在物也,毛虫静,羽虫育,是为岁物所宜。介虫耗寒,毒不生,是为地气所制。出"五常政大论"。然岁气天化虚,地化盈,宜资化源。年前大寒十二月迎而取之。以助天气之木化源,虽虚,水运在中,水乃生木,邪乃微也。必赞其运,水无使邪胜,以辛凉调上,以咸寒调下,畏火之气无妄犯之。出"六元正纪论"。岁半之前,厥阴主之,若风淫所胜,则太虚埃昏,云物以扰,寒生春气,流水不冰木化。民病胃脘当心而痛,上支两胁,膈咽不通,饮胗②,在足冲阳脉绝死不治。其法平以辛凉,佐以苦甘,以甘缓之,以酸写之。出"至真要大论"。岁半之后,少阳主之,若火淫于内,则焰明郊野,寒热更至,民病注泄,面赤,少腹痛,溺赤,甚则血便。其法治以咸冷,佐以苦辛,以酸收之,以苦发之。出"至真要大论"。岁运之化,水不及,纪曰涸流,是谓反阳,藏令不举,化气乃昌,长气宣布,蛰虫不藏,土润,水泉减,草木条茂,荣秀满盛。其气滞,其用渗泄,其动坚止,其发燥槁,其主埃郁昏翳③,其病痿厥坚下。出"五常政大论"。其化兼所不胜,四维有湍润埃云之化,则不时有和风生发之应;四维发埃昏骤注之变,则不时有飘荡振拉之复。其眚④北,其藏肾,其病内舍腰脊骨髓,外在蹊谷腨膝。皆以苦和调中,厥阴少阳之政,上下无克罪之异,治化惟一,故不再言。同风热者,多寒化;异风热者,少寒化。出"气交变大论"。

———

① 余火内格:火热之余邪未尽,郁滞在内。
② 饮胗:《素问·至真要大论》作"飽食不下"。
③ 埃郁昏翳:形容尘土飞扬,有遮天蔽日之热。
④ 眚(shěng省):疾病。

初之气,自庚辰年大寒日巳初,至是岁春分日卯初,六十日有奇。主位少角木,客气阳明金,中见水运。金胜木,水运间之,寒始萧杀,气方至。民病寒于右之下。出"六元正纪论"。宜治阳明之客,以酸补之,以辛写之,以苦泄之。岁谷宜苍木,间谷命其太也,以间气之太者言其谷也,宜黍火。出"至真要大论"。二之气,自春分日卯正,至小满日丑正,六十日有奇。主位太徵火,客气太阳水,中见水运。气与运同,寒不去,叶雪冰,冰杀气施化,霜乃降,名草上焦,寒雨数至,阳复化。民病热于中。宜治太阳之客,以苦补之,以咸写之,以苦坚之,以辛润之。岁谷宜苍,间谷宜稷土,是气也无犯司气之寒。三之气自小满寅初,至大暑日子初,六十日有奇,主位太徵火,客气厥阴木,中见水运,岁运之水制火而生木,故天布风乃时举。民病泣出,耳鸣,掉眩。宜治厥阴之客,以辛补之,以酸写之,以甘缓之。岁谷宜苍,间谷宜稻金。四之气,自大暑日子正,至秋分日戌正,六十日有奇,主位少宫土,客气少阴火,中见水运,溽暑,湿热相薄,争于左上之。民病黄疸,而为胕肿。宜治少阴之客,以咸补之,以甘写之,以酸收之。岁谷宜丹,间谷宜豆水。五之气,自秋分日亥初,至小雪日酉初,六十日有奇。主位太商金,客气太阴土,中见水运,土刑运,燥湿更胜,沉阴乃布,寒气及体,风雨乃行。宜治太阴之客,以甘补之,以苦写之,以甘缓之。岁谷宜丹,间谷宜麻木。终之气,自小雪日酉正,至大寒日未正,六十日有奇。主位少羽水,客气少阳火,中见水运。岁运得位,而畏太司令,阳乃大化,蛰虫出见,流水不冰,地气大发,草乃生,人乃舒。其病瘟疬。宜治少阳之客,以咸补之,以甘写之,以咸软之。岁谷宜丹,间谷宜豆水。此六气之化也。岁气之交,天气胜者,则有阳明之复;地气胜者,则有太阳之复,观其胜复,各以其治之。

甲戌年 太乙天符

太阳寒水司天,太阴湿土在泉,中见太宫土运。岁土太过,气化运行先天,太宫下加太阴,太过而加,同天符。又土运临戌,是谓岁会,气之平也。平土之岁,命曰备化之纪。气协天休,德流四正,五化齐修,其气平,其性顺,其用高下,其化丰满,其政安静,其候溽蒸,其令湿,其类土,其应长夏,其谷稷,其果枣,其实肉,春虫倮,其畜牛,其物肤,其色黄,其味甘,其音宫,其数五。其在人也,其藏脾,其主口,其养肉,其病否,此岁运所主也。出"五常正大论"。天地之气,上见太阳,左间厥阴,右间阳明,故天政所布,其气肃。下见太阴,左间少阳,右间少阴,故地气静而其令徐。水土合德,上应辰星镇星。其谷玄黅黄,寒临太虚,其政大举,阳气不令,泽无阳焰①则火发待时,少阳中治,时雨乃涯,正极雨散,还于太阴,云朝北极,湿化乃布,泽流万物,寒敷于上,雷动于下,寒湿之气,持于气交。民病寒湿发,肌肉萎,足萎不收,濡泄血溢。出"六元正纪论"。岁半之前,天气太阳主之,太阳有本标之化,寒政大举,热气时应者,天气得中也。岁半之后,地气太阴主之,太阴之化从本,雨湿甚者,地气之应也,寒化六,湿化五,是为正化之日,倮虫育,鳞虫静,是为岁物所宜。燥毒不生,鳞虫不成,其味咸,地气热,是为地气所制。平土之岁,本不资化,凉运与地气临于戌土,气盛先资化源,以助于水,所谓抑其运化,扶其不胜,无使暴过,而生其疾也。食玄黅之谷,以全其真,辟岁之虚邪,从冲后来之风,以安其正。以苦热调上,以苦温调下。运土在中,亦以苦温调之。运同寒湿化,宜燥

---

① 泽无阳焰:比喻沼泽之中,没有上腾的阳气。

热治之，常也。"五常正论""六元正纪论"相参并。初之气，自癸酉年大寒日申初，至是年春分日午初，六十日有奇。主位太角木，客气少阳火，中见土运。少阳中治以行春令，地气迁，气乃大温，草乃早荣，民乃疠，温病乃作，身热，头痛，呕吐，肌腠疮疡。宜治少阳之客，以咸补之，以甘写之，以咸软之。岁谷宜玄水，间谷宜豆水，则火不为邪。二之气，自春分日午正，至小满日辰正，六十日有奇。主位少徵火，客气阳明金，中见土运。金土相和，大凉反至，民乃惨，草乃遇寒之气遂抑。民病气郁中满，寒乃始。宜治阳明之客，以酸补之，以辛写之，以苦泄之。岁谷宜玄，间谷宜黍火，则燥不为邪。三之气，自小满日巳初，至大暑日卯初，六十日有奇。主位少徵火，客气太阳水，中见土运。天政布，寒气行，雨乃降。民病寒，反热中，痈疽注下，心热瞀闷，不治者死。宜治太阳之客，以苦补之，以咸写之，以苦坚之，以辛润之。岁谷宜玄，间谷宜稷土，则寒不为邪。四之气，自大暑日卯正，至秋分日丑正，六十日有奇。主位太宫土，客气厥阴木，中见土运，岁土得位，风气居之，风湿交争，风化为雨，乃长，乃化，乃成。民病大热少气，肌肉痿，足痿，注下，赤白。宜治厥阴之客，以辛补之，以酸写之，以甘缓之。岁谷宜黔，间谷宜稻金，则风不为邪。五之气，自秋分寅初，至小雪日子初，六十日有奇。主位少商金，客气少阴火，中见土运，火能生土，土能生金，气位相和，阳复化，草乃长，民乃舒。宜调少阴之客，以咸补之，以甘写之，以酸收之。岁谷宜黔，间谷宜豆水，则热不为邪。终之气，自小雪日子初，至大寒日戌正，六十日有奇。主位太羽水，客气太阴土，中见金运。气与运气符会，地气正湿令行，阴凝太虚，埃昏郊野，民乃惨凄，寒风以至，反者孕乃死。宜治太阴之客，以甘补之，以苦写之，以甘缓之。岁谷宜黔，间谷宜麻木，则湿不为邪。是气也不可犯司气，以凉故也。岁气虽平，或有邪气则中，执民有急卒之病。经曰：中有执法者，其病速而危也。

丁卯年

阳明燥金司天，少阴君火在泉，中见少角木。岁运不及，气化运行后天，木运临卯，是谓气会，气之平也。平气之岁，气化运行同天，命曰敷和之纪，木德周行，阳舒阴布，五化宜平，其气其性随，其用曲直，其化生荣，其政发散，其候温和，其令风，其类草木，其应春，其谷麻，其果李，其实核，其虫毛，其畜犬，其色苍，其味酸，其音角，其数八，其物中坚。其在人也，其藏肝，其主目，其养筋，其病里急，肢满，此岁运之化也。出"五常正大论"。天地之气，上见阳明，左间太阳，右间少阳，故天气急而其政切。下见少阴，左间太阴，右间厥阴，故地气明而其令暴。出"五运行论"。阳专其令，炎暑盛行，物躁以坚，淳风乃治，风燥横运，流于气交，多阳少阴，云趋雨府，湿化乃敷，燥极而泽，清先而劲，毛虫乃死，热后而暴，介虫乃殃。金火合德，上应太白荧惑，其谷白丹，间谷命太者，其耗白甲品羽，白色中①虫，多品羽类，有羽翼者。蜇虫出见，流水不冰，清热之气，持于气交。民病咳嗌塞，寒热发暴，振栗癃闷。然阳明燥金在上，少阴君火在下，火能胜金，天气虚，地气盈，天气不足，当资化源，以助金气，运木既平天气，上商与正商同，不必资也。岁宜食白丹之谷，以安其气，食间气之谷，以去其邪。以苦小温调上，以咸寒调下，以辛和调中，汗之，清之，散之。运同热气宜多天化。少角、少徵岁同热，用方多以天清之化治之；少商、少宫、少羽岁同清，用方多以地

————
① 中：疑为"甲"之误。

热之化治之。火在地，故同清者多地化，金在天，故同热者多天化。初之气，自丙寅年大寒日亥初，终于是年春分日酉初，六十日有奇。主位少角木，客气太阴土，中见木运。风湿相遇，上应司天之阳明，以行春令。地迁阴始凝，气始肃，水乃冰，寒雨化。民病中热胀，面目浮肿，善眠，鼽衄，嚏欠呕，小便黄赤，甚则淋。然是岁木运统之，又临木位，风木得位，其气和平，湿化乃微，其病亦少。宜调太阴之客，以甘补之，以苦泻之，以甘缓之。食白谷以安其气，食麻以去其邪，虽有湿化不能为邪。二之气，自春分日酉正，至小满日未正，六十日有奇。主位太徵火，客气少阳火，中见木运。木火相得，上应阳明，阳乃布，民乃舒，物乃生荣，疠大至，民善暴死。是岁天气岁运皆平，疠疾自微。宜调少阳之客，以咸补之，以甘泻之，以咸软之。食白谷以安其气，食豆以去其邪，虽有火化不能为邪。三之气，自小满日申初，至大暑午初，六十日有奇。主位太徵火，客气阳明金，中见木运，天政布，凉乃行，燥热交合，燥极而泽，民病寒热。宜调阳明之客，以酸补之，以辛泻之，以苦泄之。食白谷以安其气，食黍以去其邪，虽有燥化不能为邪。四之气，自大暑日午正，至秋分日辰正，六十日有奇。主位少宫土，客气太阳水，中见木运，寒雨降，民病暴仆振栗，谵妄，少气，嗌干，引饮及为心痛，痈肿，疮疡，疟寒之疾，骨痿，血便。宜调太阳之客，以苦补之，以咸泻之，以苦坚之，以辛润之。食丹谷以安其气，食稷以去其邪，虽有寒化不能为邪。五之气自秋分日巳初，至小雪日卯初，六十日有奇。主位太商金，客气厥阴木，中见木运，与厥阴相符，是谓司气，名曰苍化时令。至此春令反行，草乃生荣，民气和，自无疾病。然厥阴之客，宜以辛泻之，以酸泻之，以甘缓之。岁谷宜丹，间谷宜稻，虽有风化不能为邪，是气也司气，

温用温，无犯所谓用温远温也。终之气，自小雪日卯正，至大寒日丑正，六十日有奇。主位少羽水，客气少阴火，中见木运，水能生木，木能生火而行顺化，当阳气布化，候反温，蛰虫来见，流水不冰，民乃康，平其病温。宜调少阴之客，以咸补之，以甘泻之，以酸收之。食丹谷以安其气，食豆以去其邪，虽有热化不能为邪，是岁重遇平气，四时之气皆德化，政令之施，而无淫邪胜复之变，民乃和，物乃舒，平之至也。

三十九　论六十花甲纳音名义

○甲子、乙丑海中金，金有五，何者为海中金？盖天一生水，必先有金，而后生水，水自金生，所以始于海中金，而终于大海水也。此金要知其象，则盐也。遇火成象，遇水复化为水。故之海中金者，盐也。又按子丑北方水旺之地，虽有丑土之制，又按天干甲乙之木所克，则土虚水旺而为海也。金为水母，子旺母必随。故子丑中有金，此金之火成象，遇水复化水，而从子者，盐也。盐出于海，故曰海中金也。○壬申、癸酉剑锋金，金之至刚者，铁也。又临官于申，旺于酉，则金已成材，至坚至刚，得位西方申酉之地，假天干壬癸之水，以磨砺之，则锋刃，清明成利器也，非剑锋而何？○庚戌、辛亥钗钏金，金旺于酉，当衰于戌，而病于亥。亥属乾，乾为金，况庚辛以临其上，处刚健之时，虽曰气衰，则体健而不衰。其洁白之性，益壮金处，此时乾为天、为首、为饬。庚辛既洁而不衰，体坚而不乏，在首饬之上，非钗钏而何？○壬寅、癸卯金箔金，盖金生于巳，而绝于寅，其壬癸水，亦病死于寅，卯以垂绝之，母又被病子以窃其气，肌体薄矣。然壬癸子死于卯，母无所窃得，以复究于卯，不绝于寅矣。况寅为造化之炉，万物有生之地，金性至刚，入炉陶冶成

器，愈炼愈刚，金体至此，纵薄如箔，继能复完，受胎为卯也，故喻以金箔金焉。〇甲午、乙未沙中金，天元甲乙属木支神，午火未土何以曰金？且以沙石为喻，盖坤土在于午未，土气充实，况聚于坤，唯能养金，缘金至午，木浴，又曰暴败。力懦气弱不能支持，须假母土，以长养之，方能冠带成材。但土气太厚，能藏其金意，若混于沙石，故曰沙中金也。〇庚辰、辛巳白蜡金。金绝于寅，复孕于卯，涵养于辰，形于内也。至巳长生，始形见于外，谓庚辛至辰，函养之地，如人在腹，如物在土。至巳方生，如人出腹，如物出土类，婴孩也，虽禀坚成刚健之性，而体气尚弱，未能强实，类五金中之铅锡，言气刚而体柔，故以喻为也。〇庚寅、辛卯松柏木。木临官于寅，旺于卯，东方震之。位得时得位，可谓至旺之木矣。况天干受庚辛坚成之气，体坚性直，凌霜耐雪，坚不可蠹，冬则不凋，故以松柏为喻也。〇壬午、癸未杨柳木，木死于午，墓于未，水至午位失时气弱，况木假水生金，壬癸水至午未则竭，水至午未则炎，土火气燥，其木根不深，蒂不固，躯不实，性不坚，有木之形，无木之实，纵花不果，标干柔弱，故以杨柳为喻也。〇庚申、辛酉石榴木。天元庚辛属金，又临辛酉正位兑宫，则金得时得位，当以金名，却以为木，何哉？盖四时之木，各以其时而旺，以时而实，然石榴受夏火之气，不荣于春，乃荣于仲夏，故花红而象火；以受庚辛金，故结实丁秋，犹藏火色，若以金气至旺，木绝于申，则木当终绝于此矣，殊不知此木受火之令，七月流火，则金气烁而木不可以终穷，是以不绝于申，复孕于酉。酉剑兑，兑者，悦也。万物泽悦之时，木复胎孕，养成于戌，长生于亥，故庚申、辛酉以石榴名之，言怀火，令金弱，木众虽无任用之材，则应而果实，亦木之自用，能实而复有金也，立名取义，岂苟然哉？

〇戊辰、己巳大林木。戊戌己亥平地木，不肯指名，混言木者，何也？盖天干戊己土也，辰戌未丑则土维也，土生万物为母，春生夏长，秋收冬藏，土之德也，故《易》曰：动万物者，莫过于雷卯震二月也；齐万物也，莫过于巽辰巳三月四月也，盖戊己之土，长养万物，而齐与巽，不独私于一物，则万物俱齐，物齐成林木矣。〇戊戌、己亥平地木。戊己之土，长养万物，春夏结实，至秋冬则当收敛，收之与敛，非母而谁当？假土之覆护，复命归根，聚土之下，戌为九月，万物凋零之时，亥为十月，万物肃杀之地，母当蔽藏，万物悉在怀抱，如在其腹地，无私藏，无一不被其藏，则戊己土如地之平，藏木其下，故以平地名之也。〇壬子、癸丑桑柘木。天干壬水，癸水，子水，丑土，何以为木？殊不知子丑两月时当盛，冬兼壬癸水聚之时，若纳音不以木名，则万物当终绝于此也，所以木生在亥，暴败于子，冠带于丑，临官帝旺于寅卯，万物之生，无非水土。盖子为十一月，丑为十二月，水土凝聚之时，天寒地冻，阳气潜藏在下，阴气凝结在上，水土虽在凝寒之时，万物归根复命于此，藏土之下，萌芽于地，故就之以阳也。立春之后，阳气上升，万物甲拆而荣于上矣。原木所贵，先取有材，可以任重；后取有用，可以济人。桑柘虽受水土凝寒之气，体屈而无材，不能以任重，万物有用，农桑为首，岂不为世之有用，而济人者耶？故以桑柘为喻也。〇庚午、辛未路傍土者，然坤为地，居未申之间，午未则处乎坤之上，何以名路傍？盖天高西北则乾也，地缺东南则巽也，巽乃辰巳之位，坤乃未申之位，坤地重厚而连巽，缺之隅，陷之侧如路之傍，故取此为喻也。〇戊申、己酉大驿土者，盖坤在申，当泽悦万物于其酉，寝西北位向乾，天至此益高，地至此益广，况寅申、巳亥为四驿马之神土，既在坤，大不可测，广不可量，载人立物，如驿之广容人畜物地之事也。故以大驿为喻也。○丙戌、丁亥屋上土者，盖戌为九月，亥为十月。九月则万物凋零，敛藏，十月则万物复命归根，悉于土也。况土寒则肃杀万物，土暖则养成万物。火库在戌而得丙，临官于亥而得丁，土受丙丁和土之气于其中，则庇覆万物于其下矣，如人至冬不可露居，当在屋下，如土盖万物于下，故以屋为喻也。○庚子、辛丑壁上土者，土于丙戌丁亥已，盖万物于下，而喻以屋，然子为十一月，丑为十二月，天寒地冻，况资以庚辛之金，则风益冷，气益寒，万物虽得土以盖之，然四围风雨亦必假土以庇之，故用庚子、辛丑土以围之，如屋复有壁也。人得以居室周密，物得以固本深藏，故丑名壁上土也。○戊寅、己卯城头土者，土自九月、十月庇复万物于其下，十一月、十二月围护万物于其中，又包裹至寅卯之地，有如城焉，况戊己之土，置寅卯木上，非城而何？万物得土包藏，见寅正月东风解冻，万物当甲拆。卯为二月，雷乃动声，万物皆奋土而出，物在土内如人在城中，拥并候门欲奋城出，故物之与人，俱候其时次第而出，故以城为喻也。○丙辰、丁巳沙中土者，盖土自路傍积，坤成地为驿，路为城头，受覆万物，至于动雷，齐巽则长成矣。物既长成，于巽各自奋荣，土乃木母，至此气血枯燥，退居于缺之隅，虽假天干丙丁火以相生，然体终枯燥，不能复生物也。虽有土之名，诚不足以培物，如沙石焉，故以为喻。○丙午、丁未天河水者，盖午未南方属火，为盛夏，午为离位，则真火也。况丙丁之火，加于午未之上，则阳极矣。阳极阴生，故《素问》曰：热极生寒，寒极生热，水化为火，火化为水。又曰：地气上升为云，天气下降为雨，天地气交，物穷则变。火者，阳也；水者，阴也。阳化为阴，水自火出，非雨而何？且如盛夏天气郁蒸，而雨必作，自上而下，其雨及地，故曰天河水也。自此润下为泉源、为溪沼大海、为长流。济舟楫，能润物以及人也。○甲申、乙酉泉中水者，自丙午丁未火化为水，须赖土以容受。土者，坤也，而居为申，故水生于申。因土而生，此则雨出地气也。坤土既受天河之水，当润下为泉源，然后有江淮河济以流，衍泽万物于其酉，水在土下，非木凿土不能以见，泉是用天干甲乙之木，凿坤之土，始见泉源，所以甲申乙酉为井泉水也。○壬戌、癸亥大海水者，盖戌亥为乾，乾为天而属金，是乾为出水之源而连于坎，加之天干壬癸之水，临于其上，壬癸得位，上则生于乾，下则聚于坎，流荡无穷，源深浩浩。土不可遏，非海而何？故以大海名之。○丙子、丁丑涧下水，盖子为北坎，丑连乎艮。北坎乃水之正位，坎在艮山之奥，为水之源，非艮止而聚之，则漂流浩荡，损物害人，非天干丙丁火以和暖之。上化为霜雪，下凝为冰冻，杀物而绝物也。故艮山之奥，习坎之水止而聚，和而暖。所以能灌物而生物也。山奥积水曰涧，故曰涧下水也。○甲寅、乙卯大溪水，盖水聚艮山之奥，出艮之下，曰溪。以天高西北，地缺东南。艮山渐近，于巽将至，缺陷之危，其水则顺流而下。水深土陷，流衍于东，可以润物而济人也。故天干甲乙临官于寅卯之位，上下俱木为舟楫，以济其流，利人济物，故以大溪名之。○壬辰、癸巳长流水，其水始自雨露，下降为天河，纳于坤地，润土之下为泉源，入乾为海，入坎为涧，出艮为溪，为长流，而纳于巽。盖巽乃百川所聚之地，始自天河，终于巽，故曰长流水也。○戊子、己丑霹雳火，子为坎为水，况属冬季。雷者，阳也；阳者，火也。水在雷上，雷在水下，坎于是而旺，而雷当屯六阴，既穷于亥，而阳当生于子。子为十一月，丑为十二月，阳虽欲生，则阴凝结，非击触而阳不能复也，故以戊己之土，触坎之水，阴当迎刃而解。阴阳交攻，阳自阴出，则轰然有声。所以取喻于霹雳也，是知剥而复，穷则变，变则通。故丙午、丁未火变为水，戊子、己丑水变为火也。〇丙寅、丁卯炉中火者，寅为三阳而遇丙。丙者，火也；火者，阳也。阳于是而生日，于是而升至卯，而出寅。卯属木，临官帝旺，四时之首，万物至此而甲拆，各见其象，此天地造化之炉也，故以炉为喻。〇丙申、丁酉山下火，又曰白茆，何哉？天元丙丁真火，则太阳也。以岁言之申酉则七月、八月，火气渐衰，暑气渐减。以日言之，至申酉之时，则水退火微，日已西矣，故火病于申，而死于酉，其火至此，则当没而无，炎上之性，明不能广，气不能炎，况坤为地，日自东北，终于西南艮山之下，故以山下名之。火在东南，有巨木而发生，遇巽与离，则炎毕而成灰炉，况火至申酉则衰，木至申酉则枯槁无力以生火，其喻如草、如茆，纵能生火，一闬①之市，而力不足以炎上与升明矣，故又喻如茆也。〇戊午、己未天上火，火属离升明，高高在上，则当照临下土，以明为德。缘戊己属土，正位乎坤，坤为地，乃下土也。其火在离升明，则照坤下土，丽光明之德，烛物之功，故曰天上火也。盖《易》以火在上，土在下，曰火地晋，火在下，土在上，曰地火明，夷正此谓也。〇甲戌、乙亥山头火者，以火当墓绝于戌，亥为乾，乾为天，天高西北，火在高，高之上有甲乙木，以生其火，如在山之头，故以此喻也。〇甲辰、乙巳覆灯火，盖辰为五阳，巳为六阳，火将升明于离，天干甲乙属木，复资火以极其明，大则覆照天下，小则偏烛幽隐，无往不照，喻如覆灯，能照人而烛物也。又按，以笼灯曰覆灯，灯无草则灭，草亦明也，故籍天干之木以生，又籍木为笼，为竿，则灯高明而照明矣。正如六阳升明于离而照，则普也。草庐吴先生曰：予尝谓纳甲之五行，犹先天之卦，纳音之五行，犹后天之卦也。且纳音始于谁乎？五行之上，曰某水、某火、某土、某金、某木者，又始于谁乎？疑②末世术家猥琐之所为也。予壮岁遇朱光父家，见其所撰《甲子释义》。凡余支之属五行，及其上所加二字，皆以理论，虽甚精密，而亦不无牵强者。予曰□□□以数起，得木数者木，得金数者金，得土数则水，得水数则火，得火数则土也，先生布算，算之而悉合，曰：当。而正之越三十余年，出所改《释义》以示下之。五行概诸数上之二字拆，诸理愈明白，而愈精密。

四十　十二支纳音

干支者甲子，阳先阴后，甲子阳乙丑阴，顺轮故阳娶阴甲子娶乙丑同类为妻也，生子谓甲子，隔八生壬申，壬申生庚辰，三皆金。金即子，余子义同。次向戊子火，三生至木，木三生至水，水三生至土，土三生终。复自甲午，金三生至戊午火，依序转毕十二辰，各含五音如子之一辰，甲子金，丙子水，戊子火，庚子土，壬子木是也，遍六甲共纳六十音，隔八非第八，若甲子至癸酉通十，除前位，此名纳甲之法，运气则急为用。

---

① 闬：同"巷"，胡同。《法言·学行》："一闬之市，不胜异意焉；一卷之疏，不胜异说焉。"
② 疑：原本原作"凝"，文义不属，今改。

五行纳音之图

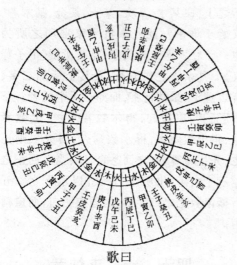

歌曰

五行举一为例，干支阳夫甲子阴妻乙丑，甲子能娶乙丑，隔八三生金兮。假如子之一辰，其中而含五音，甲金、丙水、戊火、庚土、壬水相临。

运气加临汗瘥手经指掌图

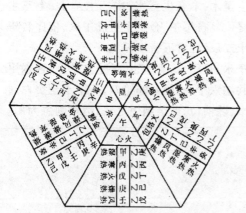

运气加临汗瘥足经指掌图

运气加临棺墓手经指掌图

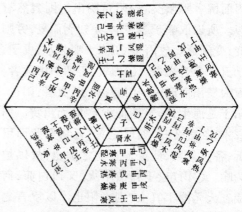

运气加临棺墓足经指掌图

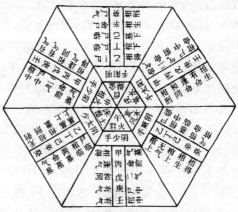

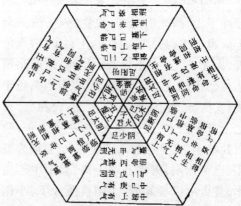

机按，汗瘥棺墓法，不见于经图解，最鄙浅，不类仲景文字，必后世如高阳生《脉诀》托王叔和之类，今不取。姑释之少备客问。

汗瘥棺墓诗

金见丁辛火乙丁，丙己木水乙巳并当作甲乙，戊壬土水火丙巳当作甲丙，水木元来号甲丁，土水甲己从来道，金土丁壬汗似蒸，木土丙辛之日愈，火金乙巳汗如倾，水金甲戊宜当汗，木火乙戊不差争，土火乙庚疾必减，金木安康在丙庚，金燥水寒中土湿，木风火热气和清，此是加临安愈诀，莫与迷人取次轻。

日干用运，支用藏府所属，假五行生数定汗瘥之期。如金土主丁壬，自甲至丁数四，戊至壬数五，汗瘥不先则后，余效此验。惟九日者土数无成不及癸耳。假如甲子日得病，甲运属土，而子属肾水，便念诗曰：土水甲己从来道，盖十干以甲为首，而数一，然一乃水之生数，故甲日当汗瘥，除甲，自乙数至巳，得土之五数，故至巳日亦当汗瘥。又如乙酉日得病，乙属金，而酉属大肠金，便念诗曰：金见丁辛火乙丁，盖从甲数起正得金之四数，除丁又从戊数起至辛亦得金之四数，故丁辛皆金之生数，是以当汗瘥也，余效此例。

运气易览跋

　　石山先生《运气易览》书，既无程马穿泥之谬，又不遗夫岐黄垂教之旨，乃医中第一义也。铦以残喘，沐公生死骨肉之恩，因求卒业门下。悉观其所著《素问钞》《脉诀刊误》《外科理例》《针灸问答》《素问补注》《本草会编》《痘疹理辩》《石山医案》，皆已梓行于世矣。最后出《运气易览》示铦，铦读而请曰：是独可以弗刻乎？先生曰：运气者，卢扁弗稽，淳华弗议，吾所以不敢轻以传信也。铦曰：前贤言运气明，识得本，又言不通五运六气，遍检方书何济？丹溪之治瘟疫，亦言当推运气以胜之，然则彼皆非邪？先生曰：嘻。是或一道也，微子言，是书几不振矣。铦遂受而刻之。谨跋数语，使人知传书之不易焉尔。

嘉靖癸巳菊日门生仁庵程铦廷彝顿首书

针灸问对

牛淑平

朱长刚

刻针灸问答^① 叙

石山居士校集诸方书于朴墅精舍，南涧子^②过之，出示《针灸问对》一册。南涧子受读，作而言曰：嘻！余于斯集重有感焉，是可刻也已。夫道，仁也；夫医，仁术也。术之神者，莫捷于针焫。盖人受天地一气以生，本自流通充溢，闷注赢痼，斯病矣。是故轩、岐、仓、扁针焫之说兴焉。方其心悟神遇，动会肯綮，游刃有间，而目牛无全。夫亦善通天地一气，非外铄也。是故其为书也，言赜而粹，辞微而则，旨邃而玄，后世学无根要，遂苦其奥，置而不讲，徒夸于手法取穴之末。若今之针焫家者，扣其所以，瞠目无对，无惑乎？施之靡效尔。斯集也，汇为问对，粹以颐章，则以微著，玄以邃通。俾夫神于昔者，神于今；完天和、溥仁术者，其斯取的无究焉。又从而引伸触长，以仁夫身者，仁其心，时其私翳而针焫之。认得为己之中，将周流动荡，无一息之匪仁。圣门求仁功夫，岂待别易涂辙。则夫斯集也，进于技而几于道矣。若彼支离色取，曰求仁，求仁者，其真为不知痛痒，乌足以语此？嘻！余于斯集重有感焉，是可刻也已。居士姓汪氏，讳机，字省之，别号石山。夙业儒，医其余事，而他方书称是，已悉有刻云。

嘉靖壬辰年菊日南涧程镔子砺书

---

① 针灸问答：本书初名如此，刊刻时书名题作《针灸问对》。
② 南涧子：即本叙作者程镔。

针灸问答叙

　　客有过余者,坐间语及针灸,盛称姑苏之凌汉章①、六合之李千户② 者,皆能驰名两京,延誉数郡,舍此他无闻焉。余曰:休歙有商于彼者,亦尝从之游而授其业矣,因得闻其详焉。语凌则曰:熟于穴法,凡所点穴,不必揣按,虽隔衣针,亦每中其穴也;语李则曰:用意精专,凡所用穴,必须折量,以墨点记,方敢始下针也。余尝论之,凌则尚乎简略,李则尚乎谨密。取穴之法,简略者终不及谨密者之的确也。但《素》、《难》所论针灸,必须察脉以审其病之在经在络;又须候气以察其邪之已至未来。不知二家之术,亦皆本于《素》《难》否乎?客曰:皆非吾之所知也。余因有感,乃取《灵枢》《素》《难》及诸家针灸之书,究搜博览,遇有论及针灸者,日逐笔录,积之盈箧,不忍废弃,因复序次其说,设为问难以著明之。遂用装潢成帖,名曰《针灸问对》,以便老景之检阅焉;庶或亦有补于针灸之万一也。后之精于此者,尚惟改而正之,幸甚!

嘉靖庚寅冬长至日祁门朴墅汪机省之序

---

① 凌汉章:名云,号卧岩,明代医家,精于针灸。
② 李千户:名玉,字成章,本卫千户,明代医家,精针灸。

目录①

卷之上 …………………………（297）

一问　《内经》治病，重针轻药，而后世重药轻针，何也？……………………………（297）

二问　针灸宜古不宜今，然今之病，亦有针灸而愈者，何也？……………………（297）

三问　九针之所主，皆外伤欤？抑亦有内伤欤？……（297）

四问　针灸当明经络，可晓以否？……………………（298）

五问　荣卫之气，亦有别乎？…（298）

六问　经脉与络脉异乎……（298）

七问　经病络病，治有异乎？……………………………（299）

八问　十二经脉皆络三百六十五节，节有病，必被经脉，治之亦有法乎？……（299）

九问　经病亦有宜刺者乎？……（299）

十问　六府病形刺法何如？……（299）

十一问　精、气、津、液、血、脉，亦有别乎？………………（300）

十二问　病有在气分者，在血分者，不知针家亦分气与血否？………………………（300）

十三问　三阴三阳，气血多少之刺，可得闻乎？………（300）

十四问　形气病气，何以别之？……………………………（300）

十五问　病有藏府阴阳内外高下，何别何治？……（301）

十六问　经言病有虚邪、实邪、贼邪、微邪、正邪，何谓也？……………………（301）

十七问　有正经自病，有五邪所伤，针治亦当别乎？……（301）

十八问　经言虚者补之，实者泻之；不虚不实，以经取之，何谓也？………………（302）

十九问　经言无实实，无虚虚，损不足，益有余，何谓也？………………………（302）

二十问　七情所伤之病，何以察识，亦可以刺否？……（302）

二十一问　八正之候何如？……（302）

二十二问　诸病逆顺，可得闻乎？……………………………（303）

二十三问　经言痹病有众痹，有周痹，何分别耶？……（303）

二十四问　经言凡痹往来，行无常处者，刺之以月死生为数，何也？………（303）

二十五问　经言热病有五十九刺，可得闻欤？………（303）

二十六问　刺热病亦有异乎？……………………………（304）

二十七问　寒热瘰疬在颈腋者，何气使然？……………（304）

二十八问　痈疽何以治之？……（304）

二十九问　水肿之病，宜刺乎？……………………………（304）

三十问　人有肥瘦、白黑、小长，

---

① 目录：明本无目录，此系整理者所编。

刺法同乎？否乎？……（304）
三十一问 匹夫大人，刺治同乎？
　　　……………………（305）
三十二问 三虚三实者，何谓也？
　　　……………………（305）
三十三问 人身有四海，何也？
　　　……………………（305）
三十四问 诸家言某穴主某病，其
　　　说亦可从乎？………（305）
三十五问 八穴治病，多有效者，
　　　何如？………………（305）
三十六问 膻中、鸠尾、中庭，针
　　　之无禁乎？…………（306）
三十七问 三阴交主何病也？………
　　　……………………（306）
三十八问 伤寒刺期门穴者，何如？
　　　……………………（306）
三十九问 刺胸腹者，必避五藏，
　　　何谓也？……………（306）
四十问 针灸失宜，亦能杀人否乎？
　　　……………………（307）
四十一问 针灸宜避天忌日，何也
　　　……………………（307）
四十二问 刺荣无伤卫，刺卫无伤荣，
　　　何谓也？……………（307）
四十三问 刺骨无伤筋，刺筋无伤
　　　肉，刺肉无伤脉，刺脉
　　　无伤皮，何
　　　谓也？………（307）
四十四问 刺皮无伤肉，刺肉无
　　　伤筋，刺筋无伤骨，何
　　　谓也？………（308）
四十五问 春夏刺浅，秋冬刺深，
　　　何谓也？……………（308）
四十六问 春夏各致一阴，秋冬各
　　　致一阳，何谓也？……（308）
四十七问 针家亦诊脉否？………（308）
四十八问 针家亦察色否？………（309）

四十九问 经云五藏五俞，六府六俞，
　　　以及五藏有六府，六府
　　　有十二原者，何谓也………
　　　……………………（310）
五十问 五藏募皆在阴，俞皆在
　　　阳，何谓也？……（310）
五十一问 六府各有俞，风寒湿气
　　　中其俞，各舍其府，针
　　　治奈何…………（311）
五十二问 心之原与少阴之原，
　　　诸家说法不同，何
　　　也？……………（311）
五十三问 井荥俞经合，主何病也？
　　　……………………（311）
五十四问 诸经之井穴，皆在肌
　　　肉浅薄之处，补泻奈何？
　　　……………………（311）
五十五问 经以井荥俞经，各系于
　　　四时，何谓也？……（311）
五十六问 何若愚谓三焦是阳气
　　　之父，心包络是阴气
　　　之母，于经有据乎？
　　　……………………（311）
五十七问《指微赋》言养子时刻
　　　注穴者，与《七韵》所
　　　说，亦相通否？……（313）
五十八问《宝命全形论》所言刺
　　　法，古之要典，今之针
　　　士，无一言及，何耶？
　　　……………………（314）
五十九问《灵枢》第一篇，针之大
　　　法，其中义有不晓者，
　　　奈何？…………（315）
六十问《灵枢》首篇中云："悬阳"
　　　"两卫"，亦有义乎？…（316）
卷之中 ………………………（318）
六十一问 古今所论迎随补泻，
　　　各各不同，孰是乎？

.... (318)

六十二问 针法歌括与宏钢陈氏
　　　　针法,从何耶? ……(319)

六十三问 捻针补泻,男女有别,
　　　　何谓也? ………(320)

六十四问 今针家有十四法,又
　　　　有龙、虎、龟、凤种种诸
　　　　法,亦可师欤?

.... (320)

　三才法 ……………… (320)
　候气法 ……………… (321)

六十五问《灵枢经》有昼夜气周
　　　　身二十五度、五十度不
　　　　同之说,何也? …(323)

　十四法 ……………… (324)
　青龙摆尾 …………… (325)
　白虎摇头 …………… (325)
　苍龟探穴 …………… (325)
　赤凤迎源 …………… (326)
　龙虎交战 …………… (326)
　龙虎升腾 …………… (326)
　子午捣白 …………… (326)
　烧山火 ……………… (326)
　透天凉 ……………… (326)
　阳中隐阴 …………… (326)
　阴中隐阳 …………… (326)
　抽添法 ……………… (326)
　调气法 ……………… (327)
　进气法 ……………… (327)
　纳气法 ……………… (327)
　留气法 ……………… (327)

六十六问 赋言生成息数,不足为
　　　　生,太过为成;补生泻
　　　　成,各依藏府息数。是
　　　　欤非欤? …………(328)

六十七问 今医用针,动辄以袖覆
　　　　手,不知果法何耶? ………
　　　　　　　　　　　　(329)

六十八问 今医置针于穴,略不加
　　　　意,果能愈病否乎?
　　　　　　　　　　　　(330)

六十九问 诸家针书载某穴针几
　　　　分,留几呼,灸几壮,
　　　　出于经欤否欤?
　　　　　　　　　　　　(330)

七十问 经言十二经针几分,留几
　　　　呼,各有不同,灸之亦然
　　　　,亦皆非欤? ……(330)

七十一问《金针赋》言:阳经阴络
　　　　行于脉外;阴经阳络行于
　　　　脉内,是欤非欤? …(331)

七十二问 赋言男子气,早在上,晚
　　　　在下;女子反之,其说
　　　　亦有据乎? ……(331)

七十三问 赋言补泻之法,男女不
　　　　同,是欤非欤? ……(331)

七十四问 刺左边之穴,将针右捻,
　　　　而气上行;将针左捻,
　　　　而气下行;刺右边反之,
　　　　其法可师欤?
　　　　　　　　　　　　(332)

七十五问 丹溪言针法,浑是泻而
　　　　无补,何谓也? ……(332)

卷之下 ………………… (333)

七十六问 病有宜灸者,有不宜灸
　　　　者,可得闻欤? ……(333)

七十七问 嗽病多灸肺俞风门,
　　　　何如?
　　　　　　　　　　　　(334)

七十八问 头目之疾,灸之何如?
　　　　　　　　　　　　(334)

七十九问 人言无病而灸,以防
　　　　生病何如? ……(334)

八十问 膏肓治百病,而诸家取穴
　　　　之法不同,何欤? ……(334)

八十一问 古谓痈疽始发,灸之可

使轻浅,何谓也? … (335)	………………………………… (339)
八十二问 灸之不发何如? …… (335)	经穴起止歌 ………… (340)
八十三问 灸有补泻乎? ……… (335)	十二经纳支干歌 …… (340)
八十四问 周身经络及穴俞相去分寸、经穴起止等歌括,亦可读否? …… (335)	天心十一穴歌 ……… (340)
	经脉交会八穴歌 …… (340)
	八会歌 ……………… (340)
十五络脉歌 …………………… (336)	十二经见证歌 ……… (340)
周身经穴相去分寸歌 ……… (336)	十二经井荥俞经合歌 (341)
八十五问 诸穴相去尺寸,以中指中节两横纹尖为一寸折量,果合经欤否欤?	禁针穴歌 …………… (341)
	禁灸穴歌 …………… (341)
	重解"虚则补之"四句 ……… (342)

卷 之 上

新安祁门朴墅汪机省之编辑
同邑门生石墅陈桷惟宜校正

一问

《内经》治病,重针轻药,而后则重药轻针,何也?①

或曰:《内经》治病,汤液醪醴为甚少,所载服饵之法才一二,而灸者四五,其他则明针法无虑十八九。厥后②,方药之说肆行,而针灸之法,仅而获存者,何也?

曰:《内经》,上古书也。上古之人,其知道乎! 劳不至倦,逸不至流,食不肥鲜以戕其内,衣不蕴热以伤其外,起居有常,寒暑知避,恬淡虚无,精神内守,病安以生? 虽有贼风虚邪,莫能深入,不过凑于皮肤,经滞气郁而已。以针行滞散郁,则病随已,何待于汤液醪醴耶? 当今之世,道德已衰,以酒为浆,以妄为常,纵欲以竭其精,多虑以散其真,不知持满,不时御神,务快其心,逆于生乐,起居无节,寒暑不避,故病多从内生,外邪亦易中也。经曰:针刺治其外,汤液治其内。病既属内,非藉汤液之荡涤,岂能济乎? 此和、缓③已后,方药盛行,而针灸罕用者,实由世不古若,人非昔比。病有深浅,治有内外,非针灸宜于古,而不宜于今;汤液宜于今,而不宜于古也。经曰:上古作汤液,为而弗服;中古之时,服之万全;当今之世,必齐④毒药攻其中,针灸治其外,虽形弊血尽而功不立,此之谓也。

二问 针灸宜古不宜今,然今之病,亦有针灸而愈者,何也?

或曰:针灸宜于古,而不宜于今,吾已闻命矣。然今之病,亦有针灸而愈者,何也?

经曰:病之始起者,可刺而已。又曰:邪之新客也,未起定处,推之则前,引之则止,逢而泻之,其病立已。盖病之初起,邪之新客,当此之时,元气未伤,邪气尚浅,以针除之,甚得其宜。学者察识于此,而于用针治病,亦可以知其大概矣。故曰:上工刺其未生者也,其次刺其未盛者也,其次刺其已衰者也。下工刺其方袭者也,与其形之盛者也,与其病之与脉相逆者也。故曰:方其盛也,勿敢毁伤,刺其已衰,事必大昌。

三问 九针之所主,皆外伤欤? 抑亦有内伤欤?

或曰:九针之所主,皆外伤欤? 抑亦有内伤欤?

经曰:一曰镵针,头大末锐,令无得深入,主病在皮肤无常者;二曰员针,筒身员末,主无伤肉分,主病在分肉间者;三曰锟针,大其身,员其末,主病在血脉,按脉取气,令邪出也;四曰锋针,筒其身,锋其末,两⑤三隅,主四时八风客于经络为痼病者,

---

① 原无序号标题,现据目录加设。
② 厥后:其后。
③ 和、缓:指春秋时秦国名医医和、医缓。
④ 齐:同"剂",配伍之意。
⑤ 两:据《灵枢·九针十二原》当为"刃"

令可以泄热出血,而发痼病也;五曰铍针,末如剑锋,主寒与热争,两气相搏,合为痈脓,可以取大脓也;六曰员利针,令尖如氂,且员且锐,微大其末,反小其身①,主虚邪客于经络而为暴痹,令可深内以取之也;七曰毫针,尖如蚊虻喙,长一寸六分,静以徐往,微以久留,主邪客经络而为寒热痛痹者也;八曰长针,锋利身薄,主深邪远痹,八风内舍于骨解、腰脊、骨膝间也;九曰大针,大如梃,尖微员②,主淫邪流溢于节解皮肤之间,以泻机关之水也。九针长短、大小,各有所施,不得其用,疾弗能移。病浅针深,内伤良肉;病深针浅,病气不泻;病小针大,气泻大甚;病大针小,气不泄泄。机按,今之针士,决痈用锋针、铍针,其他诸病,无分皮肤、肌肉、血脉、筋骨,皆用毫针,余者置而不用,甚有背于经旨矣。于此而知九针所主,多系外邪薄凑为病,用针施泻,深中病情。使今之人而有是病,针亦在所必用。若夫病邪大甚,元气已伤,决非针之所能济矣。假如痨瘵阴虚火动,法当滋阴降火,针能滋阴否乎? 痿症肺热叶焦,法当清金补水,针能补水否乎? 经曰:阴阳形气俱不足,勿取以针,而调以甘药是也。知此,则病之可针不可针,亦可以类推矣。奈何世之专针科者,既不识脉,又不察形,但问何病,便针何穴,以致误针成痼疾者有矣。间有获效,亦偶中耳。因而夸其针之神妙,宁不为识者笑耶?

四问 针灸当明经络,可晓以否?

或曰:针灸当明经络,可晓以否?

曰:直行者,谓之经。经有十二,所以行血气,通阴阳,以荣于身者也。其始从中焦,注手太阴、阳明;阳明注足阳明、太阴;太阴注手少阴、太阳;太阳注足太阴、少阴;少阴注手厥阴、少阳;少阳注足少阳、厥阴;厥阴复注手太阴也。此则荣气之行也。然卫气昼但行于阳,而不行于阴;夜但行于阴,而不行于阳。不与荣同道,不与息数同应。

又曰:五藏之道,皆出于经隧,以行气血,气血不和,百病乃变化而生,是故守经隧焉。隧,潜道也,经脉行而不见,故谓之经隧。详见"阳经外络内,阴经内络外"条。旁出者,谓之络。经之横支,交接别经者。十二经有十二络。如太阴属肺,络大肠;手阳明属大肠,络肺之类。兼阳跷络、阴跷络、脾之大络,为十五络③ 也。皆从十二经之所始,转相灌溉,朝于寸口、人迎也。又曰孙络。小络也。经脉为里,支而横者为络,络之别者为孙络。又曰:节之交,三百六十五会者,络脉之渗灌诸节者也。节者,神气之所游行出入者也,非脾④肉筋骨也。

五问 荣卫之气,亦有别乎?

问曰:荣卫之气,亦有别乎?

曰:荣者,水谷之精气也。和调于五藏,洒陈⑤ 于六府,乃能入于脉也。故循脉上下,贯五藏,络六府也。卫者,水谷之悍气也。其气慓疾滑利,不能入于脉也。故循皮肤之中,分肉之间,熏于肓膜,散于胸腹。逆其气则病,从其气则愈。不与风寒湿气合也。详见并荣俞经合注。

六问 经脉与络脉异乎?

或曰:经脉与络脉异乎?

曰:经脉十二者,伏行分肉之间,深而不见。其虚实也,以气口知之。诸脉之浮而常见者,皆络脉也。诸络脉不能经大节

---

① 令尖如氂……反小其身:《灵枢·九针二十原》作:"大如氂,且圆且锐,中身微大"。

② 大如梃,尖微员:《灵枢·九针十二原》作:"尖如梃,其锋微员。"

③ 十五络:据《灵枢》当为十二经之络加任、督脉络、脾之大络。此从《难经》,以阴、阳跷络加任、督络。

④ 脾:《灵枢·九针十二原》作"皮"。

⑤ 洒陈:散布。

之间,必行绝道①而出入,复合于皮中,其会皆见于外。故诸刺络脉者,必刺其结上,甚血者,虽无结,急取之,以泻其邪而去其血,留之发为痹。凡诊络脉,色青则寒且痛;赤则有热。鱼际络青,胃中寒;鱼际络赤,胃中热。其暴黑者,留久痹也。其有赤有黑有青者,寒热气也。青短者,少气也。凡刺寒热,皆多血络,必间日一取,大血尽而止,乃调其血实。

七问 经病、络病,治有异乎?

或曰:经病、络病,治有异乎?

经曰:邪之客于形也,必先舍于皮毛;留而不去,入舍于孙络;留而不去,入舍于络脉,络脉,血脉也,非十五络之络。留而不去,入舍于经脉,内连五藏,散于肠胃。阴阳俱感,五藏乃伤。此邪之从皮毛而入,极于五藏之次也。如此,则治其经焉。邪客于经,左盛则右病,右盛则左病,亦有移易者,左痛未已,而右脉先病,如此者,必巨刺之。左刺右,右刺左,必中其经,非络脉也。今邪客于皮毛,入舍于孙络,留而不去,闭塞不通,不得入于经,流溢于大络,即前血络,外不得出,内不得入故也。而生奇病也。病在血络谓奇邪。夫邪客大络者,左注右,右注左,上下左右,与经相干,而布于四末,其气无常处,不入于经俞;故曰缪刺。络病,其痛与经脉缪处也,亦宜左刺右,右刺左,虽与巨刺同,此刺络而彼刺经也。

八问 十二经脉皆络三百六十五节,节有病,必被经脉,治之亦有法乎?

或曰:十二经脉皆络三百六十五节,节有病,必被②经脉,治之亦有法乎?

曰:五藏得六府相为表里,经络支节,各生虚实③,其病所居,随而调之。病在脉,调之血;病在血,调之络;病在气,调之卫;病在肉,调之分肉;病在筋,调之筋;病在骨,调之骨,焠针药熨;病不知所痛,两跷

为上;身形有痛,九候无病,则缪刺之;缪刺者,刺络脉,左痛刺右,右痛刺左。痛在于左,而右脉先病者,巨刺之。巨刺者,刺经脉也,左痛刺右,右痛刺左。必谨察其九候,针道毕矣。

九问 经病亦有宜刺者乎?

或曰:经病亦有宜刺者乎?

经曰:肝病,实则两胁痛引少腹,善怒;虚则目䀮䀮无所见④,耳无所闻,善恐,如人将捕之。取其经,厥阴与少阳。非其络病,故取其经,取厥阴治肝气,少阳调气逆。气逆则头痛,耳聋不聪,颊肿。取血者。胁中气满,独异于常,乃气逆之诊,随其左右,有则刺之。心病,实则胸中痛,胁支满痛,膺背肩胛间痛,两臂内痛;虚则胸腹大,胁与腰相引痛。取其经,少阴、太阳、舌本下血。其变病,则刺郄中血。或呕变也。郄在掌后,去腕半寸。脾病,实则身重善饥,肉痿,足不收,行善瘈,脚下痛;虚则腹满,肠鸣飧泄,食不化。取其经,太阴、阳明、少阴血。肺病,实则喘咳逆气,肩背痛,汗出,尻阴股膝髀腨足皆痛;虚则少气不能报⑤息,耳聋嗌干。取其经,太阴、足太阳外、厥阴内血。太阳外,厥阴内,则少阴也。视少阴足脉、左右有血满异常者,刺之。肾病,实则腹大胫肿,喘咳身重,寝汗憎风;虚则胸中痛,大小腹痛,清厥,意不乐。取其经,少阴、太阳血。注云:凡刺之道,虚补实泻,不虚不实,以经取之,是谓得道,经络有血,刺而去之,是谓守法,犹当揣形定气,先去血脉,而后乃调有余不足也。

十问 六府病形刺法何如?

或曰:六府病形刺法何如?

---

① 绝道:与纵经相横截的路径。
② 被:波及。
③ 各生虚实:原脱,据《素问·调经论》补。
④ 目䀮䀮无所见:眼睛昏花而看不清东西。䀮,音荒。
⑤ 报:重复。

经曰：大肠病者，肠中切痛而鸣，冬日重感于寒则泄，当脐痛，不能久立，与胃同候，取巨虚上廉。胃病者，腹胀，胃脘当心而痛，上支两胁，膈咽不通，食饮不下，取之三里。小肠病者，小腹痛，腰脊控睾而痛，时窘之后①，当耳前热，若②寒甚，若独肩上热甚，及手小指次指间热，若脉陷者，此其候也，取之巨虚下廉。三焦病者，腹胀，小腹尤坚，不得小便，窘急，溢则水留为胀，取之委中。膀胱病者，小腹偏肿而痛，以手按之，即欲小便而不得，肩上热，若脉陷，及胫踝后、足小指外廉皆热，取之委中。胆病者，善太息、口苦、呕宿汁、心中澹澹③，恐人将捕之，嗌中介介然④，数唾。在足少阳之本末⑤，亦视其脉之陷下者，灸之，取阳陵泉。凡刺此者，必中气穴，无中肉节。中肉节，则皮肤痛。中筋，则筋缓，邪气不出。补泻反，则病益笃。

十一问 精、气、津、液、血、脉，亦有别乎？

或曰：精、气、津、液、血、脉，亦有别乎？

经曰：两神相搏，合而成形，常先身生，是谓精。上焦开发，宣五谷味，熏肤、充身、泽毛，若雾露之溉，是谓气。腠理发泄，汗出溱溱⑥，是谓津。谷入气满，淖泽注于骨，骨属屈伸，泄泽补益脑髓，皮肤润泽，是谓液。中焦受气取汁，变化而赤，是谓血。壅遏营气，令无所避，是谓脉。精脱者，耳聋；气脱者，目不明；津脱者，腠理开，汗大泄；液脱者，骨属屈伸不利，色夭，脑髓消，胫酸，耳数鸣；血脱者，色白，夭然不泽，其脉空虚。

十二问 病有在气分者，在血分者，不知针家亦分气与血否？

或曰：病有在气分者，在血分者，不知针家亦分气与血否？

曰：气分血分之病，针家亦所当知，病在气分，游行不定；病在血分，沉著不移。

以积块言之，腹中或上或下，或有或无者，是气分也；或在心下，或在脐上下左右，一定不移，以渐而长者，是血分也。以病风言之，或左足移于右足，或右手移于左手，移动不常者，气分也；或常在左足，或偏在右手，著而不走者，血分也。凡病莫不皆然。须知在气分者，上有病，下取之；下有病，上取之；在左取右，在右取左；在血分者，随其血之所在，应病取之。苟或血病泻气，气病泻血，是谓诛伐无过，咎将谁归？

十三问 三阴三阳，气血多少之刺，可得闻乎？

或曰：三阴三阳，气血多少之刺，可得闻乎？

曰：经曰：手阳明大肠、足阳明胃经，多血多气；手少阳三焦、足少阳胆、手少阴心、足少阴肾、手太阴肺、足太阴脾六经，少血多气；手厥阴心包络、足厥阴肝、手太阳小肠、足太阳膀胱四经，多血少气。故刺阳明，出血气；刺太阳、厥阴，出血恶气；刺少阳、太阴、少阴，出气恶血。故曰：知藏府血气之多少，而用补泻是也。

十四问 形气、病气，何以别之？

或曰：形气、病气，何以别之？

经曰：形气不足，病气有余，是邪胜也，急泻之；形气有余，病气不足，急补之；形气不足，病气不足，此阴阳俱不足也，不可刺之，刺之则重不足，老者绝灭，壮者不复矣。形气有余，病气有余，此阴阳俱有余也，急泻其邪，调其虚实。故曰：有余者泻之，不足者补之，此之谓也。夫形气者，气谓口鼻

---

① 时窘之后：马莳："痛时窘甚，而欲去后也"。
② 若：或。
③ 澹澹：丹波元简："澹与憺同，为跳动貌"，这里形容心悸动。
④ 嗌中介介然：介介：犹耿耿。形容咽中如物梗阻。
⑤ 足少阳之本末：指足少阳经的起止循行线。
⑥ 溱溱：溱，音珍，通"蓁"。这里形容汗出盛多。

中喘息也；形谓皮肉筋骨血脉也。形胜者，为有余；消瘦者，为不足。其气者，审口鼻中气，劳役如故，为气有余也；若喘息气促气短，或不足以息者，为不足。故曰：形气也，当补当泻，不在于此，只在病来潮作之时，病气精神增添者，是病气有余，乃邪气胜也，急当泻之；病来潮作之时，精神困究，语言无力及懒语者，为病气不足，乃真气不足也，急当补之；若病人形气不足，病来潮作之时，病气亦不足，此阴阳俱不足也，禁用针，宜补之以甘药，不已，脐下气海穴取之。

十五问 病有藏府阴阳内外高下，何别何治？

或曰：病有藏府、阴阳、内外、高下，何别何治？愿详言焉。

经曰：内有阴阳，外也有阴阳。在内者，以五藏为阴，六府为阳；在外者，筋骨为阴，皮肤为阳。故曰：病在阴之阴者，刺阴之荥腧；病在阳之阳者，刺阳之合；病在阳之阴者，刺阴之经；病在阴之阳者，刺脉络①。

又曰：病有形而不痛者，阳之类也；无形而痛者，其阳完而阴伤之也，急治其阴，无攻其阳；有形而不痛者，其阴完而阳伤之也，急治其阳，无攻其阴；阴阳俱动，乍有形，乍无形，加以烦心，命曰阴胜其阳，此谓不表不里，其形不久。

经曰：风寒伤形，忧恐忿怒伤气。气伤藏乃病；藏伤形乃应；风伤筋脉，筋脉乃应。此形气外内之相应也。治此者，病九日，三刺而已；病一月，十刺而已。多少远近，以此衰②之。久痹不去身者，视其血络，尽出其血。帝曰：内外之病，难易之治何如？伯高曰：形先病而未入藏者，刺之半其日；藏先病而形乃应者，刺之倍其日。

经曰：刺诸热者，如以手探汤；刺寒清者，如人不欲行。阴有阳疾者，取之下陵三里③。正往无殆，气下乃止，不下复始也。疾高而内者，取之阴之陵泉；疾高而外者，取之阳之陵泉。经曰：病在上者，阳也；病在下者，阴也；痛者，阴也；以手按之不得者，阴也，深刺之。痒者，阳也，浅刺之。病先起阴者，先治其阴，后治其阳；病先起阳者，先治其阳，后治其阴。病在上者，下取之；在下者，上取之。病在头者，取之足；在腰者，取之腘。病生于头者，头重；生于手者，臂重；生于足者，足重。治病者，先刺其病所生者也。

经曰：病始手臂者，先取④手阳明、太阴而汗出；病始头首者，先取项太阳而汗出；病始足胫者，先取足阳明而汗出。足⑤太阴可汗出，足阳明可汗出，故取阴而汗出甚者，止之于阳；取阳而汗出甚者，止之于阴。

十六问 经言病有虚邪、实邪、贼邪、微邪、正邪、何谓也？

或曰：经言病有虚邪、有实邪、有贼邪、有微邪、有正邪，何谓也？

经曰：从后来者，为虚邪；从前来者，为实邪；从所不胜来者，为贼邪；从所胜来者，为微邪；自病者，为正邪。假令心病由中风得之，为虚邪，木在火后，生火为母也；饮食劳倦得之，为实邪，土在火前，为子也；中湿得之，为贼邪，水克火也；伤寒得之，为微邪，火胜金也；伤暑得之，为正邪，火自病也。

十七问 有正经自病，有五邪所伤，针治亦当别乎？

或曰：有正经自病，有五邪所伤，针治亦当别乎？

---

① 刺脉络：《甲乙经》卷六作"刺阳之络"。
② 衰(cuī)：递减。
③ 下陵三里：指足三里。
④ 先取：《素问·刺热篇》作"刺"。下同。
⑤ 足：《灵枢·寒热病》作"臂"。

经曰：忧愁思虑则伤心；形寒饮冷则伤肺；恚怒气逆，上而不下则伤肝；饮食劳倦则伤脾；久坐湿地，强力入水则伤肾，此正经自病也。盖忧思喜怒，饮食动作之过而致然也。风喜伤肝；暑喜伤心；饮食劳倦喜伤脾劳倦亦自外至；寒喜伤肺；湿喜伤肾，此五邪所伤也。盖邪由外至，所谓外伤也。凡阴阳藏府，经络之气，虚实相等，正也；偏实偏虚，失其正，则为邪矣。由偏实也，故内邪得而生；由偏虚也，故外邪得而入。

机按：经言，凡病皆当辨别邪正、内外、虚实，然后施针补泻，庶不致误。

十八问 经言虚者补之；实者泻之；不虚不实，以经取之，何谓也？

或曰：经言虚者补之；实者泻之；不虚不实，以经取之，何谓也？

经曰：虚者补其母，母能令子实也；实者泻其子，子能令母虚也。假令肝病，虚则补厥阴之合—曲泉；实则泻厥阴之荥—行间。不虚不实，以经取之者，是正经自病，不中他邪，当自取其经。如井主心下满之类。正经自病，所谓忧愁思虑则伤心，强力入水则伤肾之类是也。不虚不实，是诸藏不相乘，故云自取其经。重解卷末。

十九问 经言无实实，无虚虚，损不足，益有余，何谓也？

或曰：经言无实实，无虚虚，损不足，益有余，何谓也？

经曰：此谓病有虚实也。假令肝木实，肺金虚，金木当更相平，当知金平木。假令肺实而肝虚，微少气，用针不补其肝，而反重实其肺，所谓实其实，虚其虚，损不足，益有余也。

二十问 七情所伤之病，何以察识，亦可以刺否？

或曰：七情所伤之病，何以察识，亦可以刺否？

经曰：智者之养生也，必顺四时而适寒暑，和喜怒而安居处，节阴阳而调刚柔，如是则邪僻不生，长生久视。故心怵惕思虑则伤神，伤神则恐惧自失。脾忧愁而不解伤意，意伤则悗①乱。肝悲哀动中则伤魂，魂伤则狂忘不精。肺喜乐无极则伤魄，魄伤则狂。肾盛怒而不止则伤志，志伤则喜忘，恐惧而不解则伤精，精伤则骨酸痿软。是故五藏主藏精者也，不可伤，伤则失守而阴虚，阴虚则无气，无气则死矣。故用针者，观察病人之态，以知精神魂魄之存亡得失之意。五者以伤，针不可以治之也。

又曰：肝藏血，血舍魂，肝气虚则恐，实则怒。脾藏营，营舍意，脾气虚则四肢不用，五藏不安，实则腹胀，泾溲不利。心藏脉，脉舍神，心气虚则悲，实则笑不休。肺藏气，气舍魄，肺气虚则鼻塞不利，少气，实则喘喝，胸盈仰息。肾藏精，精舍志，肾气虚则厥，实则胀。五藏不安，必审五藏之病形，以知其气之虚实而谨调知也。又曰：肺心有邪，其气留于两肘；肝有邪，其气留于两腋；脾有邪，其气留于两髀②；肾有邪，其气留于两腘。凡此八虚③者，皆机关之宝，真气之所过，血络之所游，邪气恶血，固不得住留，住留则伤筋络骨节，机关不得屈伸，故病挛也。

二十一问 八正之候何如？

或曰：八正之候何如？

经曰：候此者，常以冬至之日，立于叶蛰之宫④，其至也，天必应之以风雨者矣。风雨从南方来者，为虚风，贼伤人者也。从其所居之乡来者，为实风，主生养万物。从其冲后来者，为虚风，主伤人杀害。故圣人谨候虚风而避之，邪弗能害。其以夜半至

---

① 悗（mán）：苦闷、烦闷。
② 髀（bì）：大腿，此指髋关节部。
③ 八虚：指左右肘、腋、髀、腘八处，为筋骨之间隙，故又名八溪。
④ 叶蛰之宫：即坎宫，位居北方。

也,民皆卧而弗犯,故其岁民少病。以昼至也,民皆懈惰而中之,故民多病。虚邪入客于骨而不发于外,至其立春,阳气大发,腠理开,因立春之日,风从西方来者,民皆又中于虚风,此两邪相搏①,经气结代者矣。故诸逢其风而遇其雨者,命曰遇岁露焉。而岁之和而少贼风,则民少病而少死。岁多②贼风邪气,寒温不和,则民多病而死矣。

二十二问 诸病逆顺,可得闻乎?

或曰:诸病逆顺,可得闻乎?

经曰:腹胀,身热,脉大,一逆也;腹鸣而满,四肢清,泄,脉大,二逆也;衄而不止,脉大,三逆也;咳且溲血,脱形,其脉小劲,四逆也;咳,脱形,身热,脉小以疾,五逆也。如是者,不过十五日而死矣。腹大胀,四末清,脱形,泄甚,一逆也;腹胀便血,脉大时绝,二逆也;咳,溲血,脱形,脉搏③三逆也;呕血,胸满引痛,脉小而疾,四逆也;咳,呕,腹胀飧泄,脉绝,五逆也。如是者,不及一时而死矣。工不察此而刺之,是谓逆治。五夺者:形肉已夺,一也;大夺血之后,二也;大汗出之后,三也;大泄之后,四也;新产及大出血之后,五也。此皆不可泻。热病脉静,汗已出,脉盛躁,一逆也;病泄,脉洪大,二逆也;著痹不移,骨④肉破,身热,脉偏绝,三逆也;淫而夺形,身热,色夭然白,及后下血衃笃重,四逆也;寒热夺形,脉紧搏,五逆也。小儿病,头毛皆逆上者,必死。

二十三问 经言痹病有众痹,有周痹,何分别耶?

或曰:经言痹病有众痹,有周痹,何分别耶?

经曰:众痹者,此各在其处,更发更止,更居更起,以右应左,以左应右,非能周也。刺此者,痛虽已止,必刺其处,勿令复起。周痹者,在于血脉之中,随脉以上⑤,随脉以下,不能左右,各当其所。痛从上下者,先刺其下以遏之,后刺其上以脱之。痛从下上者,先刺其上以遏之,后刺其下以脱之。此内不在藏,而外未发于皮,独居分肉之间,真气不能周,故曰周痹。

二十四问 经言凡痹往来,行无常处者,刺之以月死生为数,何也?

问曰:经言凡痹往来,行无常处者,在分肉间痛,刺之以月死生为数,何也?

经曰:用针者,随气盛衰以为㾕⑥数,针过其日数,则脱气⑦,不及日数,则气不泻。左刺右,右刺左,不已,复刺之,如其法。言所以约月死生为数者,随气之盛衰也。月生一日一㾕,二日二㾕,渐多之,十五日十五㾕,十六日十四㾕,渐少之。如是刺之则无过数,无不及矣。

二十五问 经言热病有五十九刺,可得闻欤?

或曰:经言热病有五十九刺,可得闻欤?

经曰:热病三日,气口静、人迎躁者,取之诸阳,五十九刺,以泻其热而出其汗,实其阴以补其不足。所谓五十九刺者,两手外、内侧各三,凡十二㾕;五指间各一,凡八㾕,足亦如是;头入发一寸傍三分各三,凡六㾕;更入发三寸,边五,凡十㾕;耳前后、口下者各一,项中一,凡六;巅上一;囟会一;发际一;廉泉一;风池二;天柱二也。热病七日八日,脉口动,喘而短一作弦者,急刺之,汗且自出,浅刺手大指间。热病汗且

---

① 两邪相搏:指新邪合并伏邪,两感为病。
② 岁多:原无,据《灵枢·岁露》补。
③ 脉搏:指胃气将绝之脉。
④ 骨:民本作"腘"。
⑤ 随脉以上:原无,据《灵枢·周痹》补。
⑥ 㾕(wěi):原指瘢痕,《类经》:"有刺必有瘢,故以㾕为数。"
⑦ 针过其日数,则脱气:原作"针过其数,则曰脱气。"据《素问·缪刺论》改。

出,及脉顺可汗者,取之鱼际、太渊、大都、太白,泻之则热去,补之则汗出,汗出太甚,取之内踝上横脉① 以止之。热病七八日,脉微小,病溲血,口中干,日半死;脉代者,一日死②。热病已得汗,脉尚躁,喘且复热者,死②。热病七八日,脉不躁,躁不散数,后三日中有汗;三日不汗,四日死。热病,脉尚盛躁,不得汗者,死;脉盛躁,得汗静者,生。热病不知所痛,耳聋,不能自收,口干,阳热盛,阴颇有寒者,热在髓,死不可治。又热病不可刺者有九:一曰,汗不出,大颧发赤,哕者,死;二曰,泄而腹满甚者,死;三曰,目不明,热不已者,死;四曰,老人、婴儿,热而腹满者,死;五曰,汗不出,呕下血者,死;六曰,舌本烂,热不已者,死;七曰,咳而衄,汗不出,出不至足者,死;八曰,髓热者,死;九曰,热而痉者,死。腰折,瘈疭,口噤龂也。凡此九者,不可刺也。

二十六问 刺热病亦有异乎?

或曰:刺热病亦有异乎?

二十七问 寒热瘰疬在颈腋者,何气使热?

或曰:寒热瘰疬在颈腋者,何气使然?

经曰:此者鼠瘘寒热之毒气,留于脉而不去也。鼠瘘之本,皆在于藏,其末上出于颈腋之间,浮于脉中,而未内著于肌肉,外为脓血者,易去也。去之从其本引其末③,可使衰去,而绝其寒热。审按其道以予之,徐往徐来④ 以去之。其小如麦者,一刺知,三刺已。若反其目视之,其中有赤脉,上下贯瞳子,见一脉,一岁死;见一脉半,一岁半死;见二脉,二岁死;见二脉半,二岁半死;见三脉,三岁死,见赤脉不下贯瞳子,可治也。

二十八问 痈疽何以治之?

或曰:痈疽何以治之?

经曰:痈疽之生,脓血之成。积微之所生也。故圣人自治于未有形也,愚者遭其已成者。脓已成,十死一生,故圣人弗使已成。已有脓血,以小治小者,其功小;以大治大者,多害,故其已成脓血者,其惟砭石铍锋之所取也。所谓多害者,观逆顺也。其白眼青、黑眼小⑤,一逆;内药而呕,二逆;腹痛渴甚,三逆;肩项不便,四逆;音嘶色脱,五逆。除此五者顺矣。

二十九问 水肿之病,宜刺乎?

或曰:水肿之病,宜刺乎?

经曰:经脉满则络脉溢,络脉溢则缪刺之,以调其络脉,使复其形而不肿。缪刺者,不分隧穴而刺之。大法水溢于表,或腹胀,或四肢肿而气稍实,脉浮洪者,宜行此法。或病孤危,脉微弱者,今亦往往而缪刺之,祸不旋踵。盖不审经言,脉络满溢。宜缪刺之理也。

三十问 人有肥瘦、白黑、小长,刺法同乎?否乎?

或曰:人有肥瘦白黑小长,刺法同乎?否乎?

经曰:年质壮大者,血气充盈,肤革坚固,因加以邪,刺此者,深而留之。婴儿者,其肉脆,血少气弱,刺此者,以毫针浅刺而疾发针,日再⑥ 可也。肥人者,广肩腋,项肉薄,皮厚黑色,唇临临然⑦,其血黑以浊,其气涩以迟,刺此者,深而留之,多益其数也。瘦人者,皮薄色少,肉廉廉然⑧,薄唇轻言,血清气滑,易脱于气,易损于血,刺此者,浅而疾之。壮士真骨者,坚肉缓节,监

---

① 内踝上横脉:约指三阴交穴部。
② "喘且复热,死":《灵枢·热病》作:"喘且复热,勿刺肤,喘甚者死"。
③ 从其本引其末:《太素》:"本谓藏也,末,谓瘘处也"。
④ 徐往徐来:《类经》:"徐往徐来,即补泻之法"。
⑤ 白睛青,黑睛小:白眼属肺,黑眼属肝,意指肺肝二藏气衰。
⑥ 再:两次。
⑦ 临临然:《类经》:"临临,下垂貌,唇厚质浊之谓"。
⑧ 廉廉然:瘦削貌。丹波元简:"瘦癯而见骨骼"。

监监然①，此人重则气涩血浊，刺此者，深而留之，多益其数；劲则气滑血清，刺此者，浅而疾之。常人者，视其黑白，各为调之。其端正敦厚者，血气调和，刺此者，无失常数也。

三十一问 匹夫、大人、刺治同乎？

或曰：匹夫、大人，刺法同乎？

经曰：气滑则出疾，气涩则出迟，气悍则针小而入浅，气涩则针大而入深。深则欲留，浅则欲疾。以此观之，刺布衣者，深以留之；刺大人者，微以徐之。此皆因气慓悍滑利也。又曰：春气在毛，夏气在皮肤，秋气在分肉，冬气在筋骨，凡刺病者，各以其时为齐②。故刺肥人，以秋冬之齐；刺瘦人，以春夏之齐。

经曰：营之生病也，寒热少气，血上下行。卫之生病也，气痛时来时去，怫忾贲响③，风寒客于肠胃之中。寒痹之为病也，留而不去，时痛而皮不仁。刺营者出血；刺卫者出气；刺寒痹者内热；刺布衣者，以火焠之；刺大人以药熨之，以熨寒痹所刺之处，令热入至于病所。起步内无见风④。每刺必熨，如此，病已，所谓内热也。

三十二问 三虚三实者，何谓也？

或曰：三虚三实者，何谓也？

经曰：三虚者，乘年之衰，逢月之虚，失时之和，因为贼风所伤，是谓三虚。故论不知三虚，工反为粗。三实者，逢年之盛，遇月之满，得时之和，虽有贼风邪气，不能危之也。

三十三问 人身有四海，何也？

或曰：人身有四海，何也？

经曰：胃者，水谷之海，其输上在气街，下至三里；冲脉者，为十二经之海，其输上在于大杼，下出于巨虚之上下廉；膻中者，为气之海，其输上在于柱骨上下，前在于人迎；脑为髓之海，其输上在于其盖，下在风府。气海有余者，气满胸中，悗息面赤；不足，则气少不足以言。血海有余，则常想其身大，怫然不知其所病；不足，常想其身小，狭然不知其所病。水谷之海有余，则腹满；不足，则饥不受谷食。髓海有余，则轻劲多力，自过其度；不足，则脑转耳鸣，胫酸眩冒，目无所见，懈怠安卧。治此者，审守其输而调其虚实，无犯其害。顺者得复，逆者必败。

三十四问 诸家言某穴主某病，其说亦可从乎

或曰：诸家言某穴主某病，其说亦可从乎？

曰：治病无定穴也。邪客于人，与正周流上下，或在气分，或在血分，无有定止。故喻用针正如用兵，彼动则此应，或出以奇，或守以正，无有定制。医者不究病因，不察传变，惟守某穴主某病之说，执中无权，按谱施治，譬之狂潦泛滥，欲塞下流而获安者，亦偶然耳。夫病变无穷，灸刺之法亦无穷，或在上，下取之；或在下，上取之；或正取之；或直取之。审经与络，分血与气，病随经所在，穴随经而取，庶得随机应变之理，岂可执以某穴主某病哉？或曰：此固然矣，但学者望洋无下手处。曰：譬犹匠者，教人以规矩取方圆也，规矩之法在师，方圆之法则在子弟。夫圣人之于针，非经络孔穴，无以教后学；后学非经络孔穴，无以传之师。苟不知通变，徒执孔穴，所谓按图索骥，安能尽其法哉？故曰：粗守形，上守神；粗守关，上守机；机之动，不离其空中，此之谓也。

三十五问 八穴治病，多有效者，何如？

---

① 监监然：明显的样子。
② 齐：针刺的深浅度。清·陆九芝言其义犹"辨"。后同。
③ 怫忾贲响：《太素》："怫忾，气盛满貌；贲响，腹胀貌也。"
④ 起步内无见风：《类经》"刺后起步于密室之中，欲其血气行而慎避风寒也"

或曰：八穴治病，多有效者，何如？

曰：人身正经十二，奇经有八，大络十五，小络三百余，皆所以行气血也。圣人取穴，三百六十有六，按岁之三百六十六日也。后人以为未尽，更取奇穴，是犹置闰月也。故经络不可不知，孔穴不可不认。不知经络，无以知血气往来；不知孔穴，无以知邪气所在。知而用，用而的①，病乃可安。今之用八穴者，络穴六、经穴二，余络余经，置而不用，速求巧捷，遂悖圣经。又有六十六穴，拘于日时开阖，用之犹未周备，而况拘于八穴者乎？盖八穴病在气分，则有可劫之功；若在血分，徒损元气，病何由安？正是血病而泻气也。邪在血分，则直求病之所在，而取之可也。今人泥而不用，良可笑耶。

三十六问 膻中、鸠尾、中庭，针之无禁乎？

或曰：膻中、鸠尾、中庭，人亦有针之者，宁无禁乎？

曰：心为一身之主，至贵不可犯。膻中、鸠尾、巨阙，心之宫城也。心主虚怯，不能主事，往往为邪所乘，或为痰饮所迷，或为瘀血所积，以致痞满疼痛者有之；或神不内守，发为癫狂者有之。用针之士，多于膻中、鸠尾、中庭针之，亦犹伊尹之于太甲②，周公之于孺子③，事有差误，则将倾覆社稷，荼毒生灵，其害有不可胜言者矣。夫针三穴亦然，犯真心，死不可救，必须自揣己才，果有如伊周之能，可以扶危持颠，方能保心于无危也。

三十七问 三阴交主何病也？

或曰：针三阴交主何病也？

曰：足之三阴，从足走腹，太阴脾经循内踝上直行；厥阴循内踝前交入太阴之后，少阴肾经循内踝后交出太阴之前，故谓之三阴交。脾主中，肾肝主下，中下焦气，一穴可以尽之。故非危疾急证，与三阴俱有

干者，不可轻刺。脾肾气常不足，肝虽有余，亦是宿血之藏，误刺则脱人元气，不可不慎！

三十八问 伤寒刺期门穴者，何如？

或曰：伤寒刺期门穴者，何如？

曰：十二经始于手太阴之云门，以次而传，终于足厥阴之期门。期门者，肝之募也，伤寒过经不解，刺之，使其不再传也；妇人经脉不调，热入血室，刺之，以其肝藏血也；胸满腹胀，胁下肥气，凡是木郁诸疾，莫不刺之，以其肝主病也。经云：穴直乳下两肋端；又曰：在不容傍一寸五分。古人说得甚明，今人不解用也。

三十九问 刺胸腹者，必避五藏，何谓也？

或曰：刺胸腹者，必避五藏，何谓也？

经曰：中心，一日死；中肝，五日死；中脾，十日死；中肾，六日死；中肺，三日死；中胆，日半死。中膈者，此为伤中，其病虽愈，不过一岁必死。刺胸腹者，必以布憿④著之，乃从单布上刺，刺之不愈，复刺。刺跗上，中大脉，血出不止，死；刺面，中溜脉⑤，为盲；刺头，中脑户，入脑立死；刺舌下，中脉太过，血出不止为喑；刺足下布络中脉，血不出为肿；刺郄中大脉，令人仆脱色；刺气街中脉，血不出，为肿鼠仆⑥；刺脊间，中髓为伛⑦；刺乳上，中乳房，为肿根蚀⑧；刺

---

① 的：箭靶中心，引伸为标准、正确。
② 伊尹之于太甲：太甲是商汤的嫡长孙，传说即位后，因破坏汤法，被伊尹放逐，后悔过，被接回复位。
③ 周公之于孺子：周公是周武王之弟。武王死后，成王年幼，由周公摄政。管叔、蔡叔等人不服，联合反叛，被平定。
④ 憿(jiǎo)：裹脚布。
⑤ 溜脉：《类经》："溜，流也。凡血脉之通于目者，皆为溜脉。"
⑥ 为肿鼠仆：肿如伏鼠。"鼠仆"二字原无，据《素问·刺禁论》补。
⑦ 伛：王冰："谓伛偻身蜷屈也"，即伛偻屈背。
⑧ 根蚀：原无，据《素问·刺禁论》补。

缺盆中内陷,气泄,令人喘咳逆①;刺手鱼腹内陷为肿。无刺大醉;无刺大怒;无刺大劳;无刺大渴;无刺大惊;无刺大饥人;无刺新饱人。刺阴股中大脉,血出不止,死;刺客主人内陷中脉,为聋;刺膝膑出液为跛;刺臂太阴脉,出血多②立死;刺足少阴脉,重虚出血,为舌难言;刺膺中陷,中肺,为喘逆;刺肘中内陷,为不屈伸;刺阴股下三寸内陷,为遗溺;刺腋下胁间内陷,令人咳;刺少腹,中膀胱,溺出,令少腹满;刺腨肠内陷,为肿;刺眶上陷骨中脉,为盲③;刺关节中液出,不得屈伸。又曰:毋刺浑浑④之脉,熇熇⑤之热,漉漉之汗。如大风大雨,严寒盛暑,卑湿烦躁,便黑吐血,暴然失听,失明,失意,失神,失便溺,及七情五伤,皆不可刺。乘车马远来,亦候血气定,然后刺之。

机按:今医但问某病,便针某穴,求其如经所言,不犯针禁,不夭人寿者,几何人哉?

四十问 针灸失宜,亦能杀人否乎?

问曰:针刺失宜,亦能杀人否乎?

经曰:人之所受气者,谷也;谷之所注者,胃也;胃者,水谷气血之海也。海之所行云气者,天下也;胃之所出气血者,经隧也。经隧者,五藏六府之大络也。迎而夺之而已矣。迎之五里,中道而止,五至而已,五往而藏之气尽矣,故五五二十五而竭其输矣。气之息道,一呼一吸为一至,故此云五里者,五至而已。过其数,藏气尽,更过其数,极其输矣。五往者,五至已往,则六至七至也。所谓夺其天气者也,非能绝其命而倾其寿乎?又曰:窥门而刺之⑥之,死于家中;入门而刺⑦之,死于堂上。

机按:胃经固多气血,若泻太过,则夭寿矣。夫以多气多血久经,尚戒泻之太过,余经可轻泻乎?

四十一问 针灸宜避天忌日,何也?

或曰:针灸宜避天忌日,何也?

经曰:左足应立春,其日戊子己丑;左胁应春分,其日己卯;左手应立夏,其日戊辰已巳;膺喉首头应夏至,其日丙午;右手应立秋,其日戊甲己未;右胁应秋分,其日辛酉;右足应立冬,其日戊戌己亥;腰尻下窍应冬至,其日壬子;六府膈下三藏应四季中州,其日戊巳,大禁太乙所在日。即前所云。凡此九者,善候八正所在之处,所主左右上下。身有痈肿欲治之,无以其所值之日溃治之,是谓天忌日也。又曰:春三月,人气在左,无刺左足之阳;夏三月,人气在右,无刺右足之阳;秋三月,人气在右,无刺右足之阴;冬三月,人气在左,无刺左足之阴。

四十二问 刺荣无伤卫,刺卫无伤荣,何谓也?

或曰:刺荣无伤卫,刺卫无伤荣,何谓也?

曰:荣为阴,行于脉中;卫为阳,行于脉外,各有浅深,故针阳必卧针之,以阳气轻浮,过之恐伤于荣也。刺阴者,先以左手按所刺之穴良久,令气散,乃内针,不然,则伤卫气也。

四十三问 刺骨无伤筋,刺筋无伤肉,刺肉无伤脉,刺脉无伤皮,何谓也?

或曰:刺骨者,无伤筋;刺筋者,无伤肉,刺肉者,无伤脉,刺脉者,无伤皮,何谓也?

曰:此谓刺浅,不至所当刺之处也。如

---

① 令人喘咳逆:原无,据《素问·刺禁论》补。
② 多:原无,据《素问·刺禁论》补。
③ 为盲:《素问·刺禁论》是:"为漏为盲"。张景岳:"流泪不止而为漏,视无所见而为盲也。"
④ 浑浑:王冰:"浑浑,言无端绪也"
⑤ 熇熇:火热炽盛貌。
⑥ 窥门而刺:张景岳注:"窥门而刺,犹言浅也。"
⑦ 入门而刺:指针刺深。

病在骨,当刺至骨,但针至筋而去,则伤筋矣。

四十四问 刺皮无伤肉,刺肉无伤筋,刺筋无伤骨,何谓也?

或曰:刺皮无伤肉;刺肉无伤筋;刺筋无伤骨,何谓也?

曰:此戒过分太深也。如病在皮中,针至皮中而止。无令深入伤肉也。

四十五问 春夏刺浅,秋冬刺深,何谓也?

或曰:春夏刺浅,秋冬刺深,何谓也?

经曰:春气在毛,夏气在皮,秋气在分肉,冬气在筋骨,浅深之应也。是知春夏之气浮而上,人之气亦然,故刺之当浅,欲其无太过也。秋冬阳气沉而下,人之气亦然,故刺之当深,欲其无不及也。经曰:必先岁气,无伐天和①,此之谓也。

四十六问 春夏各致一阴,秋冬各致一阳,何谓也?

或曰:春夏各致一阴,秋冬各致一阳,何谓也?

《难经》曰:致,取也。春夏气温,必致一阴者,春夏养阳之义也。初下针则沉之至肾肝之部,候其得气,乃引针而提之至于心肺之分,所谓致一阴也。秋冬气寒,必致一阳者,秋冬养阴之义也。初内针浅而浮之当心肺之部,候其得气,推针钠之达肾肝之分,所谓致一阳也。此则古人特推其理,有如此耳。凡用针补泻,自有所宜,初不必以是相拘也。

四十七问 针家亦诊脉否?

或曰:针家亦诊脉否?

经曰:凡将用针,必先诊脉,视气之剧易,乃可以治也。五藏之气已绝于内,言脉口气内绝不至。用针者,反实其外之病处,与阳经之合,有②留针以致其阳气,阳气至,则内重竭,重竭必死,其死也,无气以动,故静。五藏之气已绝于外,言脉口气外绝不至。用针者,反实其内,取其四末之输,有留针以致其阴气,阴气至,则阳气反入,入则逆,逆则死,其死也,阴气有余,故躁。故曰:上工平气,中工乱脉,下工绝气危生。

机按:此言工不诊脉,妄行针刺,故不免于绝气危生。

经曰:持其脉口、人迎,以知阴阳有余不足,平与不平也。不病者,脉口人迎应四时也,上下相应而俱往来也,六经之脉不结动也,是谓平人。少气者,脉口人迎俱少而不称尺寸也。如是者,则阴阳俱不足,补阳而阴竭,泻阴则阳脱。如此者,弗灸,可将以甘药。不已者,因而泻之,则五藏气坏矣。又曰:寸口主中,人迎主外,两者相应,俱往俱来,若引绳,大小齐等。春夏人迎微大,秋冬寸口微大,如是者,命曰平人。人迎大一倍于寸口,病在足少阳;一倍而躁,在手少阳。人迎二倍,病在足少阳;二倍而躁,在手太阳。人迎三倍,病在足阳明;三倍而躁,在手阳明。盛则为热,虚则为寒,紧则为痛痹,代则乍甚乍间。盛则泻之,虚则补之,紧痛则取之分肉,代则取血络,见饮药陷下则灸之,不盛不虚,以经取之,名曰经刺。人迎四倍者,且大且数,名曰溢阳,溢阳为外格③,死不治。必审按其本末,察其寒温,以验其藏府之病。寸口大,平人迎一倍,病在足厥阴;一倍而躁,在手心主。寸口二倍,病在足少阴;二倍而躁,在手少阴。寸口三倍,病在足太阴;三倍而躁,在手太阴。盛则胀满,寒中,食不化;虚则热中,出糜,少气,溺色变;紧则痛痹;代则乍痛乍吐。盛则泻之;虚则补之;紧则先

---

① 必先岁气,无伐天和:必须先知岁气的太过或不及,则不至误用药物攻伐其和平之气。
② 有:通"又"。
③ 外格:《太素》:"人迎盛至四倍,大而动数,阳气盈溢在外,格拒阴气。不得出外,故曰外格也。"

刺而移灸之；代则取血络而后调之；陷下则徒灸之。陷下者，血结于中，中有著血，血寒，故宜灸之。不盛不虚，以经取之。寸口四倍者，名曰①内关，内关者，且大且数，死不治。必审察其本末之寒温，以验藏府之病也。人迎与太阴脉口俱四倍已上，命曰关格，关格者，与之短期。人迎一盛，泻足阳明、补足厥阴，二泻一补②，日一取之；人迎二盛，泻足太阳、补足太阴，二泻一补，二日一取之；人迎三盛，泻足阳明、补足太阴，二泻一补，日二取之。脉口一盛，泻足厥阴、补足少阳，二补一泻，日一取之；脉口二盛，泻足少阴、补足太阳，二补一泻，二日一取之；脉口三盛，泻足太阴、补足阳明，二补一泻，日二取之。所以以日二取之，太阴主胃，富于谷气，故可日二取之也。已上补泻，皆必切而验之，疏取之上，气和乃止。人迎与脉口俱盛三倍已上，命曰阴阳俱溢，如是者，不开则血脉闭塞，气无所行，流淫于中，五藏内伤，如此者，因而灸之，则变易而为他病矣。

机按：此节全凭察脉盛衰，以知病在何经，乃可随病以施针刺也。苟不诊视，则经脉之虚实，补泻之多寡，病症之死生，懵然皆无所知矣。于此而妄施针矣，宁免粗工之诮哉？故集见于此，俾后之针士，必先以诊视为务也。

经曰：脉之诸急者，多寒；缓者，多热；大者，多气；少者、小者，血气皆少；滑者，阳气盛，微有热；涩者，少血多气，微有寒。刺急者，深内而久之；缓者，浅内而疾发针，以去其热；大者，微泻其气，无出其血；滑者，疾发针而浅内之，以泻阳气而去其热；涩者，必中其脉，顺其逆顺而久留之，必先按而循之，已发针，疾按其痏；小者，阴阳形气俱不足，勿取以针，而调以甘药也。

经曰：凡刺之属，一刺则阳邪出，再刺则阴邪出，三刺则谷气至而止。所谓谷气至者，已补而实，已泻而虚，故以知谷气至也。邪气独出者，阴与阳未能调，痛虽不随针③，病必衰去矣。阴盛而阳虚，先补其阳，后泻其阴而和之；阴虚而阳盛，先补其阴，后泻其阳而和之。三脉④动于足大指之间，三脉盛、虚、和也。必审其实虚。虚则泻之，是谓重虚，重虚病益甚。凡刺此者，以指按之，脉动而实且疾者，疾泻之；虚而徐者，则补之。邪气来也，紧而疾；谷气来也，徐而和。脉实者，深刺之，以泻其气；脉虚者，浅刺之，使精气无得出，以养其脉，独出其邪气。久病者，邪气深入，深内而久留之，间日而复刺之，必先调其左右，去其血脉，刺道毕矣。机按：此节不惟详于刺法，而亦详于诊法，但诊则以指行间动脉也。脉实而疾，则深刺以泻；脉虚而徐，则浅刺以补。邪气脉来，紧而疾；谷气脉来，徐而和。学者于此而察识之，则临病施针，庶免妄治之失矣。

经曰：必先明知十二经络之本末，皮肤之寒热，脉之盛衰滑涩。其脉滑而盛者，病日进；虚而细者，久以持；大而涩者，为痛痹。寸口与人迎脉小大等及浮沉等者，病难已。大便赤瓣，飧泄，脉小，手足寒，难已；手足温而易已。审其尺之缓急大小滑涩，肉之坚脆，而形定矣。机按：今之针士，多不诊脉，未免有误刺害论焉。

四十八问 针家亦察色否？

或曰：针家亦察色否？

经曰：视目之五色，以知五藏，决死生；

---

① 名曰：据《灵枢·终始》，"名曰"后当补"溢阴，溢阴为"五字。
② 二泻一补：《太素》："其补泻法：阳盛阴虚，二泻于阳，一补于阴；阴盛阳虚，一泻于阴，二补于阳"。
③ 针：据《太素》，"针"后当补一"减"字。
④ 三脉：马莳："阳明动于大指次指之间，凡厉兑、陷谷、冲阳、解溪皆在足跗上也。厥阴动于大指次指之间，正以大敦、行间；太冲、中封在足跗内也。少阴则动于足心，其穴涌泉乃足跗之下也。"

视其血脉，察其色，以知其寒热痛。故目赤色，病在心；白在肺；青在肝；黄在脾；黑在肾；黄色不可名，病在胸中。诊血脉者，多赤多热；多青多痛；多黑为久痹；多赤多黑多青皆见者，寒热身痛。而色微黄，齿垢黄，爪甲上黄，黄疸也。诊目痛，赤脉从上下者，太阳病；从下上者，阳明病；从外走内者，少阳病。耳间青脉起者，掣痛。机按：切脉观色，医之大要。今之针士，置而弗论，此刺法所以不古。若而，愈疾亦十无一二也。故集次《灵枢》察色数条于此，后之学者，扩而充之，庶几如经所谓能合色脉，可以万全者矣。

四十九问 经云，五藏五俞，六府六俞；以及五藏有六府，六府有十二原者，何谓也？

或曰：经云，五藏五俞，五五二十五俞；六府六俞，六六三十六俞；经脉十二，络脉十五，凡二十七气以上下；所出为井，所溜为荥，所注为俞，所行为经，所入为合；又云，五藏有六府，六府有十二原者，何谓也？

曰：井，譬如谷。井，泉源之所出也。经穴之气所生，则自井始，而溜荥、注俞、过经、入合。合者，会也，如水会于海。又以井主东方木，木者，春也，万物发生之始。故阴井属乙木，乙，阴木也，乙与庚合，故阳井属庚金，庚，阳金也，阴木柔，阳金刚，刚柔相配，夫妇之道，则有父子之相生。是以肝木大敦阴井，木生阴荥行间火，火生阴俞太冲土，土生阴经中封金，金生阴合曲泉水。心之少冲井木，少府荥火、神门俞土、灵道经金、少海合水。脾之隐白井木，大都荥火，太白俞土，商丘经金，阴陵泉合水。肺之少商井木，鱼际荥火，太渊俞土，经渠经金，尺泽合水。肾之涌泉井木，然谷荥火，太溪俞土，复溜经金，阴谷合水。心包之中冲井木，劳宫荥火，大陵俞土，间使经金，曲泽合水。此阴经之穴，以次而相生也。胆之窍阴阳井，金生阳荥侠溪水，水生阳俞临泣木，木生阳经阳辅火，火生阳合阳陵泉土。小肠少泽井金，前谷荥水，后溪俞木，阳谷经木，小海合火。胃之厉兑井金，内庭荥水，陷谷俞木，解溪经火，三里合土。大肠之商阳井金，二间荥水，三间俞木，阳溪经火，曲池合土。膀胱之至阴井金，通谷荥水，束骨俞木，昆仑经火，委中合土。三焦之关冲井金，液门荥水，中渚俞木，支沟经火，天井合土。此阳经之穴，以次而相生也。六府又有原者，经曰，以三焦行于诸阳，故又置一俞，而名曰原。五藏则以俞为原。肺俞太渊，心俞大陵，肝俞太冲，脾俞太白，肾俞太溪是也。膀胱俞束骨，过于京骨为原；胆俞临泣，过于丘墟为原；胃俞陷谷，过于冲阳为原；三焦俞中渚，过于阳池为原；小肠俞后溪，过于腕骨为原；大肠俞三间，过于合谷为原。盖五藏阴经，止以俞为原；六府阳经，既有俞，仍别有原也。藏之俞，府之原，皆三焦之所行，气之所留止也，主治五藏六府之有病也。名之曰原，以脐下肾间动气，人之生命，十二经之根本。三焦则为原气之别使，主通行上中下之三气，经历于藏府也。故曰，下焦禀真元之气，即原气也。

经曰：五藏有六府，六府有十二原，十二原出于四关，言井荥俞经合，手不过肘，足不过膝。四关主治五藏，五藏有疾，当取之十二原，十二原者，五藏之所以禀三百六十五节气味也。节之交，三百六十五会者，络脉之渗灌诸节者也。五藏有疾，应出十二原，明知其原，睹其应，而知五藏之害矣。

五十问 五藏募皆在阴，俞皆在阳，何谓也？

或曰：五藏募皆在阴，俞皆在阳，何谓也？

《难经》曰：阴病行阳，阳病行阴，故募在阴，俞在阳。募与俞，五藏孔穴之总名也,在腹为阴,谓之募,言经气聚于此也;在背为阳,谓之俞,言经气由此而输于彼也。募在腹者,肺募中府,心募巨阙,脾募章门,肝募期门,肾募京门。俞在背者,肺俞在背第三椎下,心俞在第五椎下,肝俞在第九椎下,脾俞在十一椎下,肾俞在十四椎下,皆侠脊两傍各一寸五分。阴病行阳,阳病行阴者,阴阳经络,气相交贯,藏府腹背,气相通名,所以阴病有时而行阳,阳病有时而行阴也。针法曰:从阳引阴,从阴引阳。

五十一问 六府各有俞,风寒湿气中其俞,各舍其府,针治奈何?

或曰:六府各有俞背俞,风寒湿气中其俞,而饮食应之,循俞而入,各舍其府也,针治奈何?

经曰:五藏有俞,井荥俞经合之俞,六府有合,六府合穴,各有所发,各随其过,经脉所经过处,则病瘳矣。

五十二问 心之原与少阴之原,诸家说法不同,何也?

或曰:《灵枢》、《难经》以大陵为心之原,而又别以兑骨为少阴之原;诸家针灸书,并以大陵为手厥阴心主之俞,以神门在掌后兑骨之端者,为心经所注之俞,似此不同者,何也?

《灵枢》七十一篇曰:少阴无俞,心不病乎?岐伯曰:其外经病而藏不病,故独取其经于掌后兑骨之端也。其余脉出入屈折,行之疾徐,皆如手少阴心主之脉行也。又第二篇曰:心出于中冲,溜于劳宫,注于大陵,行于行间①,入于曲泽,手少阴也。按:中冲以下,并手心主经俞,《灵枢》直指为手少阴,而手少阴经俞,不别载也。《素问·缪刺篇》曰:刺手心主少阴兑骨之端,各一痏。又"气穴篇"曰:藏俞五十穴王注。五藏俞惟有心包络井俞之穴,而亦无心经井俞穴。又"七十九难"曰:假令心病,泻手心主俞,补手心主井。详此前后各经文义,则知手少阴与手心主同治也。

五十三问 井荥俞经合,主何病也?

或曰:井荥俞经合,主何病也?

曰:"六十八难"注云:心下满,肝木病也。足厥阴之支,从肝贯膈,上注肺,故井主心下满也。荥主身热,心火病也。俞主体重节病,脾土病也。经主喘咳寒热,肺金病也。合主逆气而泄,肾水病也。此举五藏之病各一端为例,余病可以类推而互举也。不言六府者,举藏足以该②之。

五十四问 诸经之井穴,皆在肌肉浅薄之处,补泻奈何?

或曰:诸经之井,皆在手指足指梢,肌肉浅薄之处,不足使为补泻也,刺之奈何!

经曰:设当刺井者,只泻其荥。以井为木,荥为火,火者,木之子也,此专为泻井者言也。若当补井,则必补其合。故经言,补者不可以为泻,泻者不可以为补,各有攸③当也。补泻反,则病危,可不谨哉?

五十五问 经以井荥俞经,各系于四时,何谓也?

或曰:经以井荥俞经,各系于四时,何谓也?

经曰:春刺井者,邪在肝;夏刺荥者,邪在心;季夏刺俞者,邪在脾;秋刺经者,邪在肺;冬刺合者,邪在肾也。

五十六问 何若愚谓三焦是阳气之父,心包络是阴气之母,于经有据乎?

或曰:南唐何若愚④谓三焦是阳气之父,心包络是阴气之母,二经尊重,不系五行所摄,主受纳十经血气养育,故只言十经。阴阳二脉,逐日各注井、荥、俞、经、合,各五时辰毕。每日遇阳干合处,注于三焦;

---

① 行间:据上下文,应为间使之误。
② 该:通"赅",包括,尽备。
③ 攸:《素问·至真要大论》:"寒热温凉,衰之以属,随其攸利。"王冰注:"攸,所也"。
④ 何若愚:金代针灸学家,著《流注指微赋》。

遇阴干合处，注于包络。此二经亦各注井、荥、俞、经、合五穴也。阳干注府，阴干注藏。如甲日甲戌时，胆气初出为井，然甲与己合，己巳时，脾出血为井。又如乙日乙酉时，肝出血为井，然乙与庚合，庚辰时，大肠出血为井。阴阳并行，流注无休。阳日，气先脉外，血后脉内；阴日，血先脉外，气后脉内，交贯而行。甲戌时，至甲申为阳干合处，己巳时，至己卯为阴干合处。余经日辰皆依此推。阳日阳时，则阳经穴开。病在阳经，宜俟阳经穴开针之。阴经亦然。假如胆属足少阳阳木，故甲日甲戌时，胆引气出窍阴井木；丙子时，流于小肠前谷荥火；戊寅时，注于胃陷谷俞土，并过本原丘墟；庚辰时，经于大肠阳溪经金；壬午时，入于膀胱委中合水。此五府井荥俞经合穴开时也。至甲申时，气纳三焦之关冲井、液门荥、中渚俞、阳池原、支沟经、天井合，穴亦开焉。肝属足厥阴乙木，故乙日乙酉时，肝引血出大敦井木；丁亥时，流于心之少府荥火；己丑时，注于脾之太白俞土；辛卯时，经于肺之经渠经金；癸巳时，入于肾之阴谷合水。此五藏井荥俞经合穴开时也。至乙未时，血纳包络之中冲井、劳宫荥、大陵俞、间使经、曲泽合，穴亦开焉。小肠属手太阳阳火，故丙日丙申时，小肠引气出少泽井火；戊戌时，流于胃内庭荥土；庚子时，注于大肠三间俞金，过本原腕骨；壬寅时，经膀胱昆仑经水；甲辰时，入胆腕骨①合木；丙午时，气纳三焦。心属手少阴阴火，故丁日丁未时，心引血行少冲井火；乙酉时，流于脾大都荥土；辛亥时，注于肺太渊俞土；癸丑时，经于肾复溜经水；乙卯时，入于肝曲泉合木；丁巳时，血纳包络。胃属足阳明阳土，故戊日戊午时，胃引气出厉兑井土；庚辰时，流于大肠二间荥金；壬戌时，注于膀胱束骨俞水，并过本原冲阳；甲子时，经于胆阳辅经木；丙寅时，入于小肠小海合火；戊辰时，气纳三焦。脾属足太阴阴土，故己日己巳时，脾引血行隐白井土；辛未时，流于肺鱼际荥金；癸酉时，注于肾太溪俞水；乙亥时，经于肝中封经木；丁丑时，入于心少海合火；己卯时，血纳包络。大肠属手阳明阳金，故庚日庚辰时，大肠引血出商阳井金；壬午时，流于膀胱通谷荥水；甲申时，注于胆临泣俞木；丙戌时，经于小肠阳谷经火；戊子时，入于胃三里合土；庚寅时，气纳三焦。肺属手太阴阴金，故辛日辛卯时，肺引血行少商井金；癸巳时，流于肾然谷荥水；乙未时，注于肝太冲俞木；丁酉时，经于心灵道经火；己亥时，入于脾阴陵泉合土；辛丑时，血纳包络。膀胱属足太阳阳水，故壬日壬寅时，膀胱引气出至阴井水；甲辰时，流于胆侠溪荥木；丙午时，注于小肠后溪俞火，并过本原京骨；戊申时，经于胃侠溪经土；庚戌时，入于大肠曲池合金；壬子时，气纳三焦。肾属足少阴阴水，故癸日癸亥时，肾引血出涌泉井水；乙丑时，流于肝行间荥木；丁卯时，注于心神门俞火；己巳时，经于脾商丘经木；辛未时，入于肺尺泽合金；癸亥时，血纳包络。三焦属手少阳，壬子时，三焦出关冲井金；甲寅时，流于液门荥水；丙辰时，注于中渚俞木，并过本原阳池；戊午时，经于支沟经火；庚申时，入于天井合土。心主包络属手厥阴，癸丑时，包络出中冲井木；乙卯时，流于劳宫荥火；丁巳时，注于太溪俞土；己未时，经于间使经金；辛酉时，入于曲泽合水。何公此法刊布，古今名曰子午流注。盖谓左转从子，能外行诸阳；右转从午，能内行诸阴，于经亦有据乎？

曰：此皆臆说，《素》《难》不载。不惟悖其经旨，而所说亦自相矛盾者多矣，彼谓阳日阳时阳经穴开，故甲子日甲戌时，甲胆窍阴井开，此固然也。丙子时，属于乙丑日辰，乃阴日阳时也，而谓丙小肠前谷荥穴

---

① 腕骨：疑为阳陵泉之误。

开,其与阳日阳时之说,合乎?否乎?经曰:邪气者,常随四时之气血而入客也。因其阴气,则入阴经,因其阳气,则入阳脉,不可为度,然必从其经气,辟除其邪,则乱气不生。四时之气所在,如春气在经脉,夏气在孙络,秋气在皮肤,冬气在骨髓之类。故曰:春刺井,夏刺荥,季夏刺俞,秋刺经,冬刺合,亦因四时之气所在而刺之也。又曰:谨候其时,病可与期。盖言谨候其气之所在之时而刺之,是谓逢时。如病在三阳,必候其气在于阳分而刺之;病在三阴,必候其气在于阴分而刺之。故古人刺法,惟以气之所在之处穴俞为开,气之不在之处穴俞为阖。并无所谓阳日阳时阳穴开、阴日阴时阴穴开之说。又尝考之经曰:补泻以时。与气开阖相合者,气当时刻,谓之开;已过未至,谓之阖。盖邪来朝应之时,如波陇起,察其在何穴分,即于此时而刺之,谓之开。若依何公某日某时某穴开,宜刺某穴,或遇邪至所定时穴刺之固宜,或邪已过未至,亦依其所定时穴刺之,宁不反增其病耶?经曰:刺不知四时之经病之所在,反之则生乱气,此之谓也。经曰:阴井木,阳井金;阴荥火,阳荥水;阴经土,阳经木;阴俞金,阳俞火;阴合水,阳合土。今何公尽变其法,皆以十干配之十经,取干旺日时而注井荥俞经合。故甲日甲时取属甲胆,而甲胆阳井之金,亦依日干而变为木;小肠前谷荥水,亦依日干而变为火。然三焦、包络,又依《难经》而无所变。颠倒错乱如此,与经合乎?否乎?周身十二经,各有井、荥、俞、经、合,其所主病,亦各不同。假如病在肝,宜针肝之荥穴——行间,乃曰乙日肝之荥穴不属行间,而属心之荥穴——少府。舍肝之荥而针心之荥,是谓乱经,病可去乎?不可去乎?又谓:阳日气先血后,阴日气后血先,此亦不通之论。就以彼之所言证之彼云,甲与己合,己日己巳时,脾引血

出,甲戌时,胆引气行,固合阴日血先气后说矣。然甲日己巳时居前,而脾亦可引血先出,甲戌时居后,而胆亦可引气后行,如此则阳日血亦可先,气亦可后矣,何其言之不审耶?

机按:经曰:荣者,水谷之精气,其始从中焦,注手太阴、阳明,以次相传,至足厥阴,复还注手太阴,入于脉,与息数呼吸应,此经脉行度终始也。荣气一周于身,外至身体四肢,内至五藏六府,无不周遍,故其五十周无阴阳昼夜之殊,与卫气之行不同。卫者,水谷之悍气,出于上焦,行于脉外,温分肉,充皮肤,司开阖,不与脉同行,不与息数同应,昼但周阳与身体四肢之外,不能入五藏六府之内,夜但周阴于五藏六府之内,不能出身体四肢之外,故必五十周,至平旦方与荣大会于肺手太阴也。荣卫之行,各有常度,如此而谓阳日气先血后,阴日气后血先,不自知其乱经旨也大矣!岂可为法于天下,可传于后世哉?《难经》言,荣气之行,常与卫气相随上下,由息而动。巢元方谓气行则血行,气住则血住,似皆未达荣卫异行之旨也。

五十七问《指微赋》言养子时刻注穴者,与《七韵》所说,亦相通否?

或曰:《指微赋》言,养子时刻注穴者,谓逐时于旺气,注藏府井荥之法也。每一时辰,相生养子五度,各注井、荥、俞、经、合五穴,昼夜十二时,气血行过六十俞穴也。假令甲日甲戌时,胆统气出窍阴穴为井木气;流至小肠为荥火气;过前谷穴,注至胃为俞土气;过陷谷穴,并过本原丘墟穴,行至大肠为经金气;过阳溪穴,入于膀胱为合水气;入委中穴而终。是甲戌时,木火土金水相生,五度一时辰,流注五穴毕也,与《七韵》[①]中所说,亦相通否?

---

① 七韵:内容是七言叶韵歌诀,概述纳甲法。

曰：荣卫昼夜各五十度周于身，皆有常度。无太过，无不及，此平人也。为邪所中，则或速或迟，莫得而循其常度矣。今何公于《七韵》中谓：井、荥、俞、经、合五穴，每一穴占一时，如甲日甲戌时，胆出窍阴；丙子时，流于小肠前谷；戊寅时，流于胃合谷①，并过本原丘墟；庚辰时，行于大肠阳溪；壬午时，入于膀胱委中；再遇甲申时，注于三焦。六穴带本原，共十二穴，是一日一夜，气但周于此数穴也。且五藏五府十经，井荥俞经合，每穴占一时，独三焦六穴占一时，包络五穴占一时，而《赋》乃言：甲戌一时，木火土金水相生，五度一时，流注五穴毕。与《韵》中所语大不相合。《赋》与《韵》出于一人，何其言之抵牾②若是？不知不善于措辞耶？不知《赋》、《韵》两不相通耶？《赋》注又言：昼夜十二时，血气行过六十俞穴。考其"针刺定时昼夜周环六十首图"，乃知一时辰相生养子五度之说矣。假如甲日甲戌时，甲，阳木也，故胆始窍阴木，木生前谷火，火生陷谷土，过丘墟原，土生阳溪金，金生委中水，再遇甲申时，注于三焦关冲、液门、中渚、阳池、支沟、天井六穴。不特甲戌时为然，一日之中，凡遇甲时，皆如甲戌时所注之穴也。又如乙日乙酉时，乙，阴木也，故肝始大敦木，木生少府火，火生太白土，土生经渠金，金生阴陵水，再遇乙未时，注于包络中冲、劳宫、大陵、间使、曲泽五穴。不特乙日乙酉时为然，一日之中，凡遇乙时，皆如乙酉时所注之穴也。所注皆在本日本时本经，注于井穴，已后时辰，不注井穴，已前时辰，如癸日癸亥时，主肾注于井；次至甲子时，胆经所注，一如甲日甲戌时所注之穴也；次至乙丑时，肝经所注，一如乙日乙酉时所注之穴也；次至丙寅时，小肠所注，一如丙日丙申时所注之穴也。举此为例，余可类推。此所谓昼夜十二时，气血行过六十俞穴也。但与《七韵》所说不合，莫若删去《七韵》，只存此说，庶免后人心蓄两疑，犹豫而不决也。虽然，二说俱与《素》、《难》不合，无用其法，犹辨论之不置者，将使读者不待思索，一览即解其意矣。

五十八问《宝命全形论》所言刺法，古之要典，今之针士，无一言及，何耶？

问曰："宝命全形论"所言刺法，古圣传心之要典也。今之针士略，无一言以及之，何耶？

曰：古语微奥，必须沉潜玩味，乃能深契。今人喜简厌繁，但求熟于歌赋，其于圣经，视为虚文，孰肯留心于此哉？今吾子③有志于此，可谓知本者矣，敢详述之于上，歧伯曰：凡刺之真，必先治神。专其精神，不妄乱动，刺之真要，其在兹乎！五藏已定，九候已备，后乃存针。先定五藏之脉，备循九候之诊，而有太过不及者，然后乃存意于用针之法。众脉不见，众凶弗闻，外内相得，无以形先。众脉，谓七诊之脉。众凶，谓五藏相乘。外内相得，言形气相得也。无以形先，言不以己形之盛衰寒温，料病人之形气，使同于己。可玩往来，乃施于人。玩，谓玩弄，言精熟也。经曰：谨熟阴阳，无与众谋。此其类也。人有虚实，五虚勿近，五实勿远，至其当发，间不容瞚。人之虚实，非其远近而有之，盖由气血一时之盈缩耳。然其未发，则如云垂而视之可久；至其发也，则如电灭而指所不及。迟速之殊，有如此矣。瞚，音舜。《太素》作眴。手动若务，针耀而匀。手动用针，心如专务于一事。针耀而匀，谓针形圆净，上下均平也。静意视义，观适之变，是谓冥冥，莫知其形。冥冥，言血气变化之不可见也。故

---

① 合谷：当为陷谷。
② 抵牾(dǐ wǔ)：矛盾冲突之意。
③ 吾子：对人相亲爱的称呼。

静意视息，以义斟酌，观所调适经脉之变易耳。虽且针下用意精微，而测量之，犹不知变易形容，谁为其象也。新校正云：观其冥冥者，形容荣卫之不形于外，而工独知之。以日之寒温，月之虚盛，四时气之浮沉，参伍相合而调之。工常先见之，然而不形于外，故曰观其冥冥。见其乌乌，见其稷稷，从见其飞，不知其谁。乌乌，叹其气至；稷稷，叹其已应。言所针之得失，如从空中见飞鸟之往来，岂复知其所使之元主耶！是但见经脉盈虚而为信，亦不知其谁之所召遣耳！伏如横弩，起如发机。血气之未应针，则伏如横弩之安静；其应针也，则起如机发之迅疾。帝曰：何如而虚？何如而实？言血气既伏如横弩，起如发机，然其虚实，岂留呼而可为准定耶？虚实之形，何如而约之？岐伯曰：刺虚者，须其实；刺实者，须其虚。刺虚须其实者，阳气隆至，针下热，乃去针也；刺实须其虚者，留针阴气隆至，针下寒，乃去针也。言要以气至有效而为约，不必守息数而为定法。经气已至，慎守勿失。勿变更也，无变法而失经气也。深浅在志，远近若一，如临深渊，手如握虎，神无营于众物。深浅在志，知病之内外也。远近如一，深浅其候等也。如临深渊，不敢堕也。手如握虎，欲其壮也。神无营于众物，静志观病人，无左右视也。

五十九问《灵枢》第一篇，针之大法，其中义有不晓者，奈何？

问曰：《灵枢》第一篇，针之大经大法，不可不读也。其中义有不可晓者，奈何？

曰：此上古之书，传写已久，其中多有缺误，但当通其所可通，缺其所可疑也。岐伯曰：小针之要，易陈而难入。易陈者，易言也。难入者，难著于人也。粗守形，守刺法也。上守神，守人之血气有余不足，可补泻也。神乎，神客在门。神客者，正邪共会也。神，正气；客，邪气。在门者，邪循正气之所出入也。未睹其疾，恶知其原？先知邪正何经之疾，然后乃知所取之处也。刺之微，在速迟。徐疾之意也。粗守关，守四肢而不知血气邪正之往来也。上守机，知守气也。机之动，不离其空，知气之虚实，用针之疾徐也。空中之机，清静而微。针以得气，密意守气勿失也。其来不可逢，气盛不可补也。其往不可追。气虚不可泻也。知机之道者，不可挂以发；言气易失也。不知机道，叩之不发。言不知补泻之意，血气已尽，邪气不下也。知其往来，知气之逆顺盛虚也。要与之期。知气之可取之时也。粗之暗乎，冥冥不知气之微密也。妙哉，工独有之。尽知针意也。往者为逆，言气之虚小。小者，逆也。来者为顺。言形气之平。平者，顺也。明知逆顺，正行无问。言知所取之处也。迎而夺之，泻也，恶得无虚。追而济之，补也，恶得无实。迎之随之，以意和之。虚则实之；言气口虚而当补也。满测泻之；言气口盛而当泻也。"针解"曰：气虚则实之者，针下热也。气实乃热也。满而泻之者，针下寒也。气虚亦寒也。宛陈则除之；去血脉也。邪胜则虚之。言诸经有盛者，皆泻其邪也。"针解"曰：出针勿按，穴俞且开，故得经虚，邪气发泄也。徐而疾则实；言徐内而疾出也。"针解"曰：徐出，谓得经气已久，乃出之；疾按，谓针出穴已，疾速按之，则真气不泄，经脉气全，故实。疾而徐则虚。言疾内而徐出也。"针解"曰：疾出，谓针入穴已至于经脉，则疾出之；徐按，谓针出穴已，徐缓按之，则邪气得泄，精气复间，故虚。言实与虚，若有若无。言实者，有气；虚者，无气也。"针解"曰；言实与虚者，寒温气多少也。寒温，谓经脉阴阳之气；若无若有者，疾不可知也。言其冥昧不可即而知也。不可即知，故若无；慧然神悟，故若有也。察后与先，若亡若存。言气之虚实，补泻之先后也，察其气之已下与常存也。为虚与实,"针解"曰:为虚与实者,工勿失其法。若得若失。言补则似然①若有得;泻则怳然若有失也。"针解"曰:若得失者,离其法也。妄为补泻,离乱大经。误补实者,转令若得,误泻虚者,转令若失也。《难经》曰:实之与虚者,牢濡之意。气来实牢者,为得;濡虚者,为失。气来实牢濡虚,以随济迎夺而为得失也。言实与虚,若有若无者,谓实者有气,虚者无气也。言虚与实,若得若失,谓补者似然若有得也,泻者怳然若有失也。得实有无,义实相同,故交举而互言之。虚实之要,九针最妙。"针解"曰:为其各有所宜也。热在头身,宜镵针;肉分气满,宜员针;脉气虚少,宜鍉针;泻热出血,发泄痼病,宜锋针;破痈肿,出脓血,宜铍针;调阴阳,去暴痹,宜员利针;刺治经络中痛痹,宜毫针;痹深居骨解、腰脊、节腠之间者,宜长针;虚风舍于骨解、皮肤之间者,宜大针。此谓各有所宜也。补泻之时,与气开阖相合也、气当时刻谓之开;已过未至谓之阖。以针为之。九针各不同形,长短锋颖不等,或补或泻,宜随其疗而用之也。机按:此节示人当知圆机活法,不可守经无权,与夫邪正之所当别、虚实之所当知,补泻之所当审,皆针家之要务,学者不可不熟读也。

泻曰必持纳之,放而出之,排阳得针,邪气得泻。按而引针,是谓内温,血不得散,气不得出也。补曰随之,随之意,若妄之,若行若按,如蚊虻止,如留如还,去如弦绝,令左属右②,其气故止,外门已闭,中气乃实。必无留血,急取诛之。持针之道,坚者为宝,正指直刺,无针左右,神在秋毫,属意病者,审视血脉者,刺之无殆。方刺之时,必在悬阳③,及与两卫④,神属勿去,知病存亡。血脉者,在输横居,视之独澄,切之独坚。机按:上节文义不相蒙,恐有脱误,且"针解篇"亦置之不释,可见非错简则

衍文。

六十问《灵枢》首篇中云:"悬阳""两卫",亦有义乎?

问曰:《灵枢》首篇,多有脱误,既闻命矣,其中云:"悬阳"、"两卫",亦有义乎否乎?

曰:此节文义亦不甚莹,今姑随之释义,以俟明哲正焉。悬者,悬远也,谓皮肤浮浅之气,为天之阳与地之阴相悬隔也,故曰悬阳。卫者,气也,行于阳,为卫之阳;行于阴,为卫之阴,故曰两卫。总而言之,悬阳、两卫,同一气也。分而言之,皮肤者,为悬阳;肌肉者,为卫之阳;筋骨者,为卫之阴。经曰:内有阴阳、外亦有阴阳。在内者,五藏为阴,六府为阳;在外者,筋骨为阴,皮肤为阳。故曰:病在阴之阴者,刺阴之荥、俞;病在阳之阳者,刺阳之合;病在阳之阴者,刺阴之经;病在阴之阳者,刺络脉是也。神属勿去者,正气犹相附属也。经曰:身居静处,占神往来。又曰:入藏者死,以神去也。存亡者,死生也。血脉在腧横居者,言邪入血脉,注于穴腧,则横逆也。经曰血气扬溢是也。澄者,静而明也。经曰:沉而留止。又曰:病深专者,刺大藏是也。坚者,强而急也。经曰:察其脉之缓急,肉之坚脆,而病形定矣是也。盖谓工之用针,当知气之邪正,病之生死也。补则浅之,以候皮肤之气;次则深之,以候肌肉之气;又次则深之,以候筋骨之气。若邪虽内舍,而神犹附属者,则病尚可以生也。或邪

---

① 佁(bǐ)然:满的样子。
② 令左属右:《类经》:"右手出针,左手随而按扪之,是令左属右也"。
③ 悬阳:注说不一。汪机:"皮肤者,为悬阳"。张志聪:"悬阳,心也"。刘衡如:"目为悬阳"。
④ 两卫:注说不一。汪机:"肌肉者,为卫之阳;筋骨者,为卫之阴。"也有人认为"卫"为"衡"之误。衡,眉以上部位,《汉书·王莽传》:"盱衡厉色",孟康注:"眉上曰衡,盱衡,举眉扬目也。"

入血脉，注于经腧而横逆者，则神将去矣。邪之横逆，审而视之，则渊澄而可见；切而按之，则劲急而可辨。用针之际，岂可不谨候乎？

卷之中

新安祁门朴墅汪机省之编辑
同邑门生石墅陈桷惟宜校正

六十一问 古今所论迎随补泻,各各不同,孰是乎?

问曰:迎而夺之,恶得无虚?随而济之,恶得无实?然古今所论迎随之义及所用迎随之法,各各不同,愿发明之。

曰:《素》《难》所论,刺法之正也。今医所传,无稽之言也。不求诸古而师诸今,所谓下乔木、入幽谷,岂能升堂而入室哉?兹以古法释之于前,以今法辨之于后,则古是今非,判然如黑白矣。岐伯曰:迎而夺之,恶得无虚?言邪之将发也,先迎而亟夺之,无令邪布。故曰:卒然逢之,早遏其路。又曰:方其来也,必按而止之。此皆迎而夺之,不使其传经而走络也。仲景曰:太阳病,头痛七日已上自愈者,以行其经尽故也。若欲作再经者,针足阳明,使经不传则愈。"刺疟论"曰:疟发身方欲热,刺跗上动脉,开其孔,出其血,立寒;疟方欲寒,刺手阳明、太阴,足阳明、太阴,随井俞而刺之,出其血。此皆迎而夺之之验也。夫如是者,譬如贼将临境,则先夺其便道,断其来路,则贼失其所利,恶得无虚?而流毒移害,于此而可免矣。随而济之,恶得无实?言邪之已过也,随后以济助之,无令气忤。故曰:视不足者,视其虚络,按而致之、刺之。而刺之无出其血,无泄其气,以通其经,神气乃平,谓但通经脉,使其和利,抑按虚络,令其气致。又曰:太阴疟,病至则善

呕,呕已乃衰,即取之。言其衰即取之也,此皆随而济之。因其邪过经虚而气或滞郁也。经曰:刺微者,按摩勿释,著针勿斥,移气于不足,神气乃得。按摩其病处,手不释散;著针于病处,亦不推之,使其人神气内朝于针,移其人神气令自充足,则微病自去,神气复常。岐伯曰:补必用员。员者,行也。行者,移也。谓行未行之气,移未复之脉,此皆随而济之之证也。所以然者,譬如人弱难步,则随助之以力,济之以舟,则彼得有所资,恶得不实?其经虚、气郁,于此而可免矣。迎夺随济,其义如此。他章又曰:追而济之。注云:追,补也。或云:追、随同一意。《灵枢》曰:补曰随之,随之意,若妄之,若行若按,如蚊虻止。此又似徐缓之意。后人训,随有随即之意,谓邪去经虚,随即用补以助之。愚谓补法兼此数义,故其所释,各有不同。《难经》曰:迎而夺之者,泻其子也;随而济之者,补其母也。假令心病,火也。土为火之子,手心主之俞,大陵也。实则泻之,是迎而夺之也。木者,火之母,手心主之井,中冲也。虚则补之,是随而济之也。迎者,迎于前;随者,随其后。此假心为例,余可类推。补泻云手心主,所谓少阴无俞,手少阴与手厥阴同治也。调气之方,必在阴阳者,内为阴,外为阳;里为阴,表为阳。察其病之在阴在阳而调之也,如阴虚阳实,则补阴泻阳;阳虚阴

实,则补阳泻阴。或阳并于阴,阴并于阳;或阴阳俱虚俱实,皆随其所见而调之。一说男外女内,表阳里阴。调阴阳之气者,如从阳引阴,从阴引阳;阳病治阴,阴病治阳之类也。

机按:《素》《难》所论迎随不同者,《素问》通各经受病言,《难经》主一经受病言。病合于《素问》者,宜依《素问》各经补泻之法治之;病合于《难经》者,宜从《难经》子母迎随之法治之。各适其宜,庶合经意。又按:《玄珠经》曰:五运之中,必折其郁气,先取化源。其法:太阳司天,取九月,泻水之源。阳明司天,取六月,泻金之源。少阴司天,取三月,泻火之源。太阴司天,取五月,泻土之源。厥阴司天,取年前十二月,泻木之源。乃用针迎而取之之法也。详此迎取之法,乃治气运胜实淫郁,故用此法以治之,与《素》《难》之法不同也。

赋曰:足之三阳,从头下走至足;足之三阴,从足上走入腹;手之三阳,从手上走至头;手之三阴,从胸下走至手。捻针逆其经为迎,顺其经为随。假如足之三阳,从头下走至足,捻针以大指向后、食指向前,为逆其经而上,故曰迎;以大指向前、食指向后,为顺其经而下,故曰随。三阴亦准此法。

机按:经曰迎者,迎其气之方来而未盛也,泻之以遏其冲,何尝以逆其经为迎?随者,随其气之方往而将虚也,补之以助其行,何尝以顺其经为随?所言若是,其诞妄可知矣。岂可示法于人哉?

赋曰:迎者,迎于前;随者,随于后。迎接犹提也;随送犹按也。针在孔穴之内,如舟在急流之中,拽上曰逆,撑下曰顺。拽上犹提也;撑下犹按也。故曰:迎而夺之有分寸,随而济之有浅深。又曰:动退空歇,迎夺右而泻凉;推内进搓,随济左而补暖。动退空三字,明言提而出也;推内进三字,明

言按而入也。迎、随即提、按也。

机按:经言提针为泻,按针为补。是知提按只可以言补泻,不可以释迎随之义。

赋曰:吸而捻针,左转为泻、为迎,呼而捻针,右转为补、为随。

机按:经曰:吸则内针,无令气忤,静以久留,无令邪布,吸则转针,以得气为故,候呼引针,呼尽乃去,大气皆出,故命曰泻。呼尽内针,静以久留,以气至为故,如待所贵,不知日暮;其气已至,适而自护,候吸引针,气不得出,各在其处,推阖其门,令神气存,大气留止,故命曰补。呼谓气出;吸谓气入;转谓转动;扪循谓手摸,欲气舒缓;切谓指按,使经脉宣散;推按谓排㩉其皮以闭穴;弹怒使脉气膹①满爪下,置针准定,审视气已平阔,则慎守勿更改,使疾更生也。即此观之,则呼吸亦可以言补泻,不可释迎随。且古人用针,但曰转、曰动而已,并无所谓左转为泻,右转为补。可见赋中所说,率多无稽之谈,学者师之,宁免谬妄!

六十二问 针法歌括与宏钢陈氏针法,从何耶?

或曰:针灸书有针法歌括,又有宏纲陈氏②针法,今详述之,以求质正,庶使知有所适从也。

歌曰:先说平针法,含针口内温,按揉令气散,掐穴故教深,持针安穴上,令他嗽一声,随嗽归天部,停针再至人,次提针向病,针退天地人。掐穴著力重些,最好令嗽一声,左右用针转入孔穴,则针易入不差,病人亦不知痛。补必随经刺,令他吹气频,随吹随左转,逐归天地人,待气停针久,三弹更熨温,出针口吸气,急急闭其门。泻欲迎经取,吸则内其针,吸时须右转,依次进

---

① 膹:肿胀之意。
② 宏纲陈氏:即陈会,字善同,号宏纲。明代针灸医家。著《广爱书》,后由弟子刘瑾校补,编成《神应经》。

天人,转针仍复吸,依法要停针,出针吹出气,援动大其门。凡出针不可猛出,猛出必见血也,必须作两三次徐徐转而出之。有晕针者,夺命穴救之。穴在手膊上侧筋骨陷中,从肩至肘,正在当中即是,蛤蟆儿[①]上边也。宏纲陈氏谓:取穴既正,用左手大指掐穴,右手置针穴上,令嗽一声,随嗽内针,至分寸,候针数穴毕,停少时,用右手大指及食指,持针细细动摇,进退搓捻,如手颤之状,谓之催气。约行五六次,觉针下沉紧,却用泻法,令患人呼气一口,随呼转针。如针左边,以右手大指、食指持针,大指推前,食指向后,轻提针头左转。若针数穴,俱依此法。转毕仍用右手大指、食指持针,却用食指连搓三下,谓之飞。却轻提住针头左转,略退半分许,谓之三飞一退。依此行至五六次,觉针下沉紧,是气至极矣,再轻提住针头,左转一二次。如针右边,以左手大指、食指持针,大指向前,食指向后,依前法轻提针头右转,是针右边泻法。欲出针时,令咳一声,随咳出针,此谓之泻。补则依前法催气毕,觉针下气至,却行补法,令患人吸气一口,随吸转针。如针左边,捻针头转向右边,以我之右手大指、食指持针,以大指向后,食指向前,仍捻针深入一二分,使真气深入肌肉之分。如针右边,捻针头转向左边,以我之左手大指、食指持针,食指向前,大指向后,仍捻针深入一二分。若针数穴,俱依此法。行毕停少时,却用手指于针头上轻弹三下,如此三次,仍用我之左手大指、食指持针,以大指连搓三下,谓之飞。将针深进一二分,轻提针头转向左边,谓之一进三飞。依此法行五六次,觉针下沉紧,或针下气热,是气至足矣。令病人吸气一口,随吸出针,急以手按其穴,此谓之补。

机按:已上二法,大同小异。但陈氏以搓为飞,他家以进为飞,无从可考,莫知谁是。其余有可议者,详辨于后,兹不复赘。

六十三问 捻针补泻,男女有别,何谓也?

或曰:捻针之法,有左有右,有内有外,男子左泻右补,女人右泻左补,何谓也?

曰:以食指头横纹至指梢为则,捻针以大指、食指相合,大指从食指横纹捻上,进至指梢为左、为外;从指梢捻下,退至横纹为右、为内。内针之时,须一左一右,捻入穴俞。经曰:知为针者,信其左;不知为针者,信其右。谓当刺时,先以左手压按、弹怒、爪切,使气来如动脉应指,然后以右手持针刺之,待气至针动,因推针而内之,是谓补;动针而伸之,是谓泻。古人补泻心法,不出乎此,何尝有所谓男子左泻右补、女子左补右泻也哉?是知补泻转针,左右皆可,但当识其内则补、伸则泻耳。后人好奇,广立诸法,徒劳无益。

六十四问 今针家有十四法,又有龙、虎、龟、凤种种诸法,亦可师欤

或曰:今针家有十四法,又有青龙摆尾、白虎摇头、苍龟探穴、赤凤迎源、龙虎交战、龙虎升腾、子午捣臼、烧山火、透天凉、阳中隐阴、阴中隐阳、抽添法、调气、进气、纳气、留气种种诸法,亦可师欤、否欤?

曰:此法多出《金针赋》,观其自序可谓得之难,宝之至;考其针法,合理者少,悖理者多,错杂紊乱,繁冗重复。今敢条陈,以俟明哲。

三 才 法

补者,呼气初针刺至皮内,号曰天才;少停进针,刺至肉内,号曰人才;又停进针,刺至筋骨之间,号曰地才。得气补之,再停良久,退针人部,待气沉紧,倒针朝病,进退往来,飞经走气,尽在其中。泻者,吸气针

---

① 蛤蟆儿:这里指肱二头肌,因其隆起如蛤蟆状而名之。

至天部，少停直至地部，得气泻之，再停良久，退至人部，待气沉紧，倒针朝病，施法同前。少停者，三息也。再停者，五息也。

经曰：徐而疾则实，疾而徐则虚者，谓徐出针而疾按之，则真气不泄而实也；疾出针而徐按之，则邪气得出而虚也。赋言：内针作三次进，出针作三次退。与经文徐而疾、疾而徐之意，大不相合。且针出内而分三才，肉厚穴分用之无碍，肉薄去处法将何施？故针者惟当察其肉之厚薄，而酌其宜，庶几无害。经曰：刺有浅深，各正其理，此之谓也。他篇又云：补法三次进，一次退。假如此穴五分，先针入二分，候得气，再入二分，候得气，更入一分，撞五分止，然后急出其针，便以左手大指按其针孔勿令出血。泻法一次进，三交退。假如此穴合针五分，便针入五分，候得气，便退针二分，少停，又退二分，少停，候得气，则起针，慢出不闭针孔，令其气出。与此补作三次进，二次退；泻作二次进，三次退。前后所言，亦自相矛盾矣。经曰：义无斜下者，欲端以正也，谓指直刺，针无左右也。惟针阳分，或卧针取之，赋言倒针朝病，与经相反。其曰飞经走气，考经无载，不敢妄议。

候 气 法

病未退者，针下如根，推之不动，转之不移，此为邪气吸拔其针，未可出针，出则病复。再须补泻，停以待之，直候病势已退，针下微松。如鱼吞钓之状，乃真气至也，方可出针豆许，搓而停之。补者，吸之去疾，急扪其穴；泻者，呼之去徐，不闭其穴。

经曰：八正者，所以候八风之虚邪，以时至者也。四时者，所以分春夏秋冬之气所在，以时调之也。然八正谓八节①之正气也。八风者，东方婴儿风②，南方大弱风，西方刚风，北方大刚风，东北方凶风，东南方弱风，西南方谋风，西北方折风。虚邪也，谓乘人之虚而为病者也。以时至者，谓天应。太乙③移居以八节之前后，风朝中宫而至者也。义具《天元玉册》。如立春节前后数日，宜东北风，若于此时而得西南风，乃从后冲来，谓之虚邪。如春分节前后数日，宜东风，若遇西风，亦谓之虚邪。应时者为正，冲时者为邪。八正虚邪，宜避之而勿犯。若以身之虚而逢天之虚，两虚相感，其气至骨，入则伤五藏，故曰天忌不可不知也。四时之气所在，谓春气在经脉，夏气在孙络，秋气在皮肤，冬气在骨髓也。机按：此以八节之正气，候八风之虚邪。应时而来者，谓之正；非时而来者，谓之邪。人能候而避之，无用于针刺也。或有所犯，当随四时之气所在而调之，此亦候气之法也，故集见于此。

经曰：凡刺必候日月星辰，四时八正之气，气定乃刺之。如二分、二至前后五日，气未定也。然候日月者，谓候日之寒温，月之空满也。月始生，则血气始精，卫气始行；月郭满，则血气实，肌肉坚；月郭空，则肌肉减，经络虚，卫气去，形独居。是以天寒无刺，天温无凝④，月生无泻，月满无补，月郭空无治，是谓因天时而调血气也。《标幽赋》谓：午前卯后，太阴生而疾温；离左酉南，月死朔而速冷。此以月之生死为期。午前卯后者，辰、巳二时也，当此之时，太阴月生，是故月郭空无泻，宜疾温之。离左酉南者，未、申二时也。当此之时，太阴月死，是故月郭盈无补，宜速冷之。将一月比一

---

① 八节：指春分、秋分、夏至、冬至、立春、立秋、立夏、立冬八个节气。
② 婴儿风：东方风。出《灵枢·九宫八风》。下文"大弱风"、"刚风"、"大刚风"、"凶风"、"弱风"、"谋风"、"折风"等出处同。
③ 太乙：《类经》："太一，北辰也。"即北极星。
④ 凝：《素问·八正神明论》作"疑"。

日也。又云：望不补，晦不泻，弦不夺而朔不济者。望，每月十五日也。（每月三十日也。弦有上、下弦。上弦或初七、初八；下弦，或二十二或二十三）。朔，每月初一也。四时八正之气者，谓四时正气、八节之风，来朝于太乙者也。义具《天元玉册》中。谨候其气之所在而刺之。气定乃刺者，谓八节之风气静定乃可以刺经络之虚实。故历忌云：八节前后各五日不可刺灸，以气未定故也。机按：此亦因天时而用针刺，皆候气之法也。故附次焉。

经曰：水下一刻，人气在阳分[1]；水下二刻，人气在阴分。故病在三阳，必候气在阳分而刺之；病在三阴，必候气在阴分而刺之。谨候气之所在。是谓逢时。是知气之所在，谓之实，谓之来；气之不在，谓之虚，谓之去。故云：刺实者，刺其来也；刺虚者，刺其去也。此言气之存亡之时，以候虚实而刺之是也。故曰：谨候其时，病可与期；失时反候，百病不治，此之谓也。又曰：邪气者，常随四时之气血而入客也，至其变化，不可为度，然必从其经气，辟除其邪，则乱气不生。失时反候者，如春气在经脉，反刺络脉，令人少气。夏气在孙络，反刺经脉，令人解㑊[2]。秋气在皮肤，反刺筋骨，令人寒栗。冬气在骨髓，反刺肌肉，令人善忘。故刺不知四时之经、病之所在，反之则生乱气。

经曰：泻实者，气盛乃内针，针与气俱内，以开其门，如利其户，针与气俱出，精气不伤，邪气乃下，外门不闭，以出其疾。摇大其道，如利其路，是谓大泻。必切而出，大气乃屈。切，急也。疾出其针也。大气，大邪之气。补虚者，持针勿置，以定其意，候呼内针，气出针入，针孔四塞，精无从去，方实而疾出针，气入针出，热不得还，闭塞其门，邪气布散，精气乃存。动气候时，近气不失，远气乃来，是谓追之。言但闭密其穴俞，勿令其气散泻。近气，已至之气。远气，未至之气。欲动经气而为补，必候水刻气之所在而刺之，是谓得时而调之。追，补也。

经曰：邪气中人，因其阴气则入阴经，因其阳气则入阳脉，无常处也。在阳与阴，不可为度。从而察之三部九候，卒然逢遇，早遏其路。谓即泻之。径路既绝，则邪气无能为矣，此所谓迎而夺之也。帝曰：候气奈何？岐伯曰：夫邪去络，入于经也，舍于血脉之中，如涌波之起，时来时去，不常在于所候之处。故曰：方其来也，必按而止之，止而取之。又曰：无逢其冲而泻之，冲，谓应水刻数之平气也。工以为邪而泻之，则误矣。故曰：其来不可逢也。候邪不审，若邪已过而泻之，则真气脱，脱则不复，邪气复至而病益畜，故曰：其往不可追也。邪已随经脉流去，不可复追使还也。待邪至时，发针泻矣。若先若后，血气已虚，其病不可取。故曰：知其可取如发机，不知其取如扣椎。机者，动之微，应之速。椎者，动之甚，觉之迟。智者，动之微而即知，故先时而早治。愚者，动之甚尚不觉，故后时而失治。机微椎大，因以喻之。故曰：知机道者，不可挂以发；不知机者，扣之亦不发。发，微物也。不可挂以发，比发更微矣。言气微动，知机者而即知也。故曰：上工之取气，乃救其萌芽是也。椎者，大杵者。言气已大动，彼冥顽者，犹且不觉，正如以杵撞击亦不知也。故曰：下工守其已成，因败其时是也。

经曰：真邪以合，波陇不起，候之奈何？曰：审扪循三部九候之盛虚而调之，察其左

---

[1] "水下一刻，人气在太阳"：刻，为古代计时单位，以铜壶滴水，漏下的水面刻度作计时标志，每昼夜滴水百刻，一刻合十四分二十四秒。人气，即卫气。
[2] 解㑊(xièyì)：指肢体因倦懈怠。

右上下气候不相类及相减者,审其病藏以期之。期,谓病在阳,则候气在阳分而刺之;病在阴,则候气在阴分而刺之。如水下一刻,人气在阳分是也。故曰:不知三部九候病脉之处,不可以为工。

经曰:三部九候者,头为上部,手为中部,足为下部,部各有三候,三而三之,合则为九。上部天,两额动脉,候头角之气;上部地,两颊动脉,候口齿之气;上部人,耳前动脉,候耳目之气。中部天,手太阴经渠动脉以候肺;中部地,手阳明合谷动脉,以候胸中;中部人,手少阴神门动脉,以候心。下部天,足厥阴五里动脉,以候肝;下部地,足少阴太溪动脉,以候肾;下部人,足太阴箕门动脉,以候脾胃。经曰:人身三阴三阳,其气以何月各王① 几日?《难经》云:冬至之后,得甲子,少阳王;复得甲子,阳明王;复得甲子,太阳王;复得甲子,太阴王;复得甲子,少阴王;复得甲子,厥阴王。王各六十日。此三阴三阳之王时日也。少阳之至,阳气尚微,故其脉乍大乍小,乍短乍长。阳明之至,犹有阴也,故其脉大而短。太阳之至,阳盛极也,故其脉洪大而长。阳极盛,则变而之阴,故夏至后为三阴用事之始。太阴之至,阴气尚微,故其脉紧大而长。少阴之至,阴渐盛也,故其脉紧细而微。厥阴之至,阴极盛也,故其脉沉短以敦。阴盛极,则变而之阳,仍复三阳用事之始也。此则三阴三阳之王脉。

春温、夏暑、秋凉、冬寒,故人六经之脉,亦随四时阴阳消长送运而至也。故曰:治不本四时,不知日月,不审逆从,不可以为工。逆从,谓病有可治不可治也。

经云:厥阴之至,其脉弦;少阴之至,其脉钩;太阴之至,其脉沉;少阳之至,大而浮;阳明之至,短而涩;太阳之至,大而长。亦随天地之气卷舒也,如春弦、夏洪、秋毛、冬石之类。则五运六气四时,亦皆应之而见于脉耳。《难经》所论,以阴阳始生之浅深而言之也。

经曰:客气谓六气更临之气,主气谓应四时正王春夏秋冬也。五藏各以时受病,非其时,传以与之。时,谓王月。如乘秋,则肺先受邪;乘春,则肝先受邪之类。非王月受邪,故各传以与之。邪气客于身,取之以时。故曰:春取络脉,夏取分腠,秋取气口,冬取经输。凡此四时,各以其时为齐。络脉治皮肤,分腠治肌肉,气口治筋脉,经输治骨髓。邪者,不正之名,风寒暑湿饥饱劳逸,皆是邪。候可取之时而取之,如春气在经脉之类。合人形以法四时五行而治。五行者,更贵更贱,当时贵,失时贱。以知死生而定五藏之气间甚之时。机按:赋言针下沉紧,为邪气盛;针下微松,为正气至。此但可以候气于针下也,必须参究《素》《难》诸说,始知四时八节,何者为邪,何者为正,犯之而有其时,中之而有其处。或以波陇之起而察其外,或以三部九候而诊其内。知脉之异于常者为邪,审脉之应于时者为正。如此,则取之以时,治之有准,庶几万举而万全也。苟不知此,徒以赋言针下沉紧为邪、微松为正,或逢其冲而误作邪者有也,或追其往而谬为正者有也,宁免偏之为害哉?故比次《素》、《难》诸说于此,实所以发赋之所未发欤!

六十五问《灵枢经》有昼夜气周身二十五度、五十度不同之说,何也?

或曰:《灵枢经》言:水下一刻,人气在太阳;二刻,人气在少阳;三刻,人气在阳明;四刻,人气在阴分。是一时辰,气周于身仅二度,一日一夜,气周于身只得二十五度。与日行阳二十五度,夜行阴二十五度,昼夜周身五十度之说不合。今医才言候气,多从此说,是欤非欤?

① 王:通"旺"。

《灵枢·卫气行》篇云：荣气周身五十度，无分昼夜。卫气昼但行阳二十五度，不能入于阴；夜但行阴二十五度，不能出于阳。荣卫虽不同行，而周于身五十度皆同也。故水下一刻，人气在三阳；水下二刻，人气在阴分；水下三刻，人气在三阳；水下四刻，人气在阴分。是一时八刻，周身四度有奇，方合昼夜周身五十度之说。此指荣气言也。他篇又谓：一时八刻，周身二度。虽亦《灵枢》经文，以理言之，当从衍也。

十 四 法

一切 凡欲下针之时，用两手大指甲于穴傍上下左右四围掐而动之，如刀切割之状，令血气宣散，次用爪法。爪者，掐也。用左手大指甲著力掐穴，右手持针插穴有准。此下针之法也。

二摇 凡退针出穴之时，必须摆撼而出之。青龙摆尾亦用摇法。故曰摇以行气。此出针法也。

三退 凡施补泻，出针豆许。补时，出针宜泻三吸；泻时，出针宜补三呼。再停少时，方可出针。又一泻法，一飞三退，邪气自退。其法，一插至地部，三提至天部，插针宜速，提针作三次出，每一次停三息，宜缓，提时亦宜吸气。故曰退以清气。飞者，进也。

四动 凡下针时，如气不行，将针摇之，如摇铃之状，动而振之。每穴每次须摇五息，一吹一摇，按针左转；一吸一摇，提针右转。故曰动以运气。白虎摇头亦用此法。又曰：飞针引气。以大指、次指捻针，来去上下也。

五进 下针后气不至，男左女右，转而进之。外转为左；内转为右。春夏秋冬，各有浅深。又有补法，一退三归，真气自归。其法：一提至天部，三进入地部，提针宜速，进针三次，每停三息，宜缓，进时亦宜吹气。

故曰进以助气。

六循 下针后气不至，用手上下循之。假如针手阳明合谷穴，气若不至，以三指平直，将指面于针边至曲池，下下往来抚摩，使气血循经而来，故曰循以至气。

七摄 下针之时，气或涩滞，用大指、食指、中指三指甲，于所属经分来往摄之，使气血流行，故曰摄以行气。

八努 下针至地，复出人部，补泻务待气至。如欲上行，将大指、次指捻住针头，不得转动，却用中指将针腰轻轻按之，四、五息久，如拨弩机之状。按之在前，使气在后；按之在后，使气在前。气或行迟，两手各持其针，仍行前法，谓之龙虎升腾，自然气血搬运，故曰努以上气。一说用大指、次指捻针，名曰飞针，引气至也。如气不至，令病人闭气一口，著力努之，外以飞针引之，则气至矣。

九搓 下针之后，将针或内或外，如搓线之状，勿转太紧，令人肌肉缠针，难以进退。左转插之为热，右转提之为寒，各停五息久。故曰搓以使气。机按：经曰：针入而肉著者，热气因于针则针热，热则肉著于针，故坚焉。兹谓转紧缠针，与经不同。

十弹 补泻之，如气不行，将针轻轻弹之，使气速行。用大指弹之，像左补也；用次指弹之，像右泻也。每穴各弹七下。故曰弹以催气。

十一盘 如针腹部软肉去处，只用盘法，兼子午捣白提按之诀。其盘法如循环之状。每次盘时，各须运转五次，左盘按针为补，右盘提针为泻。故曰盘以和气。如针关元，先刺入二寸五分，退出一寸，只留一寸五分，在内盘之。且如要取上焦之病，用针头迎向上，刺入二分补之，使气攻上；脐下之病，退出二分。

十二扪 补时出针，用手指掩闭其穴，无令气泄。故曰扪以养气。一说，痛处未除，以手扪摩痛处，外以飞针引之，除其痛也。

十三按　欲补之时，以手紧捻其针按之，如诊脉之状，毋得那①移，再入。每次按之，令细细吹气五口。故曰按以添气。添，助气其也。

十四提　欲泻之时，以手捻针慢慢伸提豆许，无得转动，再出。每次提之，令细细吸气五口。其法提则气往，故曰提以抽气。

经曰：针有补泻之法，非必呼吸出纳针也。知为针者，信其左；不知为针者，信其右。当刺之时，先以左手压按其所针荥俞之处，弹而怒之，爪而下之。其气之来，如动脉之状，顺针而刺之，得气，因推内之，是谓补，动而伸之，是谓泻。不得气，乃与男外女内，又不得气者，死。注言：弹而怒之，鼓勇之也。或以拇指拉其中指，令中指搏击其穴；或以食指交于中指，令食指弹其针处也。爪而下之，掐之稍重，皆欲致其气之至也。气至指下，如动脉之状，乃乘其至而刺之。顺，犹循也，剩也。停针待气，气至针动，是得气也。因推针而内之，是谓补；动针而伸之，是谓泻。此古人补泻，非呼吸出内者也。若停针候气，久而不至，乃与男子则浅其针而候之于卫气之分，女子则深其针而候之于荥气之分。如此而又不得气，病不可治矣。前言气来如动脉状，未刺之前，左手所候之气也。后言得气不得气，针下所候之气也。机按：古人针法，压按、弹怒、爪切，多用左手，施之于未刺之先，以致其气。气至，顺针刺之，别无法也。今之针法，虽十有四。多用右手施之于既针之后；未针之前，不闻有致气之说。古人针入气至，补则推而内之而已，泻则动而伸之而已；气若不至，停针待之而已；待之不至，不过男则浅针候之于卫分，女则深针候之于荥分。何尝有谓飞针引气，提针运气种种

诸法者哉？且今之十四法，字虽异而法实同；言虽殊而意则复。观其设心，无非夸多炫能，巧施手势，以骇人视听也。殊不知众人信之，乌可与识者道哉？兹焉援古证今，知针者必有所别。

青龙摆尾

如扶船舵，不进不退，一左一右，慢慢拨动。又云：青龙摆尾行气，龙为阳属之故。行针之时，提针至天部，持针摇而按之，如推船舵之缓。每穴左右各摇五息，如龙摆尾之状。兼用按者，按则行卫也。

白虎摇头

似手摇铃，退方进员，兼之左右，摇而振之。又云：行针之时，开其上气，闭其下气，气必上行；开其下气，闭其上气，气必下行。如刺手足，欲使气上行，以指下抑之；欲使气下行，以指上抑之。用针头按住少时，其气自然行也。进则左转，退则右转，然后摇动是也。又云：白虎摇头行血，虎为阴属之故。行针之时，插针地部，持针提而动之，如摇铃之状，每穴每施五息。退方进员，非出入也，即大指进前往后，左右略转，提针而动之，似虎摇头之状。兼行提者，提则行荣也。龙补虎泻也。

苍龟探穴

如入土之像，一退三进，钻剔四方。又云：得气之时，将针似龟入土之状，缓缓进之，上下左右而探之。上下，出内也；左右，捻针也。又云：下针用三进一退，将两指按肉，持针于地部，右盘，提而剔之，如龟入土，四围钻之。盘而剔者，行经脉也。

---

① 那：通"挪"。

赤凤迎源

展翅之仪,入针至地部,提针至天部,候针自摇,复进其源,上下左右四围飞旋。病在上,吸而退之;病在下,呼而进之。吸而右退,呼而左进,此即上下左右也。又云:下针之时,入天插地,复提至天,候气入地,针必动摇,又复推至人部,持住针头,左盘,按而捣之,如凤冲风摇翼之状。盘而捣者,行络脉也。凤补龟泻也。

已上四法,通关过节者也。

龙虎交战

下针之时,先行龙而左转,可施九阳数足;后行虎而右转,又施六阴数足,乃首龙尾虎以补泻。此是阴中引阳,阳中引阴,乃反复其道也。又云:先于天部施青龙摆尾,左盘右转,按而添之,亦宜三提九按,即九阳也,令九阳数足;后于地部行白虎摇头,右盘左转,提而抽之,亦宜三按六提,即六阴也,令六阴数足,首龙尾虎而转之。此乃阴阳升降之理,住痛移疼之法也。

龙虎升腾

先于天部持针,左盘按之一回,右盘按之后一回,用中指将针腰插之,如拨弩机之状,如此九次,像青龙纯阳之体;却推针至地部,右盘提之一回,左盘提之后一回,用中指将针腰插之,如此六次,象白虎纯阴之体。按之在后,使气在前;按之在前,使气在后。若气血凝滞不行,两手各持其针行之。此飞经走气之法也。

子午捣臼

下针之后,调气得匀,以针上下行九入六出之数,左右转之,导引阴阳之气,百病自除。谚云:针转千遭,其病自消。此除蛊膈膨胀之疾也。

烧山火

针入先浅后深。约入五分,用九阳三进三退,慢提紧按,热至,紧闭针穴,方可插针。令天气入、地气出,寒可除矣。又云:一退三飞。飞,进也。如此三次为三退九进,则成九矣。其法:一次疾提至天,三次慢按至地,故曰疾提慢按。随按,令病人天气入、地气出,谨按生成息数,病愈而止。一说:三进三退者,三度出入,三次则成九矣。九阳者,补也。先浅后深者,浅则五分,深则一寸。

透天凉

先深后浅。约入一寸,用六阴三出三入,紧提慢按,寒至,徐徐退出五分。令地气入、天气出,热可退也。又云:一飞二退,如此三次,为三进六退,即六阴数也。其法:一次疾插入地,三次慢提至天,故曰疾按慢提。随提,令患人地气入、天气出,谨按藏府生成息数,病自退矣。一说:一度三进三退,则成六矣。六阴者,补也。

阳中隐阴

先寒后热,浅以深。针入五分,行九阳之数。热至,便进针一寸,行六阴之数。乃阳行阴道之理,则先补后泻也。

阴中隐阳

先热后寒,深而浅。先针一寸,行六阴之数;寒至,便退针五分之中,行九阳之数。用阴行阳道之理,则先泻后补也。补者,直须热至;泻者,直待寒侵。

抽添法

针入穴后,行九阳之数,气至慢慢转换,将针提按,或进或退,使气随针到于病所,扶针直插,复向下纳,回阳倒阴。又云:

抽添，即提按出纳之状。抽者，拔而数拔也；添者，按而数推也。取其要穴，先行九阳之数，得气，随吹按添，就随吸提抽，其实在乎动摇、出内、呼吸同法。以动摇、出内、呼吸相兼并施，故曰同法。谨按生成息数足效也。此治瘫痪、半身不遂之疾。

调气法

下针至地，复出于人。欲气上行，将针右捻；欲气下行，将针左捻。欲补，先呼后吸；欲泻，先吸后呼。气不至者，以手循摄，以爪切掐，以针摇动，进退搓捻，直待气至，以龙虎升腾之法：按之在前，使气在后；按之在后，使气在前。运气走至病所，再用纳气之法，扶针直插，复向下纳，使气不回。若关节阻滞，气不过者，以龙、虎、龟、凤四法，通经接气，驱而运之，然用循摄爪切，无不应矣。

进气法

针入天部，行九阳之数，气至，速卧倒针，候其气行，令病人吸气五、七口，其针气上行，此乃进气之法。可治肘、臂、腰、脚、身疼。亦可龙虎交战。走注之病，左捻九、右捻六，是亦住痛之针。

纳气法

下针之时，先行进退之数，得气，便卧倒针，候气前行，催运到于病所，便立起针，复向下纳，使气不回。又云：下针之后，如真气至，针下微微沉紧，如鱼吞钓之状，两手持针，徐徐按倒，令针尖向病，使气上行至病所，扶针直插，复向下纳，使气上行不回也。

留气法

用针之时，先进七分之中，行纯阳之数，若得气，便深入伸提之，却退至原处，

又得气，依前法。可治痃癖、癥瘕之病。

经曰：吸则内针，无令气忤①，静以久留，无令邪布，吸则转针，以得气为故，候呼引针，呼尽乃去，大气邪气皆出，故命曰泻。必先扪而循之，切而散之，推而按之，弹而怒之，爪而下之，通而取之，外引其门，以闭其神。呼尽内针，静以久留，以气至为故，如待所贵，不知日暮②，其气已至，适而自护，候吸引针，气不得出，各在其处，推阖其门，令神气存，大气正气留止，故命曰补。注云：呼，谓气出，吸，谓气入；转，谓转动；扪循，谓手摸，欲气舒缓；切，谓指按，使经脉宣散；推按，谓排蹙其皮以闭穴；弹怒，使脉气䐜满；爪下，置针准定；通而取之，以常法也，适平调也。审视气已平调，则慎守勿更改，使疾更生也。

机按：古人用针，于气未至，惟静以久留，待之而已。待之气至，泻则但令吸以转针；补则但令呼以转针。如气已至，则慎守勿失，适而自护也。何其简而明，切而当哉！舍此之外，别无所谓法也。今人于气之未至也，安知静以久留？非青龙摆尾，则赤凤迎源；非进气，则留气。气之已至也，安知慎守勿失？非白虎摇头，则苍龟探穴；非调气，则纳气。阴中隐阳，阳中隐阴，或施龙虎交战，或行龙虎升腾，或用子午捣臼，或运抽添秘诀，无非巧立名色，聋瞽人之耳目也。岂肯用心扩充其古法之未备，拯救其时习之难变哉！且其所立诸法，亦不出乎提按、疾徐、左捻右捻之外，或以彼而参此，或移前而那后，无非将此提按、徐疾、左捻右捻六法，交错而用之耳，舍此别无奇能异术之可称焉。是古非今，能逃僭逾。知我者，必以我为不得已焉。又按：

---

① 无令气忤：忤，违逆也。言用呼吸补泻法，针尖勿与经气相逆。

② 如待所贵不知日暮：言候气如待贵客，不惜时间。

《素问》扪循、切散、弹怒、爪下、推按，是施于未针之前，凡此不惟补可用，而泻亦可用也。故曰通而取之也。

六十六问 赋言生成息数，不足为生，太过为成，补生泻成，各依藏府息数。是欤非欤？

问曰：赋言生成息数，不足为生，太过为成，补生泻成，各依藏府息数。补冷之时，令患人天气入，地气出，谨按生成息数足，病人自觉暖矣。泻热之时，令患人地气入，天气出，谨按生成息数足，病人自觉清凉矣。生成息数者，即手阳九息，足阳十四息，手阴七息，足阴十二息是也。赋云：要知接气通经，须明上接下引，接引要知交会，息数谨按生成，经脉尺寸长短，应天常度。呼吸、动摇、出纳，数法同行。注云：阳经上接下引，阴经下接上引。交会者，如手太阳交会足太阳；手少阳交会足少阳；手阳明交会足阳明；足太阴交会手太阴；足少阴交会手少阴，足厥阴交会手厥阴。若知上下交会，须知接气引经，谨按生成息数者，一呼一吸为一息，气行六寸。手足三阳，手九呼而足十四呼，以行卫气，过经四寸；手足三阴，手七吸而足十二吸，以行荣血，过经七寸。手三阳经，施针定息皆用九呼；足三阳经，施针定息皆用十四呼。呼者，使卫气上行也。手三阴经，施针定息用七吸；足三阴经，施针定息皆用十二吸。吸者，使荣气下行也。假如两手三阳经，从手上行至头，经长五尺，施针用九息者，一息气行六寸，九息九六气行五尺四寸，除准经长五尺，仍余四寸，为催气过他经四寸，令气不回也。此为上接，接则宜补。两足三阳经，从头下行至足，经长八尺，施针用十四息者，一息气行六寸，十息气行六尺，四息气行二尺四寸，共八尺四寸，除准经长八尺，仍余四寸，为催气过他经四寸，令气不回。此为下引，引则宜泻。两手三阴经，从胸下至手，经长三尺五寸，施针用七息者，一息气行六寸，七息气行七六四尺二寸，除准经长三尺五寸，外余七寸，为催气过他经七寸，令气不回。两足三阴经，从足上至胸，经长六尺五寸，施针用十二息者，一息气行六寸，十息六尺，二息二六一尺二寸，共七尺二寸，除准经长六尺五寸，仍余七寸，为催气过他经七寸，令气不回。此即应天常度也。生成者，不足经短为生，太过经长为成。补生泻成。呼吸、动摇、出纳同行者，假如阳经十四息，随呼按而动之，就随吸提而动之，如此就完了十四息之数。余经仿此。同行者，呼吸、动摇、出纳三法，一时并用也。假令足有疾，手无疾，补手三阳，泻足三阳；手有疾，足无疾，泻手三阴，补足三阴。《指微赋》注云：生成数者，依天地主成之数也。足太阳经、手少阳经、足少阴经、足阳明络、手少阴络、手厥阴络，此三经三络，皆迎六分，随一分也。手太阳经、手少阴经、手厥阴经、足太阳络、手少阳络、手太阴络，此三经三络，皆迎七分，随二分也。足少阳经、足厥阴经、手阳明络、足太阴络，此二经二络，皆迎八分，随三分也。手太阴经、手阳明经、手太阳络、足厥阴络此二经二络，皆迎九分，随四分也。足阳明经、足太阴经、足少阳络、足少阴络，此二经二络，皆迎一寸，随五分也。斯皆经络相合，补生泻成，不过一寸，盖取五行生成之数，如天一生水，地六成之之类。

经曰：星辰者，所以制日月之行，乃二十八宿之成，应水漏刻者也。从房至毕十四宿，水下五十刻，半日之度也，为阳，主昼；从昴至心亦十四宿，水下五十刻，终日之度也，为阴，主夜。《灵枢经》曰：水下一刻，人气在三阳；水下二刻，人气在阴分。又曰：日行一舍①，人气行于身一周，与十

---

① 一舍：一宿。

分身之八，以至日行二十八舍，人亦行于身五十周，与十分身之四。又曰：周身十六丈二尺，以应二十八宿，合漏水百刻，都行八百一十丈，以分昼夜也。故人一万三千五百息，气行五十周于身，水下百刻，日行二十八宿也。

机按：此则人气应天之常度也。一呼脉行三寸，一吸脉行三寸，呼吸定息，脉行六寸，乃言无病人也。人有所病，则血气涩滞，经络壅塞，莫能循其长度而行矣。经曰：天温日明，则人血淖液而卫气浮；天阴日寒，则人血凝泣而卫气沉。此人气因天时而失常度也。病挟热者，呼吸必疾而脉行速；病兼寒者，呼吸必慢而脉行迟。此人气因其病而失常度也。若依其法，接某经当几呼过几寸，岂能一一中其肯綮者耶？《素》《难》虽不明言接气通经，始初针砭之设，莫非接气通经法也。经曰：病在上者，阳也；病在下者，阴也。病先起阴者，先治阴而后治阳；病先起阳者，先治阳而后治阴。又曰：身形有痛，九候无病，则缪刺之。缪刺者，左痛刺右，右痛刺左，此刺络也。又曰：邪客于经，左盛则右病，右盛则左病，或左痛未已而右脉先病，如此者，必巨刺之。巨刺者，左痛刺右，右痛刺左，此刺经也。气陷而邪下，从其经上取之，以掣其气上也；气逆而邪上，随其经下取之，以引其气下也；病若在中，则傍取之。左刺右，右刺左。

又曰：气积于胸中者，上取之，泻人迎、天突、喉中①。积于腹中者，下取之，泻三里与气街。上下皆满者，傍取之，上下取之，上，天突、人迎；下，气街、三里。与季胁之下一寸。重者，鸡足取之②。诊视其脉，大而弦急，及绝不至者，及腹皮急甚者，不可刺也。又曰：审其阴阳，以别柔刚；阳病治阴，阴病治阳。即从阳引阴，从阴引阳。以左治右，以右治左亦同。

又曰：当补之时，何所取气？当泻之时，何所置气？然浮气之不循经者，为卫气；其精气之行于经者，为荣气。盖补则取浮气之不循经者，以补虚处；泻则从荣置其气而不用，犹弃置之也。然病有虚实不一，补泻之道亦不一。是以阳气不足浮气，而阴气有余，则先补阳而后泻阴以和之；阴气不足，而阳气有余，则先补阴而后泻阳以和之。如此，则荣卫自然通行矣。又曰：用针者，必先察其经络之虚实，切而循之，弹而按之，视其应动者，乃后取之而下之。六经调者，谓之不病，虽病亦自已也。一经上实下虚而不通者，此必有横络盛加于大经，令之不通，视而泻之，此所谓解结也。上寒下热，先刺其项太阳，久留之，已刺则熨项与背令热，令热下合乃止，此所谓推而上之者也。上热下寒，视其虚脉而陷之于经络者取之，气下乃止，此所谓引而下之者也。大热遍身，狂言，妄闻妄见，视足阳明及大络取之。虚者补之血，而实者泻之。因其偃卧，居其头前，以两手四指挟按颈动脉，久持之卷而切推，下至缺盆中而复止如前，热去乃止，此所谓推而散之者也。凡此莫非通经接气，但不以呼吸多少，而为经脉长短之候耳。《指微赋》注所释，譬犹援儒入释，以璞乱玉，何其谬哉？

六十七问 今医用针，动辄以袖覆手，不知果法何耶？

或曰：今医用针，动辄以袖覆手，暗行指法，谓其法之神秘，弗轻示人，唯恐有能盗取其法者，不知果法何耶？

曰：《金针赋》十四法，与夫青龙摆尾等法，可谓已尽之矣，舍此而他，求法之神秘，

---

① 喉中：《素问·气府论》："任脉之气所发者，二十八穴，喉中央二。"王冰注："谓廉泉，天突二穴也。"

② 鸡足取之：指正入一针，左右斜入二针，形如鸡爪的针法。

吾未之信也。况此等法，证之于经，则有悖于经；质之于理，则有违于理。彼以为神，我以为诡；彼以为秘，我以为妄。固可以愚弄世人，实所以见鄙识者。古人有善，唯恐不能及人，今彼各啬至此，法虽神秘，殆必神亦不佑，法亦不灵也，奚足尚哉！

六十八问 今医置针于穴，略不加意，果能愈病否乎？

或曰：今医置针于穴，略不加意，或谈笑，或饮酒，半晌之间，又将针捻几捻，令呼几呼，仍复登筵，以足其欲，然后起针，果能愈病否乎？

曰：经云：凡刺之真，必先治神。又云：手动若务①，针耀而匀，静意视义，观适之变。又云：如临深渊，手如握虎，神无营于众物。又云：如待所贵，不知日暮。凡此数说，敬乎怠乎？又云：虚之与实，若得若失；实之与虚，若有若无。谓气来实牢者为得，濡虚者为失。气来实牢濡虚，以随济、迎夺而为得失也。

又曰：有见如如读为而入，有见如出。盖谓入者，以左手按穴，待气已至，乃下针，针入候其气尽，乃出针也。

又曰：即至也，量寒热而留疾，寒则留之，热则疾之，留者，迟也。疾者，速也。凡补者，按之迟留；泻者，提之疾速也。

又曰：刺热厥者，留针反为寒；刺寒厥者，留针反为热。刺热厥者，二刺阴而一刺阳；刺寒厥者，二刺阳而一刺阴。

机按：已上数条，此皆费而隐者也。敬者能之乎？怠者能之乎？古人所以念念在兹，不敢顷刻而怠忽者，惟恐 虚实得失而莫知，寒热疾留而失宜也。因摭②而辑之于此，庶使后学将以逗今之弊，而变今之习也欤！

六十九问 诸家针书载某穴针几分，留几呼，灸几壮，出于经欤否欤？

或曰：诸家针书载某穴针几分，留几呼，灸几壮，出于经欤否欤？

曰：于经不载，多出于经传也。经曰：病有浮沉，刺有浅深。浅深不得，反为大贼。过之则内伤，不及则外壅。古人治法，惟视病之浮沉，而为刺之浅深，岂以定穴分寸为拘哉？又谓某穴宜留几呼，悖理尤甚。经曰：刺实须其虚者，留针，阴气隆至，针下寒，乃去针也。经气已至，慎守勿失。又曰：刺之而气不至，无问其数；刺之而气至，乃去之，勿复针。针各有所宜，各不同行，各任其所。为刺之要，气至而有效。效之信，若风之吹云，明乎若见苍天。又曰：气血之未应针，则伏如横弩之安静；其应针也，则起如机发之迅疾。然其气血流注，岂留呼而可为准定耶？又曰：静以久留，以气至为故，不以息之多数而便去针。是古人用针，惟以气至为期，而不以呼之多少为候。若依留呼之说，气至则可；气若不至，亦依呼数而去针，徒使破皮损肉，有何益于病哉？故曰：凡刺之害，中而不去则精泄，不中而去则致气，精泄则病甚而恇③，致气则生为痈疽是也。又谓某穴宜灸几壮，亦非至言，惟当视其穴俞肉之厚薄、病之轻重，而为灸之多少、大小则可耳，不必守其成规。所言某穴针几分、灸几壮，谓病宜针某穴，则宜入几分；病宜灸，则宜灸几壮；针则不灸，灸则不针也。不知其说者，既针复灸，既灸复针，为害不浅。

七十问 经言十二经针几分，留几呼，各有不同，灸之亦然，亦皆非欤？

或曰：经言足阳明，五藏六府之海也。其脉大、血多，气盛热壮。刺此者，不深不散，不留不泻也。足阳明刺深六分，留十呼；足太阳深五分，留七呼；足少阳深四分，

---

① 手动若务：王冰：“手动用针，心如专务于一事也。”
② 摭(zhí)：拾取。
③ 恇(kuāng)：怯弱。

留五呼；足太阴深三分，留四呼；足少阴深二分，留三呼；足厥阴深一分，留二呼。手之阴阳，其受气之道近，其气之来疾，其刺深者，皆无过二分，其留皆无过一呼。灸之亦然。灸而过此者，得恶火，则骨枯脉涩；刺而过此者，则脱气。此则古之法也。今观前篇所云，则此篇所论，亦皆非欤？

曰：此古人特论其理之常如此耳。凡用刺法，自有所宜，初不必以是为拘也。经曰：邪气在上，言邪气之中人也高。浊气在中，寒温不适，饮食不节，而病在于肠胃，故曰浊气在中。清气在下。言清湿地气中人，必从足始，故曰清气在下。故针陷脉则邪气出，取之上，针中脉则浊气出，取之阳明合，针太深则邪气反沉而病益。浮浅之病，不欲深刺，深则邪反入，故曰反沉。又曰：少长、小大、肥瘦，以心撩之。又曰：其可为度量者，不甚脱肉而血气不衰也。若夫瘠瘦而形肉脱者，恶可以度量刺乎？审切循扪按，视其寒温盛衰而调之，是谓因适而为之真者是也。

七十一问《金针赋》言：阳经、阴络行于脉外；阴经、阳络行于脉内，是欤非欤？

或曰：《金针赋》言：诸阳之经，行于脉外；诸阳之络，行于脉内。诸阴之经，行于脉内；诸阴之络，行于脉外。是欤非欤？

经曰：经脉十二，伏行分肉之间，深而不见；诸脉浮而常见者，皆络脉也。又曰：当数者为经，不当数者为络。又曰：诸络脉不能经大节之间，必行绝道而出入，复合于皮。《十四经发挥》以十二经之支脉，伏行分肉之间者，皆释为络脉。则络脉亦伏行分肉之间者，而不浮见；亦能经大节，而不行绝道；亦当经脉十六丈二尺之数，而非不当数也，似涉于误。经曰：百病必先于皮毛，邪中之则腠理开，开则入客于络，乃血络，非大络。留而不去，传入于经，又渐传于藏府。

机按：经言则知诸经皆属于内，诸络皆属于外。经中只言内经外络，未尝言阴阳也。且如荣行脉中，卫行脉外；荣气之行，无分昼夜，卫气昼但行阳，夜但行阴。《素》《难》尝言之矣。今谓阳经外，阳络内；阴经内，阴络外，经无明文，不知何据？

七十二问赋言男子气，早在上，晚在下；女子反之，其说亦有据乎？

或曰：赋言男子气，早在上，晚在下；女子气，早在下，晚在上。午前为早，午后为晚。从腰已上为上；从腰已下为下。男子早针，气乃上行；晚针，气乃下行。女子早针，气乃下行；晚针，气乃上行。其说亦有据乎？

经曰：荣气行于脉中，周身五十度，无分昼夜，至平旦与卫气会与手太阴。卫气行于脉外，昼行阳二十五度，夜行阴二十五度，至平旦与荣气会于手太阴。机按：卫气之行，但分昼夜，未闻分上下也。男女藏府经络、气血往来，未尝不同也。今赋所言如是，似涉无稽之谈，安可为法于人哉？

七十三问赋言补泻之法，男女不同，是欤非欤？

或曰：赋言补泻之法，男用大指进前左转，呼之为补；退后右转，吸之为泻；提针为热；插针为寒。女用大指退后右转，吸之为补；进前左转，呼之为泻；插针为热；提针为寒。午前如此，午后反之。其法是欤非欤？

经曰：冬至四十五日，阳气微上，阴气微下；夏至四十五日，阴气微上，阳气微下。此论一年阴阳之升降也。即此，一日阴阳之升降，午前阳升阴降，午后阴升阳降，无分于男女也。考之《素》《难》，男女、藏府、经络、穴俞、血气昼夜周流无不同。今赋言午前午后，男女补泻，颠倒错乱如此，悖经旨也甚矣！故曰：诊不知阴阳逆从之理，此治之一失也。又曰：刺实须其虚者，针下寒也；刺虚须其实者，针下热也。曰寒曰热，惟针下为候,何尝以提按而分男女哉?

七十四问 刺左边之穴,将针右捻,而气上行;将针左捻,而气下行;刺右边反之,其法可师欤?

或曰:针法刺左边之穴,将针右捻,而气上行;将针左捻,而气下行。刺右边反之。欲补,先呼后吸;欲泻,先吸后呼。其法亦可师欤?

曰:经络周于人身,无有左右上下之别。今针左右不同如此,将谓左之经络与右,上与下,两不相同耶!经曰:刺不知经络之往来,血气之流行,不足以为工。此亦可谓不知经络之往来矣。呼补吸泻,古今皆同,予毋容议。

七十五问 丹溪言针法,浑是泻而无补,何谓也?

或曰:丹溪言针法,浑是泻而无补,何谓也?

经曰:阳不足者,温之以气;阴不足者,补之以味;针乃砭石所制,既无气,又无味,破皮损肉,发窍于身,气皆从窍出矣,何得为补?经曰:气血阴阳俱不足,勿取以针,和以甘药是也。又曰:泻必用方,补必用员。盖谓以气方盛,以月方满,以日方温,以身方定,以息方吸而内针,复候其吸而转针,乃复候其方呼而徐引针,故曰泻必用方,其气而行焉。补必用员者,员者,行也;行者,移也。宜其不行之气,令其行也;移其未复之脉,使之复也。夫泻,固泻其盛也;于补,亦云宣不行之气,移未复之脉。曰宣曰移,非泻而何?且考《素问》九针之用,无非泻法。丹溪之言,岂无所本哉?经中须有补法,即张子和所谓祛邪实所以扶正,以旧实所以生新之意也。帝曰:补泻奈何?岐伯曰:此攻邪也。疾出以去盛血,而复其真气,故云补也。虞氏曰:针刺虽有补泻之法,余恐但有泻而无补焉,谓泻者,迎而夺之,以针随其经脉之来气而出之,固可以泻实也。谓补者,随而济之,以针随其经脉之去气而留之,未必能补也。不然,《内经》何以曰形气不足,病气不足,此阴阳皆不足也,不可刺之,刺之重竭其气,老者绝灭,壮者不复矣。若此等语,皆有泻无补之谓也。

卷 之 下

新安祁门朴墅汪机省之编辑
同邑门生石墅陈桷惟宜校正

七十六问 病有宜灸者，有不宜灸者，可得闻欤？

或曰：病有宜灸者，有不宜灸者，可得闻欤？

曰：大抵不可刺者，宜灸之。一则沉寒痼冷。二则无脉①，知阳绝也；三则腹皮急而阳陷也②。舍此三者，余皆不可灸，盖恐致逆也。

《针经》云：陷下则灸之。天地间无他，惟阴与阳二气而已。阳在外、在上；阴在内、在下。今言陷下者，阳气下陷入阴血之中，是阴反居其上，而覆其阳，脉证俱见寒在外者，则灸之。夫病有邪气陷下者，有正气陷下者。邪气陷下者，是经虚气少邪入，故曰：感虚乃陷下者，是经虚气少邪入，故曰：感虚乃陷下也。故诸邪陷下在经者，宜灸之；正气陷下，宜药升之，如补中益气之类。

或曰：北方之人，宜灸焫也。为冬寒大旺，伏阳在内，皆宜灸之。以至理论，则肾主藏，藏阳气在内，冬三月主闭藏是也。若太过则病，固宜灸焫。此阳明陷入阴水之中是也。

《难经》云：热病在内，取会之气穴。为阳陷入阴中，取阳气通天之窍穴，以火引火而导之，此宜灸也。若将有病者，一概而灸之，岂不误哉？仲景云：微数之脉，慎不可灸。因火为邪，则为烦逆，追虚逐实，血散脉中，火气虽微，内攻有力，焦骨伤筋，血难复也。又云：脉浮，宜以汗解。用火灸之，邪无从出。因火而盛，病从腰已下必重而痹，名火逆也。脉浮热盛而灸之，此为实实。因火而动，必咽燥、唾血。又云：身之穴三百六十有五，其三十穴灸之有害，七十九穴刺之为灾，并中髓也。经之所见，邪之所在。脉沉者，邪气在内；脉浮者，邪气在表。世医只知脉之说，不知病证之禁忌。若表见寒证，身汗出，身常清，数栗而寒，不渴，欲覆厚衣，常恶寒，手足厥，皮肤干枯，其脉必沉细而迟。但有一二证，皆宜灸之，阳气下陷故也。若身热恶热，时见躁作者，面赤、面黄、嗌干、咽干、口干、舌上黄赤，时渴，咽嗌痛，皆热在外也。但有一二证，皆不宜灸。其脉必浮数，或但数，亦不可灸，灸之灾患立生。若有鼻不闻香臭，鼻流清涕，眼睑时痒，或欠，或嚏，恶寒，其脉必沉，是脉证相应也。或轻手得弦紧者，是阴伏其阳也，虽面赤亦宜灸，不可拘于面赤也。机按：《素》《难》诸书，皆言阳气陷下者，脉沉迟也，脉证俱见寒。在外者，冬月阴寒大旺，阳明入阴水之中者，并宜灸之。设脉浮者，阳气散于肌表者，皆不宜灸。丹溪亦曰：夏月阳气尽浮于表。今医灼艾多年在

---

① 无脉：此指脉沉涩无力之脉象。
② 腹皮急而阳陷也：指由于阳虚引起水肿的病人。

夏月，宁不犯大逆之戒乎？或者因火而生热胀，发黄，腰痹，咽燥，唾血者，往往有之，尚不知为火逆所致，宁甘心于命运所遭，悲夫！经曰：春夏养阳。以火养阳，安有是理？论而至是，虽愚亦当有知者焉！

七十七问 嗽病多灸肺俞、风门何如？

或曰：嗽病多灸肺俞、风门何如？

曰：肺主气，属金，行秋之令，喜清而恶热，受火所制，为华盖，居四藏之端。饮食入胃，热气上蒸，兼之六部有伤，痰火俱作，发而为咳、为嗽。其痰多者，显是脾之湿浊随火上升为嗽，其痰少者，肺火抑郁不得宣通为咳。咳形属火，痰形属湿。风门、肺俞二穴，《明堂》《铜人》皆云治嗽。今人见有痰而嗽，无痰而咳，一概于三伏中灸之，不计壮数。二穴切近无华盖，而咳与嗽本因火乘其金，兹复加以艾火燔灼，金欲不伤得乎？况三伏者，火旺金衰，故谓之伏。平时且不可灸，而况于三伏乎？夫治嗽当看痰与火孰急。无痰者，火旺金衰，十死七八，泻火补金，间或可生。痰多者，湿盛也，降火下痰，其嗽自愈。纵灸肺俞、风门，不过三壮、五壮，泻其热气而已，固不宜多灸，三伏之中更不宜灸也。

七十八问 头目之疾，灸之何如？

或曰：头目之疾，灸之如何？

曰：手之三阳从手至头；足之三阳从头至足；督脉自尾闾抵脊，上头，至人中。头者，手足三阳与督脉所会之地，故冬月之寒，头无所畏；美酒之饮，面为之赤，是皆诸阳所致也。今有头风头晕，中风发致眼目耳鼻等疾，辄于头部诸穴多灼艾炷，是犹抱薪救火，安能济耶？当看病在气分、血分，分类施治，庶得其宜。纵使应灸，亦不过三壮、五壮，以泻热气而已。眼目疼痛多由血热，岂宜妄灸助热，以伤其血哉？

七十九问 人言无病而灸，以防生病何如？

或曰：人言无病而灸，以防生病何如？

曰：人之有病，如国之有盗，须用兵诛，其兵出于不得已也。针灸治病，亦不得已而用之，人言无病而灸，如破船添钉。又言：若要安，膏肓、三里不要干，引世俗之通论，予独以为不然。夫一穴受灸，则一处肌肉为之坚硬，果如船之有钉，血气到此则涩滞不能行矣。昔有病跛者，邪在足少阳分，自外踝以上，循经灸者数穴。一医为针临泣，将欲接气过其病所，才至灸瘢，止而不行，始知灸火之坏人经络也。或有急证，欲通其气，则无及矣。邪客经络，为其所苦，灸之不得已也。无病而灸，何益于事？

八十问 膏肓治百病，而诸家取穴之法不同，何欤？

或曰：膏肓治百病，而诸家取穴之法不同，何欤？

曰：高下各去胛骨一侧指许是穴。不可失之狭，狭则内犯大筋；不可失之阔，阔则外犯胛骨。必须大筋之外，胛骨之内，空处按之，觉与前胸乳间膈膜相应，乃是真穴。旧传取两乳间量，则分作八寸，以比横寸之则，量之于背。盖人有生而背突者，背常阔而胸常狭；胸突者，胸常阔而背常狭，安能保其无过与不及焉？又有儿时偏卧一边，以致背有边阔边狭者，也不可以边之阔狭为拘，但当随其一边阔狭，相去胛骨一侧指许为正也。人之项有二大筋夹脊而下，两筋外空为第二行穴俞；穴俞外又有二大筋，大筋外空为第三行穴俞。膏肓系在三行魄户之下，神堂之上。若点穴，不出胛骨一侧指许，则伤筋骨，非真穴也。世人又有四肋三间之说：揣按自大椎至三节之下、四节之上，准望于三、四柱间定穴，指为四肋三间，用之不疑。瘦人椎骨分晓，用之可也；肥人揣按实难。又以指节寸量三寸取穴，背高而狭者，全不合四肋三间之说矣。尝是灸一骨立之人，用侧指许法点之，方大悟四肋三间之妙。盖人之胛骨微有少曲，胛骨下廉、上廉、四肋之内，自有三间，膏肓正在四肋三间之中，即非脊骨三、四椎之间也。世人多灸之者，盖膏肓神明所居，或为邪干，则脂膏销铄，肓膜瘦薄；灸之而病或安者，以三焦主气，为诸阳之府，气病则阳虚而阴不得相附。膏肓在三焦部分，气之所聚而行于诸阳，宜其主于气病也。若治血病，吾未见其可者。晋侯梦二竖子在膏肓间，非秦缓不能灸也，以阳气将绝，邪得专之故也。

八十一问 古谓痈疽始发，灸之可使轻浅，何谓也？

或曰：古谓痈疽始发，灸之可使轻浅，何谓也？

丹溪曰：用火以畅达拔引郁毒，此从治之意。惟头为诸阳所聚，艾炷宜小而少。若身上痛则灸至不痛，不痛须灸至痛。有因灸而死者，盖虚甚孤阴将绝。其脉必浮数而大且鼓，精神必短而昏，无以抵当火气，宜其危也。

八十二问 灸之不发何如？

或曰：灸之不发何如？

罗氏曰：覃公，四十九岁，病脐腹冷疼，完谷不化，足胕寒逆，精神困弱，脉沉细微。灸气海、三里、阳辅，三日后以葱熨灸疮，皆不发。复灸数壮，亦不发。十日后，全不作脓，疮干而愈。针书曰：凡用针，气不至不效，灸之亦不发，大抵血气空虚不能作脓，失其所养故也。加以不慎，邪气加之，病必不退。或曰：覃公所养，无不如意，何谓失其所养？曰：君言所养，口体者也；此论所养，性命者也。覃公壮年得志；务快其心，血气空虚，致以此耳。

八十三问 灸有补泻乎？

或曰：灸有补泻乎？

经曰：以火补者，无吹其火，须自灭也；以火泻者，疾吹其火，传其艾，须其火灭也。

虞氏曰：灸法不问虚实寒热，悉令灸之，亦有补泻乎？曰：虚者灸之，使火气以助元气也；实者灸之，使实邪随火气而发散也；寒者灸之，使其气复温也；热者灸之，引郁热之气外发，火就燥之义也。

八十四问 周身经络及穴俞相去分寸、经穴起止等歌括，亦可读否？

或曰：周身经络及穴俞相去分寸、经穴起止、十二经纳支、干等条，古有歌括，亦可读否？

曰：经脉者，所以能决死生，处百病，调虚实，不可不通。先贤以歌括之，欲人易记诵耳，安可不读？歌曰：

手太阴肺中焦生，下络大肠出贲门，上膈属肺从肺系，系横出腋臑中行，时臂寸口上鱼际，大指内侧爪甲根；支络还从腕后出，接次指属阳明经。

阳明之脉手大肠，次指内侧起商阳，循指上廉出合谷，两筋岐骨循臂肪，入肘外廉循臑外，肩端前廉柱骨傍，从肩下入缺盆内，络肺下膈属大肠；支从缺盆直上颈，斜贯颊前下齿当，环出人中交左右，上夹鼻孔注迎香。

胃足阳明交鼻起，下循鼻外入上齿，还出侠口绕承浆，颐后大迎颊车里，耳前发际至额颅，支下人迎缺盆底，下膈入胃络脾宫；直者缺盆下乳内，一支幽门循腹里，下行直合气冲中，遂由髀关抵膝膑，骱胻中指内关同；一支下膝注三里，前出中指外间通；一支别走足跗指，大指之端经尽矣。

太阴脾起足大指，上循内侧白肉际，核骨之后内踝前，上腨循䯒经膝里，股内前廉入腹中，属脾络胃与膈通，侠咽连舌散舌下；支络从胃注心宫。

手少阴脉起心中，下膈直与小肠通；支者还从心系走，直上喉咙系目瞳；直者上肺出腋下，臑后肘内少海从，臂内后廉抵掌中，兑骨之端注少冲。

手太阳经小肠脉，小指之端起少泽，循手外侧出踝中，循臂骨出肘内侧，上循臑外出后廉，直过肩解绕肩胛，交肩下入缺盆内，向腋络心循咽嗌，下膈抵胃属小肠；一支缺盆贯颈颊，至目锐眦却入耳，复从耳前仍上颊，抵鼻升至目内眦，斜络于颧别络接。

足经太阳膀胱脉，目内眦上起额尖，支者巅上至耳角；直者从巅脑后悬，络脑还出别下项，仍循肩髆侠脊边，抵腰脊肾膀胱内；一支下与后阴连，贯臀斜入委中穴；一支髆内左右别，贯胛侠脊过髀枢，臀内后廉腘中合，下贯腨内外踝后，京骨之下指外侧。

足经肾脉属少阴，小指斜趣涌泉心，然谷之下内踝后，别入跟中腨内侵，出腘内廉上股内，贯脊属肾膀胱临；直者属肾贯肝膈，入肺循喉舌本寻；支者从肺络心内，仍至胸中部分深。

手厥阴心主起胸，属包下膈三焦宫；支者循胸出胁下，胁下连腋三寸同，仍上抵腋循臑内，太阴少阴两经中，指透中冲支者别，小指次指络相通。

手经少阳三焦脉，起自小指次指端，两指歧骨手腕表，上出臂外两骨间，肘后臑外循肩上，少阳之后交别传，下入缺盆膻中分，散络心包膈里穿；支者膻中缺盆上，上项耳后耳角旋，屈下至颐仍注颊；一支出耳入耳前，却从上关交曲颊，至目内眦乃尽焉。

足脉少阳胆之经，始从两目锐眦生，抵头循角下耳后，脑空风池次第行，手少阳前至肩上，交少阳右①上缺盆；支者耳后贯耳内，出走耳前锐眦循；一支锐眦大迎下，合手少阳抵项根，下加颊车缺盆合，入胸贯膈络肝经，属胆仍从胁里过，下入气街毛际萦，横入髀厌环跳内；直者缺盆下腋膺，过季胁下髀厌内，出膝外廉是阳陵，外辅绝骨

踝前过，足跗小指次指分；一支别从大指去，三毛之际接肝经。

厥阴足脉肝所终，大指之端毛际丛，足跗上廉太冲分，踝前一寸入中封，上踝交出太阴后，循腘内廉阴股冲，环绕阴器抵少腹，侠胃属肝络胆逢，上贯膈里布胁肋，侠喉颃颡②目系同，脉上巅会督脉出；支者还生目系中，下络颊里环唇内，支者便从膈肺通。

十五络脉歌 经之横支交接他经者

歌曰：人身络脉一十五，我今逐一从头举，手太阴络为列缺，手少阴络即通里，手厥阴络为内关，手太阳络支正是，手阳明络偏历当，手少阳络外关位，足太阳络号飞扬，足阳明络丰隆记，足少阳络为光明，足太阳络公孙寄，足少阴络名大钟，足厥阴络蠡沟配，阳督之络号长强，阴任之络为尾翳，脾之大络为大包，十五络名君须记。

周身经穴相去分寸歌

肺经　太阳肺兮出中府，云门之下一寸所，云门气户傍二寸，人迎之下二骨数，天府腋下三寸求，侠白肘上五寸头，尺泽肘中约纹是，孔最腕上七寸收，列缺侧腕寸有半，经渠寸口陷中勘，太渊掌后横纹端，鱼际节后散脉间，少商大指内侧寻，一十一穴凭君算。

大肠经③　手阳明经属大肠，食指内侧号商阳，本节前取二间定，本节后取三间间，歧骨陷中寻合谷，阳溪腕中上侧属，腕后三寸偏历当，五寸半中温溜场，下廉上廉下一寸，上廉里下一寸建，三里曲池三寸

---

① 右：疑是"后"之误。
② 颃颡（háng sǎng）：鼻咽部。
③ 大肠经：原无，根据上下文体例补。

下，屈肘纹头曲池罅①，肘髎大骨外廉详，五里肘上三寸量，臂臑臑五里上四寸，肩髃肩端两骨央，巨骨肩端叉骨内，天鼎缺盆之上藏，扶突曲颊下一寸，禾髎五分水沟疆，鼻下孔傍五分内，左右二穴皆迎香。二十六

胃经　胃之经兮足阳明，头维本神寸五寻，下关耳前动脉是，颊车耳下五分真，承泣目下七分取，四白目下一寸局，巨髎孔傍八分定，地仓夹吻四分平，大迎曲颔前一寸，人迎结傍五寸滨，水突在颈大筋前，下直气舍上人迎，气舍迎下夹天突，缺盆横骨陷中亲，气户俞府傍二寸，直乳六寸又四分，库房屋翳膺窗近，乳中正对乳中心，乳根之穴出乳下，五穴各一寸六真，不容夹幽门寸五，承满梁门关门有，太乙挨排滑肉门，各分一寸穴可全，天枢安在夹脐傍，外陵枢下一寸当，大巨二寸水道五，归来七寸是其乡，气冲曲骨傍三寸，来下鼠上脉中央，髀关兔后六寸置，伏兔市上三寸量，阴市膝上三寸许，梁丘二寸是其场，膝膑骭下寻犊鼻，膝眼四穴乃两傍，膝下三寸三里位，里下三寸上廉地，条口上廉下一寸，条口二寸下廉是，丰隆下廉外一寸，踝上八寸分明记，冲阳陷上二寸放，陷谷内庭后寸半，内庭次指外间容，历兑大指次指上。

脾经　大指内侧隐白位，大都节后陷中值，太白内侧核骨下，公孙节后一寸与，商丘有穴属经金，踝下微前陷中寄，内踝三寸三阴交，漏谷六寸踝上是，膝下五寸为地机，阴陵内侧膝辅次，血海分明膝膑上，内廉肉际三寸据，箕门血海上六寸，筋间动脉须审议，冲门五寸大横下，三寸三分府舍治，腹结横下寸三分，大横夹脐须可记，腹哀半寸去日月，直与食窦相连比，食窦天溪及胸乡，周荣各一寸六置，大包渊腋下三寸，此经足太阴脾地。

心经②　少阴心起极泉宫，腋下筋间动脉从，青灵肘节上三寸，少海肘节后内容，灵道掌后一寸半，通里腕后一寸钟，阴都五分取动脉，神门掌后横纹中，少府节后劳宫值，小指内侧是少冲。

小肠经③　手小指端为少泽，前谷外侧节前索，节后陷中寻后溪，腕骨腕前骨下测，腕中骨下阳谷讨，腕上一寸名养老，支正腕后量五寸，小海肘端五分好，肩贞胛下两骨解，臑俞大骨之考，天宗骨下有陷中，秉风髎后举有空，曲垣肩中曲胛售，外俞大椎一寸从，肩中二寸大椎傍，天窗颊下动脉详，天容耳下曲颊后，颧髎面颊兑端量，听宫耳珠大如菽，手太阳穴终此乡。

肾经　涌泉屈足蜷指取，肾经起处此穴始，然谷踝后大骨下，踝后跟上太溪举，溪下五分寻大钟，水泉溪下一寸许，照海踝下阴跷生，踝上二寸复溜停，溜前筋骨取交信，亦曰踝上二寸行，筑宾六寸腨分别，阴谷膝内看辅骨，横骨曲如偃月形，大赫气穴四满竭，中注肓俞正夹脐，五寸分作六穴隙，商曲石关阴都接，通谷幽门一寸列，幽门寸半夹巨阙，步廊神封灵墟谒，神藏或中入俞府，各一寸六不差垒，欲知俞府在何方，璇玑之傍二寸量。

膀胱经　足太阳兮膀胱经，目眦内角睛明金，攒竹眉头陷中是，此穴禁灸可针钉，曲差二穴神庭畔，五处挨排夹上星，承光五处后寸半，通天络却亦相停，玉枕横夹于脑户，尺寸当准铜人形，天柱项后发际治，大筋外廉陷中是，除脊量开五寸分，第一大杼二风门，肺俞三椎厥阴四，心俞五椎骨下论，督俞膈俞相等级，第六第七次第立，第八椎下穴无有，肝俞数之椎当九，十椎胆俞脾十一，十二椎下胃俞述，三焦肾俞气海俞，十三十四十五椎，大肠关元并小

---

① 罅(xià)：空隙或漏洞。
② 心经：此前原有"少阴"二字，据上下文体例删。
③ 小肠经：原无，根据上下文体例补。

肠,十六十七十八椎,上髎次髎中与下,一空之中容一髎,四髎四空凭眼观,夹脊二寸腰胯间,五穴五寸至会阳,尾骨傍开二寸方,背部三行附分起,第二椎下此穴始,三寸半是夹脊量,若还除脊三寸当,魄户第三椎下觅,第五椎下索神堂,膏肓四肋三间取,一说三椎下、四椎上;一说四椎下五分、五椎上三分。曲胛骨下侧指许,第六譩譆端可守,隔关第七魂门九,阳纲意舍并胃仓,十椎十一二相参,肓门椎数当十三,志室十四椎边傍,除下十五六七八,胞肓十九合参详,秩边二十椎节下,承扶臀下横纹疆,殷门承下六寸见,浮郄委阳上一寸,委阳却并殷门乡,腘中外廉两筋许,委中膝腘约纹里,此下二寸合阳主,承筋腨肠中央论,承山腨下两分尖,外踝七寸上飞扬,跗阳踝上三寸量,金门踝下软骨上,申脉丘墟前后安,昆仑踝后跟骨逢,仆参跟骨后陷中,申脉踝上容爪甲,京骨外侧大骨压,束骨本节后陷容,通谷本节前陷向,至阴小指爪甲角,一百二十六穴穷。

心包络经 厥阴心包何所得,乳后一寸天池索,天泉腋下二寸求,曲泽肘纹寻动脉,郄门去腕五寸通,间使腕后三寸逢,内关去腕才二寸,大陵掌后两筋中,劳宫掌内屈指取,中指之末取中冲。

三焦经① 关冲名指外侧边,小指次指间液门,中渚次指本节后,阳池表腕有穴存,腕上二寸外关络,支沟腕后三寸著,会宗四寸空中求,消详一寸无令错,肘后五寸臂大脉,此是三阳络所宅,四渎肘外并三阳,天井肘上一寸侧,肘上二寸清冷渊,消泺臂外肘分索,臑会去肩三寸中,肩髎肩端臑上通,天髎盆上毖骨际,天牖傍颈后天容,翳风耳后尖角陷,瘛脉耳后鸡足逢,颅息耳后青络脉,角孙耳郭开口空,丝竹眉后陷中看,禾髎耳前兑发从,耳门耳前当耳缺,此是手少阳经穴。

胆经 瞳子髎起目眦锐,耳前陷中寻听会,上关耳前开口空,悬厘颔颥下廉际,悬颅正在曲角端,颔厌颔颥上廉看,曲鬓掩耳正尖上,率谷入发寸半安,本神入发际四分,穴在耳上率谷前,曲差之前一寸半,阳白眉上一寸判,临泣有穴当目上,直入发际五分望,目窗正营各一寸,承灵营后五寸放,天冲耳上三寸居,浮白入发一寸储,窍阴枕下动有空,完骨入发四寸余,脑空正夹玉枕骨,风池脑后发际袪,肩井骨前寸半衍②,渊液腋下三寸按,辄筋平前却一寸,日月期门一寸半,直下五分细求之,京门监骨腰中看,带脉季肋寸八分,五枢直下三寸算,维道章下五寸三,居髎八寸三分参,胠堂胁下看二肋,环跳髀枢宛宛探,两手著腿风市谋,膝上五寸中渎搜,阳关陵泉上三寸,阳陵膝下二寸求,阳交外踝斜七寸,正上七寸寻外丘,光明外踝上五寸,阳辅踝上四寸收,踝上三寸名绝骨,丘墟踝前陷中留,临泣侠溪后寸半,五会溪后一寸侔,侠溪小次歧骨内,窍阴小指次指休。

肝经③ 大郭拇指三毛聚,行间骨尖动脉注,节后有络连五会,大冲节后二寸遇,中封内踝前一寸,贴著大筋后陷见,蠡沟踝上五寸候,上直中都下复溜,中都上取阴陵泉,折中下取内踝尖,膝关犊鼻下二寸,曲泉纹头两筋兼,阴包四寸膝膑上,内廉筋间穴可金,五里气冲下三寸,向内寸半阴股瞻,阴廉穴在羊矢下,气冲相去二寸辖,羊矢气冲傍一寸,股内横纹有核见,章门脐上二寸量,横取六寸季肋端,期门乳根外寸半,直下半寸二肋详。

督脉④ 龂⑤交唇内龂缝乡,兑端正在

————

① 三焦经:原作"三焦心经",据上下文体例删。
② 衍:押韵,无实义。
③ 肝经:原无,据上下体例补。
④ 督脉:原无,据上下体例补
⑤ 龂:同"龈"

唇上眶，水沟鼻下沟内索，素髎宜向鼻端详，头形北高而南下，先以前后发际量，分为一尺有二寸，发上五分神庭场，庭上五分上星位，囟会星上一寸强，上至前顶一寸半，旋毛百会居中央，神聪百会四面取，各取一寸穴之方，后顶强间脑户三，相去寸半共一般，后发五分定哑门，门上五分风府停，大椎在上下尾骶，分为二十一椎也，椎是骨接高处真，陷中无骨穴可寻，上之七椎用法折，每节一寸四分列，总计七椎数之的，九寸八分分七节，折量自有《灵枢经》，请君详看"骨度篇"，大椎第一节上安，二椎陶道身柱三，神道灵台至阳穴，第五六七椎下列，筋缩第九椎下住，脊中接脊十一二，悬枢命门十三四，阳关十六椎下次，二十一椎腰俞挤，更有长强居尾骶，十四椎节与脐平，中之七节端可详，此下乃为下七节，奇分俱在下椎截。

任脉① 会阴正在两阴间，曲骨脐下毛际安，中极脐下四寸取，石门二寸关元三，气海脐下一寸半，阴交脐下一寸放，分明脐中号神阙，水分脐上一寸列，下脘建里中上脘，各各一寸为君说，巨阙上脘一寸半，鸠尾蔽骨五分断，中庭膻中寸六分，膻中两乳中间存，玉堂紫宫及华盖，相去各一寸六分，会盖玑下一寸量，璇玑突下一寸当，天突结下宛宛内，廉泉颐下骨尖傍，承浆唇前颐棱下，任脉俞穴终此章。

八十五问 诸穴相去尺寸，以中指中节两横纹尖为一寸折量，果合经欤否欤？

或曰：诸穴相去尺寸，针灸家多屈男左女右中指中节两横纹尖为一寸，折量周身之穴，果合经欤否欤？

曰：天有三百六十五度，人身孔穴上应天度，亦有三百六十五穴，穴俞相去远近而以中指中节横纹为寸，不思人有身长指短者，有指长身短者，以此为准，宁无误耶？《灵枢·骨度》言：人之周身孔穴，各有定寸，

如头之大骨，围二尺六寸，发所覆者，颅至项一尺二寸，前发际至百会五寸，后发际至百会七寸，头形北高南下，显然不同，折量令人散发分归左右，用篾自前发际量至后发际，不拘头之大小，折作一尺二寸，则穴穴各有攸当，发际不明，取眉心直上，量至大椎穴上，折作一尺八寸也。今取百会穴者，云在项上旋毛中，而旋有正有偏，又取前后发际及两耳尖上折中，殊不思五寸、七寸多寡不同，岂能以此为准则哉？发以下至颐长一尺，耳后当完骨广九寸，耳前当耳门广一尺三寸，两颧之间相去七寸，两髀之间广六寸半，足长一尺二寸、广四寸半，胸围四尺五寸，腰围四尺二寸，结喉下至缺盆中长四寸，缺盆下至𩩲骭长九寸，𩩲骭下至天枢长八寸，天枢下至横骨长六寸半，横骨上廉下至内辅上廉长一尺八寸，内辅上廉下至下廉长三寸半，内辅下廉下至内踝长一尺三寸，内踝下至地长三寸，膝腘下至跗属长一尺六寸，跗属下至地长三寸，角已下至柱骨长一尺，行腋中不见者，长四寸，腋下至季胁长一尺二寸，季胁下至髀枢长六寸，髀枢下至膝中长一尺九寸，膝下至外踝长一尺六寸，外踝下至京骨长三寸，京骨下至地长一寸，背部大椎至尾骶共二十一节，折作三尺，每节得一寸四分，奇分俱剩在下七节也。横寸约取背中脊骨作一寸横开，腹部两乳之间折为八寸，横寸准此。心蔽骨下至脐中七寸，无蔽骨取心歧骨下至脐中作七寸，直寸准此。脐下用直寸量之。手部中指末至本节四寸半，本节至腕四寸，腕至肘一尺二寸半，肘至肩一尺七寸，可见俗以中指中节为一寸者，误矣！此所谓同身寸也，无问汤之七尺，文王九尺，曾交九尺四寸，肥瘦侏儒，俱准《灵枢》所定尺寸，折量孔穴，不惟"同身"二字

---

① 任脉：此下原有"俞穴"二字，据前后体例删。

明白无疑，而古今固可以同之也。奈何时人厌繁喜简，不读《灵枢》，徒使患者无辜而受炮烙之苦，忍哉！

经穴起止歌

手肺少商中府起，大肠商阳迎香主，足胃厉兑头维三，脾部隐白大包参，膀胱睛明至阴位，肾经涌泉俞府住，心包中冲天池随，三焦关冲耳门推，胆家窍阴瞳子髎，肝经大敦期门绍，手心少冲极泉来，小肠少泽听宫罢，十二经穴始终歌，学者铭于肺府照。

十二经纳支干歌

肺寅大卯胃辰宫，脾巳心午小未中，申膀酉肾心包戌，亥三子胆丑肝通。此是经脉流注序，君当记取在心胸。甲胆乙肝丙小肠，丁心戊胃己脾乡，庚属大肠辛属肺，壬属膀胱癸肾藏，三焦亦向壬中寄，包络同归入癸方。

天心十一穴歌①

三里内庭穴，曲池合谷接，环跳与阳陵，通里并列缺，委中配承山，下至昆仑穴。合担用法担，合截用法截。此法人不知，金锁通关节。机按：他家又添太冲，作十二穴，去阳陵加阳辅。截者，截穴，用一穴也；担者，两穴，或手与足两穴，或两手两足各一穴也。一说：右手提引谓之担，左手推按谓之截。担则气来，截则气去。所解无定见者，法不经见，故诸家各以己意而释之也。

经脉交会八穴歌

公孙冲脉胃心胸，内关阴维下总同，临泣胆经连带脉，阳维目锐外关逢，后溪督脉内眦颈，申脉阳跷络亦通，列缺肺任行肺系，阴跷照海隔喉咙。

八会歌

热病在内者，各随其所属而取之会也

八脉始终连八会，府会太仓中脘内，藏会季肋是章门，骨杼血膈骨会大杼，血会膈俞都在背，气会三焦在膻中，筋会阳陵居膝外，髓会绝骨脉太渊脉会太渊，学者当知其所在。

十二经见证歌

肺经多气而少血，是动因气动也则病喘与咳，肺胀膨膨缺盆痛，两手交瞥为臂厥。所生病者不因气动为气嗽，喘渴烦心胸满结，臑臂之内前廉痛，小便频数掌中热，气虚肩背痛而寒，气盛亦疼风汗出，欠伸少气不足息，遗矢无度溺变别。

大肠气盛血亦盛，是动颊肿并齿病。所生病者为鼻衄，目痛口干喉痹候，大指次指用为难，肩前臑外痛相参。

胃经多气复多血，是动欠伸面颜黑，凄凄恶寒畏见人，忽闻木音心震慑，登高而歌弃衣走，甚则腹胀气贲响，凡此诸疾骭厥竭。所生病者狂疟说，湿温汗出鼻血流，口㖞唇胗喉痹结，膝膑疼痛腹胀兼，气膺伏兔骱外廉，足跗中指俱痛彻。有余消谷溺黄色，不足身前寒振栗，胃房胀满不消食，气盛身前热似蒸，此是胃经之病真。

脾经气盛而血衰，是动其病气所为，食入即吐胃脘痛，更兼身体痛难移，腹胀善噫舌本强，得食与气快然衰。所生病者舌肿痛，体重不食亦如之，烦心心下仍急痛，泄水溏瘕寒疟随，不卧强立股膝肿，疸发身黄大指痿。

心经多气少血宫，是动心脾痛难任，渴欲饮水咽干燥。所生胁痛目如金，胁臂之

---

① 天心十一穴歌：内容同《类经》"马丹阳天星十二穴"歌。

内后廉痛，掌中有热向经寻。

小肠气少还多血，是动则病痛咽嗌，颔下肿兮不可顾，肩似拔兮臑似折。所生病主肩臑痛，耳聋目黄肿腮颊，肘臂之外后廉痛，部分尤当细分别。

膀胱血多气犹少，是动头疼不可当，项似拔兮腰似折，髀强痛彻脊中央，腘如结兮腨如裂，是为踝厥筋乃伤。所主疟痔小指废，头囟顶痛目色黄，腰尻腘脚疼连背，泪流鼻衄及癫狂。

肾经多气而少血，是动病饥不欲食，喘嗽唾血喉中鸣，坐而欲起面如垢，目视䀮䀮气不足，心悬如饥常惕惕。所生病者为舌干，口热咽痛气贲促，股内后廉并脊疼，心肠烦痛疽而溏，痿厥嗜卧体怠惰，足下热痛皆骨厥。

心包少气原多血，是动则病手心热，肘臂挛急腋下肿，甚则胸胁支满结，心中澹澹或大动，喜笑目黄面赤色。所生病者为烦心，心痛掌中热之疾。

三焦少血还多气，是动耳鸣喉肿痹。所生病者汗自出，耳后痛兼目锐眦，肩臑肘臂外眦疼，小指次指亦如废。

胆经多气而少血，是动口若善太息，心胁疼痛难转移，面尘足热体无泽。所生头痛连锐眦，缺盆肿痛并两腋，马刀挟瘿生两旁，汗出振寒痎①疟疾，胸胁髀膝至骭骨，绝骨踝痛及诸节。

肝经血多气少方，是动腰疼俯仰难，男疝女人少腹肿，面尘脱色及咽干。所生病者为腰满，呕吐洞泄小便难，或时遗溺并狐疝，临症还须仔细看。机按：经言十二经是动及所生诸病，虚则补之，实则泻之，热则疾之，寒则留之，陷下则灸之，不盛不虚以经取之。盛者，寸口大三倍于人迎；虚者，寸口反小于人迎也。兹集切脉观色数条于前，继集诸经病症数条于后，盖欲学者备举兼尽，庶不陷于一偏，免致杀人于无知

识，阴谴之报，或可以少逭也。

十二经井荥俞经合歌

少商鱼际与太渊，经渠尺泽肺相连，商阳二三间合谷，阳溪曲池大肠牵，少冲少府属于心，神门灵道少海寻，少泽前谷后溪腕，阳谷小海小肠经，大敦行间太冲看，中封曲泉属于肝，窍阴侠溪临泣胆，丘墟阳辅阳陵泉，隐白大都太白脾，商丘阴陵切要知，涌泉然谷太溪穴，复溜阴谷肾之经，厉兑内庭陷谷胃，冲阳解溪三里随，至阴通谷束京骨，昆仑委中是膀胱，中冲劳宫心包络，大陵间使曲泽传，关冲液门中渚穴，阳池支沟天井源，此是三焦经穴俞，号曰流注五行全。

禁针穴歌

禁针穴道要先明，脑户囟会及神庭，络却玉枕角孙穴，颅息承泣随承灵，神道灵台膻中忌，水分神阙并会阴，横骨气冲手五里，箕门承筋并青灵，更加臂上三阳络，二十二穴不可针②。孕妇不宜针合谷，三阴交内亦同伦，石门针灸应须忌，女子终身无妊娠，外有云门并鸠尾，缺盆客主人莫深，肩井针③时令闷倒，三里急补命还平。

禁灸穴歌

禁灸之穴四十五④，承光哑门并风府，天柱素髎临泣上，睛明攒竹迎香数，禾髎颧髎丝竹空，头维下关与脊中，肩贞心俞白环俞，天牖人迎共乳中，周荣渊液并鸠尾，腹哀少商鱼际同，经渠天府中冲位，阳关阳池

---

① 痎(jie)：同"疥"。泛指疟疾。
② 更加臂上三阳络，二十二穴不可针：《类经》作："乳中上臂三阳络，二十三穴不可针。"
③ 针：《类经》作"深"。
④ 禁灸之穴四十五：《类经》作："禁灸之穴四十七"。多隐白穴，少脑户、耳门、瘈脉三穴。

地五会，隐白漏谷阴陵泉，条口犊鼻并阴市，伏兔髀关及委中，殷门申脉承扶忌。

重解"虚则补之"四句

机按：《难经》所解，义犹未悉，且举心言之：经文虚实字，指虚邪、实邪言，非心之虚实也。假如从心之后来者为虚邪，虚邪伤心当补，然心之后肝，肝为心之母也。从心之前来者为实邪，实邪伤心当泻，然心之前脾，脾为心之子也。举此以例，从心所胜来者为微邪。微邪，金也。微邪伤心亦当补。从心所不胜来者为贼邪。贼邪，水也，贼邪伤心亦当泻。可见肝肺同一虚邪而当补，脾肾同一实邪而当泻。至于心之正邪，火也，心病于火，乃本经自病，既非他经之虚邪来伤，亦非他经之实邪来袭，是以不须补泻他经，只就本经之虚实以补泻也，故曰：不虚不实，以经取之。不虚不实，亦指虚邪、实邪言。如此分解，其义方尽。可将此连前后数篇观之，则可见矣。

外科理例

外科理例前序

外科者，以其痈疽疮疡皆见于外，故以外科名之。然外科必本于内。知乎内，以求乎外，其如视诸掌乎。经曰：膏粱之变，足生大丁，由膏粱蕴毒于内而生也。又曰，荣气不从，逆于肉理，乃生痈肿，是痈肿由荣气逆于肉理之内而生也。有诸中，然后形诸外。治外遗内，所谓不揣其本而齐其末，殆必己误于人，己尚不知；人误于己，人亦不悟。呜呼！己虽不知，天必知之；人虽不悟，神必识之。异日明受天责，阴获神谴，不在于身，则在于子孙矣。予于是惧，因辑此书，名曰《外科理例》。盖其中古人所论治，尤非埋也。学者能仿其例而推广之于焉，而求古人不言之妙旨，庶几小不误己，大不误人，抑亦有补于将来矣。辑已成编，复得新甫薛先生《心法》、《发挥》①读之，观其论治，亦皆一本于理，而予窃喜暗与之合。于是复采其说参于其中，庶得以为全书，而学者无复有遗憾矣。是为序。

嘉靖辛卯冬十一月长至日祁门汪机识

---

① 新甫薛先生：即明医家薛己。薛己，字新甫，《心法》、《发挥》即所著的《外科心法》七卷、《外科发挥》八卷。

外科理例序

　　夫天下之事，莫不有理。然有正、有偏、有常、有变，不可以概视也。譬之兵焉，声罪致讨者，正也；潜师掠境者，偏也。常则按图布阵而守据险凭高之法；变则隐显出没而有鬼神不测之机。夫医之道，亦犹是焉。故望气听声，审症切脉，乃医理之正；执方治病，依分处剂，乃医学之偏。按脉辨症，审时制方，分经络，别表里，此医之处乎常也。或凭脉而不凭症，或凭症而不凭脉，或因情性而处方，或因形质而用药，此医之达乎变也。然正可守而偏可矫，常可学而变难穷，医岂可以易言哉！何今之业外科者，惟视外之形症，疮之肿溃，而不察其脉理虚实之殊，经络表里之异，欲其药全而无误也，难矣。先生深为之惜，故辑此书，名曰《外科理例》。盖以其正、偏、常、变之用，各有其例，而莫不同归于一理。学者诚能因是而求其未书之旨，扩其未言之妙，则其临病用药，必求诸理，而不至孟浪以杀人矣。此先生作书之意也。

嘉靖丁酉孟春朔旦新安祁门石墅陈桷书

题　　辞[①]

　　先生姓汪氏，名机，字省之，别号石山，世居徽祁之朴墅。早岁习举，补邑庠弟子员。性至孝，因思事亲者不可不知医，复精于医，赖以存活者众，镜山李先生别传详矣。所著有《素问抄》《本草会编》《脉诀刊误》《推求师意》《伤寒选录》《外科理例》《运气易览》《痘治理辨》《石山医案》《针灸问对》诸书若干卷行于世。先生生天顺癸未九月十六日酉时，殁嘉靖己亥十二月初四日戌时。

嘉靖辛丑五月朔旦桷续题

---

① 题辞：原本无，编者加。

目 录

卷一……………………………（355）
- 痈疽脉一……………………（356）
- 七恶五善二…………………（356）
- 诸恶疮五逆三①……………（356）
- 定痈死地分四………………（356）
- 背上九处不可病痈五………（356）
- 痈发有不可治六……………（356）
- 发背治之难易七……………（357）
- 占色候生死八………………（357）
- 痈之源有五九………………（357）
- 生痈所感不同十……………（357）
- 肺肝肾痈症十一……………（358）
- 痈生原于藏府十二…………（358）
- 辨藏府内疽十三……………（358）
- 明疮疡本末十四……………（358）
- 阴滞于阳为疽阳滞于阴为痈十五……………………………（359）
- 疮疽分三治② 十六 …………（359）
- 疮肿分浅深十七……………（359）
- 辨痈与疽治法十八…………（359）
- 疮名有三曰疖曰痈曰疽③ 十九……（360）
- 辨痈疽疖疬二十……………（360）
- 辨瘤二十一…………………（360）
- 疮疽分虚实用药二十二……（360）
- 治疮须分补泻二十三………（361）
- 男女痈疽治法不同二十四…（361）
- 小儿疮疽二十五……………（361）
- 痈疽当分经络二十六………（361）
- 论内消二十七………………（361）
- 内托二十八…………………（361）
- 肿疡二十九…………………（362）
- 溃疡三十……………………（362）
- 外施贴药三十一……………（362）
- 疮疡作渴三十二……………（362）
- 疮疡呕逆三十三……………（363）
- 疮肿寒热用药法三十四……（363）
- 疮疡面赤不得攻下三十五…（363）
- 论疮疡发寒热或汗三十六…（363）
- 论疽疾咽喉口舌生疮三十七……（364）
- 论疮疡食肉三十八…………（364）
- 论气血喜香恶臭三十九……（364）
- 论脓四十……………………（364）
- 论痈疽脓成十死一生四十一……（364）
- 论恶肉四十二………………（365）
- 论蚀脓四十三………………（365）
- 生肌止痛四十四……………（365）
- 论瘘并治法四十五…………（366）
- 论附子饼附豆豉饼四十六…（366）
- 论隔蒜灸四十七……………（366）
- 灸法总论四十八……………（366）
- 竹马灸四十九………………（367）
- 论灸刺分经络五十…………（367）
- 针法总论五十一……………（368）
- 论蜞针五十二………………（369）
- 论金银花酒五十三…………（369）
- 论槐花酒五十四……………（369）
- 八味丸治验五十五…………（369）

卷二……………………………（371）
- 论十六味流气饮五十六……（371）
- 论十宣散五十七……………（371）
- 论内托散五十八……………（371）
- 论神仙追毒丸五十九………（371）

---

① 诸恶疮五逆：原本作"五逆"，今据正文标题改。
② 疮疽分三治：原作"痈疽分三治"今据正文标题改。
③ 曰疖曰痈曰疽：原本无，今据正文标题补。

论独圣散六十……………………（372）
论柞木饮子六十一………………（372）
论阿胶饮子六十二 …………（32）
论六味车螯散六十三……………（372）
论飞龙夺命丹六十四……………（372）
论加味十全汤六十五……………（372）
论五香汤六十六…………………（373）
论防风通圣散六十七……………（373）
论大黄六十八……………………（373）
论白蜡六十九……………………（373）
论蓖麻子七十……………………（373）
论流气饮、十宣散七十一 ……（373）
论败毒散、流气饮七十二……（374）
蜡矾丸七十三……………………（374）
汗之则疮已七十四………………（374）
论须针决七十五…………………（375）
论痛七十六………………………（375）
论痈疽虚实七十七………………（375）
论附骨疽七十八…………………（376）
论疮疽所致之由七十九…………（376）
论痈可治不可治八十……………（376）
肿疡八十一………………………（376）
溃疡八十二………………………（377）
溃疡作痛八十三…………………（377）
溃疡发热八十四…………………（378）
论寒热八十五……………………（378）
七情所伤八十六…………………（379）
论精血八十七……………………（379）
论水肿八十八……………………（379）
论妇人病八十九…………………（379）
论妇人热劳九十…………………（379）
自汗忌利小便九十一……………（380）
论下血九十二……………………（380）
论血崩九十三……………………（380）
论治病不可责效太速九十四……（380）
论寡妇病九十五…………………（380）
论痿与柔风脚气相类九十六……（380）
论病犯不治九十七………………（380）
论脚气九十八……………………（380）
论表虚及小便多少附肺痈 肺痿九十九
………………………………（381）
卷三………………………………（382）
头面赤肿一百……………………（382）
瘰疬一百零一……………………（384）
流注一百零二……………………（391）
悬痈一百零三……………………（393）
囊痈附妇人隐内疮一百零四……（394）
下疳一百零五……………………（396）
卷四………………………………（397）
便毒一百零六……………………（397）
乳痈 一百零七…………………（398）
腹痈一百零八……………………（401）
疔疮一百零九……………………（401）
痔漏一百一十……………………（403）
鬓疽一百一十一…………………（406）
胁疽一百一十二…………………（407）
胸疡一百一十三…………………（408）
脑疽一百一十四…………………（408）
卷五………………………………（412）
臂疽一百一十五…………………（412）
背疽一百一十六…………………（414）
臀痈一百一十七…………………（419）
腰疽一百一十八…………………（426）
卷六………………………………（428）
脱疽一百一十九…………………（429）
面疮一百二十……………………（430）
口齿一百二十一…………………（430）
口舌疮一百二十二………………（430）
咽喉 一百二十三………………（431）
诸哽一百二十四…………………（433）
伤损脉法附破伤风一百二十五
………………………………（433）
跌仆附坠马压研一百二十六……（434）
杖疮血热作痛一百二十七………（434）
火疮一百二十八…………………（435）
漆疮一百二十九…………………（435）

卷七 ································· （356）
  天疱疮一百三十 ············· （436）
  杨梅疮一百三十一 ··········· （436）
  斑疹一百三十二附小儿丹毒、痘后毒 ··· （437）
  肠痈一百三十三 ············· （438）
  肺痈肺痿一百三十四 ········· （440）
  胃脘痈一百三十五 ··········· （442）
  脑疽一百三十六 ············· （442）
  肺疽一百三十七 ············· （442）
  蛔疽一百三十八 ············· （442）
  脊疽一百三十九 ············· （442）
  肾疽一百四十 ··············· （442）
  鬼击一百四十一 ············· （443）
  历节风一百四十二 ··········· （443）
  疥疥一百四十三 ············· （443）
  诸虫伤一百四十四附大蚊伤 ········· （446）
  误吞水蛭一百四十五 ········· （446）
  虫入耳一百四十六 ··········· （446）
  血风疮　附阴疮　阴肿　阴挺　附麦饭石膏
  一百四十七 ················· （447）

补遗 ································· （449）
  痈疖一百四十八 ············· （449）
  发背及诸痈毒一百四十九 ····· （449）
  发背欲死一百五十 ··········· （449）
  石痈坚如石不作脓者一百五十一 ·····
  ······························· （449）
  乳硬欲结脓一百五十二 ······· （449）
  痈疖欲愈必痒又治肾藏湿痒一百五十三
  ······························· （449）
  刀伤磕损血不止一百五十四 ··· （450）

外科理例附方 ····················· （451）
  托里温中汤一 ··············· （451）
  六君子汤二 ················· （451）
  内疏黄连汤三 ··············· （451）
  十宣散四 ··················· （451）
  小柴胡汤五 ················· （451）
  防风通圣散六 ··············· （451）
  荆防败毒散七 ··············· （451）
  黄连解毒汤八 ··············· （451）
  四物汤九 ··················· （452）
  大黄牡丹汤十 ··············· （452）
  隔蒜灸法十一 ··············· （452）
  清凉饮十二 ················· （452）
  十全大补汤十三 ············· （452）
  八珍汤十四 ················· （452）
  加味十全大补汤十五 ········· （452）
  补中益气汤十六 ············· （452）
  圣愈汤十七 ················· （452）
  人参养荣汤十八 ············· （452）
  归脾汤十九 ················· （453）
  远志酒二十 ················· （453）
  黄芪建中汤二十一 ··········· （453）
  内补黄芪汤二十二 ··········· （453）
  逍遥散二十三 ··············· （453）
  柏子丸二十四 ··············· （453）
  泽兰汤二十五 ··············· （453）
  连翘消毒散即凉膈散二十六 ······ （453）
  理中汤二十七 ··············· （453）
  二神丸二十八 ··············· （453）
  竹叶黄芪汤二十九 ··········· （453）
  黄芪六一汤三十 ············· （454）
  七味白术散三十一 ··········· （454）
  猪蹄汤三十二 ··············· （454）
  复元活血汤三十三 ··········· （454）
  桃仁承气汤三十四 ··········· （454）
  当归地黄汤三十五 ··········· （454）
  补真丸三十六 ··············· （454）
  玄参升麻汤三十七 ··········· （454）
  犀角升麻汤三十八 ··········· （454）
  清胃散三十九 ··············· （454）
  清咽利膈散四十 ············· （454）
  聪耳益气汤四十一 ··········· （454）
  防风通气汤四十二 ··········· （454）
  豆豉饼四十三 ··············· （454）
  疮科流气饮即流气饮四十四 ······ （455）
  独参汤四十五 ··············· （455）

补肾丸四十六……………………（455）	五积散八十四……………………（458）
地骨皮散四十七…………………（455）	舒筋汤八十五……………………（458）
金钥匙四十八……………………（455）	四生丸八十六……………………（459）
必效散四十九……………………（455）	大防风汤八十七…………………（459）
散肿溃坚丸五十…………………（455）	芦荟丸八十八……………………（459）
香附饼五十一……………………（455）	当归拈痛汤八十九………………（459）
内塞散五十二……………………（456）	清震汤九十………………………（459）
神效瓜蒌散五十三………………（456）	补肝汤九十一……………………（459）
黄连胡粉散五十四………………（456）	芍药汤九十二……………………（459）
桃仁汤五十五……………………（456）	清燥汤九十三……………………（459）
没药丸五十六……………………（456）	黄连丸九十四……………………（459）
当归丸五十七……………………（456）	黄连消毒散九十五………………（459）
当归散五十八……………………（456）	还少丹九十六……………………（460）
瓜子仁汤五十九…………………（456）	蟠葱散九十七……………………（460）
泻白散六十………………………（456）	胡芦巴丸九十八…………………（460）
神仙活命饮①六十一……………（456）	塌肿汤九十九……………………（460）
蜡矾丸六十二……………………（456）	菖蒲散一百………………………（460）
四君子汤六十三…………………（457）	清心莲子饮一百零一……………（460）
人参败毒散六十四………………（457）	班龙丸一百零二…………………（460）
清咽消毒散六十五………………（457）	滋肾丸一百零三…………………（460）
金黄散六十六……………………（457）	茯兔丸一百零四…………………（460）
龙胆泻肝汤六十七………………（457）	木香饼一百零五…………………（460）
神异膏六十八……………………（457）	没药降圣丹一百零六……………（460）
冲和膏六十九……………………（457）	乳香定痛散一百零七……………（460）
神功散即四生散七十……………（457）	青州白丸子一百零八……………（461）
大连翘饮七十一…………………（457）	失笑散一百零九…………………（461）
通气散七十二……………………（457）	解毒散一百一十…………………（461）
羌活胜湿汤七十三………………（457）	五福化毒丹一百一十一…………（461）
附子八物汤七十四………………（458）	连翘丸一百一十二………………（461）
加减小续命汤七十五……………（458）	当归饮子一百一十三……………（461）
独活寄生汤七十六………………（458）	葛根橘皮汤一百一十四…………（461）
五香连翘汤七十七………………（458）	龙胆丸一百一十五………………（461）
八风散七十八……………………（458）	地黄清肺饮一百一十六…………（461）
人参荆芥散七十九………………（458）	化䗪丸一百一十七………………（461）
消风散八十………………………（458）	大芦荟丸一百一十八……………（461）
何首乌散八十一…………………（458）	六味地黄丸一百一十九…………（461）
神效当归膏八十二………………（458）	
乳香定痛丸八十三………………（458）	① 神仙活命饮：又名仙方活命饮，正文中多用此名。

槐花酒一百二十……………（462）	代针膏一百五十八……………（465）
黄连消毒饮一百二十一………（462）	托里荣卫汤一百五十九………（466）
紫金锭一百二十二……………（462）	定痛托里散一百六十…………（466）
玉真散一百二十三……………（462）	内托黄芪汤一百六十一………（466）
夺命丹又名蟾酥丸一百二十四……（462）	当归补血汤一百六十三………（466）
茯苓丸一百二十五……………（462）	玉露散一百六十三……………（466）
控涎丹一百二十六……………（462）	加味小柴胡汤一百六十四……（466）
制甘草法一百二十七…………（462）	清心汤一百六十六……………（466）
五苓散一百二十八……………（462）	破棺丹一百六十六……………（466）
忍冬酒一百二十九……………（462）	箍药一百六十七………………（466）
回阳玉龙膏一百三十…………（462）	乌金膏一百六十八……………（466）
蛇床子散一百三十一…………（463）	援生膏一百六十九……………（466）
人参平肺散一百三十二………（463）	神效托里散一百七十…………（467）
如圣柘黄丸一百三十三………（463）	托里温经汤一百七十一………（467）
万金散一百三十四……………（463）	五利大黄汤一百七十二………（467）
猬皮丸一百三十五……………（463）	栀子仁汤一百七十三…………（467）
苦参丸一百三十六……………（463）	葛根牛蒡子汤一百七十四……（467）
秦艽苍术汤一百三十七………（463）	普济消毒饮一百七十五………（467）
卷柏散一百三十八……………（463）	内托羌活汤一百七十六………（467）
寒水石散一百三十九…………（463）	内托黄芪酒煎汤一百七十七……（467）
内托羌活汤一百四十…………（463）	附子饼一百七十八……………（467）
白芷升麻汤一百四十一………（463）	二陈汤一百七十九……………（467）
内托黄芪柴胡汤一百四十二……（463）	火龙膏一百八十………………（467）
内托升麻汤一百四十三………（463）	半夏左经汤一百八十一………（467）
升麻牛蒡子散一百四十四……（464）	大黄左经汤一百八十二………（468）
黄芪人参汤一百四十五………（464）	加味败毒散一百八十三………（468）
雄黄解毒散一百四十六………（464）	导滞通经汤一百八十四………（468）
玉粉散一百四十七……………（464）	附子六物汤一百八十五………（468）
千两金丸一百四十八…………（464）	八味丸一百八十六……………（468）
破关丹一百四十九……………（464）	交加散一百八十七……………（468）
如圣黑丸子一百五十…………（464）	槟榔散一百八十八……………（468）
如圣丸一百五十一……………（465）	麻黄左经汤一百八十九………（468）
四七汤一百五十二……………（465）	加味四斤丸一百九十…………（468）
玉烛散一百五十三……………（465）	局方换腿丸一百九十一………（468）
神效活络丹一百五十四………（465）	三因胜骏丸一百九十二………（469）
内托复煎散一百五十五………（465）	神应养真丸一百九十三………（469）
托里消毒散一百五十六………（465）	开结导引丸一百九十四………（469）
托里散一百五十七……………（465）	青龙汤一百九十五……………（469）

葶苈大枣泻肺汤一百九十六……（469）
升麻汤一百九十七……………（469）
参苏饮一百九十八……………（469）
桔梗汤一百九十九……………（469）
排脓散二百………………………（469）
四顺散二百零一………………（470）
二百零二葶苈散………………（470）
钟乳粉散二百零三……………（470）
紫菀草汤二百零四……………（470）
人参五味子汤二百零五………（470）
宁肺汤二百零六………………（470）
知母茯苓汤二百零七…………（470）
人参养肺汤二百零八…………（470）
栀子仁汤二百零九……………（470）
甘桔汤二百一十………………（470）
加味理中汤二百一十一………（471）
大黄汤二百一十二……………（471）
牡丹皮散二百一十三…………（471）
梅仁汤二百一十四……………（471）
薏苡仁汤二百一十五…………（471）
云母膏二百一十六……………（471）
神仙太乙膏二百一十七………（471）
排脓散二百一十八……………（472）
射干连翘散二百一十九………（472）
薄荷丹二百二十………………（472）
益气养荣汤二百二十一………（472）
针头散二百二十二……………（472）
如神散二百二十三……………（472）
当归龙会丸二百二十四………（472）
分心气饮二百二十五…………（472）
生地黄丸二百二十六…………（473）
遇仙无比丸二百二十七………（473）
三品锭子二百二十八…………（473）
益元散二百二十九……………（473）
治血分椒仁丸二百三十………（473）

治水分葶苈丸二百三十一……（473）
托里养荣汤二百三十二………（473）
琥珀膏二百三十三……………（474）
方脉流气饮二百三十四………（474）
加减八味丸二百三十五………（474）
香砂六君子汤二百三十六……（474）
金不换正气散二百三十七……（474）
清咽利膈汤二百三十八………（474）
刺少商穴法二百三十九………（474）
承气汤二百四十………………（474）
人参固本丸二百四十一………（474）
消毒犀角饮子二百四十二……（475）
解毒防风汤二百四十三………（475）
砭法二百四十四………………（475）
草薢汤二百四十五……………（475）
双解散二百四十六……………（475）
八正散二百四十七……………（475）
导水丸二百四十八……………（475）
托里当归汤二百四十九………（475）
加减龙胆泻肝汤二百五十……（475）
胃苓饮二百五十一……………（475）
当归郁李仁汤二百五十二……（475）
秦艽防风汤二百五十三………（476）
加味四君子汤二百五十四……（476）
除湿和血汤二百五十五………（476）
槐花散二百五十六……………（476）
参苓白术散二百五十七………（476）
小乌沉汤二百五十八…………（476）
枳壳散二百五十九……………（476）
芎归汤二百六十………………（476）
如神千金方二百六十一………（476）
水澄膏二百六十二……………（476）
枯药二百六十三………………（476）
连翘饮子二百六十四…………（476）
复元通气散二百六十五………（476）

卷 一

新安祁门朴里汪机省之编辑
同邑石墅门生陈桷惟宜校正

痈疽脉一

浮　主表症。浮数之脉，应发热不发热，反恶寒，痛疽也。

洪　主血实积热。肿疡洪大，则疮势进，脓未成，宜下。溃脓后洪大难治，若自利不可救。

滑　主热，主虚。脓未溃者宜内消，脓溃后宜托里。所谓始为热，终为虚也。

数　主热。仲景曰：数脉不时见，生恶疮。① 又曰：肺脉俱数，则生疮。诸疮脉洪数，里欲有脓结也。

散　肿溃后，烦满尚未全退，其脉洪滑麄② 散，难治，以正气虚，邪气实也。又曰：肢体沉重，肺脉大则毙，谓浮散也。

芤　主血虚。脓溃后见之，易治。

牢　按之实大而弦，且沉且浮，而有坚实之意。瘰疬结核得之，不可内消。

实　久病虚人，得此最忌。疮疽得此，宜急下之，以邪气与藏府俱实故也。

弦　浮弦不时见，为饮为痛，主寒主虚。弦洪相搏，外紧内热，欲发疮疽。

紧　主痛疮肿。得之气血沉涩。

涩　主气涩血虚。脓溃后得之，无妨。

短　诸病脉短，难治。疮肿脉短，真气短也。

细　主亡阳，阳气衰也。疮肿脉来细而沉，时直者，里虚欲变症也。

微　主虚。真气复者生，邪气胜者危。疮肿溃后，脉微而匀，当自差。

迟　痼疾得之则善，新病得之主血气虚惫，疮肿溃后得之自痊。

缓　疮肿溃后，其脉涩迟缓者，皆易愈。

沉　水气得之则逆，疮肿得之邪气深。

虚　脉虚，血虚。血虚生寒，阳气不足也。疮肿得之，宜托里和气养血也。

软　疮肿得之，补虚排脓托里。

弱　主气血俱虚，形精不足。大抵疮家沉迟软弱，皆宜托里。

促　主热蓄于里，下之则和。疮肿脉促，亦急下之。

代　诸病见之不祥。疮肿脉促结，难治。况代脉乎？

动　动于阳，阳虚发厥；动于阴，阴虚发热。

治疮脉诀

身重脉缓，湿盛除湿。身热脉大，心燥热，发肿，乍来乍去，除热。诸痛眩晕，动摇脉弦，去风。脉涩气滞，燥渴亡津液，脉涩，泻气补血。寒胜则浮，食不入，便溺多，恶

---

① 数脉不时见，生恶疮：《伤寒论·辨脉法》作"数脉不时，则生恶疮也"。

② 麄：同"粗"。

寒,脉紧细,泻寒水。数脉不时见,当生恶疮。诸浮数脉应发热,反洒淅恶寒,若有痛处,当发痈疽。脉滑而数,滑则为实,数则为热。滑则为荣,数则为卫。荣卫相逢,则结为痈。热之所过,则为痈脓。

机按:今之疡医多不诊脉,惟视疮形以施治法。盖疮有表里虚实之殊,兼有风寒暑湿之变,自非脉以别之,安得而察识乎?东垣云:疮疡凭脉。此之谓也。因详列其脉之所主,揭之于首,学者宜加意焉。

七恶五善二

医疮概举七恶五善,此特谓肠胃之内,藏府① 疮疽之证也。发背脑疽,另有善恶,载之于后。

七恶者:烦躁时嗽,腹痛渴甚,或泄利无度,或小便如淋,一恶也;脓血既泄,肿焮尤甚,脓色败臭,痛不可近,二恶也;目视不正,黑睛紧小,白睛青赤,瞳子上看,三恶也;喘粗短气,恍惚嗜卧,四恶也;肩背不便,四肢沉重,五恶也;不能下食,服药而呕,食不知味,六恶也;声嘶色败,唇鼻青赤,面目四肢浮肿,七恶也。

五善者:动息自宁,饮食知味,一善;便利调匀,二善;脓溃肿消,水鲜不臭,三善;神彩精明,语声清亮,四善;体气平和,五善。

五善之中,乍见一二善证,疮亦回也。七恶之内,忽见一二恶证,宜深惧之。又有证合七恶,皮急紧而知善;又或证合五善,皮缓虚而知恶,此又在人详审。大抵虚中见恶证者不可救,实证无恶候者自愈。脓溃后尚烦疼,脉洪滑粗散者难治,微涩迟缓者易痊。

诸恶疮五逆三

白睛青黑眼小,服药而呕,腹痛渴甚,肩项中不便,声嘶色脱,是为五逆。其余热、渴、利、呕,盖毒气入里,藏府之伤也。

机按:已上不治,皆五藏气已绝。

定痈死地分四

一伏兔,二腓腨,三背,四五藏俞,五项,六脑,七髭②,八髯③,九颐。

背上九处不可病痈五

第一,入发际为玉枕,亦为舌本。第二,颈项节。第三,椎为崇骨。第四,大椎为五藏。第五,脊骨两边肺俞穴。第六,夹脊两边。脾俞及肝俞。第七,脊骨两边肾俞二穴。第八,后心鸠尾。第九,鸠尾骨穴。

附:正面五处,不可患痈。

第一,喉骨为垂膺。第二,当胸为神舍。第三,心鸠尾。第四,当两乳穴。第五,脐下二寸为肠屈间。

附:侧面三处,不可患痈。

耳下近耳后牙车尖央陷中,为喉脉一穴。当膊下一穴为肩骨。承山上三寸一穴腨肠。

痈发有不可治六

脑上诸阳所会穴,则髓出。颈项近咽喉,一有所碍,药食莫进。肾俞与肾相抵,

---

① 藏府:藏通脏,府通腑。藏府即脏腑。后同。
② 髭:音赀。《说文》:口上须也。
③ 髯:同髯。

乃命之所系穴,则透空。此三处有疽并难治。

发背透膜者不治。此言肝俞已上。未溃肉陷,面青唇黑,便瘀者死。此言藏坏便瘀血。右颐后一寸三分,毒锐者不治。溃喉者不治。阴入腹者不治,入囊者死。鬓深及寸余者不治。病疮,腰背强急瘈疭者,皆不治。

发背治之难易七

疽发背上,以两手上搭着者,谓之左右搭,头多如蜂巢者,易治;以两手下搭着者,谓之腰疽,亦易治;以两手上下俱搭不着者,谓之发背,此证最重。

大抵已上所言地分,皆脉络所会,内系藏府。患者得而早言,医者审证,按法治之,皆为不死;设不早治,治不对证,虽发于不死地分,恐亦致死也。

占色候生死八

病人目中赤脉,从上下贯瞳仁,一脉一年死,二脉二年死。若脉下者,疗之差。面上忽多赤,贯上下,如脂赤色,从额上下至鼻;黑色出额上,大如指,反连鼻上至肩,又有赤色垂,并为死候。

机按:赤脉属火,瞳仁属水,赤脉贯瞳,火反乘水;面属阳,阳部赤色,阳胜阴微;额上黑色,阳微阴胜,故多危也。

痈之源有五九

天行一,瘦弱气滞二,怒气三,肾气虚四,服法酒食炙煿服丹药热毒五。

盖治痈疽不可一概视为热,其治难易,当自一而至五动。

生痈所感不同十

膏粱之变,足生大丁,受如持虚。膏粱厚味,热毒内积,其变多生大疽。受毒部分,其毒从虚处受之。大丁,大疽也,以其根深在内也。此言疽因厚味内热为变而生。

阳气者,精则养神,柔则养筋。开合不得,寒气从之,乃生大偻。陷脉为瘘,留连肉腠。

人身阳气,其精微以养神,其柔和以养筋。阳气在身表,开合失宜,在外寒气从而袭之。如袭其筋络,则筋络拘急为偻俯;如陷入经脉,则经脉凝瘀为疡瘘,留连分肉节腠间,不易散矣。此言疡瘘因阳气开合失宜,外寒袭陷,经脉凝瘀而生。

营气不从,逆于肉理,乃生痈肿。营生血,营气流行失宜,不从其道,阻逆于肉理,则血郁热,聚而为痈肿。此言痈肿因营气失宜,逆于肉理,血郁热聚而生。

三阳为病,发寒热,下为痈肿。

三阳,手阳明大肠、太阳小肠、足太阳膀胱。其三阳为病,在上发寒热,在下为痈肿。此言痈肿在下,从三阳而生,当视三阳脉而辨。

东方之域,鱼盐之地,其民食鱼嗜咸,安其处,美其食。鱼热中,盐胜血,故其民黑色疏理,其病为痈疡。此言痈疽,因土地濒海,食鱼嗜咸,安居不劳,美味不节,鱼热中,盐胜血而生。

诸痈肿,筋挛骨痛,此寒气之肿,八风之变也。

经曰:寒伤形,形伤肿。八风,八方之风。《灵枢》云:东南方来名弱风,伤人也在肌。西南来名谋风,伤人也在肉。东方来名婴儿风,伤人也在筋。北方来名大刚风,伤人也在骨。此寒气之肿,八风之变,而为痈肿，筋挛骨痛。此言痈疽，因四方寒气，八风过伤而生。

肾移寒于脾，痈肿少气。

夫肾伤于寒，转移于脾。脾主肉。分肉之间，卫气行处。肾寒复传脾，则分肉寒而卫气凝，故肾结为痈肿，肉结血伤而少气。此言痈肿，因肾寒传脾而生。

脾移寒于肝，痈肿筋挛。

脾主肉，肝主筋，肉温则筋舒。今脾传寒于肝，故肉寒则卫气结聚为痈肿，筋寒则急为筋挛。此言痈肿，因脾寒传肝而生。

肝满，肺满，肾满，皆实，则为肝肺肾痈。

满实，脉气满实也。以藏气邪盛满实，故脉气如是。

此言肝肺肾痈，因藏气邪盛满实而生，当视脉气满实而辨。

肺肝肾痈症十一

肺痈主胠① 满。肺藏气而外主息，其脉支别者，从肺系横出腋下，故喘而两胠满。此言肺痈所见症。

肝痈主小便。肝主惊，肝脉循股入毛中，环阴器抵少腹，直上贯肝膈，布胁肋，故两胠满。两胠满，卧则惊，不得小便。此言肝痈所见证。

肾痈主少腹满。此言肾痈所见证。

痈生原于藏府十二

五藏菀熟，痈发六府。

菀，积也。熟，热也。五藏积热，六府受之，阳热相薄，热之所过，则为痈也。此言五藏积热，六府受之而生。

六府不和，留结为痈。

六府属阳而主气，肌肉上为阳脉。邪气游于六府，则肌肉上之脉不和；邪气停留

肌肤，结聚为痈肿矣。此言六府受邪而生。

辨藏府内疮十三

中府隐隐痛者，肺疽；其上肉微起者，肺痈。

巨阙隐隐痛者，心疽；其上肉微起者，心痈。

期门隐隐痛者，肝疽；其上肉微起者，肝痈。

章门隐隐痛者，脾疽；其上肉微起者，脾痈。

京门隐隐痛者，肾疽；其上肉微起者，肾痈。

中脘隐隐痛者，胃疽；其上肉微起者，胃痈。

天枢隐隐痛，大肠疽；其上肉微起，大肠痈。

丹田隐隐痛，三焦疽；其上肉微起，三焦痈。

关元隐隐痛，小肠疽；其上肉微起，小肠痈。

明疮疡本末十四

今富贵之人，饮食肥浓，日久太过。其气味俱厚之物，乃阳中之阳，不能走空窍，先行阳道，反行阴道，逆于肉理，则湿气大胜。子土能令母火实，火乃太旺。热湿既盛，必来克肾；若杂以不顺，必损其真水。肾既受邪，积久水乏，水乏则从湿热之化而上行，其疮多出背出脑，此为大丁之最重也。若毒气行于肺或脾胃之部分，毒之次也。若出于他经，又其次也。湿热之毒所止处，无不溃烂。故经言膏粱之变，足生大丁，受如持虚。如持虚器以授物，物无不

---

① 胠：(音 qū 区)，腋下。

阴滞于阳为疽阳滞于阴为痈十五

痈疽因阴阳相滞而生。盖气，阳也。血，阴也。血行脉内，气行脉外，相并周流。寒与湿搏之，则凝泣行迟为不及；热与火搏之，则沸腾行速为太过。气得邪而郁，则津液稠粘，为痰为饮，积久渗入脉中，血为之浊，此阴滞于阳也。血得邪而郁，隧道阻隔，或溢或结，积久渗出脉外，气为之乱，此阳滞于阴也。病皆由此，不特痈疽。阳滞于阴，谓阳盛而滞其阴，脉则浮洪弦数；阴滞于阳，谓阴弱而滞其阳，脉则沉弱细涩。阳滞以寒治之，阴滞以热治之。

疮疽分三治十六

疮疡者，火之属，须分内外以治其本。经曰：膏粱之变，足生大丁。其源在里，发于表也。受如持虚，言内结而发诸外，皆是从虚而出也。假如太阳经虚，从鬓而出。阳明经虚，从髭而出。督脉经虚，从脑而出。经曰：地之湿气，感则害人皮肉筋脉，其源在外，盛则内行也。若脉沉实，当先疏内以绝其源。若脉浮大，当先托里以防邪气侵内。又有内外之中者，邪气至盛，遏绝经络，故发痈肿。经曰：营气不从，逆于肉理，乃生痈肿是也。此因失托里、失疏通及失和荣卫而然也。治疮大要，须明托里、疏通、行荣卫三法。托里者，治其外之内也。疏通者，治其内之外也。行荣卫者，治其中也。内之外者，其脉沉实，发热烦躁，外无㶏赤，痛深在内，邪气沉于里也，故先疏通以绝其源，如内疏黄连汤是也。外之内者，其脉浮数，㶏肿在外，形证外显，恐邪气极则内行，或汗或先托里，以防入内，如荆防败毒散、内托复煎散是也。内外之中者，外无㶏恶之气，内则藏府宣通，知其在经，当和荣卫，如当归黄芪汤、东垣白芷升麻汤是也。用此三法，虽未痊差，必无变证，亦可使邪气峻减而易痊也。其汗下和之间，又有外治之次第，详见天容穴疗疮条。

疮肿分浅深十七

疮疽有三种。高而软者发于血脉，肿下而坚者发于筋骨，皮肉色不辨者发于骨髓。又曰：以手按摇疮肿，根牢而大者深也，根小而浮者浅也。又验：初生疮时，便觉壮热，恶寒，拘急，头痛，精神不宁，烦躁饮冷，疮疽必深也。若起居平和，饮食如故，其疮浮浅也。恶疮初生，其头如粟，微似有痛痒，误触破之，即㶏展有深意。酌其深浅，浮则表之，深则疏之。

辨痈与疽治法十八

《精要》①云：始患高肿五七日勿平陷者，是攻内之候，以托里散、内补汤填补藏府令实，最怕透膜。透膜者，十无一生。

丹溪曰：痈之邪浅，其稽留壅遏，独在经脉之中而专于外，故初发时，身表便热，患处便如枕如盆。高肿痛甚者，纵欲下陷，缘正气内固不肯受，故或便秘、或发渴、发逆以拒之，是以骨髓终不焦枯，五藏终不损也。疽之邪②，其稽留壅遏，内连五藏而不专攻于外，故身或无热，患处或不肿痛。甚者声嘶色脱，眼黑青小，十指肿黑如墨，多死也。治痈初发，当以洁古法为主。表者

---

① 《精要》：指宋代医家陈自明《外科精要》三卷。
② 疽之邪：疑后脱"深"字。

散之，里者下之，火以灸之，药以敷之，脓未成者必消，已成者速溃。治疽初发，当以涓子法为主。填补藏府令实，勿令下陷之邪延蔓，外以火灸，引邪透出，使有穴归而不乱攻，可转死为生，变凶为吉。今世不分痈疽，一概宣热拔毒，外以五香耗其气，内以大黄竭其血，终不自悟其药之非。惜哉！

疮名有三 曰疖曰痈曰疽 十九

疖者，初生突起，浮赤，无根脚，肿见于皮肤，止阔一二寸，有少疼痛，数日后微软，薄皮剥起，始出青水，后自破脓出，如不破，用䤵针丸。痈者，初生红肿，突起，阔三四寸，发热恶寒，烦渴，或不热，抽掣疼痛，四五日后按之微软。此证毒气浮浅，春夏宜防风败毒散加葱姜枣煎，秋冬去葱姜枣加木香。身半已上，加瓜蒌；身半已下，加射干。又有皮色不变，但肌肉内微痛，甚发热恶寒，烦渴，此证热毒深沉，日久按之，中心微软，脓成，用火烙烙开，以决大脓，宜服托里之药。疽者，初生白粒如粟米，便觉痒痛，触着其痛应心，此疽始发之兆，或误触者，便觉微赤肿痛，三四日后，根脚赤晕展开，浑身壮热微渴，疮上亦热，此疽也。疽上或渐生白粒如黍米，逐个用银篦挑去，勿令见血，或有少血亦不妨，不见血尤妙，却用老皮散付之。五七日，疮头无数如蜂房，脓不肯出，冬用五香连翘汤，夏用黄连羌活散，夏初用防风败毒散加葱枣，秋去之加木香。若形气实，脉洪滑有力，痛肿㷔开，壮热便闭，宜五利大黄汤、复元通气散，选用通利。又有初生白粒，误触后，便觉情思不畅，背重如石，身体烦疼，胸膈痞闷，怕闻食气，此谓外如麻，里如瓜，疽毒深恶，内连府藏。疽顶白粒如椒者数十，间有大如连子蜂房者，指捺有脓不流，时有清水，微肿不突，根脚红晕，渐渐展开，或痒痛，或不痛，

疽不甚热，疮反陷下，如领之皮，渐变黑色，恍惚沉重，脉若虚弱，便用大料参芪归术，浓煎调理。

辨痈疽疖疬二十[1]

疮疡有痈、疽、疖、疬，轻重浅深，或止发于一经，或兼二经者，止当求责于一二经，不可干扰余经也，若东垣用药处方是矣。刻有兼风、兼湿、兼痰、兼气、兼血、兼阴虚等证者，病本不同，治当求责。疮疡郁冒，俗呼昏迷是也，宜汗之则愈。

辨瘤二十一

若发肿都软不痛者，血瘤。虚肿而黄者，水也。发肿日渐增长而不大热，时时牵痛者，气瘤。气结微肿，久而不消，后亦成脓。诸瘰、瘤、疣、赘等，至年衰，皆自内溃。治于壮年，可无后忧。

疮[2]疽分虚实用药二十二

疮疽痛息自宁，饮食知味，脉证俱缓，缓则治本，故可以王道平和之药徐而治之，亦无不愈。若脉实㷔肿，烦躁，寒热，脉证俱实，非硝黄猛烈之剂不能除，投以王道之剂则非也。若疮疡聚肿不溃，溃而脓水清稀，或泄利肠鸣，饮食不入，呕吐无时，或手足并冷，此脉证俱虚，非大补之药不能平，投以硝黄攻伐之剂亦非也。故治其证者，当辨表里虚实，随宜治之，庶得万全。

---

[1] 辨痈疽疖疬二十：原本有文无题，据目录补。
[2] 疮：原本无，据目录及文意补。

治疮须分补泻二十三

东垣云：疮疽受之有内外之别，治之有寒温之异。受之外者，法当托里以温剂，反用寒药，则是皮毛之邪，引入骨髓矣；受之内者，法当疏利以寒剂，反用温剂托里，则是骨髓之病上彻皮毛矣。殆必表里通溃，共通为一疮，助邪为毒，苦楚百倍，轻则危，重则死矣。

男女痈疽治法不同二十四

男妇痈疽，《精要》谓治法无异。丹溪曰：妇人情性执着，比之男子，其难何止十倍，虽有虚证宜补，亦当以执着为虑。向见一妇早寡，善饮啖，形肥伟，性沉毒，年六十六，七月间背疽近正脊，医乃横直裂开取血，杂以五香十宣散，酒饮月余，未尝及其寡居之郁，酒肉之毒，执着之滞，时令之热，竟至平陷，淹延两三月不愈。

小儿疮疽二十五

小儿纯阳多热，心气郁而多疮疽，胎食过而受热毒，犀角散为最，余如常法，大下恐伤其胃。

痈疽当分经络二十六

丹溪曰：六阳、六阴经，有多气少血者，有少气多血者，有多气多血者，不可概论。诸经惟少阳厥阴生痈，理宜预防，以其多气少血。血少肌肉难长，疮久不合，必成死证；或者遽用驱毒利药以伐阴分之血，祸不旋踵。才得肿痛，参之脉症，若有虚弱，便与滋补，气血无亏，可保终吉；若用寻常驱热拔毒及纾气药，虚虚之祸如反掌耳。

一人年三十，左腿外廉红肿；一人年四十，胁下红肿，二人皆不预防，本经少阳血少，孟浪用大黄攻里而死。

一人年六十，左膊外侧一核；一女髀骨中痛，二人亦不预防，本经血少，孟浪用五香十宣散表而死。

按：此分经不致有犯禁坏逆之失。然手少阳、少阴、太阴，足少阳、少阴、太阴，俱多气少血也；手厥阴、太阳，足厥阴、太阳，俱多血少气也；手足阳明，俱多血多气也。

已上病例，不系膏粱丹毒火热之变，因虚劳气郁所致，只宜补形气，调经脉，疮当自消，不待汗下而已也。若不详脉证、经络、受病之异，下之，先犯病禁、经禁，故致失手。

论内消二十七

内消，当审浅深、大小、经络、处所、形脉、虚实。如脑背、腰项、臀臑，皆太阳经，宜黄连羌活。背连胁处为近少阳，宜败毒散。形实脉实者，宜漏芦汤、五利大黄汤等疏利之。气虚，参芪为主；血虚，当归、人参为主，佐以消毒，加以引经。六经分野，各随本经标本、寒温、气血多少，以行补泻。惟少阳一经，治与气血虚同法。凡瓜蒌、射干、山甲、蟾酥、连翘、地丁、鼠粘子、金银花、木鳖之类，皆内消之药。

内托二十八

一凡痈疽或已成，血气虚者，邪气深者，邪气散慢不能突起，亦难溃脓，或破后脓少，或脓清稀，或坚硬不软，或虽得脓而根脚红肿开大，皆气血虚，邪气盛，兼以六淫之邪变生诸症。必用内托，令其毒热出于肌表，则易愈也。内托以补药为主，活血驱邪之药为臣，或以芳香之药行其郁滞，或加温热之药御其风寒。亦有疮疽肿痛，初生一二日，便觉脉沉细而烦闷，藏府弱而皮寒，邪毒猛烈，恍惚不宁，外证沉深者，即当用托里散或增损茯苓汤，及温热之剂以从治之。

或问内托，河间治肿焮于外，根盘不深，形证在表，其脉多浮，病在皮肉，非气盛则必侵于内，急须内托，宜复煎散除湿散郁，使胃气和平；如或未已，再煎半料饮之；如大便秘及烦热，少服黄连汤；如微利及烦热已退，却与复煎散。如此使荣卫俱行，邪气不能内伤。

肿疡二十九

肿疡内外皆壅，宜托里表散为主，如用大黄，宜戒孟浪之非。

溃疡三十

溃疡内外皆虚，宜以补接为主，欲用香燥，宜戒虚虚之失。

外施贴药三十一

外施贴药，正是发表之意。经曰：发表不远热。大凡气得热则散，得冷则凝。庸医敷贴冷药，岂理也哉。一人年五十，嗜酒与煎煿，后左丝竹空忽努出一角，以硝黄脑子盦之致毙。

疮疡作渴三十二

疮疡作渴，不问肿溃，但脉数发热而渴，用竹叶黄芪汤；脉不数，不发热，或脉数无力而渴，或口干，用补中益气汤；若脉数便秘，用清凉饮；尺脉洪大，按之无力而渴，用加减八味丸，若治口燥舌黄，饮水不歇，此丸尤妙。

《精要》曰：口渴与口干不同，不宜用丹药镇坠，祸如反掌，惟桑枝煎五味汤以救阴水，甚妙。

丹溪曰：不言食味起火，怒气生火，房劳激火，吾恐渴亦未易止也。

《精要》曰：疮作渴甚，急与神仙追毒丸取下恶毒，清膻汤、千金漏芦汤、五香连翘汤、六味车螯散、万金散，皆可选用。利后仍渴，却用生津补气药，津液生，气血完，渴自止。

丹溪曰：大渴而与利药，非明示脉证，何以知其当下？后言利后仍渴，却用补药，又不明言脉证，恐是但有大渴必下，下后尚渴，方与补药。古人治未病，如此用药可乎？况渴属上焦，当肿疡时，犹或可用；若溃疡后渴，多因血气之虚，何待利后方议其虚也。

痈疽发渴，乃气血两虚，用参、芪以补气，归、芐①以养血，或忍冬丸、黄芪六一汤。

一人渴后发背未溃，脉数无力，此阴虚火动，用加减八味丸㕮咀二剂，稍缓，次用丸剂而愈。一人脑疽作渴，脉虽洪，按之无力，治以此药不信，自用滋阴等药愈盛，七恶并致而没。

东垣云：论人病疽愈后发渴，多致不救，惟加减八味丸最妙。盖痈疽多因虚而得。疽安而渴者，服此丸则渴止；安而未渴者服此丸，永不发渴；或未疽而先渴者，服此不惟渴止，而疽亦不作。

一贵人疽未安而渴作，一日饮水数升，予用加减八味丸。诸医大笑，云：此能止渴，我辈不复业医矣。皆用木瓜、乌梅、紫苏、参、苓、百药煎等剂而渴愈甚，不得已用此药，三日止。其疾本以肾水枯竭，心火上

① 芐（hù户）：地黄。

炎，是以生渴。此药生水降火为最，患者鉴之。

附子气味劲悍，有回阳之功，命门火衰，非此不补，性虽有毒，但炮制有法，或用甘草、防风同炒，或童便久浸以去其毒，复与地黄等味同用，以制其热、润其燥、缓其急，假其克捷之功，而驾驭其慓悍之势，则虽久服亦无害也。观东垣八味丸论，则较然矣。

《精要》曰：疽向安后发渴，与加减八味丸。

丹溪曰：夫当此时，气血两虚，当用参、芪补气，归、芎补血，渴当自止，何必泽泻、茯苓，佐以肉桂以导水耶？若忍冬丸、黄芪六一汤，亦为切当。忍冬养血，黄芪补气，渴何由作？机按：丹溪所言，与前八味丸论治不合，宜以脉证别之，庶机两得其宜，而无背驰之失也。

疮疡呕逆三十三

《精要》云：有二证：一谓初发，不曾得内托散，伏热在心；一谓气虚，脾气不正。其伏热在心者，与内托散；气虚者，宜嘉禾散；有寒热，宜正气散，兼与山药丸以补肾。

丹溪曰：诸逆冲上呕哕，皆属于火。托里散性凉，固有降火之理，若嘉禾散徒温暖以助火耳，山药丸补肾以壮下焦之阴。粗为近理。然治呕须分先后，肿疡时当作毒气上攻治之，溃疡后当作阴虚补之。若年老因疽溃后呕不食者，宜参芪白术膏佐使药，随时随证加减，亦用独参汤而愈者。山药丸缓急未易治。河间谓：病疮呕逆，湿气侵于胃也，药中宜倍加白术。海藏云：吐者有物无声，乃血病也；哕者无物有声，乃气病也；呕者有声有物，气血俱病也。仲景曰：呕家虽有阳明证，勿下之。咳逆者，火自下冲上胃口而作声也，病后胃虚所致，阴

大虚也，病而至此多危。善于治者，岂可泛言呕吐无分别耶。

热盛脉数，《精要》与漏芦汤，单煎大黄汤等；若不甚热，脉缓弱，只投五香连翘汤。

丹溪曰：热盛脉数，若肿疡时藏府秘而体实者，犹可与也；若溃疡脓血出多，热盛脉数，去死为近，岂可下乎？缓弱之脉，古人皆以为邪毒已散，五香之飞走升散，其可用乎！

疮肿寒热用药法三十四

尝见治寒以热而寒弥甚，治热以寒而热弥炽，何也？假如心实生热者，当益其肾；肾水滋，热自除。肾虚生寒者，当补其心；心火降，寒自退。此所谓寒之而热取之阴，热之而寒者取之阳也。又寒因热用，热因寒用，要在通其理类而已。又闻微者逆之，甚者从之。盖治寒以热，必凉而行之；治热以寒，必温而行之。此亦欲其调和也。其间有正有权者，盖病有微有甚。微者逆治，理之正也；甚者从治，理之权也。

疮疡面赤不得攻下三十五

疮疡及诸病面赤，虽伏大热，禁不得攻里，为阳气怫郁，邪气在经，宜发表以去之。故曰：火郁则发之。虽大便数日不去，宜多攻其表以发散阳气，少加润燥之药。若见风脉风证，只可用发表风药，便可以通利也。若只干燥秘涩，只宜润之不可。

论疮疡发寒热或汗三十六

疮疡发寒热，多汗，或先寒后热，或先热后寒，或连日作，又有或间日作，必先呕痰，然后寒热，寒热解，大汗出。《精要》言已上之证，不可专以为热，亦有气虚而得，

亦有因怒而得，或先感寒邪，脾气不正而然者。

丹溪曰：因气虚者，当以补气药补之；因怒者，当以顺气药和之；脾气不正者，当以脾药调养之。今用不换金正气散，悉是温散泄卫之药，欲以一两人参，收拾十四两之泄卫可乎？若用于肿疡时感寒邪者，犹或庶几。彼气虚者，因怒者，脾气不正者，此方能兼治乎？抑不知其用于肿疡耶溃疡耶？

论疽疾咽喉口舌生疮三十七

凡疽疾咽喉口舌生疮，《精要》归罪不得内托，以致热毒冲心。

一贵人病此，与琥珀犀角膏，一日而安。

丹溪曰：肿疡用之，尚为近理，若溃疡后用之，彼犀角之升散，宁不助邪致虚以速其死也。后有犀角散，以大黄佐黄芪。用黄芪则知为虚矣，用大黄又似疑其有实热。夫疮脓体虚，纵有旧热，将自渐因脓血而消，何必以峻冷利动藏府？若在秋冬，何异刀剑？

论疮疡食肉三十八

东垣曰：疮疡食肉，乃自弃也。疮疡乃营气而作，今反补之，自弃何异？虽用药治，不能愈也。

《精要》曰：羊、鸡、牛、鹅、鱼、面、煎煿、炒、炙、酒等味，犯之必发热，用栀子黄芩汤最效。

丹溪曰：栀、芩、苦参、犀角，佐辅人参，固可解食毒之热，若寒月与虚人，宁无加减乎？《内经》谓膏粱之变，足生大丁，此言疮疽之因也。禁戒厚味，恐其引起宿火之热。此诚富贵豢养口腹者所当谨，若素贫者大

不然矣。

予治一人，背痛径尺，穴深而黑，家贫得此，急作参芪归术膏，多肉馄饨与之而安。多肉馄饨补气之有益者也。

论气血喜香恶臭三十九

《精要》曰：凡血气闻香则行，闻臭则逆。饮食调令香美，益脾土，养真气。疮疡或为秽气所触，可用香药薰之。

丹溪曰：甘而淡者可养脾土，若香美者但能起火。故经以热伤脾、热伤气为戒。今曰益脾养气，施之肿疡，似有畅达之益；溃疡后用香美，恐有发湿热、损真阴之患。

论脓四十

夫痈、疽、疮、疖，皆由气血壅滞而生，当推虚、实、表、里而早治之。可以内消，此内托里之意也。若毒气已结者，勿泥此内消之法，当辨脓之有无、浅深，急酌量刺之，缓则穿通藏府，腐烂筋骨，可不慎哉！若脉紧而数，为脓未成；紧去但数，为脓已成。以手按上，热者有脓，不热无脓；按之牢硬未有脓，按之半软半硬已有脓，大软方是脓成；若大按之痛者脓深，按之不甚通者脓未成，按之即复痛者为有脓，不复痛者无脓。薄皮剥起，起者，脓浅；皮色不变，不高阜者脓深。浅者宜砭，深者宜针。手足指梢及乳上，宜脓大软方开。麻豆后肢节有痛，稍觉有脓，便用决破，迟则成挛曲之疾。

论痈疽脓成十死一生四十一

凡痈疽脓已成，十死一生，故圣人弗使已成。已成脓血，砭石锋针取之也。但病者多喜内消，而医者即用十宣散、败毒散、流气饮之类。殊不知十宣散虽有参、芪，然

防风、白芷、厚朴、桔梗皆足以耗气,况不分经络时令,气血多少,安可概用？败毒散乃表散药也,虽有表证,不过一二服,况非表证,宁用之乎？流气饮乃行气散血之剂,服之过度,则气血虚耗,何以为脓？此三药不可轻用明矣。若脓既成,昧者待其自穿。殊不知少壮充实者,或能自破；若老弱之人又有攻发太过,不行针刺,脓毒乘虚内攻,穿肠腐膜,鲜不误事。一妇乳痈脓成,针刺及时,不月而愈。一人腿痈脓成,畏针几殆,后为针之,大补三月而平。一人腿痈,脉症俱弱,亦危症也,治以托里得脓,不急针刺,后脓水开泄不敛而死。一妇发背,待自破,毒内攻。一人腹痛溃透,秽从疮口出,皆由畏针而毙。

论恶肉四十二

恶肉者,腐肉也。痈疽溃后,腐肉凝滞,必须去之,推陈致新之意。若壮者筋骨强盛,气血充溢,真能胜邪,或自去或自平,不能为害；若年高及怯弱之人,血液少,肌肉涩,设或留而不去,则有烂筋腐肉之患。一夫人取之及时,而新肉早生,得以全愈。一人去之稍迟,几致不救。一人取之失期,大溃而毙。尝见腐肉既去,虽少壮者不补其气血,亦不能收敛。若怯弱者不取恶肉,不补养气血,未见其生也。

腐肉可用手法去之,或用雄黄、轻粉敷之。蠹肉努出,用远志末酒调涂之。又法：息肉突出,乌头五钱,苦酒三升,浸渍三日,洗之,日夜三四次。诸疮胬肉,如蛇出数寸,硫黄末敷之即缩。脓溃后蠹肉不腐,亦用硫黄、轻粉敷之,四围仍有肿焮处,用毫针烧赤刺之约一米深,红肿则缩。

论蚀脓四十三

追蚀脓法,使毒气外泄而不内攻,恶肉易去,好肉易生也。若纴其疮,血出不止者未可纴,但掺追蚀药于疮上,待其熟可纴,方纴。纴之痛应心者,亦不可纴。误触其疮,焮痛必倍,必生变症。若疮疖脓成未破者,于上薄皮剥起者,当用破头代针之药安其上,以膏贴之；脓出之后,用搜脓化毒药。若脓血未尽,便用生肌,务其早愈,则毒气未尽,必再发。

生肌止痛四十四

肌肉,脾之所主也。溃后收敛迟速者,乃气血盛衰使然。世人但知生肌用龙竭,止痛用乳没,予谓不然。生肌之法当先理脾胃助气血为主,则肌肉自生,岂假龙竭之属。设若脓毒未尽,就用生肌,反增溃烂,壮者轻者,不过复溃或迟敛而已；怯者重者,必致内攻,或溃烂不敛者亦多矣。止痛之法,热者清之,寒者温之,实者损之,虚者补之,脓郁者开之,恶肉侵蚀者去之。如是则痛自止,岂特乳没之属。

一人发背,毒气未尽,早用生肌,竟背溃烂,治以解毒药而愈。又有患此,毒气始发,骤用生肌,其毒内攻而死。一人腿痛,因寒作痛,与乳香定痛丸。一妇时毒,因热作痛,与防风通圣散。一人腿痛脓溃,因虚作痛,与益气养荣汤。一人腹痛,因实作痛,与黄连内疏汤。一人腿痛,脓成作痛,予为刺之。一妇发背,腐肉不去作痛,予为取之,痛各自止。专用龙竭生肌,乳没止痛,未之察也。

疮痛不可忍者,苦寒药可施于资禀厚者；若资禀素薄者,宜补中益气汤加苦寒药；血热者,四物汤加黄芩、鼠粘子、连翘,在下加黄柏。若肥人湿热疮痛者，羌活、防风、荆芥、白芷，取其风能胜湿也。

每见疮作，先发为肿，气血郁积，蒸肉为脓，故痛多在疮始作时。脓溃之后，肿退肌宽，痛必渐减；而反痛者，虚也，宜补参芪之属；亦有秽气所触者，宜和解之，乳香、芍药之属；亦有风寒所逼，宜温散之，羌桂之属。

论瘘并治法四十五

诸疮患久成瘘，常有脓水不绝，其脓不臭，内无歹肉，须先服参芪归术芎大剂，托里为主，或服以丸；尤宜用附子浸透，切作片，厚二三分，于疮上著艾灸之，仍服前托里之药，隔三日再灸，不五七次，肌肉自长满矣。

至有脓水恶物，渐溃根深者，用面、硫黄、大蒜三物一处捣烂，看疮大小，捻作饼子，厚三分，安疮上，用艾柱灸二十一壮，一壮一易，后隔四五日，方用翠霞锭子，并信效锭子互用，纴入疮内，歹肉尽去，好肉长平，然贴收敛之药，内服应病之剂，调理则差矣。

论附子饼四十六 附豆豉饼

附子为末，唾津和为饼如三钱厚，安疮上，以艾柱灸之。漏大炷大，漏小炷小，但灸令微热，不可令痛，干则易之，如困则止，来日如前再灸，直至肉平为效，仍用前补药作膏贴。豆豉饼专治发背已溃未溃。用江西淡豆豉为末，唾津作饼，置患处灸之，饼干再用唾津和之。疮大用水和，捣成硬泥，依疮大小作饼子厚三分。如已有疮孔，勿覆孔上，四布豉饼，列艾其上灸之，使微热，勿令破肉，如热痛急易之，日灸二度。先有疮孔者，孔出汁即差。

论隔蒜灸四十七

隔蒜灸。《元戎》①云，疮疡自外而入者不宜灸，自内而出者宜灸。外入者托之而不内，内出者接之而令外。故经云：陷者灸之。丹溪曰：痈疽之发，或因内有积热，或因外寒而郁内热。若于始发之际，外灸以散其毒，治之早，亦可移重就轻，转深于浅。东垣曰：初觉发背，欲结未结，赤热肿痛，先以湿纸覆其上，立视纸先干处，即痈头也。取蒜切片如三钱厚，安头上，用大艾炷灸之，三壮换一蒜片，痛者灸至不痛，不痛者灸至痛，早觉早灸为上。一日三日，十灸十活，三日四日六七活，五六日三四活，过十数日不可灸。若有十数头作一处者，用蒜研成膏，作薄饼铺头上，聚艾烧之，亦能活也。若初发赤肿，中间有一黄粟米头，便用独蒜切去两头，取中间，片厚薄，安头上，著艾灸十四壮，多至四十九壮。《本事方》云：一人四月背疽，治之逾月益甚矣，以艾加疮头，自旦及暮，灸百五十壮，知痛乃已，明日镊去黑痂，脓尽不痛，始别以药敷之，日一易，易时旋去前黑烂，月余乃平。

灸法总论四十八

疮疡在外者引而拔之，在内者疏而下之，灼艾之功甚大。若毒气郁结，气血凝聚，轻者或可药散，重者药无全功。东垣云：若不针烙，则毒气无从而散，脓瘀无从而泄，过时不烙，反攻于内。故治毒者必用隔蒜灸，舍是而用苦寒之剂，其壮实内有火者或可，彼怯弱气寒，未有不败者也。又有毒气沉伏，或年高气弱，若服克伐之剂，气血愈虚，脓因不溃，必假火力以成功。

———
①《元戎》：指金元医家王好古《医垒元戎》。

一人足患疔已十一日，气弱，灸五十余壮，更以托里药而愈。黄君腿痛，脓清脉弱；一妇臂结一块，溃不收敛，各灸以豆豉饼，更饮托里药而愈。一人胸肿一块，半载不消，明灸百壮方溃，与大补药不敛，复灸以附子饼而愈。一人发背焮痛如灼，隔蒜灸三十余壮，肿痛悉退，更服托里消毒而愈。一人发背疮，头甚多，肿硬，色紫，不甚痛，不腐溃，以艾铺患处灸之，更服大补药，数日死肉脱去而愈。一人发背已四五日，疮头虽小，根畔颇大，隔蒜灸三十余壮，其根内消，惟疮头作脓而愈。《精要》曰：灸法有回生之功，信矣。

大凡蒸灸，若未溃则拔引郁毒，已溃则补接阳气，祛散寒邪，疮口自合，其功甚大。尝治四肢疮疡气血不足者，只以前法灸之皆愈。疔毒甚者，痛则灸至不痛，不痛则灸至痛，亦无不愈。若中虚者，不灸而服败毒药，则疮毒未除，中气先伤，未有不败者也。李氏云：治疽之法，著艾胜于用药。缘热毒中隔，外内不通，不发泄则不解散。又有处贫居僻，一时无药，用灸尤便。大概蒜用大者，取其散毒有力；用著艾炷多者，取其火力透也。如法灸之，疮发脓溃，继以神异膏贴之，不日而安。一则疮不开大，二则内肉不溃，三则疮口易合，见效甚神。

辨《精要》曰：始发时用针灸，十死八九。丹溪曰：火以畅达，拔引郁毒，此从治之意。因灸而死者，盖虚甚孤阴将绝，脉必浮数而大且鼓，精神必短而昏，无以抵当火气故也，岂可泛言始发不可灸以误人。《精要》又谓，头上有毒不得灸，恐火拔起热毒而加病。丹溪曰：头为诸阳所聚，艾炷宜小而少，小者如椒粒，少者三五壮而已，若猛浪如灸腹背，炷大数多，斯为误矣。按：东垣灸元好问脑疽，以大艾炷如两核许，灸百壮，始觉痛而安。由是推之，则头上发毒，灸之痛则炷宜小，数宜少，不痛者，炷大

数多亦无妨也。

经曰：陷者灸之。如外微觉木硬不痛者，是邪气深陷也，急灸之。浅者不可灸。又曰：浅者有数头肿痛，亦灸之无妨。

竹马灸四十九

丹溪曰：诸项灸法皆好，惟骑竹马灸法尤为切要，此消患于未形也。先令病人以肘凭几，竖臂腕，腰直，用篾一条自臂腕中曲纹尽处，男左女右，贴肉量起，直至中指尖尽处为则，不量指甲，却用竹杠一条，令病人脱衣骑定，令身正直，前后二人扛起，令脚不着地，又令二人扶定，勿令僵仆，却将所量臂腕，篾从竹扛坐处尾骶骨尽处，直竖竹上贴脊背，量至篾尽为则，用墨点。此只是取中，非灸穴也，另用薄篾，量病人中指节，相去两横为则，男左女右，截为一则，就前所点记处两边，各量开尽处，即是灸穴，两穴各灸五壮或七壮，不可多灸。不问痈在何处及乳痈，并用此法灸之，无不愈者。一云：疽发于左，灸左；发于右，灸右；甚则左右皆灸。盖此二穴，心脉所过处。经曰：诸痛痒疮疡，皆属心火。又云：心主血，心气滞则血不行，故逆于肉理而生痈。灸此穴使心火调畅，血脉流通，即能奏效，起死回生。

论灸刺分经络五十

河间谓灸刺疮疡，须分经络部分，气血多少，俞穴远近。从背出者，当从太阳五穴，选用至阴、在足小指外侧，去爪甲角如韭叶。通谷、在足小指外侧，本节前陷中。束骨、在足小指外侧，本节后陷中。昆仑、在足外踝后跟骨上陷中。委中。在腘中央约纹中动脉。从鬓出者，当从少阳五穴，选用窍阴、在足小指之次指端，去爪甲如韭

叶。侠溪、在足小指次指歧骨，本节前陷中。临泣、在足小指次指，本节后间陷中。阳辅、在足外踝上四寸辅骨前绝骨端如前三分。阳陵泉、在膝下一寸，外廉陷中。从髭出者，当从阳明五穴，选用厉兑、在足大指次指，去爪甲如韭叶。内庭、在足大指次指外间陷中。陷谷、在足大指间，本节后陷中。冲阳、在足跗上五寸骨间动脉去陷谷三寸。解溪。在冲阳后一寸五分腕上陷中。从脑出者，则以绝骨一穴、在外踝上三寸动脉中。

一说痈疽初发，必先当头灸之，以开其户，次看所发分野属何经脉，即内用所属经脉之药，引经以发其表，外用所属经脉之俞穴针灸，以泄其邪，内外交治，邪无容矣。

针法总论五十一

经曰：冬则闭藏，用药多而少针石。少针石者，非谓痈疽也。痈疽不得顷时回。回者，远也。远顷时而不泻，则烂筋骨穿藏府矣。又曰：痈疽之生，脓血之成，积微之所生也。故圣人自治于未有形，愚者遭其已成。已成脓者，唯砭石铍锋之所取也。

疮疡一科，用针为贵。用之之际，须视其溃之浅深，审其肉之厚薄。若皮薄针深，反伤良肉，益增其溃；肉厚针浅，脓毒不出，反益其痛。至于附骨疽、气毒、流注，及有经久不消，内溃不痛，宜燔针开之。若治咽喉，当用三棱针。若丹瘤及痈疽，四畔赤焮，疼痛如灼，宜砭石砭之，去血以泄其毒。重者减，轻者消。

一妇患腹痈，脓胀闷瞀，卧针，脓出即苏。

一人囊痈，脓熟肿胀，小便不利，几殆，急针，脓水大泄，气通而愈。

大抵用针迎而夺之，顺而取之，所谓不治已病治未病，不治已成治未成，正此意也。今之患者，或畏针而不用，医者又徇患者之意而不针，遂或脓成而不得溃，或得溃而所伤已深矣。卒之夭枉，十常八九。悲夫！

《精要》谓：痈如椒眼十数头，或如蜂巢连房，脓血不出者，用针横直裂之；如无椒眼之类，只消直入取脓，不必裂之。一法，当椒眼上各各灸之，亦佳，不必裂也。

小儿疮疖，先当温衣覆盖，令其凝泣壅滞血脉温和，则出血立已，不如此，血脉凝便针，则邪毒不泄，反伤良肉，又益其疮势也。

《精要》曰：痈者皮薄肿高，多有椒眼十数粒。疽者皮肤顽硬，状如牛颈之皮。痈成脓则宜针。针宜用马衔铁为之，形如蕹叶样，两面皆利，可以横直裂开五六分许，攻去毒血，须先灸而后裂。疽成脓则宜烙，可用银篦，大二寸，长六寸，火上烧令赤，急于毒上熨烙，得脓利为效。

又曰：一妇病痈在背之左，高大而熟，未破，医云可烙。傍有老成者曰：凡背之上，五藏俞穴之所系，膈膜之所近，烙不得法，必致伤人。医曰：但宜浅而不宜深，宜横而不宜直入，恐伤膈膜。宜下而不宜上。恐贮脓血。谓此诀仅无妨也。于是烧铁筯烙之，肉破脓出，自此而愈。当时直惊人，非刽子手者，不能为也。又曰：方其已熟未溃之时，用铁筯一烙，极是快意。方扇火欲着时，诚是惊人，予尝用矣。临时犹且颤悸，况未曾经历者乎？烙后脓水流通，百无所忌，名曰熟疮。其疮突者，针口宜向下。然须是熟于用烙者，识浅深，知穴道，审生熟，非其时则所出皆生血，当其时则出黄脓瘀肉。用尖针烙者不得法，尖针头细，其口易合，惟用平圆头者为妙。盖要孔穴通透，或恐疮口再合，用细牛膝根，如疮口之大小，略割去粗皮，插入疮口，外留半寸许，即用嫩橘树叶、地锦草各一握，研成膏敷之。

牛膝能使恶血常流，二草温凉止痛，随干随换，此十全之功也。

火烙针，其针圆如筯，大如纬挺，头圆平，长六七寸，一样二枚，捻蘸香油，于炭火中烧红，于疮头近下烙之，宜斜入向软处，一烙不透再烙，必得脓。疮口烙者，名曰熟疮，脓水常流，不假按抑，仍须红之，勿令口合。

论蜞针五十二

蜞^① 针吮出血，可施于轻小症候，若积毒在藏府，徒竭其血于外，无益。一儿二岁赤轸，取大蜞数条吮其血，轸消。予曰，非治也。三日大热而死。盖血去，气不能独居故也。

论金银花酒五十三

金银花，生取藤叶一把，磁器内烂研，入白酒少许，调和稀稠得宜，涂敷四围，中心留口以泄毒气。又法：取藤五两，木杵槌碎，生甘草节一两，二味以水二碗，用砂瓶文武火煎至一碗，入无灰酒一碗，再熬十数沸，去柤^②，分温三服，柤敷患处，一日夜吃尽，病势重，日夜两剂，服至大小便通利，药力到矣。或用干者，终不及生者力大效速。或只用藤五六两，捣烂入热酒一钟，绞取汁，酒温服，柤罨患处，四五服而平。此藤延蔓附树，或园圃墙垣之上，藤方而紫，叶似薜荔而青，二月间花微香，蒂带黄色，花初开色白，经一二日色黄，故又名金银花，又名鹭鸶藤，又名金钗股，又名老翁须。因藤左缠，又名左缠；凌冬不凋，又名忍冬。在处有之。治痈疽发背乳痈，初发便当服此，不问疽何处，皆有奇效，兼麦饭石膏、神异膏贴之，尤效。

论槐花酒五十四

槐花酒。槐花四五两，炒微黄，乘热入酒二钟，煎十余滚，去渣热服。未成者二三服，已成者一二服。一人髀髀患毒痛甚，服消毒药不减，饮槐花酒一服，势随大退，再服托里消毒药而愈。一人发背十余日，势危脉大，先饮槐花酒二服杀其势退，再服败毒散二剂，托里药数剂，渐溃，又用桑柴烧灸患处，每日灸良久，仍以膏药贴之。灸至数次，脓溃腐脱，以托里药白术、陈皮月余而愈。一人肩疽脉数，用槐花酒一服，势顿退，更与金银花、黄芪、甘草十余服而平。

大抵肿毒，非用蒜灸及饮槐花酒先去其毒，虽服托里诸药，其效未必甚速。槐花治湿热之功最为神速，但胃寒人不宜过剂。

八味丸治验五十五

一人年逾三十，素怯弱不能食冷，臂痛愈后，饮食少思，或作胀，或吞酸，日渐羸瘦，参苓等药不应，右尺脉弱，此命门火衰，不能生土，遂以八味丸补土之原，食进而愈。

一人病脾胃，服补剂及针灸脾俞等穴不应，几殆，服八味丸三料而平。一人脾虚发肿，服此丸不半年而康。

一人貌丰气弱，遇风则眩，劳则口舌生疮，胸常有痰，目常赤涩，服此而安。一人患脾，服此将验，而庸医阻之，反用寒药，遂致不救。

尝验人有不耐劳，不能食冷，或饮食作胀，大便不实，或口舌常破如疮，服凉药愈盛，盗汗不止，小便频数，腰腿无力，或咽

---

① 蜞：或作蚑，音其，《本草》：水蛭大者名马蜞。
② 柤：音渣。渣滓之意。

津，或呼吸觉冷气入腹，或阴囊湿痒，或手足冷，或面白，或鬓黑，或畏寒短气，已上诸症皆属肾，非用附子不可。

治验数条，见前渴论。

卷 二

新安祁门朴里汪机省之编辑
同邑石暨门生陈桷惟宜校正

论十六味流气饮五十六 治无名恶肿痈疽

丹溪曰：夫十六味流气饮，乃表里气血药也，复以疏风助阳之药参入，非脉之洪、缓、沉、迟、紧、细者不宜用。诸家往往不分经络脉症，不具时宜，但云消毒化毒，又云不退，加补气血药，此又使人不能无疑也。

论十宣散五十七

经曰：诸痛痒疮疡，皆属心火，言其常也。如疮盛形羸，邪高痛下，始热终寒，此反常也。故当察时下而权治，可收十全之功。此表里气血之药，若用于痈疽，初发或已发，或内托，或身倦恶寒热少，或脉缓涩，或弦，或紧细，宜用之散风寒以助阳，乃始热终寒之变也，若施于积热焮毒，更不分经络时宜，不能不无惧也。

丹溪曰：《精要》谓治未成也速散，已成者速溃，若用于轻小症候与冬月时令，仅有内托之功。冬月肿疡，用之亦可转重就轻，移深于浅。夏月溃疡用之，其桂、朴之温散，佐以防风、白芷，虽有参、芪，亦难倚仗。世人用此，不问是痈是疽，是冬是夏，无经络，无前后，如盲人骑瞎马，半夜临深池，危哉！又曰：燥血泻气药太多，涉虚者勿轻用。一士背臀腿节次生疽，率用五香连翘汤、十宣散致不救。一人年六十，好酒肉，背疽，与独参膏十五六斤而愈，若用十宣，宁保无危？

论内托散五十八

《精要》谓：一日至三日进十数服，防毒气攻藏府，名护心散。切详绿豆解丹毒，又言治石毒，味甘入阳明，性寒能补为君；以乳香去恶毒，入少阴，性温善窜为佐；甘草性缓，解五金八石及百药毒为使。想此方专为服丹石发疽者设，不因丹石而发疽，恐非必用之剂。

丹溪曰：痈疽因积毒在藏府，非一朝一夕，治当先助气壮胃，使本根坚固，而以行经活血为佐，参以经络时令，使毒外发，施治之早，可以内消，此乃内托之本意。又云内托散性冷，治呕有降火之理，若夫老年者病深，诸症备者，体虚者，绿豆虽补，将有不胜重任之患矣。

一妇年七十，形实性急，好酒，冬病脑疽，与麻黄桂枝汤而愈。此亦内托，岂必皆冷药哉。

论神仙追毒丸五十九

《精要》曰：初成脓宜烙，得脓利为效，亦服追毒丸。

丹溪曰：追毒丸，下积取毒之药，决无取脓之效。今用烙而得脓，若在里而血气实，则脓自出；如托不出，何不以和气活血药，佐以参芪补剂，使脓托出也。其方用五倍子，消毒杀虫解风为君，山慈菇、千金子、大戟，皆驱逐走泄为臣，佐以麝香升散，用之以治痈疽，实非所宜。果见藏府有积毒，或异虫缠滞深固而体气不虚者，亦是快药，但戒勿轻用耳。

论独圣①散六十

谓痈疽皆缘气滞血凝，或因怒气所致，用香附子去毛，以生姜汁淹一夕，研干为末，白汤调服二钱，无时。

丹溪曰：本方谓疽后常服，半年尤效，此皆施于体实气郁之人也。

一人厚味气郁，形实性重，年近六十，背疽，医与他药皆不行，惟饮香附米甚快，始终只此一味而安。此千百而一二。

论柞木饮子六十一

干柞木叶四两半，干荷叶中心蒂，干萱草根，甘草节，地榆各一两，细锉，每服半两，水二碗，分二服，早晚各一服。未成者自消，脓者自干。

丹溪曰：荷蒂去恶血，萱根下水、解毒、利胸膈，柞木有芒刺，能驱逐，地榆主下焦血病。轻小症候，或可以为防托。

论阿胶饮子六十二 蜡矾丸、国老膏、远志酒

丹溪曰：阿胶饮子以牛胶属金属土，补肺气，实大肠，壮胃止泄。蜡矾丸以蜡味甘淡，实大肠，补而难化。国老膏以甘草化毒行经。远志酒、忍冬酒皆有补性，归心归血，用之颇切，善用者以之配入，肿疡之散结，溃疡之补虚，亦奏捷效。

论六味车螯散六十三

车螯四个，黄泥煅红，出火毒，研末、瓜蒌仁新瓦上，炒令香、甘草节二钱，炒、灯草三十茎，上除车螯为粗末，作一服，用酒二碗，煎耗半碗，去渣，入蜜一大匙，和匀，调车螯末二钱，腻粉少许，空心温服，取下恶物。

丹溪曰：车螯散一以轻粉为佐，一以灯心为佐，其散肿消毒下积，安详稳重，轻小症候，亦可仗之。

论飞龙夺命丹六十四

飞龙夺命丹，治疗疮恶肿，初发或发而黑陷，毒气内陷者。

丹溪曰：世多用之。香窜燥毒之剂，无经不至，故能宣泄，备汗、吐、下三法。病因食一切禽畜毒发及疮脉沉、紧、细、数，蕴毒在里，并湿毒用之神效。若大热大渴，毒气焮发而脉浮洪在表，及膏粱积热之人，未宜轻举。

论加味十全汤六十五

凡治痈疽后，补血气，进饮食，实为切要。盖脓血出多，阴阳两虚，此药可以回生起死。惜其不分经络时令，须在识者融而长之。今医以肿平痛宽，遂以为安，漫不加省，往往于结痂后两三月或半年虚证乃见，医者不察，而加补养之功，因而转成他病者多矣。一人因脚弱，详见后条。

---

① 圣：原本作"胜"考此方出自《外科精要》，作独圣散，据改。

论五香汤六十六

《精要》云：大凡痈疽不可舍五香汤。

丹溪曰：吾不知良甫①之时，有许多大府秘坚，病气郁塞，若是之，顽厚可以骤散而大下者耶，亦当开陈时之先后，症之可否，庶乎后人不敢孟浪杀人。殊不知此小寒热，或者由其气血不和而然，便以为外感而行表散，害人最速。

论防风通圣散六十七

此表里气血药也。治一切风毒，积热疮肿，脉候弦、洪、实、数、浮、紧。气血盛实者，不可缺此。

丹溪曰：秘传以是方加人参、黄芪、苍术、赤茯苓、金银花，名消肿托里散，虽以参、芪为主，复云人参无亦可，则又不能无疑而难用也。且临症加减，须较表里。如表症多者，当从此方以辛甘为主散之也；里症多者，须当从变。

论大黄六十八

《精要》云：大黄宣热散毒，治痈疽要药。痈疽始作，皆须大黄等汤极转利之，排日②不废。又曰：疮疽泄利，皆是恶候。

丹溪曰：此皆不能使人无疑。借曰用大黄，恐因大府秘而病体实。有积热沉痼者发也，止可破结导滞，推令转动而已，岂可谓极转利之，而且排日不废耶？若下利之后，又与利药，恐非防微杜渐之意。疮之始作，肿在肌肉，若非大满大坚实之症，自当行仲景发表之法，借五香汤为例，散之于外可也，何必遽用峻下之药，夺其里哉！或曰：痈疽用大黄走泄以去毒，孙真人尝言之，良甫祖述其说耳。曰：孙以盛名行奇术于公卿间者。良甫宋人，若其交游亦皆公卿之家，肉食之辈，固皆捷效。今不分贫富苦乐，一概用之，宁免孟浪之过乎？况有心劳而虚者，忧怒而虚者，强力劳动而虚者，大醉饱而虚者，皆气少而涩，血少而浊。生疽固是难治，若大府秘而稍安谷，甘淡薄而守戒律，犹为可治，不免尚费调补。苟因旬日半月，大府秘实，不知亦有其气不降而然者，便以为实而行大黄，岂不杀人。

论白蜡六十九

白蜡禀收敛坚凝之气，外科要药，生肌止痛，接骨续筋。补虚用合欢树皮，同入长肉膏，有神效，但未试其可服否。合欢皮尝服之验矣。

论蓖麻子七十 附皂角刺、神异膏、麦饭石膏

蓖麻子性善收，能追脓取毒，亦要药也。皂角刺治痈疽未破已破，能钻引至溃处。神异膏，一说膏药方甚多，神效无出于此。麦饭石膏，脓溃后围疮口，一说内冷恶寒不宜用。

论流气饮、十宣散七十一

夫气血凝滞，多因营卫之气弱，不能运散，岂可复用流气饮以益其虚？况各经气血多少不同。心包络、膀胱、小肠、肝经，多血少气，三焦、胆、肾、心、脾、肺，少血多气。人年四十以上，阴血日衰，若于血少经分而病痈肿，或脉症不足，当以补接为主。

丹溪曰：肿疡内外皆壅，宜托里表散为

---

① 良甫：即陈自明。陈氏字良甫，又作良父。
② 排日：每天，逐日。如宋代陆游《小饮梅花下》诗：排日醉过梅落后，通宵吟到雪残时。

主,乃补气血药而加之以行散之剂,非专攻之谓也。或者肿焮痛甚,烦躁脉大,其辛热之剂,不但肿疡不可用,虽溃疡亦不可用也。凡患者须分经络、血气、地部远近、年岁老幼、禀气虚实及七情所感、时令所宜而治之。常见以流气、十宣散二药,概治结肿之症,以致取败者多矣。

大抵症有主末,治有权宜。治其主则末病自退,用其权则不拘于时。泥于守常,必致病势危甚,况杂用攻剂,动扰各经?故丹溪云:凡疮发于一经,只当求责本经,不可干扰余经是也。

论败毒散、流气饮七十二

凡治疮疡,不审元气虚实,病在表里,便服败毒流气等药。盖败毒散,发表药也,果有表症,止宜一二服,多则元气损,毒愈盛,虽有人参亦莫能补。流气饮耗血药也,果气结胸满,只宜二三服,多则血反致败,虽有芎、归,亦难倚仗。丹溪曰:此不系膏粱丹毒之变,因虚劳气郁所故①也。

蜡矾丸七十三

一人肩患毒,肿硬作痛,恶症迭见,用矾末三钱糊丸,以葱白七茎煎汤调下,肿痛悉退。本矾末葱汤调下,因末难服,故以蜡为丸。一方士治疮疽,不问肿溃,先用此药二三服,后用消毒药甚效。常治刍荛之人,用此即退,不用托里亦愈。盖止热毒为患,血气不亏,故用多效;若金石毒药发疽者,尤效,以矾能解金石之毒也。一方用矾末五钱,朱砂五分,热酒下,亦效。此药托里固内、止泄、解毒、排脓,不动藏府,不伤气血,有益无损,其药易得,其功甚大,偏僻之处不可不知此方。或虫犬所伤,溶化热涂患处,更以热酒调末服皆效。

汗之则疮已七十四

东垣曰:其疮外有六经之形症,内无便溺之阻隔,饮食如故,清便自调,知不在里,非疽疮也。小则为疖,大则为痈,其邪所受于下,风湿之地气自外而来,侵于身也。经曰:营气不从,逆于肉理,乃生痈肿。诸痛痒疮疡,皆属心火。此元气不足,营气逆行,其疮初出,未有传变,在于肌肉之上,皮肤之间,只为风热六经所行经络地分出矣,宜泄其风湿热疮之形势。亦奋然高起,结硬作痛,此疮自外而入,其脉只在左手,左手主表,左寸外洪缓,左关洪缓而弦,是客邪客于血脉之上,皮肤之间,宜急发汗而通其荣卫,则邪气出矣。托里荣卫汤,此足太阳药,表里气血之剂。

黄芪、红花、桂枝各五钱,苍术三钱,柴胡、连翘各二钱,羌活、防风、归身、甘草炙、黄芩各半钱,人参一钱。上锉,每服一两,水酒各半煎。

论须针决七十五

凡疮不起者托而起之,不成脓者补而成之,使不内攻。脓成宜及时针之。若畏痛而不肯针之,又有恐伤良肉而不肯针。殊不知疮虽发于肉薄之处,若脓成,其肿亦高寸余,疮皮又厚分许,用针深不过二分。若发于背,肿高必有三四寸,针入止于寸许,况患处肉已坏矣,何痛之有,何伤之虑?怯弱之人,及患附骨疽,待脓自通,必致大溃不能收敛,血气沥尽而亡者多矣。

---
① 故:疑作"致",于义为长。

论痛七十六

上部脉数实而痛者，宜降火。

上部脉数虚而痛者，宜滋阴降火为主。

尺部脉数而作渴者，滋阴降火。如四物加黄柏、知母。

大抵疮之寒热虚实，皆能为痛。热毒痛者，药用寒凉折之。寒邪痛者，药用温热散之。因风痛者，除风。因湿痛者，导湿。燥而痛者，润之。寒而痛者，通之。虚而痛者，补之。实而痛者，泄之。脓郁而闭者，开之。恶肉侵蚀者，去之。阴阳不知者，调之。经络闭涩者，利之。慎勿概用寒凉之药。盖血脉喜温而恶寒。若冷气入里，血即凝滞，反难差矣。又曰：大抵疮疽之症虽发疼痛，形势高大，烦渴不宁，脉若有力，饮食颇进，可保无虞。其脓一溃，诸症悉退。多有因脓不得外泄以致疼痛，若用败毒寒药攻之，反致误事。若有脓，急针之，脓出痛止。脓未成而热毒作痛，用解毒之药。亦有腐烂尺余者，若无恶症，投以大补之剂，肉最易生，亦无所妨。

论痈疽虚实七十七

疮疡之症，五善之中见一二善症者可治，七恶之内见一二恶症者难治，若虚中见恶症者不救，实中无恶者自愈。此症虽云属火，未有不由阴虚而致者。故经云督经虚从脑出，膀胱经虚从背出，岂可专泥于火而用苦寒药治？夫苦寒之药，虽治阳症，尤当分表里、虚实、次第、时宜，岂可始末悉用之。

凡疮肿，坚而不泽不泽，不光泽而色夭，坚如牛领之皮，疮头如粟，脉洪大，按之则涩，此精气已绝，不治亦死。

凡痈疽之作，皆五藏六府蓄毒不流，非独荣气壅塞而发，其行也有处，其主也有归。假令发于喉舌者心之毒，皮毛者肺之毒，肌肉者脾之毒，骨髓者肾之毒，发于下者阴中之毒，发于上者阳中之毒，外者六府之毒，内者五藏之毒。故内曰坏，外曰溃，上曰从，下曰逆。发于上者得之速，发于下者得之缓。感于六府者易治，感于五藏者则难治也。

发背、脑疽、大疔、悬痈、脱疽、脚发之类，皆由膏粱厚味，尽力房劳，七情六淫，或丹石补药，精虚气耗所致，非独因荣卫凝滞而生也，必灸之以拔其毒，更辨其因，及察邪在藏府之异、虚实之殊而治之，庶无误也。凡大痈疽，藉气血为主，若塌而不起，或溃而不腐，或不收敛，及脓少或清，皆气血虚也，宜大补之，最忌攻伐之剂。亦有脓反多者，乃气血虚不能禁止也。若溃后发热作渴，脉大而脓愈多，属真气虚邪气实也，俱不治。常见气血充实之人，患疮皆肿高，色赤，易腐溃而脓且稠，又易收敛；怯弱之人多不起，发不腐溃，及难收敛。若不审察，妄投攻剂，虚虚之祸不免矣。

大抵疮之始作，先发为肿，气血郁积，蒸肉为脓，故多痛；脓溃之后，脓退肌宽，痛必渐减。若反痛，乃虚也，宜以补之。有秽气所触者和解之，风寒所逼者温散之。齐氏云：名德之，元太医令疮疽之症，有藏府、气血、上下、真邪、虚实不同也，不可不辨。如肿起坚硬脓稠者实也，肿下软漫脓稀者虚也。泻利肠鸣，饮食不入，呕吐无时，手足并冷，脉弱皮寒，小便自利，或小便时难，大便滑利，声音不出，精神不爽，悉藏府虚也。大便硬，小便涩，饮食如故，腹满膨胀，胸膈痞闷，肢节疼痛，口苦咽干，烦躁多渴，身热脉大，精神昏塞，悉藏府实也。凡诸疮疽，脓水清稀，疮口不合，聚肿不赤，肌寒肉冷，自汗色脱者，气血虚也。肿起色赤，寒热疼痛，皮肤壮热，脓水稠粘，头目昏重，气血实也。头痛鼻寒，目赤心惊，咽喉不利，口舌生疮，烦渴饮冷，睡语咬牙者，上实也。精滑不禁，大便自利，腰脚沉重，睡卧不能者，下虚也。肩头不便，四肢沉重，目视不正，睛不了了，食不知味，音嘶色败，四肢浮肿者，真气虚也。肿焮尤甚，痛不可近，多日不溃，寒热往来，大便秘涩，小便如淋，心神烦闷，惚恍不宁者，邪气实也。又曰：诸痛为实，诸痒为虚。又曰：其脉洪大而数者实也，微细而软者虚也。虚则补之，和其气血托里也；实则泻之，疏利而导其气。《内经》谓血实则决之，气虚则掣引之。

溃疡虽有表症发热，宜以托里药为主，佐以表散之剂。

论附骨疽七十八

骨疽，乃流注之败症也，如用凉药，则内伤其脾，外冰其血。脾主肌肉，脾气受伤，饮食必减，肌肉不生；血为脉络，血既受冰，则血气不旺而愈滞。宜用理脾，脾健则肉自生，血气自运行矣。又曰：白虎飞尸，留连周期，或展转数岁，冷毒朽骨出尽自愈。若附骨腐者可痊，正骨腐则为终身废疾矣。有毒自手足或头面肿起，或兼疼痛，止至颈项骨节，去处如疬疡贯珠，此风湿流气之症也，宜加减小续命汤、独活寄生汤主之。有两膝肿痛起，或至遍身骨疼痛者，此风湿痹，又名历节风，宜附子八物汤。又有结核在项腋或两胯软肉处，名曰瘰疬痈，属冷症也。又有小儿宿痰失道，致结核于项颈、臂膊、胸背之处，亦冷症也，俱用热药敷贴。

已上诸症，皆原于肾。肾主骨，肾虚则骨冷而为患也。所谓骨疽皆起于肾，亦以其根于此也。故用大附子以补肾气，肾实则骨有生气，而疽不附骨矣。

论疮疽所致之由七十九

若气血充实，经络通畅，决无患者。若气血素亏，或七情所伤，经络郁结；或腠理不密，六淫外侵，隧道壅塞。医者须当察其所由，辨其虚实，庶不误人。

论痈可治不可治八十

发背、脑疽、脱疽，肿痛赤色，水衰火旺之色，尚可治；若黑或紫，火极似水之象也，乃肾水已竭，精气已涸，决不治。

凡肿不高，色不赤，不焮痛，脉无力，不饮食，肿不溃，腐不烂，脓水清，或多而不止，肌肉不生，属元气虚也，皆难治，宜峻补之。或脓血既泄，肿痛尤甚，脓水败臭，烦躁时嗽，腹痛渴甚，泄利无度，小便如淋，乃恶症也，皆不治。

未成脓不灸，脓熟不开，腐不取，多致不救。

肿而一日至四五日，未成脓而痛者，宜灸至不痛。灸而不痛或麻木者，明灸之。

肿硬不作脓，或痛或不痛，或微痛，或疮头如黍者，灸之尤效。亦有数日色尚微赤，肿尚不起，痛不甚，脓不作者，尤宜多灸，勿拘日期，更服甘温托里药，切忌寒凉之剂。

瘀肉不腐，桑柴火灸之。

脉数发热而痛者，发于阳也，可治；脉不数，不热不痛者，发于阴也，难治；不痛，最恶，不可视为常疾。此症不可不痛，不可大痛。烦闷者不治。

肿疡八十一

肿高焮痛脉浮者，邪在表也，宜托之，如内托复煎散。

肿硬痛深脉沉者，邪在内也，宜下之，如黄连内疏汤、仙方活命饮、苦参丸。

外无焮肿，内则便利调和者，邪在经络也，宜调和荣卫，如托里荣卫汤、白芷升麻辈。

焮痛躁烦，或咽干作渴者，宜降火，如黄连解毒汤。

焮痛发热，或拘急，或头痛者，邪在表也，宜散之，如荆防败毒散、人参败毒散辈。

大痛或不痛者，邪气实也，隔蒜灸之，更用解毒，如仙方活命饮。

烦躁饮冷焮痛脉数者，邪在上也，宜清之，如清凉饮，或金银花散。

恶寒而不溃者，气实兼寒邪也，宜宣而补之，如十宣散。

焮痛发热，汗多，大渴，便秘，谵语者，结阳症也，宜下之，如黄连内疏汤、破棺丹辈。

不作脓或熟而不溃者，虚也，宜补之，如补中益气汤、八物汤、十全大补汤辈。

焮痛或不痛及麻木者，邪气盛也，隔蒜灸之。

肿痛或不作脓者，邪气凝结也，宜解之，如仙方活命饮。

肿痛饮冷发热睡语者，火也，宜清之，如清心汤，或防风通胜散加黄连。

不作脓，或不溃，及不敛者，阳气虚也，宜补之，如托里消毒散。疮后当调养。

患后当调养。若瘰疬流注之症，尤当补益，否则更患他症矣，必难措治，慎之。蜡矾丸，败毒散，流气饮。

溃疡八十二

脓熟不溃者，阳气虚也，宜补之，如圣愈汤。

瘀肉不腐者，宜大补阳气，更以桑柴火灸之，如参芪归术。

脓清或不敛者，气血俱虚，宜大补，如八物汤。

溃后食少无睡，或发热者，虚也，宜补之，如内补黄芪汤。

倦怠懒言，食少不睡者，虚也，宜补之，如黄芪人参汤。

寒气袭于疮口，不敛或陷下不敛者，温补之，如十全大补汤。

脉大无力，或涩微，而肌肉迟生者，气血俱虚也，峻补之，如十全大补汤。

出血或脓多，烦躁不眠者，乃亡阳也，急补之。脓多或清者，血气俱虚也，宜峻补之。

右关脉弱而肌肉迟生者，宜健脾胃，如六君子汤。

脓清补之不应及不痛，或木闷及坚硬者，俱不治。

溃疡作痛八十三

脓出而反痛者，虚也，宜补之。

凡脓溃之后，脉涩迟缓者易愈，以其有胃气故也；脉细而沉，时直者，里虚欲变症也；若痛尚未痊，洪滑粗散者难疗，以正气虚邪气实也。

脉数虚而痛者属虚火，宜滋阴，如托里散加生地黄。

脉数实而痛者，邪气实也，宜泄之。

脉实便秘而痛者，邪在内也，宜下之，如清凉饮。

脉涩而痛者，气血虚寒也，温补之，如定痛托里散。

若有脓为脂膜间隔不出，或作胀痛者，宜用针引之，或用利刀剪之，腐肉堵塞者去之。

溃疡发热八十四

脉浮或弱而热,或恶寒者,阳气虚也,宜补气,如补中益气汤。

脉涩而热者,血虚也,宜补血,如四物汤、人参养荣汤。

午前热,补气为主,如四君子汤。

午后热者,补血为主,如四物汤。

脉浮数,发热而痛者,邪在表也,宜散之,如补中益气汤。

脉沉数,发热而痛者,邪在内也,宜下之。

东垣云:发热恶热,不渴不止,烦躁肌热,不欲近衣,脉洪大,按之无力,或目痛鼻干者,非白虎汤症也,此血虚发热,宜用当归补血汤。又有火郁而热者,如不能食而热,自汗气短者,虚也,以甘寒之剂泻热补气。如能食而热,口舌干燥,大便难者,以辛苦大寒之剂下之,以泄火补水。

脓血大泄,当大补气血为先,虽有他症,以末治之。

凡痈大溃,发热恶寒,皆属气血虚甚。若左手脉不足者,补血药当多于补气药;右手脉不足者,补气药当多于补血药,切不可发表。

附余诸症十五条。

论寒热八十五

大抵七情皆能动火,各经之热亦异,当分治之。东垣曰:昼则发热,夜则安静,是阳气自旺于阳分也;昼则安静,夜则发热烦躁,是阳气下陷入阴中也,名曰热入血室。昼则发热烦躁,夜亦发热烦躁,是重阳无阴也,当急泻其阳,峻补其阴。王注曰:病热而脉数,按之不动,乃寒盛格阳,非热也。形症是寒,按之而脉鼓,击于指下而盛者,此为热盛拒阴,非寒也。《伤寒论》曰:寸口脉微,为阳不足,阴气上入阳中,则洒淅恶寒。尺脉弱为阴不足,阳气下陷入阴中,则发热也。肺热者,轻手乃得,微按全无,日晡热甚,乃皮毛之热,其症必见喘咳寒热,轻者泻白散,重者凉膈散、地骨皮散。心热者,微按至皮肤之下则热少,加力按之则不热,是热在血脉也,其症烦心、心痛,掌中热而哕,以黄连泻心汤、导赤散、朱砂安神丸。脾热者,轻按之不热,重按之亦不热,不轻不重,热在肌肉,遇夜尤甚,其症必怠惰嗜卧,四肢不收,无气以动,泻黄散。肝热者,重按之肌肉之下至骨之上乃热,寅卯时间尤甚,其脉弦,四肢满闷,便难,转筋,多怒多惊,四肢困热,筋痿不能起于床,泻青丸、柴胡引子。肾热者,重手按至骨分,其热蒸手如火,其人骨苏苏如虫蚀,其骨困热不任,亦不能起于床,滋肾丸主之。徐用诚①云:面热者,足阳明。口中热如胶,足少阴。口热舌干,足少阴。耳前热,手太阳。掌中热,手厥阴、少阴、太阴。足下热而痛,足少阴。足外热,足少阳。身热肤痛,手少阴。身前热,足阳明。洒淅寒热,手太阴。肩上热,肩似拔,手太阳。中热而喘,足少阴。肩背热,及足小指外廉胫踝后,皆属足太阳。一身尽热,狂而妄闻、妄见、妄言,足阳明。热而筋纵缓不收,足痿,足阳明、厥阴、手少阴。

丹溪曰:恶寒者,卫气虚衰不能温分肉、实表而恶寒者,又有上焦之邪,隔绝营卫不能升降出表而恶寒者。东垣云:昼则恶寒,夜则安静,是阴气上溢于阳中也;夜则恶寒,昼则安静,是阴血自旺于阴分也。夜则恶寒,昼亦恶寒,是重阴无阳也,当急泻其阴,峻补其阳。

---

① 徐用诚:名彦纯,元末明初浙江医家,私淑丹溪之学。撰有《医学折衷》《本草发挥》等医著。

七情所伤八十六

经云:神伤于思虑则肉脱,意伤于忧愁则肢废,魂伤于悲哀则筋挛,魄伤于喜乐则皮槁,志伤于盛怒则腰脊难以俯仰也。七情所伤,气血所损之症也,当先滋养血气。

论精血八十七

夫月水之为物,乃手太阳、手少阴二经主之。此二经相为表里,在上为乳汁,下为月水,为经络之余气。苟外无六淫所侵,内无七情所伤,脾胃之气壮,则冲任之气盛,故为月水,适时而至。然面色痿黄,四肢消瘦,发热口干,月水过期且少,乃阴血不足也,非有余瘀闷之症,宜以滋养血气之剂,徐而培之,则经气盛而经水自依期而下。

又云:精未通而御女以通其精,则五体有不满之处,异日有难状之疾。阴已痿而思色以降其精,则精不出而内败,小便道涩而为淋。精已耗而复竭之,则大小便道牵疼,愈疼则愈欲大小便,愈便则愈疼。女人天癸既至,逾十年无男子合则不调,未逾十年思男子合亦不调。不调则旧血不出,新血误行,或溃而入骨,或变而为肿,或虽合而难子。合男子多则沥枯虚,又产乳众则血枯杀人。观其精血,思过半矣。又曰:夫人之生,以血气为本,人之病,未有不先伤其气血者。世有室女童男,积想在心,思虑过当,多致劳损。男子则神色先散,女子则月水先闭。何以致然?盖忧愁思虑则伤心,心伤则血逆竭,血逆竭则神色先散,而月水先闭也。火既受病,不能营养其子,故不嗜食。脾既虚则金气亏,故发嗽。嗽既作,水气绝,故四肢干。木气不充,故多怒,鬓发焦,筋骨痿。俟五藏传遍。故卒不能死,然终死矣。此一种于劳中最难治。盖病起于五藏之中,无有已期,药力不可及也。若或自能改易心志,用药扶接,如此则可得九死一生。

又云:室女月水久不行,切不可用青蒿等凉剂。医家多以室女血热,故以凉药解之。殊不知血得热则行,冷则凝。养生必用方言之甚详。此说大有理,不可不知。若经候微少,渐渐不通,手足骨肉烦疼,日渐羸瘦,渐生潮热,其脉微数,此由阴虚血弱,阳往乘之,少水不能灭盛火,火逼水涸亡津液,当养血益阴,慎勿以毒药通之。毒药慓悍,甚助阳火,阴血得之则妄行,脾胃得之则愈虚,惟宜柏子仁丸、泽兰丸。

论水肿八十八

月水不通,久则血结于内,生块变为血瘕,亦作血癥。血水相并,壅塞不通,脾胃虚弱,变为水肿。所以然者,脾候身之肌肉,象于土,土主克水,水血既并,脾气衰弱,不能克消,致水气流溢,浸渍肌肉,故肿满也。观此岂宜用克伐之剂。

论妇人病八十九

妇人情性执滞,不能宽解,多被七情所伤,遂致遍身作痛,或肢节肿痛,或气填胸满,或如梅核塞喉,咽吐不出,或痰涎壅盛,上气喘急,或呕逆恶心,甚者渴闷欲绝。产妇多有此症,宜服四七汤,先调滞气,更以养血之药。若因思忧致小便白浊者,用此药吞青州白丸子屡效。

论妇人热劳九十

妇人热劳者,由心肺壅热伤于气血,气血不调,藏府壅滞,热毒内积,不得宣通之所致也。其候心神烦躁,颊赤头痛,眼涩神昏,四肢壮热,烦渴不止,口舌生疮,神思昏沉,嗜卧少寐,饮食无味,身体酸疼,或时心忪,或时盗汗,肌肤日渐消瘦,故名热劳也。

自汗忌利小便九十一

自汗,小便少,不可以药利之。既已自汗,则津液外亡,小便自少,若利之则荣卫枯竭,无以制火,烦热愈甚,当俟热退汗止,小便自行也。兼此症乃阳明经,大忌利小便。

论下血九十二

下血,服凉血药不应,必因中气虚不能摄血,非补中升阳之药不能愈,切忌寒凉之剂。亦有伤湿热之食成肠澼而下脓血者,宜苦寒之剂以内疏之。脉弦绝涩者难治,滑大柔和者易治。

论血崩九十三

妇人崩中,由藏府伤损冲任二脉,血气俱虚故也。二脉为经脉之海。血气之行,外循经络,内营藏府。若气血调适,经下依时。若劳动过极,藏府俱伤,冲任之气虚,不能约制其经血,故忽然而下,谓之崩中,治宜大补气血之药,以养脾胃,微加镇坠心火之药治其心,补阴泻阳,经自止矣。

论治病不可责效太速九十四

凡治病,若患者责效太速,及不戒七情,或药不分经络虚实,俱难治。

论寡妇病九十五

寡妇之病,自古未有言者,惟仓公与褚澄略而论及。寡者言师尼丧夫之妇,独居无阳,欲男子而不可得,是以郁悒而成病也。夫处闺门,欲心萌而未遂,致阴阳交争,乍寒乍热,有类疟疾,久则为劳,又有经闭、白淫、痰逆、头风、膈气、痞闷、面黧、瘦瘠等症,皆寡之病。诊其脉,独肝脉弦,出寸口而上鱼际,皆血盛而得。经云:男子精盛则思室,女人血盛则怀胎是也。

论痿与柔风脚气相类九十六

人身有皮毛、血脉、筋膜、肌肉、骨髓以成其形,内则有心、肝、脾、肺、肾以主之。若随情妄用喜、怒、劳、佚,致内藏精血虚耗,使皮血筋骨肉痿弱,无力以运动,故致痿躄,状与柔风、脚气相类。柔风、脚气皆外所因,痿则内藏不足之所致也。

论病犯不治九十七

饮食不为肌肤,水谷不能运化精微,灌溉藏府,周身百脉,神将何依?故气短而促,真气损也。怠惰嗜卧,脾气衰也。小便不禁,膀胱不藏也。时有燥热,心下虚痞,胃气不能上荣也。恍惚健忘,神明乱也。犯此数者,病皆不治。

论脚气九十八

若饮食自倍,脾胃乃伤,则胃气不能施行,脾气不能四布,故下流乘其肝肾之虚,以致足肿;加之房事不节,阳虚阴盛,遂成脚气。亦有内伤食,脾胃之气有亏,不能上升,则下注为脚气者,宜用东垣开结导引丸开导,引水运化脾气。如脾气虚,湿气壅遏不通,致面目发肿或痛者,宜用导滞通经汤以疏导之。脚气由肾虚而生。然妇人亦有病脚气者,乃因血海虚而七情所感,遂成斯疾。今妇人病此亦众，则知妇人以血海虚而得之，与男子肾虚类也。男女用药同，无异，更当兼治七情，无不效也。脚气虽云肿有浅深，感有轻重，其所受皆因真气虚弱，邪气得以深袭。若真气壮实，邪气焉能为患耶？故附骨疽及鹤膝风症，肾虚者多患之。前人用附子者，以温补肾气，而又能行药势，散寒邪也。

凡湿痰湿热，或死血流注关节，非辛温之剂，开发腠理，流通隧道，使气行血和，焉能得愈？但人谓附子有毒，多不肯服，若用童便炮制，何毒之有？况不常服，何足为虑？予中气不足，以补中益气汤加附子，服之三年，何见其毒也。经云：有是病用是药也。故大防风汤、活络丹治脚气、鹤膝风症，多效。

活络丹。夫病深伏在内，非此药莫能通达。但近代始云此药引风入骨，如油入面之说，故后人多不肯服。

大抵有是病用是药，岂可泥此，以致难瘥。

论表虚及小便多少<small>附肺痈、肺痿</small>九十九

经曰：肺内主气，外司皮毛。若肺气虚则腠理不密，皮毛不泽，肺受伤则皮毛错纵，故患肺痈、肺痿、肠痈，必致皮毛如此，以其气不能荣养而然也。亦有服表药，见邪不解，又复发表。殊不知邪不解者，非邪不能解，多因腠理不密而邪复入也。专用发表则腠理愈虚，邪愈易入，反为败症矣，宜诊①其脉。邪在表者，止当和解而实腠理；乘虚复入者，亦当和解，兼实腠理，故用托里益气之药。若小便赤涩为肺热所传，小便短少为肺气虚。盖肺为母，肾为子，母虚不能生子故也。亦有小便频数者，亦为肺虚不能约制耳。大抵劳伤血气，则腠理不密，风邪乘肺虚，风热相搏，郁滞不散，以致喘嗽。若误汗下过度，则津液重亡，遂成肺痈、肺痿之症矣。

楠按：已上一十五条，原系后病案中互发挥者，虽非外科，以其议论有切于杂症，不敢脱略，故采附诸论之后，俾学者以便观览。

---

① 诊：原本误作"胗"，据文意改。

卷 三

新安祁门朴里汪机省之编辑
同邑石暨门生陈桷惟宜校正

头面赤肿一百 _{时毒发于面鼻耳项者是}

里实而不利者，下之。
表实而不解者，散之。
表里俱实而不解者，解表攻里。
表里俱解而不消者，和之。
肿甚焮痛者，砭去恶血，更用消毒之剂。
不作脓或不溃者，托之。
饥年普患者，不宜用峻利，当审而治之。

时毒者，为四时邪毒之气感之于人也，其候发于面、鼻、耳、项、咽喉，赤肿无头，或结核有根，令人增①寒发热，头痛，或肢体痛，恍惚不宁，咽喉闭塞。人不识者将为伤寒，便服解药，一二日肿气益增，方悟，始求疮医。原夫此疾古无方论，世俗通为丹瘤，病家恶言时毒，切恐传染。考之经曰：人身忽经变赤，状如涂丹，谓之丹毒，此风热恶毒所为，与时毒特不同耳。盖时毒初状如伤寒，五七日间乃能杀人。治者宜精辨之。先论其脉，滑、数、浮、洪、沉、紧、弦、涩，皆其候。盖浮数者邪在表也，沉涩者邪气深也。气实之人，急服化毒丹以攻之。热实不利，大黄汤下之。有表证者，解毒升麻汤以发之。年高气软者，五香连翘汤主之。又于鼻内搐通气散，取十余嚏作效。若搐

药不嚏者，不可治；如嚏出脓者，治之必愈。左右之人，每日用嚏药搐之，必不传染；其病人亦每日用嚏药三五次以泄热毒。此治时毒之良法也。经三四日不解者，不可大下，犹宜和解之，犀角连翘散之类。至七八日大小便通利，头面肿起高赤者，可服托里散、黄芪散，宜针镰出血，泄其毒气。十日外不治自愈。此病若五日已前，精神昏乱，咽喉闭塞，语声不出，头面不肿，食不知味者必死，治之无功矣。然而此疾有阴有阳，有可汗，有可下。粗工但云热毒，就用寒药，殊不知病有微甚，治有逆从，不可不审也。

一人头面肿痛，服硝黄败毒之剂愈甚，诊之脉浮数，邪在表尚未解，用荆防败毒散二剂，势退大半，更以葛根牛蒡子汤，四剂而痊。此凭脉发表。

经云：身半已上肿，天之气也；身半已下肿，地之气也。乃邪客心肺之间，上攻头目而为肿。此感四时不正之气也，与膏粱积热之症不同。硝黄之剂，非大便秘实不可用。若不审其因，及辨其虚实表里，概用攻之，必致有误。常见饥馑之际，刍荛之人多患之，乃是胃气有损，邪气从之，不可不察。予常治邪在表者，用葛根牛蒡子汤、人参败毒散，或普济消毒饮子；邪在里者，五

---
① 增：通"憎"。

利大黄汤、栀子仁汤；表里俱不解者，防风通圣散；表里俱解而肿不退者，犀角升麻汤。肿甚者砭患处，出恶血以泄其毒，十日外自愈。若嚏出脓血即愈。欲其作脓者，用托里消毒散；欲其收敛者，用托里散。此法最为稳当。五七日咽喉不闭，言语不出，头面不肿，食不知味者，不治。

一人患此，肿痛发热，作渴，脉实便闭，以五利大黄汤下之，诸症悉退，以葛根牛蒡子汤四剂而痊。此凭脉攻里。

一人表里俱解，肿痛尚不退，以葛根升麻汤二剂而消。此凭症也。

一人肿痛发寒热，脉浮数，以荆防败毒散二剂，少愈，再人参败毒散二剂，势减半，又二剂而差。此凭脉发表。

一人耳面赤肿作痛，咽干发热，脉浮数，先以荆防败毒散二剂，势退大半，又以葛根牛蒡子汤四剂而痊。凭脉发表。

一妇表邪已解，肿尚不消，诊之脉滑而数，乃瘀血作脓也，以托里消毒散溃之而愈。此凭脉也。

一人焮肿胀痛，作渴烦热，便秘脉数，按之尤实，用防风通圣散一剂，诸症顿退，以荆防败毒散加玄参、牛蒡、黄芩，二剂而差。此凭症凭脉，发表攻里。

一老冬月头面耳项俱肿，痛甚，便秘脉实，此表里俱实也，饮防风通圣散不应，遂砭患处，出黑血，仍投前药，即应，又以荆防败毒散而瘥。盖前药不应者，毒血凝聚上部经络，药力难达故也。恶血既去，其药自效。或拘用寒远寒，及年高畏用硝黄，而用托里与夫寻常消毒之剂，或不砭泄其毒，专假药力，鲜不危矣？此舍时从症。

一人表里俱解，惟肿不消，以托里消毒散四剂，脓成，针之而愈。此凭症而治。

一妇肿痛，用硝黄之剂攻之，稍缓，翌日复痛，诊之外邪已退，此瘀血欲作脓也，用托里消毒散溃之而愈。此凭脉与症也。

一人表散药愈炽，发热便秘，诊脉沉实，此邪在里也，以大黄汤下之，里症悉退；以葛根牛蒡子汤，浮肿亦消，惟赤肿尚存，更以托里药溃之而愈。此凭脉与症也。

一人冬月病头面赤肿，耳前后尤甚，痛不可忍，发热恶寒，牙关紧急，涕唾稠粘，饮食难下，不得安卧，医砭肿上四五十针，肿赤不减，痛益甚。予诊其脉浮紧，按之洪缓，知为寒覆皮毛，郁遏经络，热不得升，聚而赤肿，且夫天冷寒凛之时，腠理闭，汗不出，血气强，肉坚涩。善用针者不得取四厥，必待天温。又云，冬月闭藏，用药多，少针石也，宜以苦温之剂温经散寒，所谓寒致腠理，以苦发之，以辛散之，方名托里温经汤

麻黄苦温发之，为君，去根节，二钱，防风辛温散之，去芦，二分，升麻苦辛，四钱，葛根甘平，解肌出汗，专治阳明经邪，故以为臣，白芷、归身血流不行则痛。白芷、归身辛温以和血散滞，各二钱，苍术湿热则肿。苍术甘温，体轻浮，力雄壮，能泄肤腠间湿热，一钱，人参去芦，一钱，甘草甘温，白芍药酸微寒，调中益气使托其里为佐，各钱半，上锉，每服一两，水二盏，先煎麻黄令沸，去沫，再下余药，同煎至一盏，去柤，大温服讫。以薄衣覆首，厚被覆身，卧暖处，使经血温，腠理开，寒乃散，阳气升，大汗出，肿减七八分。再服去麻黄、防风，加连翘、鼠粘子，肿痛悉愈。经言汗之则疮已，信哉。

或曰：仲景言疮家虽身痛不可汗，何也？予曰：此言营气不从，逆于肉理，乃主痛肿而作身痛，非外感寒邪作痛，故戒不可汗，汗之则成痓。又问：仲景言鼻衄者不可汗，复言脉浮紧者以麻黄汤发之，衄血自止，何也？予曰：血与汗异名同类。夺汗者无血，夺血者无汗。今衄血妄行，为热所逼，更发其汗，反助邪热，重竭津液，必变凶症，故不可汗。若脉浮为在表，紧则为寒，寒邪郁遏，阳不得伸，热伏荣中，迫血妄行，上出于鼻，故用麻黄汤散其寒邪。阳气得

舒，其衄自止。洁古之学，可谓知其要矣。

泰和二年四月，民多疫疠，初觉憎寒体重，次传头目，肿盛目不能开，上喘，咽喉不利，舌干口躁，欲云大头天行，亲戚不通，染之多殆。

一人病此五六日，医以承气加蓝根下之，稍缓，翌日其病如故，下之又缓，终莫能愈，渐至困笃。予曰：身半已上，天之气也；身半已下，地之气也。此邪热客于心肺之间，上攻头目肿盛，以承气泻胃中之实热，是诛罚无过，不知适其至所为，遂用黄连、黄芩味苦寒，各半两，泻心肺间热为君，橘红苦平，玄参苦寒，生甘草甘寒，各二钱，人参三钱，泻火补气为臣，连翘，鼠粘子，薄荷叶苦辛平，板蓝根苦寒，马勃各一钱，白僵蚕炒，七分，升麻，柴胡苦平，各二钱，行少阳、阳明二经气不得伸，桔梗辛温，为舟楫，不使下行，共为细末，半用汤调，时时服之，半用蜜丸噙化，服尽良愈。

凡他处有病此者，书方贴之，名曰：普济消毒饮，或加川芎、归身，㕮咀如麻豆，每服五钱，水二钟，煎至一钟，去渣，食后稍热时时服。如大便硬，加大黄酒煨一钱，或二钱，以利之；肿势甚，宜砭刺之。

按：时行疫疾，虽由热毒所染，有气实人下之可愈，气虚者概下之，鲜不危矣。故东垣制此方救斯人，其惠博哉。

一人年逾三十，肩患毒，服人参败毒散一剂，更服十宣散去参、桂，加金银花、天花粉四剂而溃。因怒动肝火，风热上壅，头面赤肿，焮痛，饮冷，以荆防败毒散芩、连、薄荷，二剂不应，急砭患处，出黑血盏许，仍以一剂，势退大半，再服人参败毒散四剂而愈。

夫病有表里、上下之殊，治有缓急攻补之异，若不砭刺，气血结为肉理，药不能及，肿焮日盛，使峻利之药，则上热未除，中寒已作，必伤命矣。

升麻牛蒡子散，治时毒疮发头面胸膈，脉浮洪在表者。

升麻，牛蒡，甘草，桔梗，葛根，玄参，麻黄，连翘各一钱，锉，作一服，姜三片，水二盏，煎。

一黄门腮赤肿痛，此胃经风热上攻，以犀角升麻汤三八① 二剂而平。

又一大理患此，用前汤为人所惑，谓汤内白附子性温故也，另用荆防败毒散愈盛，后用此汤尚去白附子，不应，再用全方，三剂而愈。

本草云：白附子，味甘辛，气温，无毒，主面上百病及一切风疮，乃风热之主药。经曰：有是病，用是药。苟不用主病之药，安得而愈？

一人腮颊肿焮至于牙龈，右关脉数，此胃经风热上攻也，治以犀角升麻汤三八，而消。

瘰疬一百零一

肿痛脉浮数者，祛风清热。

脉涩者，补血为主。

脉弱者，补气为主。

肿硬不溃者，补血气为主。

郁抑所致者，解郁结，调气血。

溃后不敛者，属气血俱虚，宜大补。

虚劳所致者，补之。

因有核而不敛者，腐而补之。

脉实而不敛，或不消者，下之。

瘰疬者，结核是也。或在耳后、耳前，或在耳下，连及颐颔，或在颈下，连缺盆，皆谓之瘰疬；或在胸及胸之侧，或在两胁，皆谓之马刀。手足少阳主之。

瘰疬必起于少阳一经，不守禁忌，延及阳明。大抵食物之厚，郁气之积，曰毒，曰风，曰热。皆此三端，拓引变换，须分虚实。

---

① 三八：方名后序号，即后附方中序号，便于查验。

实者易治，虚者可虑，以其属胆经，主决断，有相火，且气多血少。妇人见此，若月经不调，寒热变生，稍久转为潮热，危矣。自非断欲，神仙不治也。

救苦化坚汤，瘰疬，马刀，挟瘿，从耳下，或耳后，下颈至肩，或入缺盆，乃手足少阳经分；其在颔下或颊车，乃足阳明经分，受心脾之邪而作，宜将二症合而治之。

升麻一钱，葛根半钱，真漏芦，三味俱足阳明本经药。连翘一钱，能散诸血结气聚，疮之神药，十二经疮药不可无。归身三分，熟芐二分，牡丹皮三分，去肠胃中留血、滞血。三味，诸经中和血、生血、凉血药也。黄芪一钱，枯皮毛，实腠理，补表之元气，反活血脉，生血，亦疮家圣药。白芍药三分，味酸，气寒，补中益肺。气散而不收，故用酸寒以收散气，腹痛必用。夏月倍之，冬寒下①用酸寒故也。又治腹中不和。肉桂三分，大辛热，能散结积，疮症属阳，须少用之，寒因热用也。又寒覆其疮，以大辛热消浮冻之气。或躁烦者去之。麦芽一钱，治腹中缩急，兼能消食补胃。柴胡八分，说同连翘。鼠粘子当物不用。若当马刀挟瘿，不在少阳经symbol，去此二味。羌活一钱，独活半钱，防风半钱。三味乃手足太阳经药。脊痛项强，不可回顾，腰似折，项似拔者用之，或只用防风一味亦可。疮在膈已上，虽为手足太阳经症，亦当用之，为能散结。去上部风病。身拘急者，风也，诸疮见此症亦用。曲末炒黄，二分，为消化食。昆布二分，味大咸酸，能软坚。疮坚硬者用之。黄连去毛三分，治烦闷。广茂②三分，煨。三棱二分，煨，坚者削之，疮坚硬甚者用之，不甚勿用。人参三分，补肺气。如气短气喘气不调加之。厚朴姜制，一钱二分，腹时见胀加之。益智仁二分。唾多者胃不和也，或吐沫吐食，胃上寒者加之。黄柏炒，三分。有热或脚膝无力，加之；或躁烦欲去衣者，肾中伏火者，亦加之。甘草炙，五分，或二分，调中益胃，泄火，和诸药，分两不定者。疮宜泻营气，而甘入脾胃，生湿助疮邪故也。上为细末，汤浸蒸饼，和作饼子，日干，捣如米粒，每服二钱，或三钱，白汤下。量病人虚实，无令药多，妨其饮食。此治之大法也。

如在少阳经分，为马刀、挟瘿者，去独活、漏芦、升麻、葛根，加瞿麦三分；气不顺加橘皮，甚者加木香少许。人素气弱，若病来

气盛不短促者，不可拘其平素，只作气盛治之，而从病变之权。邪在上焦加黄芩一半酒制，一半生用。在中焦加黄连一半酒制，一半生用。在下焦加黄柏、知母、防己，皆酒制选用之。大便不通，滋其邪盛，急加酒大黄以利之。

如血燥不行，加桃仁、酒大黄；如风结燥不行，加麻仁、大黄；风湿不行，加煨皂角仁、秦艽、大黄；如脉涩，觉身气滞不行，加郁李仁、大黄，以除气燥；如阴寒秘结不行，以局方半硫丸，或加附子、干姜，冰冷与之。

大抵诸病素气弱者，当去苦寒之药，多加参、芪、甘草之类，泄火而补元气，少佐寒凉可也。

散肿溃坚汤，治马刀坚硬如石，在耳下至缺盆，或肩上，或胁下，皆手足少阳经分；或颔，或颊车，坚硬如石，在足阳明经分；或二经疮已破，流脓，并皆治之。

柴胡四钱，升麻三钱，甘草炙，归尾，葛根，白芍各二钱，黄连一钱，三棱酒制，微炒，连翘各三钱，昆布去土，知母酒制，黄柏酒制，土瓜根切碎酒制，草龙胆酒制炒四次，桔梗各半两，黄芩八钱，酒制一半，生用一半，广茂酒制，微炒，上锉，每服五钱，或七钱，水二盏八分，浸大半日，煎至一盏，热服。卧宜去枕，头低脚高。每噙一口，作十次咽，留一口送下后项丸药。服毕，卧如常，取药在膈上停留故也。若能食，粪硬者，旋加作七八钱，止可秤半料作末，炼蜜丸如绿豆大，每服百丸或二百丸，此制之缓也。一方，海藻，昆布，二味洗净，焙干为末，何首乌木臼捣末，皂角刺炒黄色，公蛇退一条，树上墙上者是，上五味为末，用猪项下刀口肉，烧熟蘸药末吃，食后向患处一边侧卧一伏时，每核上灸七壮，烟从口中出为度，脓尽即安。

---

① 下：减少。《后汉书·仲长统法》："肉刑之废，轻重无品，下死则得髡钳，下髡钳则得鞭笞。"李贤注："下犹减也。"

② 茂：见《珍珠囊》，即莪术。

连翘散坚汤，治耳下或肩上及缺盆疮硬如石，动之无根，或生两胁，或已脓流，作疮未破，此手足少阳经分也。

柴胡一两二钱，归尾酒制，黄芩生，广茂酒炒、三棱酒炒，连翘、芍药各半两，黄连酒炒二次，苍术各二钱，土瓜根一两，酒炒，草龙胆一两，酒制四次，黄芩酒炒二次，七钱，甘草三钱，炙。上秤一半蜜丸，一半锉，煎如前法，服。

柴胡连翘汤，治男妇马刀疮。

黄芩炒，知母酒制，连翘、柴胡各半两，中桂三分，甘草炙，黄柏酒制，生芪各三钱，归尾钱半，瞿麦穗六钱，鼠粘子二钱。

锉如麻豆，每服五钱或三钱，水二盏，煎一盏，食后稍热时服之。

柴胡通经汤，治小儿项侧有疮，坚而不溃，名曰马刀。

柴胡、归尾、桔梗、甘草生、连翘、三棱、鼠粘子、黄芩各二分，红花少许，黄连五分，锉作一服，水二大盏，煎一盏，食后稍热服。忌苦药泄大便。

项上瘰疬、马刀，将初生者，用四棱铁环按定作口子，以油纸燃纴之，勿令合了，以绝其疮之源，其效至速。如瘰不破，或畏破，以龙泉粉涂。

龙泉粉炒，半润湿另研，瓦粉①各半两，昆布去土，三钱或五钱，广茂酒制，三棱酒制炒，各半两，上细末，熟水调涂之。用此去疾尤速，一二日一易。龙泉粉，即磨刀水浓汁，青石者佳。

瘰疬、马刀，血少肚泄。

四物汤加芍药、炒牡蛎细研、陈皮、柴胡、甘草、黄连、玄参、神曲炒及桑椹膏。

桑椹膏：取极熟黑色者二斗，以布滤取自然汁，砂器内文武火慢熬成薄膏，每日白汤点一匙，食后日三服。

夏枯草，本草言大治瘰疬，散结气，有补养厥阴血脉之功，而经不言。观其能退寒热，虚者可仗，实者以行散之药佐之，外

以艾灸，亦渐取效。

一妇患瘰疬，延至胸腋，脓水淋漓，日久五心烦热，肢体疼痛，头目昏重，心忪颊赤，口干咽燥，发热盗汗，食少嗜卧，月水不调，脐腹作痛。予谓血虚而然，非疬故也。服逍遥散二十三月余少可，更服八珍汤十四加牡丹皮、香附子，又月余而经通，再加黄芪、白敛，两月余而愈。此凭证也。

一妇久患瘰疬不消，自汗恶寒，此血气俱虚，服十全大补汤十三，月余而溃。然坚核虽取，疮口不敛，灸以豆豉饼四十三仍与前药加香附、乌药，两月而愈。此凭症也。

一人劳倦，耳下焮肿，恶寒发热，头痛作渴，右脉大而软，当服补中益气汤，彼自用药发表，遂致呕吐，始信予用六君子汤二，更服补中益气汤十六而愈。此凭症也。

大抵内伤，荣卫失守，皮肤间无气滋养，则不任风寒；胃气下陷，则阴火上冲，气喘发热，头痛脉大。此不足证也，误作外感表实而反泻之，宁免虚虚之祸？东垣云：内伤右脉大，外感左脉大，当以此别之。

机按：左脉大属外感，此亦难凭，必须察形，观色，审症，参之以脉，乃得不误。丹溪治一老人，饥寒作劳，患头痛，发热恶寒，骨节疼，无汗妄语，脉洪数而左甚，治以参、芪、归、术、陈皮、甘草，每贴加附一片，五贴而愈。又一少年，九月间发热头痛，妄语大渴，形肥，脉数大左甚，以参术君，茯苓臣，芪佐，附一片使。盖人肥而脉左大于右，事急矣，非附，则参、芪无捷效。五十贴大汗而愈。此皆左脉大，丹溪悉以内伤治之，若依东垣认作外感，宁不杀人？

一妇年二十，耳下结核，经每过期，午后头痛，服头痛药愈甚，治以八珍汤十四加柴胡、地骨皮二十余贴，愈。此凭症也。

---

① 瓦粉：见《汤液本草》，即铅粉。

一妇疬溃后，发热烦躁作渴，脉大无力。此血虚也，以当归补血汤六剂顿退，又以圣愈汤数剂少健，加以八珍汤加贝母、远志三十余剂而敛。此凭脉也。

一疬妇四肢倦怠类痿症，以养气血健脾胃而愈。此凭症也。

一人素弱，溃后核将不腐。此气血皆虚，用托里养荣汤，气血复，核尚在，以簪挺拨去，又服前药月余而痊。此凭症也。

一人患之，痰盛胸膈痞闷，脾胃脉弦。此脾土虚，肝木乘之也，当实脾土，伐肝木为主。彼以治痰为先，乃服苦寒化痰药，不应；又加破气药，病愈甚；始用六君子汤加芎、归数剂，饮食少思，以补中益气汤倍加白术，月余中气少健，又以益气养荣汤，四月肿消而血气亦复矣。夫右关脉弦，弦属木，乃木盛而克脾土，为贼邪也。虚而用苦寒之剂，是虚虚也。况痰之为病，其因不一，主治之法不同。凡治痰，利药过多，则脾气愈虚，虚则痰愈易生。如中气不足，必用参术之类为主，佐以痰药。此凭症与脉也。

一人久而不敛，神思困倦，脉虚。予欲投以托里，彼以为迂，乃服散肿溃坚汤，半月余果发热，饮食愈少，复求治，投益气养荣汤三月，喜其谨守，得以收救。此凭症脉也。

齐氏曰：结核瘰疬，初觉，宜内消之；如经久不除，气血渐衰，肌寒肉冷，或脓汁清稀，毒气不出，疮口不合，聚肿不赤，结核无脓，外症不明者，并宜托里。脓未成者，使脓早成；脓已溃者，使新肉早生。血气虚者，托里补之；阴阳不和，托里调之。大抵托里之法，使疮无变坏之症，所以宜用也。

一人久而不敛，脓出更清，面黄羸瘦，每侵晨作泻，与二神丸数服，泻止，更以六君子加芎归，月余肌体渐复，灸以豆豉饼及用补剂作膏药贴之，三月余而愈。此凭症

也。

一妇溃后核不腐，以益气养荣汤三十余剂，更敷针头散腐之，再与前汤三十余剂而敛。此凭症也。

一人患而肿硬，久而不消，亦不作脓，服散坚毒药不应，令灸肘尖，看尖二穴，更服益气养荣汤，月余而消。此凭症也。

一人尚硬，亦灸前穴，饮前药，脓成针之而敛。

一妇久溃发热，月经过期且少，用逍遥散兼前汤两月余，气血复而疮亦愈，但一口不收，敷针头散，更灸前穴而痊。

常治二三年不愈者，连灸三次，兼用托里药即愈。前二条俱凭症。

一人患此肿痛，发寒热，大便秘，以射干连翘散六剂，热退大半，以仙方活命饮六一，四剂而消。此凭症也。

一妇肝经积热，患而作痛，脉沉数，以射干连翘汤四剂少愈，更用散肿溃坚丸月余而消。此凭脉也。

一妇耳下肿痛，发寒热，与荆防败毒散四剂，表症悉退；以散肿溃坚汤数剂，肿消大半；再以神效瓜蒌散五十三① 四剂而平。此凭症也。

一人肝经风热，耳下肿痛发热，脉浮数，以薄荷丹治之而消。此凭脉也。

一人年二十，耳下患疬焮痛，左关脉数。此肝经风热所致，以荆防败毒散七三贴，表症悉退；再与散肿溃坚丸五十月余平复。此凭脉也。

一妇因怒，耳下肿痛，以荆防败毒散七加连翘、黄芩四剂而愈。此无脉症而用发表，必有所见也。

尝治此旬日不消者，以益气血药及饮远志酒二十，并效。无脓自消，有脓自溃。

一妇因怒，耳下焮痛，头痛寒热，以荆

————
① 五十三：原本误作"五一"，今据附方改。

防败毒散七，加黄芩，表证悉退；但饮食少思，日晡发热，东垣云虽有虚热，不可大攻，热去则寒起，遂以小柴胡加地骨皮、芎、归、芩、术、陈皮十余贴而愈。次年春，复肿坚不溃，用八珍汤十四加香附、柴胡、地骨皮、桔梗，服至六七贴以为延缓；仍服人参败毒散，势愈盛；又服流气饮，则盗汗发热口干食少；至秋复求诊视，气血虚极，辞之，果没。此凭症也。

一人每怒，耳下肿，或胁作痛，以小柴胡汤加青皮、红花、桃仁，四剂而愈。此凭症也。

一人肿硬不作脓，脉弦而数，以小柴胡汤兼神效瓜蒌散五三各数剂，及隔蒜灸数次，月余而消。此凭脉与症也。

一妇颈痛不消，与神效瓜蒌散五三六剂，少退；更以小柴胡加青皮、枳壳、贝母数剂，痛肿减大半，再以四物对小柴胡数剂而平。此凭症也。

罗宗伯耳后发际患毒焮痛，脉数，以小柴胡五加桔梗、牛蒡子、金银花，四剂而愈。此凭脉症也。

一人气血已复，核尚不腐，用针头散及必效散各三次，不旬日而愈。此凭症处治。

一妇瘰疬，与养气顺血药不应，服神效瓜蒌散二剂五三，顿退，又六剂而消却，与托里药，气血平复而愈。此凭症也。

一妇年逾三十，瘰疬已溃，不愈，与八珍汤十四加小柴胡、地骨皮、夏枯草、香附、贝母五十余剂，形气渐转；更与必效散四十九二服，疮口遂合；惟气血未平，再用前药三十余剂而平。此凭症也。

治瘰疬，用必效散与瓜蒌散相间服，神效。

后有不问虚实，概用必效散。殊不知班猫①性猛大毒，利水破血，大损元气。若气血实者，用此劫之而投补剂，或可愈；若虚而用此，或用追蚀之药，瘀肉虽去，而疮口不合，反至不救。

一妇因怒，结核肿痛，察其气血俱实，先以神效散下之，更以益气养荣汤三十余剂而消。此凭症也。

常治此症，虚者先用益气养荣汤，待其气血完充，乃取神效散去其毒，仍进前药，无不效者。

一人耳下患五枚如贯珠，年许尚硬，面色痿黄，饮食不甘，劳而发热，脉数软而涩，以益气养荣汤六十余剂，元气已复，患处已消，一核尚存，以必效散二服而平。此凭症脉也。

一妇瘰疬不消，脓清不敛，用八珍汤十四少愈。忽肩背痛不能回顾，此膀胱经气郁所致，当服防风通气汤。彼云瘰疬胆经病也，是经火动而然，自服凉肝降火之药，反致不食，痛盛。予诊其脉，胃气愈弱，先以四君子六三加陈皮、炒芍药、半夏、羌活、蔓荆子四剂，食进痛止，继以防风通气四十二剂而愈。此凭脉与症也。

一人神劳多怒，颈肿一块，久而不消，诸药不应，予以八珍汤十四加柴胡、香附，每日更隔蒜灸数壮，及日饮远志酒二三盏渐消。此凭症也。

一妇月水不行，渐热，咳嗽，肌体渐瘦，胸膈不利，颈肿一块，日久不消，令服逍遥散二三月余，更服八珍汤十四加牡丹皮、香附又月余，加黄芪、白敛两月余，热退肿消，经行而愈。此凭症也。

一人年逾三十，每劳心过度，颈肿发热，服败毒散愈盛，用补中益气汤数贴而消。此凭症也。

张通府耳后发际患肿一块，无头，肉色不变，按之微痛，彼谓痰结，脉软而时见数。经曰：脉数不时见，疮也，非痰也。仲景云：微弱之脉，主血气俱虚，形精不足。又曰：

---

① 班猫：即虫类药斑蝥。

沉迟软弱，皆宜托里。遂用参、芪、归、术、川芎、炙甘草以托里，少加金银花、白芷、桔梗以消毒。彼谓不然，内饮降火消痰，外贴凉药，觉寒彻脑，患处大热，头愈重，食愈少。复请治，以四君子加藿香、炮干姜数剂，食渐进，肿成刺之，更以十全大补汤十三去桂，灸以豆豉饼，又月余而愈。此凭脉症也。

一人耳内出脓，或痛，或痒，服聪耳益气汤不应，服防风通圣散愈甚，予用补肾丸而愈。

机按：前条瘰疬治法，虚者补之，而补有先后温凉之殊；实者泻之，而泻有轻重表里之异。或行消削，或开郁滞，或舍时从症，或变法用权，或针，或砭，或灸，或敷，其法亦粗备矣。医者能仿是例而扩充之，庶几亦可以应变矣。

一儿宿痰失道，痛肿见于颈项，或臂膊胸背，是为冷症，宜四生散敷贴，内服附子八物汤及隔蒜灸。此无脉可凭而治，当时必有所见也。

一人因暴怒，项下肿痛，胸膈痞闷，兼发热，用方脉流气二剂，胸膈利；以荆防败毒散二剂而热退；肝脉尚弦涩，以小柴胡加芎、归、芍药四剂，脉症顿退；以散肿溃坚丸一料，将平；惟一核不消，服遇神仙无比丸二两而瘳。此凭症凭脉也。

一儿甫周岁，项患胎毒，予俟有脓刺之，脓出碗许，乳食如常，用托里药月余而愈。又一儿患此，待脓自出，几至不救。此凭症也。

大抵疮浅宜砭，深宜刺。使瘀血去于毒聚之始，则易消也。况小儿气血又弱，脓成不针不砭，鲜不毙矣。

一人项下患毒，脓已成，因畏针烁，延至胸，赤如霞，其脉滑数，饮食不进，月余不寐，甚倦。予密针之，脓出即睡觉而思食，用托里散百五七两月余而愈。又一人患此，及时针刺，数日而愈。一人素虚，患此不针，溃透颔颊，血气愈虚而死。此凭症也。

一人耳后患毒，脉症俱实，宜用内疏黄连汤，彼以严冬不服寒剂，竟至不起。

罗谦甫曰：用寒远寒，用热远热。假者反之。虽违其时，以从其症。又云：凡治病必察其下，谓察时下之宜而权治之。故曰：经者常也，法者用也，医者意也。随其所宜而治之，则万全矣。

一妇因怒，项肿，后月水不通，四肢浮肿，小便如淋。此血分症也，先以椒仁丸数服，经行肿消；更以六君子汤加柴胡、枳壳数剂，颈肿亦消矣。亦有先因小便不利，后身发肿，致经水不通，名曰水分，宜葶苈丸治之。《良方》云：妇人肿满，若先因经水断绝，后致四肢浮肿，小便不通，名曰血分。水化为血，血不通则复化为水矣，宜服椒仁丸。此凭症也。

一疬妇，咽间如一核所鲠，咽吐不出，倦急发热，先以四七汤而咽利，更以逍遥散。此凭症也。

一妇所患同前，兼胸膈不利，肚腹膨胀，饮食少思，卧睡不安，用分心气饮并效。此凭症也。

一女年十七，项下时或作痛，乍寒乍热如疟状，肝脉弦长。此血盛之症也，先以小柴胡汤二剂，少愈，更以生地黄丸而痊。此凭脉症也。

一贵人女适夫，夫早逝，患十指挛拳，掌垂莫举，肢体疮疡粟粟然，汤剂杂进，饮食顿减，几于半载。诊之非风也，乃忧愁悲哀以致耳。病属内因，宜用内因药。仍以鹿角胶辈，多用麝香熬膏贴痿处，挛能举，指能伸，病渐安。此因情而治也。

一女性急好怒，耳下常肿痛，发寒热，肝脉弦急，投小柴胡加青皮、牛蒡子、荆芥、防风，而寒热退，更以小柴胡对四物，数剂而肿消。其父欲除病根，予谓肝内主藏血，外主荣筋,若恚怒气,逆则伤肝,肝主筋,故筋蓄结而肿,须要自加调摄,庶可免患,否则肝迭受伤,不能藏血,血虚则难差矣。后不戒,果结三核,屡用追蚀,不敛而殁。此因情而治。

一人先于耳前耳下患之,将愈,延及项侧缺盆,三年遂延胸腋,诊之肝脉弦数,以龙会散坚二丸治之将愈,肝脉尚数。四年后,小腹、阴囊、内股皆患毒,年余不敛,脉诊如前,以清肝养血及前丸而愈。此凭脉也。

一人因怒,耳下及缺盆患痈,溃延腋下,形气颇实,疮口不合,治以散肿溃坚丸五十而愈。此凭形症也。

一儿七岁,项结二核,时发寒热,日久不愈,治以连翘丸而消。若患在面臂等处,尤宜此丸;若溃而不敛,兼以托里之药。此凭症也。

一儿项结一核,坚硬如疬,面色痿黄,饮食不甘,服托里药不应。此无辜疳毒也,以蟾蜍丸治之而愈。若数服不消,按之转动,软而不痛者,内有虫,如粉,急针出之;若不速去,则虫随气走,内蚀藏府不治。按:此因治不应而变法也。蟾蜍,夏月沟渠中,腹大不跳不鸣者。先取粪蛆一勺置桶中,以尿浸之,桶近上令干,使蛆不得出。将蟾蜍扑死投蛆中,任蛆食昼夜,次以新布袋包系,置水急处,浸一宿取出,瓦上焙为末,入麝香一字,软饭丸如麻子大。每服二三十丸,空心米饮送下。

一人眼赤痒痛,时或羞明下泪,耳内作痒,服诸药气血日虚,饮食日减,而痒愈盛。此肝肾风热上攻也,以四生散酒调四服而愈。此凭症也。

一妇人久郁,患而不溃,既溃不敛,发热口干,月水短少,饮食无味,日晡尤倦,益气养荣汤二十余剂少健。予谓须服百剂,庶保无危。彼欲速效,反服班猫之剂,及数用追蚀毒药,去而复结,以致不能收敛,出水不止,遂致不救。此凭症也。

一妇久不作脓,脉浮而涩。此气血俱虚,欲补之,使自溃。彼欲内消,专服班猫及散坚之药,血气愈虚而死。此凭症也。

一人因劳而患怠惰,发热,脉洪大,按之无力,宜用补中益气汤十六。彼不信,辄服攻伐之剂,吐泄不止亦死。此凭脉因补,误治致死。

大抵此症原属虚损,若不审虚实而犯病禁、经禁,鲜有不误。常治先以调经解郁,更以膈蒜灸之,多自消。如不消,即以琥珀膏贴之,候有脓则针之,否则变生他症。设若兼痰、兼阴虚等症,只宜加兼症之剂,不可干扰余经。或气血已复而核不消却,服散坚之剂,至月许不应,气血亦不觉损,方进必效散,或遇神仙无比丸,其毒一下,即止二药,更服益气养荣汤二百二十一①数剂以调理。疮口不敛,豆豉饼、琥珀膏贴。气血俱虚,或不慎饮食起居七情者,俱不治。然此症以气血为主,气血壮实,不用追蚀之剂,彼亦能自腐,但取去,使易于收敛。若气血虚,不先用补剂而数用追蚀之药,适足以败矣。若发寒热,眼内有赤脉贯瞳仁者,亦不治。一脉者一年死,二脉者二年死。

一女年十九,颈肿一块,硬而色不变,肌肉日削,筋挛急痛。此七情所伤,气血所损之症,当先滋养血气。不信,乃服风药,后不起。此凭症也。

一人耳后漫肿②。

一少妇耳下患肿,素勤苦,发热口干,月水过期且少。一妪以为经闭,用水蛭之类通之,以致愈虚而毙。

一女年十七,患瘰疬久不愈,月水尚未

---

① 二百二十一:原本误作"百二十一",据附方改。
② 漫肿:疑其下有脱文。

通，发热咳嗽，饮食少思，老妪欲用巴豆、肉桂之类先通其经。予谓此症渐热，经候不调者，不治；但喜脉不涩，且不潮热，尚可治，须养气血，益津液，其经自行。彼欲效，仍用巴、桂。此慓悍之剂，大助阳火，阴血得之则妄行，脾胃得之则愈虚。果通而不止，饮食愈少，更加潮热，遂致不救。

一人远途劳倦，发热，脉大无力，耳下患肿。此劳损也，宜补中益气养荣汤十六，自然热退肿消。彼不听，服降火药及必效散，果吐泻不食而死。

夫劳倦损气，气衰则火旺，火乘脾土，故倦怠而热。此元气伤也。丹溪曰：宜补形气，调经脉，其疮自消，不可汗下。若不详脉症经络受病之异，而辄用峻利之剂，鲜不危矣。

一妇因怒不思食，发热倦怠，骨肉痠疼，体瘦面黄，经渐不通，颈间结核，以逍遥散二三、八珍汤十四治之稍可。彼自误服水蛭等药，血气愈虚，遂致不救。此凭症也。

一人耳后寸余发一毒，名曰锐疽，焮痛寒热，烦躁喜冷。此胆经蕴热而然。先用神仙活命饮一剂，势减二三。时值仲冬，彼惑于用寒远寒之禁，自用十宣、托里之药，势渐炽，耳内脓溃，喉肿，开药不能下而殁。

一放出宫女，年逾三十，两胯作痛，不肿，色不变，大小道作痛如淋，登厕尤痛，此瘀血溃入隧道为患，乃男女失合之症也，难治。后溃不敛，又患瘰疬而殁。此久郁也。

此妇为人之妾，夫为商，常在外，可见此妇久怀忧郁，及放出，又不如愿，是以致生此疾。其流注瘰疬，乃七情气血皆已损伤，不可用攻伐之剂皎然矣。

流注一百零二

暴怒所致，胸膈不利者，调气为主。

抑郁所致而不痛者，宜调经脉，补气血。

肿硬作痛者，行气和血。

溃而不敛者，益气血为主。

伤寒余邪未尽者，和而解之。

脾气虚，湿热凝滞肉理而然，健脾除湿为主。

闪朒瘀血凝滞为患者，和气血，调经络。

寒邪所袭，筋挛骨痛，或遍身痛，宜温经络，养血气。

大抵流注之症，多因郁结，或暴怒，或脾虚湿气逆于肉理；或腠理不密，寒邪客于经络；或闪扑，或产后瘀血流注关节；或伤寒，余邪未尽为患。皆因真气不足，邪得乘之。常治郁者开之，怒者平之，闪扑及产后瘀血者散之，脾虚及腠理不密者，除而补之，伤寒余邪者，调而解之。大要以固元气为主，佐以见症之药。如久而疮口寒者，更用豆豉饼或附子饼灸之；有脓管或瘀肉者，用针头散腐及锭子尤效。若不补血气，及不慎饮食起居七情，俱不治。

一人因怒，胁下作痛，以小柴胡对四物，加青皮、桔梗、枳壳而愈。因情处治。

一人臀肿一块微痛，脉弦紧，以疮科流气饮四剂而消。因情处治。

一人因怒，胁下肿痛，胸膈不利，脉沉迟，以方脉流气饮数剂少愈；以小柴胡对二陈加青皮、桔梗、贝母，数剂顿退；更以小柴胡二十余剂而痊。因七情处治。

一妇因闪朒，肩患肿，遍身作痛，以黑丸子二服而痛止，以方脉流气饮二剂而肿消，更以二陈对四物加香附、枳壳、桔梗而愈。凭症处治。

一妇腿患筋挛骨痛，诸药不应，脉迟紧，用大防风汤一剂顿退，又二剂而安。又一妇患之亦然，先用前汤二剂，更服黑丸子而痊。此二患若失治，溃作败症。凭症凭脉处治。

一妇禀弱性躁，胁臂肿痛，胸膈痞满，服流气败毒，反发热少食，用四七汤数剂，胸宽气利；以小柴胡对四物加香附、陈皮，肿痛亦退。此因治不对病而变方。

一人腿患溃而不敛，用人参养荣汤及附子饼灸，更以补剂煎膏贴之，两月余愈。凭症处治。

一人脾气素弱，臂肿一块，不痛，肉色不变，饮食少思，半载不溃，先以六君子加芎归芍药二十余剂，饮食渐进；更以豆豉饼日灸数壮，于前药再加黄芪、肉桂三十余剂，脓熟针去；以十全大补汤及附子饼灸之，月余而敛。此凭症处治。

一人腿肿，肉色不变，不痛，脉浮而滑，以补中益气汤加半夏、茯苓、枳壳、木香饮之，以香附饼熨之。彼谓气无补法，乃服方脉流气饮，愈虚，始用六君子汤加芎、归数剂，饮食少进，再用补剂，月余而消。凭脉凭症处治。

夫气无补法，世俗论也，以其为病痞满壅塞，似难为补。殊不知正气虚不能运行，则邪气滞而为病，不用补法，气何由行乎？

一人臂肿，筋挛骨痛，年余方溃，不敛，诊脉更虚，以内塞散一料，少愈，以十全大补汤及附子饼灸而愈。凭症凭脉处治。

《精要》云：留积经久，极阴生阳，寒极为热，以此溃多成瘘，宜早服内塞散排之。

一人腿肿一块，经年不消，且不作脓，饮食少思，强食则胀，或作泻，日渐消瘦，诊脉微细。此乃命门火衰，不能生土，以致脾虚而然也，遂以八味丸，饮食渐进，肿患亦消。凭症凭脉处治。

一人背髀患之，微肿，形劳气弱，以益气养荣汤，间服黑丸子及木香、生地黄作饼覆患处，熨之月余，脓成针之，仍服前药而愈。此凭所因而治。

一人腿患，久而不敛，饮大补药及附子饼及针头散，纴之而愈。凭症处治。

一人臂患，年余尚硬，饮食少思，朝寒暮热，八珍汤加柴胡、地骨、牡丹皮，月余寒热少止，再用益气养荣汤、附子饼灸，两月余脓成，针之，更服人参养荣汤，半载而愈。凭症而治。

一妇脓溃清稀，脉弱恶寒，久而不愈，服内塞散，灸附子饼而瘳。凭脉凭症而治。

一人臂患，出腐骨三块尚不敛，发热作渴，脉浮大而涩，乃气血俱损，须多服生气血之剂，庶可保全。彼谓火尚未尽，乃用凉药内服外敷，几危求治。其形甚悴，脉愈虚，先以六君子加芎归月余，饮食渐进，以八珍汤加肉桂三十余剂，疮色乃赤，更以十全大补汤，外以附子饼，仅年而差。凭症凭脉。

一老伤寒，表邪未尽，股内患肿发热，以人参败毒散二剂，热止；灸香附饼，又小柴胡加二陈、羌活、川芎、归、术、枳壳，数剂而消。凭症处治。

一妇腰间患一小块，肉色如常，不溃，发热。予欲治以益气养荣解郁之剂，彼却别服流气饮。后针破出水，年余而殁。又一妇久不敛，忽发寒热。予决其气血俱虚，彼反服表散之剂，果发大热，亦死。凭症处治。

一人元气素弱，将患此，胸膈不利，饮食少思。予欲健脾，解郁，养气血，彼反服辛香流气之剂，致腹胀，又服三棱、蓬术、厚朴之类，饮食少，四肢微肿，兼腰肿一块，不溃而殁。

一妇经不调，两月或三月一至，四肢肿，饮食少，日晡发热，予曰：此脾土气血虚也，用养脾滋气血药，饮食进则浮肿自消，血气充则经水自调。彼以为缓，用峻剂先通月经，果腹疼泄不止，遍身浮肿，饮食少，没于木旺之月。

一人年逾三十，小腹肿硬，逾年成疮，头破，时出血水。此七情所伤，营气逆于肉理也,名曰流注。诊之肝脉涩。盖肝病脉不宜涩,小腹正属肝经,须涩属金,脉退乃可。予欲以甘温之药补其气血,令自消溃,彼不信,乃服攻伐之药,气血愈虚,果没于金旺之月。此凭脉也。

丹溪曰：诸经惟少阳、厥阴二经痈疽,宜预防之,以其多气少血也。少血则肌肉难长,疮久不敛,必成败症。若不知此,辄用峻利之药,以攻伐其阴分之血,祸不旋踵。

悬痈一百零三

焮肿或发热者,清肝解毒。小柴胡、制甘草。

肿痛者,解毒为主 制甘草。不作脓或不溃者,气血虚也 八珍汤。肿痛小便赤滞者,肝经湿热也,宜分利清肝 龙胆泻肝汤。

一人谷道前患毒,焮痛寒热。此肝经湿热所致,名曰悬痈,属阴虚,先以制甘草一百二十七二服,顿退,再以四物加车前、青皮、甘草节、酒制黄柏、知母,数服而消。此凭症也。

一人年逾五十,患悬痈,脓清脉弱。此不慎酒色,湿热壅滞而然。脓清脉弱,老年值此,何以收敛？况谷道前为任脉发原之地,肝经宗筋之所。予辞,果殁。治此痈惟涧水制甘草有效。已破者,兼十全大补汤十三为要。

一人患此,焮痛发寒热,以小柴胡汤加制甘草一百二十七二剂少退,又制甘草四剂而消。按：小柴胡清肝,制甘草解毒。大抵此症属阴虚,故不足之人多患之。寒凉之剂,不可过用,恐伤胃气。惟制甘草一药,不损气血,不动藏府,其功甚捷。

一人肿痛,小便赤涩,以加减龙胆泻肝汤加制甘草二剂,少愈,以参、芪、归、术、黄柏、知母、制甘草一百二十七,四剂而溃；更以四物加黄柏、知母、参、芪、制甘草而痊。按：此先泻后补,当时以有所据,但不知其脉耳。

一人肿痛未作脓,以加减龙胆泻肝汤二剂,少愈；再以四物加黄柏、知母、木通、四剂消。按：此先治湿热后养血。

一人脓熟不溃,胀痛,小便不利,急针之,尿脓皆利,以小柴胡加黄柏、白芷、金银花,四剂痛止；以托里消毒散数剂而愈。

常见患者多不肯针,待其自破。殊不知紧要之地有脓,宜急针之,使毒外发,不致内溃,故曰宜开户以逐之。凡疮若不针烙,毒气无从解,脓瘀无从泄。今之患者,反谓紧要之处,不宜用针,何相违之远耶？

一人脓清不敛,内有一核,以十全大补汤加青皮、柴胡、制甘草,更以豆豉饼灸,核消而敛。此凭症也。

一人久而不敛,脉大无力,以十全大补加五味、麦门,灸以豆豉饼,月余而愈。此凭症凭脉也。

一老年余而不敛,诊脉尚有湿热,以龙胆泻肝汤六十七二剂,湿退,以托里药及豆豉饼灸而愈。此凭症凭脉也。

一人肿痛发热,以小柴胡加黄连、青皮五,四剂少愈,更以龙胆泻肝汤六十七而消。此凭症也。

一人脓熟不溃,脉数无力。此气血俱虚也,宜滋阴益气血之药,更针之,使脓毒外泄。彼反用败毒药,致元气愈虚,疮势愈盛,后溃不敛,竟致不救。按：此不凭脉症而误治也。

悬痈原系肝肾二经阴虚,须一于补,尤恐不治,况脓成而又克伐,不死何待？常治初起肿痛,或小便赤涩,先以制甘草一二剂,及蒜灸,更饮龙胆泻肝汤。若发热肿痛者,以小柴胡加车前、黄柏、芎、归；脓已成,即针之；已溃用八珍汤十四加制甘草、柴胡梢、酒炒黄柏、知母；小便涩而脉有力者,仍用龙胆泻肝汤加制甘草；小便涩而脉无力者，用清心莲子饮加制甘草；脓清不敛者，用大补剂，间以豆豉饼灸；或久而不敛者，亦用附子饼灸，并效。

囊痈一百零四 附妇人隐内疮[①]

肿痛未作脓者，疏肝导湿。
肿硬发热，清肝降火。
脓清不敛者，大补气血。
已溃者，滋阴托里。
脓成胀痛者，急针之，更饮消毒之剂。

囊痈，湿热下注也。有作脓者，此浊气顺下，将流入渗道，因阴道或亏，水道不利而然，脓尽自安，不药可也，惟在善于调摄耳。又有因腹肿，渐流入囊，肿甚而囊自裂开，睾丸悬挂水出，以麸炭杉木炭也末敷外，以紫苏叶包裹，仰卧养之。

《精要》谓痈入囊者死，将以为属肾耶。予治数人，悉以湿热入肝经施治，而以补阴佐之，虽脓溃皮脱，睾丸悬挂亦不死。但未知下虚年老者如何耳！

大抵此症属阴道亏，湿热不利所致，故滋阴降湿药不可缺。常治肿痛小便秘滞者，用除湿为主，滋阴佐之；肿痛已退，便利已和者，除湿滋阴药相兼治之；欲其成脓，用托里为主，滋阴佐之，候脓成即针之，仍用托里滋阴；若湿毒已尽者，专用托里；如脓清或多，或敛迟者，用大补之剂，或附子饼灸之。

一人囊痈，未作脓而肿痛，以加减龙胆泻肝汤二剂少愈，更以四物加木通、知母、黄柏而消。此凭症也。

一人脓熟作胀，致小便不利，急针，以小柴胡加黄柏、白芷、金银花，四剂少愈，更托里消毒散数剂而消。此凭症也。

一弱人脓熟胀痛，大小便秘，急针之，脓出三碗许，即鼾睡，觉神思少健，但针迟，须服解毒药，亦溃尽矣，故用托里药至三十余剂始差。此凭症也。

一人年逾四十，阴囊肿痛，以热手熨之，少缓，服五苓散不应，尺脉迟软。此下虚寒邪所袭而然，名曰阴疝，非疮毒也，治以蟠葱散九七少可，更服胡芦巴丸而平。此因脉迟为寒，脉软为虚而治。

一人年逾三十，阴囊湿痒，茎出白物如脓，举则急痛。此肝疝也，用龙胆泻肝汤而愈。此因症处治。阴茎或肿，或缩，或挺，或痒，皆宜此药治之。

一人年逾五十患此，疮口不敛，诊之微有湿热，治以龙胆泻肝汤，湿热悉退，乃以托里药及豆豉饼灸而愈。次年复患湿热颇盛，仍用前汤四剂而退，又以滋阴药而消。若溃后虚而不补，少壮者成漏，老弱者不治。脓清作渴，脉大者亦不治。此凭脉也。

一人年逾五十，阴囊肿痛，得热愈盛，服蟠葱散不应，肝脉数。此囊痈也，乃肝经湿热所致。脓已成，急针之，进龙胆泻肝汤六七，脉症悉退，更服托里滋阴药，外敷杉木炭、紫苏末，月余而愈。此因脉处治。

一人年逾六十，阴囊溃痛不可忍，睾丸露出，服龙胆泻肝汤，敷麸炭、紫苏末不应。予意此湿气炽盛，先饮槐花酒一碗，次服前汤，少愈，更服托里加滋阴药而平。设以前药不应，加之峻剂，未有不损中气以致败也。此因处治不效，而知为湿盛。

一少年玉茎捷长，肿而痿，皮塌常润，磨股难行，两胁气冲上。手足倦弱，先以小柴胡加黄连大剂，行其湿热，少加黄柏降其逆气；肿渐收，茎中有坚块未消，以青皮为君，少佐散风之药末服之，外丝瓜子汁调五倍子敷，愈。此凭症也

一人囊肿状如水晶，时痛时痒，出水，小腹按之作水声，小便频数，脉迟缓。此醉

[①] 附妇人隐内疮：原本无，今据目录补。

后饮水入房，汗出遇风寒，湿毒乘聚于囊，名水疝也。先以导水丸二服，腹水已去，小便如常，再以胃苓散倍白术、茯苓，更用气针引去聚水而差。此凭症脉也。

一弱人茎根结核如大豆许，劳则肿痛，先以十全大补汤去桂加车前、麦门、酒制黄柏、知母少愈，更加制甘草四剂，仍以四物、车前之类而消。又有患此焮痛发热，服龙胆泻肝汤二剂，制甘草四剂而溃，再用滋阴之剂而愈。或脓未成，以葱炒热敷上，冷易之，隔蒜灸亦可。数日不消，或不溃，或溃而不敛，以十全大补加柴胡梢为主，间服制甘草而愈。若不保守，必成漏矣。已上二条，此凭症也。

一弱人拗中作痛，小便淋沥。此因火躁下焦，无血，气不能降，而渗泄之令不行，用四物加黄柏、知母、茯苓、牛膝、木通十余剂，痛止便利。此凭症也。

一人气短，拗中若疮，小便不通，用四物加参、芪煎吞滋肾丸而愈。此凭症也。

前症以虚为本，以病为末，益其本则末自去。设若不固元气，专攻其病，宁无害耶？

一人遗精，劳苦愈盛，拗中结核，服清心莲子饮、连翘消毒散不应，予以八珍汤十四加山药、山茱萸、远志十余剂渐愈，更服茯菟丸遂不复作。又有患此，诸药不应，服八味丸而愈。此因处治不应，故推求另为之治。

一人尿血，阴茎作痛，服清心莲子饮不应，服八正散愈盛，予以发灰醋汤调服少愈，更服班龙丸一百零二而平。此因处治不应，以推求也。

一人患此久不敛，以十全大补加五味、麦门，灸以豆豉饼，月余而平。此凭症也。

一弱人肿痛未成脓，小便赤涩，以制甘草、青皮、木通、黄柏、当归、麦门，四剂少愈，以清心莲子饮四剂而消。此凭症也。

一人焮肿痛甚，小便涩，发热脉数，以龙胆泻肝汤倍车前、木通、泽泻、茯苓，势去半，仍以前汤加黄柏、金银花四剂，又减二三，便利如常，惟一处不消此欲成脓，再用前汤加金银花、皂角针、白芷六剂，微肿痛，脉滑数乃脓已成，针之，肿痛悉退，投滋阴托里药及紫苏末敷之而愈。

一人病势已甚，脉洪大可畏，用前汤二剂，肿少退；以仙方活命饮二剂，痛少止。脉洪数，脓已成，须针之，否则阴囊皆溃。彼不信，更他医，果大溃，睾丸挂，复求治。脉将静，以八珍汤加黄芪、黄柏、知母、山栀，更敷紫苏末，数日而痊。

一人患此，肿痛发热，以小柴胡加黄连、青皮，四剂少愈，更以龙胆泻肝汤而消。凡肿属湿，痛属热，故痛者宜清湿热。

一儿生三月，病热，左右胁下节次生疖，用四物汤、败毒散倍人参，香附为佐，犀角为使，大料饮乳母，两月而愈。逾三月腹胀生丹疹，又半月移胀入囊为肿，黄莹裂开，两丸显露水出，以紫苏叶盛麸炭末托之，旬余而合。此因父病疟，遗热于胎也。此凭症也。

一人玉茎肿痛，服五苓散等药不应，其脉左关弦数。此肝经积热而成，以小柴胡五送芦荟丸，一服势去三四，再服顿愈。此凭脉凭症也。

一人连日饮酒，阴挺并囊湿痒，服滋阴等药不应。予谓前阴，肝脉络也，阴气从挺而出，素有湿，继以酒，为湿热合于下焦而然。经曰：下焦如渎。又云：在下者引而竭之。遂以龙胆泻肝汤及清震汤而愈。此或不应，宜补肝汤及四生散治之。此凭症也。

一妇阴内脓水淋漓，或痒或痛，状如虫行，少阴脉滑数。此阴中有疮也，名曰䘌，由心神烦郁，胃气虚弱，气血凝滞所致，与升麻、白芷、黄连、木通、当归、川芎、白术、茯苓、柴胡煎服，以揭肿汤熏洗，更搽蒲黄、水银两月余而愈。此条因脉而知疮,其曰胃气虚者,当时必有见也。或有包络虚,风邪乘阴,血气相抟,令气痞涩,致阴肿痛,治以菖蒲散一百,更以枳实炒热,帛包熨之,冷则再炒。

或有子藏虚,冷气下冲,致阴脱出,谓之下脱,或因产,努力而脱者,宜当归散;久不愈者,补中益气汤倍加升麻柴胡举之。

下疳一百零五

肿痛或发热者,肝经湿热也,清肝除湿。

肿痛发寒热者,邪气伤表也,发散之。

肿痛小便赤涩者,肝经湿热壅滞也,疏肝导湿。

一人患此肿硬,焮痛寒热,先以人参败毒散二剂而止,更以小柴胡加黄连、青皮而愈。此因症因经也。

一人溃而肿痛,小便赤涩,以加减龙胆泻肝汤加青皮、黄连二剂少愈,以小柴胡加黄柏、知母、当归、茯苓数剂而愈。此因症因经也。

一人茎肿不消;一人溃而肿痛,发热,小便秘涩,日晡或热;一小儿肿痛,诸药不应,各以小柴胡吞芦荟丸数剂并愈。

一人阴茎或肿,或作痛,或挺纵不收;一人茎中作痛,筋急缩,或作痒,白物如精,随溺而下,此筋疝也,并用龙胆泻肝汤皆愈。此因症也。

张子和曰:遗精癃闭,阴痿脬痹,精滑白淫,皆男子之疝,不可妄归之肾冷。若月涸,不月,月罢,腰膝上热,足热,嗌干,癃闭,少腹有块,或定或移,前阴突出,后阴痔核,皆女子之疝也。但女子不谓之疝,而谓之瘕。

一人溃而肿痛,发热,日晡尤甚,以小柴胡加黄柏、知母、当归而愈。此因症也。

一人已愈,惟茎中一块不散,以小柴胡加青皮、荆、防治之,更以荆、防、牛膝、何首乌、滑石、甘草各五钱,煎汤熏洗,各数剂而消。此因症也。

一人年逾四十,素有淋,患疳疮,焮痛倦怠,用小柴胡五加连、柏、青皮、当归而愈。此因症而治。

一人因劳,茎窍作痒,时出白物,发热口干,以清心莲子饮而安。此因劳处治。

一人玉茎肿痛,小便如淋,自汗甚苦,时或尿血少许,尺脉洪滑,按之则涩,先用清心莲子饮,加牛膝、山栀、黄柏、知母数剂少愈,更以滋肾丸一剂而痊。此因症也。

前贤云:如自汗,小便少,不可以药利之。既已自汗,则津液外亡,小便自少,若利之则荣卫涸竭,无以制火,烦热愈甚,当俟热退汗止,小便自行也。兼此乃阳明经,大忌利小便也。

一老患疳疮,小便淋沥,脉细体倦。此气虚兼湿热也,用清心莲子饮及补中益气汤十六而愈。下疳疮,丹溪用青黛、蛤粉、密陀僧、黄连为末敷。又以鸡肶皮烧存性为末敷。下疳疮并臁疮:蛤粉、蜡茶、苦参、密陀僧,为末,河水洗净,腊猪油调敷。

又方 米泔水洗疮净,用头发盐水洗去油,净再用清汤洗,晒干,烧灰,敷疮即生靥。

又方 治下注疳疮,蚀臭腐烂,疼痛难忍,兼治小儿疳疮。

黄柏蜜炙,黄丹三分,轻粉钱半,乳香三分,密陀僧,高末茶各三分,麝香少许

上末,用葱汤洗疮,次贴此药。

洗药:黄连,黄柏,当归,白芷,独活,防风,荆芥,朴硝,等分,水煎,入钱五十文,乌梅五个,盐一匙同煎,温洗,日五七次。敷下项药。

敷药:木香,槟榔,黄连,铜青,轻粉,枯矾,海螵蛸,麝香,等分为末,洗后至夜敷上。

卷　　四

新安祁门朴里汪机省之编辑
同邑石暨门生陈桷惟宜校正

便毒一百零六

内蕴热毒寒邪者，解散之。劳役而患者，补之。不遂交感，或强固精气，致败而结者，解散之。

湿热而致者，清肝导湿。

一人患此未作脓，小便秘涩，以八正散三剂少愈，以小柴胡加泽泻、山栀、木通，二剂而消。此凭症也。

一老妇肿痛，脓未作，小便滞，肝脉数，以加减龙胆泻肝汤加山栀、黄柏，四剂而消。此因症也。

一人肿痛发寒热，以荆防败毒散二剂而止，以双解散二剂而消。此因寒热认作外邪处治。

一人脓未成，大痛，服消毒托里内疏药不应，脉洪大，毒尚在，以仙方活命饮一剂痛止，又剂而消。此因治不应而处也。

一人肿痛，日晡发热，以小柴胡加青皮、天花粉四剂，痛止，热退，以神效瓜蒌散四剂而消。此因症也。

一人焮肿作痛，大小便秘，脉有力，以玉烛散二剂顿退，更以龙胆泻肝汤四剂而消。此因症因脉而治。

一人溃而痛不止，诸药不应，诊之脉大，按之则数，乃毒未解也，以仙方活命饮而止，又二剂而消。此因症因脉而治。

一人溃而痛不止，以小柴胡加黄柏、知母、芎、归四剂少止，更以托里当归汤数剂而敛。此因症也。

一人服克伐药以求内消，致泻利少食，以二神丸先止其泻，以十全大补倍加白术、茯苓数剂而消。此因症也。

大抵此症多患于劳役之人，亦有内蕴热毒而生者，须辨虚实及脓成否，不可妄投药饵。常见治此，概用大黄之类下之，以求内消，或脓成，令脓从大便出，鲜有见其痊者。人多欲内消者，恐收之难也。若补养气血，不旬日而收矣。若脓既成，岂有可消之理，再用克伐之剂，反为难治。

一人不慎房劳，患此肿痛，以双解散二服，其病即止，更以补中汤数剂而脓成针之，以八珍汤加五味、麦门、柴胡三十余剂。此因症也。

大抵便痈者，血疝也，俗呼为便毒，言于不便处患之故也，乃足厥阴肝经络及冲任督脉，亦属肝之旁络也，是气血流通之道路，今壅而肿痛。此则热毒所致，宜先疏导其滞，更用托里之剂。此临症制宜也。

一人年逾四十，患便毒，克伐太过，饮食少思，大便不实，遗精脉微。东垣云：精滑不禁，大便自利，腰脚沉重，下虚也。仲景曰：微弱之脉，主气血俱虚。先以六君子二加破故纸、肉豆蔻煎服，泄止食进，更以十全大补汤十三加行经药十余剂而消。此因脉虚也。

一人患便毒，脓稀脉弱，以十全大补汤加五味、麦门、白敛三十剂稍愈，更以参芪归术膏而平。因新婚复发，聚肿坚硬，四肢冷，脉弱皮寒，饮食少思。此虚极也，仍用前药加桂、附，三剂稍可。彼欲速愈，自用连翘消毒散，泄利不止而殁。此因症脉也。

一人年逾四十，素劳苦，患便毒发寒热，先以小柴胡加青皮一服，表症悉退；次以补中益气汤加川山甲二剂，肿去三四；更以托里之药五六服，脓成刺去，旬日而敛。此因症也。夫便毒，足厥阴湿气因劳倦而发，用射干三寸同生姜煎，食前服，得利一二行，效。射干，紫花者是，红花者非。

又方 破故纸、牛蒡子微炒、牵牛炒、大黄酒拌煨等分末之，每服一两，酒调下。

又方○已成脓者，大黄、连翘各五钱，枳实三钱，厚朴、甘草节各二钱，桃仁二十一粒，姜三片，分三贴，煎服。

消毒饮○便毒初发，三四日可消。皂角刺，金银花，防风，当归，大黄，甘草节，瓜蒌仁等分，水酒各半，煎，食前温服。仍频提擎顶中发，立效。

又方 白僵蚕，槐花为末，酒调服。一方加酒大黄。

又方 木鳖子，大黄，瓜蒌，桃仁，草龙胆㕮咀，浓煎，露一宿，清晨温服，立愈。

又方 山栀，大黄，乳香，没药，当归各半钱，瓜蒌仁二钱，代赭石一钱，上作一服煎。

一人肿而不溃，以参、芪、归、术、白芷、皂角针、柴胡、甘草节数剂而溃，以八珍汤加柴胡数剂愈。此因症也。

一人溃而肿不消且不敛，诊之脉浮而涩，以豆豉饼灸四十三，更以十全大补汤十三，月余而愈。此因症也。

乳痈一百零七 附乳岩无乳并男子乳痈

暴怒或儿口气所吹痛肿者，疏肝行气。
肿焮痛甚者，清肝消毒。
焮痛发寒热者，发散表邪。
未成脓者，疏肝行气。
不作脓或不溃，托里为主。
溃而不敛，或脓清者，大补气血。

一妇禀实性躁，怀抱久郁，左乳内结一核不消，按之微痛，以连翘饮子二百六十四二十余剂少退，更以八珍汤十四加青皮、桔梗、香附、贝母，二十余剂而消。此因症因情也。

一妇发热作渴，至夜尤甚，两乳忽肿，服败毒药，热反炽，诊之肝脉洪数，乃热入血室，以加味小柴胡治之，热止肿消。此因症因脉也。

一妇两乳内时常作痛，口内常辣，卧起若急，脐下牵痛，以小柴胡加青皮、黄连、山栀而愈。此因症也。

一妇郁久，左乳内结核如杏许，三月不消，心脉涩，脾脉大，按之无力，以八珍汤十四加贝母、远志、香附、柴胡、青皮、桔梗五十余剂而溃，又三十余剂而愈。此因情因脉也。

一妇久郁，右乳内结三核，年余不消，朝寒暮热，饮食不甘。此乳岩也，乃七情所伤，肝经血气枯槁之症，宜补气血，解郁结。遂以益气养荣汤二百二十一百余剂，血气渐复，更以木香饼灸之，嘉其谨疾而消。此因症因情也。

一妇脓成不溃，胀痛，予欲针之，令毒不侵展，不从。又数日，痛极始针，涌出败脓三四碗，虚症蜂起，几殆。用大补药两月余始安。此因症也。

夫乳者，有囊橐，有脓不针，则遍患诸囊矣。少壮者得以收敛，老弱者多致不救。

一妇肿而不作脓,以益气养荣汤加香附、青皮,数剂脓成,针之,旬日而愈。此因症也。

一妇右乳肿,发热,怠惰嗜卧,无气以动,致夜热尤甚,以补中益气汤兼逍遥散而痊。此因症也。

一产妇因乳少,服药通之,致乳房肿胀,发热作渴,状若伤寒,以玉露散补之而愈。

夫乳汁乃气血行化,在上为乳,在下为经。若冲任脉盛,脾胃气壮,则乳汁多而浓,血衰则少而淡,所乳之子亦弱而多病。此自然之理也。亦有屡产有乳,再产乳无,或大便涩滞,乃亡津液也。《三因论》云:产妇乳脉不行有二,有气血盛闭而不行者,有血气弱涩而不行者。虚当补之,盛当疏之。盛者当用通草、漏芦、土瓜根辈,虚者当用炼成锺乳粉、猪蹄、鲫鱼之类。概可见矣。亦有乳出不止者,多属于虚不约束也。

一妇乳痈,愈后发热,服养气血药不应,八珍汤加炮姜四剂而愈,仍以前汤加黄芪、香附三十余剂而安。此因症也。

一妇患此,脓成畏针,病势渐盛,乃强针之,脓出三碗许,脉数发渴,以大补药三十余剂而愈。此因症也。

一妇乳痈脓成,针刺之及时,不月而愈。

一妇产次子而无乳,服下乳药但作胀。予谓乳皆气血所化。今胀而无乳,是气血竭而津液广也,当补气血,自有乳矣。与八珍汤倍加参、术,少加肉桂,二十余剂乳遂生。后因劳役复竭。此因症也。

盖初产有乳,再产而无,其气血只给一产耳,其衰可知。闻有产后乳出不止,亦为气虚,宜补药止之。其或断乳,儿不吮,亦能作胀,用麦芽炒为末,白汤调服以散之。若儿吮破乳头成疮,用蒲公英末,或黄连、胡粉散掺之。若乳头裂破,以丁香末或蛤粉、胭脂末敷之,并效。

一妇因怒,两乳肿兼头痛寒热,以人参败毒散二剂,表症已退,以小柴胡五,加芎、归、桔梗、枳壳,四剂而痊。此因症也。

一妇郁久,右乳内肿硬,以八珍汤加远志、贝母、柴胡、青皮,及隔蒜灸,兼服神效瓜蒌散五十三,两月余而消。此因情因症也。

一妇左乳内肿如桃许,不痛,色不变,发热,渐消瘦,以八珍汤十四加香附、远志、青皮、柴胡百余剂,又间服神效瓜蒌散五十三三十余剂,脓溃而愈。此因症也。

患者或责效大速,或不戒七情,俱难治。大抵四十已后者尤难治,盖因阴血日虚也。况医用药不分经络虚实,未有能保痊也。

一妇乳内肿一块如鸡子大,劳则作痛,久而不消,服托里药不应。此乳劳症也,肝经血少所致。先与神效瓜蒌散四剂,更隔蒜灸,肿少退,再服八珍汤,倍加香附、夏枯草、蒲公英,仍间服前散,月余而消。此因症因治而处也。

又有乳疽一症,肿硬木闷,虽破而不溃,肿亦不消,尤当急服此散及隔蒜灸。此二症乃七情所伤,气血所损,亦劳症也。宜戒怒,节饮食,慎起居,否则不治。

一妇年逾二十,禀弱,乳内作痛,头疼脉浮,与人参败毒散倍加参一剂,表症悉退,但饮食少思,日晡微热。更以小柴胡合六君子二剂,热退食进。方以托里药加柴胡十余剂,针出脓而愈。此因禀受、因症、因脉也。

一妇亦患此,予谓须多服养气血解郁结药,可保无害。不信,乃服克伐之剂,反大如碗,日出清脓,不敛而殁。此误治也。

一妇郁久,乳内结核,年余不散,日晡微热,饮食少思,治以益气养荣汤嫌缓,乃服行气之剂,势愈甚,溃而日出清脓不止,复求治。诊之脉洪而数，辞不治。又年余果殁。

一人年逾五十，患子不立，致左乳肿痛，左胁胀痛，肝脉弦数而涩，先以龙荟丸二服，诸症顿退，又以小柴胡对四物加青皮、贝母、远志数剂。脓成，予欲针之，仍用养气血解郁结。不从，乃杂用流气败毒之剂，致便秘发热作渴，复求治。予谓脓成不溃，阳气虚不能鼓舞也。此因情因脉也。

一妾，放出宫人，年四十，左乳内结一核，坚硬，按之微痛，脉弱懒言。此郁结症也，名曰乳岩，须服解郁结、益气血药百贴可保。彼不为然，服十宣散、流气饮，疮反盛。逾二年复请予视，其形如覆碗，肿硬如石，脓出如泔。予曰脓清脉大，寒热发渴，治之无功，果殁。此因情因脉因症而处治。

一妇因怒，左乳内肿痛，发热，表散太过，致热益甚，以益气养荣汤数剂，热止脓成，焮痛，针之不从，遂肿胀，大热发渴，始针，脓大泄，仍以前汤百余帖始愈。此因误治也。

一妇因怒，左乳作痛，胸膈不利，以方脉流气饮加木香、青皮四剂而安。此因情也。

一男子左乳肿硬痛甚，以仙方活命饮二剂，更以十宣散加青皮、香附四剂，脓成针之而愈。若脓成未破，疮头有薄皮剥起者，用代针之剂点皮起处，以膏药覆之，脓亦自出，不若及时针之，不致大溃。如出不利，更纴搜脓化毒之药。若脓血未尽，辄用生肌之药，反助邪气，纵早合，必再发，不可不慎。

一人因怒，左乳肿痛，肝脉弦数，以复元通气散二服少愈，以小柴胡加青皮、芎、归而消。此因情因脉也。

一妇年逾三十，每怒后乳内作痛，或肿。此肝火也。与小柴胡合四物汤，加青皮、桔梗、枳壳、香附而愈。彼欲绝去病根，自服流气饮，遂致朝寒暮热，益加肿痛。此气血被损而然。予与八珍汤三十余剂，赖其年壮，元气易复，得愈。

一治妇人两乳间出黑头疮，疮顶陷下，作黑眼子，脉弦洪，按之细小。并乳痈初起亦治。宜内托升麻汤。升麻，葛根，连翘各钱半，黄芪，归身，甘草炙，各一钱，肉桂三分，黄柏二分，鼠粘子半钱，锉作一服，水二分，酒一分，同煎，食后服。此足阳明、厥阴药。此因症也。

一后生作劳风寒，夜发热，左乳痛，有核如掌，脉细涩而数。此阴滞于阳也。询之已得酒，遂以瓜蒌子、石膏、干葛、川芎、白芷、蜂房、生姜同研，入酒饮之，四贴而安。此因症因脉处治也。

乳头厥阴所经，乳房阳明所属。厥阴者肝也，乃女子致命之地，宗筋之所，且各有囊橐。其始焮肿虽盛，受患止于一二囊，若脓成不刺，攻溃诸囊矣。壮者犹可，弱者多致不救。所以必针而后愈。用蒲公英、忍冬藤入少酒，煎服，即欲睡，是其功也，及觉而病安矣。未溃以青皮、瓜蒌、桃仁、连翘、川芎、橘叶、皂角刺、甘草节，随症加减，煎服。已溃以参、芪、芎、归、白芍、青皮、连翘、瓜蒌、甘草节煎服。

一妇乳痈，气血颇实，但疮口不合，百法不应，与神效瓜蒌散四剂少可，更与数剂，及豆豉饼灸而愈。此因人因治而处也。

又有患此未溃，亦与此散三剂而消。良甫云：如有乳劳，便服此药，可杜绝病根。如毒已成，能化脓为水；毒未成者，从大小便中散矣。

一妇乳痈，寒热头痛，与荆防败毒散一剂，更与蒲公英一握，入酒二三盏，再捣，取酒热服，渣热罨患处而消。此因头痛发热，乃表症也，故用表散。

蒲公英俗呼字字丁，夏秋间开黄花似菊，散热毒，消肿核，散滞气，解金石毒圣药。乳硬多因乳母不知调养所致。或愤怒所逆，郁闷所遏，厚味所酿，以致厥阴之气不行，故窍闭而汁不通；阳明之血沸腾，故热甚而化脓。或因乳子膈有滞痰，含乳而睡，口气煽热所吹而成结核，初便忍痛揉软，吮令汁透可散，否则结成矣。治以青皮疏厥阴之滞，石膏清阳明之热，生甘草节行污浊之血，瓜蒌子导毒消肿，或加没药、青橘叶、皂角刺、金银花、当归，或汤或散，佐以少酒，若加艾火两三壮于痛处，尤妙。粗工便用针刀，必惹崛病。机按：前条用针，以已成脓言。此条禁针，以未成脓言。未成脓而针则伤良肉，反增疮劳。已成脓不针，则脓蚀良肉，延溃无休。其意各有在也。

一妇形脉稍实，性躁，难于后姑，乳生隐核，以单味青皮汤，间以加减四物汤，加行经络之剂，两月而安。此因情也。

腹痛一百零八

一人年逾三十，腹患痈肿，脉数喜冷。齐氏曰：疮疡肿起，坚硬者实也。河间曰：肿硬瞀闷，烦躁饮冷，邪在内也。用清凉饮+二倍大黄三剂，稍缓；次以四物汤加芩、连、山栀、木通四剂而溃；更以十宣散四去参、芪、桂，加金银花、天花粉。彼欲速效，自服温补药，肚腹遂肿，小便不利，仍用清凉饮，脓溃数碗，再以托里药治之而愈。此因症因脉处治。

一人腹痛燃痛，烦躁作呕，脉实。河间曰：疮疡属火，须分内外以治其本。又云：呕哕心烦，肿硬瞀闷，或皮肉不变，脉沉而实，毒在内也，当疏其内以绝其源。用内疏黄连汤三利二三行，诸症悉去，更以连翘消毒散而愈。此据脉症而治。

一人腹痛，脓熟开迟，脉微细，脓出后，疮口微脓，如蟹吐沫。此内溃透膜也。疮

疡透膜，十无一生，虽用大补，亦不能救。此可为待脓自出之戒也。此据症也。

一恭人①腹内一块，不时作痛，痛则不知人事，良久方苏，诸药不应。其脉沉细，非疮也。河间云：失笑散—百零九治疝气及妇人血气痛欲死，并效。与一服，痛去六七，再服而平。此药治产后心腹绞痛及儿枕痛，尤妙。按：此凭脉处治。

一儿十岁，腹胀痛，服消导药不应。彼以为毒。其脉右关沉伏，此食积也。河间云：食入则吐，胃脘痛也。更兼身体痛难移，腹胀善噫，舌本强，得后与气快然。衰皆脾病也。审之，因食粽得此，以白酒曲热酒服而愈。按：此凭脉凭症而治也。

一人素嗜酒色，小腹患毒，脉弱微痛，欲求内消。予谓当助胃壮气，兼行经活血佐之可消。彼欲速效，自用败毒等药，势果盛，疮不溃脓，饮食少思。两月余复请诊，脉愈弱，盗汗不止，聚肿不溃，肌寒肉冷，自汗色脱。此气血俱虚，故不能发肿成脓。以十全大补汤+三三十余剂，脓成针之，反加烦躁，脉大。此亡阳也。以圣愈汤+七二剂，仍以前汤百剂而愈。此凭脉症处治。

疔疮一百零九

脉浮数者，散之。

脉沉实者，下之。

表里俱实者，解表攻里。

麻木大痛或不痛者并灸之，更兼攻毒。

疔疮，以其疮形如丁盖之状也，多因肥甘过度，不慎房酒，以致邪毒蓄结，遂生疔疮。经曰：膏粱之变，足生大丁是也。亦有人汗滴入食肉而生，亦有误食死牛马而生，不可不慎。初生头凹肿痛，青黄赤黑，无复定色，便令烦躁闷乱，或憎寒头痛，或呕吐

---

① 恭人：明清时四品官之妻的封号。

心逆者是也。急于艾炷灸之。若不觉痛，针疮四边，皆令血出，以回疮锭子从疮孔纴之，贴以膏药，仍服五香连翘汤、漏芦汤等疏下之为效。若针之不痛无血者，以猛火烧铁针通赤，于疮上烙之，令如焦炭，取痛为效。亦纴前锭子贴以膏药，经一二日脓溃根出，服托里汤散，依常疗之。如针不痛，其人眼黑，或见火光者，不可治。此毒已入藏府也。

一人足患作痒，恶寒呕吐，时发昏乱，脉浮数，明灸二十余壮始痛，以夺命丹一服，肿起，更以荆防败毒散而愈。

一人左手臂患之，是日一臂麻木，次日半体皆然，神思昏溃，遂明灸二十余壮始不痛，至百壮始痛，以夺命丹一服始肿起，更用神异膏及荆防败毒散而愈。此凭症也。

一妇忽恶寒作呕，肩臂麻木，手心瘙痒，遂瞀闷不自知其故，但手有一泡，此疔毒也。急灸患处五十余壮，而苏，又五十余壮知痛，投荆防败毒散而愈。此因恶寒，故用发表。

一人脚面生疔，形虽如粟，其毒甚大，宜峻利之药攻之。因其怯弱，以隔蒜灸五十余壮，痒止再灸，片时知痛，更贴膏药，再以人参败毒散一服渐愈。至阴之下，道远位僻，药力难达，若用峻剂，则药力未到，胃气先伤，不如灸之为宜。此据形症而治。

一人感痘毒，面生疔十余枚，肿痛脉数，服荆防败毒散稍愈，尚可畏，更用夺命丹一百二十四一服而愈。此凭脉症而治。

一妇六十，右耳下天容穴间一疔，其头黑黯，四边泡起，黄水时流，浑身麻木，发热谵语，时时昏沉，六脉浮洪。用乌金散汗之，就用铍针刺，疮心不痛，周遭再刺十余下，紫黑血出，方知疼痛，即将寸金锭子纴入疮内，外用提疔锭子放疮上，膏日贴护。次日汗后，精神微爽，却用破棺丹下之，病即定。其疔溃动后，用守效散贴涂，红玉锭子纴之，八日疗出。兹所谓审脉症汗下之间，外治次第如此殊胜。不察脉症，但见发热谵语，便投下药，或兼香窜之药，遂致误人远矣。

世人多云，是疮不是疮，且服五香、连翘汤。然或中或否，致误者多。盖不审形气虚实，疮毒浅深，发表攻里，所因不同故也。此既善于驱逐，又以五般香窜佐之，与漏芦汤相间，大黄为佐。大黄入阳明、太阳，性走不守，泄诸实热，以其峻捷，故号将军。虽各有参、芪、漏芦、甘草之补药，宁免驱逐之祸乎？

一人胸患遍身麻木，脉数而实，急针出恶血，更明灸数壮始痛，服防风通圣散得利而愈。此凭脉症而治。

一夫人面生疔，肿焮痛甚，数日不溃，脉症俱实，治以荆防败毒散加芩、连稍愈。彼以为缓，乃服托里散一剂，势盛痛极，始悟。再用凉膈散二十六二剂，痛减肿溃，又与连翘消毒散二十六十余剂而愈。此凭脉症也。

一人唇生疔疮已五日，肿硬脉数，烦躁喜冷。此胃经积热所致。先以凉膈散二十六一服，热去五六，更与夺命丹一百二十四二粒，肿退二三，再以荆防败毒散四剂而愈。按：此先攻里，因其脉症而施；后发表，不言脉症，当时必有所见。

一人患之，发热烦躁，脉实，以清凉饮下之而愈。此凭脉症而治。

一郑氏举家生疔，多在四肢，皆食死牛肉所致。刺去恶血，更服紫金锭一百二十二悉愈。

一人唇下生疔，脉症俱实，法宜下之，反用托里，故口鼻流脓而死。是谓实实之祸也。

一老妇足大指患疔甚痛，令灸之，彼不从，专服败毒药，致真气虚而邪气愈实，竟不救。

盖败毒药须能表散疮毒，然而感有表里，所发有轻重，体段有上下，所禀有虚实，岂可一概而用之耶？且至阴之下，药力难到，专假药力则缓不及事，不若灸之为速。故下部患疮，皆宜隔蒜灸之。不痛者宜明灸之，及针疗四畔去恶血，以夺命丹一粒入疮头孔内，仍以膏药贴之。若患在手足，红系攻心腹者，就于系尽处刺去恶血，宜服荆防败毒散。若系近心腹者，宜挑破疮头去恶水，亦以膏药贴之。如麻木者服夺命丹，如牙关紧急，或喉内患者，并宜嚼一二丸。

疗疮，丹溪用磁石为末，苦酒和封之，根即出。

又方　巴豆十粒，半夏一大颗，附子半个，蜣螂一枚，各为末，用麝香和，看疮大小，以纸绳子围疮口，以药泥上，用帛贴付，时换新药，以差为度。活人甚多。

痔漏一百一十　附便血脱肛

大便秘涩或作痛者，滋躁除湿。
下坠肿痛或作痒者，祛风胜湿。
肛门下坠或作痛，泻火导湿。
肿痛小便秘涩者，清肝导湿。

一人患痔，大便躁结，焮痛作渴，脉数，按之则实，以秦艽、苍术汤一剂少愈，更以四物加芩、连、槐花、枳壳四剂而愈。

一人素不慎酒色，患痔焮痛，肛门坠痛，兼下血，大便干躁，脉洪，按之则涩，以当归、郁李仁汤加桃仁，四剂少愈，更以四物加红花、桃仁、条芩、槐花，数剂而愈。

大抵醉饱入房则经脉横解，则精气脱泄。脉络一虚，酒食之毒乘虚流注，或淫极强固，精气遂传大肠，以致木乘火势而毁金，或食厚味过多，必成斯疾。

夫受病者燥湿也，为病者湿热也。宜以泻火和血润躁疏风之剂治之。若破而不愈，即成漏矣。有串臀者，有串阴者，有串阳者，有秽从疮口出者，形虽不同，治法颇似。其肠头肿成块者湿热也，作痛者风也，大便燥结者火也，溃而为脓者热盛血也。当各推其所因而治之。

一人患痔成漏，登厕则痛，以秦艽防风汤加条芩、枳壳，四剂而愈，以四物加升麻、芩、连、荆、防，不复作。

一人患痔漏，登厕则肛门下脱作痛，良久方收，以秦艽防风汤　数剂少愈，乃去大黄加黄芩、川芎、芍药而痛止，更以补中益气汤二十余剂，后再不脱。

一妇患痔漏，焮痛甚，以四物加芩、连、红花、桃仁、牡丹皮，四剂少止，又数剂而愈。

一人便血，春间尤甚，兼腹痛，以和血除湿汤而愈。

一人素有湿热，便血，治以槐花散而愈。

一人粪后下血，诸药久而不愈，甚危。诊之乃湿热，用黄连丸二服顿止，数服而痊。

一妇素患痔漏而安，因热则下血数滴，以四物加黄连治之而愈。后因大劳，疮肿痛，经水不止，脉洪大，按之无力。此劳伤血气火动而然也。用八珍加黄芩、连、蒲二剂而止，后去蒲黄、芩、连，加地骨皮数剂而安。

丹溪曰：妇人崩中者，由藏府伤损，冲任二脉血气俱虚故也。二脉为经脉之海。血气之行，外循经络，内营藏府。若气血调适，经下依时。若劳动过极，藏府俱伤，冲任之气虚，不能约制其经血，故忽然而下，谓之崩中暴下。治宜大补气血之药，举养脾胃，微加镇坠心火之药治其心。补阴泻阳，经自止矣。

一人因饮法酒，肛门肿痛，便秘脉实，用黄连内疏汤而愈。

一人便血，过劳益甚，饮食无味，以六

君子加黄芪、地黄、地榆而愈。

一人粪后下血久不愈，中气不足，以补中益气汤数剂，更以黄连丸数服，血止，又服前汤月余，不再作。

一人藏毒下血，服凉血败毒药，不惟血不止，且饮食少思，肢体愈倦，脉数，按之则涩，先以补中益气汤数剂，少止，更以六君子加升麻、炮姜，四剂而止，乃去炮姜加芎归，月余脾胃亦愈。常治积热，或风热下血者，先以败毒散散之；胃寒者，气弱者，用四君子或参苓白术散补之，并效。

一人藏毒下血，脾气素弱，用六君子加芎、归、枳壳、地榆、槐花而愈。后因谋事，血复下，诸药不应，予意思虑伤脾所致，投归脾汤四剂而痊。

大抵此症所致之由不一，当究其因而治之。丹溪云：芎归汤，调血之上品，热加茯苓、槐花，冷加茯苓、木香。此自根自本而论也。盖精气生于谷气。惟大肠下血，以胃气收功，或四君子，或参苓白术散，或枳壳散，小乌沉汤以和之。胃气一回，血自循经络矣。

肠风者，邪气外入，随感随见。藏毒者，蕴积毒，久而始见。人惟坐卧、风湿、醉饱、房劳、生冷、停寒、酒面、积热，以致荣血失道，渗入大肠，此肠风藏毒之所作也。挟热下血，清而色鲜，腹中有痛；挟冷下血，浊而色黯，腹内略痛。清则为肠风，浊则藏毒。有先便而后血者，其来也远；有先血而后便者，其来也近。世俗粪前粪后之说，非也。治法先当解散肠胃之邪。热则败毒散，冷则不换金正气散加芎归，后随其症冷热治之。

河间云：起居不节，用力过度，则络脉伤。阳络伤则血外溢而衄血，阴络伤则血内溢而便血。肠胃之络伤则血溢肠外。有寒汁沫与血相转，则并合凝聚不得散而成积矣。经云：肠澼下脓血，脉弦绝者死，滑大者生；血溢身热者死，身凉者生。诸方皆谓风热侵于大肠而然，若饮食有节，起居有时，肠胃不虚，邪气何从而入？

一人痔漏，每登厕脱肛，良久方上，脉细而微，用补中益气汤十六三十余剂，遂不再作。

丹溪曰：脱肛属气热气虚，血虚血热。气虚者补气，参、芪、芎、归、升麻，血虚者四物汤九，血热者凉血四物汤加黄柏。肺与大肠为表里，故肺藏蕴热则肛闭结，肺藏虚寒则肛脱出。有妇人产育用力，及小儿久痢，亦致此症，治宜温肺府肠胃，久自然收矣。

人痔者，贫富男女皆有之。富者酒色财气，贫者担轻负重，饥露早行，皆心肝二血。喜则伤心，怒则伤肝，喜怒无常，风血侵于大肠，致谷道无出路，结积成块。出血生乳，各有形用。妇人因经后伤冷，月事伤风，余血在心经，血流于大肠。小儿痢后，或母腹中受热也。治方于后。

水登膏① 治痔护肉

郁金　白及各一两，一方加黄连

上二味为细末。如内痔，候登厕翻出在外，用温汤洗净，侧卧于床，用温水调令得中，筐涂谷道四边好肉上，以纸盖药，留痔在外，良久方用枯药搽痔上，时时笔蘸温水润之，不令药干，亦勿使四散。

好白矾四两，生信石② 二钱五分，朱砂一钱，生研极细

上各研细末，先用砒入磁泥罐，次用白矾末盖之，煅令烟断。其砒尽随烟去，止借砒气于矾中耳。用矾为极细末，看痔大小，取矾末在掌中，更以朱砂少许，以唾调稀，筐挑涂痔上周遍，一日三五上，候痔颜色焦

---

① 水登膏：原本自"水登膏"至"有将此二方在京治人多效。"在本节后面"夫疮之贵敛，气血使然也"条后，今据文理医理，调整至此。

② 信石：见《救急易方》，即砒石。

黑为效，至夜有黄水出尽为妙。至中夜上药一遍，来日依然上药三次，有小痛不妨。换药时以碗盛新水或温汤，在痔边用笔轻洗去痔上旧药，再上新药，仍用护肉膏，次用荆芥汤浇之。三两日后黄水出将尽，却于药中增朱砂减白矾，则药力缓矣。三两日方可增减，渐渐取之，庶不惊人，全在用药人看痔头转色，增减厚薄敷之。此药只借砒气，又有朱砂解之。有将此二方在京治人多效，一富商因以百金求之，示予传人，庶不言效。枯药已刊于《青囊杂纂》①，但如神。《千金方》未见刊传。恐血气虚或内邪者，还当兼治其内，庶不有失。

一人痔漏，口干，胃脉弱，此中气不足，津液短少，不能上润而然，治以黄芪六一汤三十、七味白术散三十一。或曰：诸痛疮疡，皆属心火，宜服苦寒以泄火，因致大便不禁而殁。

夫诸痛疮疡皆属心火，言其常也，始热终寒，则反常矣。可泥此而不察乎？

一妇粪后下血，面色痿黄，耳鸣嗜卧，饮食不甘，服凉血药愈甚，右关脉浮而弱，以加味四君子汤，加升麻、柴胡数剂，脾气已醒，兼黄连丸数剂而愈。

大凡下血服凉血药不应，必因中气虚不能摄血，非补中益阳之药不能愈，切忌寒凉之剂。亦有伤湿热之食成肠澼而下脓血者，宜苦寒之剂以内疏之。脉弦绝涩者难治，滑大柔和者易治。

一人年五十，每至秋，脉沉涩而粪后下红，饮食少进，倦怠无力，面色痿黄。夫病每至秋而作者，盖天令至此，肃气乃行，阳气下降，人身之阳气衰，不能升举，故阴血亦顺天时而下陷矣。盖脾具坤静之德，而有乾健之运，故能使心肺之阳降，肝肾之阴升，自然天地和而万物育，则无已上之症矣。其原盖因饱食，筋脉横解，则脾气倦甚，不能运化精微，故食积下流于大肠之

间，而阴血亦下陷矣。或欲用凉血清热之剂，予曰：不惟胃气重伤，兼又愈助降下之令。理宜用升阳益胃之剂，则阴血自循经隧矣。数十剂后不复作。

一人痔疮肿痛，便血尤甚，脉洪且涩。经曰：因而饱食，筋脉横解，肠澼为痔。盖风气通肝，肝生风，风生热，风客则淫气伤精而成斯疾。与黄芪、黄连、当归、生芐、防风、枳壳、白芷、柴胡、槐花、地榆、甘草渐愈，次以黄连丸九十四而差。又有便血数年，百药不应，面色痿黄，眼花头晕，亦用黄连丸而愈。

一人患痔，脉浮鼓，午后发热作痛，以八珍汤加黄芪、柴胡、地骨皮稍可。彼欲速效，以劫药蚀之，痛甚，绝食而殁。

夫疮之贵敛，气血使然也。脉浮鼓，日晡痛，此气血虚也。丹溪曰：疮口不合，补以大剂参、芪、归、术，灸以附子饼，贴以补药膏是也。②

一人年逾四十③，有痔漏，大便不实。服五苓散，愈加泄泻，饮食少思。予谓非湿毒，乃肠胃虚也，宜理中汤。彼不为然，仍服五苓散，愈盛。复请治，以理中汤及二神丸，月余而愈。此因治而知中虚。

一人因痔疮怯弱，以补中益气汤十六，少加芩、连、枳壳稍愈。后因怒加甚，时仲冬，脉得洪大。予谓脉不应时，乃肾水不足，火来乘之，药不能治，果殁。火旺之月，常见患痔者肾脉不足，俱难治。

人有痔，肛门脱出。此湿热下注，真

---

① 《青囊杂纂》：明正统年间道士邵以正编的一部医学丛书，子目有八种书，包括外科、伤科、妇科、胎产等，多为所传秘方、经验方，流传不广。
② "丹溪曰，疮口不合，……贴以补药膏是也"：民本作"安曹五方，为高宗取痔得效，官封至监察使。"
③ 一人年逾四十：此条前原有"人痔者贫富男女皆有之"，与前文重复，显系衍文，今删。其后"水登膏，庶不有失"已移至前面，见前注。

气不能外举，其脉果虚，以四君子加芎、归、黄芪、苍术、黄柏、升麻、柴胡治之，更以五味子煎汤熏洗。彼以为缓，乃用砒霜等毒药蚀之而殁。夫劫药特治其末耳，能伐真元，鲜不害人，戒之！

一人因痔，气血愈虚，饮食不甘，小便不禁，夜或遗精。此气虚兼湿热，非疮也。用补中益气汤十六加山药、山茱萸、五味子，兼还少丹九十六① 治之而愈。

一人痔漏，脓出大便，诸药不应，其脉颇实，令用猪腰一个切开，用黑牛② 末五分线扎，用荷叶包煨熟，空心细嚼，温盐酒送下，数服顿退，更服托里药而愈。

鬓疽一百一十一

焮痛或发热者，祛风清热。
焮痛发寒热或拘急者，发散表邪。
作脓焮痛者，托里消毒。
脓已成作痛者，针之。
不敛或脓清者，宜峻补。
不作脓或脓成不溃者，并用托里。

一人患此，焮痛作肿，发热，以小柴胡汤加连翘、金银花、桔梗，四剂而消。此因症也。

一人因怒后鬓际肿痛，发热，以小柴胡汤加连翘、金银花、天花粉，四剂，根畔俱消，惟疮头作痛，以仙方活命饮二剂，痛止脓熟，针之，更以托里消毒药而愈。此因情也。

一老肿痛发热，脓清作渴，脉软而涩。此气血俱虚也，欲补之。彼见作渴发热，乃服降火之剂，果作呕，少食。复求治，投六君子汤四剂，呕止食进，仍用补药，月余而愈。此因症与脉也。夫患者藏府气血上下虚实，详见溃疡作痛第十三条。况阴症似阳，阳症似阴，治论见《外科心法》。岂可以发热作渴而遂用寒凉之剂？常治患者正气

虚，邪气实，以托里为主，消毒佐之。正气实，邪气虚，以攻毒为主，托里佐之。正气虚，邪气实，而专用攻毒则先损胃气，宜先服仙方活命饮、托里消毒散，或用灸法，俟邪气退，正气复，更酌量治之。

大抵正气夺则虚，邪气盛则实。盖邪正不并立，一胜则一负，其虚不待损而自虚矣。若发背、脑疽、疔毒，及患在四肢，必用灸法，拔引郁毒以行瘀滞，尤不可专于攻毒。诊其脉而辨之，庶不有误。

一官肩患毒，发热恶寒，大渴烦躁，症似有余，脉虽大而无力，却属不足，用当归补血汤治之。此凭脉也。

一人脓熟不溃，胀痛，针之而止，更以托里消毒散而愈。凡脓熟不溃，血气虚也，若不托里，必致难差。

一人作脓焮痛，发呕，少食，以仙方活命饮一剂而止，以六君子加当归、桔梗、皂角刺溃而愈。此凭症也。

一人脓清不敛，以托里散加五味、麦门而愈。此凭症也。

一人嗜酒与煎煿，年五十余，夏初，左丝竹空穴忽努出一角，长短大小如鸡距而稍坚。予曰：此少阳所过，气多血少，未易治也，须断肉味，先解其食毒，针灸以开泄其壅滞。彼不听，以大黄、朴消、脑子③ 等冷药盦之，一夕豁开如酱蚶，径三寸，二日后蚶中溅血高数寸而死。因冷外逼，气郁不得发，宜其发之。暴也如此。此凭症也。

一人肿痛寒热拘急，脉浮数，以荆防败毒散二剂，表症悉退，更以托里消毒散溃之而安。此因症也。

一人焮肿痛甚，发寒热，服十宣散愈炽，诊之脉数而实。此表里俱有邪也，以荆

---

① 九十六：原本误作"九四"，据附方改。
② 黑牛：即黑丑，牵牛子。
③ 脑子：即冰片。名出《海上方》。

防败毒散加芩、连、大黄二剂少愈，更以荆防败毒散四剂而消。

俞黄门年逾三十，冬患鬓毒，肿焮烦躁，便秘脉实。此胆经风热壅上也。马氏曰：疮疡热实不利者，大黄汤下之。一剂便通疮退，更以荆防败毒散七二剂，十宣散去桂加天花粉、金银花数剂而愈。此凭症脉也。

一人头面焮肿作痛，时仲冬，脉弦紧，以托里温经汤汗之而消。

赵宜人年逾七十，鬓疽已溃，焮肿痛甚，喜冷，脉实便秘。东垣云：烦躁饮冷，身热脉大，精神昏闷者，藏府实也，以清凉饮十二，①肿痛悉退，更以托里药三十余剂而平。此凭脉症也。

机按：前疽虽出少阳血少之分，然症与脉皆属于实，故年壮者用泻剂之重，老年者用泻剂之轻。若拘以年老，或守其经禁而投补剂，实实之祸难免矣。

胁疽一百一十二

一人年逾五十，腋下患毒，疮口不合，右关脉数而渴。此胃火也，用竹叶黄芪汤二十九而止，再用补气药而愈。尝治午后发渴或发热，用地骨皮散，效。

一人性急，味厚，常服躁热之药，左胁一点痛，轻诊弦重芤，知其痛处有脓，与四物加桔梗、香附、生姜煎十余贴，痛处微肿如指大，针之，少时屈身脓出，与四物调理而安。此因症因脉而处治。

一夫人左胁内作痛，牵引胸前。此肝气不和，尚未成疮，用小柴胡五加青皮、枳壳四剂少可，加芎、归治之而愈。

一人连年病疟，后生子，三月病热，右胁下阳明少阳之分生一疖甫平，左胁下相对又一疖，脓血淋漓，几死，医以四物汤、败毒散数倍人参，以香附为佐，犀角为使，大料饮乳母两月而愈。逾三月忽腹胀，生赤疹如霞片，取剪刀草汁调原蚕沙敷，随消。又半月移胀入囊为肿，黄莹裂开，两丸显露水出，以紫苏叶盛麸炭末托之，旬余而合。此胎毒症也。

一妇因忿郁，腋下结一核二十余年，因怒加肿痛，完谷不化，饮食少思。此肠胃虚也，以六君子二加砂仁、肉桂、干姜、肉豆蔻，泄虽止而脓清，疮口不合，用十全大补汤十三月余而愈。此凭症也。

机按：前项二条胁疮，一因其性多躁急，故用四物汤阴柔之剂以安静之；一因其肝气不平，故用小柴胡疏理之剂以和解之。此又因其性情为治，不特专于攻毒也。

张通北人年逾四十，夏月腋下患毒，溃后不敛，脓出清稀，皮寒脉弱，肠鸣切痛，大便溏泄，食下即呕。此寒变而内陷也，宜大辛温之剂。遂以托里温中汤一二贴，诸症悉退，更以六君子二加炮干姜、肉桂数剂，再以十全大补汤而愈。此凭证也。

一人胁肿一块，日久不溃，按之微痛，脉微而涩。此形症俱虚也。经曰：形气不足，病气不足，当补不当泻。宜用人参养荣汤。彼不信，乃服流气饮，虚症悉至，方服前汤月余少愈；但肿尚硬，以艾叶炒热熨患处；至十余日脓成，以火针刺之，更灸豆豉饼四十三，又服十全大补汤十三百贴而愈。此凭脉症也。

盖流气饮通行十二经，诸经皆为所损，况胆经之血本少，又从而损之，宁不伤生？东垣曰：凡一经受病，止当求责其一经，不可干扰余经。苟泛投克伐之剂，则诸经被戕，宁无危乎？

一人年三十，素饥寒，患右胁肿如覆瓢，转侧作水声，脉数。经曰：阴虚阳气凑袭，寒化为热，热甚则肉腐为脓。即此症

---

① 十二：原本误作"二六"，据附方改。

也。及按其肿处即起,是脓成,遂浓煎黄芪六一汤,令先饮二锺,然后针之,脓出数碗,虚症并至,遂用大补三月余而愈。此凭脉症也。

大抵脓血大泄,血气俱虚,当峻补之,虽有他病,皆宜缓治。盖元气一复,诸病自退。老弱之人,不问肿溃,尤当补也。

一人因劳发热,胁下肿痛,脉虽大,按之无力。此气血虚,腠理不密,邪气袭于肉理而然也。当补之,以接虚怯之气,以补中益气汤加羌活四剂少可,去羌活又百余剂而愈。此凭脉也。

一人面白神劳,胁下生一红肿如桃,教用补剂不信,乃用流气饮、十宣散,血气俱惫而死。

一人年逾二十,腋下患毒,十余日肿硬不溃,脉弱时呕。予谓肿硬不溃,阳气虚;呕吐少食,胃气弱;宜六君子汤加砂仁、藿香。彼谓肿疡时呕,毒气攻心;溃疡时呕,阴虚宜补。予曰:此丹溪大概言也。若肿赤痛甚,烦躁脉实,而呕为有余,当作毒气攻心而下之,以疮属心火故也;肿硬不溃,脉弱时呕,为不足,当补之;亦有痛伤胃气,或感寒邪秽气而呕者,虽肿疡尤当助胃壮气。盖肿疡毒气内侵作呕,十有一二;溃疡湿气内伤作呕,十有八九。彼不信,饮攻伐药愈甚。复请诊,脉微弱而发热。予谓热而脉静,及脱血脉实,汗后脉躁,皆难治,果殁。此凭脉症也。

胸疡一百一十三

一夫人性刚多怒,胸前作痛,肉色不变,脉数恶寒。经曰:洪数脉,应发热,反恶寒,疮疽也。今脉洪数则脓已成,但体丰厚,故色不变,似乎无脓。以痛极始肯针,入数寸,脓数碗,以清肝消毒药治之而愈。设泥其色而不用针,无可救之理。此凭症脉也。

一人年逾四十,胸患疮成漏,日出脓碗许,喜饮,食如常,用十全大补汤加远志、贝母、白敛、续断,灸以附子饼,脓渐少,调护岁余而愈。此凭症也。

一少妇胸膺间溃一窍,脓血与口中所咳相应而出,以参、芪、当归加退热排脓等药而愈。一说此因肺痿所致。

一人胸肿一块,半载不消,令灸百壮方溃,服大补药不敛,灸附子饼而愈。此凭症也。

一百户胸患毒,肿高焮赤,发热脉数,大小便涩,饮食如常。齐氏曰:肿起色赤,寒热疼痛,皮肤壮热,头目昏重,气血实也。又曰:大小便涩,饮食如故,肠满膨胀,胸膈痞闷,肢节疼痛,身热脉大,精神昏塞,藏府实也。进黄连内疏汤二剂,诸症悉退,更以荆防败毒散,加黄芩、山栀四剂少愈;再以四物加芩、连、白芷、桔梗、甘草、金银花数剂而消。此凭脉症也。

机按:此项治法,虽因脉症皆实而用泄法,然泄法又有前后次序,先攻里,后发表,最后又用和解。前贤治病,不肯孟浪如此,学者可不以此为法哉。

脑疽一百一十四

肿痛未作脓者,宜除湿消毒,黄连消毒饮之类。

大痛或不痛,或麻木者,毒甚也,隔蒜灸之,更用解毒药。

肿痛便秘者,邪在内也,泄之。

不甚痛,或不作脓者,虚也,托里为主。

脓成胀痛者,针之,更以托里。

不作脓,或不溃者,托里药为主。

脓溃或不敛,或多者,大补气血。

烦躁饮冷,脉实而痛,宜泻火。

一人素不慎起居饮食,焮赤肿痛,尺脉

洪数，以黄连消毒散一剂，湿热顿除；惟肿硬作痛，以仙方活命饮二剂，肿痛悉退；但疮头不消，投十宣去桂，加金银花、藁本、白术、茯苓、陈皮，以托里排脓。彼欲全消，自制黄连解毒散二服，反肿硬不作脓，始悟。仍用十宣散加白术、茯苓、陈皮、半夏，肿少退；仍去桂，又四剂而脓成，肿势亦退；继以八珍汤加黄耆、五味子、麦门，月余脓溃而愈。此凭脉症也。

夫苦寒之药虽治阳症，尤当分表里虚实次第时宜，岂可始末悉用之。然焮肿赤痛，尺脉数，按之则濡，乃膀胱经湿热壅盛也，故用黄连消毒散以解毒除湿。顾肿硬作痛，乃气血凝滞不行而作也，遂用仙方活命饮以散结消毒破血也。其疮头不消，盖内热毒薰蒸，气血凝滞而然也，宜用甘温之剂补益阳气，托里以腐溃之。况此症原属督脉经因虚火盛而出，若不审其因，专用苦寒之药，胃气以伤，何以腐化收敛，几何不致于败耶？凡疮易消散，易腐溃，易收敛，皆气血壮盛故也。

一人耳后漫肿作痛，肉色不变，脉微数，以小柴胡汤加芎、归、桔梗四剂，肿少起；更以托里消毒散数剂，脉活数。此脓已成，宜针，彼畏不从，因痛极始针，出脓碗许，以托里药两月余始安。此凭脉症也。

一人脑疽，肿痛脉数，以黄连消毒散二剂少退，与仙方活命饮二剂而止，再以当归、川芎、芍药、金银花、黄柏、知母而溃，又以托里药而愈。此凭脉症也。

一人头项俱痛，虽大溃，肿痛益甚，兼作泻，烦躁不睡，饮食少思，其势可畏，诊其脉，毒尚在，与仙方活命饮二剂，肿痛退半；与二神丸及六君子汤，加五味、麦门、酸枣仁四剂，诸症少退，食颇进，睡少得；及与参苓白术散数服，饮食颇进；又与十全大补汤加金银花、白芷、桔梗，月余差。

一老患此，色赤肿痛，脉数有力，与黄连消毒散二剂少退，更与清心莲子饮，四剂而消。此凭脉症也。

一人肿硬不作脓，惟疮头出水，疼甚，以仙方活命饮二剂，痛止而脓成，针之，更以托里药而愈。

一妇脑左肿痛，左鼻出脓，年余不愈，时或掉眩如坐舟车。许叔微曰：肝虚风邪袭之然也。以川芎一两，当归三钱，羌活、旋覆花、细辛、防风、蔓荆子、石膏、藁本、荆芥穗、半夏曲、干地黄、甘草各半两，每服一两，姜水煎服，一料而愈。

机按：此条认作肝虚风邪袭之，而治以去风清热养血祛痰之剂，因其掉眩，痛偏于左也。经曰：诸风掉眩，皆属肝木。又病偏左，乃肝胆所主。又曰：风从上受之。又曰：无痰不成眩运。又曰：肝藏血。又曰：风乃阳邪。故方以风热痰血为主治者，理也。

一人脑疽已十余日，面目肿闭，头焮如斗，脉洪数，烦躁饮冷。此膀胱湿热所致，用黄连消毒饮一百二十一二剂，次饮槐花酒二碗，顿退。以指按之，肿即复起，此脓已成，于颈额肩颊各刺一孔，脓并涌出，口目始开，更以托里药加金银花、连翘三十余贴而愈。此凭脉症也。

一儿头患白疮，皮光且急，诸药不应，名曰脑疳疮，乃胎毒挟风热而成。服龙胆丸一百一十五及吹芦荟末鼻内，兼搽解毒散而愈。若重者，发结如穗，脑热如火，遍身出汗，腮肿胸高，尤宜此药。

机按：龙胆丸、芦荟末，皆凉肝胆杀虫之剂。盖肝胆主风，又风木自甚则生虫，故治疳多此药也。

一人素饮酒，九月患脑之下、项之上出小疮，后数日脑项麻木，肿势外焮。疡医处五香连翘，且云不可速疗，俟脓出用药，或砭刺，三月可平，四月如故。予曰：凡疮见脓，九死一生，果如医言，则束手待毙矣。

且膏粱之变，不当投五香，当先火攻，然后用药。以大艾炷如两核许者，灸至百壮乃痛，次为处方。足太阳膀胱经其病逆，当反治。脉得弦紧，按之洪大而数有力，必当伏其所主，而先其所因，其始则同，其终则异。以时言之，可收不可汗，经与病禁下，法当结者散之，咸以软之。然寒受邪而又禁咸，遂以诸苦寒为君，甘寒为佐，酒热为因，用大辛以解结为臣。三辛三甘，益元气而和血脉，淡渗以导酒湿，扶持秋令，益气泻火，以入本经药通经为引用。故以羌活、独活、防风、藁本、连翘以解结，黄连、芩、柏、知母酒制以泻火，生甘草泄肾火，补下焦元气，参、芪、橘皮以补胃。但参、芪、甘草配诸苦寒药三之一，多则滋营气补土湿邪也。苏木、归尾去恶血，生地黄补血，酒防己除膀胱留热，泽泻助秋去酒湿热。凡此诸药，必得桔梗为舟楫，乃不下沉。服之投床大鼾，日出乃寤，以手扪疮，肿减七八，至疮痂敛，都十四日而已。

机按：脉之紧弦主疮痛，按之洪数主内热。大[①] 阳寒水而受阳热，故曰其病逆寒水之经，而用寒凉之药，故曰反治，此因脉因经因其所嗜而制此方也。

一人患脑疽，势剧脉实，用黄连消毒散不应；以金银藤二两，水二钟，煎一钟，入酒半碗，服之势去三四，再服渐退；又加黄柏、知母、瓜蒌、当归、甘草节，数剂而溃止；加黄芪、川芎、白芷、桔梗数剂而愈。机按：此条凭脉而治也。

一人脑疽，其头数多，痛不可忍，服消毒药不应，更以金银花服之，即鼾睡，觉而势去六七，再四剂而消。

一人所患尤甚，亦令服之，肿痛顿退，但不能平，加黄芪、当归、瓜蒌仁、白芷、桔梗、甘草节数剂而愈。

前条因治不应而变法，后条因症而处治。

一人脓将成，微痛兼渴，尺脉大而无力。此阴虚火动之症。彼谓心经热毒，自服清凉降火药，愈炽。复求治，乃以四物汤加黄柏、知母、五味、麦门、黄芪，及加减八味丸，渴止疮溃，更以托里药兼前丸而愈。此凭脉也。

一妇脓成不溃，胀痛欲呕，饮食少思，急针之，与托里药而愈。此凭症也。

一妇脑疽不甚痛，作脓，以托里消毒，脓成针之，补以托里药亦愈。此凭症也。

一老人脓清兼作渴，脉软而涩。予以为气血俱虚，用八珍汤加黄芪、五味。彼不信，乃服降火之剂，果反作呕少食，始信。服香砂六君子汤四剂，呕止食进，仍投前汤，月余而愈。此凭脉症也。

一人未溃兼作渴，尺脉大而无力，以四物汤加黄柏、知母、黄芪、麦门四剂而渴减，又与加减八味丸渴止疮溃，更用托里药兼前丸而愈。此凭症也。

一夫人年逾八十，脑疽已溃，发背，继生头如粟许，脉大无力。此膀胱经湿热所致。脉无力，血气衰，进托里药消毒数服，稍可，更加参芪，虽起而渴。此血气虚甚，以参、芪各一两，归、芎各五钱，麦门、五味各一钱，数服渴止不溃；加肉桂十余剂，脓成针之，瘀肉渐腐，徐徐取去；而脓清不敛，投十全大补汤十三加白敛、贝母、远志三十余剂，脓稠而愈。设不峻补，不去腐肉，以渴为火，投以凉药，宁免死哉？疮疽之症，虽属心火，当分表里虚实。果元气充实，内有实火，寒剂或可责效；若寒凉过度，使胃寒脾弱，阳症变阴，或结而不溃，或溃而不敛，阴阳乖戾，水火交争，死无日矣。机按：此凭形凭脉凭症而治之也。

一人肿痛，脉数，以荆防败毒散二剂而痛止，更以托里消毒药而消。此凭脉也。

---

① 大：通"太"。

一人焮肿，疼痛发热，饮冷，脉洪数，与凉膈散二剂而止，以金银花四剂而溃，而以托里药而愈。此凭症脉也。

一老妇禀实，溃而痛不止，脉实便秘，以清凉二剂而止，更以托里消毒药而愈。此凭脉也。

一妇年逾七十，冬至后脑出疽如瓯面大，疡医诊视，候熟以针出脓。因怒笞婢，疽辄凹陷一韭叶许，面色青黄不泽，四肢逆冷，汗出身清，时呕吐，脉极沉细而迟。盖缘衰老之年，严寒之时，病中苦楚，饮食淡薄，肥脓之气色涤，瘦悴之形独存，加之暴怒，精神愈损，故有此寒变也。病与时同速，制五香汤一剂，加丁香、附子各五钱，剂尽疽复大发，随症调理而愈。

经曰：治病必察其下，谓察时下之宜。诸痛疮疡皆属心火，言其常也。如疮盛形羸，邪高痛下，始热终寒，此反常也。固当察时下之宜而权治之，不可执一。

机按：此条年老冬寒，理宜温补，兹用五香汤加丁附以辛散，何也？盖因其怒气郁结，阻碍阳气，不得营运，致疽凹陷，且脉极沉细而迟，其为气郁可知矣。故用五香以开结，丁、附以助阳，则郁散阳复，疽乃大发。此亦因其性因其脉而为治也。

一人脑疽作渴，脉虽洪，按之无力，予㕮咀加减八味丸与之。彼不信，自用滋阴等药，七恶并至而殁。《精要》曰：患疽虽云有热，皆因虚而得之。愈后作渴，或先渴后疽，非加减八味丸不能治。

一妇年将七十，形实性急，好酒，脑疽才五日，脉紧急又涩，急用大黄酒煨细切，酒拌炒，为末，又酒拌人参炒，入姜煎，调一钱服，过两时再与，得卧而上半身汗，睡觉病已失。此亦内托之意。

机按：此治因性急，因好酒，兼因其脉而制此方。脉紧急且涩，由其性急嗜酒，以伤其血而然。故用大黄以泻酒热，人参以养气血也。

一人便血数年，舌下筋紫，午后唇下赤，胃肺脉洪。予谓大肠脉散舌下，大肠有热，故舌下筋紫而又便血；胃脉环承浆，唇下即承浆，午后因火旺，故承浆发赤。盖胃为本，肺为标，乃为标本有热也。用防风通圣散六为丸治之而愈。后每睡觉，惊跳而起，不自知其故，如是者年余，脑发一毒，焮痛，左尺脉数。此膀胱经热而然。服黄连消毒散数剂少愈，次服金银花、瓜蒌、甘草节、当归，月余而平。

机按：便血之后，睡觉惊跳者，由失血阴虚，心失所养而然。阴虚阳必亢，头为诸阳之首，故亢阳上从于阳，疽发于脑。此条治法，因经因脉而制方也。

杜清碧病脑疽，疗之不愈。丹溪往视之，曰：何不服防风通圣散四十六[①]日：已服数剂。丹溪曰：合以酒制之。清碧乃自悟，以为不及。此因症也。

一举人年逾四十，患脑疽肿焮，其脉沉静。此阳症阴脉，断不起，果殁。

---

① 四十六：原本误作"四十"，据附方改。

卷 五

新安祁门朴里汪机省之编辑
同邑石墅门生陈桷惟宜校正

臂疽一百一十五

一人年将六十，五月患右臂膊肿盛，上至肩，下至手指，色变，皮肤凉，六脉沉细而微。此脉症俱寒，乃附骨痈也。开发已迟，以燔针启之，脓清稀解，次日肘下再开之，加吃逆不绝，与丁香柿蒂散两服稍缓，次日吃逆尤甚，自利，脐腹冷痛，腹满食减，时发昏愦，灸左乳下黑尽处二七壮，又处托里温中汤一两半与服。或曰：诸痛疮疡皆属心火，又时当盛暑而用姜、附可乎？予曰：经云脉细皮寒，泻利前后，饮食不入，是为五虚；况吃逆，胃中虚寒。此症内外相反，须当舍时从症，遂投之，诸症悉去，饮食倍进，疮势温，脓色正，复用五香汤数服，月余而愈。

机按：此症多属虚寒，此方专用辛热以治其寒。不用参、术以补其虚，盖因吃逆腹满，乃气郁壅也。想必其人年虽老，脉症虽虚，而形体颇实，非阴虚吃逆比。

一挥使臂肿一块，不痛不赤，脉弱，懒食，时呕，以六君子二加藿香、酒炒芍药，呕止食进，再以八珍汤十四二十余剂，脓成刺之，又以十全大补而愈。次年伤寒，后臂复肿，微痛，乃伤寒余毒也，然无表症，俱虚弱耳，先用十宣散四剂，取参、芪、芎、归扶助元气，防风、桔梗、白芷、厚朴行散肿结，肉桂引经破血，肿退三四，再用八珍汤，肿溃而愈。至冬臂复作痛，因服祛风药，反筋挛痛甚。此血虚不能养筋，筋虚不能束骨，用加味十全大补汤十三百贴而愈。

一女臂患肿，溃久不敛，寒热交作，五心烦热，饮食少思，月水不通，以逍遥散月余少可，更服八珍汤十四加牡丹皮、香附，又月余经通，再加黄芪、白敛，两月余而愈。此凭症也。

一人臂肿，患毒作痛，服寒凉药，食少，大便不实。予用理中丸二服，更以六君子加砂仁、藿香，再以托里，脓溃而愈。此因治不应而变方也。

凡疮痛甚者，若禀厚有火，宜苦寒药；若禀薄者，宜补中益气汤加芩、连之类；在下加黄柏；人肥加荆、防、独、羌之类，取其风能胜湿也。

一妇左臂胆经部分结肿一块，年许不溃，坚硬不痛，肉色不变，脉弱少食，月水过期，日晡发热，遇劳或怒则痛。此不足症也，与参、芪、归、术、芎、苄、芍药、贝母、远志、香附、桔梗、牡丹皮、甘草百余贴而消。此因症脉也。

大抵妇病多起于郁，郁则气血受伤，百病生矣。

一人臂患漏，口干发热，喜脓不清稀，脉来迟缓，灸以豆豉饼，服八珍汤十四加麦门、五味、软柴胡、地骨皮，三月余而愈。后因房劳复溃，脓清脉大，辞不治，果殁。

河间曰：因病致虚为轻，盖病势尚浅，元气未虚也。若病初愈，或饮食、劳倦、房劳，加至羸损，此因虚致损则为重，病势已过，元气已索故也。

一儿臂患豆毒作炒①，按之复起。此脓胀痛也，刺之，以托里而愈。

一妇臂结一块，已溃不敛，灸以豆豉饼，更服托里药而愈。

一人年逾三十，素怯弱，不能食冷，臂患一毒，脉虚弱，予以托里药而消。但饮食少思，或作胀，或吞酸，日渐羸瘦，参苓等药不应，右尺脉弱。此命门火衰，不能生土。遂以八味丸补土之原，饮食渐进而愈。此凭脉症也。

一媪左臂结核，年余方溃，脓清不敛，以十全大补汤十三，外用附子饼灸及贴补药膏，调护得宜，百贴而愈。此凭症也。

一人多虑神劳，年近五十，左膊外侧红肿如粟。予曰：勿轻视，得独参汤数斤乃佳，数贴而止。旬余值大风拔木，疮上起一红线，绕背抵右肋，与大料人参汤加芎术补剂，两月而安。机按：此条因形因经而为治也。

一妇臂痛，筋挛不能屈伸，遇寒则剧，脉紧细。此良甫所谓肝气虚，为风寒流于血脉经络，搏于筋，筋不荣则干急为痛。先用舒筋汤八十五②，更用四物汤九。加牡丹皮、泽兰、白术而愈。亦有臂痛不能举，或转左右作痛，由中脘伏痰，脾气滞不行，宜茯苓丸一百二十五，或控涎丹治之。此因脉处治之。

一人手臂结核如粟，延至颈项，状似瘰疬。此风湿流注，用加减小续命汤七十五及独活寄生汤七十六更以托里药倍加参、芪、归、术，百贴而愈。

机按：此条有症无脉，认作风湿流注而治，当时必有所见也。后用补剂百贴而愈，是终不离于虚也。

一儿三岁，臂患毒，焮痛，服解毒丸，搽神功散七十而消。此条症脉不详，当时必有所见。

尝治臂毒，便闭烦躁，服五福化毒丹一百零九亦效。若脓成急刺，用纸捻蘸麻油纴疮内，以膏药贴之。若儿安静，不必服药，候有脓取去，仍用纴贴。

一人肩患疽，脉数，饮槐花酒一服，势顿退，再与金银花、黄芪、甘草十余服而平。此凭脉也。

槐花治湿热之功最为神速，胃寒不宜过剂。

尹老家贫，形志皆苦，自幼颓疝，孟冬于手阳明大肠经分出痈，第四日稠脓，臂外皆肿，痛在手阳明左右经中，其脉俱弦，按之洪缓有力。此得自八风之变。以脉断之，邪气在表。饮食如常，大小便如故，腹中和，口知味，知不在里也；不恶风寒，只热躁，脉不浮，知不在表也。表里既和，邪在经脉之中，故曰凝于血脉为痈是也。痈出身半已上，故风从上受，因知为八风之变。而疮只在经脉之中，法当却寒，调和经脉中血气，使无凝滞，可愈矣，宜用白芷升麻汤一百四十一。

机按：此方举一身而言，故阳明为一身之中。若以各经言之，而阳明亦自有表里中三等之剂，太阳亦有表里中之方，余经皆可以类推也。

一人年逾三十，臂患痈溃而不痛，脓稀脉弱。丹溪曰：疽溃深而不痛者，胃气大虚，不知痛也。东垣曰：脓水清稀，疮口不合，气血俱虚也，理宜大补。彼不听，服消毒药，气血愈虚，遂不救。

丹溪曰：才见肿痛，参之脉症，倘有虚

---

① 炒：当作"吵"。
② 八十五：原本误作"八三"，据附方改。

弱，便与滋补气血，可保终吉。又曰：溃疡内外皆虚，补接为主。兹则见善不从，自用己智，宁免死乎？

一人年逾四十，臂患毒，焮痛作呕，服托里消毒药愈盛，予用凉膈散二剂顿退，更以四物汤加芩、连四剂而消。

机按：此则所谓肿疡热毒攻心而作呕也。

一人两臂肿痛，服托里药日盛。予谓肿属湿，痛属火，此湿热流注经络也。用人参败毒散加威灵仙、酒炒黄芩、南星，数剂渐愈，更以四物汤九加苍术、黄柏、桔梗，二十余剂而消。按：此托里药日盛，故改作湿热治也。

一尚书左臂肘患一紫泡，根畔肿赤，大肠脉芤。予谓芤主失血，或积血。公曰：血痢未瘳，以芍药汤九十二二剂，更以人参败毒散六十四二剂，疮痢并愈。

机按：用芍药汤以治血痢，用败毒散以治紫泡。但所录脉症未甚详悉。观其所治，多属血热而近实也。

背疽一百一十六

焮痛，或不痛，及麻木者，邪气盛也，隔蒜灸之。痛者灸至不痛，不痛者灸至痛，毒随火而散。再不痛者，须明灸不隔蒜灸之，或用黄连解毒散之类。

右关脉弱而肌肉迟生者，宜健脾胃。

头痛拘急乃表症，先服人参败毒散一二剂；如焮痛，用金银花散，或槐花酒，神效托里散。

焮痛肿硬，脉实者，以清凉饮、仙方活命饮、苦参丸。

肿硬木闷，疼痛发热，烦躁饮冷，便秘脉沉实者，内疏黄连汤，或清凉饮；大便已利，欲得作脓，用仙方活命饮、托里散、蜡矾丸，外用神异膏。

饮食少思，或不甘美，用六君子汤加藿香，连进三五剂，更用雄黄解毒散洗患处，每日用乌金膏涂疮口处。候有疮口，即用纸作捻，蘸乌金膏纴入疮内。若有脓为脂膜间隔不出而作胀痛者，宜用针引之，腐肉堵塞者去之。若瘀肉腐动，用猪蹄汤洗。如脓稠或痛，饮食如常，瘀肉自腐，用消毒与托里药相兼服之，仍用前二膏涂贴。若腐肉已离好肉，宜速去之。如脓不稠不稀，微有疼痛，饮食不甘，瘀肉腐迟，更用桑柴灸之，亦用托里药。若瘀肉不腐，或脓清稀，不焮痛者，急服大补之剂，亦用桑柴灸之，以补接阳气，解散郁毒。

大抵气血壮实，或毒轻少者，可假药力，或自腐溃。怯弱之人，热毒中膈，内外不通，不行针灸，药无全功。然此症若脓已成，宜急开之，否则重者溃通藏府，腐烂筋骨，轻者延溃良肉，难于收功，因而不敛者多矣。

一人患此痛甚，服消毒药愈炽，予为隔蒜灸之而止，与仙方活命饮二剂顿退，以托里药溃而愈。此凭症也。

一妇发热，烦躁饮冷，与黄连解毒汤四剂少愈，更与托里消毒散始溃，与托里药而敛。此凭症也。

一人已愈，惟一眼番出，胬肉如菌，三月不愈。乃伤风寒也，以生猪油调藜芦末涂之即愈。亦有努出三寸许者，乌梅涂之亦效，但缓，硫黄亦可。此凭症也。

一人年逾五十，患已五日，焮肿大痛，赤晕尺余，重如负石。势炽，当峻攻，察其脉又不宜，遂先砭赤处，出黑血碗许，肿痛背重皆去，更敷神效散，及服仙方活命饮二剂，疮口及砭处出黑水而消。此凭症也。

大抵疮毒势甚，若用攻剂，怯弱之人必损元气，因而变症者多矣。

一人焮肿作痛，脉浮数，与内托复煎散二剂少退，与仙方活命饮四剂痛止而溃，再与托里药而愈。此凭脉症也。

一人毒势炽甚，痛不可忍，诸药不应，以仙方活命饮二剂，诸症悉退，又二剂而溃，以金银花散六剂而愈。此凭症也。

一人厚味气郁，形实性重，年近六十背疽，医与他药皆不行，惟饮香附末甚快，自肿至溃，始终只此一味而安。然此等体实而又病实，盖千百而一见也。每思香附，经不言补，惟不老汤乃言有益于老人。用片子姜黄、甘草、香附三味，以不老为名，且引铁瓮先生与刘君为证，夫岂无其故哉，盖于行中有补之理耳。天之所以为天健而有常，因其不息，所以生生无穷。正如芫蔚活血行气，有补阴之妙，故名益母。胎产所恃者气血也，胎前无滞，产后无虚，以其行中有补也。夏枯草治瘰疬亦然。此因情性而治。

一人感冒后发痊，不醒人事，磨死脊肉三寸许一块。此膀胱经必有湿热，其脉果数。予谓死肉最毒，宜速去之，否则延害良肉，多致不救。取之，果不知痛。因痊不止，疑为去肉所触。予曰：非也，由风热未已。彼不听，另用乳没之剂，愈盛。复请治，予以祛风消毒敷贴，饮以祛风凉血化痰降火之剂而愈。按：此因脉因症而处治也。

一通府发背十余日，势危脉大，先饮槐花酒二服杀其势退，再饮败毒散二剂，更饮托里药数剂，渐溃，又用桑柴燃灸患处。每日灸良久，仍贴膏药，灸至数次，脓溃腐脱，以托里药加白术、陈皮，月余而愈。

按：此先发后补，当时必有所见也。惜乎脉症不甚辨。

一县尹发背六七日，满背肿痛，势甚危，隔蒜灸百壮，饮槐花酒二碗即睡觉，用托里药消毒十去五六，令将桑柴燃患处而溃，数日而愈。

一侍御髀骭患毒，痛甚，服消毒药不减，饮槐花酒一服，势随大退，再用托里消毒药而愈。

大抵肿毒，非用蒜灸，及饮槐花酒先杀其势，虽用托里诸药，其效未必甚速。按：前条皆先泻后补法。

一园丁发背甚危，取金银藤五六两捣烂，入热酒一钟，绞取汁，温服，相罨患处，四五服而平。彼用此药治疮，足以养身成家，遂弃园业。盖金银花治疮，未成即散，已成即溃，有回生之功。

一妇半月余尚不发起，不作脓，痛甚脉弱，隔蒜灸二十余壮而止，更服托里药渐溃，脓清而瘀肉不腐，以大补药及桑柴灸之，渐腐，取之而寻愈。此凭脉症也。

一人腐肉渐脱而脓微清，饮食无味，以十宣散去白芷、防风，加茯苓、白术、陈皮，月余而敛。此凭症也。

一人将愈，但肌肉生迟，脾胃俱虚，以六君子汤加芎、归、五味、黄芪治之而愈。此凭症也。

一人已愈，惟一口不敛，脉浮而涩，以十全大补汤治之而愈。此凭脉也。

一老人七十余，背疽径尺余，杂服五香汤，十宣散数十贴，脓血腥秽，呕逆不食，旬余病人自言服十宣散膈中不安，且素有淋病三十年，今苦淋痛，呕逆，及不得睡而已。急煎参芪归术膏，以牛膝汤入竹沥调化与之。三日尽药斤半，淋止思食，七日尽药四斤，脓自涌出，得睡，兼旬而安，时六七月也。此凭症也。

一人年六十余，好酒肉，背疽见脓，呕逆发热，得十宣已多，医以呕逆，投嘉禾散加丁香，时七月大热，脉洪数有力。予曰：脉症在溃疡尤忌，然形气尚可为，只与独参汤加竹沥，尽药十五六斤，竹百余竿而安。予曰：此幸耳。不薄味，必再发。后因夏月醉坐池中，左胁傍生软块如饼，二年后溃为疽，自见脉症如前，仍服参膏竹沥而安。

二人年老血气弱，无以供给脓血，胃虚

而呕,若与十宣,宁保无危?

机按:后条乃膏粱积热之变,宜用寒凉之剂,兹用骤补,盖以年老溃疡故也。

一妇发背,用托里消毒药二十余剂而溃,因怒,顿吐血五碗,气弱脉细。此气血虚极也。令服独参膏斤许少缓,更以参、芪、归、术、陈皮、炙甘草三十余剂,疮口渐合。若投犀角地黄汤沉寒之药,鲜不误矣。此凭脉症也。

一妇年逾四十发背,治以托里药而溃,或呕而疮痛,胃脉弦紧,彼为余毒内攻。东垣云:吐呕无时,手足逆冷,藏府虚也。丹溪曰:溃后发呕不食者,湿气侵内也。又云:脓出反痛,虚也。今胃脉弦紧,木乘土位,其虚明矣。用六君子二加酒炒芍药、砂仁、藿香。彼自服护心散,呕愈盛。复邀治,仍用前药,更以补气血药,两月而愈。此凭脉症也。

大抵湿气内侵,或感秽气而作呕,必喜温而脉弱;热毒内攻而作呕,必喜凉而脉数。必须辨认明白。亦有大便不实,或腹痛,或膨胀,或呕吐,或吞酸嗳腐。此肠胃虚寒,宜理中丸,不应,加熟附子二三片。有侵晨作泻者,名曰肾泄,宜二神丸;有食少渐瘦者,为脾肾虚,尤宜二神丸;又治梦遗,生肌肉圣药。予尝饮食少思,吞酸嗳腐,诸药不应,惟服理中丸及附子理中丸有效。盖此皆因中气虚寒,不能运化郁滞所致。故用温补之剂,中气温和,自无此症。

一人渴后发背未溃,脉数无力。此阴虚火动,㕮咀加减八味丸二剂稍缓,次用丸药而愈。此凭脉症也。

一人年逾五十,发背,生肌太早,背竟腐溃,更泄泻,脉微缓,用二神丸先止其泻,次用大补药。以猪蹄汤洗净,用黄芪末填满患处,贴以膏药。喜其初起时多用蒜灸,故毒不内攻,两月而愈。此凭脉症也。

一妇因子迟,服神仙聚宝丹,背生痈甚危,脉散大而涩,急以加减四物汤百余贴,补其阴血。幸质厚易于收救。

机按:此条因服食、因脉而处治也。

一人背疮如碗大,溃见五藏,仅膈膜耳,自谓必死。《精要》取大鲫鱼一枚去肠藏,以羯羊粪填实,焙令焦黑极燥,为末,干掺之,疮口遂合。累用有效,须脓少欲生肌时用之。

机按:此二味有补土功。土主肌肉,故用生肌。

一人背疽径尺,穴深而黑,家贫得此,急作参芪归术膏与之,三日以艾芎汤洗之,气息奄奄,然可饮食,每日作多肉馄饨大碗与之。尽药膏五斤,馄饨三十碗,疮渐合。肉与馄饨补气有益者也。

机按:此条因饥寒多虚,故用此补法也。

一老妇患此,初生三头皆如粟,肿硬木闷,烦躁,至六日其头甚多,脉大,按之沉细。为隔蒜灸及托里,渐起发,尚不溃,又数剂,内外虽腐,惟筋所隔,脓不得出,胀痛不安。予谓须开之,彼不从。后虽自穿,毒已攻深矣,亦殁。

一妇素弱,未成脓,大痛发热,予欲隔蒜灸以拔其毒,令自消,不从而殁。

大抵发背之患,其名虽多,惟阴阳二证为要。若发一头或二头,其形焮赤,肿高头起,疼痛发热,为痈属阳,易治。若初起一头如黍,不肿不赤,闷痛烦躁,大渴便秘,睡语咬牙,四五日间,其头计数十,其疮口各含如一粟,形似莲蓬,故名莲蓬发,积日不溃,按之流血,至八九日或数日,其头成片,所含之物俱出,通结一衣,揭去又结,其口共烂为一疮,其脓内攻,色紫黯,为疽属阴,难治。脉洪滑者尚可,沉细尤难。如此恶症,惟隔蒜灸及涂乌金膏有效。

凡人背近脊,并髀皮里有筋一层,患此症者,外皮虽破难溃,以致内脓不出,令人胀痛苦楚，气血转虚，变症百出，若待自溃，多致不救，必须开之，兼以托里。常治此症，以利刀剪之，尚不能去，以此坚物，待其自溃，不亦反伤？非气血壮实者，未见其能自溃也。

一弱妇，外皮虽腐，内脓不溃，胀痛，烦热不安。予谓宜急开之，脓一出，毒即解，痛即止，诸症自退；待其自溃，不惟疼痛，溃烂愈深。彼不从，待将旬日，脓尚未出，人已痛疲矣。须针之，终不能收敛，竟至不起。

一人溃而瘀肉不腐，予欲取之，更以峻补，不从而殁。

一妇发背，待其自破，毒气内攻而殁，开迟故也。东垣云：过时不烙，反攻于内，内既消败，不死何待？

一指挥年逾五十发背，形症俱虚，用托里药而溃，但腐肉当去，彼惧不从，延至旬日，则好肉皆败矣，虽投大剂，毒甚不救。古人谓坏肉恶如狼虎，毒如蜂虿，缓去则戕性命，信哉！

一人年逾四十发背，心脉洪数，势危剧。经曰：痛痒疮疡，皆属心火。心脉洪数，乃心火炽甚。心主血，心气滞则血不流，故生痈也。骑竹马灸，灸其穴，是心脉所游之地，急用隔蒜灸，以泻心火，拔其毒，再用托里消毒而愈。此凭脉也。

一人发背十八日，疮头如粟，内如锥，痛极，时有闷瞀，饮食不思，气则愈虚。以大艾隔蒜灸十余壮，不知热，内痛不减，遂明灸二十余壮，内痛悉去，毒气大发，饮食渐进；更用大补汤，及桑柴燃灸，瘀肉渐溃。此凭症也。

一人发背，疮头甚多，肿硬色紫，不甚痛，不腐溃。以艾铺患处灸之，更用大补药，数日死肉脱去而愈。此因症处治也。

一人发背，焮痛如灼，隔蒜灸三十余壮，肿痛悉退，更用托里消毒药而愈。此凭症也。

一人发背已四五日，疮头虽小，根畔颇大，隔蒜灸三十余壮，其根内消，惟疮头作脓，数日而愈。

一人忽恶心，大椎骨甚痒，须臾臂不能举，神思甚倦。此谓夭疽，危病也。隔蒜灸，痒愈盛，乃明灸著肉灸也五十余壮，痒止，旬日而愈。《精要》谓之灸有回生之功，信矣。

一人患此已四日，疮头如黍，焮痛背重，脉沉实，与黄连内疏汤二剂少退，更与仙方活命饮二剂而消。此凭脉症也。

一妇肿痛发热，睡语，脉大，用清心汤一剂而安，以金银花、甘草、天花粉、当归、瓜蒌、黄芪数剂渐溃，更以托里药而愈。此凭脉症也。

一人背毒，焮痛发热，饮冷，多汗，便秘，谵言，以破棺丹二丸而宁，以金银花四剂而脓成，开之，更用托里药而愈。

一太监背毒，肿痛色紫，脉息沉数。良甫曰：脉数发热而痛者，发于阳也。且疮疡赤甚则紫，火极似水也。询之，常服透骨丹半载，乃积温成热所致。遂以内疏黄连汤再服稍平，更用排脓消毒药及猪蹄汤、太乙膏而愈。

机按：此条因脉、因服食而为之处治也。

一人伤寒后亦患此，甚危，取去死肉，以神效当归膏敷贴，饮内疏黄连汤，狂言愈盛，脉愈大，更用凉膈散二十六二剂，又以四物汤九加芩连数剂而愈。

机按：此条脉症不甚详悉，观其下后狂愈盛，脉愈大，似属虚也，仍用凉膈散下之，此必形实进食，故用此也。

大凡患疮者责效太迫，一二剂未应，辄改服他药；及致有误，不思病有轻重，治有缓急，而概欲效于一二剂，难矣！况疮疡一症，其所由来固深已久，又形症在外，肌肉溃损，较之感冒无形之疾不同，安可旦夕取效？患者审之。

一人形实色黑，背生红肿，近髀骨下痛甚，脉浮数而洪紧。正冬月，与麻黄桂枝汤加酒、柏、生附子、瓜蒌子、甘草节、人参、羌活、青皮、黄芪、半夏、生姜六贴而消。此亦用托里之意。

机按：此条因时因脉而制方也。

一水部年逾四十，髀胻患毒已半月，头甚多，大如粟许，内痛如刺，饮食不思，怯甚，脉歇至。此元气虚，疽蓄于内，非灸不可。遂灸二十余壮，饮以六君子二加藿香、当归数剂，疮势渐起，内痛顿去，胃脉渐至，但疮色尚紫，瘀肉不溃。此阳气尚虚也，用桑柴火灸以接阳气，解散其毒，仍以前药加参、芪、归、桂，色赤脓稠，瘀肉渐腐，取去，两月余而愈。此凭脉症也。

夫邪气沉伏，真气怯弱，不能起发，须灸，灸而兼大补。若投常药，待其自溃，鲜不误矣？

一人年逾六十，冬至后疽发背，五七日肿势约七寸许，不任其痛，视之脓成。彼惧开发，越三日始以燔针开之。以开迟，迨二日变症果生，觉重如负石，热如炳火，痛楚倍常，六脉沉数，按之有力。此膏粱积热之变，邪气酷热，固宜治之以寒药，但时月严凝，有用寒远寒之戒。经曰：假者反之。虽违其时，以从其症可也。急作清凉饮子加黄连秤一两半作一服，利下两行，痛减七分，翌日复进，其症悉除，月余平复。

机按：此条因厚味、因脉而为之治法也。

一人初生如粟，闷痛烦渴，便秘脉实。此毒在藏也。予谓宜急疏去之，以绝其源，使毒不致外侵。彼以为小恙，乃服寻常之药，后大溃而殁。

一士因脚弱求诊，两手脉皆浮洪稍鼓，饮食如常，懒于言动，肌起白屑如麸片。时在冬月，予作极虚处治。询知半年前背臀腿三处，自夏至秋冬，节次生疽，率用五香连翘汤、十宣散，今结痂久矣。急煎参芪归术膏，以二陈汤化开服之。三日尽药一斤半，白屑没大半，呼吸觉有力，补药应效已渐。病家嫌缓，自作风病治，炼青礞石二钱半，以青州白丸作料，煎饮子顿服之，予谏不听，因致不救。

一人背疽，毒气未尽，早用生肌，背竟溃烂，予以解毒药治之得愈。又一人患毒气始发，骤用生肌，其毒内攻而死。

一人年逾四十，发背五日不起，肉色不变，脉弱少食，大便不实。予谓凡疮未溃脉先弱，难于收敛。用托里消毒散二剂方起发。彼惑一妪言，贴膏药，服攻毒剂，反盛，背如负石。复请予治，隔蒜灸三十余壮。彼云负石已去，但痒痛未知，更用托里药，知痛痒，脓清；前药倍加参、芪，佐以姜、桂，脓稍稠。又为人惑，外贴猪腰子，抽脓血，内服硝、黄，遂流血五碗许，连泄十余行，腹内如冰，饮食不进。不得已，速予诊之，脉尽脱，不可救。盖其症属大虚，一于温补，犹恐不救，况用攻伐，不死何待？

一人发背十余日，疮头如粟许，肿硬木闷，肉色不变，寒热拘急，脉沉实。此毒在内也。先以黄连内疏汤，次以消毒托里药，其毒始发。奈速用生肌，患处忽若负重，身如火燃，后竟不起。

东垣云：毒气未尽，速用生肌，纵平复必再发；若毒气入腹，十死八九。大抵毒气尽，脾气壮，则肌肉自生，生肌药不用亦可。

一宜人年逾六十，发背三日，肉色不变，头如粟许，肩背重，寒热饮冷，脉洪数。良甫曰：外如麻，里如瓜。齐氏曰：增寒壮热，所患必深。又曰：肉色不变，发于内也。用人参败毒散六十二剂，又隔蒜灸五十余壮，毒始发，背始轻；再用托里药渐溃；顾气血虚甚，作渴，服参、芪、归、芐等，渴止。彼欲速愈,自用草药罨患处,毒气复入,遂不救。

大抵老弱患疮,疮头不起,或坚如牛领皮,多不待溃而死。溃后气血不能培养者亦死。凡疮初溃,毒正发越,宜用膏药吸之,参芪等药托之;若反用药遏之,使毒气内攻者,必不救也。

一女背胛结一核如钱大,不焮,但倦怠少食,日晡发热,脉软而涩。此虚劳气郁所致。予用益气养血开郁之药,复令饮人乳,精神稍健。彼不深信,又服流气饮,食遂少,四肢痿。其父悔,复请予,予谓决不起矣。果殁。

一妇发热作痛,专服降火败毒药,溃后尤甚烦躁,时嗽,小便如淋。皆恶症也,辞不治,果殁。

此症虽云属火,未有不由阴虚而致者。故经云督脉经虚,从脑而出;膀胱经虚,从背而出。岂可专泥于火?

一太守肿硬不泽,疮头如粟,脉洪大,按之即涩。经云骨髓不枯,藏府不败者可治。然肿硬色夭,坚如牛领之皮,脉更涩。此精气已绝矣,不治。

一宜人发背,脓熟不开,昏闷不食。此毒气入内也,断不治。强之针,脓碗许,稍苏,须臾竟亡。

大抵血气壮实,脓自涌出。老弱之人,血气枯槁,必须迎而夺之,顺而取之。若毒结四肢,砭刺少缓,腐溃深大,亦难收敛。结于颊项胸腹紧要之地,不问壮弱,急宜针刺,否则难治。

一人背疮溃陷,色紫舌卷。予谓下陷色紫,阳气脱也;舌卷囊缩,肝气绝也。经曰:此筋先死,庚日笃,辛日死。果立秋日而殁。

臀痈一百一十七 附腿痛、环跳疽、脚气、脚跟疽、腿痈

焮痛,尺脉紧而无力者,托之。

肿硬痛甚者,隔蒜灸之,更以托里。

不作脓而痛者,解毒为主。

不作脓者,托里为主。

不溃或溃而不敛者,托里为主。

一人臀痈,肿硬作痛,尺脉浮紧,按之无力,以内托羌活汤一剂痛止,再以金银花散四剂,脓溃而愈。

一人臀痈,肿硬痛甚,隔蒜灸之,更服仙方活命饮二剂,痛止肿消,以托里消毒散加黄柏、苍术、羌活,疮头溃而愈。

一人臀痈,作脓而痛,以仙方活命饮二剂痛止,更以托里消毒散脓溃而瘥。此条无脉可据。

一人臀痈不作脓,饮食少思,先以六君子加芎、归、黄芪,饮食渐进,更以托里散脓溃而愈。

一人溃而脓清不敛,灸以豆豉饼,更饮十全大补汤,两月余而痊。

凡疮不作脓,或不溃,或溃而不敛,皆气血虚也;若脓清稀,尤虚甚也。

一人臀痈,脓水不止,肌渐瘦,食少思,胃脉微弦,以六君子加藿香、当归数剂,食遂进,以十全大补汤,灸以豆豉饼,两月余而痊。

一弱人臀痈,脓成不溃,以十全大补汤数剂始托起,乃针之,又二十余剂而愈。夫臀居僻位,气血罕到,老弱患之,尤宜补其气血,庶可保痊。

一人腿内侧患痈,未作脓而肿痛,以内托黄芪柴胡汤二剂少愈,又二剂而消。

一人臀漫肿,色不变,脉活数无力,脓将成尚在内,欲治以托里药,待发出而用针。彼欲内消,服攻伐药愈虚。复求治,仍投前药,托出针之,以大补药而愈。

凡疮毒气已结不起者，但可补其气血，使脓速成而针去，不可论内消之法。脓成，又当辨其生熟浅深而针之。若大按乃痛者，脓深也；小按便痛者，脓浅也；按不甚痛，未成脓也；按之即复起者，脓也；按之不复起者，无脓也。若肿高而软者，发于血脉也；肿下而坚者，发于筋骨也；肉色不变者，发于骨髓也。

一人腿外侧患痈，漫肿大痛，以内托黄芪汤酒煎二剂少可，更以托里数剂溃之而愈。

一妇腿痈，久而不愈，疮口紫陷，脓水清稀，予以为虚。彼不信，乃服攻毒之剂，虚症蜂起。复求治，灸以附子饼，服十全大补汤百余贴而愈。

凡疮脓清及不敛者，或陷下，皆气血虚极也，最宜大补，否成败症；若更患他症，卒难治疗。

一人腿痛内溃，针之脓出四碗许，恶寒畏食，脉诊如丝。此阳气微也。以四君子加炮附子，畏寒少止，又四剂而止；以六君子加桂数剂，饮食颇进；乃以十全大补及灸附子饼两月而愈。一老腿痛脓自溃，忽发昏瞀，脉细而微。此气血虚极也。以大补之剂而苏。

一弱人流注内溃，出败脓五六碗，口眼歪斜，脉亦虚极。乃虚甚也，非真中风。以独参汤加附子一钱二剂，更以大补药，月余而痊。

大抵脓血大泄，当大补气血为先，虽有他症，以末治之。凡痈大溃，发热恶寒，皆属气血虚甚。若左脉不足者，补血药多于补气药；右脉不足者，补气药多于补血药，切不可发表。

一妇腰痛，脚弱弛长，不能动履，以人参败毒散加苍术、黄柏、泽泻而愈。

此条脚弱弛长，属湿热也，故凭症而治。

一妇环跳穴痛，肉色不变，脉紧数。此附骨疽也。脓未成，用内托黄芪酒煎汤，加青皮、龙胆草、山栀，数剂而止。

一人腿痛兼筋挛痛，脉弦紧，用五积散加黄柏、柴胡、苍术而痊。此凭脉凭症而作湿热治也。

一妇附骨疽久不愈，脓水不绝，皮肤瘙痒，四肢痿软。予以为虚，欲补之。彼惑为风疾，遂服祛风药，竟至不救。

陈无择云：人身有皮毛、血脉、筋膜、肌肉、骨髓以成其形，内则有心、肝、脾、肺、肾以主之。若随情妄作喜、怒、劳、佚，致内藏精血虚耗，使皮血筋骨肉痿弱无力以运动，故致痿躄，状与柔风、脚气相类。柔风、脚气皆外所因，痿则内藏不足也。

一人附骨疽，肿硬发热，骨痛筋挛，脉数而沉，用当归拈痛汤而愈。

一人腿根近环跳穴痛彻骨，外皮如故，脉数带滑。此附骨疽脓将成，用托里药六剂，肿起作痛，脉滑数，脓已成，针之碗许，更加补剂月余而瘥。

一人腿内患痛，漫肿作痛，四肢厥，咽咙塞，发寒热，诸治不应。乃邪郁经络而然也。用五香连翘汤一剂，诸症少退，又服，大便行二次，诸症悉退而愈。此因诸治不效，故作郁结而用五香也。

一妇左腿痛不能伸，脉弦紧，按则涩，以五积散二剂痛少止，又二剂而止，以神应养真而愈。脉弦紧涩属寒，故用五积散辛热以散之。

一人腿痛，膝微肿，轻诊则浮，按之弦紧。此鹤膝风也。与大防风汤二剂，已退二三。彼谓附子有毒，乃服败毒药，日渐消瘦。复求治。予谓今饮食不为肌肤，水谷不能运化精微，灌溉藏府周身百脉，神将何依？兹故气短而促，其气损也；怠惰嗜卧，脾气虚也；小便不禁，膀胱不藏也；时有躁热，心下虚痞，胃气不能上荣也；恍惚健忘，神明乱也。不治,后果殁。此症多患于不足之人,故以加减小续命、大防风二汤有效,若用攻毒药必误。

一妇患脚气,或时腿肿,筋挛腹痛,诸药不应,渐危笃。诸书云,八味丸治足少阴脚气入腹疼痛,上气喘促欲死。遂投一服顿退,又服而愈。肾经虚尽之人,多有此患,乃肾水乘心克火,死不旋踵,宜急服。

一人腿痛,兼筋挛骨痛,脉弦紧,以大防风汤六剂,筋挛少愈,又二剂而肿消;但内一处尚作痛,脉不弦紧,此寒邪已去,乃所滞瘀浊之物欲作脓,故痛不止,用托里药数剂,肿发起,脉滑数,乃脓已成,钊之,用十全大补汤,月余而安。按:已前数条,皆筋挛骨痛而脉弦紧,可见弦紧多主寒邪。

一妇膝肿痛,遇寒痛益甚,月余不愈,诸药不应,脉弦紧。此寒邪深伏于内也。用大防风汤与火龙丹治之而消。

大抵此症,虽云肿有浅深,感有轻重,其所受皆因真气虚弱,而邪得以深袭。故附骨痈疽及鹤膝风症,肾虚者多有之,前人用附子者,以温补肾气,而又能行药势、散寒邪也。亦有体虚之人,秋夏露卧,为冷气所袭,寒热伏结,多成此症,不能转动,乍热而无汗,按之痛应骨者是也。若经久不消,极阴生阳,寒化为热而溃也。若被贼风所伤,患处不甚热而洒淅恶寒,不时汗出,熨之痛少止,须大防风汤、火龙膏治之。又有挛曲偏枯,坚硬如石,谓之石疽。若热缓,积不溃,肉色赤紫,皮肉俱烂,名缓疽,其始末皆宜服前汤,欲其驱散寒邪,以补虚托里也。

一人右腿赤肿焮痛,脉沉数,用当归拈痛汤,四肢反痛。乃湿毒壅遏,又况下部药力难达,非药不对症。遂砭患处,去毒血,仍用前药,一剂顿减,又四剂而消。

一人先腿痛,后又四肢皆痛,游走不定,至夜益甚,服除湿败毒之剂不应,脉滑而涩。湿痰浊血为患。以二陈汤加苍术、羌活、桃仁、红花、牛膝、草乌治之而愈。活与涩相反,此云何谓也?

凡湿痰湿热,或死血流注关节,非辛温之剂开发腠理,流通隧道,使气行血和,安能得愈?

一人腿痛,每痛则痰盛,或作嘈杂,脉滑而数,以二陈汤加升麻、二术、泽泻、羌活、南星,治之而安。此凭脉也。

一人素有脚气,胁下作痛,发热头晕,呕吐,腿痹不仁,服消毒护心等药不应,左关脉紧,右关脉弦,此亦脚气也,以半夏左经汤治之而愈。

一人脚软肿痛,发热饮冷,大小便秘,右关脉数。乃足阳明经湿热下注也。以大黄左经汤服而愈。

一人臁胫兼膝脚皆焮痛,治以加味败毒而愈。

一人两腿痛,脉活而迟。此湿痰所致。以二陈汤加术、黄柏、羌活、泽泻而愈。此凭脉也。

一人两腿肿痛,脉滑而缓。此湿痰所致。先以五苓散加苍术、黄柏二剂少愈,再以二陈、二术、槟榔、紫苏、羌活、独活、牛膝、黄柏而差。此凭脉也。

夫湿痰之症,必先以行气利湿健中为主;若中气和,则痰消而湿亦无所容矣。

一妇两腿痛,脉涩而数。此血虚兼湿热。先以苍术、黄柏、知母、龙胆草、茯苓、防风、防己、羌活数剂,肿痛渐愈;又以四物加二术、黄柏、牛膝、木瓜,月余而愈。此凭脉也。

一人肢节肿痛,脉迟而数。此湿热之症。以荆防败毒散加麻黄二剂,痛减半,以槟榔败毒散四剂,肿亦除;更以四物汤加二术、牛膝、木瓜数剂而愈。按:脉迟与数相反,迟恐作细。

一妇人脚胫肿痛,发寒热,脉浮数。此

三阳经湿热下注，为患尚在表。用加味败毒散不应，乃瘀血凝结，药不能及于患处。砭去瘀血，乃用前药二剂顿退，以当归拈痛汤四剂而愈。

古云脚气是为壅疾，治当宣通，使气不能成壅也。壅既成而甚者，砭去恶血而去重势。经云蓄则肿热，砭射之后，以药治之。

一妇两腿痛，遇寒则筋挛，脉弦紧。此寒邪之症。以五积散对四物汤数剂痛止，更以四物汤加木瓜、牛膝、枳壳，月余而安。

一人腿肿筋挛，不能动履，以交加散二剂而愈。

一妇患腿不能伸屈，遇风寒，痛益甚，诸药不应，甚苦。先以活络丹一丸，顿退，又服而瘳。次年复痛，仍服一丸，亦退大半，更以独活寄生汤四剂而愈。

一人素有脚气，又患附骨疽作痛，服活络丹一丸，二症并差。

一人素有疝不能愈，因患腿痛，亦用一丸，不惟治腿有效，而疝亦愈矣。

一太安人臂痛数年，二丸而差。

一女患惊风甚危，诸医莫救，自用一丸即愈，且不再作。

夫病深伏在内，非此药莫能通达，但近代始云此药引风入骨，如油入面，故后人多不肯服。大抵有是病，宜用是药，岂可泥于此言以致难差。

一妇两腿作痛，时或走痛，气短自汗，诸药不应，诊其尺脉弦数。此寒湿流注于肾经也。治以附子六物汤愈。

但人谓附子有毒，多不肯服，若用童便炮制，何患之有？况不常服，何足为虑？予中气不足，以补中益气汤加附子服三年，何尚见其有毒？经云有是病用是药。

一妇肢节肿痛，胫足尤甚，时或自汗，或头痛。此太阳经湿热所致。用麻黄左经汤二剂而愈。前条脉弦数而病寒湿，恐湿生热故也。

一妇血痔，兼腿酸痛似痹。此阴血虚不能养于筋而然，宜先养血为主。遂以加味四斤丸治之而愈。

一老筋挛骨痛，两腿无力，不能步履，以局方换腿丸治之。

一妇筋挛痹痛，两腿无力，不能步履，以三因胜骏丸治之并愈。

河间云：脚气由肾虚而生。然妇人亦病脚气者，乃因血海虚而七情所感，遂成斯疾。血海虚与男子肾虚类也。男女用药固无异，更当兼治七情，无不效也。

一妇腿痛，兼足胫挛痛，服发散药愈甚，脉弦紧。此肾肝虚弱，风湿内侵也。治以独活寄生汤痛止，更以神应养真丹而不挛矣。

一人素有腿痛，饮食过伤，痛益甚，倦怠，脉弱，以六君子加山楂、神曲、苍术、芎、归、升麻、柴胡而愈。

一老素善饮，腿常肿痛，脉洪而缓，先以当归拈痛汤，湿热少退，后用六君子加苍术、黄柏、泽泻而痊。

一人饮食少过，胸满痞闷，或吞酸，两腿作痛，用导引丸二服顿愈，更以六君子汤加神曲、麦芽、苍术二十余剂，遂不复作而愈。

经云：饮食自倍，肠胃乃伤。是胃气不能施行，脾气不能四布，故下流乘其肝肾之虚，以致足肿；加之房事不节，阳虚阴盛，遂成脚气。亦有内伤饮食，脾胃之气有亏，不能上升，则下注为脚气者，宜用东垣开结导引丸，开导引水，运化脾气。如脾气湿气壅遏不通，致面目发肿或痛者，宜用导滞通经汤以疏导之。

已上十九条乃脚气症，虽非疮毒，因治有验，故录之。

臀居少腹之后，此阴中之阴，其处下，其道远，其位僻。太阳虽多血，其气少也。

气少则运行不到，血亦因而少来。中年已后生疽，须预补之。若无积补之功，其祸多在疮成痂后，或半年乃发，故人多忽略。

一人腿痛，脉症俱弱。亦危症也。治以托里，急使针刺。彼因不从，后脓开泻，淋漓不能收敛而死。

一人年逾五十，冬患腿痛，脉数，烦躁，饮冷，便秘，肿痛焮甚。此热淫于内也，宜用苦寒之药。投清凉饮十二①倍加黄芩，其势顿退，更以四物汤加黄芩而愈。此条因症因脉而药之也。

一人年三十，连得忧患，作劳好色，左腿外侧廉红肿如粟，医以大府实，与承气两贴下之；又一医与大黄、朱砂、血竭三贴而脉大实，后果死。此厥阴多气少血经也。

一侍御患臀肿痛，小便不利。彼谓关格，以艾蒸脐，大便亦不利，治以降火分利药，不应。予诊其脉，脓已成。此患痈也。针之出脓数碗，大便即利；五日后阴囊肿胀，小便不行，针之尿脓大泄，气息奄奄，脉细，汗不止，溃处愈胀，用参、芪、归、术大剂犹缓，俾服独参汤至二斤，气稍复，又服独参膏至十余斤，兼以托里药，两月余而愈。

大抵疮疡，脓血大泄，先补气血为主，虽有他病，当从末治。

一人腿痛，脓成，针之出脓碗许，饮托里药一剂大发热；更用圣愈汤十七二剂而止，翌日恶寒不食，脉细如丝，以人参一两，熟附三片，姜枣煎服而愈。但食少不寐，更以内补黄芪汤而平。

一人腿肿，发热恶寒，以补中益气汤治之。彼以为缓，乃服芩、连等药，热愈盛。复请予治，以人参养荣汤十八二十余剂而溃，更以参、芪、归、术、炙甘草、肉桂，月余而敛。

夫火之为病，当分虚实。芩连苦寒，能泄心肺有余之火，若老弱或饮食劳倦而发者，此为不足，当治以甘温之剂。未尝有实热而畏寒，虚热而喜寒者。此其验也。

一人年逾三十，左腿微肿痛，日久肉色如故，不思饮食。东垣云：疮疡肿下而坚者，发于筋骨。此附骨疽也，乃真虚湿气袭于肉理而然。盖诸虚皆禀于胃，食少则胃弱，法当助胃壮气，以六君子加藿香、当归数剂，饮食渐进，更以十全大补汤而愈。此条因症制方而处治也。

一妇年二十余，饮食后，每有怒气，吞酸嗳腐，或兼腿根胯内焮肿，服越鞠丸不应。此肝气虚，湿气下注而然。以六君子二加香附、砂仁、藿香、炮姜数剂少愈，更以六君子数剂而愈。此条因症而制方也。

一人年逾二十，禀弱，左腿外侧患毒，三月方溃，脓水清稀，肌肉不生，以十全大补汤十三加牛膝二十余剂渐愈，更以豆豉饼灸，月余而痊。

一人膝腿肿，筋骨痛，服十宣散不应，脉沉细。予用五积散二剂痛止，更以十宣散四去桔梗加牛膝、杜仲三十余剂，脓溃而愈。此寒气之肿，八风之变也。此条因脉制方处治。

一人遍身走痛，两月后在脚面结肿，未几腿股又患一块，脉轻诊则浮，重诊浮缓。此气血不足，腠理不密，寒邪袭虚而然。以加减小续命汤七十五四剂及独活寄生汤七十六数剂，疼痛顿去，更以托里药倍加参、芪、归、术百贴而愈。此条因脉制方而治也。

一人年二十，腿膝肿痛，不能屈伸，服托里药不应，以人参败毒散加槟榔、木瓜、柴胡、紫苏、苍术、黄柏而愈。此因症制方以治之也。

一人年逾五十，两腿肿胀，或生痞瘪，小便频而少，声如瓮出，服五皮散不应。予诊之，右关沉缓。此脾虚湿气流注而然，非疮也。经曰：诸湿肿满皆属脾土。按之不

---

① 十二：原本误作"二六"，据附方改。

起,皆属于湿。以五苓散加木香倍苍术、白术亦不应。予意至阴之地,关节之间,湿气凝滞,且水性下流,脾气既虚,安能运散？非辛温之药,开通腠理,行经活血,邪气安得发散？遂以五积散二剂,热去大半,更以六君子加木香、升麻、柴胡、薏以仁,两月余而愈。设使前药不应,更投峻剂,虚虚之祸不救矣。此因渗泄不效,故用辛温以散之也。

一人腿痛,脓清脉弱,灸以豆豉饼,更以托里药而愈。

一人年二十余,股内患毒日久,欲求内消。诊脉滑数,知脓已成,因气血虚不溃,刺之脓出作痛,用八珍汤稍可,但脓水清稀,用十全大补汤加十三三十余剂而痊。盖脓出反痛者虚也。

一僧股内患肿一块,不痛不溃,治托里二十余剂,脓成刺之作痛。予谓肿而溃,溃而反痛,以气血虚甚也,宜峻补之。彼云气无补法。予曰:正气不足,不可不补。补之则气化而痛自除。遂以参、芪、归、术、熟苄治之,两月余而平。

大抵疮疡,先发为肿;气血郁积,蒸肉为脓,故多痛。脓溃之后,肿退肌宽,痛必渐减,而痛愈盛者,气血不足也,即丹溪,河间虚甚之说。

附骨痛,皆因久得厚味,及酒后涉水得寒,故热深入髀枢穴左右,积痰瘀血相搏而成也。

一女髀枢穴生附骨疽,在外侧廉少阳经分,始末用五香汤、十宣散,一日恶寒发热,膈满,犹大服五香汤,一夕喘死。此升散太过,孤阳发越于上也。

一人年逾四十,夏患附骨痛。予以火针刺去瘀血,更服托里药而愈。至秋忽不饮食,痰气壅盛,劳则口舌生疮,服寒药腹痛。彼疑为疮。脾胃脉轻取似大,按之无力。此真气不足,虚火炎上也。治以八味丸。彼不信,自服二陈、四物,几殆。复请予,仍以前丸治之而愈。

有脾土虚不能克制肾水,吐痰而不咳者,尤宜用此丸。

王老年七十,季春因寒湿地气,得附骨疽于左腿足少阳分,微侵足阳明,阔六七寸,长一尺,坚硬漫肿,肉色不变,皮泽深,但行步作痛,以指按至骨大痛,服内托黄芪汤一服立止,再服肿消。

柴胡钱半,连翘、肉桂各一钱,黄芪、归尾各二钱,鼠粘子炒,一钱,黄柏、甘草炒,各半钱,升麻七分。

上锉,酒盏半,水盏半,同煎至二盏,去柤,空心宿食消尽,大温服,少时以早膳压之,不令大热上攻,犯中上二焦也。

一儿年十岁,四月于左腿近膝股内出附骨痈,不辨肉色,漫肿,皮泽木硬,疮势甚大。左腿乃肝之脾上也,足厥阴肝经之分。少侵足太阴脾经,其脉左三部细而弦,按之洪缓微有力。用内托黄芪柴胡汤,黄芪二钱,柴胡钱半,连翘一钱二分,羌活半钱,生苄二分,归尾七分半,官桂、土瓜根、黄柏酒洗,各二分。

上锉,作一服,水酒各盏半,同煎至一盏,去柤,空心稍热服。

一人附骨痛,畏针不开,臀膝通溃,脉数发渴,烦躁时嗽,饮食少思。齐氏曰:疮疡,烦躁时嗽,腹痛渴甚,或泄利无度,或小便如淋,此恶症也。脓出之后,若脉洪数,难治;微涩迟缓,易治。刺之脓出四五碗,即服参、芪、归、术大剂,翌日脉稍敛;更服八珍汤加十四加五味、麦门、肉桂、白敛三十余贴,脉缓脓稠,三月乃愈。

一老腿患附骨疽,肿硬,大按方痛,口干脉弱,肿聚不溃,饮食少思。予谓肿下而坚者发于筋骨,肉色不变者发于骨髓。遂托以参、芪等药三十余剂,脓虽熟不穿。予谓药力难达,必须针刺。不听,至旬日方刺，涌出清脓五碗。然衰老气血不足养，毒又久，竟不救。

大抵疮疽，旬日不退，宜托之，有脓刺之，有腐肉取之，虚则补之，此十全之功也。

一人患贴骨疽，腿细短软，疮口不合，以十全大补汤，外灸附子饼，贴补药膏。调护得宜，百贴而愈。

一人环跳穴患附骨疽。彼谓小疮，服败毒药，外以寒药敷贴，因痛极针之，脓瘀大泄，方知为痈。请治其脉，右关浮大。此胃气已伤，故疮口开张，肉紫下陷，扪之不热。彼谓疮内更觉微冷，自谓必成漏矣。灸以豆豉饼，饮六君子加藿香、砂仁、炮姜数剂，胃气渐醒，饮食渐进，患处渐暖，肌肉渐生，再以十全大补汤而愈。

一人亦患此，内痛如锥，外色不变，势不可消。喜其未用寒剂，只因痛伤胃气而不思食。以前药去炮姜治之，饮食稍进；更以十全大补汤二十余剂，脓成针去；仍以大补汤倍加参、芪、芎、归，脓久不止；更加麦门、五味、贝母、远志数服渐止，疮亦寻愈。

二症盖因湿热滞于肉理，真气不能运化。其始宜除湿热，实脾土，和气血，则湿自消散。若脓未成，以隔蒜灸之，立效。

环跳穴痛，防生附骨疽，以苍术佐黄柏之辛，行以青皮，冬加桂枝，夏加黄芩，体虚加杜牛膝，以生甘草为使，大料煎，入姜汁，食前饮之。痛甚者，恐十数贴发不动，少加麻黄一二贴；又不动，恐疽将成，急掘地成坎，以火煅红，沃以小便，赤体坐其中，以席围下体，使热气熏蒸，腠理开，气血畅而愈。

一妇四十余，近环跳生疽，尺脉沉紧，腿不能伸。经曰：脾移寒于肝，痈肿筋挛。盖脾主肉，肝主筋，肉温则筋舒，肉冷则筋急。遂与乳香定痛丸少愈，更以助胃壮气血药二十余剂而消。

按：此因脉沉紧，又因筋挛，是脉症俱寒，故治以此。

一人因痢骤涩，环跳穴作痛，与四物汤加桃仁、酒黄芩、红花、苍术、枳壳、黄柏、柴胡、青皮、生姜十余剂稍可，更刺委中出黑血而愈。

一后生骶骨痛，以风药饮酒一年。予以防风通圣散六去硝黄加生犀角、浮萍百余贴，成一疽近皮革，脓出而愈。后五六年，其处再痛。予曰：旧病作，无能为矣。盖发于新娶之后，多得香辣肉味，若能茹淡远房劳，犹可生也。出脓血四五年，延及腰背皆空，又三年而死。此纯乎病热者。

一少年天寒极劳，骶骨痛，两月后生疽，深入骨边，卧二年，取剩骨而安。此寒搏热者也。

取久疽及痔漏中朽骨：用乌骨鸡胫骨，以砒实之，盐泥固济，火煅红，地上出火毒，去泥，用骨研细，饭丸如粟米大，以纸捻送入窍内，更以膏贴之。

一人年逾五十，臀痈，脓熟不开，攻通大肛，脓从大便而出。予辞不治，果殁。丹溪谓中年后不宜患此。脓成不刺，不亡得乎？

一人左膝肿大，三月不溃。予谓体虚，风邪袭于骨节，使气滞不行，故膝愈大而腿愈细，名曰鹤膝风。以大防风汤三十余剂而消。又有患此，伏枕半载，流脓三月。彼云初服大防风汤八十七①去附子，将溃，服十宣散，今用十全大补汤去桂，皆不应。视脉症甚弱，予以十全大补汤，每贴加熟附一钱，三十余剂少愈，乃减附子五分，服至三十余剂，将愈，却去附子，更用三十余剂而痊。

夫立方之义，各有所宜。体气虚弱，邪入骨界，遏绝隧道，若非桂附辛温之药，开发腠理关节之寒邪，通畅荣卫经络之气血，决不能愈。

---

① 八十七：原本误作"八五"，据附方改。

一人脚跟生毒如豆许，痛甚，状似伤寒。予谓猎人被兔咬，脚跟成疮淫蚀，为终身之疾，因名兔齿。以还少丹九十六① 内塞散五十二② 治之稍可。次因纳宠作痛，反服攻毒药，致血气愈弱，腿膝软痿而死。

盖足根乃二跻发源之处，肾经所由之地，疮口不合，则跻气不能发生，肾气由此而泄，故为终身之疾。况彼疮先得于虚，复不知戒，虽大补气血，犹恐不及，安服攻毒暴悍之药以戕贼乎？

一人脚痛筋挛，遍身酸软，方士与痰药及托里药，期三日可痊，不应。予谓非疮也。大筋软短，小筋弛长。此湿热为患。以人参败毒散加苍术、黄柏、槟榔、木瓜少愈，更以清躁汤二十贴而愈。此因症也，兼之屡治不效。此作湿热而治有所本也。

夫内有湿热，外有风寒，当泻不当补。托里甘温之剂，安得取效？

冷漏，《精要》治冷漏诸疮，与桂附丸。

丹溪曰：此冷只因疮久不合，风寒乘之，气血不朝而成。厚朴虽温，泄散尤速，恐不若参、芪佐以陈皮，庶乎与病相得。

痛疽，疮口久不合，肉白脓少。此为疮口冷滞，气血枯竭，不朝于疮，以致如是。《精要》用北艾叶一握煎汤，避风处以绢兜艾叶，乘热浇洗疮口四围净肉，一日一次，仍烧松香薰疮口良久，以神异膏贴之。

丹溪曰：血气枯燥，不知痛，虚于内。惟务热洗于外，不揣其本而齐其末，却乃归罪于冷滞。大抵溃疡宜洗，若无补药以实其内，切恐有时之快。少顷疲惫，有不耐烦之意，非虚而何？可不先议补接乎？

内托羌活汤，治足太阳经尻臀生痈坚硬，肿痛大作，左右尺脉俱紧，按之无力。

防风、藁本，归尾各一钱，羌活、黄柏酒制，各二钱，肉桂三分，连翘、甘草炙，苍术各五分，陈皮五分，黄芪钱半。

上锉，水酒各半煎，食前温服，取汁内托。

一官两腿作痛，形体清瘦，肝脉弦数，却属有余之症，治以龙胆泻肝汤并愈。此凭症也。疮肿之症若不诊候，何以知阴阳勇怯气血聚散耶？又云：脉洪大而数者实也，细微而数者虚也。河间云：脉沉实者邪在藏，浮大者邪在表。观此诚发前言所未发。诊候之道，岂可缺耶？

腰疽一百一十八

一妇年逾七十，腰生一瘟，作痒异常，疑虫虱所毒，诊脉浮数。齐氏曰：脉浮数反恶寒者，疮也。翌日复诊，脉乃弱。予谓未溃而脉先弱，何以收敛？况大便不通，则真气已竭，治之无功。固请不得已，用六君子二加藿香、神曲，饮食渐进，大便始通；更用峻补之剂，溃而脓清作渴；再用参、芪、归、苓、麦门、五味而渴止。喜曰可无虞矣。予曰：不然。不能收敛，先入之言也。彼疑更医，果殁。

一人年十九，腰间肿一块，无头不痛，色不变，三月不溃，饮食少思，肌肉日瘦。此气搏腠理，荣气不行，郁而为肿，名曰湿毒流注。元戎曰：若人饮食疏，精神衰，气血弱，肌肉消瘦，荣卫之气短促而涩滞，故寒搏腠理，闭郁为痛者，当补，以接虚怯之气。遂以十全大补汤十三加香附、陈皮三十余剂，始针出白脓一碗许，仍用药倍加参、芪，仍灸以豆豉饼渐愈。彼乃惑于速效，内服败毒，外贴凉药，反致食少脓稀，患处色紫。复请予治，喜得精气未衰，仍以前药加远志、贝母、白敛百剂而愈。此或久而不愈，或脓水清稀，当服内塞散五十二及附子饼灸，然后可愈。

---

① 九十六：原本误作"九四"，据附方改。
② 五十二：原本误作"五十"，据附方改。

一妇年逾二十，腰间突肿寸许，肉色不变，微痛不溃，发热脉大。此七情所损，气血凝滞隧道而然。当益气血，开郁结，更以香附饼熨之，使气血充畅，内自消散；若而，虽溃亦无危。不听，乃服十宣流气之药，气血愈虚，溃出清脓，不敛而死。按：此脉大，非七情脉也，当时必有所见。

一妇产后腰间肿，两腿尤甚。此瘀血滞于经络而然，不早治，必作痈。遂与桃仁汤二剂稍愈，更没药丸五十六数服而痊。亦有恶血未尽，脐腹刺痛，或流注四肢，或注股内，痛如锥刺，或两股肿痛。此由冷热不调，或思虑动作，气乃壅遏，血蓄经络而然，宜没药丸五十六治之。亦有或因水湿所触，经水不行而肿痛者，宜当归丸五十七治之。

凡恶血停滞，为患匪轻，治之稍缓，则为流注，为骨疽，多致不救。

一老人患痢，骤用涩药，致大肠经分作痛。此湿毒流于经隧而然。以四物加桃仁、酒芩、红花、升麻、枳壳、陈皮、甘草治之渐愈。因年高胃弱竟殁。

一人年二十，遍身微痛，腰间作肿痛甚，以补中益气汤十六加羌活四剂少可，又去羌活十余剂而愈。

此条以虚治，当时于形色脉上必有所见。

一人逾四十，患腰痛，服流气饮、寄生汤不应，以热手熨之少可，其脉沉弦，肾虚所致。服补肾丸四十六而愈。此因脉沉弦，且据服攻剂不应，故知虚也。弦则不软，如物无水不柔软之意。

卷 六

新安祁门朴里汪机省之编辑
同邑石墅门生陈桷惟宜校正

脱疽一百一十九

丁生手足指，或足溃而自脱，故名脱疽。有发于手指者，名蛀节。丁重者腐去本节，轻者筋挛。

焮痛者，除湿攻毒，更隔蒜灸至不痛。

焮痛或不痛者，隔蒜灸，更用解毒药。若色黑急割去，速服补剂，庶可救。黑延上者不治。

色赤焮痛者，托里消毒更兼灸。

作渴者，滋阴降火。色黑者不治。

一人足指患此，焮痛色赤发热，隔蒜灸之，更以人参败毒散去桔梗加金银花、白芷、大黄二剂，痛止，又十宣散去桔梗、官桂加天花粉、金银花，数剂而平。此凭症也。

一人年逾四十，左足大指赤肿焮痛。此脾经积毒下注而然，名曰脱疽。喜色赤而肿，以人参败毒散去人参、桔梗加金银花、白芷、大黄二剂，更以瓜蒌、金银花、甘草节四剂顿退，再以十宣散去桔梗、桂加金银花、防己数剂愈。

一人患此，色紫赤不痛，隔蒜灸五十余壮，尚不痛，又明灸百壮方知，乃以败毒散加金银花、白芷，数剂而愈。

一膏粱年逾五十亦患此，色紫黑，脚焮痛。孙真人曰：脱疽之症，急斩之去，毒延腹必不治，色黑不痛者亦不治。喜其饮食如故，动息自宁，为疮善症。遂以连翘败毒散二十六剂，更以金银花、瓜蒌、甘草节二十余剂，患指溃脱，更以芎、归、生芪、连翘、金银花、白芷二十余剂而愈。次年忽发渴，服生津等药愈盛，用八味丸而止。

大抵此症，皆由膏粱厚味，或房劳太过，丹石补药所致。其发于指，微赤而痛可治；治之不愈，急斩去之，庶可保，否则不治。色紫黑，或发于脚背亦不治。或先渴而后发，或先发而后渴，色紫赤不痛，此精气已竭，决不可治。

一刍荛左足指患一泡，麻木色赤，次日指黑，五日连足黑冷，不知疼痛，脉沉细。此脾胃受毒所致。进飞龙夺命丹一服，翌日令割去足上死黑肉，割后骨始痛，可救治，以十全大补汤而愈。此因症肉黑知为毒盛，不在于脉也。

盖死肉乃毒气盛拒截荣气所致，况至阴之下，血气难达。经曰：风淫末疾是也。向若攻伐之，则邪气乘虚上侵，必不救矣。

一人足指患之大痛，色赤而肿，隔蒜灸之痛止，以人参败毒散去桔梗加金银花、白芷、大黄而溃，更以仙方活命饮而痊。此凭症也。

此症形势虽小，其恶甚大，须隔蒜灸之，不痛者宜明灸之，庶得少杀其毒。此症因膏粱厚味酒面炙煿积毒所致；或不慎房劳，肾水枯竭；或服丹石补药。故有先渴而后患者,有先患而后渴者,皆肾水涸不能制火故也。初发而色黑者不治,赤者水未涸尚可。若失解其毒,以致肉死色黑者,急斩去之,缓则黑延上足必死。而患不问肿溃,惟隔蒜灸有效。亦有色赤作痛而自溃者。元气未脱易治。夫至阴之下,血气难到,毒易腐肉,药力又不易到,况所用皆攻毒之药,未免先干肠胃,又不能攻敌其毒,不若隔蒜灸,并割去,最为良法。孙真人云:在指则截,在肉则割去。即此意也。

一人足指患之,色黑不痛,令明灸三十余壮而痛。喜饮食如常,予谓急割去之,速服补剂。彼不信,果延上,遂致不救。

一人脚背患之,色黯而不肿痛,烦躁大渴,尺脉大而涩。此精气已绝,不治。后殁。

又有手指患此,色黑不痛,其指已死。予欲斩去,速服补药,恐黑上臂不治。彼不信,另服败毒药,手竟黑,遂不救。

一人足指患之,色紫不痛,隔蒜灸五十余壮,尚不知痛,又明灸百壮始痛,更投仙方活命饮四剂,乃以托里药溃脱而愈。此凭症也。

一人脚背患此,赤肿作痛,隔蒜灸三十余壮痛止,以仙方活命饮四剂而溃,更以托里消毒药而愈。此凭症也。

一人足指患之,色赤焮痛,作渴,隔蒜灸数壮,以仙方活命饮三剂而溃,更服托里药及加减八味丸溃脱而愈。

一妇伤伤次指,成脓不溃,焮痛至手,误敷冷药,以致通溃,饮食少思。彼为毒气内攻。诊脉沉细,此痛伤胃气而然。遂刺之,服六君子加藿香、当归,食进,更以八珍汤加黄芪、白芷、桔梗,月余而愈。此凭症脉也。

一人伤拇指,色紫不痛,服托里药及灸五十余壮,作痛,溃脓而愈。此凭症也。

一幼女因冻伤两足,至春发溃,指俱坏,令取之,服大补药而愈。此凭症也。

一女患嵌甲伤指,年余不愈,日出脓数滴。予谓足大指乃脾经发源之所,宜灸患处,使瘀肉去,阳气至,疮口自合,否则不治。彼惑之,不早治,后变劳症而殁。

盖至阴之下,血气难到。女人患此,多因扎缚,致血脉不通;或被风邪所袭,则无血气荣养,遂成死肉。惟当壮脾胃,行经络,生血气则愈。有成破伤风以致牙关紧急,口眼㖞邪者,先玉真散一百二十三二服,然后投以生血通经药则可。

面疮一百二十 附颐毒

一人年逾三十,夏月热病后患颐毒,积日不溃,气息奄奄,饮食少思,大便不禁,诊脉如无。经曰:脉息如无似有,细而微者,阳气衰也。齐氏曰:饮食不入,大便滑利,肠胃虚也。以六君子加炮姜、肉豆蔻、破故纸数剂,泄稍止,食稍进;更加黄柏、当归、肉桂,溃而脓水清稀;前药每服加熟附一钱,数剂泄止,食进,脓渐稠;再以十全大补汤加酒炒芍药、白敛,月余而愈。此凭脉症也。

一人年逾四十,胃气素弱,面常生疮,盗汗发热,用黄芪建中汤少愈,更用补中益气汤而平。此凭症也。

东垣云:气虚则腠理不密,邪气从之,逆于肉理,故多生疮。若以甘温之剂实其根本,则腠理自固,即无他疾。

一人年三十,面患疮,溃已作渴,自服托里及降火药不应,脉浮而弱。丹溪曰:溃疡作渴,属气血俱虚。遂以参、芪各三钱,归、芎、术各二钱,数服渴止,又以八珍汤加黄芪数剂,脉敛而愈。此凭脉症也。

一人年四十,头面生疮数枚,焮痛饮冷,积日不溃,服清热消毒不应,脉数,按之即实。用防风通圣散六二剂顿退,又以荆防败毒散七而愈。此凭脉症也。

一人年逾六十，素食厚味，颊腮患毒，未溃而肉先死，脉数无力。此胃经积毒所致。然颊腮正属胃经，未溃肉死，则胃气虚极。老人岂宜患此？果殁。经曰：膏粱之变，足生大丁，受如持虚。此之谓也。

口齿一百二十一

一人齿痛，脉数实，便秘，用防风通圣散即愈。此凭脉症也。

一人齿痛甚，胃脉数实，以承气一剂即止。此凭脉症也。

一人齿痛，午后则发，至晚尤甚，胃脉数而实，以凉膈散加荆芥、防风、石膏，一剂而瘳。此凭症也。

一人齿痛，胃脉数而有力，以清胃散加石膏、荆芥、防风二剂而痊。此凭脉症也。

一人齿痛，脉浮无力，以补中益气汤加黄连、生地黄、石膏治之，不复作。此凭脉症也。

一人齿痛，脉数无力，用补中益气加生芐、牡丹皮而愈。

一人齿肿痛，焮至颊腮，素善饮，治以清胃散数剂而愈。

一人齿痛，服清胃散不应，服凉膈散愈盛，予用补肾丸四十六而愈。此条因治不效而知为肾虚也。

一人颊腮肿，焮至牙龈，右关脉数。此胃经风热上攻也，治以犀角升麻汤而消。此凭症脉也。

一妇常口舌糜烂，颊赤唇干，眼涩作渴，脉数，按之则涩。此心肺壅热于气血为患，名热劳症也，当多服滋阴养血药。彼欲速效，用败毒寒剂攻之，后变瘵而殁。

《良方》云：妇人热劳者，由心肺壅热伤于气血，气血不调，藏府壅滞，热毒内积，不得宣通之所致也。其候心神烦躁，颊赤头痛，眼涩唇干，四肢壮热，烦渴不止，口舌生疮，神思沉昏，嗜卧少寐，饮食无味，举体酸疼，或时心怔，或时盗汗，肌肤日渐消瘦，故名热劳也。

口舌疮一百二十二

一人胃弱痰盛，口舌生疮，服滚痰丸愈盛，吐泻不止，恶食倦怠。此胃被伤也。予以香砂六君子汤二百三十六数剂少可，再以补中益气加茯苓、半夏二十余剂而愈。

夫胃气不足，饮食不化，亦能为痰。补中益气，乃治痰之法也。苟虚症而用峻利之药，鲜有不殆。

一人年逾四十，貌丰气弱，遇风则眩，劳则口舌生疮，胸常有痰，目常赤涩，服八味丸而愈。此凭症也。

一人脾胃虚，初服养胃汤、枳术丸有效，久服反虚，口舌生疮，劳则愈盛，服败毒药则呕吐。此中气虚寒也，治以理中汤少愈，更以补中益气加半夏、茯苓，月余而平。

夫养胃汤，香燥药也，若饮食停滞，或寒滞中州，服则燥开脾胃，宿滞消化，少为近理。枳术丸，消导药也，虽有白术，终是燥剂。故久服此二药，津液愈燥，胃气愈虚；况胃气本虚而用之，岂不反甚其病哉？亦有房劳过度，真阳虚惫，或元禀不足，不能上蒸，中州不运，致食不进者，以补真丸三十六治之，使丹田之火上蒸脾土，则脾土温和，中焦自治，饮食自进。经曰：饮食不进，胸膈痞塞；或食不消，大府溏泄，此皆真火不能上蒸脾土而然也。若肾气壮，则丹田之火上蒸脾土，则无此病矣。

一方　小儿口疮，江茶、粉草为末，敷之。一方　用黄丹。

又方　苦参、黄丹、五倍子、青黛等分，研为末，敷。

又方　青黛、芒硝，为末，敷。

胎毒口疮　五倍子、黄丹、江茶、芒硝、甘草等分，为末，敷。

又方口疮　黄柏、细辛、青盐等分，为末，敷之。三四日即愈。

咽喉一百二十三 附杨梅疮、疮咽痛①

疼痛或寒热者，邪在表也，宜发散。

肿痛痰涎壅盛者，邪在上也，宜降之。

痛而脉数无力者属阴虚，宜滋阴降火。

肿痛发热便秘者，表里俱实也，宜解表攻里。如症紧急，便刺患处，或刺少商穴。

一人咽痛脉数，以荆防败毒散加黄连二剂少愈，乃去芩、连，又六剂而愈。此凭脉症也。

一人乳蛾肿痛，脉浮数，尚未成脓，针去恶血，饮荆防败毒散二剂而消。此凭症也。

一人咽喉作痛，痰涎上壅。予欲治以荆防败毒散加连翘、山栀、玄参、牛蒡子。彼自服甘寒降火之药，反加发热，咽愈肿痛，急刺少商二穴，仍以前药加麻黄汗之，诸症并退，惟咽间一紫泡仍痛。此欲作脓，以前药去麻黄一剂，脓溃而愈。此凭症也。

凡咽痛之疾，治之早或劳轻者，宜荆防败毒散以散之；治之迟或势重者，须刺少商穴，瘀血已结，必刺患处。亦有刺少商，咽虽利而未痊消者，必成脓也。然脓去则安。若有大便秘结者，虽经针刺去血，必以防风通圣散六攻之。然甘寒之剂，非虚火不宜用。

一妇咽喉肿痛，大小便秘，以防风通圣散六一剂，诸症悉退，又荆防败毒散七三剂而安。此凭症也。

治此，轻则荆防败毒散，吹喉散，重则用金钥匙及刺患处出血最效，否则不救。针少商二穴亦可，但不若刺患处之神速耳。

一人咽喉肿痛，脉数而实，以凉膈散一剂而痛止，再以荆防败毒散加牛蒡子二剂而肿退，以荆防败毒散二剂②，又以甘、桔、荆、防、玄参、牛蒡子四剂而平。

一人嗌痛肿痛，脉浮数，更沉实，饮防风通圣散六一剂，泻一次，势顿退，又荆防败毒散二剂而消。此凭症脉也。

一人咽喉肿秘，牙关紧急，针不能入，先刺少商二穴出黑血，口即开，更针患处，饮清咽利膈散一剂而愈。此凭症也。

大抵吐痰针刺，皆有发散之意，故多效。不用针刺，多致不救。

一人咽喉肿闭，痰涎壅甚，以胆矾吹咽中，吐痰碗许，更以清咽利膈汤四剂而安。此凭症也。

一人咽喉肿痛，药不能下，针患处出紫血少愈，以破棺丹嚼之，更以清咽消毒散六十五而愈。此凭症也。

一人咽喉干燥而痛，以四物汤九加黄柏、知母、玄参四剂少愈，再用人参固本丸二百四十一一剂，不复发。

一人口舌生疮，服凉药愈甚，治以理中汤二十七而愈。此因治误而变。

一人咽痛，午后益甚，脉数无力，以四物汤九加黄柏、知母、荆、防四剂而愈，仍以前药去荆、防加玄参、甘、桔数剂，后不再发。

一人口舌糜烂，服凉药愈甚，脉数无力，以四物加酒炒黄柏、知母、玄参一剂顿退，四剂而痊。此凭脉症也。

一人口舌生疮，饮食不甘，劳而愈甚，以理中汤顿愈。此凭症也。

一人口舌生疮，脉浮而缓，用补中益气汤十六加炮干姜，更以桂末含之，即愈。

一人患之，劳而愈甚，以前药加附子三片，二剂即愈。

---

① 附杨梅疮咽痛：原本无，据目录补。
② 以荆防败毒散二剂：此句疑为衍文。

丹溪曰：口疮服凉药不愈者，此中气不足，虚火从上无制，用理中汤，甚则加附子。

一弱人咽痛，服凉药或遇劳愈甚，以补中益气汤去芩、连四剂而愈，乃去芩、连又数剂不再发。此凭症也。尝治午后痛，去芩、连加黄柏、知母、玄参亦效。

一老咽痛，日晡甚，以补中益气汤去芩加酒炒黄柏、知母数剂而愈。此凭症也。

一人乳蛾肿痛，饮食不入，疮色白。其脓已成，针之脓出，即安。此凭症也。

一人咽喉肿痛，予欲针之，以泄其毒。彼畏针，只服药，然药既熟，已不能下矣。始急针患处，出毒血，更以清咽消毒药而愈。

一患者其气已绝，心头尚温，急针患处，出黑血即苏。如鲍符卿、乔侍郎素有此症，每患，针去血即愈。

大抵咽喉之症，皆因火为患。其害甚速，须分缓急，及脓成否。若肿闭及壅塞者，死如反掌，宜用金钥匙吹患处，吐出痰涎，气得流通则苏。若吐后仍闭，乃是恶血或脓毒，须急针患处，否则不治。前人云：喉闭之火与救火同，不容少待。治喉之方固多，惟用针有回生之功。学者不可不察。

一妇咽间作痛，两月后始溃，突而不敛，遍身筋骨作痛，诸药不应。先以萆薢汤数剂而敛，更以四物汤九倍用萆薢、黄芪二十余剂，诸症悉退。此凭症也。

一弥月小儿，先于口内患之，后延于身，年余不愈。以萆薢为末，乳汁调服，母以白汤调服，月余而愈。此凭症也。

一人咽间先患，及于身，服轻粉之剂稍愈，已而复发，仍服之，亦稍愈，后大发，上腭溃蚀，与鼻相通，臂腿数枚，其状如桃，大溃，年余不敛，神思倦怠，饮食少思，虚症悉具。投以萆薢汤为主，以健脾胃之剂兼服之，月余而安。此凭症也。

一妇患之，脸鼻俱蚀，筋骨作痛，脚面与膝各肿一块，三月而溃，脓水淋漓，半载不敛，治以前药，亦愈。此凭症也。

一人咽喉肿痛，口舌生疮，先以清咽消毒散六十五二服，更以玄参升麻汤而愈。此凭症也。

一人咽喉作痛，午后尤甚，以四物加酒炒知母、黄柏、桔梗治之而愈。此凭症也。

一人喉闭，服防风通圣散，肿不能咽。此症惟针乃可，牙关已闭，刺少商出血，口即开，以胆矾吹患处，吐痰碗许，仍投前药而愈。尝见此疾畏针不刺，多毙。此凭症也。

一人喉闭，肿痛寒热，脉洪数。此少阴心火，少阳相火，二藏为病，其症最恶，惟刺患处出血为上。彼畏针，以凉膈散二十六服之，药从鼻出，急乃愿针，则牙关已紧；遂刺少商二穴，以手勒出黑血，口即开，仍刺喉间，治以前药，及金钥匙四十八吹之，顿退，又以人参败毒散六十四加芩、连、玄参、牛蒡子四剂而平。

经曰：火郁发之。出血亦发汗之一端。河间曰：治喉闭之火与救火同，不容少怠。尝见喉闭不去血，喉风不去痰，以致不救者多矣。每治喉咽肿痛，或生疮毒，以荆防败毒加芩连，重者用防风通圣散，并效。

一人患此，劳则愈盛，以补中益气加玄参、酒炒黄柏、知母而愈。此凭症也。

一人口舌常破，如无皮状，或咽喉作痛，服清咽利膈散愈盛，治以理中汤而愈。此因治不应而更方也。

《精要》曰：凡痈疽失于治疗，致令热毒冲心，咽咙口舌生疮，甚至生红黑菌，难于治疗。宜琥珀犀角膏：生犀角屑、真琥珀研，辰砂研，茯神去皮木，酸枣仁去壳研，人参，各一钱，脑子研一字，上为细末，入乳钵研匀，炼蜜搜为膏，磁器盛贮。疾作，每服一弹子大，浓煎麦门冬汤化下。一日连进五服，或先服犀角散以解之。生犀角屑、玄参去芦,升麻、生黄芪、赤芍药、麦门冬、生甘草、当归各一两,大黄微炒,二两,为粗末,每服三钱,水盏半,煎至七分,去滓温服。

诸哽一百二十四

诸骨哽,用象牙末吹患处,或取犬涎,徐徐咽下,立效;用苎根捣烂,丸如弹子大,就将所鲠物煎汤化下。

又方:食橄榄,用核为末,含之亦效。

谷、麦芒在咽不出,取鸡、鹅涎含之,立消。

误吞金银等物,多食诸般肥肉膏滑,自从大便出。

误吞铜钱,用炭末白汤调服,多食蜜食饴糖,自从大便出;或多食荸荠,或胡桃肉,钱自消。

误吞针,用磁石如枣核大,磨令光,钻一孔,用线穿,含之,针自口出。

伤损脉法一百二十五 附破伤风

经云:肝脉搏坚而长,色不青,当病坠。若搏,因血在胁下,令人呕逆。

《金匮》云:寸口脉浮,微而涩,当亡血;若汗出者,当身有疮。被刀斧所伤,亡血故也。

《脉经》云:金疮出血太多,脉虚细者生,数实大者死。金疮出血,脉沉小者生,浮大者死。斫刺出血不止者,脉来大者,七日死,滑细者生。

从高颠仆,内有瘀血,腹胀,脉坚强者生,小弱者死。

破伤有瘀血在内,脉坚强实则生,虚小弱者死。皆为脉病不相应故也。

一妇臀痈,疮将愈,患破伤风,发热搐搦,脉浮数,治以当归地黄汤。不信,乃服发散败毒药,果甚,始信而服之,至数剂而

痊。

脉浮数而发表,今用发表而病重,可见脉之浮数,亦有主阴虚者,必兼症参之为稳。认作阴虚,由臀痈后也。

夫破伤风症,须分表里,别虚实,不可一概治之。《原病式》①　破伤中风之由,因疮热甚郁结,而荣卫不得宣通,怫热因之遍体,故多白痂;是时疮口闭塞,气难通泄,热甚则生风也。不已,则表传于里矣。但有风热微甚兼化,故殊异耳。

大法破伤中风,风热燥甚,怫郁在表,而里气尚平者;善伸数欠,筋脉拘急,时或恶寒,或筋惕而搐,脉浮数而弦者,宜辛热治风之药。开冲结滞而犹伤寒,表热怫郁而以麻黄汤,辛热发散者同也。凡用辛热开冲风热结滞,宜以寒药佐之则良,免致药虽中病,而风热转甚也。如治伤寒发热,用麻黄、桂皮,加黄芩、知母、石膏之类是也。若世以甘草、滑石、葱、豉寒药发散甚妙。若表不已,渐伤入里,里又未大,甚而脉在肌肉者,宜以退风热,开结滞之寒药调之,或微加治风辛热亦得,犹伤寒在半表半里,以小柴胡和解之意也。若里热已甚,而舌强口禁,项背反张,惊搐惕搦,涎唾涸枯,胸腹满塞,而或便溺秘结,或时汗出,脉洪数而弦也。然汗出者,由风热郁甚于里,而表热稍罢,则腠理疏泄,而心火热甚,故汗出也。法宜除风散结,寒药下之。后以退风热,开郁滞之寒药调之,而热退结散,则风自愈矣,凡治此,亦宜按摩导引,及以药斡开牙关,勿令口禁,使粥药得下也。

《病机》云:破伤风者,有因卒暴损伤,风袭之间,传播经络,致使寒热更作,身体反张,口禁不开,甚者邪气入藏;有因诸疮不差,荣卫俱虚,肌肉不生,疮眼不合,邪亦能外入于疮,为破伤风之疾。有诸疮不差,

---

①《原病式》:即刘完素《素问玄机原病式》。

举世皆言著灸为上，是为热疮，而不知火热客毒，逐经传变，不可胜数。微则发热，甚则生风而搐，或角弓反张，口禁目斜。亦有破伤不灸，而病此者。因疮著白痂，疮口闭塞，气难通泄，故阳热易为郁结，热甚则生风也。徐用诚云：此论所因有四。一者因疮口入风，似属外因；一者因灸逐热，似属不内外因；一者因疮口闭塞，内热生风，似属内因也。又云：破伤风症，古方药论甚少，岂非以此疾与中风同论，故不另立条目也。唯河间论与伤寒表里中三法同治，用药甚详。其言病因，有因外伤于风，有因灸及内热所作者，然与中风相似也。但中风之人，尚可淹延岁月，而破伤风者，犯之多致不救。盖中风有在经、在藏、在府之异，独入藏者最难治。破伤风或始而出血过多，或疮早闭合，瘀血停滞，俱是血受病，属阴，五藏之所主，故此风所伤，始虽在表，随则必传入里藏，故多死也。此病或疮口袒露，不避风寒，而有所伤；或疮口闭合，密被风邪而及病，已十分安全而忽有此。大抵皆由内气虚而有郁热者得之；若内气不虚而无郁热者，虽伤而无所害也。

跌仆一百二十六 附坠马压研[1]

一人坠马，两胁作痛，以复元活血汤二剂顿止，更以小柴胡加当归、桃仁二剂而安。此凭症也。

一老坠马，腹作痛，以复元通气散用童便调进二服少愈，更以四物加柴胡、桃仁、红花四剂而安。此凭症也。

一人跌仆，皮肤不破，两胁作疼，发热，口干，自汗，须先饮童便一瓯，烦渴顿止，随进复元活血汤倍用柴胡、青皮一剂，胀痛悉愈，又剂而安。《发明》经[2]曰：从高坠下，血流于内，不分十二经络，圣人俱作风中肝血，留于胁下，以中风疗之。血者皆肝之所主，恶血必归于肝，不问何经之伤，必留于胁下，盖肝主血故也。痛甚则必自有汗，但人汗出，皆为风症。诸痛皆属于肝木，况败血凝滞，从其所属入于肝也，从高坠下，逆其所行之血气，非肝而何？故用破血行经。

一人青肿作痛，以萝卜汁调栀子末敷之，以四物汤加柴胡、黄芩、天花粉、川山甲，二剂少愈，更以托里散、健脾药而愈。此凭症也。

杖疮血热作痛一百二十七

胸膈胀满宜行血。老弱者宜行气活血，更饮童便、酒。肠痛者宜下血。血去多而烦躁者补血，如不应，独参汤四十五。瘀肉不溃，或溃而不敛，宜大补气血。

一人杖疮，瘀肉不腐，乃大补之，渐腐，更以托里健脾药而愈。此凭症也。

一人风入杖疮，牙关紧急，以玉真散一服少愈，再服而安。

一官谏南巡受杖，瘀血已散，坏肉不溃，用托里药稍溃，脓清。此血气虚也，非大剂参、芪不能补。彼恐腹满，予强之，饮食稍思，遂加大补，肉溃脓稠而愈。此凭症也。

一尝治被杖数人，皆先散其瘀血，渐用排脓托里之药，俱愈。夫叫号伤气，忍痛伤血，气血虚明矣。况脾主肌肉，脾气受伤，饮食必减，血一冰则肌肉不生，故必理脾，脾健肉自生，非参、术、归、芪之类培养脾土，则肌肉何由而生？又须分人虚实，及有无瘀血。盖打扑坠堕，皮肉不破，肚腹作疼者，必有瘀血在内，宜复元活血汤三十三攻之，老弱者加桃仁、红花、川山甲补而行之。若血去多而或烦躁，此血虚也，宜独参汤补

---

[1] 附坠马压研：原本无，据目录补。
[2] 经"疑"为衍文。

之四十五。有打扑坠堕稍轻，别无瘀血等症，但只痛不止者，惟和气血，调经脉，其痛自止，更以养气血健脾胃，无有不效。亦有痛伤胃气作呕，或不饮食，以四君子加藿香、砂仁、当归治之。若有瘀血，不先消散，而加补剂，则成实实之祸。设无瘀血，妄行攻利，则致虚虚之祸矣。

一人因杖，臀膝俱溃，脓瘀未出，时发昏愦。此脓毒内作也。急开之，昏愦愈盛，此虚也。投八珍汤十四一服少可，数服死肉自溃，顿取之，用猪蹄汤洗净，以神效当归膏涂贴，再服十全大补汤，两月而愈。若更投破血之剂，危矣。此凭症也。

大抵杖疮，皆瘀血为患，宜速治疗。浅者砭之，深者刺之，更以活血流气药治之。内溃者开之，有腐肉取之，以壮胃生血药托之，可保无危。有伤筋骨而作痛者，以没药降圣丹治之。若牙关紧急，或腰背反张者，以玉真散治之，并效。

杖疮热血作痛，凉血去瘀血为先，须下鸡鸣散之类。黄柏、生地黄、紫金皮皆要药。生地黄、黄柏为末，童便调敷，或加韭汁。不破者，以韭菜、葱头舂碎，炒热贴，冷则易。

膏药：紫金皮、生地黄、黄柏、乳香、没药、大黄之类。又方：大黄、黄柏为末，生地黄汁调敷，干则易。又方：野苎根嫩者，不拘多少，洗净，同盐擂敷，伤重多用盐，效。

尝见覆车压伤者，七人仆地呻吟，一人未苏，俱令以热童便灌之，皆得无事。又曾被重车研伤，瞀闷，良久复苏，胸满如筑，气息不通，随饮热童便一碗，胸宽气利，惟小腹作痛，与复元活血汤三十三一剂，便血数升许，痛肿悉退，更服养血气药而痊。

大凡损伤，不问壮弱，有无瘀血，俱宜热童便以酒佐之，推陈致新，其功甚大。若胁胀，或作痛，或发热烦躁，口干喜冷，饮热童便一瓯，胜服他药。他药虽亦取效，但有无瘀血，不能尽识，反致误人。惟童便不动藏府，不伤血气，闻操军或坠马伤者，服之亦佳。又凡肿痛，或伤损者，以葱捣烂热罨之，尤妙。本草云：葱治伤损。

一人坠马伤头并臂，取葱捣烂，炒热罨患处，以热手熨之，服没药降圣丹一百零六而愈。

一人误伤去小指一节，牙关紧急，腰背反张，人事不知，用玉真散一百二十三、青州白丸子一百零八各一服，未应。此亦药力不能及也。急用蒜捣烂裹患指，以艾灸之，良久觉痛，仍以白丸子一服，及托里散数服而愈。夫四肢受患，风邪所袭，遇绝经络者，古人所制淋、渍、贴、焫、镰、刺等法，正为通经络，导引气血也。

火疮一百二十八

一人火疮，骤用凉药敷贴，更加腹胀不食，予以人参败毒散六十四加木通、山栀，外用柏叶炒为末，麻油调搽，渐愈。

尝用煮大汁上浮脂调银朱，更效。若用凉药逼火毒入内，多致不救。汤火疮，以淋了第二次灰渣敷患处。

又方：以腊月猪胆涂黄柏，炙干为末，敷。

热油汤火伤，皮烂肉大痛，冷霜散。牡蛎煅，寒水石生，明朴硝，青黛各一两，轻粉一钱，桐油二钱，水二钱，以桃柳枝不住手搅成膏，再以少水溶涂之，外用猫儿肚底毛，细剪，掺上新水，或油调湿，则干贴，痛立止。

漆疮一百二十九

一人漆疮作呕，由中气弱，漆毒侵之，以六君子加砂仁、藿香、酒炒芍药。彼不为然，服连翘消毒散，呕果盛。复邀治，以前药，外以香油调铁锈末涂之而愈。

卷 七

新安祁门朴里汪机省之编辑
同邑石墅门生陈桷惟宜校正

天疱疮一百三十

脉浮发热，或拘急者，发散表邪。

脉沉发热便秘者，解表攻里。

发热小便赤涩者，分利消毒。

一小儿患此，燌痛发热，脉浮数，挑去毒水，以黄柏、滑石末敷之，更饮荆防败毒散七二剂而愈。此凭症也。

一人燌痛发热，服祛风清热药愈炽，其脉沉实。乃邪在内也。用防风通圣散六一剂顿退，又荆防败毒散七二剂而安。此凭症脉也。

此症为风热，当审表里，治无误矣。

一儿燌赤发热，以黄柏、滑石末敷之，饮大连翘汤七十一二剂少愈，更以金银花散一百七十二剂而痊。此凭症也。

一儿十余岁，背侧患水泡数颗，发热脉数。此肺胃风热所致，名曰天泡疮。以荆防败毒散七加芩、连，外去毒水，以金黄散六十六敷之，又四剂而愈。此凭症也。

一有腹患此，延及腰背，燌痛饮冷，脉数，按之愈大。乃表里俱实也。用防风通圣散六一剂，更敷前药，势减大半，再以荆防败毒散七二剂而愈。

杨梅疮一百三十一 有从咽喉患起者见咽喉

湿胜者，宜先导湿。表实者，宜先解表。

里实者，宜先疏里。表里若俱实，解表攻里。

表虚者，补气。里虚者，补血。表里俱虚者，补气血。

一人遍身皆患，左手脉数。以荆防败毒散七，表症乃退，以仙方活命饮六十一，六剂疮渐愈，兼萆薢汤二百四十五，月余而痊。

一妇燌痛发热，便秘，作渴，脉沉实。以内疏黄连汤三二剂，里症已退，以龙胆泻肝汤六数剂，疮毒顿退，间服萆薢汤，二百四十五月余而痊。此凭症脉治也。

一人下部生疳，诸药不应，延及遍身，突肿，状如翻花，筋挛骨痛，至夜尤甚。此肝肾二经湿热所致。先以导水丸二百四十八进五服，次以龙胆泻肝汤六十七数剂，再与除湿健脾之药，外贴神异膏吸其脓，隔蒜灸拔其毒而愈。此凭症也。

若表实者，以荆防败毒散七，里实者，以内疏黄连汤三，表里俱实者，防风通圣散六，气虚者四君子六十三，血虚者四物，仍加兼症之药，并愈。若服轻粉等药，反收毒于内，以致迭发。概服防风通圣，则气血愈虚，因而不治者多矣。

一人患之，发寒热，作渴，便秘，两手脉实。用防风通圣散六而退，以荆防败毒散七兼龙胆泻肝汤六十七而痊。此凭症也。

一人患之肿痛，先以龙胆泻肝汤六十七、导水丸各四剂少愈，再以小柴胡加黄柏、苍术五十余剂而平。此凭脉症也。

一人玉茎肿溃，小便赤色，肝脉弦数，以小柴胡加木通、青皮、龙胆草四剂，又龙胆泻肝汤六十七数剂而痊。此凭脉症也。

一童玉茎患之，延及小腹数枚，作痛发热，以小柴胡汤五吞芦荟丸，更贴神异膏，月余而痊。此凭症也。

一人愈后，腿肿一块，久而溃烂不敛，以蒜捣烂敷患处，以艾灸其上，更贴神异膏及服黑丸子，并托里药，两月而愈。此凭症也。

一妇燃轻粉药于被中熏之，致遍身皮塌，脓水淋漓，不能起居，以滑石、黄柏为末，绿豆粉等分铺席上，令可卧，更以金银花散，月余而痊。此凭症也。

一人皆愈，但背肿一块，甚硬，肉色不变，年余方溃，出水，三载不愈，气血俱虚，饮食少思。以六君子汤二加当归、藿香三十余剂，更饮萆薢汤，两月余而痊。此凭症也。

一人患之势炽，兼脾胃气血皆虚，亦服前药而差。

一妇患之皆愈，惟两腿两臁各烂一块如掌，兼筋挛骨痛，三载不愈，诸药不应，日晡热甚，饮食少思。以萆薢汤兼逍遥散，倍用白术、茯苓，数剂热止食进，贴神异膏，更服八珍汤十四加牛膝、杜仲、木瓜三十余剂而痊。此凭症也。

又捷法，治杨梅疮，不问新旧，并效，不过旬日。每日用胆矾、白矾末并水银各三钱五分，入香油、津吐各少许，和匀，坐无风处，取药少许，涂两脚心，以两手心对两脚心擦磨良久，再涂药少许，仍前再擦，用药

尽，即卧，汗出或大便去垢，口出秽涎为验。连擦三日，煎通圣散六澡洗，更服内疏黄连汤、败毒散，愈后服萆薢汤。有热加芩、连，气虚参、芪，血虚四物之类。

一人杨梅疮后，两腿一臂各溃二寸许，一穴脓水淋漓，少食不睡，久而不愈。以八珍汤加茯神、酸枣仁服，每日以蒜捣烂涂患处，灸良久，随贴膏药，数日少可，却用豆豉灸，更服十全大补汤十三而愈。此凭症也。

凡有肿硬，或作痛，亦用蒜灸，及敷中和膏，内服补药，并效。

斑疹一百三十二 附小儿丹毒、痘后毒

脉浮者，消风为主。
脉浮数者，祛风消热。
脉数，按之沉实者，解表攻里。

一妇患斑作痒，脉浮，以消风散八十四剂而愈。此凭症也。

一妇患斑作痒，脉浮数，以人参败毒散六十四二剂少愈，更以消风散八十四剂而安。

一人患斑，色赤紫，焮痛发热，喜冷，脉沉实。以防风通圣散六一剂顿退，又以荆防败毒散七加芩、连四剂而愈。

一老患疹，色微赤，作痒发热。以人参败毒散六十四二剂少愈，以补中益气汤加黄芩、山栀而愈。此凭症也。

一妇患斑痒痛，大便秘，脉沉实。以四物加芩、连、大黄、槐花而愈。此凭症也。

一儿患斑作痛，发热烦渴，欲服清凉饮下之，诊脉不实，举按不数。此邪在经络不可下。用解毒防风汤二剂而安。

此症小儿多患之，须审在表在里，及邪之微甚而治之。前人谓首尾俱不可下者，何也？曰：首不可下者，为斑未见于表，下则邪气不得伸越，又脉症有表而无里，故禁首不可下也。尾不可下者，斑毒已显于外，内无根蒂，大便不实，无一切里症，下之则

斑气逆陷，故不可下也。

一人作痒发热，以消毒犀角饮二百四十二一剂，作吐泻。此邪上下俱出也，毒自解。少顷吐泻俱止，其疹果消，吐泻后见①脉七诊，此小儿和平脉也，邪已尽矣，不须治，果愈。

洁古云：斑疹为症各异，发燉肿于外者，少阳属三焦相火也，谓之斑。小红靥行于皮肤之中不出者，属少阴君火也，谓之疹。凡显斑症，若有吐泻者，慎勿乱治而多吉，谓邪上下而出也。斑疹并出，小儿难禁，是以别生他症也。首尾不可下。大抵安里之药多，发表之药少，秘则微疏之，令邪气不壅并而作次以出，使儿易禁也。身温暖者顺，身凉者逆。

一子痘毒，及时针刺，毒不内侵，数日而愈。

大抵古人制法：浅宜砭，深宜刺，使瘀血去于毒聚之始则易消。况小儿气血又弱，脓成而不针砭，鲜不毙矣？

一儿臂患豆毒作烧，按之复起。此脓胀痛而然。遂刺之，以托里而愈。

痘后肢节作肿而色不赤，宜金银花散一百七十，更以生黄豆末，热水调敷，干以水润，自消。若传六七日，脓已成，急刺之，宜服托里药。

一儿痘疮已愈，腿上数枚变痱蚀陷，用雄黄、铜绿等分为末敷，兼金银花散而愈。若患遍身，用出蛾绵茧填实白矾末，烧候汁干，取出为末，放地上，碗盖良久，出火毒，敷之效。

一儿痘后搔痒，搔破成疮，脓水淋漓，用经霜陈茅草为末，敷之，及铺席上，兼服金银花散一百七十而愈。若用绿豆、活②石末亦可，似不及茅草功速。

一儿周岁患丹毒，延及遍身如血染，用磁锋击刺，遍身出黑血，以神功散七十涂之。服大连翘饮而愈。

又儿未满月，阴囊患此，为前治之而愈。

又儿不欲刺，毒入腹而死。河间云：丹从四肢延腹者不治。予尝刺毒未入腹者，无不效。

一小儿腿患丹如霞，游走不定，先以麻油涂患处，砭出恶血，更以金银花散一百七十，一剂而安。此凭症也。

一儿小遍身皆赤，砭之，投解毒药即愈。此凭症也。

一人患丹毒，燉痛便秘，脉数而实，服防风通圣散不应。令砭患处去恶血，仍用前药即愈。此凭脉症也。

一小儿患之，外势须轻，内则大便不利。此在藏。服大连翘饮，敷神功散而差。此凭症也。

一小儿遍身亦赤，不从砭治，以致毒气入腹而死。此症乃恶毒热血，蕴蓄于命门，遇相火而合起也。如霞片者，须砭去恶血为善。如肿起赤色，游走不定者，宜先以生麻油涂患处砭之，以泄其毒。凡从四肢起入腹者不治。须知丹有数种，治者有数法，无如砭之为善。常见患稍重者不用砭法，俱不救也。

肠痈一百三十三

小腹硬痛，脉迟紧者，瘀血也，宜下之。
小腹软痛，脉洪数者，脓成也，宜托之。
一产妇小腹痛，小便不利。以薏苡仁汤二剂痛止，更以四物加桃仁、红花，下瘀血升许而愈。

大抵此症，皆因荣卫不调，或瘀血停滞所致。若脉洪数，已有脓；脉但数，微有脓；脉迟紧，乃瘀血，下之则愈。若患甚者，腹

---

① 见：明本缺，今据民本补。
② 活石：即滑石。后同不注。

胀大转侧作水声，或脓从脐出，或从大便出，宜蜡矾丸、太乙膏，及托里药。

一妇小腹肿痛，小便如淋，尺脉芤而迟。以神效瓜蒌散二剂少愈，更以薏苡仁汤二剂而愈。此凭脉症也。

一人脓已成，用云母膏一服，下脓升许，更以排脓托里药而愈。后因不守禁忌，以致不救。此凭症也。

一人里急后重，时或下脓，胀痛，脉滑数。以排脓散及蜡矾丸而愈。此凭症脉也。

一妇小腹痛有块，脉芤而涩。以四物汤加玄胡、红花、桃仁、牛膝、木香而愈。此凭脉也。

一妇小腹隐痛，大便秘涩，腹胀，转侧作水声，脉洪数。以梅仁汤一剂，诸症悉退，以薏苡仁汤二剂而差。此凭脉症也。

一妇腹胀痛，皮毛错纵，小便不利，脉数滑，以太乙膏一服，脓下升许，胀痛顿退，以神效瓜蒌散二剂而全退，更以蜡矾丸及托里药十余剂而安。此凭脉症也。

一妇因经水，多服涩药止之，致腹作痛，以失笑散一百零九二服而瘥。此凭症也。

一人小腹痛而坚硬，小便数，汗时出，脉迟紧，以大黄汤一剂，下瘀血合许，以薏苡仁汤四剂而安。此凭脉也。

一妇小腹恶露不尽，小腹痛，以薏苡仁汤二百一十五下瘀血而痊。此凭症也。凡瘀血停涩，宜急治之，缓则腐为脓，最难治疗。若流满节骨，则患骨疽，失治多为败症。

肠痈，身甲错，腹皮急，按之濡，如肿状，腹无聚积，身无热。此久积冷所致，故《金匮》所用附子温之。若小腹肿痞，按之痛如淋，小便自调，发热身无汗，复恶寒，脉迟紧，肿未成，可下之，当有血。洪数者，脓已成，不可下。

此内结热所成，故《金匮》有用大黄利之。甚者腹胀大，转侧闻水声，或绕脐生疮，脓从疮出者，有出脐中者，不治必死，惟大便下脓血者自愈。

一妇病少腹痞坚，小便或涩，或时汗出，或复恶寒。此肠痈也。脉滑而数，为脓已成。设脉迟紧，即为瘀血，惟血下则愈。此凭症脉也。

《内经》载有息积病，此得之二三年，遍身微肿，续乃大肠与脐连日出脓，遂至不救，此亦肠痈之类。

肠痈作湿热积治，入风难治。《千金》谓妄治必杀人。《要略》以薏苡仁附子败毒散，《千金》以大黄牡丹汤，《三因》以薏苡仁汤，《千金》又有灸法，曲两肘头正肘锐骨灸百壮，下脓血而安。

一人伤寒逾月，既下，内热未已，胁及小腹偏左肿满，肉色不变。俚医为风矢所中，以膏摩之，月余，毒循宗筋流入睾丸，赤肿如瓠。翁诊关尺滑数且芤。曰：数脉不时见，当生恶疮，关芤为肠痈，用保生膏，更以乳香，用硝黄作汤下之，脓如糜者五升许，明日再圊余脓而差。此凭脉症也。

一妇肠中痛，大便自小便出，诊之芤脉见于关。此肠痈也。以云母膏二百一十六作百十丸，煎黄芪汤吞之，利脓数升而安。

一女腹痛，百方不应，脉滑数，时作热，腹微急，曰：痛病脉沉细，今滑数，此肠痈也。以云母膏一两，丸如梧桐子，以牛皮胶熔入酒中，并水吞之，饷时服尽，下脓血愈。此凭脉也。

一人年逾五十，腹内隐痛，小便如淋，皮肤错纵而脉滑数。此肠痈也。滑数脓成，以广东牛皮胶酒熔化送太乙膏，脓下升许，更以排脓托里药及蜡矾丸而愈。此凭脉也。

一妇产后小腹作痛，诸药不应，其脉滑数，此瘀血内溃为脓也。服瓜子仁汤五十九痛止，更以太乙膏而愈。此凭脉也。

今人产后，多有此病，纵非痈毒，用之更效。有人脐出脓水，久而不愈，亦以前膏及蜡矾丸而痊。

一儿年十二，患腹胀，脐突颇锐。医谓肠痈，舍针脐无他法。翁曰：脐，神阙也，针刺当禁。况痈舍于内，惟当以汤丸攻之，进透脓散一剂，脓自溃。继以十奇汤下善应膏丸渐差。此凭症也。

肺痈肺痿一百三十四

喘嗽气急胸满者，表散之。

咳嗽发热者，和解之。

咳而胸膈隐痛，唾痰臭者，宜排脓。

喘急恍惚，疾盛者，宜平肺。

咳脓脉短者，宜补之。

肺痿，寸口脉数而虚。肺痿之候，久嗽不已，汗出过度，重亡津液，便如烂瓜，下如豕脂，小便数而不渴，渴者自愈，欲饮者差，此由多唾涎沫而无脓。

肺疽，寸口脉数而实。肺疽之候，口干喘满，咽燥而渴甚者，四肢微肿，咳唾脓血，或腥臭浊味，胸中隐隐微痛。候始萌则可救，脓成则多死。脉若微紧而数者，未有脓；紧甚而数者，已有脓。呕脓不止者，难治；久久如粳米粥者，亦难治。

脓自止者，自愈；其脉短而涩者，自痊；浮大者难治。面色常白反赤者，此火克金，皆不可治。

内疽皆因饮食之火，七情之火，相郁而发。饮食者阴受之，七情者藏府受之。宜其发在腔子而向内，非干肠胃肓膜也。

肺痈先须发表。《千金》曰：咳唾脓血，其脉数实，或口中咳，胸中隐痛，脉反滑数者为肺痈。脉紧数为脓未成，紧去但数为脓已成。

《要略》先以小青龙汤一百九十五一贴，以解表之风寒；然后以葶苈大枣泻肺汤、桔梗汤、苇叶汤，随症用之，以取脓。此治肿疡例也。终以黄昏汤，以补里之阴气。此治溃疡例也。

肺痈已破，入风者不治，或用太乙膏。凡服以搜风汤吐之，吐脓血如肺痈状，口臭，他方不应者，宜消风散，入男子发灰，清米饮下，两服可除。

一人喘咳，脉紧数，以小青龙汤一百九十五一剂，表症已解，更以葶苈大枣汤一百九十六喘止，乃以桔梗汤愈。此凭脉症也。

一人咳嗽气急，胸膈胀满，睡卧不安。以葶苈散二服少愈，更桔梗汤差。此凭症也。

一人咳嗽，项强气促，脉浮而紧，以参苏饮二剂少愈，更以桔梗汤四剂而安。此凭症脉也。

一人咳嗽，胁胀满，咽干口燥，咳唾腥臭。以桔梗汤四剂而唾脓以排脓，数服而止，乃以补阴托里之剂而瘥。此凭症也。

一人咳而脓不止，脉不退，诸药不应，甚危。用柘黄丸一服少愈，再服顿退，数服痊。溃者尤效。此凭症也。

一妇唾脓，五心烦热，口干胸闷。以四顺散二百零一三剂少止，以排脓散数服而安。此凭症也。

一人面白神劳，咳而胸膈隐痛，其脉滑数。予以为肺痈，欲用桔梗汤。不信，乃服表药，致咳嗽愈甚，唾痰腥臭始悟。乃服前汤四剂，咳嗽少止，又以四顺散四剂而脉静，更以托里药数剂而愈。此凭脉症也。

大抵劳伤血气，则腠理不密，风邪乘肺，风热相搏，蕴结不散，必致喘嗽；误汗下过度，则津液重亡，遂成斯症。若寸脉数而虚者为肺痿，数而实者为肺疽。脉微紧而数者未有脓，紧甚而数者已有脓。唾脓自止者，脉短而面白者，易治；脓不止，脉洪大而面色赤者，不治。使其治早可救，脓成则无及矣。《金匮方论》热在上焦者，因咳为肺痿，得之或从汗出，或从呕吐，或从渴消，小便不利，或从便难，又被下药快利，重亡津液，故寸口脉数，其人燥咳，胸中隐隐而痛，脉反滑数，此为肺痈。咳唾脓血，其脉数虚者为肺痿，实者为肺痈。

一童气禀不足，患肺痈，唾脓腥臭，皮毛枯槁，脉浮，按之涩，更无力，治以钟乳粉汤。此凭症脉也。

一弱人咳脓，日晡发热，夜间盗汗，脉浮数而紧。用人参五味汤数剂顿退，以紫菀茸汤月余而痊。此凭症也。

一仆年逾三十，嗽久不愈，气壅不利睡卧，脓血甚虚，其主已弃矣。予以宁肺散一服少愈，又服而止大半，乃以宁肺汤数剂而痊。所谓有是病，必用是药，若泥前散性涩而不利，何以得愈？此凭症也。

一人患肺痿，咳嗽喘急，吐痰腥臭，胸满咽干，脉洪数。用人参平肺散六剂及饮童便，诸症悉退，更以紫菀茸汤而愈。此凭脉症也。

童便虽云专治火虚，常治疮疡肿焮疼痛，发热作渴及肺痿肺痈，发热口渴者尤效。

一妇患肺痿咳嗽，吐痰腥臭，日晡发热，脉数无力，治以地骨皮散，热止，更用人参养肺汤，月余而安。此凭脉症也。

一人咳嗽喘急，发热烦躁，面赤咽痛，脉洪大。用黄连解毒汤二剂少退，更以栀子汤四剂而安。此凭脉症也。

一人春间咳嗽，唾脓腥秽，胸满气促，皮肤不泽，项强脉数。此肺疽也。盖肺系在项，肺伤则系伤，故牵引不能转侧；肺主皮毛，为气之本，肺伤不能摄气，故胁胀气促而皮肤纵。东垣云：肺疽脉微紧而数者，未成脓，紧甚而数者已有脓。其脉紧数，脓为已成，以参、芪、归、芎、白芷、贝母、知母、桔梗、防风、甘草、麦门、瓜蒌仁，兼以蜡矾丸及太乙膏，脓尽脉涩而愈。至冬脉复数。

经曰：饮食劳倦伤脾，脾伤不能主肺；形寒饮冷伤肺，肺伤不能主肾；肾水不足则心火炽盛，故脉洪数。经曰：冬见心而莫治。果殁火旺之月。

一人年逾三十患咳嗽，项强气促，右寸脉数。此肺疽也。东垣云：风伤皮毛，热伤血脉，风热相搏，血气稽留于肺，变成疮疽。今脉滑，疽脓已成，以排脓托里之药及蜡矾丸，脉渐涩而愈。此凭脉症也。

一人病胸膈壅满，昏不知人。予以杏仁、薏苡之剂灌之，立苏，继以升麻、黄芪、桔梗消其脓，逾月而愈。予所以知其病者，以阳明脉浮滑，阴脉不足也。浮为风，滑为血聚，始由风伤肺，故结聚客于肺；阴脉不足，过于宣逐也。诸气本于肺，肺气治则出入顺而菀陈除，故行其肺气而病自已。此凭症也。

一人肾气素弱，咳唾痰涎，小便赤色，服肾气丸而愈。此凭症也。

一疮妇咳而无痰，咽痛，日晡发热，脉浮数。先以甘桔汤少愈，后以地骨皮散而热退，更以肾气丸及八珍汤加柴胡、地骨皮而愈。此凭症脉也。

丹溪云：咳而无痰者，乃火郁之症及痰郁火邪在中，用苦梗开之，下用补阴降火之剂，不已，则成劳嗽。此症不得志者多有之。又《原病式》瘦人腠理疏通而多汗，血液衰少而为燥，故为劳嗽之症也。

一人年前病肺痈，后又患咳嗽，头眩唾沫，饮食少思，小便频数，服解散化痰药不应，诊之脾肺二脉虚甚。予谓眩晕唾涎，属脾气不能上升；小便无度，乃肺气不得下制。内未成痈，宜投以加味理中汤，四剂诸症已退大半，更用钟乳粉汤而安。此凭脉也。

河间曰：肺痿属热，如咳久肺痿，声哑声嘶，咯血，此属阴虚热甚然也。《本论》治肺痿，吐涎沫而不咳者，其人不渴，必遗尿，小便数，以上虚不能制下故也。此为肺中冷，必眩，多痰唾，用炙甘草、干姜。此属寒也。肺痿，涎唾多，心中湿液。湿液者，用炙甘草汤。此补虚劳也，与补阴大热不同，是皆宜分治。故肺痿又有寒热之异。

一人因劳，咳嗽不止，项强而痛，脉微紧而数。此肺痈也，尚未成脓，欲用托里益气药。彼不信，仍以发散药，以致血气愈虚，吐脓不止，竟致不救。

经云：肺内主气，外司皮毛。若肺气虚则腠理不密，皮毛不泽；肺受伤则皮毛错纵，故患肺痈、肺痿、肠痈者，致皮毛如此，以其气不能荣养而然也。亦有服表药见邪不解，仍复发表。殊不知邪不解者，非邪不能解，多因腠理不密而邪复入也。专用发表，则腠理愈虚，邪愈易入，反为败症矣。若诊其脉，邪在表者，只当和解而实腠理；乘虚复入者，亦当和解兼实腠理，故用托里益气之药。若小便赤涩，为肺热所传，短少为肺气虚。盖肺为母，肾为子，母虚不能生子故也。亦有小便频数者，亦为肺虚不能约制耳。

一人年逾四十，喘咳胁痛，胸满气促，右寸脉大。此风热蕴于肺也，尚未成疮，属有余之症，欲用泻白散六十。彼谓肺气素弱，自服补药，喘嗽愈盛。两月后复请视，汗出如雨，喘而不休。此肺气已绝，安用治？果殁。

夫肺气充实，邪何从袭？邪气既入，则宜散之。故用泻白散，乃泻肺之邪气，邪气既去，真气自实。

一有患此吐脓，面赤脉大。予谓肺病脉宜涩，面宜白，今面赤脉大，火克金，不可治，果殁。

胃脘痛一百三十五

胃脘痛当候胃脉。人迎者，胃脉也。其脉沉细，气逆则甚，甚则热聚胃口而为痛。若脉洪数，脓已成；迟紧，虽脓未就，已有瘀血，宜急治之。否则邪毒内攻，腐烂肠胃，不可救也。宜射干汤：射干去毛，栀子，赤茯苓，升麻各一两，赤芍两半，白术半两。

上锉，水煎，入地黄汁一合，蜜半合，温服。芍药甘草汤，升麻汤随选用之。

脑疳一百三十六

一儿头患白疮，皮光且急，诸药不应。名曰脑疳疮，乃胎毒挟风热而成，服龙胆丸及吹芦荟末于鼻内，兼搽解毒散而愈。若重者，发结如穗，脑热如火，遍身汗出，囟肿胞高，尤当服此药。

肺疳一百三十七

一儿咳嗽喘逆，壮热恶寒，皮肤如粟，鼻痒流涕，咽喉不利，颐烂吐红，气胀毛焦，作利。名曰肺疳，以地黄清肺饮及化蜃丸治之而愈。

蛔疳一百三十八

一儿眉皱多啼，呕吐清沫，腹痛肚胀，筋青，唇口紫黑，肛门作痒。名曰蛔疳，服大芦荟丸而愈。

脊疳一百三十九

有虫蚀脊膂，食热黄瘦，烦温下痢，拍背如鼓鸣，脊骨如锯齿，十指生疮，常啮。此脊疳也，亦宜大芦荟丸治之。

肾疳一百四十

一儿十岁患疮疥，久不愈，肌瘦，寒热

时作，脑热足冷，滑泻肚痛，龈烂口臭，干揭，爪黑面鳖。此肾疳也，服六味地黄丸，更搽解毒散而愈。

鬼击一百四十一

一人被鬼击，身有青痕作痛，以金银花煎汤饮之即愈。

历节风一百四十二

一妇患疬，寒热焮痛，服人参败毒散，翌日遍身作痛，不能转侧。彼云素有此疾，每发痛至月余自止，服药不应。妇人体虚，因受风邪之气，随血而行，淫溢皮肤，卒然掣痛，游走无常，名曰历节风，治以四生丸而愈。此凭脉也。

一宜人先两膝，后至遍身骨节皆痛，脉迟缓。用羌活胜湿汤及荆防败毒散七加渗湿药不应，次以附子八物汤七十四一剂悉退，再服而愈。此凭脉也。

若脉洪数而痛者，宜人参败毒散六十四。有毒自手足起至遍身作痛，或颈项结核如贯珠，此风湿流气之症，宜加减小续命及独活寄生汤七十六。

一人年逾五十，筋骨痿软，卧床五年，遍身瘙痒，午后尤甚，治以生血药，痒渐愈，痿少可，更以加味四斤丸治之，调理谨守，年余而痊。此凭症也。

或曰：热淫于内，药用温补。何也？盖因血衰弱不能养筋，筋缓不能自持。阳躁热淫于内，宜养阳滋阴，阳实则水升火降矣。

疮疥一百四十三

瘙痒或脓水浸淫者，消风除湿。
痒痛无脓者，祛风润躁。

瘙痒或疼，午后尤甚者，益阴降火。
焮痛，大便秘涩者，滋阴泻火。
搔起白屑，耳作蝉鸣者，祛风清热。

一妇患此作痒，脓水不止，脉浮无力。以消风散八十四剂少愈，再四生丸八十六月余而平。此凭症脉也。

一人痒少痛多，无脓水。以芩、连、荆、防、山栀、薄荷、芍药、归身治之而愈。此凭症也。

一妇作痒，午后尤甚。以当归饮子数剂少愈，更以人参荆芥散数剂而安。此凭症脉也。

一人久而不愈，搔起白屑，耳作蝉声。以四生散数服痒止，更以当归饮子数剂而痊。此凭症也。

一人下体居多焮痛，日晡尤甚，腿腕筋紫而胀。就于紫处刺去瘀血，以四物加芩连四剂而安。在上体若臂腕筋紫胀，亦宜刺去其血，以前汤加柴胡黄芩即愈。此凭症也。

一人搔痒成疮，日晡痛甚。以四物加芩、连、荆、防数剂而止，更以四物加蒺藜、何首乌、黄芪二十剂而愈。此凭症也。

一人头目昏眩，皮肤瘙痒，搔破成疮。以八风散治之而愈。

一人患疮疥多在两足，午后痛甚，腿腕筋紫而胀，脉洪大。此血热也。于紫处砭去毒血，更以四物加芩、连、柴胡、地骨皮而愈。此凭脉症也。如手臂有疮，臂腕筋紫，亦宜砭之。老弱人患此作痛，须补中益气汤加凉血药。

一儿周岁，先头患疮疥，渐至遍身，久而不愈。用四物汤九加防风、黄芩、升麻，外搽毒药散，月余而愈。此凭症也。

一小儿疮毒不愈，或愈而复发，皆因母食炙煿辛辣，或有热，宜先治母热。若小儿不能服药者，就于母药中加漏芦煎服，儿疮亦愈。

一儿头面生疮数枚作痒,疮痂积累。名曰粘疮,以枯矾、黄丹等分,麻油调搽,更服败毒散而愈。此凭症也。

一人腿生湿疮,数年不愈,尺脉轻诊似大,重诊无力。此肾虚风邪袭之而然,名曰肾藏风疮。以四生散治之。彼不信,自服芩连等药,遂致气血日弱,脓水愈多,形症愈惫。迨二年,复请予治,仍用前药而愈。此凭症脉也。

夫肢体有上下,藏府有虚实。世人但知苦寒之药能消疮毒,不知肾藏风因肾不足所致。遂以蒺藜为主,黄芪芪为臣,白附子、独活为佐使。再若服败毒等药,则愈耗元气,促之死矣。

一人燃痛发热,脉浮数。以人参败毒散六十四四剂少愈,更以当归饮子数剂而愈。此凭脉症也。

一人遍身作痒,搔破成疮出水,脉浮数。此手足阳明经风热所致。以人参败毒对四物汤九加芩连,外以松香一两,枯矾五钱,轻粉三钱为末,麻油调敷,月余而愈。此凭症脉。

一儿头面胸腹患水疮数枚,溃而成疮。此风邪乘于皮肤也,名曰瘭疮。饮荆防败毒散七,更以牛粪烧存性,为末敷之而愈。此凭症也。

瘭疽为患最毒,形如粟许,大者如栗,患无常处,多在手指,溃而出血,用南星、半夏、白芷末敷之。重者见骨,或狂言烦闷。

一儿鼻下生疮,不时揉擦,延及两耳,诸药不效。服芦荟丸,搽松香、绿豆末而愈。

一人湿热下注,两腿生疮。以人参败毒散加苍术、黄柏服之,外贴金黄散。此凭症也。

一人燃痛,寒热便秘,脉数有力,以防风通圣散二剂少愈,更荆防败毒散七加黄芩、山栀,四剂而愈。此凭症也。

有患此但脉沉实,以前药加大黄渐愈,再服人参败毒散而平。此凭脉也。

一僧患疮疥自用雄黄、艾叶等药,燃于被中熏之,翌日遍身燃肿,皮破水出,饮食不入。予投以解药不应而死。

又有患此久而不愈。以船板灰存性一两,轻粉三钱为末,麻油调贴,更以知母、黄柏、防己、龙胆、茯苓、归、芎、芪、术服之而愈。

大凡下部生疮,虽属湿热,未有不因脾肾虚而得之。

一人两腿生疮,每服败毒散则饮食无味,反增肿胀。此脾虚湿热下注也。以六君子加苍术、升麻、酒炒芍药服之,以黄蜡、麻油各一两、轻粉三钱为膏贴之而愈。此凭症也。

两腿生疮作痛,或遍身作痛,用当归拈痛汤甚效。

一人年逾五十,两臁生疮,日久不愈,饮食失节,或劳苦,或服渗利消毒之剂愈盛,脾脉大无力。此脾虚兼湿热也。用补中益气汤数剂少愈,更六君子加苍术、升麻、神曲治之而愈。此凭症也。

大凡下部生疮,燃痛或发寒热,或脚气肿痛,以人参败毒散加槟榔、紫苏、苍术、黄柏并效;久不愈,以四物汤九治之,愈后以补肾丸补之,庶不再发。

臁疮方 乳香、没药、水银、当归各半两,川芎、贝母、黄丹各二钱半,真麻油五两,除黄丹、水银,将余药同香油熬黑色,去渣,下黄丹、水银,又煎黑色,桃柳枝搅成膏,油纸摊贴。

又方 龙骨生用、血竭、赤石脂各一两,头发如指大,黄蜡、白胶香各一两,香油不拘多少,煎发三五沸,去发入蜡、白胶,再以龙骨、血竭、石脂搅匀,安水盆中,候冷,磁器盛。每用捻作薄片,贴疮口,外贴竹箬,三日后番过再贴,仍服活血药。

又方　用砂糖水煎冬青叶三五沸,捞起,石压平,贴疮,日换二次。又方头垢烧灰,和枣肉捣膏,先以葱椒叶煎汤洗净,用轻粉糁上,却以前膏伞纸摊贴之。

又方　地骨皮一两,甘草节半两,入香油熬熟,去渣,入黄丹一两半、白蜡半两,紧火熬黑提起,白纸摊贴,次用醋煎,冬青叶摊药贴之。

冻疮　用煎熟桐油调密陀僧末敷。

牛皮癣　用牛胆调烧酒敷之。

诸疮痛不可忍者,用苦寒药黄连、黄芩,详上下及引经药可。又云:诸疮以黄连、当归为君,连翘、甘草、黄芩为佐,在下者加黄柏。

若禀受壮盛,宜四物汤丸加大承气下之。

若性急黑瘦血热之人疮痛,宜四物加芩、连、大力子、甘草。

若肥胖人疮痛,乃湿热也,宜羌活、防风、荆芥、白芷、苍术、连翘,取其风能胜湿也。

在上者多通圣散,在下多须用下敷药。

脓窠,治热燥湿为主,无名异①;松皮炭亦主脓;干疥开郁为主,吴茱萸;肿多者加白芷开郁;干痒出血多者,加大黄、黄连、猪脂调敷;湿多者油调敷,痒多加枯矾,痛多加白芷、方解石;定痒杀虫用蛇床。

虫疮如癣状,退热杀虫为主,用芜荑、黑狗脊、白矾、雄黄、硫黄、水银、樟脑、松香。虫多加藜芦、班猫或锡灰、槟榔,红色加黄丹,青色加青黛,头上疮加黄连、方解石,阴囊疮加茱萸。脚肿出血,分湿热用药。脓疱疮,治热为主。黄连、黄芩、大黄各三钱,蛇床、寒水石各三两,黄丹五分,白矾一钱,无名异少许,炒,白芷、轻粉、木香少许,痛者用为末,油调敷。

沙疮:芜荑、寒水石各二钱,剪草、吴茱萸、黄柏、枯矾各一钱,苍术、厚朴、雄黄各五分,轻粉十贴,上为末,油调敷。又方,芜荑、枯矾、软石膏、大黄、樟脑,上为末,先洗去疮痂,油调敷。

一上散

雄黄、硫黄各三钱半,寒水石、白胶香、黑狗脊、蛇床各一两,黄连、枯矾各五钱,吴茱萸三钱,班猫十四个,去翅足。

上除硫黄、雄黄、寒水石,另研为粉外,余皆研极细末,次以班猫同余药研匀,先洗疮,令汤透去痂,用腊猪油手心中擦热,鼻中嗅二三次,即擦疮上,一上即愈。如痛甚肿满高处,加寒水石一倍;如不苦痒,只加狗脊,微痒只加蛇床;有虫加雄黄,如喜火灸汤炮加硫黄。只嗅不已,亦可愈也。

疥疮:春天发者,开郁为主。吴茱萸、白矾各二钱,樟脑五分,轻粉十录②,寒水石二钱半,蛇床三钱,黄柏、大黄、硫黄各一钱,槟榔一个为末,油调,莫抓破,敷。

小儿头疮:川芎、片芩、酒炒白芍、陈皮各半两,酒归、酒白术各半两,天麻酒洗,苍术、苍耳各七钱半,酒柏、酒粉草各四钱,防风三钱为末,水荡起,煎服,日四五次,服后睡片时。

又方　腊猪油半生半熟,雄黄、水银等分为末,洗净疮,敷上。

小儿癫头并身癞:松皮烧灰,白胶香,枯矾、大黄、黄柏为末,熟油调敷。

耳后月蚀疮:黄连,枯矾为末敷。

小儿疮:牙皂去皮,胡椒些少,枯矾,轻粉,樟脑,为末,柏烛油调搽,七日如樱桃脓窠,乃去椒。

小儿秃头:通圣散酒制,取大黄另用酒炒,入研为末,再仍通用酒拌焙干,每服一钱,水煎,频服,用白炭烧红淬长流水令热,洗之,外用胡荾子、伏龙肝、梁上尘、黄连、

---

① 无名异:一种矿物药,始用于《雷公炮炙论》,为氧化物类矿物软锰矿的矿石,功能去瘀止痛,消肿生肌。

② 盝(lù 录):古代的一种盒子。

白矾为末，油调敷。

又方 松树厚皮烧炭，二两，黄丹水飞，一两，寒水石一两，细研，枯矾，黄连，大黄各半两，白胶香熬，飞倾石上，二两，轻粉四录血，或云一分，上为末，先洗去疮痂，熬熟油调敷。

癣疮：用防风通圣散，去硝黄加浮萍、皂角刺。

又方 浮萍一两，苍耳，苍术各二两，苦参一两半，黄芩半两，香附二钱半，为末，酒糊丸。

敷药，先用洗药，后上敷药，芦荟，大黄，轻粉，雄黄，蛇床，槟榔，槿树皮，上为末，先刮癣，用米醋调涂。又方，芦荟三盛，巴豆去壳，十四粒，白蜡，草麻子去壳，十四粒，班猫七个，去翅足。上用香油二两，熬巴豆，草麻，班猫三药，以黑为度，去粗入蜡，并芦荟末在内，用磁罐盛贮。微微刮癣令破，以油涂上，过夜略肿而愈。

洗药：紫苏，樟树，苍耳，浮萍煎汤洗，先洗后上敷药。

诸虫伤一百四十四 附犬蛇伤

一人被犬伤，痛甚恶，令急吮去毒血，隔蒜灸患处数壮，痛即止，更贴太乙膏，服玉真散而愈。

一人风犬所伤，牙关紧急，不省人事。紧针患处出毒血，隔蒜灸良久而醒，用太乙膏封贴，饮玉真散二服，少苏，更以解毒散一百一十二服而痊。若患重者，须先以苏合香丸灌之，后进汤药。

针灸经云：外丘穴治猘犬，即疯犬所伤，发寒热，速灸三壮，更灸患处，立愈。春末夏初，狂犬咬人，待过百日得安，终身禁犬肉、蚕蛹，食此即发，不可救也。宜先去恶血，灸咬处十壮，明日以后，日灸一壮，百日乃止，忌酒七日，捣韭汁一二盏。狂犬伤，令人吮去恶血，灸百壮效。

治蛇入七窍，急以艾灸蛇尾。又法以刀破蛇尾少许，入花椒七粒，蛇自出，即用雄黄、朱砂末煎人参汤调灌之，内毒即解。山居人被蛇伤，急用溺洗患处，拭干，以艾灸之，大效。又方：独头大蒜切片置患处，以艾于蒜上灸之，每三壮换蒜，效。

一人被蝎螫手，痛彻心，顷刻燉痛至腋，寒热拘急，头痛恶心。此邪正二气相搏而然。以飞龙夺命丹涂患处，及服止痛之药，俱不应，乃隔蒜灸之，遂愈。

后有被螫，如前灸之，痛即止。

一人蜈蚣伤指，亦用前法而愈。

凡蛇毒之类所伤，依此疗之并效。本草谓蒜疗疮毒有回生之功。

一猎户腿被狼咬痛甚，治以乳香定痛散不应。予思至阴之下，气血凝结，药力难达。令隔蒜灸至五十余壮，痛去，仍以托里药及膏药贴之，愈。

一人被斗犬伤腿，顷间燉痛至股，翌日牙关紧急。用玉真散不应，隔蒜灸三十余壮而苏，仍以玉真散一百二十三及托里消毒药而愈。

诸虫伤：白矾一块，于端午日自早晒至晚收贮，用时旋为末，水调搽患处，痛即止。

误吞水蛭一百四十五

一人腹痛，食热则甚，诸药不应，半年后复加肿胀，面色痿黄。脉不洪滑，非痫也。询之始因渴甚，俯饮涧水，意其误吞水蛭，令取黄泥为丸，空心用水送下百丸，果下蛭而愈。

一儿因跌沟中腹痛，服惊积等药不应，亦依前症疗之，愈。

虫入耳一百四十六

一人睡间有虫入耳，痛瞀。将生姜擦

猫鼻,其尿自出,取尿滴耳内,虫出。

一人耳内生疮,不时作痛,欲死,痛止如故。脉皆安静,非疮也。话间痛忽作,予意有虫入耳,急取猫尿滴耳,果出一臭虫,不复痛。或用麻油滴之,则虫死难出。

或炒脂麻枕之,则虫亦出,但不及猫尿速也。

血风疮一百四十七 附阴疮 阴肿 阴挺 附麦饭石膏[①]

脉浮者,祛风为主,益气佐之。
脉涩者,祛风为主,养血佐之。
脉浮而涩者,祛风养气血。

一妇患此作痒,五心烦热。以逍遥数剂而止,更人参荆芥散二十余剂而愈。

一妇遍身作痒,秋冬尤甚,脉浮数,饮消风散,敷蛇床子散,数月顿愈。

一妇遍身赤色,拨破成疮,脓出不止。以当归饮子及蛇床子散而愈。

一老妇遍身作痒,午前益甚。以四君子加荆、防、芎、归而安。

一妇洗头,致头患肿兼痒。以人参荆芥散数剂而愈。

一妇作痒成疮,久而患处仍痒,搔起白屑。以四生散数服痒止,以人参荆芥散二十余剂而愈。

一人遍身瘙痒,诸药不应,脉浮,按之而涩。以生血药为主,间以益气,百贴而愈。此凭脉也。

一儿瘾疹,瘙痒发热不安。以消风散治之。

一儿亦患此,咳嗽时呕。以葛根橘皮汤并愈。

一妇生风癣似癣,三年不愈,五心烦热,脉洪,按之则涩。此血虚症也。以生血为主,风药佐之。若专攻风毒,则血愈虚而热愈炽,血被煎熬则发瘰疬,或为怯症。遂以逍遥散二十三数剂,及人参荆芥散七十

二十余剂而愈。此凭脉症也。

一妇遍身瘙痒,秋冬则剧,脉浮数。此风邪客于皮肤,名曰血风疹。饮消风散,及搽蛇床子散少可,更以四物汤加荆防数剂而愈。此凭脉症也。

又一妇患此,夏月尤甚,脉洪大。用何首乌散八十一[②]。

一妇患赤癜瘙痒,搔破成疮,出水,久而不愈。内服当归饮,外搽蛇床子散并愈。此凭症也。

一妇亦患此,诸药不应,以四生散数服而愈。

大抵妇人体虚,风邪客于皮肤则成白疹,寒湿客于肌肉,郁热而为赤疹。色虽有异,治法颇同。凡人汗出不可露卧及浴。经曰:汗出见湿,乃生痤疿。雷公云:遍身风疹,酒调生柏。予用屡验。

一人每至秋冬,遍身发红点如癜,作痒。此寒气收敛腠理,阳气不得发越,怫郁内作也,宜人参败毒散解散表邪,再以补中益气汤实表益气。彼以为热毒,自用凉药,愈盛。复请,仍用前汤加茯苓、半夏、羌活四剂,更用补中益气汤而愈。此凭症也。

河间曰:疮肿因内热外虚,风湿所乘。盖肺主皮毛,脾主肌肉,肺气虚则腠理开,为风湿所乘,脾气湿而内热,则生疮也。肿者,由寒热毒气客于经络,使血涩壅结成肿。风邪内作者,则无头无根;血气相搏作者,则有头有根。赤核肿则风热流会。疮以痛为实,痒为虚。虚非为寒,乃热之微甚也。麦饭石膏治诸般痈疽神效。附

麦饭石膏不拘多少,炭火煅至红,以好米醋淬之,如此煅淬十数次,研为末,重罗去粗者,取细末,入乳钵,数人更递研五七日,如面极细为妙。白敛研为细末,鹿角不用

---
① 附阴疮、阴肿、阴挺,附麦饭石膏:原本无,据目录补。
② 八十一:原本误作"七九",据附方改。

自蜕者,须择带脑顶骨全者,却是生取之角,截作二三寸长,炭火烧令烟尽,研罗如末,再入乳钵,更递研令极细

上用麦饭石膏细末二两,白敛末二两,鹿角灰四两,最要研得极细,方有效。粗则反致甚痛,细则大能止痛,收口排脓。精粗之异如此。和合量药末多寡,用经年好米醋入银石器内,熬令鱼眼沸,却旋又入药末,用竹箆子不住手搅,熬一二时久,令稀稠得所,提出以磁器盛之,候冷,以纸盖覆,勿令著尘。用时先以猪蹄汤洗去脓血,以故帛挹干,鹅翎蘸膏涂敷四围。凡有赤处尽涂之,但留中心一口如钱大,未溃能令内消,已溃则排脓如湍水,逐日疮口收敛。疮久肌肉腐烂,筋骨出露,用旧布片涂药贴疮。但内膜不穿,亦能取安。洗疮勿可手触嫩肉,亦不可口气吹着。合药亦忌腋气之人,及月经有孕妇人见之。再可熬好米醋一大碗,收磁器内,候逐日用药于疮上,久则药干,以鹅翎点醋拂湿其药,勿令绷也。初则一日一洗一换药,十日后,两日一换。古方云:麦饭石颜色黄白类麦饭,曾作磨者尤佳。按:麦饭石不可作磨,状如麦饭团生粒点,如无此石,可以旧面家磨近齿处石代之,取其有麦性故也。或溪中寻白石如豆如米大者,即是也。其石大小不等,或如拳,如鹅卵,略如握聚一团麦饭。

古之吕西华秘传此方,虽在至亲,亦不可得。裴员外之以名第,河南尹胁之以重刑,吕宁守死不传。君子责其存心虽隘,尚可恕也。近世医者,每见已效之方,设为诡诈之术,使人勿复用之,其罪不容诛矣。常有赵尹来宰龙泉,速于赴任,单骑兼程,到任未几,鼻衄大作,日出血数升,有医教服藕汁地黄膏。赵曰:往年因劳感热而骤得此,寻叩名医,服药遂愈。临分袂时,医者嘱云,疾若再作,不可轻信医者,服生地黄、藕汁,冰冷脾胃,无复可疗。因此半月间易数医无效。前医遂密制藕汁地黄膏进之,即愈。赵问蒙惠药与吾初衄时所服之药,气味相似,得非方同乎?医曰:即日前所献藕汁地黄膏也。赵惊叹曰:医乃诡谋以误我耶,早信此方,不受苦许久。

补　遗

痈疖一百四十八

些小痈疖，方结未成，不可贴膏药。取生鹿角尖于砂盆内，同老米醋浓磨，以鹅翎涂拂疖之四围，当中留一口，遇干再涂，一二日即内消。

又方　用吴茱萸微炒为细末，鸡子清调涂病处，神效。

些小痈疖，疼痛发热时，用生粉草节，不炙不焙，只日晒干无日，于焙笼盖上，微火焙干，研为细末，热酒调服一二钱，连追数服，痛热皆止。微觉恶寒，似欲发背，或已生疮肿瘾疹，以硝石三两，暖水一升，和令消，待冷，取故青布沓三重于赤处，方圆湿布揭之，热则频易，立差。

发背及诸痈毒一百四十九

黑铅一片，甘草三两，微炙，锉，用酒一斗，置磁瓶中，然后熔铅投酒中，却出酒，另以瓶盛，取出铅依前熔投，如此者九度，并甘草去之，只用酒，令病人饮醉，寝则愈。

又方　甘草三两，生捣为末，大麦面九两，大盘中搅和令匀，取上好酥少许，别捻入药，令匀，百沸水搜作饼，方圆大于疮一分，热敷肿上，以细片及故纸隔令通气，冷则换之。已成脓自出，未成脓便内消。

发背欲死一百五十

取冬瓜截去头，合疮上，瓜当烂，截去更合之，瓜未尽，疮已敛小矣，即用膏养之。

又方　取独头大蒜，两头细捣，以麻油和研，厚敷疮上，干即易。或以苎根烂捣敷之数易。

石痈坚如石不作脓者一百五十一

生商陆根捣烂搽之，燥则易。

乳硬欲结脓一百五十二

以鹿角于臼内磨取白汁涂之，干又涂，不得近手，并令人唧去黄水，一日许即散。

痈疖欲愈必痒

又治肾藏湿痒一百五十三

一人髀上生疖数日，疮口欲合，四边痒甚，以绵帛蘸汤熨洗，甚快，再痒，再熨，觉倦。医云洗熨最损人气血，或至眩绝，于是取盐于四缘遍擦，觉疮内外清凉，更不复痒，如或痒甚则重擦，随其轻重，盐入疮内亦无害。

刀伤磕损血不止一百五十四

一人磕损大指甲，离肉血淋，急取葱白煨烂，乘热缚定，痛与血随止，葱冷再易。

一匠斧伤脚跟，乘急用泥塞，延后攻注，肿盛发寒热。遂令剔去旧土，使血再出，却用煨葱白敷之，不移时痛住血止。又遇杀伤，气偶未绝，急令取葱白锅内炒热，以敷伤处，继而呻吟，再易已无事矣。无葱白，用叶亦可，只要炒热为上，时易为佳。若伤多煨炮不及，但以干锅且烙且杵，令涎出葱热用之妙。

外科理例附方

托里温中汤一

治疮为寒变而内陷者,脓出消解,皮肤凉,心下痞满,肠鸣切痛,大便微溏,食即呕,气短,吃逆不绝,不得安卧,时发昏愦。

丁香　沉香　茴香　益智仁　陈皮　木香　羌活　干姜炮,各一钱　甘草炙　附子炮,去皮脐,各二钱

作一剂,水二钟,姜三片,煎八分,不拘时服。

六君子汤二

治一切脾胃不健,或胸膈不利,饮食少思,或作呕,或食不化,或膨胀,大便不实,面色痿黄,四肢倦怠。

人参　白术炒　茯苓　半夏姜制　陈皮各一钱　甘草炙,五分

作一剂,水二钟,姜三片,煎八分,不拘时服。

内疏黄连汤一名黄连内疏汤三

治疮疡肿硬,发热作呕,大便秘涩,烦躁,饮冷,呕哕,心烦,脉沉实。此邪在藏也。急服以内除之,使邪不得犯经络。

黄连　山栀子　当归酒拌　芍药　木香　槟榔　黄芩　薄荷　桔梗　甘草各一钱　连翘　大黄炒,各一钱

作一剂,水二钟,煎八分,食前服。

十宣散四

治疮疡,脉缓涩,身倦怠,恶寒,或脉弦或紧细者,皆宜用之。散风寒,助阳气也。

人参　当归酒拌　黄芪盐水拌炒,各一钱　甘草　白芷　川芎　桔梗炒,各一钱　厚朴姜汁制炒,五分　防风　肉桂各三分

作一剂,水二钟,煎八分。服。

小柴胡汤五

治瘰疬,乳痈,便毒,下疳,及肝经分一切疮疡,发热,潮热或饮食少思。

半夏姜制,一钱　柴胡二钱　黄芩炒,二钱　人参一钱　甘草炙,五分

作一剂,水二钟,姜三片,煎八分,食远服。

防风通圣散六

治一切风热,积毒,疮肿,发热,便秘,表里俱实者。

芍药炒　芒硝　滑石煅　川芎　当归酒拌　桔梗　石膏煅　荆芥　麻黄各四分半　薄荷　大黄煨　山栀炒　白术炒　连翘　甘草炙　防风　黄芩炒,各五分

作一剂,水二钟,煎八分,服。

荆防败毒散七

治一切疮疡,时毒,肿痛,发热,左手脉浮数。

荆芥　防风　人参　羌活　独活　前胡　柴胡　桔梗　枳壳　茯苓　川芎　甘草各一钱　即人参败毒散加荆、芥、防风。

作一剂,水二钟,煎八分,食远服。

黄连解毒汤八

治积热,疮疡焮肿,作痛烦躁,饮冷,脉洪数,或口舌生疮或疫毒发狂。

黄芩　黄柏炒　黄连炒　山栀各一钱半

作一剂,水二钟,煎七分,热服。

四物汤九

治一切血虚，或发热之证。

当归酒拌　川芎各一钱　芍药炒　生地一钱

作一剂，水二钟，煎八分，食远服。

加四君汤，即八物汤，又名八珍汤，治症详见于后。

大黄牡丹汤十

大黄四两　牡丹皮三两　芒硝二两　桃仁五十个

每服五钱，水煎服。

隔蒜灸法十一

治一切疮毒，大痛或不痛，或麻木。如痛者灸至不痛，不痛者灸至痛，其毒随而散。盖火以畅达，拔引郁毒。此从治之法也，有回生之功。

大蒜去皮，切三文铜钱厚，安疮头上，用艾壮于蒜上灸之三壮，换蒜复灸。未成者即消，已成者亦杀其大势，不能为害。若疮大，用蒜捣烂摊患处，将艾铺上烧之，蒜败再换，如不痛或不作脓及不发起，或阴疮，尤宜多灸。

清凉饮十二

治疮积热烦躁，饮冷燠痛，脉实，大小便秘涩。

大黄炒　赤芍　当归　甘草各二钱

水二钟，煎八分，食前服。

十全大补汤十三

治疮溃脓清，或不溃不敛，皆由元气虚弱，不能营运。服此生血气，壮脾胃，兼补诸虚，及溃疡发热，或恶寒，或作痛，或脓多，或自汗盗汗，及流注、瘰疬、便毒，久不作脓或脓成不溃而不敛。若血气不足，结肿未成脓者，加枳壳、香附、连翘服之，自消。

人参　肉桂　地黄酒蒸烂　川芎　白芍炒　茯苓　白术炒　黄芪盐水拌炒　当归酒拌，各一钱　甘草炙，五分

作一剂，水二钟，姜三片，枣二枚，煎八分，食前服。

八珍汤十四

调和荣卫，顺理阴阳，滋养血气，进饮食，退虚热。此气血虚乏大药也。

当归酒拌　川芎　芍药炒　熟苄酒拌 　人参　白术炒　茯苓各一钱　甘草炙，五分

水二钟，姜三片，枣二枚，煎八分，食前服。

加味十全大补汤十五

人参　肉桂　地黄　川芎　白芍药　茯苓　白术　黄芪　甘草　当归　乌药　香附各等分

姜枣水煎，空心温服，每剂一两。

补中益气汤十六

治疮疡元气不足，四肢倦怠，口干发热，饮食无味，或饮食失节，或劳倦身热，脉洪大无力，或头痛，或恶寒自汗，或气高而喘，身热而烦。

黄芪炙，一钱半　甘草炙　人参　当归酒拌　白术炒，各一钱　升麻　柴胡　陈皮各三分

水二钟，姜二片，枣二枚，煎一钟，空心服。

圣愈汤十七

治疮疡脓水出多，或金疮出血，心烦不安，睡卧不宁，或五心烦热。

地黄酒拌蒸半日　生地黄酒拌　川芎　人参各五钱　当归酒拌　黄芪盐水浸炒，各一钱

水二钟，煎八分，食远服。

人参养荣汤十八

治溃疡发热，或恶寒，或四肢倦怠，肌肉消瘦，面色痿黄，呼吸短气，饮食无味，或气血原不足，不能收敛。若大疮愈后，服之不变他病。

白芍一钱五分　人参　陈皮　黄芪蜜炙　桂心　当归酒拌　白术　甘草炙，各一钱　熟苄酒拌　五味子炒捣碎　茯苓各一钱半　远

志去心炒,五分

水二钟,姜三片,枣一枚,煎八分,食前服。

归脾汤十九

治思虑伤脾,不能统摄心血,以致妄行或吐血下血,或健忘怔忡,惊悸少寐,或心脾作痛。

茯神　白术　人参　黄芪蜜炙　龙眼肉　酸枣仁蒸,各一钱　木香三分　甘草炙,一分半

水一钟,姜一片,枣一枚,煎六分,食远并临卧服。

远志酒二十

远志不拘多少,泔浸洗去土,捶去心

上为末,每三钱,用酒一盏调,迟少顷,澄清饮之,以滓敷患处。治女人乳痈尤效。

黄芪建中汤二十一

黄芪蜜制　肉桂去皮,各三两　甘草炙,二两　白芍?

每服一两,姜枣水煎服。

内补黄芪汤二十二

黄芪炙　麦门冬各一两　熟地黄　人参　茯苓　甘草炙,七分　白芍　川芎　官桂　远志?

每服一两,姜枣水煎服。

逍遥散二十三

治妇人血虚,五心烦热,肢体痛,头昏重,心忪,颊赤,口燥咽干,发热,盗汗,食少,嗜卧及血弱荣卫不调,痰嗽潮热,肌体羸瘦,渐成骨蒸。

当归酒拌　芍药　茯苓　白术炒　柴胡各一钱　甘草七分

水二钟,煎八分,食远服。

柏子丸二十四

治月经短少,渐至不通,手足骨肉烦疼,日渐羸瘦,渐生潮热,其脉微数。此由阴虚血弱,阳往乘之,少水不能胜盛火,火逼水涸,亡津液。当养血益阴,慎毋以毒药通之,宜此丸与泽兰汤主之。

柏子仁炒研　牛膝酒拌　卷柏各半两　泽兰叶　续断各二两　地黄三两,酒拌蒸半日杵膏

上为末,入地黄膏,加炼蜜丸梧子大,每服三十丸,空心米饮下。

泽兰汤二十五 治症同前

泽兰叶三两　当归酒拌　芍药炒,各一两　甘草五钱。

上为粗末,每服五钱,水二钟,煎一钟,去滓温服。

连翘消毒散二十六（即凉膈散）

治积热,疮疡焮痛,烦渴,大便秘,及咽喉肿痛或生疮毒。

连翘一两　山栀子　大黄　薄荷叶　黄芩各五钱　甘草一两五钱　朴硝二钱半

每服一两,水煎温服。

理中汤二十七

治脾胃不健,饮食少思,或作呕,伤寒及肚腹作痛。

人参　干姜炮　甘草炙　白术炒,各钱半

水一钟,煎五分,食远服。

二神丸二十八

治脾肾俱虚,侵晨作泻,或饮食少思,或食而不化,或作呕,或久泻不止。如脾经有湿,大便不实者,神效。

一人年逾四十,遍身发肿,腹胀如鼓,甚危,诸药不应。用此数服,饮食顿进,其肿渐消,兼以除湿健脾之剂而愈。

破故纸四两,炒　肉豆蔻二两,生用

上为末,用大红枣四十九枚,生姜四两切碎,同枣用水煎熟,去姜,取枣肉和药丸梧子大,每服五十丸,空心盐汤送下。

竹叶黄芪汤二十九

淡竹叶二钱　生芐　麦门冬去心　黄芪炙　当归酒拌　川芎　甘草　黄芩炒姜制　芍药　人参　半夏　石膏煅,各一两水二钟,煎八分,食远服。

黄芪六一汤三十

治溃后作渴,必发痈疽,宜常服此,可免。

绵黄芪六两,一半生焙,一半盐水润,磁器饭上蒸三次,焙干　甘草一两,半生半炙

每锉一两,水二钟,煎八分,食远服。或为末,每服二钱,早晨日午,白汤调服更妙,加人参尤效。

七味白术散三十一

白术　茯苓去皮　人参各半两　甘草炙,一两半　木香二钱半　藿香半两　葛根一两

上为末,每服五钱,白汤调下。

猪蹄汤三十二

消肿毒,去恶肉,润疮口,止痛。

白芷　黄芩　当归　羌活　赤芍　露蜂房蜂儿多者佳　生甘草各五钱

用猪蹄一双,水四五碗,煮熟去油滓,取清汤入前药煎数沸,去滓温洗,以膏药贴之。

复元活血汤三十三

治坠堕或打扑,瘀血流于胁下作痛,或小腹作痛,痞闷及便毒,初起肿痛。

柴胡钱半　天花粉　当归酒拌,各一钱　红花　甘草七分　川山甲一钱　大黄酒拌炒,三钱　桃仁二十粒,去皮尖,酒浸研

水二钟,煎一钟,食前服。

桃仁承气汤三十四

治伤损,瘀血停滞,腹痛发热,或发狂,或便毒,壅肿疼痛,便秘发热,用此通之。

桃仁五十粒,去皮尖　桂枝　芒硝　甘草炙,各一钱　大黄二钱

水二钟,煎一钟,空心服。

当归地黄汤三十五

治破伤风,气血俱虚,发热头痛。服此养血气,祛风邪,不拘新旧并治之。

当归酒拌　地黄酒拌　芍药　川芎　藁本　防风　白芷各一钱　细辛五分

补真丸三十六

肉苁蓉酒浸焙　胡芦巴炒　附子炮去皮　阳起石煅　鹿茸酒浸焙　菟丝子净洗酒浸　肉豆蔻面裹煨　川乌炮去皮　五味子各五钱

上为末,用羊腰子两对,治如食法,葱椒酒煮,捣烂入酒,糊丸如梧子大,每服七十丸,空心米饮盐汤任下。

玄参升麻汤三十七

玄参　赤芍药　升麻　犀角屑　桔梗　贯众　黄芩各一钱　甘草五分

作一贴,水姜煎,食后服。

犀角升麻汤三十八

犀角七钱半　升麻五钱　防风　羌活　川芎　黄芩　白附子各二钱半　甘草一钱半

每服一两,水煎,食后服。

清胃散三十九

治胃经湿热,牙齿或牙龈肿痛,或牵引头脑,或面发热。

归身酒拌,一钱　黄连　生地黄酒拌,各一钱　牡丹皮钱半　升麻二钱

水二钟,煎七分,食远服。

清咽利膈散四十

金银花　防风　荆芥　薄荷　桔梗　黄芩　黄连各一钱半　山栀　连翘各一钱　玄参　大黄煨　朴硝　牛蒡子　甘草各七分

作一贴,水煎服。

聪耳益气汤四十一

黄芪一钱　甘草炙,五分　人参三分　当归二分,酒焙干　橘皮二分　升麻二分　柴胡三分　白术三分　菖蒲　防风　荆芥

作一服,水煎,空心服。

防风通气汤四十二

羌活　独活各二钱　防风　甘草炙　藁本各一钱　川芎五钱　蔓荆子三钱

锉,分二贴,水煎服。

豆豉饼四十三

治疮疡肿硬不溃,及溃而不敛,并一切顽疮恶疮。用江西豆豉为末,唾津和作饼

如钱大，厚如三文，置患处，以艾壮于饼上灸之，饼干再用唾津和作疮大，用漱口水调作饼覆患处，以艾铺饼上烧之。未成者即消，已成者虽不全消，其毒顿减，甚有奇功，不可忽之。

疮科流气饮即流气饮四十四

治流注及一切恚怒气结肿作痛，或胸膈痞闷，或风寒湿毒，搏于经络，致气血不和，结成肿块，肉色不变，或漫肿木闷，无头。

桔梗炒　人参　当归酒拌　官桂　甘草炙　黄芪盐汤浸炒　厚朴姜制　防风　紫苏　芍药　乌药　枳壳各七分　槟榔　木香　川芎　白芷各五分

水二钟，煎八分，食远服。

独参汤四十五

治溃疡，气血虚极，恶寒或发热，或失血之证。葛可久血脱补气即此方也。

人参一两，水二钟，枣十枚，煎一钟，徐服，若煎至稠厚，即为膏。

补肾丸四十六

巴戟去心　山药　补骨脂炒　小茴香炒　牡丹皮各五钱　清盐二钱半，后入　肉苁蓉酒洗，一两　枸杞子一两

上为末，蜜丸梧桐子大，每服五十丸，空心盐汤下。

地骨皮散四十七

治骨蒸，潮热，自汗，咳吐腥秽稠痰。

人参　地骨皮　生地黄各钱半　白茯苓　柴胡　黄芪炙　知母炒　石膏煅，各一钱

水二钟，煎八分，食远服。

金钥匙四十八

治喉闭，缠喉风，痰涎壅塞，甚者水浆难下。

焰硝一两五钱　硼砂五钱　脑子一字　雄黄二钱　白僵蚕一钱

各研为末，和匀，以竹管吹患处，痰涎即出。如痰出喉仍不消，急针患处，去恶血。

必效散四十九

治瘰未成脓自消，已溃者自敛。如核未去，更以针头散腐之。若气血虚者，先服益气养荣汤数剂，然后服此散，服而瘰毒已下，再服前汤数剂。

南硼砂二钱半　轻粉一钱　班猫四十个，糯米同炒熟，去翅及头　麝香五分　巴豆五粒，去壳心膜　白槟榔一个

上为末，每服一钱，壮实者钱半，五更滚汤调下。小水涩滞，或微痛，此瘰欲下也，进益元散一服，其毒即下。班猫、巴豆似为峻利，然巴豆能解班猫之毒，用者勿畏。尝遇富商项有瘰痕颇大，询之，彼云因怒而致，困苦二年，百法不应，方与药一服，即退二三，再服顿退，四服而平，旬日而痊。以重礼求之，乃是必效散。一老媪亦治此症，索重价始肯治。其方乃是中品锭子纴内，以膏药贴之，其根自腐，未尽再用，去尽更搽生肌药，数日即愈。予见血气不虚者果验，血气虚者溃去亦不愈。丹溪亦云，必效散与神效瓜蒌散相兼服之，有神效。常以二药兼补剂用之，效。按：锭子虽峻利，盖结核坚梗，非此未见易腐。必效散虽有班猫峻利，然瘰毒深者，非此莫能易解，又有巴豆解毒，但有气血虚者，用之恐有误。一道人治此症，用鸡子七个，每个入班猫一枚，饭上蒸熟，每日空心服一枚，求者甚多。然气血虚者恐亦不能治也。

五十、散肿溃坚丸

知母酒浸炒　黄柏酒洗炒　昆布　桔梗各半两　瓜蒌根酒洗　广茂　三棱酒洗炒　连翘各三钱　升麻六分　白芍药　黄连　葛根各二钱　草龙胆四两，酒洗炒　黄芩梢一钱半，一半酒洗，一半生

为末，蜜丸如梧子大，每服五十丸，滚汤下。

香附饼五十一

治瘰疬流注肿块，或风寒袭于经络，结

肿或痛。用香附为末，酒和，量疮大小，作饼覆患处，以熨斗熨之。未成者内消，已成者自溃。若风寒湿毒，宜用姜汁作饼。

内塞散五十二

治阴虚，阳气凑袭，患肿或溃而不敛，或风寒袭于患处，致气血不能运，至久不愈，遂成漏症。

附子童便浸三日，一日一换，切作四块，再浸数日。炮一两　肉桂去皮　赤小豆　甘草炙　黄芪盐水浸炒　当归酒拌　茯苓　白芷　桔梗炒　川芎　人参　远志去心　厚朴姜制，各一两　防风四钱

为末，每服二钱，空心温酒下，或酒糊丸，盐汤下亦可，或炼蜜丸亦可。

神效瓜蒌散五十三

治乳痈乳劳已成，化脓为水，未成即消。治乳之方甚多，独此神效。瘰疬疮毒尤效。

甘草　当归各五钱　没药另研　乳香各一钱，另研　瓜蒌大者二个，杵

作二剂，用酒三碗，煎至二碗，分三次饮，更以渣罨患处。一切痈疽，肿毒，便毒并效。如数剂不消不痛，兼服补气血之药。

黄连胡粉散五十四

黄连二两　胡粉一钱　水银一两，同粉研，令消

三味相和，用皮包裹，熟揉良久，敷患处。

桃仁汤五十五

桃仁　苏木　蛮虫①去足翅炒　水蛭三十个，炒　生地黄

每服三钱，水一钟，煎六分，空心服。

没药丸五十六

当归一两　桂心　芍药各半两　没药研，一分　桃仁去皮尖，炒，研碎，一分　蛮虫去足翅炒　水蛭炒，各三十个

上为末，醋糊丸梧子大，每服三五丸，空心醋汤下。

当归丸五十七

当归半两　大黄　桂心各三钱　赤芍药　葶苈各二钱　人参一钱　甘遂半钱

炼蜜为丸如弹子大，空心米饮化下一丸。

当归散五十八

治妇人阴中突出一物，长五六寸，名阴挺。

当归　黄芩各二两　牡蛎两半　猬皮一两，炙　赤芍五钱

为末，每服二钱，食前温酒或滚汤调下。如不应，更以补中益气加升麻、柴胡兼服之。

瓜子仁汤五十九

治产后恶露不尽，或经后瘀血作痛，或肠胃停滞，瘀血作痛，或作痈，并治。

薏苡仁四钱　桃仁去皮尖，研　牡丹皮　瓜蒌仁各一钱半

水二钟，煎八分，食前服。

泻白散六十

桑皮炙　桔梗　栝蒌实　升麻　半夏　杏仁去皮尖，炒　地骨皮各一钱　甘草五分

作一贴，姜水煎服。

神仙活命饮② 六十一

治诸疮未作脓者内消，已成脓者即溃。又排脓止痛消毒圣药也。

川山甲蛤粉炒黄色　甘草节　防风　没药　赤芍　白芷　归尾　乳香各一钱　天花粉　贝母各八分　金银花　陈皮各三钱　皂角刺炒黄，一钱

用酒一碗，同入瓶内，纸糊瓶口，勿令泄气，慢火煎数沸去粗，分病上下，食前后服之。能饮酒者，再饮三二杯，尤妙。

蜡矾丸六十二

治一切痈疽。托里止痛，护藏府，神

---

① 蛮虫：疑为虻虫之讹。
② 神仙活命饮：即仙方活命饮。

效。不问老幼皆可服。

白矾一两,明亮者研末　黄蜡一两,黄色好者溶开,离火入矾末。一方用七钱

众手急丸梧桐子大,每服十丸,渐加至二十丸,熟水或温酒送下,日进二服。一法将蜡水煮,用匙挑浮水上者,和矾末丸,则软而易丸。

四君子汤六十三

治脾胃虚弱,便血不止。

甘草炙,五分　人参　白术炒　白茯苓各一钱

水一钟,姜三片,枣二枚,煎八分,食远服。

人参败毒散六十四

治①一切疮疡焮痛发热,或拘急头痛,脉数有力者。

人参　羌活　独活　前胡　柴胡　桔梗　枳壳　茯苓　川芎　甘草各一钱

水二钟,煎八分,食远服。

清咽消毒散六十五

治咽喉生疮肿痛,痰涎壅盛,或口舌生疮,大便秘结。即荆防败毒散加芩、连、硝、黄。

金黄散六十六

滑石　甘草

各为末,等分,敷搽。

龙胆泻肝汤六十七

柴胡　泽泻各一钱　车前子　木通各五分　生地黄　当归尾酒洗　草龙胆酒浸,炒黄色,各三钱

作一贴,水煎,食前服。

神异膏六十八

治痈疽疮毒甚效。此疮中第一药也。

露蜂房蜂儿多者,一两　蛇蜕盐水洗焙,半两　玄参半两　黄芪三钱　男发洗如鸡子一团　杏仁去皮尖,一两　黄丹十一两　真麻油二斤

先以玄参、黄芪、杏仁入油煎至黑色,方入蜂房、蛇蜕、男发再煎至黑,滤去渣,徐徐入黄丹,慢火煎,以柳枝不住手搅,滴水捻,软硬得中,即成膏矣。

冲和膏六十九

治一切疮肿不甚热,积日不消。

紫荆皮炒,五钱　赤芍药炒,二两　独活去节,炒三两　白芷一两　菖蒲一两

上为末,葱头煎汤,调搽。

神功散七十即四生散

治廉腿生疮,浸淫不愈,类风癣,名肾藏风疮,如上攻则目昏花,视物不明,并一切风癣疥癞。

白附子生用　黄芪　独活　蒺藜

等分,研末,每服二钱。用猪腰子一个,批开入药,湿纸裹,煨熟,空心连腰细嚼,盐汤下。风癣,酒下。

大连翘饮七十一

治丹毒、斑疹瘙痒,或作痛及大人风邪热毒焮肿或痒,小便涩。

连翘　瞿麦　荆芥　木通　芍药　蝉蜕　当归酒拌　甘草　防风　柴胡　滑石煅　山栀炒　黄芩各一钱

水钟半,煎七分,小儿宜为末,每服一二钱,滚汤调下。

通气散七十二

治时毒焮肿,咽喉不利,取嚏以泄其毒。

玄胡钱半　牙皂　川芎各一钱　藜芦五分　踯躅花②一分半

为细末,用纸燃蘸少许,纤鼻内,取嚏为效。

羌活胜湿汤七十三

羌活去皮　独活去皮,各一钱　藁本　防风去皮,各半钱　川芎二分　甘草炙,半分　蔓荆子二分

---

① 治:原本缺,据诸方体例补。
② 踯躅花:名见《本草图经》,即闹羊花,为杜鹃花科植物,羊踯躅的花序。功能驱风、除湿、定痛。

作一贴,姜水煎服。

附子八物汤七十四

附子炮　干姜炮　芍药炒　茯苓　人参　甘草炙,各一钱五分　肉桂一钱　白术二钱,炒

作一贴,水煎,食前服。

加减小续命汤七十五

麻黄去节　人参　黄芩　芍药　杏仁去皮尖,面炒　甘草　防己　肉桂各一两半　附子炮去皮脐,五钱

每服一两,姜水煎服。

独活寄生汤七十六

白茯苓　杜仲　当归酒洗　防风　牛膝　白芍药　人参　细辛　桂心　秦艽　熟地黄　芎䓖　甘草各二两　独活三两　桑寄生二两

姜水煎服,每服一两。

五香连翘汤七十七

治诸疮初觉,一二日便厥逆,咽喉塞,寒热。

沉香　木香　麝香　连翘　射干　升麻　丁香　独活　甘草炙　桑寄生各一钱　大黄　木通　乳香各一钱半

每服五钱,水一钟,煎八分,取利。

八风散七十八

藿香半斤　白芷　前胡各半斤　黄芪　甘草　人参各二斤　羌活　防风各三斤

上为细末,每服四钱,薄荷煎滚汤调服。

人参荆芥散七十九

治妇人血风发热,或疮毒瘙痒,肢体疼痛,头目昏涩,烦渴盗汗,或月水不调,脐腹疼痛,痃癖积块。

人参　桂心　柴胡　鳖甲醋炙　荆芥穗　枳壳麸炒　生地黄酒拌　酸枣仁炒　羚羊角　白术炒,各一钱　川芎　当归酒拌　防风　甘草炙,各五分

水二钟,姜三片,煎八分,入羚角末,食远服。

消风散八十

治风热,瘾疹瘙痒,及妇人血风瘙痒,或头皮肿痒,或诸风上攻,头目昏痠,项背拘急,鼻流清水,嚏喷声重,耳作蝉声。

陈皮焙,五钱　甘草炒　人参　茯苓　荆芥穗　防风　川芎炒　白僵蚕炒　蝉蜕各二两　厚朴姜制,五钱　藿香　羌活一两

上为末,每服三钱,茶清调下,疮癣温酒下。

何首乌散八十一

何首乌　防风　蒺藜　枳壳　天麻　胡麻子　僵蚕　芫蔚子各等分

每服五钱,茵陈汤下。

神效当归膏八十二

当归　黄蜡各一两,一方用白蜡尤效　麻油四两

先将当归入油煎至黑,滤去,入蜡溶化,即成膏矣。

乳香定痛丸八十三

乳香　没药各另研　羌活　五灵脂　独活各三钱　川芎　当归　交趾桂　川白芷　真绿豆粉　白胶香各半两

上为末,炼蜜丸如弹子大,每服一丸,细嚼,薄荷汤送下。手足损痛不能举动,加草乌,用五钱,盐汤下。

五积散八十四

治风寒湿毒客于经络,致筋挛骨痛,或脚腰痠疼,或身重痛拘急。

苍术二钱半　桔梗炒,钱半　陈皮去白,六分　白芷三分　甘草　当归酒拌　川芎　芍药炒　半夏姜制　茯苓去皮,各三分　麻黄去节,六分　干姜炮,四分　枳壳麸炒,六分　桂心一钱　厚朴姜制,四分

水二钟,姜三片,枣一枚,煎一钟,服。

舒筋汤八十五

片子姜黄　甘草炙　羌活各一钱　当归酒洗　赤芍药　白术　海桐皮各二钱

作一贴,姜水煎服。

四生丸八十六

治血风,骨节疼痛,不能举动,或行步不前,或浑身瘙痒,或麻痹。

地龙去土　僵蚕炒去丝　白附子生　五灵脂　草乌去皮尖,各等分

为末,米糊丸梧子大,每服二三十丸,茶酒任下,或作末,酒调服。

大防风汤八十七

治三阴之气不足,风邪乘之,两膝作痛,久则膝大腿愈细,名曰鹤膝风,乃败证也。非此不治,又治痢后脚痛缓弱,不能行步,或腿肿痛。

附子炮,一钱　白术炒　羌活　人参各二钱　川芎钱半　防风二钱　甘草炙,一钱　牛膝酒浸,一钱　当归酒拌,二钱　黄芪炙,二钱　白芍炒,二钱　杜仲姜制,二钱　生地黄酒拌,蒸半日,忌铁器,一钱

作一服,水二钟,姜三片,煎八分,空心服。愈后尤宜调摄,更服还少丹,或加桂以行地黄之滞。若脾胃虚寒之人,宜服八味丸。

芦荟丸八十八

治下疳溃烂或作痛,及小儿肝积发热,口鼻生疮,或牙龈蚀烂。

胡黄连　黄连　芦荟　木香　白芜荑炒　白雷丸　青皮　鹤虱草各一两　麝香三钱

为末,蒸饼糊丸麻子大,每服一钱,空心米汤下。

当归拈痛汤八十九

治湿热下注,脚膝生疮,或脓水不绝,或赤肿,或痒痛,或四肢遍身肿痛。

防风　归身　知母酒炒　泽泻　猪苓各三钱　白术钱半　羌活五钱　人参　苦参酒制　升麻　葛根　苍术各二钱　甘草炙　黄芩酒炒　茵陈叶酒炒,各五钱

作四剂,水二钟,煎一钟,空心并临卧服。

清震汤九十

升麻　柴胡　苍术　黄芩各五分　甘草炙,二分　藁本二分　当归身二分　麻黄根　防风　猪苓各三分　红花一分　泽泻四分　羌活　酒黄柏各一钱

作一服,水煎,临睡服。

补肝汤九十一

黄芪七分　人参　葛根　白茯苓各三分　升麻　猪苓各四分　柴胡　羌活　知母　连翘　泽泻　防风　苍术　当归身　曲末炒黄柏　陈皮各二分　甘草炙,五分

作一服,水煎,空心热服。

芍药汤九十二

芍药四钱　当归　黄连　黄芩　官桂各二钱　槟榔一钱二分　甘草炙,一钱　木香八钱　大黄一钱二分

分二贴,水煎服。如后重加大黄,藏毒加黄柏。

清燥汤九十三

白术　黄芪　黄连各一钱　苍术钱半　白茯苓　当归　陈皮各一钱　生地黄　人参各七分　神曲炒　猪苓　麦门冬去心　黄柏酒炒　甘草　泽泻各五分　柴胡　升麻各三分

作一服,水煎服。

黄连丸九十四 治大肠有热,下血。

黄连、吴茱萸等分,热汤拌湿,罨二日,同炒拣出,各另研末,亦各米糊丸梧子大,每服二三钱。粪前红服茱萸丸,粪后红服黄连丸,俱酒下。

黄连消毒散九十五

治痈疽肿势外感焮痛,或不痛麻木。服此更宜蒜灸。

黄连酒拌　羌活　黄芩酒拌　黄柏酒拌炒　生地黄酒拌　知母酒拌炒　独活　防风　归尾酒拌　连翘各一钱　苏木　藁本　防己酒拌　桔梗　陈皮　泽泻　人参　甘草炙,各五分　黄芪盐水拌炒,二钱

作一贴,水二钟,姜三片,煎八分,食后

服。

还少丹九十六
远志　茴香　巴戟　山药　牛膝　杜仲　肉苁蓉　枸杞子　熟地黄　石菖蒲　五味子　白茯苓　楮实子

上为末，各等分，用枣肉同蜜丸如梧子大，每服五十丸，空心酒下。

蟠葱散九十七
肉桂　干姜炮,二两　苍术　甘草炙,各半斤　缩砂　丁皮　槟榔各四两　蓬术　三棱煨　茯苓　青皮去白,各六两　延胡索二两

为末，每服五钱，葱汤空心调下。

胡芦巴丸九十八
胡芦巴炒,一斤　茴香去脐炒,十二两　川楝子炒,一斤二两　大巴戟去心炒,六两　川乌炮去皮尖,六两　吴茱萸汤洗七次,炒,十两

上为末，酒糊如梧子大，每服十五丸，空心温酒下，小儿茴香汤下。

揭肿汤九十九
治妇人阴户生疮，或肿，或痛，或脓水淋漓。

甘草　干漆各三两　黄芩　当归　生地黄　川芎各二两　龟甲五两

用水数碗，煎良久，去粗，揭洗患处。

菖蒲散一百
治妇人阴户肿痛，月水涩滞。

菖蒲　当归各一钱　秦艽七钱半　吴茱萸五钱,制

为末，每服三钱，空心葱汤调下，更以枳实炒热，频熨患处。阴内脓水淋漓，或痒痛，以升麻、白芷、黄连、木通、当归、川芎、白术、茯苓煎服，更用揭肿汤浴洗。

清心莲子饮一百零一
治心经蕴热，小便赤涩，或茎肿窍痛，及上下虚，心火炎上，口苦咽干，烦躁作渴，发热，小便白浊，夜则安静，昼则发热。

黄芩炒　黄芪蜜炙　石莲肉去心　赤茯苓　人参各一钱　甘草炙　车前子炒　麦门冬去心　地骨皮各五分

水二钟，煎八分，空心食前服。

班龙丸一百零二
鹿茸酥炙为末　山药为末　熟地黄酒蒸捣膏　柏子仁捣膏　菟丝子各等分

蜜丸梧子大，每服八十丸，空心盐汤下。

滋肾丸一百零三
治下焦阴虚，小便涩滞，或膝无力，阴汗阴痿，或足热不履地，不渴而小便闭。

肉桂二钱　黄柏酒拌焙　知母酒洗焙,各一两

为末，水丸梧子大，每服百丸，加至二百丸，百沸汤下。

茯菟丸一百零四
菟丝子五两　白茯苓二两　石莲肉去心三两

酒糊丸梧子大，每服五十丸，空心盐汤下。

木香饼一百零五
治一切气滞结肿，或痛或闪肭，及风寒所伤作痛，并效。

木香五钱,为末　生地黄一两,杵膏

和匀，量患处大小，作饼置肿上，以热熨斗熨之。

没药降圣丹一百零六
川乌头炮去脐　骨碎补炙　白芍药　没药另研　当归焙　乳香各研　生地黄　川芎　苏木各一两　自然铜火煅醋淬十次,为末,一两

上为末，生姜汁与蜜和丸，每一两作丸，每服一丸，水酒各半盏，煎至八分，空心热服。

乳香定痛散一百零七
治疮痛不可忍。

乳香　没药各二钱　寒水石煅　滑石各四钱　冰片一分

为细末，搽患处，痛即止，甚妙。此方

乳、没性温,佐以寒剂制之,故寒热之痛皆有效也。

青州白丸子一百零八

白附子炮,二两　半夏姜制　南星各二两　川乌炮去皮脐,半两

为末,用糯米糊丸如绿豆大,每服二丸,生姜汤下。瘫痪温酒下,小儿惊风薄荷汤下。

失笑散一百零九

治产后心腹绞痛欲死,或血迷心窍,不知人事,及寻常腹内瘀血,或积血作痛。妇人血气痛之圣药也,亦治疝气疼痛。

五灵脂蒲黄俱炒,等分

每服二三钱,醋一合,熬成膏,入水一盏,煎七分,食前热服。

解毒散一百一十

治一切毒蛇恶虫并兽所伤。重者毒入腹,则眼黑口噤,手足强直。此药平易不伤气血,大有神效,不可以为易而忽之。

白矾　甘草各一两

为末,每服二钱,不拘时,冷水调下,更敷患处。

五福化毒丹一百一十一

玄参　桔梗各一两半　茯苓二两半　人参　牙硝　青黛各一两　甘草七钱半　麝香少许　金银箔各十片

上为末,炼蜜丸芡实大,每服一丸,薄荷汤下。痘毒上攻,口齿生疮,以生地黄汁化服,及用鸡翎敷患处。

连翘丸一百一十二

连翘　防风去芦　黄柏　肉桂去粗皮　桑白皮　香豉　独活　秦艽　牡丹皮各半两　海藻二钱半

上为末,炼蜜丸如绿豆大,每服十丸,灯心汤下。

当归饮子一百一十三　治血燥作痒,及风热疮疥瘙痒或作痛。

当归酒拌　川芎　白芍　防风　生地黄酒拌　白蒺藜　荆芥各钱半　黄芪　何首乌　甘草各五分

水二钟,煎八分,食远服。

葛根橘皮汤一百一十四

葛根　陈皮　杏仁去皮尖　麻黄去节　知母　黄芩　甘草各等分

每服二钱,水煎服。

龙胆丸一百一十五

龙胆草　赤茯苓　升麻　苦楝根皮　防风　芦荟　油发灰各二钱　青黛　黄连各三钱

猪胆浸糕,丸如麻子大,每服二十丸,薄荷汤下。

地黄清肺饮一百一十六

紫苏　前胡　防风　黄芩　赤茯苓　当归　连翘　桔梗　甘草　天门冬去心　生地黄各一钱　桑白皮半两,炙

每服三钱,水煎,食后服,次进化䗪丸。

化䗪丸一百一十七

芜荑　青黛　芦荟　川芎　虾蟆灰　白芷　胡黄连各等分

猪胆浸糕,丸如麻子大,每服十丸,食后并临卧杏仁汤下。

大芦荟丸一百一十八

黄连　芦荟　木香　青皮　胡黄连　雷丸用白者　白芜荑　鹤虱各半两,炒　麝香二钱,另研

用粟米饭丸绿豆大,每服一二十丸,米饮下。

六味地黄丸一百一十九即肾气丸①

治肾气素虚,不交于心,津液不降,败浊为痰,咳逆。

干山药四两　泽泻蒸　牡丹皮白者佳　白茯苓各三两　山茱萸去核,四两,酒拌　熟苄四两,酒拌,磁器蒸半日,捣膏

---

① 即肾气丸:当为有误。肾气丸乃六味地黄丸加附子、肉桂。

余为末，加蜜丸如梧子大，每服五六十丸，空心滚汤或盐汤温酒下。

槐花酒一百二十

治一切疮毒，不问已成未成及焮痛者，并治之。槐花四五两微炒黄，乘热入酒二锺，煎十余沸，去柤热服。未成者二三服，已成者一二服。又治湿热疮疥，肠风。痔漏诸疮作痛，尤效。

黄连消毒饮即黄连消毒散，方见第一卷**一百二十一**

紫金锭一名神仙追毒丸，又名太乙丹**一百二十二**

治一切痈疽。

五味子焙，三两　山茨菇焙，二两　麝香三钱，别研入　红牙大戟焙，一两半　续随子去壳去油，一两

上除续随子、麝香外，三味为细末，却入研药令匀，用糯米煮浓饮为丸，分为四十锭，每服半锭，各依后项汤使服。如治一切药毒、蛊毒、瘴气、吃死牛马驼骡等肉，毒发恶疮、痈疽发背、无名疔肿，及蛇犬恶虫所伤，汤烫火烧，急喉闭，缠喉风，诸般头风，牙疼，用凉水磨搽。并治四时瘟疫，感冒风寒，暑热闷乱，及自缢、溺水，鬼迷惊死未经隔宿，心头微温，并用凉水磨灌，良久复苏。男子妇人急中颠邪，鬼气狂乱，及打扑伤损，中风中气，口眼㖞邪，牙关紧急，语言蹇涩，筋脉挛缩，骨节风肿，手脚疼痛，行履艰辛，应是风气，并用热酒磨服。小儿急慢惊风，八痫五痫，脾病黄肿，瘾疹疮瘤，并用蜜水磨服，并搽有效。诸般疟疾，不问新久，发日用桃柳枝煎汤磨服。

玉真散一百二十三

治破伤风，重者牙关紧急，腰背反张，并蛇犬所伤。又名定风散。

天南星　防风各等分

为末，每服二钱，温酒调下，更搽患处。若牙关紧急，腰背反张者，每服三钱，童便调服，虽内有瘀血亦愈。至于昏死，心腹尚温者，连进二服，亦可保全。若治风犬咬，用漱口水洗净搽之，神效。

夺命丹又名蟾蜍丸**一百二十四**

治疗疮发背及恶证不痛，或麻木，或呕吐，重者昏愦。服此，不起发者即发，不痛者即痛，痛甚者即止，昏愦者即苏，呕吐者即解，未成者即消，已成者即溃，有回天之功，乃恶证中至宝也。

蟾酥干者酒化　轻粉各五分　白矾枯　铜绿　寒水石煅　乳香　没药　麝香各一钱　朱砂二钱　蜗牛二十个，另研，无亦效

上研细末，将蜗牛研烂，入药末捣匀，丸如绿豆大，如丸不就，入酒糊些少，每服一二丸。用生葱白三五寸，病者自嚼烂，吐于手心，男左女右，包药在内，热酒连葱送下。如人行五七里，汗出为效，重者再服一二丸。

茯苓丸一百二十五

茯苓一两　半夏二两　枳壳五钱　风化朴硝一两

姜汁糊丸梧子大，每服二十丸，食后姜汤下。

控涎丹一百二十六

甘遂去心　大戟　真白　芥子各等分

糊丸梧子大，每服五七丸，临卧姜汤下。

制甘草法详见《外科精要》**一百二十七**

治悬痈肿痛，或发寒热，不问肿溃，神效。其法大甘草每一两，切三寸许，开涧水一碗浸透，慢火炙干，仍投前水浸透，再炙再浸，以碗水干为度，锉细，以无灰酒一碗，煎至七分，去渣，空心服。

五苓散一百二十八

泽泻一钱三分　肉桂五分　白术　猪苓　赤茯苓各一钱

作一贴，水煎服。

忍冬酒一名金银花，一名鹭鸶藤，详见《外科精

要》一百二十九

忍冬藤生者四五两，如干者只用一两，捣　大甘草节一两，生用

二味入磁器内，以水二碗，慢火煎至一碗，再入无灰酒一碗，再煎十余沸，去渣饮之，渣敷患处。

回阳玉龙膏一百三十

治痈肿，坚硬不痛，肉色不变，久而不溃，或溃而不敛，或筋挛骨痛，及一切冷症。

草乌三两，炒　南星一两，煨　军姜二两，煨　白芷一两　肉桂半两　赤芍药一两，炒

为末，葱汤调搽。

蛇床子散一百三十一

治风癣疥癞瘙痒，脓水淋漓。

蛇床子　独活　苦参　防风　荆芥穗各一两　枯矾　铜绿各五钱

为末，麻油调搽。

人参平肺散一百三十二

治心火克肺，传为肺痿，咳嗽喘呕，痰涎壅盛，胸膈痞满，咽嗌不利。

人参　陈皮去白　甘草炙　地骨皮各五分　茯苓　知母炒，各七分　青皮　天门冬去心　五味子捣炒，各四分　桑白皮炒，一钱

水二钟，姜三片，煎八分，食后服。

如圣柘黄丸一百三十三

治肺痈，咳而腥臭，或唾脓瘀，不问脓盛否，并效。肺家虽有方，惟此功效甚捷。

柘黄一两，为末　百齿霜即梳垢，二钱

糊丸梧子大，每服三五丸，米饮下。柘黄乃柘树所生，色黄，状如灵芝，江南最多，北方鲜有。

万金散一百三十四

治痈疽恶核肿痛，发背等疮，不问已溃未溃。

瓜蒌一棵，全　没药　乳香各一钱，研　甘草节二钱

先以瓜蒌、甘草用无灰酒二碗，煎至一碗，去渣入乳、没，不拘时服。

猬皮丸一百三十五

治痔久而不愈，或作漏。

猬皮一两，炙　槐花微炒　艾叶炒　枳壳炒　白芍药　地榆　川芎　当归酒洗　白矾煅　黄芪盐水炒　贯众各半两　头发三钱，烧存性　猪后悬蹄甲十枚，炙　盈尺皂角一挺，去弦，醋炙

为末，炼蜜丸如梧子大，每服五十丸，食前米饮下。若气血虚，或肿痛，先投他药，待气血稍复，肿痛已去，方可服此。此乃收后之剂。

苦参丸一百三十六

治一切疮毒，焮痛作渴，或烦躁。苦参不拘多少，为末，水糊丸如梧子大，每服二三钱，温酒下。

秦艽苍术汤一百三十七

治肠风痔漏，大小便秘涩。

黄柏酒拌　泽泻　归尾酒拌　防风各一钱　皂角仁烧存性　秦艽　苍术米泔浸炒　桃仁各钱半　槟榔五分　大黄炒，量入

水二钟，煎八分，空心服。

卷柏散一百三十八　治藏毒便血

卷柏生石上，高四五寸，根黄如丝，上有黄点，焙干　黄芪盐水浸炒，各等分

上为细末，每服五钱，空心米饮调下。

寒水石散一百三十九　治痔发热作痛。

寒水石　朴硝各等分

为末，温水调服。

内托羌活汤一百四十　见臀痈条。

白芷升麻汤一百四十一　治臀痈肿痛，右手脉大，未成脓者。

白芷一钱半　升麻　桔梗各一钱　生黄芩三钱　红花　甘草炙，各五分　酒黄芩四钱

作一服，水一锺，酒半锺，煎至八分，食后服。

内托黄芪柴胡汤一百四十二　见附骨痈条。

内托升麻汤一百四十三　治妇人乳中结核，或肿痛，并效。久而不消者，宜以托

里药为主，间服此药。

瓜蒌仁三钱 升麻 连翘 青皮 甘草节各二钱

作一服，水煎服。若数剂不消，宜以托里。

升麻牛蒡子散一百四十四

治时毒疮疹，发于头面或胸膈之际，及一切疮毒，并效。

升麻 桔梗 葛根 玄参 牛蒡子 麻黄 甘草各一钱半 连翘二钱

作一贴，水姜煎，食远服。

黄芪人参汤一百四十五

治溃疡，虚热无睡，少食，或秽气所触作痛。

人参 白术炒 归身酒拌 麦门冬去心 苍术米泔浸，各一钱 甘草炙 陈皮 升麻 神曲炒，各五分 黄芪盐水拌炒二钱 黄柏酒炒三分 五味子九粒，捣碎

水二钟，姜三片，枣一枚，煎八分，食远服。

雄黄解毒散一百四十六

治一切痈肿毒烂。毒势甚者，先用此药二三次，后用猪蹄汤。

雄黄一两 白矾四两 寒水石煅，一两

用滚水二三碗，乘热入前药末一两洗患处，以太乙膏或神异膏贴之。

玉粉散一百四十七

治一切疳疮。

轻粉 银朱 滑石 寒水石 孩儿茶各二钱 片脑二分

上为细末，香油调搽，干搽亦可。若肿硬不消，以防风、荆芥、牛膝、甘草、滑石各五钱，用水三碗，煎二碗，乘热熏洗。

千两金丸一百四十八

治喉风喉闭，及一切急症肿塞，立效。真起死回生之药也。

蚵蚾草① 铜青 大黄 牙硝各五钱

上为末，以白梅肉烂研一处，捣匀，每一两作五丸，以新棉裹噙化咽津涎吐出。

破关丹一百四十九

治乳蛾、喉闭、缠喉风等症。

蓬砂末五钱 霜梅肉一两

捣烂为丸如芡实大，噙化咽下，内服荆防败毒散，重者服防风通圣散。

如圣黑丸子一百五十

治风寒袭于经络，肿痛或不痛，或打扑跌坠，筋骨疼痛，瘀血不散，遂成肿毒，及风湿四肢疼痛，或手足缓弱，行步不前，并妇人血风劳损。

白及 当归各四钱 白蔹一两六钱 南星焙，三钱 百草霜 芍药各一两 牛膝焙，六钱 川乌炮，二钱 赤小豆一两六钱 骨碎补焙，八钱

为末，炼蜜丸梧子大，每服三十丸，盐汤或酒下。风疾更煨葱一茎，温酒下。孕妇勿用。

如圣丸一百五十一

治癞风即大麻风。苏州钦院使方，甚效。

全蝎酒洗 连翘 天麻 防风各一两半 荆芥 川芎 白芷 当归酒洗 黄柏 羌活 桔梗 大黄煨 滑石 石膏煅 白术 麻黄 苦参 僵蚕炒 蝉蜕 芍药 山栀 枳壳 细辛 皂角刺 大风子肉各一两 独活 人参 郁金 芒硝 黄连各五钱

共三十味为细末，用红米糊为丸如梧子大，每服五七十丸，用六安茶煎汤送下，日进三服，半年全愈。小便尿如靛水黑色，此病之深者，只用此药二料。如眉毛须发脱落日渐生者，切不可食羊肉、鹅、鸡、猪头、蹄、鲤鱼、生冷，如肯食淡，百日全愈。

---

① 蚵蚾草：名出《经效济世良方》，即天门精，为菊科植物天门精的根及茎叶。功能祛痰，清热，破血，解毒。其果实即中药鹤虱。

如疮破裂,只用大风子壳煎汤洗。春夏滑石、石膏依方用,秋冬二味减半,遇春分、秋分服防风通圣散一贴,空心服,利三四次,以粥补之。

四七汤一百五十二

半夏五两　紫苏二两　茯苓四两　厚朴三两

水钟半,姜三片,枣一枚,煎,热服。

玉烛散一百五十三

治便痈初起,肿痛发热,大小便秘,用此行散。

川芎　当归酒拌　芍药　芒硝　生地黄酒拌　大黄煨,各二钱　甘草炙,五分

水二钟,煎八分,食前服。

神效活络丹一百五十四

官桂　羌活　麻黄一半去节　贯众　白花蛇酒浸　甘草炙　草豆蔻　天麻　白芷　两头尖①去皮油浸微炒　零陵香　黄连　熟地黄　黄芩　何首乌酒浸　大黄　木香各二两　赤芍药　细辛去土　天竹叶另研　没药另研　朱砂水飞,另研　乳香另研　丁香　白僵蚕炒　虎骨酒炙　玄参　龟板酒炙　人参　黑附子炮去皮脐　乌药　青皮　香附子　茯苓　安息香另研　白豆蔻　白术　骨碎补　沉香各一两　威灵仙酒浸　全蝎新者　葛根　当归各两半　麝香　乌梢蛇去皮骨,酒浸　乌犀屑　地龙去土　松香脂各五钱　血竭七钱半,另研　防风二两半　牛黄二钱半,另研　金箔为衣　冰片二钱半,另研

上为五十二味。

为末,炼蜜和杵千余杵,每药两半作十丸,如弹子,金箔为衣。每服一丸,细嚼,温酒茶清漱下,临卧空心各一丸,随症上下,食前后服,头擂茶下。男妇卒暴中风,不省人事,㖞斜口噤,失音,涎盛,拘挛,临睡烂研一丸,好酒化下便睡觉,有汗,将病人手背随即舒拳,天明用人扶行,早饭、日西再服一丸,可痊。产后暗风及破伤风,内外一切伤寒,人年四十已上,间二三日服一丸,永无风疾。

一方无白花蛇、零陵香、黄连、黄芩、熟地黄、大黄、虎骨、龟板、乌药、安息香、青皮、白豆蔻、骨碎补、茯苓、白术、松香脂,多藿香。

内托复煎散一百五十五

治疮疡肿焮在外,其脉多浮。邪气胜,必侵内。

地骨皮　黄芩炒　茯苓　人参　白芍药炒　黄芪盐水拌炒　白术炒　肉桂　甘草炙　防己酒拌　当归酒拌,各一钱　防风二钱

先锉苍术一升,水五升煎,先去术,入药再煎至二升,终日饮之,苍术渣外再煎服。

托里消毒散一百五十六

治疽已攻发不消者。服此,未成即消,已成即溃,腐肉易去,新肉易生。有疮口宜贴膏药,敛则不用,切忌早用生肌。又治时毒,表里俱解,肿肉不退,欲其作脓。

人参　黄芪盐水拌炒　当归酒洗　川芎　芍药炒　白术炒　茯苓各一钱　白芷　金银花各七分　甘草五分

作一剂,水二钟,煎八分,疮在上下,分食前后服。

托里散一百五十七

治疮,饮食少思,或不腐,或不收敛。

人参　黄芪盐水拌炒　当归酒拌　川芎　白术炒　茯苓　芍药各一钱　厚朴姜制　白芷　甘草各五分

作一剂,水二钟,煎八分,服。

代针膏一百五十八

治脓熟不溃。

乳香二分　巴豆去壳,炒焦　碱　白丁香

---

① 两头尖:名出《本草品汇精要》,为毛茛科植物红背银莲花的根茎,功能祛风湿,消痈肿。另草乌亦有被称作两头尖者。

细直者是，各五分

为末，熟水调，点疮头上，常以碱水润之，勿令干。

托里荣卫汤一百五十九

治疮外无焮肿，内亦便利，乃邪在经络，用此调理见汗之则疮已条。

定痛托里散一百六十

治疮血虚疼痛圣药也。

当归酒拌　白芍炒　川芎各钱半　乳香　没药　肉桂各一钱　粟壳去蒂炒，二钱

水二钟，煎八分，服。

内托黄芪汤一百六十一

治溃疡作痛，倦怠少食，无睡，自汗，口干或发热，久不愈。

黄芪盐水拌炒　麦门冬去心　熟地黄酒拌　人参　茯苓各一钱　白术炒　川芎　官桂　远志去心　当归酒拌，各五分　甘草炙，三分

作一剂，水二钟，姜三片，枣二枚，煎八分，食远服。

当归补血汤一百六十二

治疮溃后气血俱虚，肌热，躁热，目赤面红，烦渴引饮，昼夜不息，脉洪大而虚，重按全无。此脉虚血虚也，若误服白虎汤必死。

黄芪炙，六钱　当归酒拌，一钱

水钟半，煎六分，服。

玉露散一百六十三

治产后乳脉不通，身体壮热，头目昏痛，大便涩滞。

人参　白茯苓　甘草各五分　桔梗炒　川芎　白芷各一钱　当归五分　芍药七分

水二钟，煎八分，食后服。如热甚，大便秘，加大黄三分，煎服。

加味小柴胡汤一百六十四

治妇人热入血室，致寒热如疟，昼则安静，夜则发热妄语。

柴胡二钱半　黄芩　人参　生芐　甘草各一钱　半夏六分

水钟半，姜三片，煎八分，食远服。

清心汤一百六十五

治疮肿痛，发热，饮冷，脉沉实，睡语不宁。即防风通圣散，每料加黄连五钱。每剂一两，水二钟，煎八分，食远服。

破棺丹一百六十六

治疮热极，汗多，大渴，便秘，谵语，或发狂，结阳之症。

芒硝　甘草各二两　大黄二两五钱，半生半熟

为末，炼蜜丸如弹子大，每服一丸，食后童便酒下，白汤亦可。

箍药一百六十七

治发背毒甚，缠走不住，此药涂之而解。

白芷　大黄　白及　黄柏炒　芙蓉叶　山慈菇　寒水石煅　苍耳草各等分

上另为末，用水调搽，四围留中，如干，以水润之。

乌金膏一百六十八

解一切疮毒及腐化瘀肉，最能推陈致新。用巴豆去壳炒焦，研如膏，点肿处则解毒，涂瘀肉则自化，加乳香少许亦可。如纴疮内，能搜脓化毒，加香油少许，调稀可用。若余毒深伏，不能收敛者，宜此纴之，不致成疮。

援生膏一百六十九

治一切恶疮及瘰疬初起点破，虽未全消，亦得以杀其毒。

轻粉三钱　乳香　没药　血竭各一钱　蟾酥三钱　麝香五分　雄黄五钱

用荞麦箕灰，或真炭灰一斗三升，淋灰汤八九碗，将栗或桑柴文武火煎作三碗，以备日久药干添用。取二碗盛磁器内，将前药研为极细末，入灰汤内，用铁杆或柳枝顺搅，再入好细石灰一升，再搅匀，过一宿却分于小磁器收贮。凡遇诸肿，点当头一二点，一日换二次，次日又一次，须出血水为

妙。如药干却,加所存灰汤少许调之。

神效托里散一百七十

治一切肿毒燉痛,憎寒壮热。又名金银花散。

黄芪_{盐水拌炒} 当归 粉草 忍冬藤各一钱

酒水各一钟,煎一钟,分病上下,食前后服,少顷,再进一剂,渣罨患处。不问阴阳肿溃,老少虚实,皆可服。为末,酒调服,尤效,消脓托里,止痛排脓。

托里温经汤一百七十一

治寒覆皮毛,郁遏经络,不得伸越,热伏荣中,聚结赤肿作痛,恶寒发热,或痛引肢体。若头肿痛燉甚,更宜砭之。见头面赤肿门。

五利大黄汤一百七十二

治时毒燉肿赤痛,烦渴便秘,脉数。

大黄_煨 黄芩 升麻各二钱 芒硝 栀子各一钱二分

作一贴,水钟半,煎六分,空心热服。

栀子仁汤一百七十三

治时毒肿痛,便秘,脉沉数。

郁金 枳壳_{麸炒,去瓤} 升麻 大黄_煨 山栀仁_炒 牛蒡子_{炒,各等分}

为末,每服三钱,蜜水调下。

葛根牛蒡子汤一百七十四

治时毒肿痛,脉数而少力者。

葛根 贯众 甘草 豆豉_{江西者} 牛蒡子_{半生炒,各二钱}

作一服,水钟半,煎八分,食后服。

普济消毒饮一百七十五

治时毒,疫疠初觉,憎寒体重,次传头面肿痛,或咽喉不利,口干舌燥。

黄芩 黄连各五钱 人参三钱 橘红 玄参 甘草各二钱 柴胡 桔梗_{炒,各二钱} 连翘 鼠粘子 板蓝根 马勃各一钱 升麻 白僵蚕_{炒,各七分}

作一贴,水二钟,煎一钟,去渣,稍热,食后徐服之。如大便硬,加大黄酒煨一钱或二钱。肿势甚者砭之,去恶血。

内托羌活汤一百七十六 见臀痈条。

内托黄芪酒煎汤一百七十七

治寒湿,腿外侧少阳经分患痛,或附骨痛,坚硬漫肿作痛,或侵足阳明经亦治之。

柴胡钱半 连翘 肉桂各一钱 黄柏五分 黄芪_{盐水拌炒,二钱} 归尾二钱 升麻七分 甘草_{炙,五分} 大力子_{炒,一钱}

作一服,水酒各一钟,煎八分,食前服。

附子饼一百七十八

治溃疡气血虚不能收敛,或风邪袭之,以致气血不能运于疮致难收敛。用炮附子去皮脐研末,唾津和为饼,置疮口处,将艾于饼上灸之,每日灸数壮,但令微热,勿令痛,饼干再用唾津和做,以疮口活润为度。

二陈汤一百七十九

和中理气,健脾胃,消痰进食。

半夏_{姜制} 陈皮_炒 茯苓各钱半 甘草_{炒,五分}

水一钟,姜三片,煎六分,食远服。

火龙膏一百八十

治风寒湿毒所袭,筋挛骨痛,或肢节疼痛,及湿痰流注,经络作痛,不能行步。鹤膝风,历节风疼痛,其效尤速。

生姜_{半斤,取汁} 乳香_{为末} 没药_{末,各五钱} 麝香_{为末,一钱} 牛皮胶_{广东者,二两,切}

先将姜汁并胶溶化,方下乳、没,调匀,待温,下麝香即成膏,摊贴患处,更服五积散。如鹤膝风须大防风汤。

半夏左经汤一百八十一

治足少阳经为四气所乘,以致发热,腰胁疼痛,头目眩晕,呕吐不食,热闷烦心,腿痹纵缓。

半夏_{姜制} 干葛 细辛 白术 茯苓 桂心 防风 干姜_炮 黄芩 麦门冬_{去心} 柴胡 甘草_{炙,各一钱}

水二钟,姜三片,枣二枚,煎八分,食前

服。

大黄左经汤一百八十二

治四气流注足阳明经,致腰脚肿痛不能行,大小便闭,或恶闻食气,喘满自汗。

细辛　茯苓　羌活　大黄煨　甘草炙　前胡　枳壳　厚朴姜制　黄芩　杏仁各一钱

水二钟,姜三片,枣二枚,煎八分,食前服。

加味败毒散一百八十三

治足三阳经受热,毒流于脚踝,焮赤肿痛,寒热如疟,自汗,短气,小便不利,手足或无汗,恶寒。

羌活　独活　前胡　柴胡　枳壳　桔梗　甘草　人参　茯苓　川芎　大黄　苍术各一钱

分二剂,水一钟,姜三片,煎八分,不拘时服。

导滞通经汤一百八十四

治脾经湿热,壅遏不通,面目手足作痛。即五苓散减猪苓、官桂,加木香、陈皮。每服二钱,滚汤下。

附子六物汤一百八十五

治四气流注于足太阴经,骨节烦痛,四肢拘急,自汗短气,小便不利,手足或时浮肿。

附子　防己各四钱　甘草炙,二钱　白术炒　茯苓各三钱　桂枝一钱

分二剂,水钟半,姜三片,煎一钟,食远服。

八味丸一百八十六

治命门火衰,不能上生脾土,致脾胃虚弱,饮食少思,或食不化,日渐消瘦;及虚劳,渴欲饮水,腰肿痛疼,小腹不利;及肾气虚寒,脐腹作痛,夜多溲溺,脚膝无力,肢体倦怠。即肾气丸① 每料加肉桂一两,附子一两,每日用新童便数碗浸五六日,切作四块,再如前浸数日,以草纸包裹,水湿纸炮半日出,去皮脐尖,切作大片,如有白星,再用火炙,以无为度。

交加散一百八十七

治风寒湿毒所伤,腿脚痛,或筋挛骨痛,腰背掣痛,或头痛恶寒拘急,遍身疼痛,一切寒毒之病并治。即五积散对人参败毒散。

槟榔散一百八十八

治风湿流注,脚胫酸痛,或呕吐不食。

槟榔　木瓜各一钱　香附子　紫苏各三分　陈皮　甘草炙,各一钱

水钟半,姜三片,葱白三茎,煎一钟,空心服。

麻黄左经汤一百八十九

治四气流注足太阳经,腰足挛痹,关节重痛,憎寒发热,无汗恶寒,或自汗恶风头痛。

麻黄去节　干葛　茯苓　苍术米泔浸,炒　防己酒拌　桂心　羌活　防风　细辛　甘草炙,各一钱二分

水二钟,姜三片,枣一枚,煎八分,食前服。

加味四斤丸一百九十

治肝肾气血不足,足胫酸痛,步履不随。腿受风寒湿毒以致脚气者,更宜。

虎胫骨一两,酥炙　没药另研　乳香另研,各五钱　川乌一两,炮去皮　肉苁蓉　牛膝各一两半　木瓜一斤,去瓤蒸　天麻一两

木瓜、苁蓉捣膏,余为末,加酒糊,和匀熟杵,丸梧子大,每服七八十丸,空心温酒或盐汤任下。

局方换腿丸一百九十一

治足三阴经为四气所乘,挛痹缓纵,上攻胸胁肩背,或下注脚膝作痛,足心发热,行步艰辛。

---

① 肾气丸:此处实指六味地黄丸。而所述八味丸乃是肾气丸。

薏苡仁　石楠叶　南星汤泡　石斛　槟榔　草薢炙　牛膝　羌活　防风　木瓜各四两　黄芪炙　当归　天麻　续断各一两

为末，酒糊丸梧子大，每服五十丸，盐汤下。

三因胜骏丸一百九十二

治元气不足，为寒湿所袭，腰足挛拳，或脚面连指，走痛无定，筋脉不伸，行步不随。常服益真气，壮筋骨。

当归　天麻　牛膝　木香　熟地黄酒拌，蒸半日，杵膏　酸枣仁炒　防风各二两　木瓜四两　羌活　乳香各五钱　麝香二钱　全蝎炒　没药　甘草炙，各一两　附子制法见八味丸，二两

地黄三斤，用无灰酒四升煮干，再晒二日，杵如膏，入余药末杵千余下，每两作十丸。每服一丸，细嚼，临卧酒下，作小丸服亦可。

神应养真丸一百九十三

治厥阴经为四气所袭，脚膝无力，或左瘫右痪，半身不遂，手足顽麻，语言謇涩，气血凝滞，通身疼痛。

当归酒洗　川芎　芍药　地黄酒蒸捣膏　羌活　天麻　木瓜　菟丝子酒制，各等分两

为末，入地黄膏，加炼蜜丸梧桐子大。每服百丸，空心酒下，盐汤亦可。

开结导引丸一百九十四

治饮食不消，心下痞闷，腿脚肿痛。

白术炒　陈皮炒　泽泻　茯苓　神曲炒　麦芽炒　半夏姜制各一两　青皮　干姜各五钱　巴豆霜　枳实炒，各钱半

为末，汤浸，蒸饼丸梧子大。每服四五丸或十丸，温水下。

此内伤饮食，脾胃营运之气有亏，不能上升，则注为脚气。用此导引，行水化脾气也。

青龙汤一百九十五

治肺受寒咳嗽喘。

干姜炮　细辛　麻黄去节　肉桂各三两　半夏汤泡七次，二两半　芍药　甘草炙，各三两　五味子二两，捣炒

每服五钱，水一钟，姜三片，煎七分，食后服。

葶苈大枣泻肺汤一百九十六

治肺痈，胸膈胀满，上气咳嗽，或身面浮肿，鼻塞声重。

葶苈炒黄，研末，每服三钱

水二钟，枣一枚，煎一钟，去枣入药，煎七分，食后服。

升麻汤一百九十七 治肺痈，胸乳间皆痛，吐痰腥臭。

川升麻　苦梗炒　薏苡仁　地榆　黄芩炒　赤芍药炒　生甘草　牡丹皮去心，各一钱

水二钟，煎八分，食远服。

参苏饮一百九十八

治感风咳嗽，涕唾稠粘，或发热头痛，或头目不清，胸膈不利。

木香　苏叶　葛根姜制　前胡　半夏汤泡七次　人参　茯苓各七分　枳壳麸炒　桔梗炒　甘草　陈皮去白，各五分

水二钟，姜一片，葱一茎，煎八分，食远服。

桔梗汤一百九十九

治咳而胸膈隐痛，两脚肿满，咽干口燥，烦闷多渴，时出浊涕腥臭。

桔梗　贝母去心　当归酒浸　瓜蒌仁　枳壳麸炒　薏苡仁炒　桑白皮炒　甘草节　防己去皮各一钱　黄芪盐水拌，炒　百合蒸，各钱半　五味子捣炒　甜葶苈炒　地骨皮　知母炒　杏仁各五分

水钟半，生姜三片，煎七分，不拘时温服。咳加百药煎，热加黄芩，大便秘加煨大黄少许，小便涩加木通、车前子，烦躁加白茅根，咳而痛甚加人参、白芷。

排脓散二百

肺痈吐脓后服此，排脓补肺。

嫩黄芪盐水拌炒　白芷　五味子杵炒　人参各等分

细末，每服三钱，食后蜜汤调下。

四顺散二百零一

治肺痈吐脓，五心烦热壅闷，咳嗽。

贝母去心　紫菀去苗　桔梗炒，各钱半　甘草七分

水二钟，煎八分，食远服。咳嗽加杏仁，亦可为末，白汤调服。

葶苈散二百零二

治过食煎煿，或饮酒过度，致肺壅喘不卧，及肺痈浊唾腥臭。

甜葶苈　桔梗炒　瓜蒌仁　川升麻　薏苡仁　桑白皮炒　葛根各一钱　甘草炙,五分

水钟半，生姜三片，煎八分，食后服。

钟乳粉散二百零三

治肺气虚，久嗽，皮毛枯槁，唾血腥臭或喘不已。

钟乳粉煅,炼熟　桑白皮蜜炙　麦门冬去心　紫苏各五分

水一钟，姜三片，枣一枚，煎六分，食后服。

紫菀茸汤二百零四

治饮食过度，或煎煿伤肺，咳嗽，咽干，吐痰唾血，喘急，胸痛，不得卧。

紫菀茸去苗,一钱　犀角镑　甘草炙　人参各五分　款冬花　桑叶经霜者　百合蒸焙　杏仁去皮尖　阿胶蛤粉炒　贝母去心　半夏汤泡七次　蒲黄各一钱

水钟半，姜三片，煎八分，入犀末，食后服。

人参五味子汤二百零五

治劳复咳脓或咯血，寒热往来，盗汗，羸瘦，困乏，一切虚损并治。

人参　五味子杵炒　前胡　桔梗炒　白术炒　白茯苓去皮　陈皮去白　甘草炙

地黄生者,酒拌蒸半日　当归酒拌炒,各一钱　地骨皮　黄芪炙　桑白皮炒　枳壳去穰,炒　柴胡各七分

水钟半,姜三片,煎八分,食后服。

宁肺汤二百零六

治荣卫俱虚，发热自汗，或喘急咳嗽唾脓。

人参　当归　白术炒　川芎　白芍　熟地黄酒蒸　五味子杵炒　麦门冬去心　桑白皮炒　甘草炙　白茯苓　阿胶蛤粉炒

水二钟，姜三片，煎八分，食后服。

知母茯苓汤二百零七

治肺痿，喘嗽不已，往来寒热，自汗。

茯苓　黄芩各二钱　甘草炙　知母　人参　五味子杵炒　桔梗　薄荷　半夏姜制　柴胡　白术　麦门冬去心　款冬花各三钱　川芎　阿胶蛤粉炒,各二钱

作一贴，水二钟，姜三片，煎一钟，食后服。

人参养肺汤二百零八

治肺痿，咳嗽有痰，午后热，并声飒者。

人参　五味子捣炒　贝母去心　柴胡各四分　桔梗炒　茯苓各钱半　甘草五分　桑白皮炒,一钱　枳实麸炒,钱半　杏仁炒　阿胶蛤粉炒,各一钱

水钟半，姜三片，枣一枚，煎八分，食后服。

栀子仁汤二百零九

治肺痿，发热，潮热，或发狂烦躁，面赤咽痛。

栀子仁　赤芍药　大青叶　知母炒,各七分　黄芩炒　石膏煅　杏仁去皮尖,炒　升麻各钱半　柴胡二钱　甘草一钱　豆豉百粒

水二钟，煎八分，食远服。

甘桔汤二百一十

治肺气壅热，胸膈不利，咽喉肿痛，痰涎壅盛。

甘草　桔梗各五钱

水钟半,煎八分,食远服。

加味理中汤二百一十一

治肺胃俱寒,发热不已。

甘草炙　半夏姜制　茯苓　干姜炮　白术炒　橘红　细辛　人参　五味子捣炒,各五分

水一钟,煎六分,食远服。

大黄汤二百一十二　治肠痈,小腹坚肿如掌而热,按之则痛,肉色如故,或焮赤微肿,小便频数,汗出憎寒,其脉迟紧,未成脓宜服。

朴硝　大黄炒,各一钱　牡丹皮　瓜蒌仁研　桃仁去皮尖,各二钱

水二钟,煎八分,食前或空腹温服。

牡丹皮散二百一十三

治肠痈腹濡而痛,时下脓。

牡丹皮　白茯苓　薏苡仁　人参　天麻　黄芪炒　桃仁去皮尖　白芷　当归酒浸　川芎各一钱　官桂　甘草炙,各五分　木香二分

水二钟,煎八分,食远服。

梅仁汤二百一十四

治肠痈隐痛,大便秘涩。

核桃仁九个,去皮尖　牡丹皮　大黄炒　芒硝各一钱　犀角镑末,一钱　冬瓜仁研,二钱

水二钟,煎八分,入犀角末,空心服。

薏苡仁汤二百一十五

治肠痈,腹中疞痛,或胀满不食,小便涩。妇人产后多有此病,纵非脓,服之尤效。

薏苡仁　瓜蒌仁各三钱　牡丹皮　桃仁去皮尖,各二钱

水二钟,煎八分,空心服。

云母膏二百一十六

治一切疮疽,及肠痈折伤。

蜀椒开口者去目,微炒　白芷　没药　赤芍　肉桂　当归　盐花　血竭　菖蒲　黄芪　白及　芎䓖　龙胆草　木香　白蔹　防风　厚朴　麝香　桔梗　茈胡①　松脂　人参　苍术　黄芩　夜合皮②　乳香　附子　良姜　茯苓各五钱　硝石　甘草　云母各四两　柏叶　桑白皮　槐枝　柳枝各二两　陈皮一两　清油四十两　黄丹十四两

上除血竭、乳、没、麝、黄丹、盐花、硝石七味另研外,余并锉,入油浸七日,文火煎,以柳篦不住手搅,候匝沸乃下火,沸定又上火,如此三次,以药黑色为度,纸滤去渣,再熬,续入丹,将凝再下余味药末,仍不住手搅,又熬,滴水中成珠为度,磁器收之,候温将水银绢包,以手细弹铺在上,谓之养药母,用时刮去水银。或服,或贴,随用,其功甚大。

神仙太乙膏二百一十七

治一切疮毒,不问年月深浅,已未成脓。先以温水洗净,软帛拭干,用绯帛摊贴亦可。丸即用冷水吞下。血气不通,温酒下。赤白带,当归酒下。咳嗽及喉闭,缠喉风,并用绵裹含化。诸风弦赤眼,捏作小饼,贴太阳穴,以山栀汤下。打扑伤损外贴,内服橘皮汤。腰膝痛贴患处,盐汤下,唾血丸以蛤粉为衣,桑白皮汤下。瘰疬盐汤洗贴,酒下一丸。妇人经脉不通,甘草汤下。其膏可收十余年不坏,愈久愈烈。一切疥,别炼油少许,和膏涂之。诸虫蛇并汤火刀斧伤,皆可内服外贴。

玄参　白芷　当归　肉桂　生地黄　大黄　赤芍各一两

咀,用麻油二斤,入铜锅内煎至黑,滤去渣,入黄丹十二两,再煎,滴水中捻。软硬得中,成膏矣。予尝用治疮毒并内痈,有奇效。一妇月经不行,腹结块作痛,贴之经行痛止,愈。此方之妙也。

----

① 茈胡:即柴胡,名出《神农本草经》。
② 夜合皮:即合欢皮,名出《独行方》。

排脓散二百一十八

治肠痈少腹痛,脉滑数,或里急后重,或时时下脓。

黄芪炒　当归酒浸　金银花　白芷　川山甲蛤粉杵炒　防风　连翘　瓜蒌仁各一钱

水二钟,煎八分,食前服。为末,每服三钱,食后蜜汤调下亦可。

射干连翘散二百一十九

治寒热,瘰疬。

射干　连翘　玄参　木香　赤芍药　升麻　前胡　当归　山栀仁　甘草炙,各七分　大黄炒,二钱

水二钟,煎八分,食后服。

薄荷丹二百二十

治风热瘰疬,久服,毒自小便宣出,未作脓者自消。

薄荷　皂角去皮弦　三棱煨　连翘　何首乌米泔浸　蔓荆子各一钱　荆芥穗一两　豆豉末二两半

为末,醋糊丸如梧子大,每服三十丸,食后滚汤下,日二服。病难愈,须常服之。

益气养荣汤二百二十一

治抑郁或劳伤气血,或四肢颈项患肿,或软或赤,不赤,或痛,不痛,或日晡发热,或溃而不敛。

人参　茯苓　陈皮　贝母　香附　当归酒拌　川芎　黄芪盐水拌,炒　熟芐酒拌　芍药炒,各一钱　甘草炙　桔梗炒,五分　白术炒,二钱

水二钟,姜三片,煎八分,食远服。

胸膈满加枳壳、香附各一钱,人参、熟芐各减二分

饮食不甘,暂加厚朴、苍术,痰多加橘红、半夏。

往来寒热,加柴胡、地骨皮,发热加柴胡、黄芩。

脓溃作渴,加参、芪、归、术,脓多或清加归、芎。

胁下痛或痞加青皮、木香,肌肉生迟加白蔹、官桂。

口干加五味子、麦门冬,渴不止加知母、赤小豆,俱酒拌炒。

脓不止,倍加参、芪、当归。

针头散二百二十二

治一切顽疮瘀肉不尽,及痞核不化,疮口不合,宜此腐之。

赤石脂五钱　白丁香　乳香各二钱　黄丹一钱　砒生一钱　轻粉　麝香各五分　蜈蚣一条,炙干

为末,搽瘀肉上,其肉自化,若疮口小,或痔疮,用糊和作条子,阴干纴之。凡疮久不合者,内有脓管,须用此药腐之,兼服托里之剂。

如神散二百二十三

治瘰疬已溃,瘀肉不去,疮口不合。

松香末一两　白矾三钱

为末,香油调搽,干搽亦可。

当归龙会丸二百二十四

治瘰疬肿痛,或胁痛以有积块,及下疳便痛,小便涩,大便秘,或瘀血凝滞,小腹作痛。

当归酒浸　栀子仁炒　黄连　青皮　龙胆草酒拌炒　黄芩各一钱　大黄酒拌炒　芦荟　青黛　柴胡各五钱　木香二钱半　麝香五分,另研

为末,神曲糊丸。每服二三十丸,姜汤下。

分心气饮二百二十五

治七情郁结,胸膈不利,或胁肋虚张,噎塞不通,或噫气吞酸,呕哕恶心,或头目昏眩,四肢倦怠,面色痿黄,口苦舌干,饮食减小,日渐羸瘦,或大肠虚秘,或病后虚痞。

木通　赤芍　官桂　半夏姜制　赤茯苓　桑白皮炒　大腹皮　陈皮去白　青皮去白　甘草炙　羌活各五分　紫苏二钱

水二钟,姜三片,枣二枚,灯心十茎,煎八分,食远服。

生地黄丸二百二十六

许白云云:有一师尼患恶风,体倦,乍寒乍热,面赤心烦,或时自汗。是时疫气大行,医见寒热,作伤寒治,大小柴胡汤杂进,数日病剧。予诊三部无寒邪,但肝脉弦长上鱼际,宜用抑阴之药,遂用此方。

秦艽　黄芩　硬柴胡各五钱　赤芍药一两　生地黄一两,酒蒸捣膏

为末,入地黄膏,加炼蜜少许,丸如梧子大。每服三十丸,乌梅汤下,日进二服。

遇仙无比丸二百二十七

治瘰未成脓,其人气体如常,宜服此丸。形气觉衰者,先服益气养荣汤,待血气少充,方服此丸,核消仍服前汤。溃后有瘀肉,宜针头散,若不敛,亦服此丸,敛后再服前汤。

白术炒　槟榔　防风　密陀僧　郁李仁汤泡去皮　甘草各五钱　斑猫去翅足,用糯米同炒,糯米不用,五钱

细末,水糊丸梧子大。每服二十丸,早晚煎甘草槟榔汤下。服至月许,觉腹微痛,自小便中取下瘰毒,如鱼目状,已破者自合,未脓者自消。

三品锭子二百二十八

上品,去十八种痔。

白矾二两　乳香三钱五分　没药三钱五分　牛黄三钱　白砒一两零五分

中品,去五漏及番花瘤气核。

白矾二两　白砒一两三钱　乳香　没药各三钱

下品,治瘰疬、气核、疔疮、发背、脑疽诸恶症。

白矾二两　白砒一两五钱　乳香　没药各二钱半　牛黄三分

先将砒末入紫泥罐内,次用矾末盖之,以炭火煅令烟尽,取出研极细末,糯米糊和为挺子,状如线香,阴干纴疮内三四次,年深者五六次,其根自腐溃。如疮露在外,更用蜜水调搽,干上亦可。

益元散二百二十九

滑石煅,六两　甘草炙,二两

各研为末,和蜜与服三钱,热汤冷水任下。

治血分椒仁丸二百三十

续随子去皮研　郁李仁　黑牵牛研　五灵脂研　吴茱萸　延胡索　椒仁　甘遂　附子　当归各五钱　芫花醋浸,一钱　石膏　胆矾一钱　人言①一钱　蚖青②十枚,去头翅足,同糯米炒黄,米不用

为末,面糊丸如豌豆大。每服一丸,橘皮汤下。此方药虽峻利,所用不多,畏而不服,是养病害身也。尝治虚弱之人,亦未见其有误。

治水分葶苈丸二百三十一

葶苈炒,另研　续随子去壳研,各半两　干笋末,一两

为末,枣肉丸如梧子大。每服七丸,煎萹蓄汤下。如大便利者,减葶苈、续随子各一钱,加白术五钱。

又方,治经脉不利即为水,水流四肢即为肿满,名曰血分。

其候与水相类,作水治之非也,宜用此方。

人参　当归　桂心　赤芍　瞿麦穗　白茯苓　大黄湿纸裹,三斗米下蒸米熟,去纸,切,炒,各半两　葶苈炒,另研,一钱

为末,炼蜜丸如梧子大。空心米饮下十五至二三十丸。

托里养荣汤二百三十二

治瘰疬流注,及一切不足之证,不作脓

---

① 人言:即砒石,名出《本事方》。
② 蚖青:名出《神农本草经》,正名为地胆,为芫青科昆虫地胆的干燥全虫。

或不溃，或溃后发热恶寒，肌肉消瘦，饮食少思，睡卧不宁，盗汗不止。

人参　黄芪炙　当归酒拌　川芎　芍药炒　白术炒,各一钱　五味子炒研　麦门冬　甘草各五分　生苄酒拌蒸半日

水二钟,姜三片,枣一枚,煎八分,食远服。

琥珀膏二百三十三

治颈项及腋下初如梅核，肿结硬强，渐如连珠，不消不溃，或溃而脓水不绝，经久不差，渐成漏症。

琥珀一两　木通　桂心　当归　白芷　防风　松脂　朱砂研　木鳖子各五钱,肉麻油二斤　丁香　木香各三钱

先用琥珀、丁香、桂心、朱砂、木通为末，余锉，以油二斤四两，浸七日，入铛慢火煎白芷焦黄漉出，徐徐下黄丹一斤，以柳枝不住手搅，煎至滴水捻软硬得中，却入琥珀等末搅匀，磁器盛。用时取少许，摊纸贴之。

方脉流气饮二百三十四

治瘰疬流注，及郁结肿块，或走注疼痛，或心胸痞闷，咽塞不通，胁腹膨胀，呕吐不食，上气喘急，咳嗽痰盛，面目四肢浮肿，大小便秘。

紫苏　青皮去白　当归酒拌　芍药炒　乌药　茯苓　枳实麸炒　桔梗炒　半夏姜制　川芎　黄芪炙　防风　陈皮去白　甘草炙,各一钱　木香　大腹皮　槟榔　枳壳麸炒,各五分

水二钟,姜三片,枣一枚,煎八分,食远服。

加减八味丸二百三十五

治疮，痊后口干渴，甚则舌或黄，及未患先渴。此肾水枯竭，不能上润，以致心火上炎，水火不能既济，故心烦躁作渴。小便频数，或白浊阴痿，饮食不多，肌肤渐削，或腿肿膝先瘦，服此以生肾水，降心火，诸症顿止。及治口舌生疮不绝。

山茱萸净肉,一两　五味子炒,二两　牡丹皮半两　白茯苓半两　山药一两　桂心去皮,半两　泽泻切片蒸焙,半两　生地黄二两,酒拌蒸,捣膏

为末，入地黄膏，加炼蜜少许丸梧子大。每服六七十丸，五更初未语前，或空心淡盐汤下。

香砂六君子汤二百三十六

治脾胃不健，饮食少思，或作呕，或过服凉药，致伤脾胃。即六君子加藿香、砂仁。

金不换正气散二百三十七

治疮，脾气虚弱，寒邪相搏，痰停胸膈，以致发寒热。服此正脾气则痰自消，寒热不作。

厚朴去皮,姜制　藿香　半夏姜制　苍术米泔浸　陈皮去白,各一钱　甘草炙,五分

水二钟,姜三片,枣二枚,煎七分,食远服。

清咽利膈汤二百三十八

治积热，咽喉肿痛，痰涎壅盛，或胸膈不利，烦躁饮冷，大便秘结。

金银花　防风　荆芥　薄荷　桔梗炒　黄芩炒　黄连炒,各钱半　山栀炒,研　连翘各一钱　玄参　大黄煨　朴硝　牛蒡子炒　甘草各七分

水二钟,煎一钟,食后服。

刺少商穴法二百三十九

穴在手大指内侧，去爪甲如韭叶，刺入二分许，以手自臂勒至刺处，出血则消。若重者及脓成者，必须刺患处，否则不治。

承气汤二百四十　治肠胃积热，口舌生疮或牙龈作痛。

大黄煨　甘草　朴硝各一钱
水钟半,煎七分,食前服。

人参固本丸二百四十一

治肺气燥热作渴，或小便短赤如淋。

此治虚而有火之圣药也。

生地黄酒拌 熟地黄酒洗 天门冬去心 麦门冬去心,各一两 人参五钱

除人参为末,余药捣膏加炼蜜少许丸梧子大。每服五十丸,空心盐汤或温酒下,中寒人不可服。

消毒犀角饮子二百四十二

治斑或瘾疹瘙痒,或作痛,及风热疮毒。

荆芥 防风各钱半 甘草三分 牛蒡子二钱

水一钟,煎五分,徐徐服。

解毒防风汤二百四十三

治斑或瘾疹痒或痛。

防风二钱 地骨皮 黄芪 芍药 荆芥 枳壳各二钱,炒

水一钟,煎五分,徐徐服。

砭法二百四十四

治小儿丹毒色赤,游走不定。用细磁器击碎,取有锋芒者一块,以筯一根,劈开头尖,夹之以线,缚定两指,轻撮筯稍,令磁器芒者正对患处,悬寸许,再用筯一根频击筯头,令毒血遇刺皆出,却以神功散敷之,毒入腹者不救。

萆薢汤二百四十五

治杨梅疮,不问新旧溃烂,筋骨作痛,并效。

川萆薢俗呼土茯苓每用二两,水三钟煎,去渣,不拘时,徐徐温服。若患久,或服攻击之剂,致伤脾胃气血者,以此一味为主,而加以兼证之剂。

双解散二百四十六

治便痈,内蕴热毒,外挟寒邪,或交感强固精气,致精血交错,肿结疼痛,大小便秘,宜此通解,更随症调治。

辣桂 大黄酒拌,炒 白芍 泽泻 牵牛炒杵 杏仁去皮尖 甘草炙 干姜炮,各五分

水二钟,煎八分,空心服。

八正散二百四十七

治积热,小便不通,及淋症脉实。

大黄酒拌,炒 车前子炒 瞿麦 萹蓄 山栀仁炒 木通 甘草各一钱 活石①煅,二钱

水二钟,煎八分,食前服。

导水丸二百四十八

治便痈,初起肿痛,及下疳大小便秘。又治杨梅疮初起。湿盛之际,宜先用此数服。

大黄酒拌,炒 黄芩炒,各二钱 黑丑末炒 滑石煅,各四钱

为末,糊丸梧子大。每服五十丸,临卧温水下。

托里当归汤二百四十九

治溃疡,气血俱虚,发热,及瘰疬诸痛,不问肿溃,皆宜服之。久服能敛疮口。

当归酒拌 黄芪盐水拌,炒 人参 熟芐酒拌 川芎 芍药炒,各一钱 柴胡 甘草炙,各五分

水二钟,煎八分,食远服。

加减龙胆泻肝汤二百五十

治肝经湿热,玉茎患疮,或便毒,悬痈肿痛,小便赤涩,或溃烂不愈,又治阴囊肿痛,或溃烂作痛,或睾丸悬挂,亦治痔疮肿痛,小便赤涩。

龙胆草酒拌,炒黄 泽泻各一钱 车前子炒 木通 黄芩 生地黄酒拌 归尾酒拌 山栀炒 甘草各五分

水二钟,煎八分,食前服。湿盛加黄连,大便秘加大黄炒。

胃苓散二百五十一

猪苓 泽泻 白术 茯苓 苍术 厚朴 陈皮各一钱 甘草炙 肉桂各五分

水二钟,姜三片,枣二枚,煎八分,服。

当归郁李仁汤二百五十二

治痔漏,大便结硬,大肠下坠出血,苦

---

① 活石:此处即滑石。

痛难忍。

归尾酒拌　郁李仁　泽泻　生芐　大黄煨　枳实　苍术　秦艽各一钱　麻仁[1]钱半　皂角一钱，另研细末

水二钟，煎八分，入皂角末，空心服。

秦艽防风汤二百五十三

治痔漏结燥，每大便作痛。

秦艽　防风　当归酒拌　白术各钱半　黄柏　陈皮　柴胡　大黄煨　泽泻各一钱　红花　桃仁去皮尖研　升麻　甘草炙，各五分

水二钟，煎八分，空心服。

加味四君子汤二百五十四

治痔漏下血，面色痿黄，心忪耳鸣，脚弱气乏；及脾胃虚，口淡食不知味。又治中气虚，不能摄血，致便血不禁。

人参　白术炒　茯苓　黄芪炙　白扁豆蒸　甘草炙，各等分

为末，每服三钱，滚白汤点服。

除湿和血汤二百五十五

治阳明经湿热，便血腹痛。

生地黄　牡丹皮　生甘草各五分　熟甘草　黄芪炙，各一钱　白芍钱半　升麻七分　归身酒拌　苍术炒　秦艽　陈皮　肉桂　熟芐酒拌，各三分

水二钟，煎八分，空心候宿食消尽，热服。

槐花散二百五十六

治肠风藏毒下血。

槐花　生地黄酒拌，蒸　青皮　白术炒　荆芥穗各六分　川芎四分　归身酒拌　升麻各一钱

为末，每服三钱，空心米饮调下，水煎亦可。

参苓白术散二百五十七

治脾胃不和，饮食不进，或呕吐泄泻。凡大病后皆宜服此，以调理脾胃。

人参　茯苓　白术炒　莲肉去心皮　白扁豆去皮，姜汁拌炒　砂仁炒　桔梗炒　山药　甘草炙　薏苡仁炒，各二两

细末，每服三钱，石菖蒲煎汤下。

小乌沉汤二百五十八

治气不调和，便血不止。

乌药一两　甘草炙，二钱　香附四两，醋制

每服二钱，食前盐汤下。

枳壳散二百五十九

治便血，或妇人经候不调，手足烦热，夜多盗汗，胸膈不利。

枳壳曲炒二钱　半夏曲　赤芍药炒，各一钱　茈葫　黄芩炒，各钱半

水二钟，姜三片，枣二枚，煎八分，食远服。

芎归汤二百六十

治便血，或失血过多，眩晕。

芎䓖　当归酒拌，各五钱

水钟半，煎六分，食后服。

如神千金方二百六十一　治痔无有不效。

水澄膏[2]　**二百六十二**

治痔护肉。

枯药二百六十三

已上三方，俱见前痔疮条下。

连翘饮子二百六十四

治乳内结核，服数剂不消，宜兼服八珍汤。初起有表症者，宜先解表。

连翘　川芎　瓜蒌仁研　皂角刺炒　甘草节　橘叶　青皮去白　桃仁各一钱半

水二钟，煎一钟，食远服。

复元通气散二百六十五

治乳痈便毒肿痛，及一切气滞肿毒。如打扑伤损，闪朒作痛，及疝气，尤效。

木香　茴香炒　青皮去白　陈皮　川山甲酥炒　白芷　甘草　漏芦　贝母去心，各等分

为末，每服三钱，温酒调下。

---

[1] 麻仁：原本误作麻黄仁，今据当归郁李仁汤出处《兰室秘藏》改。

[2] 水澄膏：卷四痔漏门作水登膏。

痘治理辨

史料紀要

目录[①]

痘治理辨序 …………………… (483)
题石山痘治理辨 ……………… (484)
  一、原痘 ………………………… (485)
  二、预防痘疹 …………………… (485)
  三、痘诊当辟恶气 ……………… (485)
  四、诸热失治变为疮疹 ………… (486)
  五、痘症与伤寒相似 …………… (489)
  六、伤风伤寒变为痘疹是汗下
     失时之过 …………………… (489)
  七、治痘疹汗下宜忌 …………… (490)
    首尾俱不可下 ……………… (490)
    可下 ………………………… (490)
    疏利与转下不同 …………… (490)
    不可下 ……………………… (490)
    已下不宜再下 ……………… (490)
    小便清不可下 ……………… (491)
    首尾不可汗下 ……………… (491)
    可汗 ………………………… (491)
    不可汗 ……………………… (491)
    大小二便不可不通 ………… (491)
    大便不通非一症 …………… (492)
    婴儿有疾服药但与乳母服
     之为要法 …………………… (492)
  八、痘疹发热 …………………… (494)
  九、痘出日数 …………………… (494)
  十、形证轻重 …………………… (496)
  十一、痘疹当分轻重治之 ……… (498)
  十二、痘疹治法 ………………… (498)
    痘疮初出 …………………… (499)
    痘疹出迟 …………………… (500)
    痘出未透 …………………… (500)

    痘疹不出 …………………… (500)
    痘出太盛 …………………… (501)
    陷伏倒靥 …………………… (502)
    痘疮黑色 …………………… (503)
    痘疔变黑 …………………… (505)
    痒塌者于形色脉上分虚实 … (505)
  十三、痘疹兼症治法 …………… (505)
    自汗 ………………………… (505)
    吐泻 ………………………… (506)
    泄泻 ………………………… (506)
    下利呕逆者 ………………… (506)
    吐泻陷伏 …………………… (506)
    惊搐 ………………………… (506)
    咽喉肿痛 …………………… (507)
    喘满气壅 …………………… (507)
    胸腹胀满 …………………… (507)
    痘出腹胀 …………………… (507)
    痘疹面青 …………………… (507)
    腹中硬痛 …………………… (507)
  十四、痘后诸证治法 …………… (508)
    呕吐 ………………………… (508)
    发搐 ………………………… (508)
    痘后又发痘疹 ……………… (508)
    热毒攻目 …………………… (509)
    痘疮入目 …………………… (509)
    痘后目翳 …………………… (509)
    痘疹护眼 …………………… (509)
    痘后忽遍身青紫 瘢疿 口噤痰响
     …………………………… (509)
    肌肉破裂 便血 痈疖 大小便不
  通 …………………………… (509)

[①] 目录：原本无，今据正文内容补。

便脓血 …………………… (510)
热泻者 …………………… (510)
冷秘者 …………………… (510)
痘后大小便秘或便脓血 …… (510)
咳嗽胁痛饮食不下 ………… (510)
痘后烦渴 ………………… (510)
痘后痈疖 ………………… (510)
结核痈肿 ………………… (510)
痈毒赤肿初生者 …………… (510)
痘风 ……………………… (511)
烦渴胸满 ………………… (511)
疳蚀疮毒 ………………… (511)
牙疳 ……………………… (511)
十五 保元汤制旨 ………… (511)
十六、痘疹辨识 …………… (511)
痘疹不同 ………………… (511)
夹疹 ……………………… (511)
十七、痘疹变症 …………… (511)
班烂 ……………………… (511)
班疹 ……………………… (511)
疱疮 ……………………… (513)
夹班 班烂 ………………… (513)
不结脓窠 ………………… (513)
不结痂疕 ………………… (514)
疮结不焦 ………………… (514)
疮疕不落 ………………… (514)
痘痂起倍能食 ……………… (514)
瘢痕 ……………………… (514)
便脓血 …………………… (515)
咬牙 ……………………… (515)
寒战斗牙 ………………… (515)
喑声不出 ………………… (516)
咽哑水呛痰唾稠粘 ………… (516)
面目预肿 ………………… (516)
渴 ………………………… (516)
烦躁 ……………………… (517)
目睛露白 ………………… (517)
十八、心鉴真言 …………… (518)

十九、加减药味品性制法 …… (518)
二十、顺逆险三痘 ………… (518)
二十一、痘出形症日期顺逆险治例图
　………………………… (522)
痘治附方 ………………… (527)
　生地黄汁一 ……………… (527)
　生油剂二 ………………… (527)
　三豆饮子三 ……………… (527)
　茜根汁四 ………………… (527)
　葛根散五 ………………… (527)
　桦皮汤六 ………………… (527)
　必胜散七 ………………… (527)
　凉惊丸八 ………………… (527)
　栝蒌散九 ………………… (528)
　升麻汤十 ………………… (528)
　惺惺散十一 ……………… (528)
　荆芥散十二 ……………… (528)
　羌活散十三 ……………… (528)
　夺命散十四 ……………… (528)
　牛蒡散十五 ……………… (528)
　葛根橘皮汤十六 ………… (529)
　薄荷散十七 ……………… (529)
　独胜散① 十八 …………… (529)
　抱龙丸十九 ……………… (529)
　紫草膏 …………………… (529)
　红绵散二十 ……………… (529)
　五积散二十一 …………… (529)
　麻黄汤二十二 …………… (529)
　紫草饮子二十三 ………… (530)
　发灰饮二十四 …………… (530)
　牛蒡甘草散② 二十五 …… (530)
　兔肉酱③ 二十六 ………… (530)
　安班散二十七 …………… (530)
　萝卜汤二十八 …………… (530)

---

①独胜散："痘治附方"中作"独圣散"。
②原作"牛蒡甘草饮"，据"痘治附方"改。
③原作"兔肉浆"，据"痘治附方"改。

红子汤二十九 …………… (530)	玳瑁汤六十七 …………… (533)
快班散三十 ……………… (530)	白虎汤六十八 …………… (533)
甘草散三十一 …………… (530)	人参竹叶汤六十九 ……… (533)
紫草如圣散三十二 ……… (530)	三物散七十 ……………… (533)
化毒汤三十三 …………… (530)	青黛散七十一 …………… (534)
调中散三十四 …………… (531)	野通散七十二 …………… (534)
紫草木通汤三十五 ……… (531)	无比散七十三 …………… (534)
如圣汤三十六 …………… (531)	黑豆汤七十四 …………… (534)
蝉退① 甘草汤三十七 …… (531)	透肌散七十五 …………… (534)
紫草枳壳汤三十八 ……… (531)	黄连散七十六 …………… (534)
当归散三十九 …………… (531)	通关散七十七 …………… (534)
快毒丹四十 ……………… (531)	紫雪七十八 ……………… (534)
胡荽酒四十一 …………… (531)	竹叶汤七十九 …………… (534)
葡萄酒四十二 …………… (531)	导赤散八十 ……………… (534)
辟恶气四十三 …………… (531)	救生散八十一 …………… (535)
烧乳香四十四………………(531	犀角汤八十二 …………… (535)
黄土散四十五 …………… (531)	牛黄散八十三 …………… (535)
芒硝猪胆汁四十六 ……… (532)	玉露散八十四 …………… (535)
黑牛粪四十七 …………… (532)	犀角饮子八十五 ………… (535)
黄柏② 膏四十八 ………… (532)	犀角地黄汤八十六 ……… (535)
白芥子散四十九 ………… (532)	猪尾膏八十七 …………… (535)
烂肉汁五十 ……………… (532)	控心散八十八 …………… (536)
蝉蜕散五十一 …………… (532)	独味麻黄汤⑤ 八十九…… (536)
猴梨酒五十二 …………… (532)	南金散九十 ……………… (536)
麻黄紫草汤五十三 ……… (532)	滑石散九十一 …………… (536)
水解散五十四 …………… (532)	橄榄核水九十二 ………… (536)
玄参升麻汤五十五 ……… (532)	快毒丹九十三 …………… (536)
麻黄黄苓③ 汤五十六 …… (532)	红粉丹九十四 …………… (536)
升麻黄苓③汤五十七 …… (532)	乳香猪血膏九十五 ……… (536)
葛根散五十八 …………… (532)	紫金散九十六 …………… (536)
四顺散五十九 …………… (532)	钓⑥ 藤紫草散九十七 …… (536)
利毒丸六十 ……………… (533)	麝香猪血丸九十八 ……… (536)
紫霜丸六十一 …………… (533)	
消毒散六十一④	
化班散六十三 …………… (533)	
地黄雄黄饮六十四 ……… (533)	
犀角散六十五 …………… (533)	
紫河车散六十六 ………… (533)	

① 蝉退：即蝉蜕。
② 原作"黄药膏"，据"痘治附方"改。
③ 苓：疑作"芩"。
④ 一：疑为"二"。
⑤ 原作"独味麻汤"，据"痘治附方"改。
⑥ 钓：疑为"钩"。

木星饮子九十九 …………… (536)
四圣散一百 ………………… (536)
脱壳散一百一 ……………… (536)
山栀子汤一百二 …………… (537)
化毒散一百三 ……………… (537)
宣毒膏一百四 ……………… (537)
百祥丸一百五 ……………… (537)
牛李膏一百六 ……………… (537)
倍金散一百七 ……………… (537)
抵圣丸一百八 ……………… (537)
湿生虫散一百九 …………… (537)
白花蛇散一百十 …………… (537)
败毒牛黄丹一百十一 ……… (537)
大黄丸一百十二 …………… (537)
川黄散一百十三 …………… (538)
大承气汤一百十四 ………… (538)
益黄散一百十五 …………… (538)
参术丸一百十六 …………… (538)
二和散一百十七 …………… (538)
六神散一百十八 …………… (538)
治中汤一百十九 …………… (538)
胃风汤一百二十 …………… (538)
干姜甘草汤一百二十一 …… (538)
胃爱散一百二十二 ………… (538)
匀气汤一百二十三 ………… (539)
豆乳散一百二十四 ………… (539)
姜附汤一百二十五 ………… (539)
七珍散一百二十六 ………… (539)
薤白汤一百二十七 ………… (539)
活血散一百二十八 ………… (539)
人齿散一百二十九 ………… (539)

内补散一百三十 …………… (540)
赤茯苓汤一百三十一 ……… (540)
小柴胡汤一百三十二 ……… (540)
大青四物汤一百三十三 …… (540)
砂糖水一百三十四 ………… (540)
蓝根散一百三十五 ………… (540)
甘露饮一百三十六 ………… (540)
槐花散一百三十七 ………… (541)
净心散一百三十八 ………… (541)
青金丹一百三十九 ………… (541)
黄芩散一百四十 …………… (541)
灯心汤一百四十一 ………… (541)
黄芪散一百四十二 ………… (541)
朱砂膏一百四十三 ………… (541)
宣风散一百四十四 ………… (541)
甘桔汤一百四十五 ………… (541)
定命朱砂散一百四十六 …… (541)
鼠粘子汤[1] 一百四十七 …… (541)
班疮入眼一百四十八 ……… (541)
干葛鸡头汤一百四十九 …… (541)
人参清膈散一百五十 ……… (542)
六味人参麦门冬散一百五十一……
……………………………… (542)
七味人参白术散一百五十二………
……………………………… (542)
败草散一百五十三 ………… (542)

---

[1] 原作"鼠粘子",据"痘治附方"改。

痘治理辨序

　　嘉靖庚寅冬，有非时之暖，痘灾盛行，而死者过半，予甚悯焉！于是探索群书，见有论治痘疮者，纂为一编，以备仓卒易为检阅，免致临病而荒① 忙失措也。世之治痘者，多宗钱氏之论，或用陈氏之方，二家互有得失，罔获万全。予心若有所未慊② 者，而既获睹浙之桂岩魏先生《博爱心鉴》，其论一本于太极，其治皆出于特见，诚哉度越乎前人而超迈乎等夷者也！予昔之所未慊者，兹皆豁然而慊于心矣！何其幸哉！所论痘疮皆由于淫火之毒，只此一语，便见其造理之真到也。盖男女交感，罔不纵情恣欲而扇动五藏厥阳之火。五藏之精血，已自孕有火毒于焉，施化以成男女之形，则儿之五藏百骸非火毒所潜伏。火与元气不容两立，殆必待时而发耳。所以多感异气而发者，淫欲之火亦异气也。以异感异，譬犹火就燥、水就湿，同类相召，宁弗应乎？予今所辑，以诸家所论列之于前，而以魏君之说辨之于后，庶得以为全书，而凡诸说之同异，得失亦皆了然，不复为其所惑矣！书成，因名之曰《痘治理辨》。刊梨广布，嘉与四方共之，按法施治，庶或免死于非命也，岂忍私之于一家云？

嘉靖辛卯十一月长至日新安祁门汪机省之序

---

① 荒：迷乱。
② 慊：满足。

题石山痘治理辨

　　治小儿方书，余阅之多矣。独治痘疮者，卒欲一得焉未也。友人陈惟宜时游石山先生门，因过之，而以先生所纂曰《痘治理辨》者以示余，且曰：将梓以广其传。余披再三，其前列诸家说，而以浙之桂岩魏先生之说辨之于后。撮观桂岩之说所谓小儿痘疮皆原男女淫毒所蒸者，实独见邃理之言。石山先生畜以文学名，而于百家诸书日不释手，以求其至理所在，宜其有取于桂岩之说与其方而旨哉。斯《辨》无复辨也。时患小儿痘疮者，诚于先生之所取者而效法焉，吾以天下以痘为殇者寡矣。且梓以广其传，亦庶乎夫子少怀之意也。宜题诸首。时。

时嘉靖甲午六月念六日邑人辉山胡希绍书

痘 治 理 辨

新安祁门朴里汪机省之编辑刊

一、原　　痘

魏氏曰:痘者,豆也,象其形而名之也。顺其形则顺,逆其形则逆,以见前人命名之义有在矣。盖痘之为证,根于精血之初,而成于淫火之后。男女交媾,无欲不行,无火不动。欲因火生,火因欲炽,精行血就,何莫而非火之所为?且二五妙合,精血镕冶,而成藏府、皮毛、筋骨之形。夫形既成,而火即以中乎众体,无象无臭,人可得而测耶?毒中必发,特俟其时耳。俟时而发,必假气血,故痘毒非气弗领,非血弗载。使气不盛,则何能逐其毒;血不荣,则何能任其毒?气血领载之功不前,又乌乎能解?又若痘有稀稠,乃受火有浅深,而其吉凶生死亦皆于此焉分。或遇天行时气击动而发者,盖天地之沴气与人身之遗毒,同一橐钥,相感而动,如水流湿、火就燥、云从龙、风从虎之义,而又人之真气与客气不容并立故也。予常愍其克害生灵,非天之设,非火之罪,诚父母之过也,明者鉴之。

二、预防痘疹

或遇天气温热,恐发痘疹,用犀角、玳瑁二味磨汁服,或用茜草煎汁与消之。未发者令内消;已发者亦能解利,使毒气不致太盛。

冬月应寒而反温暖,前人推度,至春阳气发生,与冬之伏热相搏,必生痘疹。故于冬月见儿头发竖直,饮食似减,此伏热之兆,便宜预服油剂或升麻汤、三豆饮子、消毒饮子以防之。又云:或有伏热痘疹未出,四肢微热,饮食似减,或时额多微热,宜服生油剂最佳。

《外台》方云:时行温暖,便服油剂。

一法:七八月间,收葫芦蔓,连根留置。十二月三十夜,取蔓丝煎汤浴儿,终身不发痘疹。

一法:取丝瓜近蒂三寸,连皮子烧灰存性,为末,砂糖拌,干吃,入朱砂末尤妙。预服之,多者令少,重者令轻。

一说:用朱砂太早,恐疮入目。

辨曰:人传有药预投儿,服则终身不出痘疹,岂理也哉?痘中于有生之初,寂然不动,感而遂通,此得人身之大造化也。人有三佰六十五骨,应期变蒸诸骨十有三次,五藏六府始能潜通;脉络行运气血于身。其蒸热之时,藏府无不振动;变易之际,经络无不疏通。又或有伤寒、风热而泄六阳等汗,诸疮、痈肿、丹毒,一身之间无不发泄。其痘毒尚不能解,又何药可以解此毒耶?虽东垣救苦散亦何益于是哉!

三、痘疹当辟恶气

仲景云:痘疹未生之间,宜辟恶气。着

人守门，勿令外人入房，恐有触犯其中。纵得安者，亦必瘢痕。经年黑色，宜烧乳香，最辟诸恶气。盖荣卫遇香则行，遇臭则止故也。腋下狐臭气、房中淫液气、远行劳汗气、沟粪浊恶气、妇人经候气、诸血腥臭气、硫黄蚊烟气、吹灭灯烛气、误烧头发气、柴烟鱼骨气、葱蒜韭薤气、煎炒油烟气、醉酒荤腥气、麝香臊秽气，射酒儿吃发出，儿闻疮畜入。已上皆不可犯，令儿变动，盖亲历验也。或曰：田舍小儿犯之，都无变动者。

痘疹正出之时，必资谷气以养其内，谨避风寒以护其外。若乳哺亏少，邪气侵袭，为患不浅。能食童子，毋令失饥过饱、触冒秽污，房中多挂胡荽，以酒喷之、烧苍术、乳檀、降香，使荣卫得香运行甚速，无疮烂成片、变黑陷伏、臭烂刮痛闷乱之患。

辨曰：世有生人香臭、经水、邪祟①而犯之说，甚为不经。但所禁者，煎煿②炒油烟，恐伤咽喉，致有不安，然亦无害耳。医不解理，强以辛燥恶毒发泄中气之剂投之，痘必随起随陷，治者见之不悟己非，反言触犯，呜呼！愚哉！予治痘不使内虚，故恒无变易之患，是虽触冒，庸何伤哉？

又有避风寒、常温暖之说，此实得治痘之要旨。如痘发之际，不拘四时，要得和暖如春，使其气血调畅，毒可自释。慎勿以野处船居者为比，彼则自小风寒经炼，略加遮蔽，则亦和暖矣。

四、诸热失治变为疮疹

凡伤寒、伤风、伤食、风热等症，均是热也。医者虑热不解，将为痘疹，早为防备，乃良工也。预防随其虚实，或汗，或下，或解毒也。且如发热如疟状，热作有时者，潮热；发热倍能饮食，唇红面赤，大小便秘，胁下有汗者，风热；面赤，鼻流清涕，手足烦躁，自汗恶风，左额有青筋纹者，伤风热；手足指微冷，面青色惨，耳鼻冷，恶寒无汗，烦躁，左额有青纹者，伤寒热；眼胞肿，右额有青筋，头热，壮热胸满，不食腹胀者，食积热；额正中发际有青纹，下至眉心，手掌心有汗，面青红，独处不安，时发惊惕，手络微动似惊惕者，惊热；发热多渴，渴则泻者，疳热；发热，唇上下汗出，唇中间起一白泡，及耳阴皆冷者，变蒸热；变蒸之中，偶有时行寒疫者，则耳与阴反热，此异气热也；发热而皮肤或赤色，热痛时时惊叫者，丹热；发热目闭，面色赤者，胎热。

且此诸症皆热也。热毒蕴于肌中，失于治疗，皆可变为痘疹。故伤寒失治，则有胃烂发班③；冬温失治，则有温毒发班。由此而知，痘疹发热之初，若能疏散，则不致热郁而成痘疹矣。

痘疹发热则耳冷、骯冷、咳嗽，又兼五藏见痘为异也。痘疹为内实而生热毒，由儿在母腹中所受，非若内虚而感外寒之比。盖古方论云风热伤胎，生儿口禁；风冷伤胎，生儿躯啼。纳污则为血癖，胎弱则为诸痫，积惊而夜啼，蕴热而班毒。以此观之，子之痘疹在母腹中蕴热毒也，非若一岁中有异气及暴时疫之比。

痘疹多随天气而蒸出，缘儿在母腹中，食秽而成蕴热，却能随天气非时之暖而蒸出。如冬月应寒而反热，谓之冬温，亦有随春气暄暖而出者，有因他病发热而蒸出者，此皆发热于外，所蕴热毒随之出于肌中为痘疹。医者不能防备，见其热而攻其热，殊不知因他病蒸发，而其中有疮疹痘存焉。方书云：疮疹与他症相似，疑似之间，宜升麻汤；及已发结痂疮，亦宜服解利之药；正

---

① 祟：原本作"崇"，兹据文义正。
② 煿（bó伯）：爆。
③ 班：通"斑"。下同。

患疮疹并禀受怯弱者，皆不宜用，可用独圣散、荆芥散、安班散。红子汤、快班散、如圣散、调中散、犀角汤、化毒汤、紫草木通汤、牛蒡散、红绵散、消毒散、控心散、夺命散、黄芪散皆可选用。

五太尉因坠秋千发惊搐，医以发热治之不愈。钱曰：本急惊，后生大热，当先下其热，以大黄丸。兹乃用玉露散、惺惺丸加牛黄、脑麝解之，不愈，至三日肌肤尚热。钱曰：更二日不愈，必发痘疹，盖热不能出也。他医初用发散二三，引热入表，表热而痘生。其初惊时，当用利惊丸下之，而与发散，乃逆也。后二日果痘出，以必胜散治之，七日而愈。惊邪亦异气也。

辨曰：痘必感天之乖戾然后而发，而解如磁石引针、琥珀拾芥，以其性类之相感。若或以磁石感芥，琥珀应针，则不能矣。痘之解，必假其气血，气血弱而不能制毒，又必籍药物气味补益匡扶之力，非谓药能解是毒也。

又曰：痘毒之火，实阴阳相亢而中。与天之沴气，如冬暖、夏寒，乃阴阳之偏气。痘亦中阴阳之偏气。同其轨辙，莫不因时感动而发。犹镜之取火，镜中火虽在焉，使无日之晶光相射，则何能发也？是故治痘之要，必须加治于气血。然气在内而外不及，则血载毒出为外剥；气在外而内不续，则血载毒入为内攻。即阳道虚，阴泩①从之；阴道虚，阳泩从之之义。非保元汤姜补气血之过，则不能施其功妙，故用人参以固元，内实则能续卫气之不足；黄芪以补表，外实则能益其元气于有余；而又以桂制其血。血在内，引而出之则气从内入；血在外，引而入之则气从外出。而参芪非桂之逐血引导则不能树其功，桂亦非甘草平和气血则不能绪其条理，虽则随其土地所宜，以他药攻之，终不能出乎四品君臣之要剂也。

钱氏曰：十太尉病痘疹。其父曰，疹未出，属何藏府？钱曰，胎在腹六十日已成形，食母②秽液入儿五藏；食至十月，满儿胃脘；至生之时，口有不洁，产母以手拭净，则无疾病。俗以黄连汁压下脐粪及涎秽，此亦母之不洁，余气入藏中。本先因微寒入因外感微寒，激内之秽热。而成，疮疹未出，五藏皆见病症。内一藏受秽多者乃出疮疹。初欲病时，先呵欠顿闷，肝。时发惊搐，心。手足冷，乍凉乍热，多睡，脾。面颊燥；咳嗽喷嚏，肺。此五藏症见也，惟肾无候，以在府下不能食秽故也。凡疮疹，乃五藏毒，若出归一症，则汗水泡、肺脓泡、心班、脾疹，惟肾不食秽毒而无。疮毒黑者属肾，由不慎风冷而不饱内虚也，用抱龙丸数服而愈。以其别无他候，故未发出则见五藏症也，已出则归一藏矣。

小儿初生，口中恶血，以棉裹指拭之。儿吞恶血，在胸膈者吐，以甘草；恶血入腹中，利以黄连绿豆粉。

《千金》论云：小儿初生，灌生地黄汁数蚬壳而下黑粪，则无痘疹矣。此皆防微杜渐以疏利为良也，何尝拘于临发热时而后利之耶？

辨曰：前人谓痘出之由，言小儿初生时口含胎血，咽下至于肾经，以致如此。予谓：儿在胞中，气团于内，血护于外，内外坚固，风气不通，惟脐带中随母呼吸，而水谷之气窨入儿腹，即胞浆是也，以此长养儿体。如血走漏，其胎不成，或有堕胎者，此则损伤胎血故也。及至降生，根蒂脱于左肾，母气始离而授于子气，即从丹田涌出，儿之口鼻郁闷，不禁头于体，故从下踊跃而出也，岂有儿含胎血之理？间有降生之际，母血太盛，灌入口鼻者有之。纵使胎血灌

---

① 泩(shēng生)：涨。
② 母：原作"毋"，兹据文义改。下一"母"字同此。

入口鼻而咽下，肠胃开乳之后，亦必从大便而出矣，又岂有进入肾经之事乎？且肾有二：一为肾，一为命门，皆系于筋之尽处、䯛骨两傍，初无门路通肾。况血本有形之余物，亦母形之余，何由含儿之口咽下入肾，藏畜至一岁及六七岁而后始发为毒？且初生儿未经变蒸，一块气血，天一生水，故始生三十二日一变生癸，又三十二日一变生壬，凡六十四日气血始通，表里配合，足少阴、太阳二经始能用事，其胎血又岂能久留于腹，传入于肾经哉？诚为不通之说。

又曰：淫者，欲之溢也；火者，欲之极也。夫自男女交媾，恣情肆欲，火炽淫生，纵其烈炽，火毒已遗于精血间矣！精血成孕，藏府、皮毛、筋骨，要皆此火之突然，宁不因时随势而发？故曰：痘之所在，皆淫火之所在也。又曰男女一阴一阳，各尽其道，乃得乾坤之理而成其孕，则不失天地生物之节，岂有淫火于骨肉哉？岂由食母之秽液哉？又岂药之所能潜消哉？男子阳盛，淫火起于气；女子阴盛，淫火动于血。气盛而稠者，阳毒也；血盛而稠者，阴毒也。阳毒易治，阴毒难理。于此可见，淫火遗患之不细矣！

钱氏曰：疮疹乃五藏毒。若出归一证，则肝水泡、肺脓泡、心班、脾疹，惟肾不食秽毒而无疮毒。

寅卯辰时潮热，属肝，当出水泡。肝之液为泪，泪出如水，其色微青而小。巳午未时潮热，属心，当出班疮。色赤而小，以心主血。申酉戌时潮热，属肺，当出脓泡。肺之液为涕，涕浊如脓，其色微白①而大。亥子丑时潮热，当出疹子。色赤黄而淡，以脾裹血。独肾无疮。

辨曰：痘毒出于五藏，而非独一藏。前人言五藏各主一色，斯言谬矣！然五色固有之，而又不载各藏，治法但用辛热解毒发散之剂，若此不过攻毒动气之术耳！痘果可以如此一例治之哉？须察形色之浅深，辨邪正之善恶，治必固真气以胜其毒，斯为可也。予曾试验无失。如此者，岂有颠沛之理哉？

机按：水泡，今俗谓之水疥。脓泡，今俗谓之脓疥。疹者，今俗谓之胎麻。每儿常发三、五次，必待痘后乃止。班者，如蚊蚤所啮红痕也，亦有发丹瘭者。此皆儿所常患也。若痘，则始出皆血泡，血泡变脓泡，浓泡结痂疕而愈。未尝见其备见四症，而后归于一症也。

钱氏曰：疮疹初欲出时，五藏皆见病证，先呵欠顿闷，肝也；时发惊搐，心也；手足冷，多睡，乍凉乍热，脾也；面赤、痰嗽、喷嚏，肺也；惟肾在下，不受秽浊，独无其症。肾之平候，耳与尻尾骶骨。俱冷也。耳、尻属肾、属水，又居脐下，若疮黑陷，耳、尻反热，乃变坏归肾，其症为逆。

辨曰：痘出则各经俱动，岂有肾不相干？钱氏、陈氏所论变黑归肾，此皆过于理也。使能究之，又何致血载毒逆经而出之理？此以保元汤加芎、桂补提其气，气旺则诸毒自发，黑者亦将转而为黄，此乃王道之大也！予尝留心于此，屡试屡验，世医不明其理，竟用峻利致使气血愈亏，反因治而难救矣！

钱氏曰：一大王疮疹，钱留抱龙丸三服，又招李医以药下之，其疹稠蜜。②钱见惊曰，若非转下，则为逆病。恐是原无大热，不应疹出稠蜜，若因转下，则脾胃气虚，不能运行其热，故热郁而疹发稠密也。王曰，李已下之。钱曰，疮疹始出，未有他症，不可下也，但用平和药，频与乳食，勿伤风冷可也。如疮疹三日不出，或出不快已，则微发之；指身热不退兼疹不出言。微发不

① 白：原作"日"，兹据医理正。
② 蜜：通"密"。

出，即加药；如升麻葛根汤发之，不出，即用分两加重。加药不退，即大发之。加药身热不退，再用麻黄、黄芩等而大发之。如大发后，身凉脉平无症者，乃疮本稀，不可更发也。有大热，则当利小便；大发之后，尚有大热，则利小便。小热者，当解毒。若出快，勿发勿下，止用抱龙丸治之。疮痂若起，能食者，大黄丸下之，指热尚在言。一二行即止。今先下一日，疮疹未能出尽而稠密甚，则难治也。纵得安，其病有三：一疥，二痈，三目赤。经三日黑陷，钱曰：幸不发寒而病未困也。遂用百祥丸，以牛李膏为助，各一人服，至五日疮复红活，七日而愈。盖黑者归肾也，肾旺胜脾，土不克水，故脾虚寒战，肾旺也。则难治。所用百祥丸以泻膀胱之府，府若不实，藏自不盛也。不泻肾者，肾主虚不受泻，故二服不效，则加寒而死。

机按：黑陷，初由误下所致。后复用下法者，正如伤寒下早，邪入于府，复用下法之类也。

五、痘症与伤寒相似

大抵痘之初症，与伤寒相似。发热烦躁、脸赤唇红、身痛头疼、乍寒乍热、喷嚏、呵欠、痰涎，伤寒症候类有之。此痘疹常候也。或窜眼、惊搐、噤牙，如风之状，或口舌、咽喉、腹痛，或烦躁、狂闷、昏睡，或自汗，或下利，或发热，或不发热。此常候之中又兼有此症。

朱氏曰：痘疹症状虽与伤寒相似，痘疹治法实与伤寒不同。伤寒所传，从表入里；痘疹所发，从里出表。盖毒根于里，若下之，则内气一虚，毒不能出而返入焉，由是土不胜水，黑陷者有之。毒发于表，若汗之，则荣卫一虚，重令开泄，转增疮烂，由是风邪乘间，变症者有之。汗下二说，古人深戒。

伤寒与疮热相混，头疼、发热恶寒、鼻流清涕、左额有青紫纹者，感寒也。盖感寒在表，寒极生热，热则疮疹随出。若不去其寒，则疮疹不能出，故表症身热而喘，宜微汗和解之。里症腹胀，大便秘，小便赤，宜微利之。烦躁渴甚者，但利其小便，胸满食不下者，宜吐之。皆是去感寒伏热邪气也。但用药不可令太过，太过于表，则为斑烂口伤烂赤；过于下，则为痞闷，为内陷，为下脓血。缘有疮疹随出，故用药非感寒之比。

凡觉身热，症似伤寒，若未经痘疹，疑似未明，且先与惺惺散或人参羌活散。一说：未发、已发，并与参苏饮为当。痘疮始作，身热似伤寒，口与耳少冷，脚冷，或腹痛者，知是痘矣，当大便秘，腮颊赤。若大便自利，面青，手足冷，宜温之。若藏府如常或秘者，可用蝉蜕散、桦皮汤、发灰饮、兔肉酱、兔毛煎汤浴之。

痘疹初觉似伤寒，面与四肢俱赤，壮热头疼，腰背痛，足冷，眼睛或黄或赤，脉多洪数，绝大不定，大便秘，小便赤，虽是痘疹未攻皮毛穴出者，可服疏利毒气之药。若痘疮已结皮毛穴间，微微自出，即不可疏利也。

六、伤风、伤寒变为痘疹，是汗下失时之过

辨曰：痘之发，必动于血，血动必犯气位而热生矣，是气血有碍百脉而然也。夫血载毒奔行气分而出，斯毒有定位，人身之经络亦必由此而虚耗错乱矣。盖经络者，乃气血之道路也，故见影后六日，气血向外传府，痘必七日发足。又六日，气血向内传藏，痘必七日归结。为因藏府受伤，脉络自然清理，非谓痘之能传于经也。痘亦借气血传足之余润而发而解，何哉？传府气血

从外生,气亦向外,痘至七日而发;传藏气血从内生,气乃归服,痘至十四日而敛,此其天地消长之道也。或痘出毒盛,气血弱而不能济其危,将何以实其虚耗哉?故经络无传,儿之生命不保七日。内传外,外不足则内攻而死。又七日传外,足则传内,内不足则外剥而死。于此足以见气血亏而不能胜其所胜,痘之传变如此,慎不可作伤寒治。先贤谓痘症似伤寒,必有所在,后之医者,为此而误多矣,盖以不明似之义也。

七、治痘疹汗下宜忌①

首尾俱不可下②

首尾俱不可下及温暖盖覆,不令通风,皆前人所论。其曰:首不可下者,为班未见于表,下则邪气不得伸越,此脉症有表而无里,故禁首不可下也。尾不可下者,为班毒已见于外,内无根蒂,大便不实,无一切里症,下之则班气逆陷,故禁尾不可下也。覆盖不令通风,以其班未出,或身表冷而恶寒,或天令寒而霜冷,故令盖覆。若班已出,身热天暄③何必盖覆?

大抵前人之言,随时应变,以其所可者言之,后人不知其义,故持常而不知变也。噫!首尾俱不可下者,以其始终藏府元无凝滞也,若有一切里症及大便结者,安得不下?温暖盖覆,以其发在冬时也,若发在夏,班虽未出,亦不用于此矣。

可 下

班点未出,内外热盛,毒在藏府,宜微下之。又曰:痘疮出定,大便不通,脓汁不干,亦可下之。由此观之,当下者,在病之始未出之前及已结痂疕之后,不可于正出之时下之也。

机按:后条痘出太盛,喘促腹满,小便赤,手足心并腋下有汗,或乱言妄语,大便不通,宜小承气汤。是正出之时,亦有下者。

热盛痘疮未见,乃可疏利,是痘未形见,间毒在藏府,宜预下之。

痘已出足,而结脓窠,尚有热症见者,当利大小便,此恐里有余毒未尽,因而生疾故也。

疏利与转下不同

痘疮属血热,转下属谷气。盖班毒未出,则宜疏散热毒,导引快利,使无壅遏,何尝以转下为法?况疏利与转下大异。疏利者,如三豆饮子油剂、生地黄茜根紫草汤、升麻汤之类,此皆用于痘疹未发之前也。转下之法,因疮疹外热,藏府受热,内外皆热,遂令正患痘疹之中,大便秘,里急后重,小便赤涩,腹满而喘,渴饮水浆,手掌心并腋下汗出,谵语妄言,能食,不结痂疕,此是胃中谷气、痘疹热毒蒸蕴之甚,方可令大便调过一二次,使里无壅遏之患而已。然亦不可过利,使内虚而疮陷下也。

班未出前,内有热症,可下者则下之。若班已出及结痂疕之后,或毒气在藏,则宜利之;毒气在肌肤,则疏散之。二者须适其宜也。

不 可 下

大便数日不通,热蓄血聚,壅遏不行,热必增剧,不得已则下之。大便既如常,有大热症者,但利其小便,则虽热亦不能为害矣。

大便濡泄用下药而愈者,百中无一。虽或有之,是食积或冷热不和互相为害,但

---

① 治痘疹汗下宜忌:原本无此标题,编者整理加入。
② 首尾俱不可下:原本无此标题,编者想整理加入。
③ 暄:暖和。

半补半利，去其食积，分其冷热，此非正下者也。

已下不宜再下

痘疹未见，已曾利之。今痘疹始出，则内无壅滞，纵有亦已轻矣。若有热者，但解毒则热亦庶几焉，再利是重虚也，五藏不可再伤。

小便清不可下

此无里热也。大便坚、小便数，不可用承气汤，是津液已行于小便，但用麻仁脾约丸可也。大便硬、小便少者，未可攻，此津液当还入胃中，大便自利也。阳明病，自汗出，或发汗、小便自利者，不可下，此表里皆亡津液也。

古人治病，未有不从饮食、大小便外而知里也。

首尾不可汗下

痘疹症候虽与伤寒相似，治法实与伤寒不同。伤寒从表入里，痘疮从里出表。盖毒根于里，若下之，则内气一虚，毒不能出，变黑归肾，身寒耳骶反热，眼合肚胀，其痘黑陷者有之。黑陷不特因下，或脾土本虚，不能胜水，故用百祥丸以泄其水。毒发于表，若汗之，则荣卫一虚，重令开泄，转增疮烂，由①是风邪乘间，变症者有之。汗下二说，古人深戒。

表实当汗，里实当下，要当随时应变。察其儿之勇怯，观其胃之虚实，审其大小便之通秘，宜汗则汗，宜下则下。当汗不汗，则表热不解，而疮有难出陷伏之患；当下不下，则内热不除，而疮有变黑归肾之厄。故汗下二法，须当详审。

可 汗

痘疹未出，发热之初，非微汗，则表不解。其症令人身热头痛、鼻塞、咽喉不利、咳嗽、目赤、毛焦、皮肤紧而脉数，此皆热极为疮疹，虽顺而毒亦不轻，宜微汗解散，则痘出亦轻，如水解散、控心散、麻黄汤等主之。如班已出，切勿用此，有用发散，随汗为白珠子。有出小红点，亦由汗而毒气随散，不可不知。痘疮发热身疼，是时行寒热，所感未能解也，宜麻黄汤、水解散以解肌，汗出寒热自已，痘疹无阻。

不 可 汗

痘稀不可表，但看所蕴热毒之微盛耳。且痘出虽少，以足心有者为出齐，不可表也。出齐而成血泡，或结脓泡，或水泡，或至痂疕者，皆不可表也。若本稀而强表之，则为班烂，为倒靥，为虚脱，为中寒，为虚热。

按：此言结脓窠及结痂疕之时，皆不宜汗。别条又谓正患痘疹，遇暴寒所折，肤腠闭密，寒气结聚，以致脓窠不结痂疕者；或遇暑气大作，与疮热并遏，以致脓窠不结者，若清便自调，知其在表不在里，当微发散如升麻葛根汤、参苏饮之类。是结脓窠之时，亦有用表散者，惟当视其症之可汗不可汗，不可以结脓窠痂疕为拘也。

大小二便不可不通②

凡治痘疹，大小二便不可不通。一或闭焉，则肠胃壅塞，脉络凝滞，毒气无从而发泄，眼闭声哑，肌肉黧黑，不旋踵而告变矣。或小儿气实烦躁、热炽、大便秘结，与犀角地黄汤或人参败毒散。又紫草饮，多服亦能利之。大便秘结，内烦外热者，小柴胡加枳壳最当，或少与四顺清凉饮。

---

① 由：原本作"白"，兹参前文"痘症与伤寒相似"条下由是风邪乘间"而正。
② 不可不通：原本无此四字，系整理者加入。

一说大便不通，少与大黄，尤宜仔细斟酌用之。有大便自利，所下黄黑，则毒气已减，不必多与汤剂，或少与化毒汤，不用亦可。

大便不通非一症

所下大结实如栗块者，风秘也。烦躁引饮，大便秘，小便赤，手掌心、腋下有汗者，热秘也。呕吐清水，不能食，面青而瘦者，冷秘也。久病不能乳食，腹不胀，不里急后重，日夜不大便者，虚秘也。

婴儿有疾服药，但与乳母服之为要法①

婴儿有疾服药，但与乳母服之为要法。药必流入于乳，令儿饮之，免其慓悍毒烈熏蒸藏府。察其病中能食，不大便后重，手掌心、腋下有汗，当令大便如常；或心热啼哭，小便不通，心神不安，当利其小便。但将此药与乳母服，是亦婴儿服之也。

八、痘疹② 发热

小儿有病发热，日数稍久，便当预防为疮疹。盖热不解，而热毒运于肌中，变为痘疹故也。

方其发热之初，急须表散，使毒气出府，则成细疹矣，要在一昼夜热退为佳。若不表散，毒气入藏，则成痘矣，如伤寒失于解表，热郁而发班毒是也。非微汗，则表不解，乃痘疮未出、表热郁实之时也；非微利，则里不解，在红点未见、里热郁实之时也。若于痘疮正出未收之际妄汗，则成班烂；妄下，则成陷伏矣。

大热未见红点，胃热潮作，气粗腹胀，大小便秘，烦渴谵语，脉沉滑而数，此里热大盛，宜微下之，则内无壅滞，痘将自出。

热甚，与升麻葛根汤、人参败毒散。葛根、紫苏皆解肌药。

才觉伤风身热，未明是疮不是疮，便宜发散，用升麻汤。大热、面赤、气粗或大小便利，此里无热，乃表热未解，宜发散之。

壮热日夜不退者，剧。痘疹未见，能食者，升麻汤。粪结燥渴者，四物汤合升麻汤加紫草或石膏。不能食，大小便如常，补中益气汤。

身热炽盛，则痘出愈难，乃血气为热壅闭，毒气弥盛故也。大便闭、小便如血，此里热实也。身上破裂，或生痈疱，此表毒盛也。皆由不善解利之过。宜小柴胡加生地黄、犀角地黄汤，重者四顺饮，选而用之。

凡热不可骤遏，但轻解之。如升麻、葛根、紫苏之类。若无热，则又不能发。用药发疮，当以渐热，数日疮疹不出，诚可虑也。欲大发之，惧其疮本稀，而成班烂、成倒靥；不发，又无以散毒热。故钱氏论始以微发之，微发之不出即加药，加药不出则大发之，大发之后或出不多，或无疮疹，脉息和平，则疮疹本稀，不可更发。此皆用药有渐，可谓善医者也。热气冲心，谵语妄言，宜朱砂、参、苓之类。蒸于肝，则搐搦，状如惊痫，宜防风、羌活、天麻、金蝎、南星之类。蒸于脾，则腹胀、渴水、目肿、大便秘，宜枳壳、橘、曲、山栀、地黄之类。蒸于肺，则喘急、渴水、咳嗽、鼻干，宜桑白皮、马兜铃、半夏之类。毒气归肾，黑靥倒入者，急用猪尾膏、活血散。热而实者，身热、大便秘、小便赤涩，脉洪数，或沉大滑数，烦躁闷乱，痰壅，喜居冷处，手足心热，手心、腋下有汗，吐利而渴，口气热，咽燥口干，喘粗气急，目睛黄赤，睡中惊悸，谵语昏甚，咳嗽痰盛，面赤头痛，狂渴汗出，燥渴引饮，身热腹胀，气

---

① 婴儿有疾……服之为要法：原本无此标题，系整理者加入。

② 痘疹：原本无此二字，系整理者加入。

促,手足冷,咽膈壅塞,喉咙肿痛,治宜清热解毒。

冷而虚者,壮热不渴,面青目白,晴不黄赤,懒倦昏睡,大小便利,恶冷,吐泻,乳食不进或不化,腹胀,自汗,精神慢,气冷,此宜甘温之剂。

身热脉迟　脉数为热,脉迟为寒,此最验也。数热属府,迟寒属藏。今疮在表属府,而外发热脉反迟,属藏而为寒,是脉不应病,阳病而得阴脉也。宜温之,以活血散、当归散、人齿散之类。若藏寒下利脉迟者,宜甘草干姜汤、豆乳散之类。其脉迟者,是胃气虚冷、荣卫不足故也。

一人年十七,发热而昏倦甚,脉大似数,与参、芪、归、术、陈皮大料浓煎。饮二十贴,痘出。又二十贴,脓泡成,身无全肤。或欲用陈氏本方。予曰:但虚无寒。又与前方,至六十贴而安。至正甲申正月春暖,邑间痘疫率用陈氏方,死者百余。虽曰天数,吾恐人事亦或未之尽也。

辨曰:如初热时,或微或盛,三二日身凉,见痘作三四次而出,又尖红光泽,饮食如常,此其顺也。顺者不烦,治而自愈。初热时,或惊悸不宁,或作寒热,或吐泻,或腹痛甚者,迷乱不省人事,或闷乱喘急,或连热齐出,色不光润,此其逆也。逆者,实则解散,虚则补益。如气得其圆,血得其附,鲜明润泽,虽密可治。此言逆中或有气员血附,尚可治也。使其气也不员,血也不附,紫泡黑陷者,虽稀不治。此言逆中更兼紫泡黑陷,决不治。治是者岂可忽诸!

升麻汤　方云未发、已发皆可服。夫未发之意,为未见红点之前可服也,已发之意,为已结痂疙之后可服也。今人执以已发、未发皆可服,曾不知禀气厚者则庶几,禀气薄者为害不浅,遂迟速失度,致于陷伏者多矣!何谓禀气厚?能食,唇红颊赤,渴水,睡中谵语,或时啼哭,又遇天气暄热,易生痘疹,逐时以少药疏利心肺,使热毒皆散,纵有痘疹亦轻矣。何谓禀气怯?内无蕴热,虽天气暄热,尚面青、大小便如常无热者,则不可轻用。　又云未能辨认,间可服之。是未见班点之前服之,能消诸蕴热,而解毒于未然,令内消也。班点已见而服之,反使寒弱出迟,为寒中,为陷伏,所禀弱者最为大害。

丹溪曰:但见红点,便忌升麻葛根汤,恐发得表虚也。玳瑁汤,治未出内消、已出解利并出得太盛者最良。朱砂膏,治痘已出、未出皆可服,多者可减、少者可无,朱砂为末,蜜①水调服。

辨曰:有已出、未出之际,投以朱砂,言能解是毒也。噫!砂非独用之物,性能镇心气而下行,大泄元气。心乃气血之主,俾心气不振,荣卫势弱,痘必变而失色。予多见蹈此难而不救,又非服食悮②俗之可比,则何有解毒致稀之说哉?世用寒凉者不足语其治也,用温热者庶乎近理。钱、陈之下,皆不得其门而入,乌足与语治法之肯綮欤?

机按:痘之发热,必观小儿勇怯,若形色苍实,大便闭涩,饮食能进,表实无汗或大热昼夜不解,烦躁,脉促喘满者,宜升麻葛根汤,微汗以解之。若大便二三日不通,则利大便;小便赤涩,则利小便。若形色怯弱,大小便通利,饮食少进,或表虚自汗而大热昼夜不解者,又宜从补中益气汤消息,或仿丹溪前例以解其虚热。大便不利,或四物合四君子,多加紫草;小便不利,或四君子、四物合导赤散,庶免妄汗、妄下之失。

辨曰:痘之寒热,多主于内虚,何则未出一二日间而发者为实?此气血与毒火相攻,气血旺而不受邪触故也。已发之后指

---

① 蜜:明本原作"密",讹。今改。
② 悮:同"误"。

痘发后。而发者，指发热也。则为虚矣。发于毒盛者，为邪胜；指二三日间。发于毒少者，为虚极；指痘出后。发于结痂之后者，为余毒。或用毒药太过，元气虚损者，为大逆。或七日前后而独热者，为痘蒸气血，气血与毒俱盛之过也。此当专抑其毒。或和解汤，或清凉饮。或十四日后而独热者，亦为余毒，易治。又有七日前后而毒寒者，为气血损而独火内郁，亦毒盛之过也，难治。此当专补气血，如保元汤之类。凡治此者，实则发散，以清其气道；虚则补益，以固其真元。实以升麻、和解二汤主之，虚以保元或加桂主之。虚不可骤用大热、大寒之剂，亦不可发散太过，诚恐真元一损，无复有可回之理矣！予治痘用药，纵则纵，固则固，不使气血少伤，纵毒入门，如谷神响应之速也！

又曰：夫痘之毒，非热不能发；痘之出，非热不能损。惟气血二者之间得乎中道，斯为美矣。苟有当热而反不热者，有不当热而反热者，是皆逆之道也。当热者，毒未出之前，宜大热以逐其毒，非热何能达表？当热反不热者，毒未出之际，惟只头温足冷则不能尽发其毒，致毒反攻其内。此皆气血盛衰之使然也。不当热者，毒既出，宜表里和平，长养气血，以助毒成浆也。反热者，毒始出，热盛则气血煎熬，往来不宁，不能拘收其毒，毒无出路，甚则气泄血失之患，皆即此而立见矣。何以知其热之盛也？指毒始出，热盛。但观气粗面赤，耳觔反热，耳觔之间平时冷处，今皆热者，是其症也。然毒未出之不热，与毒既出而大热，治宜俱以保元汤加桂，助气血以逐其毒。此治反不然者。前实以升麻汤，虚以和解汤，此治反大热者。以意加减，调平气血，尚何功之不收哉？

九、痘出日数

发热二日三日，方见微微欲出，如粟米、如豌豆大，似水珠，光泽明净者极佳。

四日五日，痘出大小不等，根窠红，光泽明净者轻。如稠密，或泄泻、或顶陷、或灰白者重。

六日七日，痘疮肥红光泽者轻，如身温气促，口干腹胀，足指冷者重。

八日九日，痘疮长足，肥满苍蜡者轻，如寒战闷乱，腹胀烦渴，气急咬牙者至重。

十日十一日，痘疮当靥，痘痂欲结而愈也。

前人谓小儿虚实不等，不可拘以日数。有热三日而成斑，六七日而生斑者，至十余日而生斑者。但足上有斑为出齐，出齐之后长成血泡，血泡七日当结脓窠。苟或血泡之中尚有红斑点相夹而生，则又不可拘以日数，待其皆作血泡为齐。血泡七日结脓窠，此乃荣卫调和，内外无诸感冒，方能如期。且如血泡正作之际，遇天冷寒暑燥温风不节，气候异宜，因而迟速失序，亦不可拘以日数，但以红点皆为血泡日为齐。若出血泡七日，病人气虚尚有红点，未能皆成血泡者，为毒气弥盛而不敛，急用猪尾膏，则随时结痂疕矣。

十、形证轻重

重者　一齐并出，密如蚕种，稠密无缝，身温腹胀，头温足冷，皮肤色赤，吐利，五内七孔面目皆有疮，内黑点或如茱萸，外白内黑灰白色。

半轻半重　外黑内赤，痘疮夹疹。

轻变重　痘出妄汗、妄下，误服升麻

汤、大黄等药，不忌口，过饱、失饥①，食生冷，饮酒多，信巫不信医，犯房室，犯秽触。

轻者　作三四次出，大小不一等，头面胸腹稀少，眼中无肥满光泽，里外肥红，根窠红。

顺候　春夏为顺，先发搐而后发疮者生。饮食如故，大小便如常，先发热，热歇出痘。

逆候　秋冬为逆，春脓泡，金克木。夏黑陷水克火。秋班，火克金。冬疹。土克水，便血，乳食不化者死。脾虚。正出吐利，风攻颐颔，唇肿硬，或胸高突，面②肿鼻陷，目闭咬牙，或鼻有黑气，肌肉黑，面色青黑或因吐利，内虚陷伏；已出妄汗，而成班烂。或冒风，邪成倒靥，不起发也。泄泻不食，疮成饼搭，燥渴，小便涩，声哑，臭烂不可近，疮尽爬③破，目闭黑暗，蒙昧无魂，头面肿，足冷至膝，不时努气，如用力大便状。疮与肉色不分。已出，身热、足热不解，已出，烦躁闷乱。热气复入归心，心火自焚，用导赤散合白虎或可救。差后惊搐，饮药错喉。气逆逐药之鼻出也。遍身疮黑，痘疮焦黑，其疮青紫变坏归肾。

恶候　痘出而复不出，或大泄而渴，此因痘出而服冷药逼势，毒在肺中，故烦躁迷闷，不食或大小便难，皆恶候也。已出，谵语不止，疮带白脓者，其毒轻，或紫黑色隐隐在肌肉里者，其毒重。甚者五藏咽喉内有疮，其疮不大小兼便涩出血而痛，黑靥不生脓者，死。或见痞以药解利，而痘反没者，死。宜急温之乃愈。

疮作白泡，忽然伏入藏府④，渐变紫黑，无脓，日夜烦闷啼哭，其症尤恶。服化毒散，其毒从手足心出乃差。此是五死一生之候。便血疮烂无脓者死。

目闭腹胀，口中作烂肉臭者不治。大小便秘，目闭声哑，肌肉黑者，死。又有胃热，发黄状如橘色，下利者，死。

痘疮可畏　不食名渴，渴饮不食，益黄散、白术散。戛齿噤牙，能令陷伏，是肾虚也。增寒困倦，令疮陷入，是脾虚也。烦躁体热，摇头者欲生风。吐逆泻泄，食不化而出，并痘后大便脓血。疮作黑陷，内无脓血，或作黑泡，或生疮迹作黑孔，死。大小便涩，三黄丸。痈块壅肿，痘毒变疳，口臭蚀唇，口鼻牙落者死。喘急痰盛，声哑气噎，或正出或痘后有此症者多死。咽药食肠中鸣者死。

已上俱是危症，首尾可畏也。除此之外，皆不妨内犯其一二者。若饮食如旧，虽困重，医治有可生之理。如饮食减平日之半者，死。饮食如旧，内犯其三四者亦死。

痘疮不治症　咽物时时噎，喉中抢错声。痰喘头有汗，腹胀气虚鸣。痘疮欲出先青黑，半在皮肤带紫色。昏沉默默又增寒，困顿冥冥都不食。心烦涎盛泻脓频，体热喘粗痈肿极。渴吐戛牙时发战，毒灌咽喉声哑咽。

《全生方》云：一病未已，一病复生，五行胜复相乘，其人必死。

痘疮五不治　痒塌，寒战，咬牙，渴不止，喘渴不宁；顶陷腹胀，头温足冷，闷乱饮水，气促泄泻烦渴，皆难治。遍身肿毒大如鸡子，紫黑发喘，忽泻鲜血，或如死鸡肝，或如黑豆汁。唇青黑缩，咽喉肿闭，口舌生黑白色疮，腹胀如鼓，气喘烦躁，大热发渴。鼻内疮紫黑色，疮出后通身忽肿如冬瓜，气喘急促，两耳口鼻俱黑，四肢逆冷，项忽出大汗，手足身体俱冷如冰，肾丸黑缩，口吐腥臭气。皮外风面色青黑，手足搐搦，直视吐涎不醒作鸦声，手反被外风胃闷，喉中涎

---

① 饥：明本作"肌"，今据文义改。
② 面：明本原作"而"，形近而讹，今据医理改。
③ 爬：搔。
④ 府：明本原"俯"，讹，今改。

响,目闭多睡,头汗如珠,一向大热,烦躁喘急,服诸药热不退。

已上诸症多主危殆。

十一、痘疹当分轻重治之

病深药浅不能去病,病浅药深真气受弊。观其外黑里白者轻,外黑里赤者微重,外白里黑大重。青干黑陷、昏睡、汗出不止、烦躁热渴、惊啼腹胀、大小便闭者困也;疮中黑点如针孔者剧。又有风邪搏于皮肤,热不得泄,疮变为瘾疹,皮肤瘙养者轻,内先蕴热,外被风邪,瘀血则赤斑亦深,甚者五内七窍皆有疮。

用药之法,轻者宜匀气,令其自出。半轻半重者,宜解毒,毒散则轻也。重者宜利小便。大重势剧者,当随症惨泄。热气冲心,谵言妄语,宜朱砂、参、苓之类。

蒸于肝,则搐搦,状如惊痫,宜防风、羌活、天麻、全蝎、南星之类。蒸于脾,则腹胀、渴水、目肿大、便秘,宜枳壳散、橘麯、山栀、地黄之类。蒸于肺,则喘急、渴水、咳嗽、鼻干,宜桑白皮、马兜铃、半夏之类。毒气归肾,黑䠙倒入者,急用猪尾膏、活血散。惟伤风伤寒变为痘疹,是汗下失时之过。

辨曰:余当究痘出之理,血先至而气后也。血载毒出,至表会气,气交于血,血会于气,气尊于中,血附于外,痘始形焉,气始令焉,血听制焉,于此足见气血有君臣济会之道。然而气血负毒出一步,则内虚一步,气血负毒一日,则内耗一日。痘有陷塌攻剥之患而不可救,实出于阳气消砾,有如缸油尽而灯烬不明,田水竭而禾苗不秀,是任位者不能顺听命之情故耳!于此可见气血交会之难,何况投以发泄之剂而至内备虚耗乎!然则如之何?必须保元汤以保气血,保气血以保生灵,犹国家之固邦本。余故得补益之旨之久矣。又推及四时顺者,是毒听命于荣卫也,四时逆者,是荣卫听命于毒也,又何春夏为顺,秋冬为逆哉?余知久雨亢阳则难于痘也,其时阴湿,则天地之气陁寒,人之气陁寒;其时旱暵,则天地之气散逸,人之气亦散逸,气血因而自病,则不能成痘之功也。务必加以温暖,则阴湿自解,暵旱自和。解则抑气伸焉,和则逸气收焉。诚能变理人身之气,何患痘之不痊乎?前人谓重变轻,轻变重之症,虽能之之,不能格之,余尝究其自矣。重变轻,是任位之尽道也。痘初出虽密,气血丰盛不失负载交会之情,是任位者任之,致听命者听之矣。轻变重,是听命之不忠也。痘初出虽稀,气血衰离有失负载交会之情,是听命者任之,致任位者不得任矣。审其荣卫之弱而变者,则必有陷塌之患。前人又谓大小不一等痘,今人呼为茱萸,忘②立名色,非止一端,考诸方书,亦无此说。余尝推及大小者,是血载毒挟气而驰,有若喷唾杂然。而散大者如珠,小者如粟,此理必然,厥痘始终不能离乎痘之形色,无乃出于气血造化之机乎?

坏症不治　谵语,狂烦,恍惚昏沉,崩塌倒陷,寒热,不灌浆。

辨曰:痘有坏症,而世无可治之术,盖气血不得任其所任、位其所位,致使人身错纵经行之道矣。且人身有一小天地,气血有君臣之道。五内百脉无非气血所有,荣卫相生,如鱼有水,使气和于上,血附于下,尊卑之道不失,五内百脉固若金水汤,又何崩塌倒陷之有?如气弱而不刚,血逆而不顺,痘之君臣各失其政,尚何人之五内有可全之理?予审气血亏盈之妙理调之变之,夫岂有坏之之患哉?治痘不可使血过于气何也?盖痘之崩陷,是血过于盈也,不能充

---
① 惨:当作"渗"。
② 忘:疑作"妄"。

满光泽,是气过于亏也。亏则血盈之势愈昌,必载毒上犯阳位于皮肉之间,不发不解,作寒作热,外剥百脉而不固,内攻五藏而不及。谵语无常,狂烦不定,实因气之亏损而陷于阴,一任血之所为矣。亦或有妄施散泄之剂,致伤元气者,或有益血过多,致卫气反亏者,或峻投凉药,致气寒伏者,或肆用热毒,致气散逸者,或用以毒攻毒之法,致中气不守者,或因原患肝有余、肾不足、脾常怯之症者,或医不能详究调燮,而成此症者,一皆气之亏甚,不能流行五内百脉,以护其神,阴阳反覆,诚血之过恶也。至此欲求其生,而强之以药,可谓不识大体者矣。观斯症,恍恍惚惚有若醉者,欲饮不饮,贪嗜之心无厌;昏昏沉沉有如饥者,欲食不食,贪饕之心犹存。此乃魂先散而魄未尽之状,何以得生?

痘疮分人清浊,就形气上分勇怯,又须分气虚、血虚。

炉灰白者、静者、怯者作寒看;焮发者、燥者、勇者作热看。气虚者,四君子加解毒药;血虚者,四物汤加解毒药。

酒炒芩连,名解毒药。犀角大解痘毒。刘氏曰:犀角消毒发疮神效。鼠粘子、连翘、山楂、甘草此四味乃始终必用之药。紫草能导大便,使疮发出而轻。糯米能解毒发疮。辰砂制胎毒。丝瓜连皮子烧存性,为末,汤调,发痘疮最妙,或加紫草、甘草。

调解　活血调气、安表和中,轻清消毒、温凉之剂,二者得兼而已。温如当归、黄芪、木香辈,凉如前胡、干葛、升麻辈,佐以川芎、芍药、枳壳、桔梗、羌活、木通、紫草、甘草之属,则可以调适矣。

色淡者宜助血药,归、芎、酒、芍之类,或加红花。白者属气虚,补气为主;黑者属血热,凉血为主;中黑陷而外白,并起得迟者,则相兼而治。

初出之时,色白者便用大补气血,参、芪、归、术、芎、芍、升麻、葛根、甘草、木香、丁香。大便泄者,加诃子、肉豆蔻。

吐泄食少为里虚,用前大补气血药。不吐泄能食为里实,里实而补,则结瘟毒。红活绽突为表实,不药可也。更用实表药,则溃烂,不结痂疙。灰白者属表虚陷伏,倒靥亦表虚,或用烧人屎,蜜水调服。机按:陷伏即倒靥,血泡既成,当结脓泡,却乃平塌,不肯灌脓突起。将欲成就却紫色者属热,用凉药解其毒,升麻、葛根、连翘、桔梗、芩、连、桂枝之类,甚者犀角。

将靥时金白色如豆壳者,盖因初谵语、烦躁、狂渴饮水多者,则后来靥不齐,俗呼倒靥。但服实表之药,消息大小二便,大便秘利大便,小便涩利小便。古人谓红点已见之时,红泡既成之际,盖谓此时热气尽出于表,内藏无阳而里已虚,故严加告诫,切莫汗下并投凉药。殊不知当比属热症者多,属寒症者少,若有烦躁、闷乱、懊憹、颠倒、足热、面赤、唇干、鼻燥、狂渴引饮,于此不急投以凉药则昏闷,死在旦夕。大便实者,虽大黄亦无忌焉!若属于虚者,其症多静,虽从缓治,可渐而安。

王氏曰:痘疹属虚寒者,延正至十数日后方死,属毒盛,转紫色者,不过七八日。盖痘是胎毒,自内出外,二三日方出齐。毒气尚在内,出至六日则当尽发于表,七八九日成脓而结痂矣。若毒气不能尽出,过六日毒反内入藏府,故须于六日已前,毒气该出之时,急服凉血解毒之药以驱出之。六日以后医无及矣,故其死最急。若虚弱毒气少者,只是气血不足,不能灌脓成就,故绵延日久而后死,此虚实轻重之分也。

近时痘方多用陈文中木香散、异攻散。殊不知彼立方时,为运气寒水司天,又值时令严冬大寒,为因寒气郁遏,痘疮不得红绽,故用辛热之剂发其壅郁。今不分时令,一概施治,误人多矣。时值温热,山野农家贫贱之人，其或偶中也。

王氏曰：痘疮虚怯淡白色痒塌者，此属虚寒，用陈氏方者率得生。然气血虚则送毒气不出，及不能成就，故陈氏方亦千载秘诀也。温补之法既行，而解毒之旨遂隐。若发热壮盛、齐勇红紫躁痒者，此属热毒，急宜凉血解毒。概用陈氏温补，多不救矣。

辨曰：宋钱氏仲阳，所立小儿一科之鼻祖，而继之者，陈氏文中也。二家治法之精，后世莫加焉。虽然，钱氏治痘用百祥丸，则过于治矣，后人不得其旨，未免致折伤之陋。陈氏用异攻散亦过于治矣，且太阴肺经气以之为主焉，痘得气负之力而能外解，何得反用木香，令其肺气荡泄，则乌乎有制毒之功？又，用丁香、附子大热之剂，人之气血既弱，而徒以热攻之，是犹铛中无水，更加以薪，则汤气又安得而上蒸以腐热其物哉？或者钱、陈之法多利于西北土厚风钴之地，气受必坚，体禀必厚，用此必中。已上皆未可为传世之要剂，东南诸家或有宗而用之者，是亦不知痘之理也。

初出之时，须看胸前。若稠密者，急宜消毒饮加黄芩酒炒、山楂、紫草，减食加人参。

已出者，疏则无毒，密则有毒，宜凉药解之。

王氏曰：痘多者是毒气多，便宜解毒。且多则恐气血周贯不足，随后亦宜兼补药以助成脓血，先当少与化毒汤或丝瓜散。

十二、痘疹治法

痘疮初出

辨曰：人非气血不成形，气血非水谷不长养，故人之身，根乎内者曰神机，根乎外者曰气血。气血者，神机之充；神机者，气血之帅，二者旋相交养，此其生生之道者焉。然天地之元气大而难亏，否而易泰，吾人之元气薄而易坏，剥而难复，此不易之理，故人之性命惟系乎补之何如耳？且痘毒客于百骸，必赖气血克制之力，始得存乎生命。痘毒之发，奔驰脉络间，血不纵其毒承载上行，气分不容其毒拘领逐散肌表，斯毒于元气无妨矣！是以毒苟既盛，使血气足以领载，则正能胜邪。气血一败，则邪反胜正，中气于焉不固，神机于焉不守，神门于焉不禁，血无气领，毒反内攻。呜呼！元气至此，直一线耳。苟非保元汤内固外护，毒之为害，乌可胜言？予尝痛峻药者，峻药多热毒，其性趫①猛，其气燥烈。如异攻散类。儿服之后，搜藏捣府，一时驾毒并气血冲达肌表，虽得快于一时，殊不知寇盗虽出，内备已虚，宁可保其寇不复入乎？将见气血受害，真元愈耗，一快之后，百悔并来，儿不死也何待？愚故曰：治痘宜补者，即王者专行王道也，虽若迂缓，而自有益于久远。治痘用攻者，即伯者务行伯道，虽暂快利，而必无补于治道也。

验唇口可知痘吉凶　口疳，肺癌。唇口者与五内相通，能辨五味，为饮食节送之门户也。故血气之盛衰、受毒之浅深，观于此，足可以知内症之吉凶矣。痘未出时，宜红活如常，不宜燥烈干红。如见黄白赤紫而不润泽者，或见气粗热盛、舌白至唇湿处而胃烂者，是皆不治之症矣。

又如唇上痘出相连，诸痘未浆，而此痘先已黄熟，则其毒内攻已成，使毒亦难成浆者，尤为不治之症矣。间有气血下陷，毒攻唇口，糜烂成疳。疳虽成矣，若得黄白脓水出者，此又差可治也。又有色如干酱，其肉臭烂，一日烂一分，则二日烂一寸，名曰走马疳者，世无可治之方矣。若彼痘未褪谢，连唇口结干红渣滓、颊红唇紫之症，此乃欲

① 趫：行动敏捷。

成肺痈，治以解其毒、清其肺热，此宜解毒汤加陈皮、归、芍、桔梗、黄连，甚则大连翘饮。若又转加痰喘作嗽，以参苏饮主之。医者工巧，而此亦可治。

调解　痘疮初欲出时，身热，鼻尖冷、呵欠、咳嗽、面赤，方是痘出之候，宜服升麻葛根汤加山楂、鼠粘子，或鼠粘子汤、惺惺散、紫草饮子解利之。其疮稀疏而易愈，此则里不至冷，大便不至利，气实者可用之。若痘已出，尚有小热，小便不利者，八正散、导赤散。出后或嗽吐，食赤茯苓汤。

发表　痘疹皆因内热与外热相合，随荣卫运于肌肤而成痘疹。夫外热者，或感风感寒，风热惊热，皆外邪而生热，失治于治疗，邪气实，实则生热，故为外热也。是故或感风寒，闭塞腠理，而痘疹不出。或出红点或血泡，其肌肤青白，而恶寒，鼻流清涕，耳与阴皆热，宜与表散，如正气、惺惺散、活血散、红锦散、紫草汤，皆表散药也。

身热烦躁、气喘脉促、不见班点、其热未退者，以麻黄等汤发之；若已出班点，则止后服。

攻里　痘疹未出，胃热温壮，气粗腹胀，大小便赤涩，睡中惊悸，烦渴口干，脉沉大滑数，比是毒盛而不能泄，宜利毒丸下之。里无滞气，荣卫升降，痘自出矣。

温里　痘毒正盛，因烦热而食生冷，或服凉药过度，以致或吐或泻，腹痛不食，宜与温里。如理中丸、益黄散、五积散、治中汤之类，皆温里药也。

或禀受弱，脾胃怯，或食冷，令儿手足逆冷，脉息迟细，大便溏，小便清者，炮干姜、炙甘草汤，豆蔻、丁香、参术丸可选用之，此温里令自出也。或以胡荽酒洒之，葡萄酒饮之，又火煅人齿散酒调服。此皆内虚自利陷伏者可用之。

医者不明里寒不能运出，法当温之而反发表；或外寒所伏不能发出，法当表之而反攻里，此皆医杀之也。

解毒　痘疮不出，亦有瘟毒而不出者，以地黄、雄黄饮之，不可过多，多则反有损。

痘疹出迟

调解　一半血泡，一半尚是红点，此毒气发越未透，必不能乳。若大便如常者，宜四圣散、丝瓜散或理中汤。

发表　盖小儿热毒在内，又遇冬温，或春夏暄暖，内外皆热，郁发腠理，遂为痘疹。始出先为红点，当此或遇天气大寒，肌肤闭密，毒气反伏而不出，则身凉内燥、面青而烦，或谵言妄语，宜用解肌表出之。药如紫草散、猴黎酒，以疮毒未甚出也，发散如活血散之类。

温里　有红点方出于外，或内虚，或食冷，或投冷药宣泄，致令藏府虚冷，不食自利，亦复陷而不出，宜用温里之药，如活血散、益黄散、参术丸之类。

有因下利，四肢厥逆，腹胀，咳逆，此由里寒气不能出故也。急宜姜、附、理中等药温之，否则胃气里虚，恐内陷也。

攻里　半出半未出，大便不通，喘急，腹胀，烦躁，大渴，谵语狂妄，气粗口热，禀赋壮实，其脉沉实者，乃里热弥盛。且微利之四顺饮。否则毒气太盛，昏闷而死。

半出半不出，此毒气半在里而不出尽故也。或盛出，大便不通，小便赤涩，喘粗腹胀，唇干口燥，引饮谵语者，当急下之，此由毒气弥盛而内外皆热。若大便里急后重，当令大便润过则内不燥，自不里急后重矣。腹不胀者，且利其小便。

或谓当下，恐毒气复入；或谓当温，宜助胃阳运出。大抵用药，或冷或热、或补或攻，随症轻重，以救一时之急，不可拘以常法，又不可药剂太过。

痘出未透

宜四君子汤加黄芪、紫草、糯米。元医曰：百病不可损其胃气。故多用四君子、糯米等以助胃气。

调解 出迟者，宜活血散、人牙散以发之。发之班未出者，乳香、猪心血丸。出而不尽透者，以猪血、麝香涂手足心、唇上，最为要妙。或以紫草散、蜕壳散，随寒热虚实投之。

有班点见齐，血包结起迟者，若便秘、渴而腹胀，宜匀气解毒，甚热者宜利小便。有正患痘疹，中遇暑气大作，或烦渴咽痛，或喘满作渴，此乃暑热与疮热并遏，壅滞而出不快，宜白虎汤、荆芥散。有大小便秘，气壅遏而出不快，宜紫草木通散。有痘疹发而不出者，钩藤紫草散。有气涩出不快者，滑石散。取活窍也。气虚，蜕齿散、活血散。有伤寒不语，疮疹不出，干人粪散。有瘟毒既发，痘疹不出者，地黄豆豉散。

发表 有遇天气暴寒，肤腠闭密，寒气结聚，而出不快，宜麻黄、正气之类。

疏利 有红班点出，日数未尽，以足底有班为出齐。其内实而肌热者，宜疏利之。痘出未透，心烦狂躁，气喘，妄语或见鬼者，此热盛也，宜龙脑膏。有痘出太盛，内外热气壅遏，血蓄结聚，令儿能食，腹胀不大便，烦躁而渴，手掌心有汗，喘满而出不快，此由毒气与心火贯注，无阴气以敛之也，宜乳香猪血膏。

温里 痘疹隐隐不出，热蒸而为痘疹，使内虚而无热以应之，故痘疹虽见，则外无壅盛之气而不得泄，内又无由复入，当此其人面青恶寒，肌肉慢而不入，精神昏倦，令疮似出而不得出者，内虚寒也。或身热面赤，大便利，小便清，有此症者，但温中，进食，则荣卫自复，其痘随多少而出矣。若见疮疹出迟，不能温里，却用发散，岂知内无阳气相应，更发阳气外出，故疮色白，此为虚脱而益危殆。

血泡出甚，亦令内虚，虚而自利者，宜温里。泄甚者，至于姜、附、硫黄亦可用。有疮中烦躁，饮冷过多，使胃冷，无以运行荣卫，致中满而出不快，宜理中汤、姜黄散、活血散。

痘疹不出

调解 有荣卫虚不能出者，恶寒，面青白，肌肤慢，似出不出者是也。当和荣卫，如活血散之类。有误服表药过多，遍身成一片谓之班烂者，宜安养之，如六神、七珍散、内补散、双和汤。暑天胃热烦渴，昏迷，疮出不快者，白虎汤，或五苓散去桂加辰砂，用生地黄、车前草、麦门冬煎汤调下。

班点已见血泡。期七日而结脓泡。今一半尚为班点，未全为血泡者，缘疮疹遇冬温或春月阳气乍暄，小儿为暴热运行，内热出外，天之暴热一退，大抵四时寒暑从渐而深，其非节之气来暴而去速也。小儿外盛而里虚，里虚则无阳以应疮疹，故出迟，令半为班点、半为血泡。当此必不能乳，大便如常，小便清白，宜用半温里、半发表之药，如紫草、蝉蜕、芍药、葡萄酒以表之，活血散、人牙散以温之。小儿气血虚弱，或风邪秽毒冲触，使痘毒陷伏不出，出而不匀，宜内托散，内托疮毒使之尽出，易收易靥。痘疹已出不能遍匀，前人治法透肌解毒而已。使气无壅遏，则自然出匀，用必胜散、快毒丹令出快；紫草饮、胡荽酒自然匀顺。

解表 有已出被风所感不能出，或发热，或狂言，或风搐，或遍身青紫纹，此当发散，如惺惺散、僵蚕散。正出之时，被天气寒冷所折，毒气反伏而不出者，其症精神昏冒，面青发热，或谵言妄语，宜解肌表出之药，如活血散调解发散。参苏饮治外为风寒所折，内为饮食所伤，内气壅遏，大小便闭者。若出不快，清便自调，知其在表不在里，当微发散，宜升麻葛根汤加味、四圣散、紫草饮子、紫草木香汤、紫草木通汤或快班散、丝瓜汤。

解表攻里　疮疹伏内不必出，头痛恶寒，身有大热，口鼻热，咽干痛，口颊生疮，两目如火，耳尖手足指冷，脉洪大，作渴，面赤心逆热，口臭，此是伏陷之候，先当去热毒邪气，用大黄煮汤荡涤其表热，表热散则诸疾皆愈。昧者用巴豆、水银、轻粉，但能去藏中惊涎积热而已，无去表热之理，反伤藏也。

温里　有胃虚不出者，或吐或泻，不食可见也，宜温之，理中汤或异功散。有已出而服凉药生冷，致内虚沉伏不出者，令疮黑靥潮热、啼哭；或白色腹胀，口气目闭，四肢微厥者是也，宜人齿散、理中汤。有正出盛服凉心药，沉伏在里，发寒战靥伏者，宜丁香、豆蔻、姜、桂、当归、附子。有本虚少用药大发之，出得正盛，忽然气脱者，此里本虚也，如丹砂、养气、理中、益黄之类。内虚甚则生寒，寒则大便或溏或泄，宜理中、益黄、丁香、豆蔻之类以温里。里温与肌肤相应，血气温深，方能蒸出不陷伏矣。

薰解　有出甚被秽气熏触，则成血片，宜胡荽酒烧乳香。

论口大热、红点未见之时，此内外热毒蕴蓄也，或发表，或攻里，随症治之。班点已见，血泡将成，此阳气尽出于表，内藏胃气已虚矣。不可发表，不可攻里，大热宜利小便，小热宜解毒。发表则成班烂，攻里则内愈虚，疮毒乘虚入里，变黑陷伏者有之。脓泡既成，已结痂疤，此毒气出尽，热气已寒，若有他症，或发表，或攻里，随症治之。

辨曰：夫痘，内毒所感也，风寒外邪所感也。若痘出不快，盖因风寒横塞阻绝，无路可出故也。痘未发之初，以升麻汤、和解汤量轻重治之，既出之后不解，痘不起发，

或热不退。以保元汤加姜、桂主之。及至行浆之次又未解，不灌脓，及热不退。当以保元汤加姜、桂，连服二次于前，乃以水杨汤暖沃于后，此汤大能涤去风寒，内外相攻，风寒易去，痘毒岂有不发之理？不可峻下、解散、发泄之剂，皆伤气血交会之机，故毒内攻多不救也。

俗谓以毒攻毒。

辨曰：痘之发，系乎气血也尚矣。苟气血盛，则能归附成浆而毒可解。若气血弱，则无所乘负其毒而毒难痊，所以有内剥不起，有起而不员混，有员混而不成浆，有顶陷而不起发之恶症，是皆气血而不自任故也。但人不悟其理，以虫鱼腥膻毛血牙骨鳞角等毒药投之，发其中气，以毒攻毒，理难并胜。痘虽不得已而出，少顷中气归复，气血不外旺矣。药气少歇，则其毒反攻于内，其势较烈，再将何法以治哉？即此可见气血有乘载之效，用药有王道之大也。间有百数儿中稍得一者，特其儿之气血本厚耳，岂可以一例行之乎？

痘出太盛

调解　牛蒡甘草散，一发便密如蚕种者，合轻其表而凉其内，连翘升麻汤。痘出太盛，面黄，大便黑色，烦喘躁渴，或腹胀者，此由当汗不得汗，内畜瘀血，宜犀角地黄汤。痘出太盛，躁渴者，甘草散，未出者亦可服。出太盛者，人参败毒散、犀角地黄汤。

一说人参败毒散泄气药也，犀角地黄汤凉血药也，气壮者固宜泄气，怯者又须详审；血热者固宜凉血，若血虚胃弱又须斟酌。

痘出太盛，有因毒气太盛，失于解利；疮中吐衄，致疮太盛，其害尤速，宜抱龙丸、生犀汁、小柴胡汤加紫草、糯米、生姜煎服。

一发便密如针头，形势重者合轻其表

而凉其内，连翘升麻汤。

发表 痘出太盛，烦喘甚者，麻黄黄芩汤。痘出太盛，烦喘咽痛而嗽者，麻黄汤入麝香尤妙。班点已发密重，微喘，欲饮水者，有热也，用去风药微发下之。

攻里 痘出太盛，喘促腹满，小便赤，手足心并腋下有汗，或乱言妄语，大便不通，宜四顺饮、小承气汤。下后诸症悉退，不可再下。

辨曰：淫火逆顺，必使道心为主，人心听命谓之顺。若恣情肆欲，纵其火毒谓之逆。毒受浅深，则痘之稀稠可见矣。盖稀如匜豆，则毒不能胜其气血，虽不治，其邪自解。间有气血弱，而为风寒所侵、泄泻所陷、毒药所伤者，亦有可死之理焉。痘虽稀而犯此数者，亦须补其□气，不治亦死。稠如缀粟，则气血不能胜其毒，其毒反胜，火动生风，鼓舞血气，血气①柔弱，则无以当其邪，表里为之不顺，荣卫为之不调，十二经络百脉七窍皆为之壅塞，如此岂得而疗乎？间有血气胜其毒者，其形员净不连，其色红活不滞，痘虽稠，若形员不连，红活不滞，尚可治也。大如保元汤连进数服，防其倒陷损烂痒塌，斯为要法。

气血亏盈 辨曰：痘之为症，不可使气血之有亏盈也。盖气体天而常亲乎上，血体地而常亲乎下。气有生血之功，血无益气之理。是故气不可亏，亏则阳会不及，而痘之员晕之形不成；血不可盈，盈则阴乘阳位，而痘之倒陷之祸立至。如此者，则交会不足，外剥内攻之大害不复有可拯矣。治道必须益气之亏，引血而入，血入气盈，盈则能制血之有血②余，可以保合天和也。

陷伏倒靥

内虚不能尽出者为陷伏，外被风寒所逼，或秽气所触，不得出者为倒靥，必有症相杂。红点见至数日而反不出此③者，此

为毒气陷伏，其症危也。

调解 毒气入藏不出者，脑子猪血酒。疮子反入，抵圣丸、救生散、玳瑁散、化班散，皆治热毒盛毒气倒靥者，非治里虚吐泄不食而倒靥者。有因烦躁恶热掀揭衣被，或值天寒为冷气所侵，或为乳食所伤，致疮陷如，石色④白冰硬，宜不换金正气散。调解散陷、陷伏倒靥，或烦躁大渴，或大小便闭、痘不起胀者，人牙散、活血散。痘疮正出，内外毒气壅遏，毒气复入于里者，当解毒，宜犀角汤类。陷入者，加味四圣散，更以胡荽酒厚传⑤其身、薄传其足，喷其衣服，并以厚绵盖之。若犹未也，独圣散入麝香老酒调剂，或用木香煎汤调。血泡出至七日，当结浓窠痂疕，今七日尚为血泡，不结脓窠，此由毒气内外贯注，血热相抟，必复入心，昏闷而毙。盖血泡是毒气正盛，阳热内外弥满，无阴以收之，急以猪尾膏凉心血，使阴气感之，必随时结痂而愈矣。

紫金散、如圣散、蝉蜕甘草散、猪血乳香丸、木星饮、紫草膏、开花萝葡煎汁，服此皆治倒陷，可选用之。有盛实者，毒气贯注，咽中闭塞，大便坚秘，小便如血，是郁毒不散反攻藏府，故使凸而不起，谓之倒靥。若有此症，猪尾膏、化班汤、犀角地黄汤、犀角玳瑁汤可选用之，则郁毒散，疮自出矣。

古人以朱砂、脑射⑥、猪心血等凉心之药治疮，是治其毒气已出之后，心热毒气倍常则用之也，非治里虚陷伏、外感风寒倒靥而用之也。如结脓窠痂疕，内外有感冒而生病者，此触犯之过，治之无异于前红班时用药也。

---

① 气：明本下衍一"气"字，今删。
② 血：疑作衍文。
③ 此：疑衍。
④ 色：明本前衍一"白"字，文义不贯，今删。
⑤ 射：通"麝"。
⑥ 传：当为"傅"，形近而讹，下一"传"字同。

重解 疮疹正盛，内外无寒热虚实症候，而疮不出者，此由不能禁忌，触冒秽气房室，则痘不出。毒气入心，昏闷而死，此亦倒靥者也。疮出后触之，令疮黑烂痛如刀刮。疮痕经年黑色，宜夺命膏。

发表 疮疹正出，坐卧当风，风寒抟于肌肤，必发热、恶寒、头痛、鼻流清涕，宜辛温药表散寒邪。失此不治，则荣卫受寒不解，加寒战、喘闷，而为倒靥。毒气内外有所感冒陷伏者，急以麻黄汤主之，白花蛇散、橄榄核煮水服之，无不立愈。外被风寒所袭，使肌肤闭密，气血盛实与风寒相抟于肌肤，必身疼、四肢微厥、大小便闭、班点不长，或黑色、或身生青紫疮疹，此为倒靥，宜温肌发散风寒，如紫草、蝉蜕、陈皮、葡萄、人齿、僵蚕、荷叶之类。温散寒邪，热气复行，疮自出矣。红点至足为出齐，毒气方出尽也。红点渐长，如豆起于肌皮之上，乃成血泡，血泡七日当结脓窠痂疙。于此或外被风寒所袭，为倒靥，或胃虚吐泄而陷伏者，亦如前法治之。

攻里 有内实皮厚肉密难出，毒气不得宣泄，至于硝黄、龙胆、干葛、大青、栀子、木通、石膏而平安者，此皆随时变通，不可执泥。

温里 始为班点，毒气蒸蕴，内外皆热，数日热甚，蕴班毒于肌窍，出于皮肤，或胃虚而不能副荣卫者，虽出而复没。班晕白色或黑色，此内虚无血气以应之，其人必不能食，或大便自利，小便不赤而青，或倦或呕，四肢微厥，宜用辛温之药令其胃暖，荣卫复温，自然出矣，如理中汤、活血散、人齿散之类。吐利甚者、姜、附、硫、桂亦可用。有冷气入胃冰伏，致令毒气倒进里者，宜温之，胃爱散类。内虚不能出者谓之陷伏，必出而后没，疮点白色或黑，其疮不发，形见小点，淡红微白，或白而微黄，其人必不能食，大便自利，或吐或厥，急宜救里，理中汤、异功散、豆蔻丸。痘疹热发在表，而里多虚，若结脓痂，必先得里实，则外方不陷伏。且有禀气弱而内虚冷，痘疹出时大便自利，惧其伏陷，至于服姜、附、硫黄、豆蔻、钟乳、桂等，以助之而平安者。禀受气怯，因病食少，以致脾胃虚弱，因虚生寒，因①下利，因利而内虚冷，急用进饮食、固藏府药以温之，则食进手足温，痘当自出矣。或者谓疮是热，不敢用温药，遂致倒靥者有矣。

痘疮黑色

辨曰：五色者，五行之精华也。正则光而明，衰则惨而暗，五藏荣枯于此可见矣。故痘毒之出于藏，惟利乎明，不利乎暗。光明者气血王也，惨暗者气血衰也，气位旺而血得其令，气位衰而血被其困，血非气则毒不收，气非血则毒不化，信乎！痘毒必血气而后可以终始其功。且夫色之红者，毒始出也；白者，毒未解也，黄者，毒将解也；干黄者，毒尽解也，灰白者，血衰而气滞也；黑者，毒滞而血干也；焦褐者，气血枯也；如红变白，白变黄者生。红变紫，紫变黑者，死之兆也。且毒出于五藏，而非独一藏。前人言五藏各主一色，斯言谬矣。尝究钱氏、陈氏所论，变黑归肾，此皆过于理也。然五色固有之，而又不载各藏，治法但用辛热解毒发泄之剂，若此不过攻毒动气之术耳，痘果可以如一例治之哉？须察形色之浅深，辨邪正之善恶，治必固气以胜其毒，斯为可也。予曾试验无失。如此者，岂有颠沛之理哉？此系察也。

调解 五藏蕴热出于肌肤，热毒汗漫，心热壅搐而不收，使外不得作脓结痂，内不得毒气消散，宜用凉药解毒、利小便，令毒气渐消则愈，失此不治则倒靥矣。黑陷、项

---

① 因：此后疑脱一"寒"字。

强、腹胀、直视、发搐、喘急，一切恶候宜周天散、无比散。杨氏曰：独圣散，虽遍身黑而欲绝，亦令暂苏而疮红也，但目闭无魂者，不治。毒盛黑色者，山栀子汤、宣毒膏。黑疮恶候，无比散、倍金散、朱砂散、人齿、猪血散。黑陷甚者，亦用烧人屎。

遍身青紫纹，乃热邪蒸发，或为暴寒折之，外寒与内热相拒而不得入，内热为外寒所闭而不得出。毒气壅于肌皮，其痘如痣，或青或紫，年壮肌肉厚密亦有此症，宜透肌散之类。又方，紫贝荷叶、霜后贴冰者佳。直僵蚕、炒去系。鼠粘子，炒。等分为末，研胡荽汁酒和一钱米饮亦可。

痘疮黑色如蚊蚤所啮，痘疮色活则如丹砂、如鸡冠。若毒气暴出，瘀热抟之，则毒凝血滞变成黑厣，其症最恶。若大小便秘，喘急烦躁，腹胀，宜山栀汤、宣毒膏。毒气内攻，紫黑色者宜豮猪①尾血调脑子佳。又曰，黑陷二种，因气虚而毒气不能尽出者，酒炒黄芪、酒紫草、人参。

熏解　因触犯黑色，夺命丹。秽气熏触，使欲出者不能出，已出者班烂成片，甚则疮黑陷伏，加以臭烂如刀剜，闷乱而死，急宜烧乳香、以胡荽酒噀②床帐，仍挂胡荽以辟恶毒，蝉蜕膏、辟秽丹。

疏利　热毒入里黑陷者，因疮出不透，心烦狂躁，气喘，妄言如见鬼神，大小便秘，渴而能食，此症为实，宜猪尾膏利之。

攻里　疮干黑陷，身不大热，大小便涩，是热在内，大黄汤下宣风散。若身表大热者，表症未罢，不宜下。寒战噤牙，或身黄肿紫，急用百祥丸下之。

黑陷者，变坏归肾也，由蕴毒至重。大小便闭腹胀，其疮黑紫干陷不结痂疕，钱氏以百祥丸下之。然此太峻，当以宣风散代之，为末，蜜汤调下。先黑粪，次褐粪，便服四君子汤，良久，粪黄，疮自发出。疮不黑，谨勿下。下后身温欲饮水者可活，如寒战身冷汗出、水谷不消、耳尻反热者，死。

辨曰：宋钱氏仲阳，所立小儿一科之鼻祖，治痘用百祥丸，则过于治矣。后人不得其旨，未免致折伤之弊。

有曰痘属阳，以火用事，其疮青紫变黑，耳尻反热，乃水胜土亏，其症为逆。下后身温欲饮水者，乃土旺水退，故可治也。仍复寒战身冷，耳尻反热，由水邪太盛，土气已败，虽泄亦不能去也。泄后温脾，四君子加陈皮、厚朴、木香、丁香、干姜为妙，虽然疮黑本为危症，治之有方，亦有幸而生者矣。

大抵黑陷发寒者为重，不寒者轻。发寒者乃脾土弱，为肾水所胜，若先温土以制肾水，决无黑陷发寒之理。

温里　妄下成黑陷者，由痘根毒在里，妄下则毒气深入，土不胜水而成黑陷。往往此症必先寒战咬牙，医者早为之所，故曰与其救痘疮于黑陷之后，莫若保脾土于未黑之先。土旺胜水，决无黑陷矣。杨氏曰：痘疮发于肌肉，阳明胃气主之，脾土一温，胃气随畅，独不可消已泄之肾乎，此钱氏不刊之秘旨也。黑陷、大便自利、腹胀者，乃虚寒也，当温之，不可下。

黑陷而泄脓血、痂疕能食者为顺，此必旧服脾药，脾土不衰，毒入腹而泄出也。水谷不消及乳不化者为逆。

辨曰：陷有五，盖阳始会气至血附，根棠既立，而中陷者，为因元气不足，不能续其后而然也。盖阴血虽有附气之功，而阳气使无制毒之力，以致陷而不满，生生之意绝矣。且陷有五：一曰黑陷，二曰血陷，三曰紫陷，四曰白陷，五曰灰陷。黑陷者，为初出少稀，后出加密，阳会阴之次，阳气弱不能续，其初出血无气养，故枯萎而黑陷

---

① 豮猪：阉割过的猪。
② 噀：喷。

也。血陷者，血盛于气，气弱不能拘领其毒，久则变而为紫陷也。紫陷者，为气愈虚，血无气，畜毒之盛，负载不前，血亦为之难去也。白陷者，为气不足，久则变而为灰陷也。灰陷者，气血衰败而不荣也。此等之陷，一皆气之亏损使然。如折奇花，少顷生气既绝，则憔悴不荣矣。噫！毒纵狼戾肆虐有生之正气，非药之灵慧神功，熟①能裨补乾坤之大？奈何灰紫二陷，俱从自吉向凶传②变而来，则难于施治矣。

痘疔变黑

痘内有灰黑色陷顶者，有疮独大者，有疮内臭气者，或黑疔绵者，皆名痘疔。以绛针拨开疮口，及其疮血吐碗水中，红者可治，黑者难。医用生珍珠为细末，豌豆、头发各烧灰，湿胭脂生用，四味和为一处，银簪拨开疮口，将药点入即变红活，多致获安。

辨曰：痘初出有黑点子，世皆谓之斑疔。痘而有此，则不能宣发诸毒，往往以针刺之，纳药于中，以待其发，此亦劫术矣。亦有浑身黑点者，前人谓之变黑归肾，予谓非也。盖血载毒上参阳位，阳不足阴往弃之故也。又血与气交而不偶，不能复归本位，为因元气虚弱，不能续其卫气以制其血，乃自失其政而然。且血顺气而蓄，气不能蓄血，亦为之不荣，故致枯萎而黑，此亦理之必然也。凡痘初出稀少，后更加密，则气亦因之而弱，不能助其初出者，血无领袖，一旦壅塞，几何而不枯耶？然痘出则各经俱动，岂有肾不相干？毒既归肾，便能究之，又何有血载毒逆经而出之理？此以保元汤加芎、桂补提其气，气旺则诸毒自发，黑者亦将转而为黄，此乃王道之大也！予尝留心于此，屡试屡验。世医不明其理，竟以针刺，致使气血愈泄，反因治而难救，虽父母不知其可哀也夫。

又曰：九日后发疔。疔，钉也，毒参阳位，聚而自成窠穴也。盖气分弱而血分不密，其毒性不能自散，故聚结而成其形。如气固血盛，则毒受制归附，岂有是耶？结于四肢，或小或大，不近藏府，虽抵穿筋骨者，易治。若结于头而腹背逼近于内者，其势必致穿藏府，难治。如不穿者，急治。治不可加峻，以保元汤加牛蒡子、当归、荆芥，助气逐毒，待毒液满自释也。

痒塌者于形色脉上分虚实

实则脉有力气壮，虚则脉无力气怯。实痒如大便不通，以大黄寒凉之药下其结粪。如轻者，用蜂蜜水调滑石末，以羽疮上。

辨曰：阳分气居之地，阴分者血居之地，阳气弱则陷于阴，阴气盛则乘于阳。气少虚则血进步，血少虚则气下凌。此必然之理也。痒塌者，盖因血上行气分，血味咸腌螯皮肉爬破血流之故也。然气愈虚而愈痒，痒之甚必气陷而毒倒塌矣。尝以保元汤倍加黄芪以助表，少芍药以制血，则痒自止矣。或有食毒物而发中气，致津液外行，发为水泡、血泡，气势虚甚，水遗肉理涩滞难行，不能进退，作痒不已，爬穿皮肉如汤火泡者，此乃不治之症矣。余治痘固里，未尝待血气失政，何痒塌之有？

十三、痘疹兼证治法

自　汗

初起时自汗不妨，盖湿热熏蒸而然也。

---

① 熟：通"孰"。
② 传：明本原作"傅"，讹，今改。

吐泻

凡显痘疹,若自吐泻,慎勿乱治而多吉,谓邪气上下出也。

吐泻当分冷热　缘热毒方作之际,必烦渴躁热引饮,或当风寒坐卧,冷气入胃,故胃冷则吐,脾冷则泻,脾胃皆虚则不食也。宜治中、益黄等,以吐利止为度,此属冷也。

热吐者,手掌心并腋下热而溅溅有汗、发渴、脸赤、饮冷未能言渴者,则饮乳不休,乳满胸臆不能消化,吐出则射,吐了又急欲乳,是热吐也。若用燥药,则热极生风,害人多矣。热泄者,小便赤涩而渴,口燥咽干,宜用五苓散、竹叶半夏汤。

泄泻

疮疹泄,多内耗津液气血不荣,其疮虽是起发,亦不靥。若身温腹胀,咬牙喘渴者,难治。缘水谷去多,津液枯竭而欲饮水不止者,荡散真气,故多死也。速与木香散,或异攻散。

下利呕逆者

下利呕逆者,须兼他症视之。兼有热症者,当作热治,宜五苓散辈;寒者,木香理中汤、甘草干姜汤。

痘发作时,或藏气虚脱,或伤冷药,内虚毒入大肠,泄如豆汁,或便脓血,或下黑汁颧,颧赤如钱,口内臭气,唇焦目闭,其疮内陷加腹胀者,必死。急用温中,使大便固秘,疮红活,亦死中求生也,理中汤、豆蔻丸。

吐泻陷伏

二者俱见,为表里俱虚,宜大补气血。

一儿六岁,出痘身热,微渴自利,或教用木香散,加丁香十粒。予曰:出迟固因自利而气弱,然察其所下皆臭滞,盖因热蒸而下,恐未必寒,急止之。已服一贴。与黄连解毒汤加白术解之,近十贴利止,痘亦出。其后肌常微热,手足生疮,又与凉剂补之,一月而安。

惊搐

小儿平居安乐,素无惊症,忽然发搐,但无涎潮,不恶风惟恶热者,痘疹也。盖毒气始作,未形见之间,忽然发搐,乃毒气自心经而出,痘疹必轻。若无兼见重症,不须服药。

痘疹本热,热能动心,理之自然。夫心火热,则肺金受克,不能制肝。肝风旺,则脾土受克于中,上下气不循环,五行之气无以相制,故心独大热。气击动心神,必神不安则发惊,当此宜泄肝、利小便。泄肝则风去,利小便则热除,风热既定,惊自愈矣。人治大热则利小便,热虽甚不能蕴蓄而为惊,若以寒凉损心胃药以冷之,则其气敛,疮何由出?况中焦既冷,上焦热愈不降,其热尤甚。常见小儿患此,误投寒药至死者,临终则遍身班出,遂致不救。

《素问》云痘疮出于心,惊搐亦出于心。痘疹毒气始作,心火太盛,则生风,风则惊搐,热气蒸盛,所以为惊搐、为烦躁、为痛痒。疮疡数症,心所生者无一不备。如始者毒气蕴于心藏,则惊悸搐,此症似惊风,用药当作疮疹防备。大抵疮疹必兼他症相杂,如咳嗽痰涎,心神惊悸,烦躁呕吐,唇红颊赤,烦渴,耳冷足冷,脉数,舌白,有此数症。医者不察,若作惊风治之,而用银粉、脑麝、青黛、朱砂、硝石等凉药投之,则心一凉而肌敛,伏何由运出?

小儿忽然发惊,必是痘疹。毒气内盛,

---

① 里:明本作"理",音近而讹,今正。

但以发散毒气，如惺惺散、消毒散、红绵散、升麻汤，兼以快气、利小便、祛风等药与服，虽未即效，亦不至败事。待其热气出泄于肌肤，心气亦自定矣！如有风寒与内热相抟而惊者，则各见其症治之，亦如前法，但加匀气药为妙。

痘疹未出，毒气内逼，目瞪上窜，啼叫如惊风者，此疮欲出之候。误认作惊治之，必毒气内畜而热不泄，亦乃死候。

咽喉肿痛

由心胃有热，大肠秘结，热毒上攻，咽干肿痛，兼口舌生疮、齿龈浮肿、牙齿动摇，身热能食者，宜甘露饮、如圣汤。欲凉去痰，消毒散。心烦者，鼠粘子汤。冬月老幼服之，春夏不生疮疡。喉痹，水浆不下，紫雪主之。

声音不出，口颊生疮，烦闷，潮热面赤者，紫河车散。若身壮热，大便坚实，或口舌生疮，咽喉肿痛，皆疮之余毒未尽，宜四味射干、鼠粘子汤。

痘疹已出，热滞咽喉，生疮懊闷，气喘烦渴，多睡，精神昏塞者，透肌散。

已上诸症，须藏府有热者方可服之。如上焦有热，小便清，大便溏，是藏府无热，别以清上、温下兼服，不可一概治也。

喘满气壅

麻黄黄芩汤。

胸腹胀满

枳壳桔梗汤，二陈加枳壳汤。

痘出腹胀

由毒气已出而未尽，又正热，或外伤于寒而，内伤于冷也。大抵痘疮正作，热毒既盛，必生烦渴，或饮冷过多，或妄投凉药，热为冷所击，欲出不能，冷热相拒，毒不发泄，故令腹胀，甚者气喘发厥。疮瘢白无血色或变黑色，多致不救。急用温中之药，则冷气散而腹胀消矣。如伤冷者，必不能食，大小便利，时时下气，腹中虚鸣，宜理中汤、异功散。

毒气陷伏入里者，则痘疹出迟，毒气倒靥，亦令腹胀，宜用温平解毒快气之剂，如人齿散、活血散之类。盖毒气伏入者，必有热症相杂，或渴，或烦躁，或大小便秘涩，或啼哭不止，则陷伏黑靥症中俱备矣。

腹胀目闭，口中如烂肉臭者，不治。

身热烦渴，腹满而喘，大小便涩，面赤闷绝，大吐者，当利小便。不差者，宜风散下之。

痘疹面青

痘疹面黄体倦者，脾也；面青多怒者，肝也；喘嚏面浮而白者，肺也；面黑善恐而欠、耳骶手足厥者，肾也；烦躁面赤者，心也。此五藏有五色，常与寸口尺内相应。其不相应者，病也。今痘疹属心，心主①血，痘以血为主，面赤身热、烦躁惊悸，乃心之形症，为顺。今反面青，乃色病不相应，其症为逆，更当察其外症以提防之。热者必生风，大小便秘而燥渴也，宜消风散；虚者必下利不食，四肢厥也，宜理中汤、异功散。

涕唾稠粘，身热鼻干，大便如常，小便黄赤，宜十六味人参清凉散。

身体壮热，经日不除，别无他症，宜六味柴胡麦门冬散，热退住服。不愈，七味人参白术散。

腹中硬痛

痘疹始发，腹中有块而痛，若手足稍冷、尻阴冷者，是痘疹症，不可作食积下之。

---

① 主：明本原作"土"，讹，今改。

前人论腹痛有虚有实：肠鸣自利者为虚、为冷，胀满不大便者为实、为热。是知肢冷腹痛、大便自利、蜷卧恶寒是冷痛也，今身热肢冷、腹痛、大便不通，盖热毒在里，则热甚而发厥。伏热深，而痘疮不能出，宜以蝉蜕末水煎服之，已出者亦服无害。毒气得泄，则四肢温暖，腹痛自止矣。

一女伤寒，但腹痛甚，日夜啼哭，手足厥冷，渐至危殆。此时天时痘灾，吾疑或是痘症，遂取生猪血，急用脑射和灌，一服得睡。须臾①，痘出而安。若非此方则夭横矣！

又方，化毒散。若便血疮坏无脓者，死。

十四、痘后诸证治法

痘后解利须观虚实，解利是治有余毒者。无毒者，但当随宜安养之。热者必大便难，咽干而渴，面赤而烦，小便或赤，有热症者方可解利。余热温壮，齿龈宣肿，牙疼不能嚼物，面赤而黄，或烦，甘露饮子、槐花散。肝藏余毒不解，叫怒不能睡卧者，调肝散。恐疮入目，净心散。

禀受怯弱，脓血疮痂，大虚荣卫，坐立战摇，大便不秘，小便不赤，无诸热症者，宜胃爱散、七宝散、双和散之类，以安养之。候乳食如故，不畏风寒，肌肤稍实，稍有余毒，宜少少与解利药可也。

痘后身热，大便难，小便涩，能食而渴，宜四顺饮、升麻汤。小便赤涩，黄芩散。胃中有热，胸中有邪气而呕，面赤而渴，大便秘或如常，或下利色黄者，黄连散。烦喘，小便不利，灯心汤、槐花散。发渴饮水，下血不止，消毒散、薄荷汤调下黄芪散、牛蒡子散。大便下血，疼痛，消毒饮热留胃经，呕吐下利，小柴胡加黄连、山栀、生地黄。

痘疮余热在中，口舌生疮，下部亦有疮或下脓血，宜黄连散、三黄熟艾汤。喉痛并嗽不已者，麻黄汤加麝香服。大便不通，热攻藏府，眼并咽咙肿塞，口舌坏烂者，以如圣汤、紫河车散、紫雪之类选用之。咽干，甘桔汤。口疮牙肿，甘露饮。

呕 吐

胃主纳食，痘后呕逆，是有邪气相干，故使气逆而吐也。热吐者，心烦作渴，小便赤涩，手足心热，面赤，居处喜冷，引饮成痰，膈中纵能食乳，聚满吐出如射，又食又吐，脉洪数者，此热吐也，宜黄芩散、五苓散、人参竹叶汤、石膏汤加陈皮、姜黄汁服。冷吐者，不渴，饮食与乳随吃随吐不化，面青白，手足冷，大小便利。此冷吐也，宜理中汤、益黄散。

发 搐

痛痒、疮疡、烦躁、惊悸、喜笑皆出于心。五藏蕴热为疮，热则生风，当其未出，心火生肝风，令儿发搐。今痘出后又发搐者，是余毒未解，故动肝风而发搐也，宜导赤散、化毒丹、消毒饮、柴胡汤、三白汤之类，散热退风而已。一症，心热留滞不去，热盛生风，风火相持，其人喉中痰响，目上视，面赤引饮，居处喜冷，宜柴胡汤加生地黄、抱龙丸辈。一症，痘后胃弱，多食不能克化，谓之食蒸发搐，其人必面黄潮热，大便酸臭，秘泄不调，或吐利腹痛，或胀有积，宜紫霜丸下之。大便秘硬，四顺饮。

痘后又发痘疹

比初稍轻，此亦余毒未尽，皆失解利之故，毒气留滞败热于肌间也。解利亦当随虚实而用药，一概妄投凉剂，气虚者反为大害。不渴面青，饮食少，大便不秘，体瘦无

---

① 臾：明本原作"叟"，讹，今改。

力,皆虚症也,此则不可利。

热毒攻目

夫热则生风,由火盛制金,不能平木。肝窍于目,木胜肝旺,则心火炎上而冲于目,故痘疹之始,最宜防备。使之视井,欲其观深视远,得感阴气,则自运于目。搽胭脂,则欲凉散毒,服鼠粘、荆芥、防风去其风,付①白芥子末十两足心,则疮不入眼,使神水不被风毒热壅之害,得免晴胀凹凸、声喑之忧,皆消目疾于未然也。

痘疮入目

心热生肝风,肝主目,热毒冲之,故为目患,宜凉肝丸、密蒙花散服之,秦皮散洗之。疮出正盛,不令入目,调肝散。入目成翳,瓜蒌散,用大黄散贴之。入目痛楚,浮萍散。入目昏暗,金花散。疮入目里侵晴,桦皮散。赤脉侵晴,羚羊角丸。生翳者,拨云散。翳障不见光明,蝉花散、威灵仙散。风热攻目者,井泉散。或食毒物,晴突出外者,仙灵皮散。暴出肿痛,葈②麻子散。患半年、一年余者,蝉蜕散。

痘疹初出,欲使不入耳目,可喷胡荽酒于耳目边,或以黄柏末水调付两目。又抱儿令自投菜豆七粒于井中,皆令痘不入目也。亦忌食酱醋五味、牛鸡鹅鸭并鸡鸭卵及煮卵,令气袭目。但令食淡,不能淡者宜入少盐。

痘后目翳

此毒气自里而达外,治宜活血解毒而已。活血不至于热,解毒不至于凉,得其血活毒散则晴不壅、血不郁而免凹凸损陷之患矣,似非点药可取效也。盖点药非毒则冷,必相攻击,反以为害,古人所不取也。

痘疮蕴非常之热,郁发肌腠,蒸之为痘疹。顺其热,则出而毒散,但过于热则又损目,抑之以凉,则为陷伏黑靥。故善使阳不至亏盈,阴不至潜伏,调适中和而已。苟为不然,阳胜则热盛而生风,肝应于木,无不害目者;阴胜则土无燥气,肾水反胜,为黑靥陷伏,则夭伤者多矣!

痘疹护眼

多用胭脂涂,不如钱氏黄柏膏好,从耳前、眼皮面上并涂,日三五度。若用之早,则头面无痘;用之迟,纵使出亦稀。通圣散,治痘入目生翳。白菊花、绿豆皮、谷精草去根各五钱,为末,每服一钱,米泔一盏同干柿一枚煎,候米泔尽,只吃干柿,一日三服,食后。一方,加猪肝煮,食肝。

又方:将浮萍以竹筛盛水盆上晒干,为末,随儿大小每服一、二钱。以羊肝半具,木石器内擂烂,投水半盏,滤取肝汁,调服,食后。

痘疮伤眼,必用山栀、决明、赤芍、归尾、芩、连、防风、连翘、升麻、桔梗作小剂末,调服。

如眼无光,过百日后血气复自明。痘疮发热时,便用牛蒡子为末,贴囟门,可免眼疾。

痘后忽遍身青紫、瘾疹、口噤、痰响

盖痘疮方愈,气血虚弱,由节令八方不正之风中之故也,宜蝉蜕一钱、姜汁、薄荷汁入酒数滴,汤调服,连进二三服,得汗或作瘾疹,神效。

肌肉破裂,便血,痈疖,大小便不通

此皆热毒之气壅盛,毒在肠中,则血渗入肠为便血。毒壅肢络不行,为痈疖、为肌肉破裂。若令大便利、小便通,则无此患

---

① 付:通"敷"。
② 葈:今作"苟",麻类植物。

矣。宜犀角地黄汤、升麻汤、白虎汤、紫雪。便血,牛黄散之类选用。

便脓血

此痘后余毒不解,热入于胃,故令便血。日夜无度,腹痛啼叫,宜牛黄散。有浑身壮热,下利黄赤脓血者,薤白散或胃风汤尤佳。小便赤而烦,导赤散或犀角地黄汤。

热泻者

渴水、心烦、小便赤、手掌心汗,宜利小便,五苓散去桂。

冷秘者

胸满,吐清涎,不能食,面青瘦,其症少,又非暴病。

痘后大小便秘或便脓血

此由痘后失于解利,以致热并小肠,则小便不通;热并大肠,则大便秘结,重则便血。如前后不通,宜四顺饮。利小便,五苓散、导赤散;便血,犀角地黄汤、黄连解毒汤、三黄丸。

咳嗽胁痛饮食不下

痘后咳嗽者,由阳不降、心火克肺金也。胁之左右,阴阳之道路、气之并行处。今胁痛,是气不能升降也。饮食不下者,盖呼吸升降之间,脾受谷味,今气不能升降,则脾不能运磨水谷。此宜解毒,毒去则真气自育矣。宜赤茯苓汤导心火、利小肠;小柴胡汤治咳嗽、胁痛;二和散调顺阴阳则自愈矣。一方,小柴胡汤加牡蛎、五味子、桔梗、枳壳、赤茯苓。

痘后烦渴

由心胃邪热尚存也,宜五苓散、竹叶石膏汤。

痘后痈疖

盖因痘疮既平失于解利,余毒大盛,内不得入于藏府,外不得出于皮肤,聚而不散,轻则结为痈疖,重则头项、胸背、手足肢节赤肿而成痈毒。未成脓,宜小柴胡汤倍加生地黄、消毒饮之类。多是实毒血热所成,分上下用药,一日不可缓。已成脓,必用凉血为主,赤芍药、甘草节、连翘、桔梗,上引用升麻、葛根,下引用槟榔、牛膝,助以贝母、忍冬藤、白芷、瓜蒌之类。陈氏谓:因饮水过多,湿伤脾胃以致肌肉虚、津液衰少、荣卫涩滞、气血凝结,故身生痈肿,此主寒湿。而言所治,亦木香散类。

机按:痈已成脓,宜早决之,迟则脓却内攻,反生变症。

一说结疕之后见有痈毒,便以消毒散、升麻汤、五香散、连翘散、犀角地黄汤皆可选用。

有禀受怯弱,痘后面青,不能饮食,大小便自利,肌体怠倦无热者,且与平调药安养之,令其里实。如大便秘,发渴,咳嗽,惊叫,小便涩,可用前诸方解利之。

结核痈肿

热毒藏于肌肤,荣卫为之壅遏则结核肿疖。咽膈不利,痰涎壅塞或为痞瘤,发于颈项、手足、肢节间,甚则为痈毒,亦令人咽膈不利,痰涎壅塞,咽干眼赤,腮项燉肿,宜消毒散、小柴胡汤最验。痈疖出脓不止,体虚烦热,头痛昏闷者,黄芪散。大便秘,大黄散。

痈毒赤肿初生者

烧鸡毛水付;醋调伏龙肝傅;地松胡

---

① 傅:明本原作"传",讹,今改。下同。

荽傅；地龙粪新水傅；鸡清调赤小豆末傅；马齿苋、龙葵叶、鸡肠草、芸台叶、景天叶皆可捣傅；赤肿不散无头出者，马鞭草傅。

痘风

分气血虚实，以日子守之，多带气血不足。虚则黄芪为君，助以生血、活血之剂，略佐以风药；实则白芍、黄芩为君，佐以白芷、连翘、续断之类。若属寒，陈氏方亦可用。

烦渴胸满

痘疮将愈，来热虽退，尚有余热在里故也。此皆失于解利，热毒不散所致。宜黄连散、灯心散、黄芩散、甘露散，皆可选用。

疳蚀疮毒

痘疮已靥未愈之间，五藏未实，肌肉尚虚，血气未得平复，急被风邪抟于肤腠，故津液涩滞而成疳蚀疮也。宜雄黄散、绵蜜散。久而不愈，溃骨伤筋，以致杀人。

牙疳

痘后亡津液，生疳蚀齿龈。侵唇连口鼻，齿落还伤生。

辨曰：痘后余热者，本虚热也。盖痘毒一解，则阴阳二分因而俱虚，所谓火从虚发之义。然其热多发于午后，但观两脸赤色，乃其症也。盖虚盛则发热，热盛则谵语、狂烦，若有此症，不可作热治。即此虚阳动作亦必为之强阳，前后以保元汤加黄连，甚则大连翘饮主之。切忌妄加他药，以致坏症，而不可治矣。此等痘症最恶，预为调理，否则日久或疳劳，或眼目疳蚀，咽哑，风搐筋牵，睡露白睛，走马牙疳，诸疾皆自此始矣。

十五、保元汤制旨

制保元汤者，有自来矣。予初时习痘一科，初视验吉凶，人云有眼力，犹今之村叟老妪，涉历过多，而能辨生死者也。虽则有得于毫末，而所以之故，不知从何而来，从何而可，茅塞犹存。及观钱氏、陈氏二家之说不一，各执己见立方，或寒或热，或补或下，有所不同。每见人用此者，多被折伤。然不知治各有旨，又不知治各有时。呜呼！惟人之生命为重，然因求其生而反得其死，因不敢效，尤掩卷而不习。

及逾数年，予子丙患痘，少稀，热极不发。起发迎医，朱汝明观之，曰：内虚故也。用四君子汤加黄芪、紫草一二服，痘发足而解。后邻里盛行，遂窃前方投施，贫难屡验，渐得其间虚实之旨。自揣不尽其术，恐陷于人。且得汝明先生之方与他法虽殊，但过密盛者则不能成浆，干渴枯萎，而死者有之。因自咎不精之罪，却乃深究其义，忘废寝食，一夕枕上蓦蓦然而得于心。

盖白术燥湿，茯苓淡渗其水，故湿蒸之气不行而使然也。譬之铛中汤，气上行则无物不腐矣。后用减去，应手如响，始得气血亏盈之理。然又患其药性太缓，发之不盛，恐越七日向表之限，乃加官桂以助其力，如东垣用补剂加姜、附之义也。而又得君臣佐使之法，用之年久，发无不中矣。予制此方，如登太行，履剑阁，历此险患，不知其几虚惊矣！故以参、芪、甘草三品之神剂加赠保元，以其功能起死也。则东垣所用去虚火之圣药，今用之以治痘，暗合其旨。百世之下，继斯道于痘科，诚先生济世之心不泯矣。予又非汝明先生之传，亦何得而至此？汝明，字敞名也。

十六、痘疹辨识

痘疹不同

痘疮与肤疹有浅深之分，府属阳，有热

则易出,是以名肤疹。肤疹一出,便如沸疮细泡出于皮肤之上,一出而便没。以言肤疹在肌,其所受气浅,故易出也。藏为阴,有热则难出,其为痘疮在肌肉、血脉间,必先出红斑而渐起如痘,故名痘疮,其所受气深以难出也。暴热而便出者,必肤疹;久热而难出者,必痘疮。疹自表而出于府则轻,痘自里出于藏则重。痘早晨浑身微热,午后大热,眼睛黄色,两胁下吸吸然动,甚则发如惊风。身有大热,手足逆冷,此病属藏,以独胜散发之,以和平生津液药润之。此是痘疮,切不可投凉药,恐水入大肠而痘不出,则泄下如赤豆汁,及朝出暮靥,或腮颊赤色如掌大,口内臭气,唇焦,目闭,腹胀。此是痘毒入里,由用利药。里毒陷入肠中,或便脓,或便赤汁,此皆死候。

疹则早晨微热,午后亦大热,眼白赤色而不黄,手足冷而吐逆,此属府,为疹,治法与治痘疮同。杨氏曰:赤疹遇清凉而后消,白疹遇温暖而后减。

夹 疹

辨曰:疹之毒与痘之毒不同,盖痘毒出于藏,疹毒出于府。然皆中于有生之淫火,故其症虽异,而其原则同。爰孕成之初,先有藏而后有府,藏乃积受之地,府乃传送之所。藏属阴,故其受毒为最深;府属阳,故其受毒如差浅。况疹毒受于运化之间,是以其症之发也轻而易解,若有不解,乃为内实而外中风寒之盛也。夫解痘疹之法,痘当从外,疹当从内,此不易之常法。如妊妇发疹,热极不易退,内实之故也,必下其胎,胎下,疹则随热内解而愈。惟痘之发触于天行时气,疹之发中于时气风寒,本非寻常并发者,或有并行齐发之症,此则所谓两感矣。愚谓痘出之际,毒趋百窍,被风寒封固腠理,兼气血壮盛,湿蒸火炽,击动府毒,而故并出,是皆不顺之候。如痘稀疏,可以升麻汤解之。

疹散痘出,其热自利,则痘之轻重治止用乎常法。若痘太盛,其疹虽解,殊不知气血已受亏于前矣。诚恐内气弱,血不能收敛其毒,尚未可议其有生。其症虽危,亦宜用保元汤以期生,此所谓虫食木、木尽虫亦死也。

十七、痘疹变症

班 烂

病当发散而不发散,则毒气闭塞,胸满喘促,闷乱不知人;不当发散而强发散,则热毒随阳出于肌窍,皆为班疮。肌肉如烂,故名班烂。治宜调脾进食,令大便不秘、不利,养荣卫以生肌解毒,则无目赤、咽痛、口疮、吐衄等症。解之不至于冷,调养不至于热,最为良法。

班烂发脓痛甚者 干黄土,罗为细末,付之。轻者,芒硝、猪胆汁调涂疮上。勿令动触,直候结疤自落,不通卧席者,用麦麸簟卧将息最佳。有因发表过多,致令阳气在外,内虚生寒,藏府自利,以致班烂,急当救里,如理中汤之类,疮当自愈。

班 疹

冬月温暖而温毒发班疹如锦文者,又有冬月触寒毒至春始发病,初在表,或已发汗或未发汗,表症未罢而毒不散,故发班,以黑膏主之。又有冬月温暖,人感乖戾非节之气,冬未即发,至春或被寒折,毒不得泄,遇天暄暖,毒气始发,则肌肤班烂、瘾疹如锦文,咳嗽,心闷,呕吐清汁,葛根橘皮汤主之。医者不辨,作胃寒治之,转加闷乱,状若惊痫,遂生他疾。杨氏曰:毒气入胃令人发班。其症昏瞆,关前脉大,多见于胸腹,轻则如疹子,重则如锦纹,红者易治,黑者难治。

疱疮

伤寒热每在表，不能作汗，或当汗而不得汗，暴热灼于肌肤，故发班疹、泡疮。其泡色白，疮白头瘭浆戴白脓者，轻；若紫色隐隐在肌肉里者，甚重。此乃伤寒发泡，小儿肌肉娇嫩，多病此也。

夹班班烂

辨曰：班者，乃血之余也，苟血太过而气不及，则卫气疏缺不能密护脉络，而致太过之血夹毒上浮矣。然则夹毒而出，非热前[①]熬血分，乌得有是症耶？陈氏所谓班疹者，非也。夫痘毒随藏而出，其发之势，殆如火药最为迅疾，然血亦乘其势而发为班也。如痘毒起齐，内必虚矣，内虚则班从内解。不解，以升麻汤加归、芍主之。又有结痂后而发者，余毒热盛，煎熬肉分，其班必烂。此以解毒汤加归、芍、防风，盛则用大连翘饮。烂处以生肌散付之，宜无不瘳矣。若夹毒初出，色赤如火，乃毒滞不能宣发之故，当以四顺清凉饮。一服，如大便去一二次，而班或退，则血附气位，则以四君子加黄芪、姜、枣进之。如大便不止，可加肉豆蔻即止。务须预先煎药，伺其班退血附与服，防其损陷，斯谓用药得用兵之道。

不结脓窠

痘疮大热，则皮热脉实，大小便不利，心热燥渴，气满而喘，能食者，此里热盛也。恐生他病，宜利小便，使心火有所导引，热亦自退，不必用冷药也，宜五苓散去桂。其小热不解则成大热，小热而利小便则损气，但宜解毒而已。如玳瑁汤、消毒饮、四圣散、独胜散、安班散、如圣散、紫草汤、犀角饮，此虽不利小便，其热亦不能为害矣。

一说，忌升麻汤、葛根汤、四顺饮、硝黄峻利之剂。

疮疹伏热在胃，则中有所隔，上则心火不能降，故小便赤；下则阴气不能升，故心腹胀满。董氏用紫草散发出其毒，胃中热散自然冰释。

大热利小便，小热但解毒，此出钱氏。谓大发表，热仍不退敌，有利小便、解毒之法。未经发表，而用此法，恐失钱氏意也。

血泡既成，当结脓窠。而不结者，乃内外热极，毒气散漫，无阴气以敛之。古方用宣风散导之，磨生犀汁解之，或用砂糖汤调饮之。

大小便闭涩，津液燥而渴，气喘能食，脉实，不结脓窠痂疕，恐生别症，宜利小便，使心火有所导引，热亦自退，宜五苓散去桂。若能食而喘，腹胀，妄语，大便秘，宜四顺饮微利之。

痘出太盛为血泡，血泡七日不结脓窠痂疕者，由毒气盛而内外贯注。若不速解，毒气复入为倒靥，宜猪尾膏。看脉与外症审谛，方可下之。若能食而喘，发渴，腹胀，昏睡谵语，不大便者，承气汤、川黄散下之。若发热作渴，面赤闷乱，大小便涩，或大吐者，当利其小便，宜通关散。痘已出定，大便不通，疮出脓汁不干，牛黄丹。

辨曰：痘至行浆之次而不含浆者，当以保元汤加姜、桂，连服二次于前，乃以水杨汤暖沃于后。此汤火能涤去风寒，内外相攻，风寒易去，痘毒岂有不发之理？不可峻用解散发泄之剂，皆伤气血交会之机，致毒内攻，多不救也。

结脓窠后脉尚洪数，能食，大小便秘，此里蕴热毒，宜微解之。

不结脓窠，固有热毒炽盛，亦有气血虚少，察其形症虚实以为补泄为允当，疮坏无脓者死。

---

① 前：疑当作"煎"。

不结痂疕

痘因热而出，又因热甚不结痂疕，是以内外蒸郁，无阴气以敛之故也。古人以宣风散导之，以生犀散解之，使热不壅胀，必结痂疕矣！

血泡六七日当结痂疕。而不结者，此是毒气盛实，内外贯注故也。宜用猪尾膏。曾进一服，随时结痂疕，神速特异。因思人遇天气寒暄不时，脱著衣服，必先呷冷水三口，则不感冒。是心凉则肤腠秘密，风寒不能侵也。用猪尾膏者，以心属火而燥，居于上焦，又加蕴热毒气并于心藏，则毒气内外贯注，古人用猪尾血，以血归心，引龙脑以凉之，而行荣卫，荣卫遇香则行，遇臭则止故也。

痘疮发如脓窠，不肯作靥者，调砂糖水与之。多是爬了疮子成一片去，后来结靥不好，此疮作脓窠，毒气已定而用之，庶不为目害？疮未出尽，切不可用。盖疮初发而食甜物，如枣柿糖蜜，必使疮入目也。

热毒蕴而不散，不结痂疕，如大小便不通，欲以药下者，须是微觉腹胀而喘，按之腹微实，手掌心并腋下有汗。此有热毒燥粪在里，宜下之，川黄散。

脓泡不结痂疕者，毒气已出在表，但解余毒而已。此是正痘疮症，无诸内外邪气所感者也。

疮痂不焦

是内热之气薰于皮中，故痂不焦也。宜宣风散导之，或生犀磨汁解之。

疮疕不落

明胶散，班未出，泻下，已出者内消。黄明胶慢火炙为末，温酒调服必胜膏，马齿苋汁用煅成猪脂、白蜜调煎成膏，涂之。

痘痂起倍能食

盖痘既出于表则里虚，当食少，今能食而里不虚，为有热。本方用大黄丸下之，亦须看脉为外症然后用。若大小便秘、喘满、面赤、胃闷者，则宜四顺饮下之，恐胃热不去为口臭、疤疮。如无别热毒，不必下也。

痘痂起，胃虚不能食者，宜调脾胃。

瘢 痕

若十三日痘痂已落，疮瘢犹黯，或凹或凸，肌肉尚嫩，不可澡洗。忌食炙煿五辛，恐热毒薰于肝膈，眼生翳胀，为儿终身之患，宜二味谷精草散。

痘疮既作，其血肉为脓痂，肌尚嫩未实，恐恶气有犯，房中可烧乳香，挂胡荽，辟一切秽气。或坐卧当风，则成瘢癣。若脓泡出，烧牛粪灰贴，则速愈无瘢。若脓汁不干而能食者，时与葡萄食之，为其能利小便，又令出快如穗之义。鼻塞，则摩头以通之；荣卫不和，洗浴以利之；肌理空疏，粉末以蜜之，此皆外治之法也。

欲无瘢痕，在结脓痂时，不可早爬去之。出见风早，则为瘾疹，肌肤凹凸，宜硼砂散酒调服，密陀僧水研涂，蒺藜散，胡粉散，鹰屎白散，马齿苋散，猪胵散，羊胵鸬鹚散，升麻水豆散，黄柏散，白蜜、髑髓等，青金散皆可。

痘瘢凹凸：在结脓未成干疕爬去之，不成疤痕矣。

辨症　不须治，惟眼目红肿、泄泻不已二者，宜用心焉。

辨曰：痘之为症，五藏百骸无不振动，气血无不虚弱，如无杂症相仍，尤宜戒其峻治。治其杂症，无拘日限。痘则发于前七日，结于后七日，前后以十四日为限。治者毋得急治其标，而遂缓治其本。故杂症一寸，则痘症落后一丈，杂症未痊，痘已先毙矣！治痘不可违限，有如此者。且痘之毒不解，则一病不去，痘毒一解，则百病自痊。医之妙诀正在乎本上用力，何在于一标哉？虽初出，有眼目红肿而毒入于睛者，固宜治之，恐其睛突瞳陷也。有泻泄不已者，亦宜治之，恐其倒陷损塌也。况治泄多用淡渗燥涩之剂，若用之过，则津液竭而血道闭矣。治目多用发散凉血之剂，使用之峻，则气血弱而毒倒陷矣。用药者如用兵，其胜败之机不意料哉。古人所谓出于不得已而用之，是诚良法也。

便脓血

胃烂便血，有内外感冒失于治疗，遂至此者。其症最恶，急用犀角地黄汤、甘草散以散之。散之渐苏，疮出者活，神昏胃闷者死。伏热在胃，腹胀便赤者，四圣散。痘疮正出，下利黄赤脓血，身热大渴，乃毒入肠，宜解① 其毒，使疮出也，薤白汤、三黄熟艾汤加糯米、甘草、紫草，水煎服。

痘疮当出而不出，由毒气当散而不散。盖心主血而营于血，疮疹不出，毒气壅瘀于里，则为便血黑色，故神昏倦而不醒。其症最恶，蜕壳散、犀角地黄汤。

失血发泡，鼻血口血，大小便血，疮疖出血，发为水泡，哽气，呵欠喷嚏，腹内雷鸣，便气下泄。

辨曰：痘之发惟在气，不可弱，亦不宜太盛，太盛则恐伤其血。其血之失也，由气盛攻毒，为风邪闭塞清道，热盛火炽，而气与毒相挟交争，血不能胜，以致错经妄道，涣散无统，是皆气盛于血也。然则血之妄行，有从口出，有从鼻出，有从大小便出，有从阳疮而出，未发痘先已有疮疖，有从痘毒而出，悉皆不治。间有从鼻出者得生，何也？盖为气盛逐血，血载毒奔行周身，传注督脉射关而出，不犯其内，故无害也。至如口出及大小便出多死，何也？盖因有犯于内而内有所伤也。若阳疮痘毒间出者，则为走泄，走泄多肉分空虚，毒无定位故也。及至发为泡者，乃气有余而血不足，故虽载毒，终不能上附于气，使气分独盛，有过本位，致津液随气呼吸，上极毒出之窍，而发为水泡。凡气之过于盛者，则噎哽气也，其所振所作，如风之挠物，无所不及，无处不入。七日前若作于膈，则呵欠、喷嚏，其气渐泄，其痘不能起发员混，七日后若入于腹则如雷鸣，甚则饮水亦鸣，或便气下泄，其痘尤不能成浆，此皆气之所为。如此发泡者，以保元汤加白术、山楂，少润水气下行，以平其气。治气之法，宁可补其不足，不可亏其有余。盖血弱一时不能补益，故补气之功易，补血之功难。盖气无形，血有形，血非五谷滋味精益，其何能生化耶？若过于益，则又载毒从溢，反为大逆矣！治者更能安其气位，何患血之不归附哉？

咬 牙

咬牙，齿齼也，乃血气不营也。方书多作热治，须兼他症参之。咬牙喘渴者难治，缘水谷去多。津液枯渴，而欲水不止者，荡散真气，故多死也。速与木香散、异功散。

寒战斗牙

寒战斗牙、谵语狂烦、寻衣撮缝、不省人事、闭目无魂。

辨曰：夫寒战者，阴凝于阳。阳分虚，则阴入气道，而毵毵作寒，不待疏而自战也。斗牙者，阳陷于阴。阴分虚，则阳入血道，而两齿相锉作声，不待力而自斗也。七日前见寒战者，表虚也；斗牙者，内虚也。七日后见寒战者，气虚极也；斗牙者，血虚极也。气虚者，以保元汤加桂，以温阳分；

---

① 解：明本字后衍一"毒"字，文义不贯，今删。

血虚者,补元汤加芎、归,以益阴分。有独寒战者,有独斗牙者,以一体治之。

又有不省人事、闭目无魂者,谵语狂烦、寻衣摸缝、斗牙不已者,此皆气血将尽,毒伏于表之故也。若此,特有一缕不绝之气而已,而求欲生,如覆水而欲再收,胡可得哉?

喑声不出

喑声不出,口颊生疮,烦闷潮热,面赤者,紫河车散。

痘已出,而声喑不出,形气俱病,当清其肺。宜凉膈散去硝黄。

咽哑水呛、痰唾稠粘

辨曰:心之气举击出于肺而为声,其喉之窍若管籥:古代通风鼓火器上的管子。焉,金受火制之使然也。痘之发,气拘血载奔行四肢百脉,因风邪沮塞腠理,痰唾稠粘有碍气道,其毒不能尽行于肌表,故成咽哑。咽哑者,痘出气喉,初甚细小,不觉此已微露其机,或用甘桔汤预防。及其肌表之痘成浆,内亦成浆,其毒壅盛,则气出管籥窄狭,所以气举击出之,声不清也。不清者,肺金之受害也。水呛者,毒壅会厌门也。然是门饮食所进之处,如饮汤水,则毒碍其门,不易进纳,而乃溢入气喉。气喉者,不受物之处,故发为呛也。或进谷食而不呛者,盖食有查①,自能有其门,而非如水之溢,不犯气道故也。七日前声哑、咽呛并为逆症,七日之后而有者,不待医而自愈,外痘结痂,岂有内之不痊哉? 故先宜用甘结汤服于已发、未发之前,盖所以清其气道,不使毒之有犯。此预治之法,世不可去,若待症成而治之,可谓不通矣。

面目预肿

面目预肿,七日后肿者不治之。

辨曰:其痘起发五六日之际,有面目先肿光亮者,是阳乘阴分,毒不能发也。何则? 血乃气之本,血有不足,根本已失去矣。气乃血之标,将见虚阳动作,其气妄行肉分,区区不足之血,亦何能乘载其毒而出耶? 七日之后,传经已足,气退毒陷,阴阳各失其政,尚何可治之有哉? 治者不可不预为之,调摄气血以保重之。至此而欲强之以药,是亦求全于毁也。

渴

有腹胀渴者,有泻渴者,有足指冷渴者,有惊悸渴者,有身湿渴者,有身热面色㿠白渴者,有寒战渴不止者,有气急咬牙渴者,有饮水转渴不已者。陈氏谓:已上症皆非热,乃脾胃虚,津液衰少,故燥而渴也,宜木香散多加下桂。其中亦有热者,须兼他症参之,庶不致误。

辨曰:三焦者,水谷之道路也。津液者,又气之精化,而流通三焦,以制火者也。渴者,为气弱而津液枯竭也。夫火非虚不发,发而不解,则津液不能上行以制火,火乃炎上,熏灼心脾,肆其虚焰。是以为之下陷,华池为之干涸,故发为渴。虽饮水至斗,亦莫能济。譬如沸釜,徒以水制沸,而不去其薪,又何能止其沸哉? 此宜大补元气,以保元汤主之。渴甚者,加麦冬、五味;再不止,以参苓白术散,一二服必止。不可视如泛常,致有痒塌之患也。亦有阴虚火动而发渴也,斯为难疗。盖阴虚者,血虚也,血虚不能峻补,与气大有不同。气无形,血有形,无形者有神,卒能旺于斯,须有形者无神,须当养于平素。故气虚可以补

---

① 查:通"渣"。

药弥之,血若一虚,则痘疮止有十四日之限耳! 尚何可以卒补而易旺哉? 此所以为难治也。此固难治,但六味地黄丸加肉桂、五味,乃治血虚作渴之圣药,用此亦或有中。①

烦躁

心经有热则烦躁,脾少津液则口燥咽干而渴。痘疮已出、未出,皆宜用甘草散。心烦发渴,大便不通,小便涩者,通关散。烦而喘闷,灯草汤。虚烦发躁而渴,五苓散、酒蒸黄连丸,皆要药也,宜择用之。夏月大热灾暑,烦躁热渴,大便秘,小便赤,白虎加人参汤。

作脓泡而躁。盖心者,主疮疡、主烦燥。当其作脓,毒气已出,未得静尽,毒气应心而烦躁。作血泡而烦躁,此热毒欲散未散之际,但解热毒而已。宜用黑豆煎汤,放温,徐徐饮之。

烦躁睡卧不安,身热悸动者,宜清心利小便。若表不解,身热烦躁,睡卧不安者,宜水解散。大便秘结烦躁不得眠者,必腹胀,手掌心并腋下有汗,宜麻仁丸,或煎黑豆汤,徐徐饮之。甚者,青黛散以水调服。津液枯少,虚烦之气昼夜不得眠者,酸枣仁汤。

痰实壮热,胸中烦闷,大便坚实,卧则喘急,宜五味前胡枳壳汤。有小渴,六味人参麦门冬散。

疮出狂叫喘呼者,乃藏府热盛而无津液也,无阴气以和之,致令阳毒独盛,故如此耳,宜竹叶石膏汤。更看大小便何部不利,利之则愈。解热毒,犀角地黄汤、抱龙丸;利大便,四顺饮;利小便,导赤散去桂、五苓散。

昼夜啼哭

小儿蕴热毒为疮疹,因外未得出,内不得散,则神不安以致然耳。当此察其蕴毒在表在里,若发热,渴水,面赤,小便赤,宜微表令出可也。若外无热,大便秘,腹胀满者,当令大便通,则无壅滞之气。荣卫通行,神魂泰然,疮痘亦出快矣。或以为心热为聚痰,不乳而用下药、凉药,反生多疾。

不乳

乳不②,或吐或利,面青,目睛青黑色者为虚寒,宜温之。

大小便如常,面赤而壅,或渴,或睡中惊,或咬牙,目白睛黄或赤,气喘身热,此实热中满不乳也。

目睛露白

目日睛露白,无魂者不治,不省人事者亦不治。

辨曰:元气者,先天之气,元命之主也。卫气者,后天之气,生命之主也。治痘必须察毒之浅深,审卫气之厚薄而施治之,则无不当。盖先③气为卫气之母,母余必益其子,子必赖谷气之余以养其母,然后元气得以固守人身,卫气得以长养气血,非生化化上合天地,然所谓目睛露白者,盖由元气虚损,督脉缩促至睛上吊。此非痘毒之故,惟为毒去之后,卫气受亏,不能顾其母故也。治者多谓之风,诚为谬矣。无魂者不治,失意志而不省人事者亦不治。失意志即不省人事,但只露睛而无他症者,宜保元汤加陈黄米主之。盖人参固元,黄芪固卫,黄米又

---

① 此段原在"目睛露白…不省人事者亦不治"之前,为便于检阅,依类相从,归并移至于此。
② 乳不:文不成义,当乙为"不乳"。
③ 先:据理改为"元"。

助胃气以益其卫，卫壮则能助其真元，斯其症可疗也。惟七日睛露者，毒上未解，母气即离，子必凋弊，其难治也必矣。

十八、心鉴真言

夫治痘，以血气为本。故曰气血者，治痘之心鉴。盖气居中，君道也，血附外，臣道也。气正道尊，而能员，阳性能员，气之正也。能拘，不使血散。能含，待时而发。能光泽，气足，津液外旺也。能逐，不使毒胜也。能黄，功用包终始也。能解，气正，毒自解也。血正顺道，而能附，附其气也。能载，载其毒也。能制，制其毒也。能敛，敛其毒也。能红活，和也。能释。解其毒也。此气血各得其职也。气失其政，则为热，为陷，为痒，为战，为塌，为吐，为泻，为狂烦，为白，为失色。血失其政，则为寒，为壅，为滞，为谵语，为紫，为黑，为褐。此气血各失其职也。若气不足则毒内攻，若血不足则毒外剥。治气过于益则泡，治血过于益则斑，此又治者之失于变理也。譬之帷幄之眉，运筹决胜，其运用之妙，存乎一心。苟不以心鉴为证，何以措其手足？窃怪庸医往往误杀赤子，假若一人害一儿，以天下计，则日害万者有之。尚有知者加功于予之心鉴，假如一人活一儿，以天下计则日活万者有之。呜呼！尽信书不如无书，惟医尤其难著。书其术，庶乎有益于人，苟不书其术，则必误于人矣。予敢以予言为治痘之心鉴。

十九、加减药味品性制法

凡观症用药，必先量儿厚薄、病热浅深，预将主方簇起，然后加则加、减则减。加则不可过于本方。减则不可失于本方。不然，脱去本真，则不合制方伐病之旨矣！予因以己意加减合宜惯熟之剂，并前后禁止、常用、暂用相便之法俱例于后，以告行道者谨之。且牛刀之技在熟，轮梓之功在心，亦人之机变何如。虽吾之子不能尽吾之术，不足与议，但悯生之心切切，自有不能已者也。

正品 人参，味甘，气温，升也，阳也，能益元气而和中，生津液而止渴，治痘之圣药，非此莫能保固元气之大本也。取金井玉阑者佳。每用三钱至五钱，旋锉片用。

黄芪，味甘，气温，升也，阳也，能固元气而益肾，温分肉而实肌。治痘用此，赖其里托外负，宜行王道，非此勿言治。取箭竿绵软不油者佳。每服五钱至七钱，旋锉。十日后痘发足未收，蜜炙用。

甘草，味甘平，气微温，阳也，能解诸毒而泄火，健脾胃而和中。治痘，赖以分理阴阳，佐正君臣之道也。内坚实者佳。每用七分至一钱，寒则炙，热则生，常用。

加品 官桂，味辛热，浮也，阳中之阳，能祛风邪而实腠理，和荣卫以固肌表。治痘，以其气轻浮，鼓舞上行，能开荣血，黄芪藉其力以达于表也。取不厚不薄者佳。每服五分至七分，夏月三分至二分，去粗皮切片，七日后不用。

川芎，味辛，气温和也，阳也，能助清气而升头角，佐参、芪以助元阳。治痘，暂为引导上行之使。取雀脑者佳。每用五分至七分，蒸润切片。七日后浆行足，不用。

当归，味甘辛，气温，可升可降，阳也，治各有条，能生血、止血、活血、养血。治痘，赖以助血归附气位，必加芍药以佐之，恐其活血流动，毒无定位。宜身大者佳。每用一钱至二钱，酒洗锉片，焙干暂用。

茯苓，味甘淡，性温，降也，阳中之阴也，能利窍而除湿，止渴而生津。治痘，不可过用，惟泄渴不敛而发水泡者不禁。宜坚白大者佳。每服二钱至一钱，切薄片暂用。

白术，味甘，气温，可升可降，阳也，能利水道而除湿，益脾胃而退热。治痘，不宜过多，非泄痢发水泡者，不加；浆毒溢盛不结痂者，多加不禁。宜细白坚者佳。每用一钱至二钱，洗去土，切片焙干暂用。

芍药，味酸平，性寒，可升可降，阴也，能健脾气而补表，止腹痛而收阴。治痘，血散不归，赖以收之而附气也，痘解不敛，赖以收之而成功也。宜白大者佳。每用七分至一钱，锉片，七日前少用，七日后不禁。

紫草，味苦，气寒，能补中气而制诸邪，行痘毒而利九窍，不可过用。宜紫茸染手者佳。每用七分至一钱，去土，以手断为米粒大，五日后不用。

陈皮，味苦辛，气温，可升可降，阳也，能和中而益脾，消痰而泄气。治痘，专以痰涎壅盛者，气盛发泡者加之，不可过多。宜红薄者佳。每用一钱至七分，浸洗去白，挫碎，焙干暂用。

五味子，味辛苦咸，气温，阴中之阳，能降烦热，止渴生津，补肺气滋阴益肾。治痘专止渴，不可无。宜北粗大润黑者佳。每用十四粒至七粒，酒洗，焙干暂用。

麦门冬，味苦甘平，气微寒，阳中微阴，能清肺火而止渴，补心气而生脉。治痘，专止渴，清肺不可缺。宜肥白者佳。每用十二粒至七粒，酒浸去心，焙干暂用。

木香，味苦辛，气微温，降也，阴中之阳，能调气而破坚，和胃而辟毒。治痘，平气止泄，不可过用。宜如枯骨、粘牙者佳。每用五分至三分，旋锉暂用。

肉豆蔻，味辛，气温，能止霍乱而温中，治积冷而止泄。宜员大坚实者佳。治痘，泻痢并水泄，加此一时救急之味也。每用五分至三分，面包煨熟，去面锉碎暂用。

鼠粘子，味辛，气温平，能润肺而散气，利咽而退肿。治痘，专解余毒，不可缺。宜饱满新者佳。每用二钱至一钱五分，微炒，四日后暂用。

荆芥穗，味辛平，气温，阴中之阳，能除风热而消毒，清肌表而利咽。治痘，专退壅肿而解余热，不可无。宜穗不宜茎，香鲜者佳。每服二钱至一钱五分，洗净锉，十四日后暂用。

黄连，味苦，气寒，下也，阴中之阳，能泄心火而散痞，燥胃湿而厚肠。治痘专退余热，毒解之后，脸赤潮热，不可缺。宜坚如金者佳。每用七分至三分，锉碎酒炒，十四日后暂用。

山楂子，味甘酸，气温平，阴中之阳，能宽气消食，益脾去垢。治痘，专平气，解利参、芪之滞，间用可也。宜赤大不蛀者佳。每用二钱至一钱，浸，去核锉碎，焙干微炒，十日后用。

糯米，味甘，气温，升也，阳也。治痘，专温脾胃之中气，不使毒内攻，制紫草之余寒，不使味伤胃。宜粗大晒干白者佳。每服不过五十粒，暂用。

陈黄米，味甘，气温，升也，阳也。治痘，专扶谷气以助卫气，益其真气而和胃气。宜多年仓庚中香黄者佳。每用不过百粒至五十粒，暂用。

生姜，味辛，气温，升也，阳也，能止呕和中，助阳发表。治痘不可缺，以其功能助参之用也。宜老而生者佳。每用三片至一片，以意加减，常用。干者不用。

以上加减一十九味，各分常用、暂用；七日前、七日后宜用之剂。告诸治者临时对症，加入主方，不可过多满意，以乱阴阳之王政。若去十九味而加之，实害气血之鸟喙也。予立治痘之法，但固元气为本。气固本立，则毒不能外剥内攻，何必深求异举以害其正？然则固气之要，非王道中之品药，孰敢当之。

保元汤

人参二钱　黄芪三钱　甘草一钱

用水钟半，姜一片，煎至五分，不拘时服。

保元汤，即东垣所制黄芪汤，见《兰室秘藏》。小儿方不越参、芪、甘草而已。此药性味甘温，专补中气而能泄火，故虚火非此不去也。借之治痘，以人参为君，黄芪为臣，甘草为佐，上下相济，治虽异而道则同。制方之义何其妙欤！予尝讨其药性之功，用黄芪能固表，人参能固内，甘草能解毒，今用以治痘，令其内固外护、扶阳助气，则气于焉而旺，血于焉而附，气血无恙，斯一身之真元可以保合而无坏乱矣！区区痘毒藉此领载，则何难出之有哉？惟其有回生起死之功，有转危就安之力，予故僭改为保元汤也。或云气血与毒本同一途，何专理气而不理血？是亦一偏之说也。然痘之一症与他症不同，症出阴分，先动其血，以血本盛，故能载毒。使血一弱，则毒何能以自出哉？虽然，气者又所以领载其血也，若气少馁则血亦无凭藉，彼毒又将何从而载行于气分耶？故治痘当先治气，此不易之常也。又云血弱不能载毒，奈何？曰：毒譬则货也，血譬则船也，货若船败也，何以能负载耶？可见血虚则内虚，内虚则痘不得出。血虚非仓卒可补，故付之无可，奈何？又不观妊妇出痘，热甚毒壅，其胎必落，落则血去气陷，毒复归内，宁遣其生欤？此证血虚之验。或曰：白术、茯苓亦能益气，世多用之，今不加入，何也？曰：苓、术虽益气，而性皆利燥、淡渗通利水道之剂，苟或用之，则津液随水而下，其湿润生息之气不行于上，譬之地气不蒸、天气不降，尚何有天泽以救其物哉？由是三焦为之枯燥，气脉为之壅塞，浆毒为之不行，毒遗皮内间，外剥之患其可复救乎？或曰：桂辛物也，痘出已热之极矣，今更用此，诚恐重实之症生矣。曰：是知桂虽辛，而不知辛能发散，且

如毒壅于皮肉间与脉络之处，苟非此剂推动其毒，而毒能自散耶？况此药又能扶阳益气，充达周体、翊助① 参、芪之力而成传功也！夫我所谓治痘当固元气者何也？譬之用兵，惟求主将无恙而已。若主将不能胜任，则其本先已摇矣，虽有戈甲粮草，将安施耶？故曰：保元汤者，治痘之要剂，用兵之要道也。

水杨汤　专治痘出陷顶，浆滞不行，或为风寒久克者。如初出及收敛时或痒塌破损者，俱不宜。水杨柳五斤，净洗，春冬用枝，秋夏用枝叶，锉碎，取长流水一大釜，煎六七沸，先将三分中一分置浴盆内，手试不甚热，亦不可太温，先服宜用汤药，然后浴洗，患者渐渐添汤，不可太冷，浴洗久许，乃以紬②纸捻灯照之，累累然有起势，陷处晕晕有䍃③，此浆影也，浆必满足。如不满，又浴如前法。若力弱者，只浴洗头面手足可也。若不赤体，不厌其多洗，少壮亦然。灯照如无起势，气血败则津液枯矣，可以辍洗。

痘毒不能行浆，乃阴阳二分，气涩血滞，腠理固密，精虽盛不易疏通，所以有是患也。须以水杨汤浴洗，待其闭塞之处暖气透逼、发泄和畅、郁蒸气血，斯其浆可易成也。浴洗之间，灯影之下观其痘，不觉随手而发，功效岂浅浅哉？且服药不过助气血以成功耳，然药力差缓，颇难顿而达其手足面目，若服药后而更以此汤沃之，其药藉此升提，可不充豁万窍，安得为风寒所阻而致构成大患耶？且洗之法，必添汤久沃，使其暖透骨肉、通理内外，斯毒气随暖气而发，行浆贯满，岂不如反掌也耶？披风寒，尚可得而中乎？尝行医村落，见一老妪抱

---
① 翊助：辅助。
② 紬：同"绸"。
③ 䍃：通"摇"。

患痘小儿以此汤沃之,其痘顶陷,初未浆足,至次日,又往观之,则浆行已满矣。至家数里,转行转悟,其理遂得。殆即黄钟一动而冻蛰启户,东风一遂①吹而坚冰解腹。始虽二物,竟则同一春也。及观群书皆无此法,其后以是行之,百发百中,遂著为外治之法,传告于世,少补救急之一助云。

升麻葛根汤 古方,三日前后用。

升麻 葛根 芍药 甘草

上②用水钟半,生姜三片,煎至五分。

和解汤 古方,三日前后用。

升麻 葛根 芍药 甘草 人参 川芎 防风 羌活

上用水钟半,生姜三片,煎至五分。

四顺清凉饮 古方,七日前用。

大黄 当归 芍药 甘草

上用水一钟,煎至五分。

解毒汤 古方,十四日前后用。

荆芥 甘草 鼠粘子

上用水钟半,姜一片,煎至五分。

大连翘饮 古方,十四日后用。

连翘 栀子 当归 芍药 防风 荆芥 鼠粘子 滑石 车前子 瞿麦 蝉蜕 木通 柴胡 黄芩 甘草

上用水钟半,姜一片,煎至五分。

参苏饮 古方,十四日前后用。

紫苏 人参 半夏 茯苓 陈皮 甘草 前胡 桔梗 枳壳 干葛

上用水钟半,生姜二片,煎至五分。

四君子汤 古方,不拘日例。

人参 白术 茯苓 甘草

上煎法同前。

生脉散 古方,不拘日例。

人参 麦门冬 北五味

上煎汤,当茶服之。止烦渴。

甘桔汤 古方,不拘日例。

甘草 桔梗

上煎如前法。

参苓白术散 古方,不拘日例。

人参 白术 茯苓 甘草 藿香 木香 干葛

上煎如前法。

四苓汤 古方,止水泻。

猪苓 泽泻 白术 茯苓

上用水一钟,煎至四分,不拘时服。

白螺散 专治痘疮不收。

白螺壳不拘多少,古墙上取,去土洗净,火煅存性,为极细末,疮湿干掺之妙。

金华散 专治痘后肥疮、瘄疮、疥癣,能收水、凉肌解毒。

黄丹 黄柏 黄芪 黄连 大黄 轻粉 麝香

上细末,湿疮干掺,燥疮用腊猪油熬化调敷。

生肌散 专治疳蚀不敛,并痘后脓血杂流不收等疮。

地骨皮 黄连 五味子 甘草 黄柏

上细末,干掺疮上。

已上诸品名方,乃前人所制,治各有条,今删③入痘科,协助保元以收图治非常之效。是以升麻葛根汤、和解汤、四顺清凉饮有开济之能,故用之于保元之前;解毒汤、大连翘饮、参苏饮有治平之能,故用之于保元之后;四君子汤、生脉散、甘桔汤、参苓白术散、四苓汤有赞相之能,故杂用之于保和之间。盖诸名方,虽此用功多克济,但不能独用于痘科,予取之不过朔运保全以济阴阳亏盈之变。是故治痘用药之要,始出之前,宜开和解之门;既出之后,当塞走

---

① 遂:依上下对文之例,当为衍文。

② 原为"右",因将竖排本改为横排本,故据原意改为"上"。下同。

③ 删:选取。

泄之路。痂落已后,清凉渐进;毒去已尽,补益宜疏。如此者,不得不录以备危难,其他虽有奇方异味,叠见诸氏之书,似不合人身气血中和之道,录之何益?

二十、顺逆险三痘

夫痘有顺逆险三者,古无有也,愚意妄立之名,何则?顺者,吉之象也;逆者,凶之象也;险者,悔吝之象也。治痘而执此三者,于以观形色、验吉凶,将无施而不当矣。盖痘之一症,始于见影,终见结痂,九十日之间而已。苟非三者,察形色之善恶,定性命之吉凶,尚[①]有以决生死,人将治所不当治,不治所当治,妄投汤剂,被其枉死者多矣。是故吉不必治,治则反凶;凶不劳治,治则无益;至如险者,则宜治矣,治之则可以转危就安。予视痘三十年,见其顺者多,逆者少,惟险者介乎其间。要之,气血有厚薄之不一也。夫气血盛,斯毒易解,气血损则毒难愈。惟气血少弱者,虽毒不能顿解,然生意未始不固乎其中,故必加以补益、扶持之功,斯其悔吝无不平矣!

二十一、痘出形症、日期、顺逆险治例图

医家之法,有望闻问切四者,所以审其症之由也。惟痘利乎观其形色浅深,始终悉于此乎备矣!且痘出乎淫火,淫火,人身之精华妄动之异名也,以气血而中,以气血而守,以气血而发,以气血而解,信非气血不能始终也。治者要当留心于其间,如有他法,吾所不知。今以初出至痂落,日斯形症吉凶之象也,参以顺、逆、险三法为则,以明可治、不可治之症。画为图式,凡圈内白者○,气也;圈外黑者●,血也;圈内◎之圈者陷也;圈外黑散者☀,血不附也;圈内黑圈者●,血干也。以次开列于后,以备三法之阶梯,而圈下复著定形辨色。症有体用之分,投剂取功治有折中之妙,其体用之应变,折中效顺而有数存焉,学者又不可不留心于此。

始 出 图

险	逆	顺
干圆	紫形	淡初
红晕	黑如	红出
少成	干蚕	润血
润形	枯种	色点

一二日初出之象,如粟,于[②]口鼻腮耳、年寿之间,先发三两点,淡红润色者,顺之兆也。顺者不治自愈,为气得其正,血得其行,其毒不得妄行肆其疟也。于天庭、司空、太阳、印堂、方广之处先发者,逆之兆也。逆者不治,为气涩血滞,致毒妄参阳位,无以当其势。虽稠而红润泽,成个者,险也。险者,毒虽犯上,其气血未离忧虞之象,未要加治,俟其气血交会之后,以保元阳,加桂主之。谨防气泄血散,将无逮也。若阴始交阳之际,阳交阴会之初,忧虞之象未可加治,恐其药性紊乱气血交会之机,若气始定位,血初归附,吉凶得失由此生焉。苟失其正则宜治矣,不然恐其气血亏弱,毒必内攻,业是者当加调变,气尊血附,乾坤道济,足以见阴阳治化,收其全功矣。

---

① 尚"通"倘"。
② 于:明本原作"千",讹,今正。

员混图

险　　逆　　顺
光顶　枯气　饱气
洁陷　涩失　满溢
有不　不血　光血
神满　荣散　洁附

二三日根窠员混，气之冲满也。气之冲满，血必归附，为顺。顺者不治自愈，为气血得其道也。根窠无晕，气离血散为逆。逆者，气血交会不足，致毒乘机而犯内也。根窠虽员而顶陷者，血亦难聚，为险。险者，为气弱不能领袖其血也，以保元汤加芎、桂，岂有不痊者哉！

形色图

险　　逆　　顺
色根　黑绵　鲜气
惨窠　紫密　明满
不虽　干加　光血
明起　红泡　泽荣

四五日，观痘势之形色，则知气血之壮弱、受毒之浅深，此治法之大要也。其形尖员光泽、大小不一等，气和血就顺也。顺者，自愈，为气归血附，各得其道而毒自释。其形绵密如蚕种，黑陷干红紫泡者，逆也。逆而不治，为气血相离、纵毒内攻也。其形根窠虽起，色不光洁，生意犹在险也。险而治，为气弱血盛，势虽挟毒犯上，然得交会分明，用保元汤加芎药、桂、米助卫制荣，斯为调摄之妙。

起发图

险　　逆　　顺
色气　干气　红气
昏弱　枯背　活会
红血　绵血　鲜血
紫荣　密离　明附

五六日，气盛血荣于内，则发扬于外为顺。顺者，自愈，为气血丰厚，毒受制也。气虽旺而血不归附，其色灰陷或紫陷，或发为水泡、痒塌为逆，逆者不治，为气弱血衰，致毒下陷而外剥也。气虽旺，血不归附，不厚其色，光白不荣为险。险者，易治，为气盈血弱，不及归附。用保元汤加木香、归、芎助血归附气位，以全中和之道也。

浆行图

险　　逆　　顺
光气　神浆　光气
润血　去毒　洁化
有少　色不　饱浆
神足　枯行　满行

五六日，气盈血附，其毒自化，化则成浆，顺也。顺者，不治自愈，为气血得中，其毒自解也。气陷血衰，其毒内伏，伏则不成浆，逆也。逆者，不治，为气血相离，不能制毒而外剥也。气交不旺，血虽归附不能成浆，险也。险者须急治之，为气血少寒，不能振作。急投保元汤加桂、米助其成浆而收济惠之功也。

浆足图

险	逆	顺
光润不枯附 气弱血	色枯干紫满 气陷不	神全光润散 气足血

七八日,气旺血附,其毒化浆,顺也。顺则不烦治而自愈,为气旺拘血化毒之故也。气血乖离,其毒不化浆,逆也。逆则难治,为气血不及,不能振作以制其毒。以发疤、发疔者可生、外剥内伤者必死。其气血少,缓毒虽化而浆不满,险也。险则可治,为气血有碍,不能大振,以保元汤加桂、米发扬助浆,斯可以保全矣。

浆老图

险	逆	顺
红黄色润冲 气平少	毒成外剥满 气陷不	毒始去身化 气壮血

八九日,浆足气血之功成矣。气血功成,生命定矣!如无他症,顺而也已。浆不足者,气血尽矣,气血尽而大命临之,逆也。浆不冲满,血附线血气弱而险也,以保元汤加姜、米以助其气而驾其血,斯浆成也。

血尽图

险	逆	顺
血亦有方满 气少冲	枯朽剥极凝 气弱血	光色始敛收 气平血

十一、二日,血尽毒解,气调浆足,此生生自然之理也,为顺。或血淡而浆薄,或血凝而浆滞,以见气亏而毒不解为逆。血尽浆足、湿润不敛者,内虚也,为险。以保元汤加苓、术,助其收敛而结痂也。

结痂图

险	逆	顺
神化达过功 气血效功	功亏一篑全 气血不	神化功全本 气血归

十三、四日,气血归本,毒既殄灭①,浆老结痂,顺也。毒未脱形,诸邪并作,虽云结痂,此其逆也。毒虽尽解,浆老结痂之际或有杂症相仍,以保元汤随症加减,不可峻用寒凉、大热之剂,恐致内损之患也。

---

① 殄灭:灭绝、绝尽。

还元图

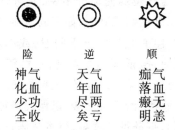

险	逆	顺
神气化血少功全收	天气年血尽两矣亏	痂气落血瘢无明恙

十四、五、六日，气血功成，痂落而无他症，顺之征也。痂未易落，寒战咬牙，谵语狂烦，疔肿作者，无可生路，逆① 之兆也。痂落、潮热、唇红、口渴不食者，险之势也。以四君子加陈皮、山楂、黄连，渴甚加参苓白术散。不解以大连翘饮去黄芩，病去之后，多有内损或余毒未解，此则尤难治也。

气血独胜受伤图

痘之初发，阴阳交会不得其一，则诸恶症生矣！盖气血不能胜毒，甚至灭亡，得其生者，百有一焉！予尝闻其痘之恶症，七日前后为陷、为泡、为疤、为疔、为痒塌、为倒陷。如此者，有因毒胜而不治，有因毒胜而自痊，难于知识疗理。惟其阳毒内溃，萌药于表里，受伤之初，又非血气能胜其所胜而救其危也。故另立治法图式开陈于后，尚冀治是者当加慎密。

顶陷图

好之阳
下象虚
陷故阴
也性实

七日前后五陷者，气不足也，气不足不能收血而毒不能成浆，盖气不胜毒故也。七日前后见此，宜治以保元汤加芎、桂、糯米，温胃助气，又以水杨汤沃洗之。血不荣加归至十一、三日，方浆足者亦有之。如血

气光泽有起势者，亦不可过于治也，深恐满而过盛，反疟百骸。或血如死灰，浆不满足，其血虽附，不荣而兼内症者，不可保矣。

倒陷图

势之内
离象外
故气俱
满血虚

七日前后倒陷者，气血衰也。七日后根窠发足，势行之次，因泻气陷毒即随气血而反陷也。如血不走，归附鲜明，护卫之力犹在，治必有可拯之理。其血不顾亦必挟毒攻内，祸复起于萧墙，岂可救乎？急以保元汤加参、术、肉豆蔻；渴以参苓白术散。人有峻用发泄毒剂致伤元气，而气血随毒气反陷伏者有之，用予保元汤岂有是哉？

阳毒图

故阳外
性之实
外象内
旺也虚

七日前阳毒者，凡疮也，或疮未痊，及初结瘢处，肉分必虚，毒受气血相击，周流百脉，必趋虚处而出也。盖阳疮阴毒，混杂一堂，反胜诸毒而名之也。其毒湿润者，为气血俱盛而诸毒易成浆也；其毒枯燥干红，气血俱弱，毒与诸疮相抗而俱不成浆也，治法同。彼顶陷如枯，转润红变白，其浆自溢于此，可见治者之功效也。

---

① 逆：明本前衍一"路"字，今删。

痈毒图

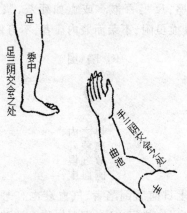

足
委中
足三阴交会之处
手三阴交会之处
曲池
手

七日后发疱者，阳毒也。痘之毒，并聚一处而假其名也。盖气血不能拘收乘载其毒，使气弱血盛、阳分空虚，血则载毒传注四肢合处。合者，海也，曲池、委中是也。毒不成浆，七日前后发者，宜纵之，发其毒并从此而出也。若治其毒，必随痘而散，内攻藏府秘无可生之理。如痘毒已解，血气丰盛，宜解散其余毒。以保元汤加解毒汤为妙。

疔毒图

故性犯内 阴之象也 中实外虚

九日后发疔。毒参阳位，聚而自成窠穴也。盖气位弱而血分不密，其毒性不能自散放，聚结而成其形，如气固血盛则毒受制归附，岂有是耶？结于四股，或小或大，不近藏府，虽抵穿筋骨者易治；结于头面、腹背，逼于内者，其势必攻穿藏府，难治。不穿者急治，治不可加峻，以保元汤加牛蒡子、当归、荆芥助气逐毒，待毒液满自释也。

内溃图

象腹也形凶

七日前内溃者，胃烂也。盖因风寒所中，腠理固密，阴阳二分壅塞不通，其毒内攻。气既不能拘血，血又不能载毒，藏府之间，毒火炮炽则溃而成脓，口舌皆白，是其验也。如此克害生灵，何其惨毒！识者知痘毒未出之时，或有风寒阻塞，气粗热盛，身必战动，腹肚急疼，谨此患以和解汤、升麻汤逐散寒邪，开泄腠理纵毒而出，岂有是症者哉！

痘治附方

新安祁门朴里汪机省之编辑刊

附方总一百五十三道，皆前诸论中之所载也。以魏君所定十六方观之，则一百五十三方似皆无所用矣。今犹附之篇末，意欲辑为全书。有论无方，非所以广见闻也，且临症施治，亦有便于检阅，免致为其所惑焉。

一、初生服生地黄汁 仲景云：孩儿初生下时，用生地黄汁点在儿口中，即下黑粪，终身不害痘疹。

二、冬温服生油剂 小儿藏府伏于热毒，未成疮疹，四肢微觉有热，食物似减，头发干立，或时额多微热，用生油一小盏，以温水一小盏，旋倾入油盏内，以杖子打搅，水尽更打，令匀如蜜即止。夜卧时，百日一晬[1]至三岁，每服二蚬壳；五岁至七岁，三蚬壳；八岁至十五岁，服半合。大人一合至二合，量大小增减。服后良久，令卧少时，服三五服，大小便利，四肢热退，疮痘不生也。但疮痘已出不可服，惟服和平药解其大热，虑热毒太盛也。

三、冬温服三豆饮子 凡有时行瘟毒，天行疮痘者，宜预服之。

黑豆　绿豆　赤小豆各半升　甘草一两
用水九升，煮豆熟为度，逐日空心任意饮之。七日后，疮必发快。冬月温暖，小儿必发疮痘，宜预服之。

四、茜根汁 治时行瘟毒，痘疮正发。预煎汁入酒饮之，则不患疮痘，累用甚应。

本草云：茜味苦[2]，治一切血病、痔瘘、痈疖、排脓。

五、葛根散 治天行热气。欲发痘疮，壮热作疼，宜此解肌出汗。

葛根　麻黄各一两　石膏二两　黄芩
芍药　桂枝　甘草各半两　上为粗末，每服四钱。水一盏煎至半盏，温服，取少汗。若先自汗者，去麻黄。

六、桦皮汤 治伤寒、时气、豌豆疮毒。

桦皮锉，水煎，温服取汗。桦皮味苦平，无毒，治肌热、黄疸、时热、毒疮、痈肿及乳痈初作肿硬。

七、必胜散 治疮泡出，未能匀遍。此药透肌解毒，或未及利而疮毒已先发，宜此服之。牛蒡子不限多少，炒热，杵细末，每服一钱。入荆芥二穗，水一盏，同煎至七分，温服。如疮疹已出，服尤妙。《本草》牛蒡子通十二经，则疮疹出齐无阻矣！又云：痈未破，服一枚能出痈头，故出而未透匀者宜之。

八、凉惊丸 治疮疹，五藏皆见，木胜土、木归心，预防发痫。

龙胆草　防风　青黛各三钱　钩藤二钱
牛黄　麝香各一[3]　黄连五分　龙脑一钱
上同研末，面糊丸如粟米大，每服三五丸至一二十丸，煎金银汤送下，温服。

---

[1] 晬：婴儿满一岁。
[2] 苦：明本原作"若"，讹，今正。
[3] 各一：后当有一"钱"字。

九、栝蒌散 治瘛生于心。心生热,热生风,风属肝,二藏相搏,风火相争,故发搐也。用此泻心肝,补其母。

栝蒌根　白甘遂各二钱　上同慢火炒焦黄,研匀,每服一字,煎射香薄荷汤调下,无时。

十、升麻汤 治大人小儿时气、瘟疫、头痛、足冷、脉数、发热、肢体烦疼及疮疹疑贰之间,或未经解利而疮毒已发。又云疮疹大便如常者,并宜服之。升麻苦寒无毒,主解百毒,疮痘亦毒也。葛根性平,治消渴大热,解肌发表,开腠理,治头痛。大抵疮疹是蕴热毒,葛根解热,升麻去毒,且二药皆治伏热动心、恍惚、惊悸、烦躁。芍药治时行寒热又活血,俾使疮疹易出又利小便。疮疹有大热者,利小便也,用甘草调和之。且疮疹渴燥甚者,亦用炙甘草。四者为治疮疹之要药也,是疮疹服之则毒减而愈矣!若伤风、伤寒、伤食、惊搐兼患痘疹而禀气怯者,皆发虚热而非实热。若服之,反以为害。但有壮热、面青、目白睛不黄赤、大便不秘、小便清者,皆不可服,里无蕴热故也。此治疮未发前,疮愈之后服之消毒,非正出时服。升麻、葛根、芍药、甘草等分为粗末,每服二钱,水一盏煎至半盏,去滓,温服,无时。亦可为细末,汤调服。身心烦热则温服,寒多则热服。

十一、惺惺散 大抵浑身壮热,必由风热、疮疹、伤寒、时气,且先与此也。其头痛、目涩、鼻流清涕者用细辛;喘粗者用桔梗、人参;多睡者用茯苓。恐伤寒、时气,胃气弱者用白术;风热疮疹用栝蒌根。栝蒌根苦寒,治身热烦满大热,除肠中痼热、燥渴热而胸痹不下乳,皆攻其热也,故非里寒者可用。里寒者,身虽大热,不渴,大便反利,小便不赤,面青目白,晴不黄赤,其中虽有白术之温,终非虚热者所宜。人之藏府,寒则寒药先效,热药未必能制之;热则热药先效,寒药①亦莫能制之,此势之自然也。用药岂得不辨表里冷热?小儿伤风壮热,当先服此,大效。如壮热未退,切不可与通利大便及凉药,恐是疮疹,反有误矣!若桔梗　细辛　人参　甘草炙　栝蒌根　白茯苓　白术各等分　为细末,每服一钱,水一盏,薄荷二叶,同煎至三分,去粗,温服。要和气,入姜煎服,无时。身虽壮热,大便自利者不可服。

十二、荆芥散 治麻子兼瘙痒或瘾疹。大便自过,用荆芥少许,研烂,以新井水将帛滤过,入麻油一滴打匀,令饮之,便不闷乱。麻痘已出,用黄蜡煎牛皮胶,水饮则安。荆芥治血风。麻子是疹子,常言风瘙瘾疹皆出于皮肤,其毒轻而浮,用麻油取其滑窍,黄蜡煎牛胶,水滋血行荣卫,荣卫既顺,麻疹出矣。一方,加薄荷。

十三、羌活散 解热散毒,治风壅欲作痘疹者。

羌活　独活　川芎　桔梗　蝉退　前胡　柴胡　地骨皮　甘草炙　栝蒌　天麻炙　荆芥　防风各等分　为细末,每服一钱,水三分盏,薄荷三叶,煎至二分,温服。量大小,加减药水。

此治风、治寒、治惊下痰,凉脾,治血热,透肌。但属实热,无不治之。或禀受弱、脾胃弱、里无热者,不可轻用。

十四、夺命散 疮疹已发、未发并宜服之。出痘疹,热毒势甚者服之。解蕴热,利小便,痘疹初发气盛亦宜服。

升麻、糯米、甘草、紫草各半两　木通二钱半上锉为散,每服一大钱。水七分煎四分,去滓,温服。

十五、牛蒡散 凉风解毒。小儿冬有非即之暖,及春月天气暄暖,或肥甘之过,或重衣温厚,伤皮肤,害血脉,疮疡发黄,致

---
① 药:明本原作"热",讹,今正。

生多疾，宜常预服之。

牛蒡子炒，为末，水煎一盏，服之。

十六、葛根橘皮汤 治冬温未即病，春被积寒所折①，不得发，至夏热，其寒得解，冬温始发，肌肉斑烂，瘾疹如锦纹而咳，心闷，但呕吐清汁。葛根 橘皮去白 杏仁去皮尖 知母 黄芩 麻黄去节 甘草炙，各等分挫散，每服炒三钱。水一盏同煎半盏，去滓，温服，无时。

十七、薄荷散 小儿禀受雄实，才觉是疮，若毒气甚者宜服之。

薄荷叶一两 麻黄去节 甘草炙，半两 为细末，每服三钱，水一中盏、枣二枚、姜三片同煎至六分，去粗，日三两次，温服。此方服之汗出，即服调中散。服后若作寒热，脉反迟者，进脱齿散以温之。详此非下药也，实者服之未必安，虚者服之必危殆。

十八、独圣散 又名牛蒡僵蚕散。小儿发疮，早微热，晚大热，目黄，胁动，手冷，发甚如惊者。牛蒡子半两 白僵蚕一分 为粗末，每服一大钱。水六分盏，紫草二七寸，同煎至四分盏，连进三服，其痘便出。牛蒡子出痈、透肌；白僵蚕治遍身瘾疹、疼痛成疮。为末 酒调服之，立瘥。紫草能利窍，疮疹无虚寒症者，服之立出。

十九、抱龙丸 治小儿一切风热、中暑、惊悸、疮疹欲出、多睡、咳嗽痰盛、面赤、手足冷、温壮、睡中惊搐不宁、脉洪数、头痛。南星取里白者为末，用腊月黄牛胆汁和②为剂，却入胆中，令干，再为末，半斤。天竺黄二两 朱砂二钱，研水飞 雄黄半两，水飞 麝香一钱 牛黄一字 同研极细，滴水和丸，如鸡头实大。二岁儿，竹叶薄荷汤化下一丸，无时。钱氏云：因惊而生热，用药发散，热入于表，故表热而生斑，宜服之。

紫草膏 治麻痘不快。紫草 白附子各一钱 麻黄去节 甘草各二钱 全蝎十个 僵蚕十个，炒 为末，用蜜一两、酒半盏，入紫草煎数沸，旋旋和入前药，丸如皂子，每服一粒，用紫草煎汤化下，续用黄芪散调治，此上等药也。紫草膏治疮痘，兼此药治惊痫风疾，又治疮痘出不快。如疮初症似伤风、伤寒、惊风，疑贰之间服之，皆有主治，不至败事，医家常蓄为妙。

二十、红绵散 一名天麻散。天麻 荆芥各一分 麻黄去节 甘草炙 各二钱 全蝎七个全者 为末，每服一钱。水半盏，薄荷二叶，酒四五滴，煎二三沸，带热服之。如疹未出，再进一服，相次又进一服。若是伤风，服亦不妨。大抵身有大热，面赤气粗，无汗，为表未解也，可服之。此药以天麻、麻黄为主治，有汗不得服麻黄，腠理已开不宜便发汗也。若有汗而热者，则惺惺散为和解之药。故仲景论表症，有发汗者，有和解者，有调和荣卫者。今有汗而热，则和解为宜。如虚而热者，则宜调荣卫，如和中散之类是也。此药荆芥主寒热、鼠瘘、瘰疬、生疮，下瘀血；天麻治诸毒恶气、皮肤壅满、热毒痈肿；全蝎治诸风瘾疹、筋脉诸风、小儿惊风。其荆芥、天麻、全蝎皆性平，治疮理血，故宜于疮痘也。

二十一、五积散 治伤寒寒疫、内伤生冷者。疮痘本蕴热毒，小儿热盛，渴则饮冷，热则当风，致被风寒所伏，寒热相搏，面青发热，心烦，自利，宜此散。其内外寒毒，然后热气上行，或汗，或疮痘，或瘾疹，皆愈矣！方见寒门。

二十二、麻黄汤 主疮疹烦喘甚者。麻黄去节 杏仁去皮尖 甘草 桑白皮蜜炙

上锉为散，每药一钱，用水七分盏，同煎至四分盏，去粗，温服。若脉数、热未退者，入竹沥少许。咽喉痛或嗽者，煎熟，入麝香少许服。

---

① 折：明本作"拆"，讹，今正。
② 和：明本后衍一"和"字，今删。

二十三、紫草饮子
治小儿疮疹三四日隐隐在肌肤而未出，及疮出迟。盖紫草通水道，去心腹邪气，内除积热，又能利窍，使疮易出。紫草二两细锉，以百沸汤一大盏沃，以物合定，勿令泄气，量儿大小，温温服，虽疮出亦轻。

二十四、发灰饮
治班疮豌豆。古方以乱发治下肿、骨疽、小儿热疮、痰热、诸般血病。发禾血之余，今治诸血症，从其类也。头发烧灰存性，饮调服之。

二十五、牛蒡甘草散
治麻痘初作，服此则稀。牛蒡子麸炒，一两 甘草炙，一钱 为细末，每服一字或二字，胡荽煎汤调服，无时。

二十六、兔肉酱
用腊月兔肉作酱食，去痘疮。兔肉平寒凉血故也。兼腊兔毛煎①汤洗痘疮，及兔毛傅良。兔脑主冻疮，兔骨醋磨傅久疥，兔毛灰主灸疮。兔头皮主鬼疰毒气在皮肤如针刺者，又主鼠瘘。已②上兔之所主，皆治皮肤疮疡。盖兔肉多食，令人色痿，损阳事，绝血脉，此亦凉血散热故也。

二十七、安班散
此为凉血解毒、生肌、宽肠、导热、利小便、快膈药也。疮痘有热无寒者，可服之。升麻、赤茯苓、羌活、黄芪、人参、桔梗炒、枳壳麸炒、甘草各等分为细末，每服一钱。水七分盏，紫草、薄荷少许，同煎至四分盏，温服。量儿大小增减。

二十八、萝卜汤
用开花萝卜煎汁，时时饮之。开花取其欲出之义。萝卜治嗽定喘、下气消胀、解毒、解渴、解面毒，皆匀气消壅药也。气匀则疮疹出快矣！

二十九、红子汤
平调疮疹。红花子、紫草茸各一两 麻黄去节 升麻各半两 为细末，每服半钱，煎薄荷汤，入酒一滴调下。此用麻黄表毒气令出，升麻解蕴毒，紫草滑窍，红花子，《本草》治天行疮不出，吞数粒即出，故用之。

三十、快班散
此用贯众，味微寒，主腹中诸热邪毒、患痘、烦渴、咽燥、喘急、大便闭、小便赤涩、口干目赤，皆里热也，宜服之。如无里热反为害矣！若当服不服亦为害也。贯众、赤芍药各一两 甘草炙 升麻、枳壳麸炒，各半两为细末，每服一钱。水一盏，竹叶七片，煎至五分盏，去滓温服。量大小与之。

三十一、甘草散
治疮未出，及已出躁渴者。大甘草不以多少，炙为末，每服一钱或二钱。水一盏煎至六分，去滓温服，无时呷之，以解利热毒。疮出迟者常服紫草饮子。可针两腕砚子骨间，男左女右取之，或灸一壮，亦助发。疮痘毒气已发，不必用。

三十二、紫草如圣散
疮痘初出，急服。吃乳婴儿与乳母兼服；四五岁外，只令儿服之。紫草二两 陈皮去白，一两 为细末，每服一钱，水一小盏，入葱白五寸，煎至五分盏，去粗温服，量儿大小服之。夫疮疹，气匀则出快。紫草滑窍，去心腹邪气；陈皮快气；葱白发散，开泄腠理也。

三十三、化毒汤
治痘疹已出、未出。紫草、升麻、甘草炙，各半两 锉如麻豆大，水二盏，煎糯米五十粒，煎至一盏，去粗放温，分作数服。此方名为化毒，至于主治无不切要。痘疮欲出，浑身壮热，不思饮食，服此一贴即内消。已有一两颗出，即解其半。若令出则自头焦，只三服，差。疮疹无他病相兼者，无不愈。又在人禀受虚实不同，感风寒食惊不一。仲景云：正患伤寒，如其人有故疾发动，则兼以故疾药攻之。《活人书》云：伤寒病中又感异气，乃时令寒暑燥温风不节，脉息与少阳相异，证候与伤寒不同，当随宜以法治之，不可泥于一曲也。此药但能化实热之毒，若禀虚而浮热伏冷者，

---

① 煎：明本讹作"兼"，今正。
② 已：同"以"。

皆当调适，以平为期。

三十四、调中散 白茯苓、紫河车、人参、甘草炙，等分 为细末，每服二钱，水一盏，生姜二片，枣二枚，煎至六分，去粗，作两、三次温服。

三十五、紫草木通汤 木通、紫草、人参、茯苓、糯米各一两 甘草炙，半两为粗末，每炒四钱，水一盏半，煎至一盏，分温三服。痘疮热甚则出，而心主热，热甚则小便赤涩，其热蕴蓄而生病，此以木通导心火，糯米归脾土。心清则不生他病，脾平则五藏自安也。

三十六、如圣汤 治疮痘毒攻，咽喉肿痛。桔梗炒 甘草炙 牛蒡子各一两 麦门冬去心半两 为细末，每服二钱。沸汤点，细细呷服，入竹叶煎尤妙。

三十七、蝉退甘草汤 发痘疹。大蝉退二十一个去尖、甘草一钱半，用水半碗煎至一小盏，旋服之；已验。

三十八、紫草枳壳汤 治疮出不快倒靥。紫草、木通、甘草炙、枳壳麸炒等分 为粗末，每服二钱，水一小盏，煎至半盏，去滓温服。大抵壅瘀则荣卫不行，令出不快则倒靥。用枳壳宽肠；木通利小便；紫草滑窍。治蕴蓄邪气，皆令易出，大小便秘涩者，无不可用。

三十九、当归散 初湿疮痘，便惊狂，身热，汗出，不增寒，不恶风，脉洪数者当下之。痘未发前宜服。当归一两 甘草炙，二钱 为细末，每服二钱，水一中盏，豆豉十粒，煎至半盏，去滓，量儿大小服，以利为度，逐日冷，吃甘草汁。三岁已下、一岁已上加减服之。

四十、快毒丹 疮疹气匀则出快。盖血与气相随，内有邪热则血妄行，使气不匀，宜服。疮出亦可服。牵牛黑者，略炒 木香各一分 肉豆蔻半两 青皮一两,半生半熟，捣罗细末，滴水，丸如黍米大，每服七粒或十粒，浓煎紫草葱白汤下，乳前服，量大小加减。

四十一、胡荽酒 治疮已发、未发。盖心主疮疡，主烦躁，主惊悸，主痛痒。胡荽味辛，能通心窍，而通之则疮易出。若大便利者，紫草、胡荽皆未可用。紫草性寒，胡荽利大肠故也。宜先温藏府如常，痘疹未退可用。胡荽三两细切，以酒二大盏煎沸，沃胡荽，以物合定，不令泄气。候冷去滓，从顶、面颊、眼目、背脊、两脚、胸腹微微涂之，令遍，惟面勿涂。钱氏用好酒二盏煎一两，沸入胡荽四两再煎。又云：病人左右、上下常令有胡荽气，令辟汗气、恶气及外人秽触，使疮痘出快。既不可受风冷，然亦不可壅遏，常令衣服得中。

四十二、葡萄酒 葡萄甘平，利小便。取穗，出快之义。研酒饮之。

四十三、辟恶气① 痘疹未出之间，房中宜烧苍术、猪甲二物，以辟恶气。父母宜戒色欲，令人守门，勿使外人入房。触犯则痘难出，或触犯而病上喘。面青黄者犹轻，因此犯而死者不少。

四十四、烧乳香② 疮痘正发，忌诸臭秽恶气，以逆荣卫，恐陷伏倒靥也。房中常烧乳，香不绝，可去恶气。

四十五、黄土散③ 痘疮已出，不可发表，表虚更增班烂。若发脓痛甚者，用干净黄土，罗为细末傅之，仍数数食蜜为妙。

四十六、芒硝猪胆汁 治疮班烂。因表太过，一手、足、面脑腹背各为一片，疮相似，令人不忍观之。用芒硝、猪胆汁调涂疮上，勿令动触，直候疤落。有疮浓汁不通，卧席宜麦麸簟，卧将息为妙。

---

① 辟恶气：原本无，"据"痘治附方"目录补。
② 烧乳香：同①。
③ 黄土散：同①。

四十七、黑牛粪① 治脓泡出，煅黑牛粪贴之，令速愈而无瘢痕。已出未平，忌劳力、狐臭人薰触。未愈不可当风，当风则成疮瘢。

四十八、黄柏膏 欲用胡荽酒喷时，先用此方涂面上，然后喷四肢。大人、小儿爱护面目，悉宜用之。黄柏一两 甘草四两，生绿豆粉两半 捣罗细末，以生麻油调如薄膏，从耳前眼唇并厚涂三五遍。早用涂面，面无疮痘；涂迟，纵有疮痘亦少。

四十九、白芥子散 治痘，令不入目。白芥子为末，水调傅脚心，引热归下，则疮不入目矣！

五十、烂肉汁 治痘疮。用烂肉汁洗之，干傅亦得。

五十一、蝉蜕散 治痘疹。身热似伤寒，只耳尖、脚稍冷，或腹痛，大便秘者是痘疹也。用蝉蜕二十一个，洗去泥，为末，水一盏，慢火煎至半盏，去滓，量儿大小温服，服三、五次。不是痘亦无害，欲痘发出加甘草一钱半，煎一盏，旋旋服，累效。小儿伏所蕴热毒，蝉蜕咸寒可以制之。况有感暴风寒，作热客于表者，蝉蜕亦治风毒充于皮肤，瘙痒不止。惊痫夜啼、癫疾、寒热、惊悸皆宜用之。

五十二、猴梨酒 治痘出不快。猴梨子五个，又名山楂子。酒煎，入水浸②服，痘疮即出。

五十三、麻黄紫草汤 治痘不出。麻黄去节 人参各一分 杏仁七枚，去皮尖 为粗末，每服二钱。水二盏，紫草五寸，煎至一盏，去粗，分四服，作二日服，未可，服诸药。

五十四、水解散 治疮出不快、烦躁不得眠，或出而身体尚热者。大黄、黄芩、桂心、甘草炙 芍药各二钱 麻黄去节，四两 为末，患者以生熟汤浴讫，暖水调下二钱，相次二服，得汗利便差。强实人服二方寸，七气实者亦用，三伏中亦宜之。若去大黄，则春夏通用。凡人饮酒，食瓜果，多以生熟汤浸身，皆为酒及瓜气味，此用浴身，亦欲出其毒也。

五十五、玄参升麻汤 治伤风、伤寒、风热、惊食等。热运于肌，或汗或下后，毒气不散，表虚里实，热发于外。故身斑如锦纹，甚则烦躁谵语，兼治喉闭肿痛。玄参、升麻、甘草炙等分 锉如麻豆，每抄三钱。水一小盏，煎至半盏，去粗，温服，无时。

五十六、麻黄黄芩汤 治痘出不快、烦躁不得眠。麻黄去节一两 黄芩、赤芍各半两 甘草炙 官桂去皮，各一分为细末，每服二钱。暖水调，日三服。兼治天行热气、痘疮不快、烦躁昏愦，或痘出身尚热疼。

五十七、升麻黄芩③汤 升麻、黄芩、干葛、芍药各三钱 甘草炙钱半 锉如麻豆，每服二钱，水一中盏，煎至六分，去滓温服。治时行、疮出不快、烦躁不得眠者，加木香半钱。

五十八、葛根散 治天行热毒气，欲发疮痘，作热甚疼者，宜此解肌出汗。葛根、麻黄各一两 石膏二两 黄芩、芍药、桂枝、甘草各半两 为粗末，每服四钱。水一盏，煎至半盏，去粗，温服，无时。自出汗者去麻黄。

五十九、四顺散 治疮痘四五日不大便，疮又盛出，却喘粗气，急腹胀，小便赤涩宜此。大黄、甘草炙 芍药、当归各等分 为粗末，每服抄三钱，水一盏，煎至六分，去滓温服，无时。若得气通不喘，腹不胀，止服。初觉有赤点，大便如常，小便赤涩，用此通利，令出快也！若色红而快，不须通也。

六十、利毒丸 治痘疮欲出，胃热发温，壮气粗满，大小便赤涩，睡中惊，烦渴，口舌干，手足微冷，多睡，时嗽涎实，脉沉大

---

① 黑牛粪：同①。
② 浸：明本原作"侵"，讹，今正。
③ 苓：疑作"芩"。

滑数，便宜服此。大黄半两 腻粉、大青各一钱 龙脑、朱砂各钱半 槟榔、生牵牛、黄芩、青黛各钱半上为细末，面糊丸如黄米大，二岁服八丸，生姜蜜水下。不动再服，量儿大小、虚实加减。

六十一、紫霜丸 治夹食、头疼、壮热。腹胀为夹食，方见《和剂》方。

六十二、消毒散 治痘疮已出、未能匀透，毒气壅遏，出不快。壮热狂躁、咽膈壅塞、睡卧不安、大便秘涩及大人上膈壅热、咽咙肿痛、胸膈不利。加防风，名鼠粘子汤。牛蒡子炒，六两 甘草炙，二两 荆芥一两 为粗末，每服一钱，水七分盏，煎至四分，去滓，食后临卧。服此治大便秘涩，是治里热也。牛蒡子辛平性凉，治风肿。暴飧热肉，生风，咽喉、四肢风肿。解丹石毒，能透肌出疮，为痘疹所宜。大便利，不可服。

六十三、化斑散 加知母，名石膏知母化毒散。石膏纸裹煨，令透，或用泥瓦烧之，取出去火毒为末。知母等分 为末，热水调下一字，或调涂唇上，去头痛、除昏，发泄疮子，治小儿疮斑，此二方极妙，后方恐大凉。

六十四、地黄雄黄饮 治瘟毒发斑。疮痘出不快者，乃冬应寒反热，或被积寒暴发，热毒不得宣泄，令身斑如锦文[①]。心闷咳，但呕清汁，葛根、桔皮、地黄雄黄饮。淡豆豉、地黄各四两 以猪脂一斤和匀，露一宿，煎三分减去一分，去滓，下雄黄末一钱 麝香半钱搅匀，量儿大小服，过多反有所损。

六十五、犀解散[②] 治疮疹不恶寒，烦躁多渴，小便赤涩，或赤斑点。犀角镑、甘草炙，各半两 防风二两 黄芩半两 为粗末，每服抄三钱，水一盏，煎至七分，去滓，温服，无时。

六十六、紫河车散 治斑疮毒气不解，攻咽喉，声音不出，舌颊生疮，遏逆烦闷，潮热面赤。紫河车、茜根、贯众各三钱 芍药、甘草炙，各半两 为粗末，每服一钱，水七分盏，生姜一片，煎至四分，去滓温服。一方用牛蒡子。

六十七、玳瑁汤 治时行痘疮及赤疮疹子。未发令内消；已发解利毒，令不太盛。生玳瑁、生犀各以冷水浓磨汁二合，同搅令匀，每服半合，微温，一日四五服为佳。又云：毒气内攻，紫黑色，出不快，用玳瑁水磨浓汁一合，入獖猪心血，二皂子大，以紫草浓煎汤，都作一服，服之。二药微寒，用治热毒，知其无失。且主瘟疫蛊瘴、解百毒、通血脉、消前边肿，用解蕴毒宜哉！

六十八、白虎汤 治痘疱、麸疮、斑疮、赤黑出不快，及疮毒余热，并温热病暑，中气烦躁热渴，大便秘，小便赤，四时天气大热，及冬月天气大温，则可服之。石膏四两 知母两半 甘草炙三分 人参半两 为粗末，每服抄三钱，水一小盏，粳米二十粒，煎至半盏，去粗，温服无时。此药治中暑及痘疮，天气大热与肌热、心热相应，烦躁狂乱，渴水，发黄，鼻衄、吐血、便血、淋秘。夏月痘疮烦躁加麦门冬、竹叶，名竹叶汤。

六十九、人参竹叶汤 治夏月壮热、烦躁、心烦、干渴、心神不宁、痰壅呕逆，及疮后余毒、小便赤涩，成赤斑，兼治中暑虚烦。半夏汤泡洗七次 人参、当归、淡竹叶、天门冬去心，各等分 为粗末，每服抄二钱。水一小盏，姜三片，煎至半盏，去滓，温服，无时。疮痘不恶寒但烦躁，小便赤涩，多渴，成赤斑点者，宜之。

七十、三物散 治疮痘毒气少，倒伏不出，大小便利。生地黄炒 地黄炒 朱砂另研，一两为细末，每服一字，煎胡荽，酒少许，同温汤调下。

---

① 文：疑作"纹"。
② "痘治附方"目录作"犀角散"。于义见长。

七十一、青黛散 治疮未作脓，痛甚，心膈烦躁，睡卧不安，宜服。用波斯青黛如枣核大，以水调服。一方用磨刀水调。

七十二、野通散 治痘出不快，并伤寒不语。干野人粪炭火煅为灰 片脑、麝香各少许为细末，每服一钱。新汲水，入蜜调下。野人，弥猴也，黄色，尾长面赤，粪治蜘蛛咬疮，此治痘疹出快明矣！若人家养者，肉及屎违其本真，不用。蜘蛛咬疮久而不愈，其丝延蔓遍身，用雄黄、青黛、麝香水调，以蜘蛛试之，则化为水，果验。

七十三、无比散 治痘出不快及黑疮子、一切恶候。

朱砂一两 牛黄、片脑、麝香、腻粉各一分上同研细，小儿一字，大人半钱，水银少许，入小猡猪尾血二三滴，新汲水少许调服。若得宁睡，然后下如烂鱼肠、葡萄穗及臭涎恶物即安。小儿用乳汁数滴尤妙。

古人论症处方，罔有不效。须是药病相对，则一下咽而病去；若不相对，下咽则死也。如伤寒有用硝黄而愈者，有用姜、附、硫、桂、蓍艾而愈者，此合用而用之也。设若合用凉而反用热，合用热而反用寒，岂不下咽则死矣！无比散治痘疮热毒太盛，壅瘀荣卫不行，外不得泄，内不得通。毒气在里，外则疮疹黑色，内则有腹满喘急，谵语昏困，大小便不通者，宜服之也。此有其毒，则用其药，固无不效。设或痘疮黑黡，里无腹胀喘急，谵语昏困，大便如常或反利，则此药不可用矣！常言对症用药是也。一士夫子第①八岁患痘黑黡，诊其胃脉太弱。言平时胃弱不能进食，今痘黑黡，医用升麻汤、羌活散，藏府日夜数次米谷不化，后用温藏府药，更不止而卒。故下药先审病之虚实、寒热，岂可见黑黡一概便投凉剂，宁不误人！

七十四、黑痘汤 治疮，痘未作脓，心膈躁，睡不安。用黑豆煮汁，徐徐温服之。

七十五、透肌散 治症与三十三化毒汤同。

七十六、黄连散 治痘疮，毒气上冲口舌，并下部有疮而热者。黄连一两，去毛 为末，每服一钱，水一盏，煎至五分，去滓，服无时。量大小、虚实与服。痘疮初发，亦宜服之。

七十七、通关散 治班疮水痘，心闷烦躁、发渴、小便赤涩、口舌生疮，通心经，利小便。山栀子、大黄炒 各一分 木通、瞿麦、甘草炙、车前子炒 茯苓、人参、滑石各三分 扁蓄半两 为细末，每服一字。二、三岁者，水半盏，灯心煎至三分。禀受弱者，五苓散、导赤散、人参白术散亦得。

七十八、紫雪 治大人、小儿一切热毒，胃热发班，消痘、疱疿疹，及伤寒胃热发班，并惊痫涎厥，走马急疳，热疳，黄瘦，喉痹，及疮痘毒攻咽喉，水令不下。黄金一百两 寒水石、石膏各三斤 犀角、羚羊角各②两 玄参一斤 沉香、木香、丁香、甘草③两 升麻六两 用水五斗，煮金至三斗，去金，入诸药再煎至一斗，滤去粗，投好芒硝二斤半，微火煎，柳篦不住手搅。候微凝，入盆中，更入朱砂、麝香末各三两，急搅，候凝，冷贮密器中，勿令见风。每服一钱，温水化下。小儿半钱或一字。咽喉危急，捻少许干咽之。

七十九、竹叶汤 治痘疹不恶寒，但烦躁，小便赤涩，多渴，成赤班点者，宜此与犀角散。石膏四两 知母二钱 麦门冬去心 甘草炙，各一两 为粗末，每服抄二钱，水一盏，竹叶一握，煎至半盏，去粗，温服，无时。

八十、导赤散 治痘疹心经蕴热，睡卧不宁，烦躁，小便不利，面赤多渴。贪乳者，渴也。人参、木通、麦门冬去心 生地黄、甘

---

① 第：疑作"弟"。
② 各：明本缺分量。
③ 草：明本缺分量。

草炙,等分　为粗末,每服抄二钱,水一小盏,煎至半盏,去粗,温服,无时。

八十一、救生散　治脓疱恶候,危困陷下,黑陷。此药治热毒倒入藏府者,不得已用之。猵猪血腊月以新磁瓶盛挂,当风阴干,马牙硝各一两　朱砂、牛黄、片脑、麝香各一钱　同研极细,每服一字,新汲水调下。大便下恶物,疮转红色为度。不过再服,神验。

八十二、犀角汤　又名调肝散。治痘疹及赤疱子。犀角镑　大黄炒　钩藤、桑白皮蜜炙　甘草炙　麻黄去节,一两　龙胆半钱　石膏、栝蒌、黄芪炙,各半两　为粗末,每服一钱,水一小盏,煎至四分,去粗温服。量儿大小加减服。疮子退后,浓磨犀角水涂之更良。钱氏亦用此药治痘疹太盛,令不入目。此治风盛气实,心肝血热,津液内燥,大便不通,毒气上盛,表热未散也。大黄、瓜蒌治内燥;钩藤、龙胆治风血热;桑白皮、石膏治上焦热;麻黄、黄芪散肌热;犀角、甘草解毒热。大抵用药贵乎与病相主,则病去而正气自复,否则反为大害。如犀角散自非大便数日不通,喘急闷乱,烦躁谵语,岂可用乎？恐药病不相主也。

八十三、牛黄散　治痘疹阳毒入胃,日夜便血,腹痛啼哭。牛黄一分　郁金一两　为细末,每服半钱,以浆水半盏,煎至三分,去滓温服。量儿大小增减,日二服。

八十四、玉露散　治暑月痘疹,烦躁热渴。寒水石半两,软而微青黑,中有细纹者是。甘草一钱,生用　方解石坚白有墙壁,手不可折者是,如无以石膏代,坚白似石膏,敲之段段皆方者是,半两。同为细末,每服一字或半钱、一钱,食后,温汤调下。

八十五、犀角饮子　解热毒,去风疹。犀角、甘草炙,各半两　防风二两　黄芩一两　为粗末,每服五钱,水一小盏,煎至半盏,去滓,温服,无时。

八十六、犀角地黄汤　《活人书》云:伤寒及瘟病,应发汗而不发汗,致鼻衄、吐血不尽,内有瘀血,面黄、大便黑,此主消化瘀血,兼治痘疹太盛。犀角一两　生地黄半斤　芍药三分　牡丹皮一两　锉如麻豆,每服五钱。水一盏半,煎取一盏,有热如狂者,加黄芩二两。其人脉大来迟,腹不满自言满者,为无热,不用黄芩。

八十七、猪毛膏　又名龙脑膏。治痘疮初作,未能出透及已出尽,内外热毒,贯注血泡,如豆在于肌皮,不结痂疕,二者皆用之。且疮疹蕴伏,毒热欲出而未能透,则热甚动心,心烦,狂躁妄语,或见鬼神,此皆心热也。盖心荣于血,血热则瘀,瘀则色败。未出者,则为鬼疮子,一出而便黑也。已出者为黑靥。大抵痘疮自红斑成血疱,血疱五七日结脓窠。至七日不结①结脓窠者,此是毒气弥满,恐复入里。古人用龙脑凉心血、行荣卫。用猪心血者,以心归心;猪尾血者,取其常动欲散外也。况有狂躁烦闷,未省者耶,以温酒化下,欲散而行荣卫也,皆治热毒太盛者。间有虚而陷伏者亦用之,误人多矣！又有当用一字却用一钱,热少不能当之,亦反为害。如合用一字者,且与半字,如复寒渴甚,当与水一斗。且与五升,正此意也。既有心经热兼有他虚寒症见者,又不可轻服。如吐泻人发热烦渴,小便赤,则不可全作寒治;烦躁人大便自利,小便清则不可全作热治。在医者,两审不致偏局可也。

上用片脑半字许,研细,旋滴猪心血和丸,以紫草汤化下。烦躁狂闷未省者,以温酒浸服。钱氏用猪尾血,其意皆通。

八十八、控心散　班疹一服而出。全蝎二十四个,炒　麻黄去节　雄黄各一分　为细末,每服一钱,胡荽煎,酒调下。蝎治瘾疹、中风半身不遂、口眼斜、语涩抽掣,此能透

———
① 结:疑为衍文。

诸筋脉。雄黄主恶疮疽痔,透百节,治疥疡,并痘疹毒气不出也。麻黄解肌泄邪恶气,,消赤黑斑毒。三药治痘当出而不出者。若自然出者,不须服也。

八十九、独味麻黄汤 治倒靥。用麻黄三十寸,去节,蜜拌炒,香紫色为度。水一盏,煎五六分服。

一人得此方后,知兖州仙源县有工笔李用之子,斑疮倒靥已至危困,投此一服便出,其应如神。未至胃烂便血者,皆可治也。

九十、南金散 治痘已出而复隐,其势甚危,诸药不效者,万无一失。紫背荷叶霜后贴水紫色者、白僵蚕直者炒,去丝 为细末,每服一钱,小儿半钱。研胡荽汁和酒下,米饮亦得。在处印贴,施人全活者众。有用龙脑、人齿,卒难得之,惟此无毒效速。

九十一、滑石散 治疮痘出迟,恐瘀壅黑色,膈上烦热多渴,小便赤涩,面青气粗,大便不利。此药滑窍,令疮出快。滑石、甘草炙,各等分 为细末,每服一钱。鸡子清、酒各少许,调服。

九十二、橄榄核水 治疮倒靥。橄榄核,中截断,水磨少许,服立发。

九十三、快毒丹 治痘疹。气匀即出快,盖血与气相随,内有邪热则血妄,便①气不匀。大抵痘疮气快自匀,痘疹出亦宜服。黑豆炒 木香各一分 肉豆蔻半两,麸里煨 青皮一两,半生半熟 为细末,滴水丸如黍米大,每服七丸至十丸。浓煎紫草、葱白汤下,乳前服。量儿大小加减。

九十四、红粉丹 治藏府热,疮出不匀。龙脑一钱、坯子胭脂、天竺黄、朱砂各一两 南星腊月酿牛胆中,百日阴干,一两 为细末,炼蜜和丸如鸡头实大。每服一丸,煎人参汤化下。

九十五、乳香猪血膏 治斑痘不发。乳香研细,猪心血丸如樱桃大。每服一丸,用水磨化下。

九十六、紫金散 治疮痘倒靥,及出不快。紫草、蛇退炒焦 牛蒡子炒,各半两 为粗末,每服一钱,水七分盏,煎至四分,去滓,温服,无时。蛇退治一切恶疮,十年不愈者,用之良,故也。

九十七、钩藤紫草散 发疮疹,令出快。钩藤钩子、紫草茸等分 为细末,每服一字或半钱,温酒调下,无时。紫草滑窍,利小便,散十二经毒气。钩藤治小儿寒热、十二惊痫。盖疮疡烦躁痛痒,皆出于心。惊痫,心病也。疮疡亦心所主,故用之。

九十八、麝香猪血丸 治痘疹,出不透。旋取猪心血,调麝香少许,涂两手心并涂些少口唇上即无,极验。

九十九、木星饮子 治疮疹不出及出不快。朱砂一分 郁金半两 为细末,每服一字或二字。量大小入片脑少许,以新汲水茶脚少许调匀,然后刺猪尾,血滴三点入药汁,令服。不过一、二时辰,疮出红活,神效。郁金辛寒,主血积,下气生肌,止血,破恶血、尿血、金疮。今痘疹出于心,由于热也。朱砂微寒,治热安。心热有蕴蓄,则壅瘀而不出。用郁金下气消恶血,则无壅瘀而出不迟矣!

一百、四圣散又名紫草散 治痘出不快及倒靥。紫草、木通、甘草炙 枳壳麸炒 黄芪切焙,等分为粗末,每服一钱,水一中盏,煎六分,去粗温服。内紫草发散;黄芪止痛、解毒生肌;枳壳治腹胀,令大小肠不秘,气通导心热而利小便;以甘草和之,古人用药有至理焉。

一百一、脱壳散 取鸡哺出壳,于新瓦上焙干去膜,取壳研如粉。若痘疹倒靥,不出。或便血粪黑、头疮昏肿,用酒调一字,涂儿唇上,令舐;或以调酒涂风池穴上、心前,或以热汤调一字服。

---

① 便:疑作"使"。

一百二、山栀子汤　治麸疹及班毒。毒盛黑色,状如蚊蚤所啮者。山栀仁、白鲜皮、赤芍药、升麻各一两　寒水石、甘草炙,各半两为粗末,每服一钱。水八分盏,入紫草、薄荷少许,煎至五分。去粗温服。

一百三、化毒散　郁金一枚　甘草炙,一分　用水半碗,煎令水干。去甘草,将郁金切片,令干为末。用脑子半钱,研匀入猪血,研成稀膏,煎薄荷汤化下一钱。不过一服,毒气从手足心出,乃差。此五死一生之症,若便血、疮坏无脓者,不治。一法:蝉脱末一钱,好脑子一皂角子大,大猪心血三皂子大,和作膏。热酒浸紫草,令温化,下移时当发大热,疮毒顿出,然后依症调治。

一百四、宣毒膏　治毒盛,痘疮已出不快、倒靥,急服此药,曾经大效。猎猪尾血腊八日取一升新瓦器盛,朱砂、乳香　各一两　甘草、马牙硝各半两　片脑、麝香　同为细末,猪心血拌匀,用竹筒一个,留底节,尽入诸药。在内用纸数重系定,挂大粪缸梁上,至清明日取出,暴干,更入脑、麝各一钱,研匀,滴水丸如皂角子大。煎人参汤化下一丸,毒盛痘疮黑靥服之,痘转红活绽突,神验。

一百五、百祥丸　疮疹黑陷、耳尻反热者,为逆,用百祥丸、牛李膏各三服。又云:紫黑干陷者,百祥丸下之;不黑者,谨勿下。黑者,无问何时,十难救一。或寒战噤牙,或耳黄肿紫,急以百祥丸下之。下之复恶寒,身冷汗出,耳骫反热者,死。身温欲饮水者,可治。又云:黑陷不发寒者,病未困,宜百祥丸,以牛李膏为助,各一大服,五日疮复红活,血润而愈。红芽大戟不以多少,阴干,浆水煮软,去骨晒干,复入汁中煮,汁尽焙干,水丸如粟大,每服一二十丸。研赤,芝麻汤下。无时,吐利同。

一百六、牛李膏　又名必胜膏　治倒靥。又云:已出未出快者,宜紫草散、玳瑁散之类。重者,牛李膏。又云:痘疹毒气不散,出不快,及解犯黑色者,宜用之。牛李七八月结实,黑圆成穗,采黑熟者,盆内研汁,绢滤去滓,银石器盛,慢火熬成膏,磁器收,常令透风,每服一皂角子大。煎杏胶化,如人行二十里,再进一服,疮疹自然红色,毒气亦慢。此药神妙,一切疮出不快并可服。无生者,市肆干者为末,水熬代用。

董汲幼年病疮,见皮肤下不出,及出不快,及紫黑干陷,恶症,极危,父母不忍见之。遇钱乙,下此药得安。因求真方,遂传于世。但收采失时亦无全效,九月后收取,滤汁成膏,每膏二两,研入麝香半钱,用不津器贮。或用桃胶半两　牛李子一两,炒为粗末,每服一钱。水七分盏,煎至四分,去滓,温服。治疗亦同。

一百七、倍金散　治疮痘倒靥黑色。鼠粘子炒,二两　山楂子连核一两　臧枕叶一两　为粗末,每服一钱,水一盏,入荆芥穗、紫草十根,煎至四分,去粗温服。

一百八、抵圣丸　治班疮不出反入。取十二月老鸦,左翅不计多少,风中令干,辰日烧为灰。用中等猎猪嘴上刺血,丸如鸡头实大,每服一丸,取猎猪尾血少许,温水同化下。未效,二三时间再一服。

一百九、温生虫散　治倒靥。取湿生虫,不计多少,炒干为末,酒调下一字。

一百十、白花蛇散　治痘疮倒靥。白花蛇连骨一两,火炙令干,勿焦;大丁香二十一枚为细末,每服一钱,小儿半钱,以水解淡酒调下。如黑靥者服之,移时重红如圣。

一百十一、败毒牛黄丹　疮子出定,大便不通、疮中不干。真大黄、大黄各一两粉霜、珍珠各一两　同研匀炼蜜,丸如黍米大,每服十粒,煎人参汤下。量儿大小加减。

一百十二、大黄丸　疮痂起而能食,用此下之。钱氏曰:未可以能食为有热而便下，须兼他症参看，疮痂起而能食，食而腹满，不大便，喘急，昏甚谵语者，方可下。下药但使去热毒，不为疮害也。若因能食一症便下之，则不稳，盖热气未深故也。如伤寒发厥，须在六七日后，盖气深方能发厥。厥而下之，表里皆解。大黄一两，酒浸蒸熟 甘草炙，一分 川芎半两 黑牵牛半生半熟，各一分。为末，糯米糊丸，如麻子大。每服量儿大小，蜜汤下，以溏利为度。

一百十三、川黄散 治麸疹，及班疮，大便不通。大黄锉，微炒 川芎各一两 甘草炙 黄芩、枳壳炒，各半两 为粗末，每服一钱。水一小盏，紫草少许，煎至半小盏，去滓，温服，无时。痘疮大便不通，不为大害，不可便下，须看大便欲通而不得通，腹胀满，心胃闷，喘急面赤，睡中谵语，有此诸症方可下。有诸热症，大便如常，此又不可下，热在表故也。当与小柴胡汤、五苓散。又看热气浅深，药当随热浅深而多少之可也。

一百十四、大承气汤 治昏甚谵语、妄言、大便不通、腹胀、手心腋下有汗、目睛黄赤、喘急者。厚朴八两 大黄四两 枳实一两，麸炒 为粗末，每服五钱。水半盏，煎至二分，入芒硝一字，去滓，温服无时。

一百十五、益黄散 治胃冷呕吐，脾虚泄泻，或因疮烦躁、渴水、饮冷过多致伤脾胃。丁香、诃子煨 青皮去瓤 陈皮去白 木香各一分。

为细末，每服一钱。水半盏，煎至三分盏，去滓，温服无时。

一百十六、参术丸 治脾胃伤冷，外热里寒，不思饮食，身常壮热，大便或溏色白，或患痘疹，身有大热，因食冷物，或冷药过度，或泻，或腹胀，或疮出瘢白无血色，此由里寒，脾胃伏冷，荣卫不行，致令毒气内伏不出。服之，其疮瘢白无血色者，则从四周红晕，再作脓结痂而愈。人参、白术、干姜炮 甘草炙，各一分 为细末，米糕泡糊，丸如麻子大，每服百余丸，温水或米饮吞下，食前。

仲景治伤寒：轻者用理中汤；重者用四逆汤，此足阳明胃经而感寒邪。胃乃中州之府，故曰理中，以辛甘发散为阳而退寒邪也。或炼蜜丸之，曰理中丸，蜜甘入脾，嚼下便化于中焦。今参术丸以粳米糕丸者，取其难化，服在胃中，渗漉渐化，则中焦得暖，脾胃嘉燥，其热自此所以能治热也。

一百十七、二和散 治疮疹，并伤寒冷热不和，阴阳痞结，气不升降。服之调荣卫、和冷热、升降气、消食快气。藿香叶、香附子炒，去毛，等分 为细末，每服抄一字，温水调下，无时。

一百十八、六神散 治脾胃虚弱，津液燥少、内虚不食、身发虚热。人参、白术、茯苓、甘草炙 白扁豆炒 黄芪蜜炙，等分 为细末，每服抄二钱。水半盏，生姜一片，枣一枚，煎至三分，去滓，温服，无时。身热甚者，加乌梅少许，煎服。

一百十九、治中汤 治痘作，时热渴，或饮冷水，或食寒物，呕吐下利，不食，身虽热，其中寒。人参、白术、干姜炮 甘草 青皮 陈皮去白，等分 为细末，每服一钱，水半盏，煎至三分，去滓，温服，无时。量大小加减。

一百二十、胃风汤 症候并方见集验方。

一百二十一、干姜甘草汤 治疮疹，服冷药太过、咳嗽、手足冷、脉迟、自利、呕吐不食。干姜炮 甘草炙，各四钱 锉为散，水一升二合，煎至四合，去滓温服。

一百二十二、胃爱散 调理脾胃。吐泻、班疮未出，医者不识形症，便将冷药冰却疮疹，致令内伏不出。将此调理。如无汗，用控心散发之；后下羌活散、胃爱散。糯米一两 干淡木瓜三分 甘草一分 丁香十六个,炒　藿香叶　紫苏叶各一分　同研为细末,每服一钱或半钱,煎粟半①枣子汤调下。

一百二十三、匀气汤　取余毒后调理。桔梗洗,干,五两　甘草炙,二两　白干姜一分　缩砂　陈皮去白　茴香洗,各一两　为细末,每服半钱或一钱,用霜木瓜或紫草盐煎汤调下。

一百二十四、豆乳散　治痘疹间偶滑泄不止,甚者宜服。肉豆蔻一枚　乳香一豆大　为细末,米饮调下。

一百二十五、姜附汤　治痘半出、半不出,或出盛时却下利,肢厥呕逆,腹胀吃噫,急与理②丸、四逆、姜附汤之类。不须疑,已试验也。大便自利、腹胀者,是热毒被冷所搏,不能出则为下利。其毒小,得出则为腹胀,当此以理中丸、四逆、姜附等温之,则利止,热毒复出,胀自消,疮亦自出矣!又有痘疹半出或不出,或出盛时大便不通,小便赤涩,喘粗腹胀,唇齿干,口燥渴引饮,谵语者,当急下之。此是毒气壅瘀,欲出而出不办,故腹胀。下之,热毒散,荣卫伸,则里胀消、外疮出,合温、合下,皆得其宜。若下脓血而腹胀者,又非此症,宜南金散、乳香猪血膏、理中丸、姜附汤之类。

一百二十六、七珍散　调胃进食,滋养荣卫。人参　白术　茯苓　山药　黄芪蜜炙　甘草炙　白扁豆炒,各等分　为细末,每服抄二钱,水一盏,姜三片,枣一枚,煎至六分盏,连滓温服,无时。加粟米,名八珍散。昔人患不食,诸药不效,用此数日,饮食大进。脾土居中,燥湿皆非所宜,但得其中,则水升火降,脾受谷味矣!

一百二十七、薤白汤　治痘疹下利黄赤、脓血及身热。薤白切,半盏　豆豉一盏　山栀子十枚　水五盏,煎薤白烂为度,去滓,量大小服。解去恶积也。

一百二十八、活血散　认是疮症不出,或出迟,或倒靥。白芍叶炒　为细末,温酒调服。如欲止痛,用温热水调服,此调荣卫药也。大抵痘疹气匀则出快,荣卫无阻则气行矣!芍药主时行寒热,消痈肿,则治疮疹矣!经云:足得血行;目得血明;手得血握。《活人书》云:感寒,脉大尺弱,两足拘挛,为下焦血少,用白芍药六两、甘草半两煎汤三服,遂脚伸能行,此亦活血行荣卫也。

一百二十九、人齿散　治疮疹,已出不快、既出倒靥、疮疹作热、脉反迟,或攻皮肤而出迟,或面额赤,脉不洪大,或服凉药过多,血涩气弱而出不快,隐隐在皮肤间。以酒调服之。钱乙治疮疹倒靥,入麝香,酒调服之尤佳,或加赤小豆七粒、薄荷酒调服之。若黑色者,名鬼疮子,用猯猪血调下二钱,移时再服。用人齿脱落者,磁瓶固济,大火煅,令通赤,候冷取出为末,薄荷酒调服半钱。良久脉平毒散,疮如粟米而出,此为发出疮疹之药。昔有患疮疹已出而稍迟,遂用正气散加白芍药,又用胡荽酒、猴黎酒。尚出迟,渠家谓药太缓,夜来自烧人齿五枚,酒调服之,一身疮疹尽出。予闻大骇,再诊其脉已微,观脑后并两脚尽白色,是荣卫弱、毒气少而药力太过,阳气少而无以应接,故无血色也。阳气尽出于外则里寒,寒气成湿,湿必濡泻,急以二气丹为小丸,服至半两,水泻二日方止。又服内补散治疮痘,痘成班烂,遍体成片,将息月余方愈,此因人齿散表过故也。如伤寒发汗,须看荣卫之浅深;疮疹表出,须看蕴热之多少。若蕴热少而用药过,则为班烂,故已出未快者,宜活血散、猴黎酒、葡萄酒之类;既出而倒靥与禀受弱者,须人齿散,则药病合宜而相当也。不尔则病轻药重,反以为累。

----

① 半:疑作"米"。
② 理:后疑脱"中"。

后人不究毒气轻重,一概用药,因此夭横者多矣!人齿治乳痈破肿出箭镞①,则表疮疹宜矣!若误用,早为班烂、为虚脱、为重寒,不可不知。前云服人齿散,脉微而疮色白,为外阳微也,濡泻为内阴盛也。先用二气丹,后尚濡泄,若用之迟,岂不虚脱?又有田舍及市井小儿患痘,行走当风,狂服硝黄,无害者,恐富贵之禀,非负荷者比,各随宜而治。

一百三十、内补散 治正患痘中,或感外寒、或内伤生冷、或服凉药过多,因生吐泻,脾虚血涩,痘疹迟迟不出,肌瘦而无血色。宜内服调脾胃药,外服此方滋养血气,疮毒得出。

人参 黄芪 白芷 当归 肉桂 桔梗炒 川芎 木香 甘草炙 防风 厚朴姜制 阿胶炒珠 橘皮去白,等分 为细末,每服一钱,入酒二匙,温汤浸,调服无时。王子建云:仲景论症多而用药少,男子详而妇人略,此亦不考也。若使仲景存日,其方有余用矣!盖无坏病也。今医治病,惟利是图,动辄差误。后贤处方,皆是救其差误,故方愈多耳!治疮用内补散,亦救其差误也。俗云:疮是热,每见药稍温,便以为误。殊不知伤寒是伤于寒,间用硝黄、升麻、知母之类,此皆救一时不及,不可偏执,使缓急疗病,以致败事。

一百三十一、赤茯苓汤 治痘出后,咳逆胁痛,不下食,胁痛者,由病后毒气混乱,阻于升降。左右为阴阳之道路,气之所行处。今气滞为胁痛,以枳壳宽肠下气,令气顺,胁不痛也。大青、栀子去蕴热,升麻解毒,赤茯苓导心火、利小肠,使热不伤于肺,则咳逆自平耳!

赤茯苓 甘草炙 大青 升麻 枳壳麸炒,各半两 栀子一分 为粗末,每服一钱,水一小盏,入苦竹叶七片,豆豉三十粒,煎至五分盏,去滓,分为三服,日三四服。量大小以意加减。

一百三十二、小柴胡汤 治发热甚而呕者。

柴胡 人参 黄芩各三两 甘草炙 半夏各二两半,汤泡七次 为粗末,每服三钱,水一盏,姜二片,枣一枚,煎至半盏,去滓温服。咳嗽加五味子;头热发热、肢节疼,四味升麻汤;大便不通,四顺饮;大便自利,黄黑色者,此毒亦有所出,不必广服汤剂。大便自然通,疮亦稀少而快利,只与四味升麻汤、荆芥散,不可以温药助之。下利甚者,却与少温之。

一百三十三、大青四物汤 治热病十日已上,发汗,及吐利后热不除,身上班出。

大青四两 豆豉八合 阿胶 甘草炙,各一两 锉如麻豆,每服抄五钱,煎至六分,去滓,炮阿胶令化服。

一百三十四、砂糖水 疮作脓窠,是毒气尽出在肌,但未结靥。调砂糖水与,则疮干。若服,血泡未成脓泡,乃毒未出尽,便与砂糖水,损目者多矣!不特此也,糖、蜜、枣、柿即疮入目,及煮鹅、鸭、鸡、卵,儿闻卵气,目中即生翳膜,更不可食也。灭瘢,疮子将欲干时,须与掐去痂,令血出,定无瘢。若从他,干定隐有瘢也。

一百三十五、蓝根散 板蓝根一两 甘草炙,三分 锉为细末,每服半钱或一钱,取雄鸡冠血三两点,温酒少许,调下食后。

一百三十六、甘露饮 解胃热。痘疮已发后,余热温壮,齿龈宣肿,牙痛不能嚼物,饥而不欲食,烦热面黄,及病后疮疱。乳母俱可服。甘草 山茵陈 石斛 枳壳麸炒 枇杷叶 黄芩 生地黄 麦门冬去心 等分 为粗末,每服抄二钱,水一盏,煎至八分,食后温服。牙齿动摇,牙龈肿热,含漱并服。

---

① 镞:箭头。

一百三十七、**槐花散** 治班疮，余热不退。赤小豆 槐花各炒二钱 麝香少许 为细末，每服半钱，蜜汤调，服无时。

一百三十八、**净心散** 治痘出欲尽，便服之。如入眼，即自退。蛇脱一条，烧灰 皂角不蛀者十茎，烧灰 为细末，每服一钱，小儿半钱，热水调下，加甘草半钱，生用。

一百三十九、**青金丹** 治疮疹病后，取下余毒。滑石 白丁香研过 天南星 青黛细罗 轻粉 水银各二钱，先以铅二钱，铜铫①熔化，便入水银拌和，泻地冷用。上川巴豆去皮心膜，七十三片，无缺损者，用井水浸一宿，悬当风吹干，烂研②。上药和匀，软饭丸如梧桐子大，巴豆不去油，依形症用汤使。伤寒后取积痰，煎葱白汤下。疳虫，牛肉汁下。惊风，肚中紧硬、面青黑，金银、薄荷、葱白汤下。因伤着肚中及腹皮上，微热，腹胀，夜间作热，似疳又不是疳，面青黄色，眼微黄，腹中有积，用皂子二七粒，灰内煨过，水一盏，煎至半盏，送下。有积，作泻，鱼鲊汤下。气积，炒茴香汤下。周岁，十四丸；二岁，十八丸；七岁，二十四丸；看大小加减。须是四更初天明通下积来，尽时可依形症用药补之。临服，恐先吐下涎来，不妨。

一百四十、**黄芩散** 治疮出尽，恐毒入目，极妙。黄芩、山栀子、黄丹等分 细末，牛蒡子叶取汁，调涂顶门。

一百四十一、**灯心汤** 治痘后烦喘，小便不利。灯心一把 鳖甲醋煮黄，二两 锉散，每服一两，水八合，煎取四分服。量大小加减。

一百四十二、**黄芪散** 治壮热不退，凉肌肤散热。黄芪 柴胡 干葛 甘草炙，各等分 为末，每服一钱，薄荷三叶，水半盏，煎至三分，约三呷，洁心服之。发热频，日未退，恐是疮疹，量其虚实用之。

一百四十三、**朱砂膏** 治惊积，惊热，病后可常服。朱砂半两 硼砂 马牙硝各三分 珍珠末一钱 玄明粉二钱，已上并研 片脑 麝香各一钱 各为末，一处拌和，用好蜜炼成膏。诸般惊，用药一黄豆大，金银薄荷汤少许化下。如遍身潮热，甘草煎汤化下。一月内小儿不通下药，用乳调 涂乳上，令儿吮之。

一百四十四、**宣风散** 治身热烦渴，腹满而喘，大小便赤涩，面赤，霍乱。若大吐，当利小便，不吐者宜此。槟榔二个 陈皮去白 甘草炙，各半两 黑牵牛四两，半生半炒为细末。三两岁，蜜汤调下半钱；已上者一钱，食前服。

一百四十五、**甘桔汤** 治痘疹，咽喉疼痛生疮。桔梗二两，米泔水浸一宿，焙干用。甘草炙，二两 为细末，每服二大钱，水一盏，煎至五分，食后温服，如肺热，手挦③眉目鼻面，加阿胶半片，炒过，同煎至五分服。

一百四十六、**定命朱砂散** 治痘疹毒气不出，或出后干黑色，服此发出毒气，疮当细红而出也。朱砂半两 生龙脑 滴乳 马牙硝四味，各研 甘草炙，各二钱 五味研匀，用腊月新猎猪血半升，同研。取青竹筒二尺，留两节，开一头作窍子，注药在内，黄腊塞窍，油绢裹封，勿令泄气，埋地中一百五十日，取出水洗，挂风中四十九日，劈开取药，研末，每服半钱，新汲水下。

一百四十七、**鼠粘子汤**即消毒散加防风，治疗相同，主痘出太盛。

一百四十八、**班疮入眼** 牛蒡子 人参各二两 同研细末，每服二钱，糯米薄粥调下，神效。不可具述。

一百四十九、**干葛鸡头汤** ③治疮出不快，既出不正色。取粉干葛为细末，每服三钱，用雄鸡头一个，捣烂入葛末。用水二钟，煎至一钟，去粗，服。其验如神。

---

① 铫(diao)：一种水烹器。
② 烂研：疑作"研烂"。
③ 挦(xun)：拔。

一百五十、人参清膈散 人参　柴胡　当归　芍药　知母　桑白皮蜜炙　黄芪蜜炙　白术　紫菀去土　茯苓　石膏　滑石　地骨皮各七钱半　上锉水煎，食远温服。

一百五十一、六味人参麦门冬散 麦门冬一两,去心　人参　白术　甘草　陈皮去白　厚朴姜汁炒,各两半　㕮咀水煎，温服，无时。

一百五十二、七味人参白术散[3]　即钱氏白术散。

一百五十三、败草散 乃盖屋或盖墙多年烂草，取其多经霜雪雨露，感天地阴阳之气，善解痘毒。不以多少，晒干或焙干，为极细末，若疮汁不干，粘衣惹席，湿烂不能转动，可用二三升摊席上，任其睡卧为妙。

推求师意

目录①

卷之上……………………(549)	痛风……………………(560)
杂病门…………………(549)	疝………………………(560)
疟……………………(549)	内伤……………………(561)
消渴…………………(550)	中风……………………(562)
喉痛…………………(550)	暑………………………(563)
肠痈…………………(550)	注夏……………………(563)
肩痈…………………(551)	暑风……………………(563)
咳嗽…………………(551)	湿………………………(563)
疮疡瘾疹疥癣………(551)	郁病……………………(564)
酒齄鼻………………(551)	火………………………(564)
健忘…………………(551)	溺血……………………(565)
瘰疬…………………(552)	痰饮……………………(565)
咳血…………………(552)	肺胀……………………(566)
肺痿…………………(553)	杂合邪治法……………(566)
痿……………………(553)	药病须要适当…………(566)
怖……………………(553)	小儿门…………………(566)
痉……………………(554)	蛔虫……………………(567)
温病…………………(554)	丹瘤……………………(567)
手心热………………(554)	脱肛脱囊………………(567)
发热…………………(555)	木舌……………………(567)
饮酒发热……………(555)	解颅……………………(568)
脚气…………………(555)	夜啼……………………(568)
梦遗…………………(555)	班②疹…………………(568)
淋……………………(556)	惊………………………(569)
小便不通……………(557)	疳………………………(570)
泄泻…………………(557)	变蒸……………………(570)
膈噎…………………(557)	妇人门…………………(570)
伤食…………………(558)	恶阻与胎化不成………(570)
卷之下……………………(559)	产难……………………(571)
大风…………………(559)	试妊妇男女法…………(571)

---

① 目录：明本原无目录，此据文中的标题增补。
② 班：通"斑"。下同。

序

夫师者，指引之功也。必须学者随事精察，真积力久，而于师之引而不发者，始得见其跃如者焉。苟或不然，师者未必能引进，学者未必能起予①，二者须先之也，夫何益之有哉？故曰：不愤不启，不悱不发，举一偶不以三隅反，则不复也，其斯之谓欤！予于歙之名家获睹是编，观其中之所语，皆本丹溪先生之意，门人弟子推求其意，而发其所未发者，此所谓引而不发，而得其跃如者焉！予深喜之，遂录以归，后休之。率口项君恬以疢②来就予治，予邑石墅陈子桷，以医而至予馆，因出以示之。二人者心意相得，一则口是可以益于吾疢也；一则口是可以补于吾医也。乃相告于予曰：吾二人共梓之，以垂不朽，何如？予曰：医乃仁术也，笔之于书，欲天下同归于仁也。今若刻布以广其传，则天下病者有所益，而天下医者有所补，其仁惠及于天下大矣！岂特二子然哉？此予之所深嘉也，又能善推予之所欲推矣，因题之曰《推求师意》。故僭序之，以志喜焉。

时嘉靖甲午七月五日新安汪机省之序

---

① 起予：朱熹注《论语·八佾》曰："起，犹发也。起予，言能起发我之志意。"
② 疢：久病。

序

　　玉峰子以病谂①惟宜,惟宜医学邃轩岐,厥治多奇疗,士林推之,寻厥徼② 妙,则石山居士钥之。石山蚤服儒,已旁摭古方书,搜厥大成,以医名时。惟宜者,复感通其旨绪,相订以言,相成以意。石山之精神命脉,君子于是乎谓其有世之者也。岁在午,玉峰子养病江村,适惟宜手其《推求师意》上下卷来示,且再拜请序,予展诵之,见其所论阴阳变状,并所原病脉,以酌厥剂者,直下膜见,参《素》《难》以出玄。详其所著,知其为丹溪未竟之意,其门人戴元礼者阐之,编而次其意者石山,校而寿其意者惟宜也。喟曰:甚矣!医理之艰也,匪医之艰,维意之艰。夫医传言也,言所弗传忘言也,以神遇弗以言遇,则窍以神批,窍以意导,理生于及,慧生于弗及,刃有余用,目无全解矣!否则糟粕也矣,胶焉而弗化也!奚其医丹溪,授千古医学之心法,弗能巧人也。元礼乃能冥会其意,而推阐其所未尽;石山会丹溪、元礼心法之精思,欲世其仁也;惟宜乃能宏拓其意,而成就其所欲为。世恒道医,古今弗相及,今石山、惟宜邃厥医以传,谓为丹溪、元礼非欤!故曰:广丹溪之志者,元礼也;广元礼之志者,维石山作之,维惟宜述之也。方今阴阳有沴,③疢疠繁生,世可蔑斯人也与哉?或曰:所学于丹溪者众,专其论著为元礼也者。何姬曰:丹溪之门称高第者,元礼也。理邃以玄,论微而著,微元礼,吾弗知其有也,是故以是归之也。

嘉靖甲午季秋之望玉峰王讽撰

---

① 谂:知悉。
② 徼:通"邀"。求取。
③ 沴:相克、相害。《汉书·五行志》:"气相伤谓之沴。"

卷之上

新安祁门朴里汪机省之编辑
同邑石墅门生陈桷惟宜校刊

杂病门①

疟

本草于知母、草果、乌梅、穿山甲皆言治疟。然知母性寒，入治足阳明独盛之火，使其退就太阳也；草果性温燥，治足太阳独盛之寒，使其退就阳明也。二味合和，则无阴阳交作之变，故为君药。常山主寒热疟，吐胸中痰结，故用为臣。甘草和诸药，乌梅去痰，槟榔除痰癖、破滞气，故用为佐。川山甲以其穴山而居，遇水而入，则是出阴入阳，穿其经络于荣分，以破暑结之邪，故用为使。若脾胃郁伏痰涎，用之必效，苟或无痰，止是暑结荣分，独应足太阴血分热者，当发唇疮，此方无效。

《内经》诸病，惟疟最详。语邪则风、寒、暑、湿四气，皆得留着而病疟；语邪人客处所，则有肠胃之别，荣卫之舍，脊骨之间，五藏膜原与人客于藏者，浅深不一；语其病状，则分寒热先后；语寒热多寡，则因反时而病，以应令气生长收藏之；此皆外邪所致也。湿在藏者，止以风寒中于肾。瘅疟者，止以肺素有热，然冬令之寒得中于肾，其四藏令气之邪又宁无人客于所属藏乎？既肺本气之热为疟，则四藏之气郁而为热者，又宁不似肺之为疟耶？举例可知余也。陈无

择谓内伤七情、饥饱、房劳，皆得郁而蕴积痰涎，其病气与卫气并则病疟。盖内外所伤之邪，皆因客在荣气之舍，故疟有止发之定期。荣气有舍，犹行人之有传舍也。荣卫之气日行一周，历五藏六府十二经络，界分必有其舍，舍与邪合，合则阴盛，阴盛则阳虚，于是阴阳相并而病作。其作也，不惟脉外之卫虚并入于阴，《灵枢》所谓足阳明与卫俱行者亦虚，阳明之气虚，则天真因水谷而充大者亦暂衰，所以疟作之际，禁勿治刺，恐伤胃气与其真也。必待阴阳并极而退，荣卫天真胃气继而复集，邪留所客之地，然后治之；或当其病未作之先，迎而夺之。先生谓：疟邪得于四气之初，胃气弱者即病，胃气强者伏而不动。至于再感，胃气重伤，其病乃作。此为外邪，必用汗解。虚者先以参、术实胃，加药取汗。惟足属阴，最难得汗，汗出至足乃佳。取汗非特麻黄，但开郁通经，其邪热则散为汗矣。又云：疟发于子后午前者，阳分受病，易愈；午后亥前者，阴分②，难愈。必分阴阳气血药以佐之，观形察色以别之，尝从是法以治。形壮色泽者，病在气分③，则通经开郁以取汗；色稍夭者，则补虚取汗。挟痰者，先实其胃

---

① 杂病门：明本无。此据后"妇人门"体例补。
② 阴分：后疑脱"受病"二字。
③ 病在气分：民本下有受"字"。

一二日，方服劫药。形弱色枯则不取汗，亦不可劫，补养，以通经调之。形壮而色紫黑，病在血分，则开其涩滞；色枯者，补血调气。此其常也。至若取汗而不得汗，理血而血不开，非更求药切中病情，直造邪所着处，安能愈乎？

一老人疟、嗽半载，两尺脉数有力，色稍枯，盖服四兽饮等剂，中焦湿热下流，伏结于肾，以致肾水①上连于肺，故疟、嗽俱作。参、术、芩、连、升麻、柴胡调中一二日，与黄柏丸两日，夜梦交通，此肾热欲解，故从前阴精窍而走散，无忧也。次日疟、嗽顿止。

一富家子，年壮病作，自卯足寒，至酉分方热，至寅初乃休，一日一夜止苏一时。因思必为人房感寒所致，问：云九月暴寒，夜半有盗，急起，不着中衣②，当时足即冷，十日后疟作。盖足阳明与冲脉合宗筋会于气街，入房太甚则足阳明与冲脉之气皆夺于所用，其寒乘虚而入，舍于二经。二经过胫，会足跗上，于是二经之阳气益损，不能渗荣其经络，故病作，卒不得休。因用参、术大补，附子行经，加散寒以取汗。数日不得汗，病如前。因思足跗道远，药力难及，再以苍术、川芎、桃枝煎汤，盛以高桶，扶坐，浸足至膝，食顷，以前所服药饮之，汗出通身，病愈。先生遇奇症，则设规矩，旁求曲会，施行以权。

消　渴

太阴司天，寒水之胜，心火受郁，内热已甚，则当治内热为急，内热未甚，即当散寒解郁为急。如《宣明论》立方著于诸症条下者，具治漏风而渴，用牡蛎、防风、白术，先治漏风为急。若心移寒于肺为肺消，则以心火乘肺伤其气血为急。所移之寒，非正当其邪也，故用参、芪、熟芐芐③、北五味、桑皮、麦门、枸杞，先救血气之衰，故不用寒药泄内热也。若心移热于肺，传于膈消，则以肺热为急，用麦门冬治肺中伏火为君，栝蒌实、知母泄热为臣，甘草、北五味、生芐、葛根、人参生津液益气血为佐。若心火上炎于肺，必由心有事会，不得其正，以致其藏气血之虚，故厥阴之火上逆，所以用茯神安心、安志、养神，竹叶、麦门冬之凉以安其宅，则火有所归息矣。是三条消渴，便见何④间处方酌量标本缓急轻重之宜、藏府切当之药也。

喉　痛

因于相火之微甚，微则正治，甚则反治，撩痰出血，三者随宜而施，或于手大指少商出血行气。若肿达于外，必外付以药。予尝以鹅翎蘸水醋缴咽中，摘出其痰，盖酸能收其痰，又能消积血。若乳蛾甚而不散者，以小刀就蛾上出血，皆用马牙硝吹点咽喉，以退火邪，服射干、青黛、甘、桔、栀、芩、恶实⑤、大黄之类，随其攸利为方，以散上焦之热；外敷如生芐、韭根、伏龙肝皆可用。若咽疮，白者多涎，赤者多血，大率与口疮同例，如蔷薇根皮、黄柏、青黛煎噙细咽。先生言理中汤亦可治，详口疮条下。

肠　痈

一妇以毒药去胎后，当脐右结块，块痛甚则寒热，块与脐高一寸，痛不可按，脉洪数，谓曰：止瘀血流溢于肠外肓膜之间，聚结为痈也。遂用补气血、行结滞、排脓之剂三日，决一锋针，脓血大出，内如粪状者臭甚。病妇惊怕，予谓气血生肌，则内外之窍自合。不旬日而愈。

----

① 水：民本作"火"。
② 中衣：贴身的衣裤。
③ 芐：草名。《尔雅·释草》："芐，地黄"。
④ 何：疑作"河"。
⑤ 恶实：出《名医别录》。为牛蒡子之别名。

肩　痛

一人肩井后肿痛，身热且嗽，其肿按之不坚，此乃湿①痰流结也。遂用南星、半夏、瓜蒌、葛根、芩、连、竹沥作煎饮之，烧葱根熁②肿上；另用白芥子、白矾作小丸，用煎药吞二十丸。须臾痰随嗽出，半日约去三四碗而愈。

凡治病必分其主治之药，先之以经气：在阳明治湿热，石灰、柏皮之属；在厥阴治火热，腊③、茶、脑、麝之属。次从所得之因：食积加芦荟；磕伤加韭汁、没药。疮脓溃而不出，加轻粉取之，无不愈。

咳　嗽

人之阳常有余，阴常不足，故金、水二藏必保养之，使水不竭、金不亏，则木有制，不猖狂矣。经曰：诸逆冲上，皆属于火。《原病式》曰：五志色欲之动，皆属相火水衰，火无所畏，得以冲逆于肺，其水莫能救母之鬼贼，则肺之阴愈亏，必须泻火益水，以救金可也。如姜、桂、半夏辛温燥热之剂，皆不宜用。然于泻火，虽不比外邪郁发而为风寒暑湿之至者，亦须分四藏所动之本气，各欲安之。且火不惟伤肺之阴，甚则亦害元阳，又必辨其所伤之阴阳孰轻孰重。此条止论虚者用参、术，其于益阴，如天、麦门冬之属无有也。至若治寒加细辛、干姜之属，亦无有也。是皆要者，尚且不备，况分经之剂乎？

疮疡瘾疹疥癣

《内经》有谓：汗之则疮已者，谓温胜皮肤为疥癣者也。治当饮以凉肌、和血、散湿热怫郁在皮肤之药；外以杀虫、润燥、解痰涎凝结腠理之药敷之。仲景谓：疮不可汗，汗之则作痓④。此热郁肌肉，血腐为疮，宜解郁⑤热也。或饮食之积所致，皆不宜汗，热有浅深故也。疡即头疮，乃火热上炎，当治火于上，内使之降，外令其散，亦敷以杀虫、退热之剂。世方皆得以治，不足深论。

酒齇鼻

酒热所致乎？曰：不然。不饮者，亦病此。盖鼻者肺窍，而足阳明侠鼻上至目内眦，其位居面之中，属土，为呼吸气息出入之门户，气血之精明者，皆上注于面，入于其窍，故胃中湿热与中焦热所化之血，上输于肺，随呼吸之息，薰蒸鼻端，凝结皮肤，遂成红赤，甚则盈面，不独在鼻也。予尝以凌霄花为末，和蜜⑥陀僧，唾调敷，甚妙。

健　忘

安神之外，犹可论否？曰：方论虽言忧惕思虑所伤，忧欲过损，惊恐伤心，心伤则健忘也。予尝思之：人生气禀不同，得气之清，则心之知觉者灵；得气之浊，则心之知觉者昏。心之灵者，无有限量，虽千百世已往之事，一过目则终身记之而不忘；心之昏者，虽无所伤，而目前事亦不能记矣。刘河间谓：水清明，火昏浊。故上善若水，下愚若火，此禀质使然。设禀清浊混者，则不能耐事烦扰，烦扰则失其灵而健忘。盖血与气，人之神也。经曰：静则神藏，躁则消亡。静乃水之体，躁乃火之用，故性静则心存于中，动则心忘于外，动不已则忘不已，忘不已则存于中者几希，故语后便忘，不俟终日。所以老人多忘，盖由役役扰扰纷纭交错，气血之阴于斯将竭，求其清明有所守，

---

① 湿：原作"酒"，据民本改。
② 熁（xié）：《集韵》："火迫也"。
③ 腊：同"腊"。
④ 痓：同"痉"。
⑤ 郁：民本作"内"。
⑥ 蜜：疑作"密"。

而不为事物所乱者，百无一人焉。由是言之，药固有安心养血之功，不若平心易气，养其在己而已。设使因痰健忘，乃一时之病，亦非独痰也。凡心有所寄与诸火热伤乱，其心皆健忘也。《灵枢》谓：盛恐伤志，志喜忘。《内经》谓：血并于下，气并于上，乱而喜忘。可不各从所由以治之哉？

痨瘵

《内经》无痨瘵之名，而有痨瘵之因。凡外感六淫，内伤七情，其邪展转乘于五藏，遂至大骨枯藁，大肉陷下，各见所合衰惫之症，真藏脉见则有死期。二阳之病，则为风消、息贲。三阳为病，其传为索泽痒①，成为消中。大肠移热胃，胃移热于膀胱，胆则体养而瘦。尝贵后贱，病从内生，名曰脱营；尝富后贫，名曰失精。暴乐后苦，皆伤精气，精气竭尽，形体毁沮。离绝菀结，忧恐喜怒，五藏空虚，血气离守。《灵枢》曰：怵惕思虑则伤神，神伤则恐惧自失，破䐃脱肉，毛瘁色夭，死于冬。又诸在肤肉脉筋骨之间者，各索所合之本藏，不得索于所不胜。后世张仲景立虚劳门，本于此也。巢元方有虚劳，有蒸病，有注病"。出《素问·五常政大论》。指一些具有传染性和病程迁延的疾病。皆推于此也。虚劳者，五劳、六极、七伤是也。五劳者，志劳、思劳、忧劳、心劳、瘦劳；六极者，气极、血极、筋极、骨极、肌极、精极也；七伤者，曰阴寒、曰阴萎、曰里急、曰精连、曰精少阴下湿、曰精滑、曰小便苦数，临事不举。又曰：大饱伤脾，大怒气逆伤肝，强力举重，久坐湿地伤肾，形寒饮冷伤肺，忧愁思虑伤心，风雨寒暑伤形，大恐惧不节伤志。又五蒸病者，骨蒸、脉蒸、皮蒸、肉蒸、内蒸。遍身热，多又因热病愈后，食牛肉，或饮酒，或房欲而成。诸注候者，谓邪气居住人身之内，故名为注。此由阴阳失守，经络空虚，风寒暑湿劳役之所致也。或伤寒传诸阴不时除，瘥而留滞，或宿食冷热不调而流注，或乍感生死之气，卒犯鬼物之精，皆能成病，变状多端。凡此注之为言住也，言其连滞停住，死又注易傍人也。已上虚劳蒸注等候，近世方论所列之药众矣，未有一言以归其要者。盖人之生气与形耳，气为阳，形为阴，偏于阳则热，偏于阴则寒，况消万物莫甚于火。夫痨瘵未有形不瘠、肉不消也，皆由精血不胜气之热火，当用寒凉以和之，益水以济之耳！乃谓形不足须温之以气，岂知"温"乃"温存"，非温热也。气本阳，而复得温则成亢阳矣。已涸之精血，而加之以温热，天真何由而生耶？又有一等胎生骨细质弱者，精血必亏，此天癸已至而阴不能全盛与阳为配，及情欲动中，或劳役所使，则君、相二火相扇而起，其亏少之阴水莫能制之，故内蒸五藏，外连四属，如是者，以禀赋夭短，岂药所能治哉！

咳血

止从肺出，他无可言耶？曰：肺不独咳血，而亦唾血。盖肺主气，气逆为咳；肾主水，水化液为唾。肾脉上入肺，循喉咙挟舌本，其支者从肺出，络心，注胸中。故二藏相连，病则俱病，于是皆有咳唾血也。亦有可分别者，涎唾中有少血散漫者，此肾从相火炎上之血也。若血如红缕在痰中，咳而出者，此肺络受热伤之血也，其病难已。若咳白血，必死。白血浅红色，似肉似肺也。然肝亦唾血，肝藏血，肺藏气，肝②血不藏，乱气自两胁逆上，唾而出之。《内经》有血枯症，先唾血，为气竭伤肝也。又有咯血，咯与唾少异。唾出于气，上无所阻；咯

---

① 索泽痒：病名。皮肤枯涩失去润泽，为精血枯涸的一种表现。
② 肝：明本作"肺"。据民本改。

出于痰,气郁喉咙之下,上不得出,咯而乃出。求病所属之藏,咯、唾同出于肾也。余尝治三人,不咳唾而血见口中,从齿缝舌下来者,每用滋肾水、泻相火治之,不旬日而愈。又治一人,因忧病咳唾血,面黧黑色,药之不效。曰:此必得喜可解。其兄求一足衣食地处之,于是大喜,即时色退,不药而瘳。经曰:治病必求其本。又曰:无失气宜。是知药之治病,必得其病之气宜,苟不察其得病之情,虽药亦不愈也。

肺痿

出《金匮要略》,谓热在上焦,因咳为肺痿。痿得之或从汗出,或从呕吐,或从消渴,小便利数,或从便难,或被快药下利,重亡津液,故寸口脉数而咳,口中反有浊唾涎沫。原其意从《内经》痿条扩广,在藏气不得布荣卫行津液,反怫郁为热,聚结涎沫浊唾而后咳也。故附方或用炙甘草汤,或用生姜人参大枣汤主之,所治之意似之矣。至若又谓肺痿,吐涎沫而不咳,其人不渴,必遗尿,小便数,以上虚不能制下故也。此为肺中①冷,咳多涎唾,甘草生姜汤以温之。若服汤已,渴者,属消渴,则此所治,便与前条上焦热者不同矣。上焦热则怫郁,而肺之玄府燥涩,气不利则咳,津不布则渴;此云肺中冷者,非形寒饮冷之邪在其中,由上焦无阳,故曰冷。阳气不足则不成热,不热则不咳亦不渴,惟气虚不能制约其水道之行也。肺与肾连藏,肺虚则肾亦虚,故水入咽直达于肾,肾亦不以水精四布于五藏,而径出于溺矣。痿者②文。

痿

血气劣弱,力不任用而名也,故名。《内经·痿论》叙其皮肉筋骨痿弱于四属之外者,然而有诸外必本诸内。至若五藏精神气血,性情魂魄,司动静之机于内者,而经亦尝举其端,所谓肾风而不能食,善惊,惊已心气痿者死。又太阴司天,湿气下临,肾气上从,阴痿气大衰而不起,此非各从其所司之内症者欤!今仲景更明肺藏所生气之虚实者又如此,脾、肝二藏虽无明文,观此例则可知矣。六府、九窍皆然。是故刘河间论气血者人之神,若气血或郁结,或衰虚,不能宣通,则神无所用而不遂其机,故劣弱也。当随其虚实补泻之,使气血宣行,则神自清利,而应机能为用矣。

怖

《内经》无有,始于《金匮要略》,奔豚条有惊怖,继云惊恐,可见惊怖即惊恐怖惧也。恐亦惧也,凡连称惊恐者,以一阴一阳对待而言。如喜怒并称者,喜出于心,心居在阳;怒出于肝,肝居在阴。志意并称者,志是静而不移;意是动而不定。静,阴也;动,阳也。惊恐并称者,惊因触于外事,内动其心,心动则神摇;恐因感于外事,内慊而精却③。《内经》谓:惊则心无所倚,神无所归,虑无所定,故气乱矣。恐则精怯,怯则上焦闭,闭则气外,外则下焦胀,故气不行矣。又谓:尝贵后贱,尝富后贫,悲忧内结。至于脱营失精,病深无气,则洒然而惊,此类皆病后,从外事所动内之心神者也。若夫在身之阴阳盛衰而致其惊恐者,则惊是火热躁动其心,心动则神乱,神用无方故惊之。变状亦不一,为惊骇,为惊妄,为惊狂,为惊悸等。病恐则热伤其肾,肾伤则精虚,虚则志不足,志本一定而不移,故恐亦无他状。《内经》有惊病之邪,有火、热二淫,司天在泉,胜复之气,有各经热病所致,有三阳积并,有气并于阳,皆为诸惊等

---

① 中:明本作"苓"。此据民本改。
② 痿者:疑属后文"血气劣弱"之上。
③ 却:疑作"怯"。下同。

病。故病机统而言曰：诸病惊骇，皆属于火也。于恐病之邪者，有精气并于肾则恐，有血不足则恐，有少阳入阴，阴阳相搏则恐，有胃热肾气微弱则恐，有肾是动者恐。然于肝之惊恐互作者，以其藏气属阳居阴，纳血藏魂，魂不安则神动，神动则惊；血不足则志慊，志慊则恐，故二者肝藏兼而有之。似此之类，于火、热二淫并湿属感邪之外，其余惊恐皆因气之阴阳所动而内生也。惊恐二病与内外所因，治法同乎？异乎？曰：惊则安其神，恐则定其志，治当分阴阳也。心为离火，内阴而外阳；肾为坎水，内阳而外阴，内者是主，外者是用，又主内者五神，外用者五气。是故心以神为主，阳为用；肾以志为主，阴为用。阳则气也，火也；阴则精也，水也。及乎水火既济，全在阴精上承以安其神，阳气下藏以定其志，不然则神摇不安于内，阳气散于外，志感于中，阴精走于下。既有二藏水火之分，治法安得无异？所以惊者必先安其神，然后散之则气可敛，气敛则阳道行矣；恐者必先定其志，然后走之则精可固，精固则阴气用矣。于药而有二藏臣君佐使之殊用，内外所感者，亦少异会外事惊者。张子和谓：惊者平之。平有二义：一云平常也，使病者时时闻之，习熟自然不惊；一云此固良法，不若使其平心易气以先之，而后药之也。吾谓内气动其神者，则不可用是法，惟当以药平其阴阳之盛衰，而后神可安，心可定矣。

痉

仲景谓太阳病发热无汗，反恶寒，名曰刚痉者，为中风发热，重感于寒而得之，此《内经》所谓赫曦之纪，土羽为痉，其义一也。如中风淫之，热与火运以热无少异，其重感于寒亦与土羽之寒同是外郁，热因郁则愈甚，甚则热兼燥化而无汗，气血不得宣通，大小筋俱受热害而强直，故曰刚痉。所谓太阳病发热汗出，不恶寒，名曰柔痉者，为太阳发热，重感于湿而得之，此《内经》所谓诸痉项强，皆属于湿。又谓：因于湿，首如裹，湿热不攘，大筋緛①短，小筋弛张②，緛短为拘，弛张为痿。肝移热于肾，传为柔痉。注云：柔谓筋柔而无力，强为骨强而不随。三者之义，与仲景所言重感于湿为柔痉者，岂不同是小筋得湿则痿弛而无力者乎？其摇头，发热，瘛疭头项强急，腰背反张，瘛疭口噤，与刚痉形状等者，岂不同是大筋受热则拘挛强直者乎？后代乃以无汗为表实，有汗为表虚，不思湿胜者多汗，乃以汗为表虚，而用姜附温热等剂，宁不重增大筋之热欤！

温病

方中有治法者三：以人中黄疗时行热毒为主；苍术、香附散结郁为臣；芩、连降火，人参补虚，桔梗、防风利气行经为佐；热毒郁结，则内外气液不通成燥，大黄苦寒而能荡涤燥热，滑石性滑味淡，将以利窍解结，通气液以润燥，二者一阴一阳，故用之为使。此三治法，非特通治诸瘟也。《内经》冬伤于寒，春必病温，与冬不藏精病温者，有虚实之异，有四时不正胜气郁之者，有君相二火加临者，即分君客之殊，有五运六气当迁，正值所胜抑之，不得升降，又当辨其所发之气以治，岂守三法俱用以治温乎？先生曰：凡亢阳霖淫，暴风冰雹非常之变，必记以验发于何时以为治源也。

手心热

手心者，心之营，名劳宫。手少阴脉入掌中，故心所生病，掌中热痛。心主手厥阴包络脉入掌中，是动则病手心热，所生病

---
① 緛："软"的古字。
② 弛张：原作"驰张"，据《内经》原文改。

者,烦心,掌中热。是知手心热者,皆二经之火,为病百端,岂一症一方可言哉？原其方旨,必是当时为忧虑过节,津液不布,停聚成痰,温郁伏心,火不得发越,故用此方,因集于此。

发　热

阴血虚而热者,叙之太略。阴阳之在人身,犹权衡之不可高下。阳盛则热,阴盛则寒。况天地之气,阳大而阴小,人禀之以生,故阳易胜、阴易乏,阴不敌阳则热发于内而彻于外,故百病皆生于阴阳之胜负也。阳为强盛,或客邪入害其正,则皆随其胜负处发为热病。故《内经》诸篇,屡书不一。仲景明六经五藏之治法,河间明水火阴阳之微旨,东垣有内伤治火分经之药。今先生参用三家之说,尝谓相火易起,遇五性为物所感,不能不动,动则厥阳之五火从而相扇,是相火起于妄,妄则煎熬真阴,阴虚则病,阴绝则死,此水火阴阳为病之源。先生治血虚发热,而血亦分阴阳,若血之阴不足,如芎、归辛温亦在不用;若血之阳不足,虽姜、桂辛热,而亦用之,与泻火之法有正治,有从治,皆在临机应变,其不执方也如此。

饮酒发热

盖酒大热有毒,况人身阳气本热,得酒则热愈炽愈刚,阴气必破散,阳气亦消亡而死矣,岂止难治而已！设身之阴气因酒而耗,自热不甚,惟酒热而病,阴气之散有未绝,则犹有可治之理。姑书一二以验之。

一人每晨饮烧酒数杯,后终日饮常酒,至五六月,大发热,医用水摊心腹,消复增之,内饮以药,三日乃愈。

一人年二十,于四月病发热,脉浮沉皆有不足意,其间得洪数一种,随热进退,彼时知非伤寒也。因问必是过饮酒毒在内,今为房劳,气血虚乏而病作耶？曰:正月间,每晨饮烧酒,吃大肉,近一月矣。予得病情,遂用补气血药,加干葛以解酒毒。服一帖,微汗,反懈怠,热如故。因思是病气血皆虚,不禁葛根之散,必得枸杞子方可解也。偶有一小枝在书册中,幸不腐烂而干,加前药内,煎服,一贴而愈。吁！孙真人云:医者意也。但患病情察之未到,药味思之未得,若病药两投,何患不痊！

脚　气

一人两足酸重,不任行动,发则肿痛。一日在不发中,诊脉二部皆大,两手如葱管无力,身半已上肥盛。予以其膏粱姿御,嗜恣无穷,精血皆不足,湿热太盛,因用益精血于其下,清湿热于其上。二方与之,或言脚气无补法,故不肯服。三月后痛作,一医用南法治不效,一医用北法泻之,即死于溺器上。吁！不识病之虚实,执方误人多矣。

梦　遗

经曰:肾属水,受五藏六府之精而藏之。又曰:主蛰,封藏之本,精之处也。又曰:阴阳之要,阳密乃固。故阳强不能密,阴气乃绝;阴平阳秘,精神乃治;阴阳离决,精气乃绝。又曰:阴阳总宗筋之会,会于气街。《灵枢》曰:厥气客于阴器则梦接内。盖阴器者,宗筋之所聚也,而足太阴、阳明、少阴、厥阴之筋皆结聚于阴器,与冲、任、督三脉之所会,然厥阴主筋,故诸筋皆通于厥阴。肾为阴,主藏精;肝为阳,主疏泄。阴器乃泄精之窍,故肾之阴虚则精不藏,肝之阳强则气不固。若阴客于其窍与所强之阳相感,则精脱出而成梦。阳强者,非藏真之阳强,乃肝藏所寄之相火强耳！火盛不已,反有以消其藏之真阳者。肝藏魂,藏真之阳虚则游魂为变,变则为梦,与肝虚多梦亡人无异。然病之初起,亦有不在肾肝而在心肺脾胃之不足者,然必传于肾肝而致精之走也,有自然相传之理焉!宗筋者,上络胸腹,夹脐下,合横骨,故《内经》谓其总宗筋之会,会于气街,主束骨而利机关也。五藏俱有火,相火寄于肝者,善者则发生,恶者为害甚于他火,故平人肝气刚勇,充于筋而为罢极之本也。其阴器既宗筋之所聚,乃强于作用,皆相火充其力也。若遇接内得阴气与合,则三焦内外之火翕然下从,火从而动,则百体玄府悉开,其资生之精尽趋①会于阴器以跃出焉,岂肾之所藏者而已!所谓厥气客于阴器,厥气亦身中阴分所逆之气,与接内之气同是阴类,故梦犹接内之脱精也。梦则真阳泄,未免②形体衰惫,其气难复,不比平人接内一二时间气便可复也。曰:治法何如?曰:病从他藏起者,则以初感症者为本,肾肝聚病之处为标;由肝肾自得者,独治肝肾可也;由阴阳离决,水火不交通者,则既济之阴阳不相抱负者,则因而和之。阳虚补气,阴虚补血,阳旺者泻火,火有正治、反治,从少、从多,随其攸利。奈何今人不辨阴阳虚实,惟务温之、热之于内,灸之于外,甚至阴水耗竭,壮火独炎,枯脂消肉,骨立筋痿,不可复救矣!余惟从经旨以治多验。

一人二十余岁,夜读书至四皷③犹未已,遂发此病。卧间茎但著被与腿,便梦精遗,悬空则否,饮食日减,倦怠少气。余以用心太过,二火俱起,夜不得眠,血不归肝,则肾水不足,火乘阴虚,入客下焦,鼓其精房,则精不得聚藏而走失矣。因玉茎著物,犹厥气客之,故作接内之梦。于是上则补心安神;中则调理脾胃,升举其阴;下则益精生阴固阳。不三月而愈。

一老人,六十岁,患疟而嗽,多服四兽饮,积成湿热,乘于下焦,几致危困。余胗④尺脉数而有力,与补中益气加凉剂,三日,与黄柏丸,次早尺数顿减,因问:有夜梦否?曰:然,幸不泄尔。余谓年老精衰,固无以泄。盖以大热结于精房,得泄火益阴之药,其火散走于阴器之窍,病可减矣。再服二日,又梦,其疟、嗽全愈。

一人每夜有梦,余连诊二日脉,观其动静,终不举头,但俯视不正,必阴邪相著,叩之不言其状。遍问随其出入之仆,乃言至庙见侍女,以手抚摩其身久之,不三日遂病。令法师入庙毁其像,小腹中泥土皆湿,其病遂安。此则鬼魅相感耳!

尝观仲景治下焦真阳与精血两虚,少腹弦急,脉芤动微紧,男子失精,女子梦交通者,用桂枝、龙骨之属温之、固之。若阳浮上而不降,悸衄,手足烦,咽干口燥,阴独居内,为里急腹痛,梦失精者,以小建中汤和之。皆可取以为法也。

淋

膀胱主水,水入于胞为溲便。若饮食不节,喜怒不时,虚实不调,则藏不知,致肾虚膀胱有热,肾虚则小便数,膀胱热则水涩而数,涩则淋沥不宣,故曰淋。小腹弦急,痛引于脐。又须分石、膏、血、劳、气、冷。其石淋,如沙石;膏淋,肥腻若脂膏,又名肉淋;血淋,心主血,气通小肠,热甚则抟于血脉,血得热则流行于胞中与溲俱下;劳淋,劳倦则发;气淋,胞内气胀,小腹坚满,出少喜数,尿有余沥;冷淋,冷气客于下焦,邪正交争,满于胞内,水道不宣,先寒颤,然后便溺成淋,可谓得其病情矣。《内经》病因又不止此,若太阴作初气,病中热胀,脾受积湿之气,小便黄赤,甚则淋。少阳作二气,风火郁于上而热甚,病淋。盖五藏六府、十

---

① 趍:同"趋"。
② 免:明本作"兑"。此据民本改。
③ 皷:同"鼓"。
④ 胗:通"诊"。

二经脉，气皆相通移，是故足太阳主表，上行则统主诸阳之气，下行则入膀胱。又肺者，通调水道，下输膀胱，脾胃消化水谷，或在表在上在中。凡有热，则水液皆热，转输下之，然后膀胱得之而热矣。且小肠是心之府，主热者也，其水必自小肠渗入胞中。诸热应于心者，其小肠必热，胞受其热，经谓胞移热于膀胱，则癃溺血是也。是知初起之热邪不一，皆得传于膀胱而成淋，故淋症必治其本，若止治胞中之热，未为善也。夫淋必由热甚生湿，湿生则水液浑浊，凝结为淋。又有服金石入房太甚，败精流于胞中，及饮食痰积渗入者，皆能成淋。先生治小儿，在胎禀父母金石余毒之气，病淋十五年，治以紫雪而愈。凡治病必求其本也。

小便不通

治以吐法何也？曰：取其气化而已。经曰：三焦者，决渎之官，水道出焉。膀胱者，州都之官，津液藏焉，气化则能出矣。故上、中、下三焦之气，有一不化，则不得如决渎之水而出矣。岂独下焦膀胱气塞而已！上焦肺者，主行荣卫，通调水道，下输膀胱，而肾又上连肺，岂非小便从上焦之气化者乎？仲景谓胃气行则小便宜通。《内经》谓脾病则九窍不通。小便不利者，其病一也。由是三焦所伤之邪不一，气之变化无穷，故当随处治邪行水，大要在乎阴阳无相偏负，然后气得以化。若方盛衰论曰：至阴虚，天气绝；至阳盛，地气不足。夫肾、肝在下，地道也；心、肺在上，天道也；脾胃居中，气交之分也。故天之阳绝而不下交于地者，尚且白露不下，况人同乎天，其上之阳不下交于阴，则下之阴虚；在上之阳盛不务其德而乘之，致肾气之不化，必泻其阳而举之，则阴可得而平也。若此条所叙之症皆用吐法，盖因气道闭塞，升降不前者而用耳！其他众法何尝舍之，而独施是哉？先生尝曰：吾以吐法通小便，譬如滴水之器，开其上窍则下窍水自出焉。

一妇年五十，患小便涩，治以八正散等剂，小肠胀急不通，身如芒刺。余以所感霖淫雨，湿邪尚在表，因用苍术为君，附子佐之发表，一服即汗，小便随通。

一人年八旬，小便短涩，分利太过，致涓滴不出。盖饮食过伤，其胃气陷于下焦，用补中益气汤，一服即通。

泄　泻①

泄泻多类，得于六淫、五邪、饮食所伤之外，复有杂合之邪，似难执方而治。先生治暴气脱而虚，顿泄不知人，口眼俱闭，呼吸甚微，殆欲死者，急灸气海，饮人参膏十余斤而愈。治阴虚而肾不能司禁固之权者，峻补其肾。治积痰在肺，致其所合大肠之气不固者，涌出上焦之痰，则肺气下降，而大肠之虚自复。治忧思太过，脾气结而不能升举，陷入下焦而泄者，开其郁结，补其脾胃，使谷气升举也。凡此不可枚举。因问：先生治病何其神也？先生曰：无他，员机活法，具在《内经》，熟之自得矣！退读《内经》三年，乃知先生于泄利症，凡内外之邪，有伤生化之用，则阴阳失其居处之常，藏府失其所司之政，以致肠胃传化之职不修，故泄利也。

膈　噎①

膈噎之病，得之七情、六淫，遂有火热炎上之化，多升少降，津液不布，积而为痰，为饮，为呕吐。必须外避六淫，内节七情，饮食自养，滋血生津，以润肠胃，是金无畏火之炎，肾有生水之渐，气清血和，则脾健运而食消磨，传送送行矣！治者例用辛香燥热，痰饮被劫，时暂得快，七情、饮食不

---

① 泄泻膈噎：明本无。今据前后体例补。

节，其症复作，前药再行，积成其热，血液俱耗，胃脘干槁，大便秘少若羊矢，则难治矣。尝治番胃未至于胃脘干槁者：一少年，食后必吐出数口，却不尽出，膈上时作声，面色如平人。病不在脾胃而在膈间，问其得病之由，乃因大怒未止辄吃曲，即有此症。想其怒甚，则死血菀于上，积在膈间，碍气升降，津液因聚为痰、为饮，与血相抟而动，故作声也。用二陈汤加香附、韭汁、莱菔子，服二日，以瓜蒂散、败酱吐之，再一日又吐，痰中见血一盏，次日复吐，见血一钟而愈。

一中年人，中脘作痛，食已乃吐，面紫霜色，两关脉涩，乃血病也。因跌仆后中脘即痛，投以生新推陈血剂，吐血片碗许而愈。

伤　食

饮食入胃，多停中脘。中脘乃盛水谷之海；上脘只纳食，行水谷，所化精悍之气，上输于肺；下脘消化糟粕，入大小之肠。如食入于肠胃有停留不化者，有食物已去而害其脾胃转运之气者，有因之而致其清浊不分者。三脘者，则皆恶食，其物停留三脘有轻重。重在中下，则大小承气、备急丸之类；轻在中下，则枳术丸之类。食纳上脘，未入中脘而伤之重者，必吐而出之；其已入中脘，而食物塞之，其气反壅于上脘，致气口脉大于人迎二、三倍者，亦必吐之。经曰：上部有脉，下部无脉，其人当吐不吐者死。若物已去而脾胃中元气受伤者，则东垣内伤补益之法是矣。所谓食伤胸中如有物者，非所食谷肉之物，由饮食过度，消化之气清浊不分，溷乱之液自上脘至胸中，积成痰饮，乃伤之轻者，故宜分清浊、化痰饮、和中益胃、开郁则郁①。

---

① 郁：疑为"愈"字之误。

卷 之 下

新安祁门朴里汪机省之编辑
同邑石墅门生陈桷椎宜校刊

大 风

丹溪取醉仙①、再造②，以分上下用也。《内经》曰：脉风成，为厉风。又曰：风寒客于肺而不去，名厉风。厉风者，荣卫热胕③，其气不清，故使鼻柱坏而色败，皮肤疡溃。又谓：风气与太阳俱入，行诸脉俞，散诸分肉之间，与卫气相干，其道不利，故使肌肉膹䐜而有疡，卫气有所凝而不行，故其肉有不仁也。《刺长节论》曰：病大风，骨节重，须眉堕，刺肌肉，汗出百日。王注泄卫气之怫热，刺骨髓，汗出百日。王注以泄荣气之怫热，凡二百日，须眉生而止。《灵枢》曰：厉风者，数刺其肿上，以锋针针其处，按出其恶气，肿尽乃止，当食方食，毋食他食。经论分荣卫者，如此古方，但混泄风热于荣卫，又无先后之分，惟《活法机要》用桦皮散治其卫，二圣散治其荣。二圣即再造也，出《三因方》。先生言再造用郁金半两，白丑六钱半生半炒，皂角刺经年黑大者。今选二方，分气血、上下、先后而用。盖以气为阳为卫，血为阴为荣。身半已上，阳先受之；身半已下，阴先受之。再造治其病在阴者，用皂刺出风毒于荣血中。肝主纳血，恶血留止属于肝也。虫亦主于厥阴风木所化，须是治其藏气，杀虫为主。以大黄引入肠胃荣血之分，利下恶血虫物。醉仙④散治其病在阳者，用鼠粘子出风毒遍身恶疮，胡麻逐风、补肺、润皮肤，蒺藜主恶血、身体风痒、通鼻气，防风治诸风，瓜蒌根治瘀血、足热胕肿，枸杞消风毒热、散疮肿，蔓荆子主贼风，苦参治热毒风、皮肌烦躁生疮、赤癫眉脱，八味治风至矣！然必银粉为使，乃下膈通大肠要剂，用其驱药入阳经，开风热怫郁、痞结、逐出恶气臭秽之毒，杀所生之虫，随经上行至牙齿嫩薄之分，出其臭毒之涎水。此药伤齿，则以黄连末揩之，或先固济以⑤解银粉之毒，银粉在醉仙散有夺旗斩将之功，遂成此方之妙用，非他方可及。余邪未除，但调和荣卫药中少加驱逐耳！

一人面浮油光，微肿色变，眉脱，痒。二世疠风死者三人。与醉仙散，出涎水如盆而愈。

一人面肿，色变黑，燥痒，眉须脱落，手足皮燥厚折，痛痒无全肤，有时痒入骨髓，

---

① 醉仙：即醉仙散，录自《丹溪心法》。由胡麻仁、牛蒡子、蔓荆子、枸杞子、防风、瓜蒌根、白蒺藜、苦参、轻粉组成。功效祛风解毒。
② 再造：即通天再造散。《三因极一病证方论》卷十五方。由大黄、皂角刺、白牵牛子、郁金组成，功能祛风解毒。主治大麻风，下部受损者。
③ 胕：通"腐"。
④ 仙：明本作"能"。此据民本改。
⑤ 济以：民本作"以济"。

抓至血出，稍正①复作，昼夜不眠，与二药则愈。

一妇两足胫疮溃，眉落，与再造散一服愈。年少不能断欲、忌口，一年复发。其前二人不复发者，非能如法调摄，由病得之未深，鼻柱未坏，疮未溃胕故耳！故人抱病，不可不早治也。

痛风

即《内经》风寒湿三气杂至合而为痹也。虽言寒为痛痹，然三者皆能作痛，但寒胜者痛甚如掣，湿者痛著如肿，风者其痛行动无常处，悉因凝滞之痹与流行荣卫真气相击搏，则作痛痹，若不干其流行出入之道，则不痛但痿痹耳！随其痹所在，或阳多阴少，则为痹热；或阴多阳少则为痹寒，或骨重，或筋挛不伸，肌肉不仁，或血脉凝而不流，或在皮则寒，或逢热则纵。后人就中摘出为痛者分六条，具数百方。夫药在乎明道，不在多言。苟明其道，虽一言一方亦可类推；道若不明，奚适于用而取择焉？今六条中，有谓由风寒湿气，则血凝涩不得流通，关节诸筋无以滋养，真邪相搏，历节痛者；有谓风百节痛者；有谓风气走注，痛无常处者；有谓白虎风者，或在骨节，或走四肢，昼静夜发，发则痛彻入骨；有风腰痛者，岂非悉是风寒湿三气痹而痛乎？曰：《痹论》止言寒为痛痹，未闻行痹亦痛。曰：《灵枢·周痹》有众痹，有周痹，即此云也。又《内经·四时刺逆从篇》于六经皆云有余不足悉为痹。注曰：痹，痛也。此非人气之邪亦作痛耶？今以一条而举众病何也？盖因是集有所未备耳！且人身体痛，在外有皮肉脉筋骨之异，由病有不同之邪，亦各欲正其名，名不正将何以施治？如邪是六淫者，便须治邪；是人气者，便须补泻其气；病在六经四属者，各从其气。故制方须宜分别药之轻重缓急，适当其所，庶得经意。

疝

《内经》谓任脉为病，男子内结七疝，女人带下瘕聚；冲脉为气逆里急云云。又云：少阴脉滑，肺风疝；太阴脉滑，脾风疝；阳明，心风疝；太阳，肾风疝；少阳脉滑，肝风疝。由外邪入于木，木阳藏，起动风也，故滑脉②曰风。然连称疝者，盖肾、肝同居下焦，而足厥阴佐任脉之生化，固肝肾之气并逆，所以肾之阴气为疝，肝之阳气为风。又有茎垂者，身中之机，阴阳之侯，津液之道，或饮食不节，喜怒不时，津液内溢，下流于睾，血道不通，血道不通则俯仰趋翔不便，又巢氏云云。而张戴人非之曰：此俗工所立谬名也。盖环阴器，上抵少腹，属足厥阴肝经部分，此是受病之处。或在泉寒胜木气，挛缩禁于此经；或司天燥胜木气，抑郁于此经；或忿怒悲哀，忧抑顿挫；或药淋外固，闭尾缩精壅于此经，与膀胱、肾、小肠了不相干也。且疝者，非肝木受邪，则肝木自甚也。由是于阴疝中亦立七名，曰寒疝、水疝、筋疝、血疝、气疝、狐疝、癫疝也。寒疝，囊冷结缩如石，阴茎不举，或连控丸而痛，得于坐卧湿地及砖石，或冬月涉水，或值雨雪，或风冷处，使内过劳，宜以温剂下之，久而无子。水疝，肾囊肿痛，阴汗时出，囊肿出水晶，或囊痒，搔出黄水，或小腹按之作水声，得之饮水醉酒，使内过劳，汗出而遇水寒，湿气聚于囊中，故水多令人为卒疝，宜以逐水之剂下之。筋疝，阴茎肿胀，或溃，或脓，或痛而里急筋缩，或茎中痛，痛极则痒，或挺纵不收，或白物如精随溲而下，得之于房室劳伤及邪术所使，宜以降心火之剂下之。血疝，状如黄瓜，在小腹横骨两端约中，俗云便痈，得于重感春夏大燠，

---

① 正：疑作"止"。
② 滑脉：民本作"脉滑"。

劳于使内，气血流溢渗入胂囊不去，结成痈肿，脓少血多，宜以和血之剂下之。气疝，其状上连肾区，下及阴囊，或因号泣忿怒，郁而胀，怒号罢则气散是也，宜以散气之剂下之。小儿亦有此疾，俗曰偏气，得于父已年老，或年少多病，阴痿精怯，强力入房，因而有此，乃胎病也，此病不治。狐疝，其状如丸，卧则入腹，行立则出小腹入囊中，狐则昼出穴而溺，夜则入穴不溺，此疝出入上下往来，与狐相似，亦与气疝大同小异，今人带钩钤是也，宜以逐气疏经之药下之。㿗疝，囊肿縋①如升斗，不痒不痛是也，得之地气卑湿，故江淮湫溏之间多此，宜以去湿之剂下之，诸下去后，可调则调，可补则补，各量病势，勿执俗法，经谓阴盛腹胀不通者，㿗癃疝也，不可不下。虽然戴人既用《内经·灵枢》《明堂》之论，止从足厥阴分，而不及任脉，盖因力辨阴器属厥阴部分受病，故未暇及任脉也。其治法因病在下，皆先下之，不问虚实，欠于周悉。丹溪常论睾丸连小腹急痛者，或有形无形，或有声无声，人皆为经络得寒则收引不行而作痛，不知此痛始于湿热郁遏至久，又感外寒，湿热被郁而作痛也。初致湿热之由，盖大劳则火起于筋，醉饱则火起于胃，房劳则火起于肾，大怒则火起肺②，火郁之久，湿气便盛，浊液凝聚，并入血隧，流于厥阴，肝木性急，火又暴烈，为寒所束，宜其病甚而暴也。此则发明戴人之未至。又㿗疝不离三者之邪，热则纵，寒则痛，湿则肿，须分三者多少而治之。两丸俱病固然也，更有偏于一者。肾有两，分左右，左属水，水生肝木，木生心火，三部皆司血，统纳左之血，肝木之职也；右属火，火生脾土，土生肺金，三部皆司气，统纳右之气，肺金之职也。是故诸寒收引则血泣，所以寒血从而归肝，不注于左丸；诸气腈郁则湿聚，所以气湿从而归肺，下注于右丸。且睾丸所络之筋非尽由厥阴，而

太阳、阳明之筋亦入络也，往往见患偏左则痛多肿少，偏右则痛少肿多，可验也。

一人病后饮水，病左丸甚痛，灸大敦，以摩腰膏摩囊上，上抵横骨，炙温帛覆之，痛即止，一宿肿亦消。予旧有甘橘积，后山行饥甚，食橘、芋，橘动旧积，芋复滞气，即时寒热，右丸肿大。先服调胃剂一二贴，次早注神使气至下焦，觉积动，呕逆，吐之复吐，后和胃气、疏通经络而愈③。

内　　伤

东垣谓百病之源，皆由喜怒、饮食、劳役所伤脾胃而然。其元气、谷气、营气、清气、卫气、生发诸阳之气，此六者皆胃气之别称也。脾胃既伤，则中气不足；中气不足，则不能滋养元气；不能滋养元气，则藏府之真气皆不足，惟阴火独旺，上乘阳分无形质，元气受病矣！系在上焦心肺之气绝于外，心主荣，肺主卫，故荣卫失守，诸病生焉。此论发热尽由于内伤也，及河间所言，则又不止此也。曰：天真者，造化之元气也，在身亦得执天机而行六气，分地纪而运五行，巡历周身，化生万物。若调摄适宜，邪不能伤，或忧愁思虑、饥饱劳逸、大惊卒恐，真气耗乱，血气分离，其五行六气遂有愆阳伏阴兴衰之变，则百病作矣。于是著《原病式》以明其道，取《至真要大论》之病机以为提纲，用五运主病者，以言五藏所属木火土金水之变；用六气为病者，以言三阴三阳所属风寒湿热燥火气之变。在五行，则以金水易衰，火木易盛；在六气，则以湿热相火二气为病独多。至于五行过极，亢则害，承乃制，反兼鬼贼之化，此皆得为发

---

① 縋：通"坠"。
② 肺：疑作"肝"。
③ 一人病后……疏通经络而愈：本段原标题为"疝"，列"喉痛"条后，为便于查阅，移于本条之末。

热之病,岂止由于脾胃所始乎?先生不以一家之学自至,益求其未至。乃谓天之阳大于地之阴,地之阴常不敌夫天之阳。人禀天之阳为气,地之阴为血,所以气常有余,血常不足,此年四十而阴气已衰半矣。故人不可恣欲以自戕,必保养天和,庶几阴无亏缺,可与阳齐,以终天年。夫天和者,天真元气也。负阴抱阳,元精立其体,元神致其用。苟不摇其精,则体全而用不竭;不劳其神,则用专而体不亏。然精之秘,非惟奉养天真而已,精秘则阴实。经曰:阴成形。阴实则形全,阴虚则形敝,敝则出入废、升降息,孤阳之气安得不亢而飞越乎?先生尝曰:人因喜怒、劳役、色欲之火,煎熬肾水、枯竭精血而病者十常六七。夫五藏皆属阴而藏精者也,肾又五藏阴气之主,故受五藏之精而藏之,故诸阴精血之病皆本于肾。其输纳之际必详察焉!大抵效仲景八味丸,以五味各入五藏益其精,其中桂、附之辛开腠理、致津液、通气道,输而与之。补肾之法,固不越规矩,然地道之阴虚,则天道之阳不降,或阳乱于下而少阴之气不得收藏者,或精绝辟积而不输者,或两肾阴阳自有偏者,必皆揆度以治。然元气者,在身有根有苗,在太虚非阴非阳。其根也,自天地开发,周流上下四方,随其所至以化行者,仲景所谓五藏元真①是也。在肝则温化,其气升;在心则热化,其气浮;在脾则冲和之化,其气备;在肺则凉化,其气降;在肾则寒化,其气藏:犹天以一元之气行于四时也。此苗也,各从其本藏之元真而论治。元气所化者不足,则从其所化补之;元真所化者太过,则反其所化写之。然则论元气独在脾胃者,此重水谷以资天真也。先生兼之受精以全形者,则又重两肾为元精,立寿命本始之地也。钱仲阳于肾有补无泻,正此意耳!二者皆从根本而治也。

中风②

中风论治,先生以《内经》正《局方》之非,以湿热内伤补仲景之未备,独河间、戴人、东垣能发明此三者。河间曰:中风瘫痪,非肝木实甚而发中之也,亦非外中于风,由乎平日衣服饮食安处动止,精魂神志情性好恶,五志过极,不循其宜,致失其常,久则气变兴衰,而心火暴甚,肾水衰弱不能制之,则阴虚阳实而热气怫郁,心神昏眊③,筋骨不用,而卒倒无所知也。戴人曰:暴僵暴仆,皆属厥阴肝木之无制也。肝木自甚,独风为然,盖肺金为心火所制,不能胜木故耳!东垣曰:凡人年逾四旬,气衰之际,或因忧喜忿怒伤其气者,壮岁肥盛之人,形盛气衰者,皆致中风,治法当和藏府、通经络。或曰:刘、张二氏犹用风药,佐辅写火之剂,以开郁结,散其风热,今丹溪全然不用,乃从痿治何也?曰:先生但不用其发表伤卫之剂,至若鼠粘子之散支节筋骨、咽喉风热毒,起阴气,通十二经脉者也,则于是症尝用之,虽作痿治,然于散肝木之风,解郁结之热,皆在其中矣!其大法:泄心火则肺金清,而肝木不实,故脾不受伤;补肾水则心火降,而肺不受热。脾肺安则阳明实,阳明实则宗筋润,能束骨而利机关矣。复以东垣所治,黄柏与黄芪等补药为佐辅,有兼痰积,有热多,有湿热相半,临病制方,无一定之法,善于治痿者乎!窃论阳明者,胃脉也,胃乃水谷之海。经曰:人以胃气为本,无胃气则死。盖元精、元气、元神不可一日无水谷以养之,其水谷药石入胃,而气属阳,味属阴。属阳者,则上输气海;属阴者,则下输血海;二海者,气血之所

---

① 真:民本作"精"。
② 中风:明本无。今据前后体例补。
③ 昏眊:昏昧不明。

归,五藏六府、十二经脉皆取资于此。故二海盈溢,则一身内外气血皆充足矣。气充则荣卫流行,而手足百骸之力涌出矣;血充则冲脉引以渗灌于溪谷,而四属、九窍各为之用,而带脉得以约束十二经脉,不至于缓纵痿弱矣。先生用是以治中风瘫痪缓弱之病,可为法于后矣!严氏必先理气为说,是不识气因火而冲,反用辛温火散气,误人多哉!

暑

《金匮要略》云:太阳中暍,发热恶寒,身重而痛,其脉弦细芤迟,小便已,洒然毛耸,手足逆冷,小劳身即热,口开前板齿燥。若发汗则恶寒甚;加温针则发热甚;数下之则淋甚。其人汗出恶寒,身热而渴,白虎加人参汤主之。其人身热疼重,而脉微弱,此夏伤水,水行皮中所致,瓜蒂散①主之。东垣分暑病有二:或避暑深堂大厦,静而得之,名中暑。中暑阴症也,必头疼恶寒,身形拘急,肢节疼痛而烦心,肌肤火热无汗,当用大顺散以发散是也。若行人、农夫于日中劳役,动而临之名中热。中热阳症也,为热伤元气,必苦头痛,发燥热,恶热,扪之火热,大渴引饮,汗大泄,无气以动,乃天热外伤肺气,苍术白虎汤主之是也。举此二方以为例耳,非令人执守之也。别论有先因劳役,饮食虚损脾胃宿疾之人,遇暑将理失宜,违时伐化,必困乏无力,精神短少,气弱气促,似喘非喘,诸阳虚之症不一而见,甚则传于肾肝,诸痿厥之病作矣,为脾主四肢故也。制黄芪人参汤主之,在长夏湿热之令,有清暑益气汤主之,随症加减。盖此劳与行人之劳何异?此之饥饱乎人宁无饮食之虚损者哉?岂非人参、黄芪可与白虎汤相参合一迭相为用耶?虽在脾胃先损,后或受暑热之胜,至大渴引饮,烦闷肌热,亦必于黄芪人参汤中加石膏、知母为佐可

也。经曰:火淫所胜,治以辛寒,以甘泻之。石膏味甘辛寒,治暑热伤脾肌热之功,他药所不及。然而清暑益气汤治暑,而无石膏何也?因脾胃虚损,当夏令火热而病,非中其热;又胃弱不耐石膏之寒降,恐生发之气不升故耳!或暑热乘虚而感之,又安得不用其为佐乎?若中热者,虽以白虎为主,或元气虚甚,亦安得不用参、芪为佐乎?

注夏

先生谓阳有余,阴不足,若恣欲泄精无度,至夏必阳气轻浮,有头痛,脚软,食少,发热之患,即注夏也。注者,灌也。先因阴虚不胜夏令暑热,灌之其病则剧,非中热也。仲景谓劳之为病,其脉浮大,手足烦,春夏剧,秋冬差是也。东垣所谓脾胃元气先损,至夏而病作,用黄芪人参汤,亦注夏也。盖暑热之气,不止伤阴,而亦损阳。东垣治损阳者,重在于胃,以气为要;先生治伤阴者,重在脾肾,以精血为要。精藏于肾,血化于脾,皆阴藏也。注夏之名固同,及分阴阳用药则不同也。治阴虚者,非质重味厚属脾胃之君药,安能固其阳根而敛其轻浮之气乎?

暑风

即中暑也,可用吐法。其人必内先有火热痰实,因避暑纳凉,风入袭之,郁而成病,或身热,或昏冒,是以用吐,吐中有汗,火郁得汗则解,风得汗则散,痰得涌则出,举三得。此先生当时治挟痰者,非通治暑风之大法也。无所挟者,惟宜汗散。

湿②

湿有天之湿,雾、露、雨是也。天本乎

---

① 瓜蒂散:据《金匮要略》,当为一物瓜蒂汤。
② 湿:明本无。今据前后体例补。

气,故先伤表之荣卫;水、泥,地之湿也,地本乎形,故先伤皮肉筋骨血脉;酒水、乳酪,饮食之湿也,胃为水谷之海,故先损脾胃;有汗液之湿,亦气也,止感于外;有气之湿,属足太阳所化者也。治天之湿,当同司天法,湿上甚而热者,平以苦温,佐以甘辛,以汗为故①;治地之湿,当同在泉法,湿淫于内,治以苦热,佐以酸淡,以苦燥之,以淡泄之;饮食之湿,在上者吐之,在中者夺之,在下引而竭之;汗液同司天治。惟人气属太阴脾土所化之湿者,在气交之分,与前四治有同有异。何则?土兼四气,寒热温凉,升降浮沉,备在其中。脾胃者,阴阳地位,更虚更实,更从更逆,是故阳盛则木胜,合为风湿;至阳胜则火胜,合为湿热;阴盛则金胜,合为燥热;至阴胜则水胜,合为寒湿。为兼四气,故淫泆上下中外,无处不到。在上则呕吐、头重、胸满;在外同身重、肿胀;在下则足胫跗肿、中满痞塞。当随其上、中、下,外兼寒、热、温、凉以为佐使。至若先因乘克以致脾虚津积而成湿者,则先治胜克之邪;或脾胃本自虚而生湿者,则用补虚为主;或热郁而成湿者,则以散热为要;或脾胃之湿淫泆,流于四藏筋骨皮肉血脉之间者,大概湿主痞塞,以故所受之藏气涩,不得疏通,故本藏之病因而发焉。其筋骨皮肉血脉受之,则发为痿痹,缓弱痛重,不任为用,所治之药各有所入,凡切于治,便为要药,岂苍术一味尽可用哉?先生宁肯语此以示人也。湿淫诸症治药,并在各病条下。

郁　病②

郁病多在中焦。六郁例药,诚得其要。中焦者,脾胃也。胃为水谷之海,法天地,生万物,体乾坤健顺,备中和之气,五藏六府皆禀之以为主,荣卫天真皆有谷气以充大。东垣谓人身之清气、荣气、运气、卫气、春升之气,皆胃气之别称。然岂尽胃气,乃因胃气以资其生。故脾胃居中,心肺在上,肾肝在下。凡有六淫、七情、劳役妄动,故上下所属之藏气,致有虚实克胜之变。而过于中者,其中气则常先四藏,一有不平,则中气不得其和而先郁,更因饮食失节、停积痰饮、寒湿不通而脾胃自受者,所以中焦致郁多也。今药兼升降而用者,苍术,阳明药也,气味雄壮辛烈,强胃健脾,开发水谷气,其功最大;香附子,阴血中快气药也,下气最速,一升一降以散其郁;抚芎,手足厥阴药也,直达三焦,俾生发之气,上至目头,下抵血海,疏通阴阳气血之使也。然此不专开中焦而已,且胃主行气于三阳,脾主行气于三阴,脾胃既有水谷之气行,从是三阴三阳各藏府自受其燥金之郁者,亦必用胃气可得而通矣,天真等气之不达者,亦可得而伸矣。况苍术尤能径入诸经,疏泄阳明之湿,此六郁药之凡例,升降消导,皆自《内经》变而致之,殆于受病未深者设也云云。下郁乃燥之别名,属肺金之化。治郁之法,有中外四气之异:在表者汗之;在内者下之;兼风者散之;热微者寒以和之;热甚者泻阳救水,养液润燥,补其已衰之阴。兼湿者审其温之太过不及,犹土之旱涝也。寒湿之胜,则以苦燥之,以辛温之;不及而燥热者,则以辛温之,以寒调之。大抵须得中③景治法之要,各守其经气而勿违。

火

藏气有实有虚。若阳盛水衰而动者,则从河间治法,泻热救水;若阳虚不足而动者,则阳愈虚,当从东垣,必补胃气,次泻其火。阳虚不安其位而火乘于阴,依东垣自

---

① 故:民本作"散"。于义见长。
② 郁病:明本无,今据前后体例补。
③ 中:据理应改为"仲"。

阴升阳提而出之；阳盛入于阴者，遵仲景下之。阴虚不胜夫火动者，用先生益精血、壮肾水以安之；或藏气盛与火齐发，先写其盛；本藏气血不足，先补其虚，次泻其火；火与气相持，郁伏不行，则发藏气云云。其半则散火为主，藏气郁其火。

溺血

大抵溲血、淋血、便血三者，虽前后阴窍所出不同，然于受病不一，故治法分标本一也。其散血、止血之药无下数十品，惟引导佐使各走其乡者小异耳。溺血为热客下焦，本草何仍用菟丝子、肉苁蓉、续断、鹿角辈温补壮阳为主？《内经》谓：邪之所凑，其气必虚。东垣谓火与元气不两立，一胜则一负。火者，热也。肾气因热而走，亦必用是藏真之药，始可补其虚，以固卫气之散走也。气血相须为用，又何疑乎？

痰 饮

《内经》有脾胃湿土太过，为积饮痞膈与饮积于中者数条，未有痰之名也。至仲景始分饮为四：一曰痰饮，二曰悬饮，三曰溢饮，四曰支饮。而痰之义始见河间，分五运六气之病，于火淫条下则云：中风、风癫等病痰涎，因水衰热甚，津液涌溢，聚于胸膈，热燥以为痰涎，初虞世言涎者，乃遍身之脂脉津液。于湿土条下云：湿气自甚，则为积饮痞膈、中满霍乱。又云：喘嗽之痰，为因外感风寒，寒化为热，热则生痰。张戴人谓留饮一症，不过畜水而已。又谓四饮者，观病之形状而定名也。其来有五：有膹郁而得之者，其气抑郁不伸，则肝气乘脾，脾气不濡，故为留饮；有劳役乘困饮水，脾胃力衰，因时睡卧，不能布散于脉，亦为留饮；肝主虑，久虑不决则肝气不行，脾主思，久思不已则脾气结，亦为留饮；饮酒过多，以乘燥金，胞不渗泄，亦为留饮；隆暑津液焦涸，喜饮寒水过多，逸而不动，亦为留饮。又谓痰有五：曰风痰，曰热，曰湿，曰酒，曰食五者。先生遵张、刘之说，谓痰饮之初起也，或饮食不谨，或外伤六淫，或内感七情，或食味过厚，皆致谷气不升资发，荣卫先郁滞而成膈热，故津液不行，易于攒聚，因气成积，积气成痰。痰饮既聚，展转传变，生病不一，为呕吐，为反胃，为喘满，为咳逆，为膈噎，为吞酸，为嘈杂，为膨胀，为痞，为痛，为泄利，为不食。冲上，为头痛，为眩运；嗌①下，为足肿，为癞疝。散于表为寒热，为胕肿，为支节痛；聚于心为狂，为癫昏仆，为不语。凡人之病，皆痰为邪，此数家叙痰为病之始末也。后世论治痰饮，必得温乃行，及有痰因火热，反见水化而觉其冷，乃不知其热也。先生故多不取，独称长沙治四饮之法，可表者汗之，可下者利之，滞者导之，郁者扬之，热者寒之，寒者温之，塞者通之，虚者补而养之，深得《内经》各随攸利所治之意。窃谓痰饮之先，有生于脾胃，有生于六经，所起不同，若论感邪与为病之形症则一也。至于治之，必先从其邪之所起，而后及于病之所止。曰：痰饮因太阴湿土之化，生于脾胃，宁不生于六经乎？初虞世谓涎为遍身之脂脉津液也，此非六经中之津液灌注于内外者欤？原其在经脉之由，即《内经》所谓饮入于胃，游溢精气，散精于脾②，上归于肺，通调水道，下输膀胱，水精四布，五经并行。又谓水入于经，其血乃成。谓五藏化五液：心为汗，肝为泣，肺为涕，脾为涎，肾为唾。故经脉之津液与血者，皆四布水精之所化。然经脉以胃气为本，则其所化，亦六经中胃气土德之冲和者以成之，由是同归乎湿，滋育

---

① 嗌：疑作"溢"。
② 散精于脾：《素问·经脉别论篇》作"上输于脾，脾气散精"。

百体者矣。苟不善于化，则水积不行，亦如湿漂之为害。故其水盛与血杂混，而不滋荣气之运，或不化液而不从卫气之用，聚于经脉以为病，冷则清如其饮，热则浊如其痰，设值风火之迫，则涌溢而起，无处不到，痰饮为病莫大于此。

肺胀①

许先生论梁宽父病右胁肺部也，咳而唾血，举动喘逆者，肺胀也；发热脉数，不能食者，火来刑金，肺与脾俱虚也。肺脾俱虚而火乘之，其病为逆。如此者，例不可补泻，若补金则虑金与火持，而喘咳益增，泻火则虑火不退位，而痃癖反盛，正宜补中益气汤先扶元气，少以治病药加之。闻已用药而未获效，必病势苦逆而药力未到也，远期秋凉庶可复耳。盖肺病恶春夏火气，至秋冬火退，只宜于益气汤中，随四时升降寒热及见有症增损服之。或觉气壅，间与加减枳术丸；或有饮，间服《局方》枳术汤。数日逆气少回，逆气回则治法可施，但恐今日已至色青、色赤及脉弦、脉洪，则无及矣。病后不见色、脉，不能悬料。以既愈复发言之，惟宜依准四时用药，以扶元气，庶他日既愈不复发也。其病初感必深，且所伤物恐当时消导尚未尽停滞，淹延变生他症，以至于今，宜少加消导药于益气汤中，庶可渐取效也。

杂合邪治法

丹溪曰：杂合邪者，当以杂合法治之。譬如恶寒发热，得之感冒，明是外邪；脉得浮数而气口又紧盛，明是食伤。病者又倦怠，重按其脉俱有豁意，而胸膈痞满牵引两胁。轻者其脉又似乎弦，此又平时多怒，肝邪所为也；细取左尺又似沉弱，此又平时房劳之过也。治法宜以感冒一节放下，视其形色强弱厚薄，且与补中化食行滞，后凉胃火，而以姜辣行之，中气稍回，伤气稍行，津液得和，通体得汗，外邪自解。若不审求，只管表散。又不推究兼见之邪脉，又不穷问所得之病因与性情，执著及巧施杂合治法，将见正气自虚，邪气自固，皆拙工之过也。

药病须要适当

假如病大而汤剂小，则邪气少屈而药力已乏，欲不复治，其可得乎？犹以一杯水救一车薪火，竟不得灭，是谓不及。若症小而汤剂大，则邪气已尽而药力有余，欲不伤正，其可得乎？犹火炽昆岗，玉石俱焚，是谓太过。三者之论，惟中而已，过与不及，皆为偏废，然而太过尤甚于不及。盖失于姑息，邪复胜正者，只是劳而无益，犹可勉而适中；或失苛暴，则正气被伤，因而羸瘠者有之，危殆者有之，此所谓尤甚也，可不戒哉！尝考仲景于承气条下则曰：若更衣，止后服。于桂枝方下则曰：微汗漐漐乃佳，不可令如水淋漓。其旨深矣！

小儿门②

小儿脉当以大指按三部，一息六七至为平和，十至为发热，五至为内寒，紧为风痫，沉缓为伤食，促急为虚惊，弦急为气不和，沉细为冷，浮为风，大小不匀为恶候、为鬼祟③，浮大数为风、为热，伏结为物聚，单细为疳劳。凡腹痛、喘、呕而脉浮者，为有虫；浮而迟潮热者，胃寒也，温之则愈。

歌曰：小儿脉紧风痫候，沉缓食伤多吐呕，弦急因知气不和，急促虚惊神不守，冷

---

① 肺胀：明本无。今据前后体例补。又本病原在"变蒸"后，为归类合理，故将本病及其后"杂合邪治法"、"药病须要适当"两条，一并移至杂病门之末。
② 小儿门：明本无。此据后"妇人门"体例补。
③ 祟：明本作"崇"。此据民本改。

则沉细风则浮,牢实大便因秘久,腹痛之候紧而弦,脉乱不治安可救?变蒸之时脉必变,不治自然无过谬。单细疳劳洪有虫,大小不均为恶候,脉浮而迟有潮热,此必内寒求内寇,泻利浮大不可医,仔细酌量宜审究。

小儿未可辨脉者,俗医多看虎口中纹颜色,与四肢冷热验之,亦有可取。

歌曰:紫风红伤寒,青惊白色疳,黑时因中恶,黄则困脾端。鼻冷定知是疮疹,耳冷因知风热症,遍身皆热是伤寒,上热下冷伤食病。人若以此色、脉参佐验之,所得亦过半矣。

小儿病多是食积、痰热、伤乳,大抵肝与脾病多。又云:小儿多肝病,大人亦然。肝只是有余,肾常是不足。

蛔①虫

或藏府虚弱,或食甘肥则虫动,动则腹中痛,发作肿聚,往来上下,痛不休止,上攻心痛,口喜吐涎及清水,贯伤心者死。其脉,凡腹痛法当沉弱而弦,今反洪大则是虫也。仲景用乌梅丸治之。诸杀虫药皆可疗,使君子尤良。蛔虫束行,吴茱萸根尤胜。

一人年十八,自小面带微黄,五月间腹大痛。医以小建中加丁香两贴,不效,加呕吐清汁,又与十八味丁香透膈汤②两贴,食全不进,痛无休止,如此者五、六日;又与阿魏丸百余粒,至夜发热不睡,口却不渴,脉左二部沉弦而数实,痛处不可按,遂与大柴胡汤四贴加甘草下之,痛呕虽减,食犹未进,遂与小柴胡汤去黄芩、人参,加芍药、陈皮、黄连、生甘草,二十贴而愈。

一人年十七,家贫多劳,十一月病恶寒而吐血两三日,六脉紧涩,一月后食减中痞。医投温胆汤、枳壳汤,三日后发热,口干不渴,口中有痰。予曰:此感寒也。询之八日前曾于霜中渡水三、四次,心下有悲泣事,腹亦饥。遂以小建中汤去芍药,加桔梗、陈皮、半夏,四贴而愈。

丹瘤

即《内经》丹熛,由其丹之流走,故名。丹瘤,古方所谓赤游肿,因肌肉虚,为风毒热气所乘,搏于气血,则肌肤赤而肿起,其风随气行不定,故名。赤游肿俗谓之瘤,由风热发丹,流走经络,散发肌表,如丹之赤,如火之烧也。若遍身发赤,曰天火丹之类,三十余条。治法随其所在而镰之,泄去毒气,不尔则丹毒入腹,近心则死。但初发心痛者,不可镰尔!用药内饮、外敷各有方,大抵散风热、和气、活血、凉肌而已。《原病式》亦曰:赤溜热胜气也,火之色,相火主之。游肿、熛、赤溜,一也。

脱肛脱囊

脱③肛因下痢肠虚冷兼用躯④气故也。脱囊者,阴核肿大坠下即溃也。小儿多因啼怒驱气云云,阴气结聚不散所成也。阴气者,厥气也。二气下流,纳于厥阴,与大人之㿗治法无异。大抵囊因寒则缩,因热则纵,因湿则重也。

木舌

心气蕴热,上气随脉上至于舌,则血脉胀起,渐肿满口塞喉。若不急治,便至危殆。宜先砭射,用紫雪、朴消、蒲黄之属饮

---

① 蛔:明本作"虬",当是"虮"之讹,"蛔"的异体字。
② 十八味丁香透膈汤:据文义,疑为十八味丁沉透膈汤,此是《太平惠民和剂局方》卷三方。又名丁沉透膈汤。由白术、炒香附、人参、砂仁、丁香、麦芽、肉豆蔻、白豆蔻、木香、麦皮、甘草、沉香、陈皮、藿香、厚朴、神曲、半夏、草果组成,功能理气止痛。
③ 脱:明本无,今据文义补。
④ 躯:疑作"驱"。

之。

解颅

钱仲阳用地黄丸补其肾，与此不同而实同也。

夜啼

即惊啼。由风邪乘心，心藏精神不定，故卧不安也；夜啼，藏冷故也。夜，阴气盛，与冷相搏则冷动，与藏气相并，或烦或痛，故夜啼。亦有触犯禁忌而啼，可以法术断之。躯啼者，胎伤风冷，邪气与正气相搏则腹痛，故躯胀蹙而啼。大率治惊啼，则以清肝心、镇神安魂之剂；治夜啼，则以温平和利气血之剂；治躯啼亦然。《三因》以夜啼有四：曰寒，曰热，曰重舌口①疮，曰客忤。腹痛，其啼面青白，口有冷气，腹亦冷，曲腹而啼，此寒症也；心燥面赤，小便赤，口中热，腹暖，啼或有汗，仰身而啼，此热症也；客忤见生人之气，忤犯而啼也。治冷症以大蒜、乳香和丸服；热症以灯花散；重舌以炒蒲黄掺舌，口疮以牡蛎、甘草掺口中；客忤以灶中土、蚯蚓粪，水和涂儿头上及五心。由此而言，方不在备也。

班疹

受胎七月，其形已成，食母秽液入儿五藏，至十月满胃脘中；生时口中有不洁，以手拭净则无疾病，以黄连汁压之，乃下脐粪及秽液也云云。内一藏受秽，乃出疮疹，疮疹未出，五藏皆见病症。初欲病时，先呵欠、烦闷，肝也；时发惊悸，心也；乍凉乍热，手足冷，脾也；面赤，腮颊赤，嗽嚏，肺也；惟肾在藏府下，不能食秽，故无候也。凡五藏毒，若去归一症，肝则水疱，肺脓泡②，心班，脾疹，惟肾无症。疮黑属肾，由不慎或内虚也，用抱龙丸数服愈，以其别无他候故也。又疮疹因小儿真气既盛，正气既旺，邪

无所客，故是以或因寒之伤表，或伤里，班由是生焉！中外皆和，其班自出。至于未显时，外伤者，升麻汤主之；内伤者，枳术丸；若伤冷湿，神应丸；恶寒者，宜防风苍术汤发之表；大热者，夺之。通言三阳，阳盛则必气上行。大渴者，白虎汤；小渴者，凉膈散；大便秘结，桃仁承气汤下之。四顺饮子、柴胡饮子察其在气在血；小便不通，导赤散、八正散之类，求上下二焦何经用之；惊者，凉惊丸，重者，泻青丸；泄者治分寒热，寒则异功散、四君子汤，热则泽泻茯苓汤。已显班症，出皮肤时，如出不快，化班汤；出太多，犀角地黄汤、地骨皮鼠粘子汤；咽喉不利，甘桔粘子汤；烦者，甘桔栀子汤；肺不利，紫草茸甘草枳壳汤；太阳出不快，荆芥甘草防风汤；四肢出不快，防风芍药甘草汤。或发不透、倒靥黑陷，极为利害，紫草、木通、甘草、枳壳、黄芪等分服之。班疹遗毒，或肝虚入眼，或肺虚为疥癣，或为痈疖。发在骨节，肾虚也；发在肌肉，脾虚也。或在筋，或在头面，或齿疳蚀、咽喉肿痛，各随本经而见，皆毒蕴积而成，由其始不早治，或医者之失时也。班疹脓不焦，此末治失清凉也，察何经而凉之，或下之而成大肃之气，则必不致脓而不痂矣！班疹，以疮发燉肿于外，属少阳三焦相火，谓之班；以靥行于皮肤之中不出者，属少阴，谓之疹云云。东垣谓太阳寒水起于右肾之下，煎熬左肾，足太阳膀胱寒水夹脊逆流上头下额，逆手太阳丙丁火不得传道，逆于面上，故显面赤诸症。盖壬癸水克丙丁也，班症皆从寒水逆流而作。夫胞者，一名赤宫，一名丹田，一名命门，主男子藏精施化，女人系胞受胎，俱是化生之原，非五行也，非水亦非火，

---

① 口：明本作"日"。此据《三因极一病证方论·夜啼四证》改。
② 泡：疑作"疱"。

天地之异名,象坤土之生万物。

夫人始生,血海始净,一日二日,精胜其血则为男子;三日四日,血海已旺,精不胜血则为女子。乃二物相抟,常先身生谓之神,又谓之精,释道以为本来面目是也。其子在母腹中,十月之间,随母呼吸,母呼亦呼,母吸亦吸者,阳气也,而主动作,滋益精气神,饥渴食饮母血,儿随日长,皮肉筋骨形气血脉俱足;十月降生,口中尚有恶秽,啼声一发,随吸而下,复归命门胞中,僻于一隅,伏而不发,直至内伤乳食,湿热之气下流合于肾中,二火交战,营气不从,逆于肉理,恶血乃散发。诸斑疮皆出于膀胱壬水,其疮溃后,坏肉理归于阳明,此皆从足太阳传变中来。当外发寒邪使令消散,内泻二火不令交攻其中,又令湿气上归,复其本位,可一二服立已,曰消毒救苦汤。又谓斑疹皆营气逆而寒覆其表,宜以四味升麻汤加归身、连翘;如肺成脓,斑先显,喘嗽,或气高而喘促,加人参、黄芩以泻茯①火而补元气;如心出小红斑,先血溢,惊悸,加黄连;如命门出癔疹,先必骨疼身热,其痛不敢动摇,少加生地黄、黄柏。诸疹先因乳食伤,脾胃不足,营气逆行,虽火势内炽,阴覆其表,以四味升麻汤发之随妥,皆本仲景分经络,辨气血、定表里,如伤寒而用耳! 戴人谓疮疹从胎毒而出者,三焦少阳相火为也,症发与伤寒兼行,必先发热恶寒,头项痛,腰脊强,从太阳传至四、五日始发,先从两胁下有之,次及身表,渐及四肢。经曰:少阳客胜,丹熛外发;诸痛疮痒,皆属心火。岂有寒乎? 初头痛,身热恶寒,此发疮疱之候,脉皆浮大有力,亦与伤寒、时气、惊风、宿乳一概难辨。宜先解之,有二法:亢阳炎热之时,以辛凉解之;久寒凝冽之时,以辛温解之。辛凉,凉膈、通圣散之类;辛温,升麻葛根之类。二法之后,次以白虎加人参,冷服之勿辍,盖防疮疹发喘,人参止

喘,四时皆宜,用以救肺金受火邪致不足也。或出不匀,大小不齐,以蝉壳烧灰,淡酒调服,不半日即匀,或用百祥丸、柴甘饮子皆可,服至六七日疮疹出全,可用调胃凉膈下之。每治黑陷腹内,喘乏死病者,白虎加人参,凉膈加当归、桔梗,连进数服,使卧凉处,以凉水灌其面目手足,使循经而入,如醉而醒,是亦开结散郁之端,如此救活甚多。宋陈文中以疮疹发迟倒陷等病,用木香散、异功散。大热发之,岂宜例用? 诸说不同,钱氏谓内外所伤,感其胎毒为当,李氏谓皆因内伤者,不若钱氏以先微寒入而成疮疹之一语为该内外也。治是症者,果二火热盛,泻之分气血表里,辨时令寒热、禀质壮怯、病状轻重,随宜用药,初无执一之说。此篇所叙,举其大概耳! 其祥非笔舌可尽。

惊

急慢惊风病机,以一言统之,谓:诸热瞀瘛,诸病惊骇,皆属于火云云。方论急惊为阳痫,慢惊为阴痫。治法清心、凉肝、安神、定魄,用辰砂、牛黄、吊藤②、芦会、全蝎、天麻、龙齿、虎睛、南星、腻粉、脑、麝之类。钱氏谓急惊属府受病,热客于心膈,少阳相火旺,热则生风,闻木音而作,盖风木得火而发搐,火得邪风而动,用利惊丸、导赤散、泻青丸、地黄丸,搐服安神丸;慢惊属藏受病,盖因吐泻病久,脾胃虚损不早治而成也,瘛疭似发搐不甚搐,因脾胃虚损,大便不秉,当去脾间风,先以利道,后用史君子丸、益黄散,则利自止矣! 若脾胃俱虚,被肝木所胜为慢惊,用温补羌活膏。五福丸治急惊风,生蚯蚓一条,研烂,入五福化毒研如泥,薄荷汤化下。有发搐,潮热于寅

---

① 茯:疑作"伏"。
② 吊藤:钩藤。

卯辰位，是肝症，补肾水以制心火，泻肝木以止搐；潮热于巳午未者，心热也，导赤散，泻青丸泻肝，益黄散补脾。夜发，因大病后脾胃虚，补脾凉心。伤风发搐，口中热，呵欠，顿闷急绝，手足摇，亦阴阳二症，有汗无汗，用大青膏、小续命汤之类。伤食发搐，煎羌活防风汤化下大青膏，后用白饼子下其食，渐已，调中丸、异功散养其气。由是，急慢惊风即为痫也。先生治痰有轻重，未尝独用吐涌。若小儿胎气弱，色白，骨细，肉软，声微者，必用补气血兼治其惊。藏府坚壮，痰壅不得已而吐，未常例施。小儿少火纵盛，阴气未壮，不当攻击。《内经》谓肝肾虚者，脉急为受寒。肝不足者皆发惊候，必随所变而治。予述诸书五邪补写与先生之法而参用。

疳①

疳有五，皆以肥美而得之，故曰疳。五藏所受不同，在肝为风疳，在心为惊疳，在脾为食疳，在肺为气疳，在肾为急疳。五疳之外，十二经气血所受变状不一，复有惊疳、干疳、漏疳、脑疳、绝急疳、无辜疳、齿疳、浊疳、痢疳、慝疳、五疳出虫等候云云。数百方中虽有攻补，终无先后设施与相兼分轻重而治的然之法。所治五疳，亦未见有五藏补写之药，且宜于金者不宜木，宜于火者不宜土。五藏升降浮沉之气，寒热温凉之性，不及则顺而调之，太过则逆而治之。

吃黄土，因脾经湿热，故口失味也。宜用干黄土些少，碾细，炒过浓煎，黄连汤调服，或作丸服亦妙。

小便不通，灸内关三壮立通。

变蒸②

变蒸以长血气。变者，上气；蒸者，体热。亦有轻重：轻者，体热微惊，耳冷，髋亦冷，上唇有白疱如鱼目珠子，微汗出，近者五日而歇，远者八、九日乃歇；重者，体壮热而脉乱，或汗，或不汗，不欲食，食辄吐哯③，无所苦也。十变蒸时，白睛微赤，黑睛微白，亦无所苦，蒸毕目自明矣。先变五日，后蒸五日，十日热除。变蒸之时，不欲惊动，勿令傍边多人。变蒸有早有晚，依时如法者少也。初变之时，通日数热甚不歇，用肝黑散；发热汗不止，服紫霜丸，少瘥便止。变蒸时遇寒加之，则寒热交争，腹痛娇啼不止者，慰之则愈。变蒸为温壮伤寒相似，若身热，耳热，髋热，此乃他症，非变蒸也。其变蒸日数，从初生至三十二日一变，六十四日再变，比三百二十日而十变，五蒸为小蒸，后六十四日为太蒸，凡四蒸，总积五百七十六日，而变蒸足气血就也。其变蒸运动于阴阳之间者少火也，少火运动，遂有生新推陈之功，气血之新者既生，何胎毒不散之有？

妇 人 门

安胎、固胎、养胎必当察其由来之邪，分其胎之所损在气在血，何者之虚？其胎与母受病孰先孰后？方制君臣佐使各适其宜，岂可守已定之方执而不通耶！

恶阻与胎化不成④

恶阻与胎化不成何如？曰：一月始形，二月始膏，三月精血始化为胎，男女分矣。所谓恶阻与胎之成否，皆在三月相火化胎之时。恶阻者，由相火化精血为胎，而子宫秽腐因火冲逆，上攻于胃，有伤其味，故食

---

① 疳：明本无。今据前后体例补。
② 变蒸：明本无，据前后体例补。又本病原在"产难"后，为归类合理，便于查阅，今将其移至小儿门之末。
③ 哯：不呕而吐。
④ 恶阻与胎化不成：明本无。此据前后体例补。

不得入，津液亦不化，停积为痰为饮为呕吐，此以子宫秽气所阻其食，故名恶阻。前人未明相火之道，故止言由中气雍实，故恶闻食气。

若夫不成胎者有二焉：一为母身之天真不足以化其胎，一为父精不足，皆致子宫与天赋凝结之真不全，故在三月则化不成形也。有当时即漏下者，有待十月如产者。

一妇年三十余，或经住，或成形未具，其胎必堕。察其性急多怒，色黑、气实。此相火火盛，不能生气化胎，反食气伤精故也。因今住经第二月，用黄芩、白术、当归、甘草，服至三月尽止药，后得一子。

一妇经住三月后，尺脉或涩，或微弱，其妇却无病，知是子宫真气不全，故阳不施，阴不化，精血虽凝终不成形，至产血块，或产血胞。

一妇腹渐大如怀子，至十月，求易产药。察其神色甚困，难与之药，不数日，产白虫半桶。盖由妇之元气大虚，精血虽凝不能成胎，而为秽腐蕴积之久，湿化为热，湿热生虫，理之所有。亦须周十月之气发动而产，终是不祥，其妇不及月死。湿热生虫，譬之沟渠污浊积久不流，则诸虫生于其中矣。

产　　难

或先漏去血而藏燥，或子藏宿挟疹病，或始觉腹痛，先惊动秽血早下，致子道干涩，产妇力疲，皆令产难。其横生、逆产，皆因用力太早，儿转身未竟故也。若秽露尽而胎横燥，子不得出，必死于腹。下胎之方，不过瞿麦、车前之属。润燥者牛酥、白蜜。又古方下死胎而用寒热药，盖有意焉。或因漏血尽子死，或撮扑内伤子死，或久病胎萎子死。若此类藏府气寒，胎血凝聚，湮于死子，气不升降，所以难产，宜附子汤温其内，仍热熨覆脐腹腰胁于外，使恶血渐动，盖附子皆破寒堕胎，故胎必下；或热病温疟之类，胎受热毒，内外攻逼，因致产难，宜承气汤。产难有五不治：一、腹底不觉疼；二、抱着脚，足垂躃无力；三、病未退，遍身不暖；四、藏府泄吐清涎及沫不止；五、项筋展舒无力：皆不治。死胎血凝，腹必胀大，宜硝石、水银、硇砂，三药性味不惟使胎化烂，辅以行血顺气，必下矣！

膏粱之妇，多食肥美而生内热，则肾之阴水不足以养胎而胎萎弱，运动不健，所以阴虚阳盛，而气不降则胎不下；又或安逸久坐久卧皆伤其气，则气衰血滞，因此母之气虚不能送胎，胎气弱不能番转，故胎亦难下；悲忧离情，气必郁结，血随气行，气郁血必滞，故亦难也。下胎之药，必分气结与气血弱而治。余每于膏粱、安逸之妇，将产时无他症者，必用参、术、芎、归、甘草、芍药、黄芩、大腹皮。气虚甚者服此，使子母气健。及期，加益母草，与一二服，不生余症。忧悲气结气郁甚者，加枳壳、砂仁、香附。大抵使子母气血健运，不惟使胎速下，且使产后无虚损病也。又有脾胃中气不足，气血二海、冲任之脉不得禀水谷气，致难产者，得参、术补气血药以助之，则水谷荣卫之气流行，而产自易矣！岂独守难产之病，概与下胎之药而已哉！

试妊妇男女法

上圊时，夫从后急呼之，左回首是男，右回首是女。盖男受胎于左子宫，女受胎于右子宫。男胎在左则左重，故回首时慎护重处而就左也；女胎在右则右重，故回首时慎护重处而就右也。推之于脉，其义亦然。胎在左则气血护胎而盛于左，故脉亦从之，而左疾为男，左大为男也；胎在右则血气护胎而盛于右，故脉亦从之，而右疾为女，右大为女也。经曰：阴搏阳别，谓之有子。言受胎处在脐腹之下，则血气护胎而盛于下，故阴之尺脉鼓搏有力，而与阳之寸脉殊别也。又如痈疽发上，则血气从上而寸脉盛；发下，则血气从下而尺脉盛；发左，则血气从左而左脉盛；发右，则血气从右而右脉盛也。

医学原理

医学原理序

余幼习举子业,寄名邑庠,后弃儒业医,越二十年,得以医道鸣世,编订《素问钞》、《本草会编》、《运气易览》、《外科理例》、《痘治理辨》、《针灸问答》、《推求师意》、《脉诀刊误》、《伤寒选录》等书,幸诸从游者协力锓梓,以广其传。每病前书文理涣漫,患吾子孙有志于是者,非二十年之功弗能究竟其理,因而挫沮者有之,于是复作是书,首以经络穴法列于前,继以六淫之邪与夫气血之病,次以内伤诸症,妇人、幼科终焉,凡十三卷,命曰《医学原理》。其中所论病机药性,悉本《内经》、本草;治方脉法,皆据名贤格言。朝究暮绎,废寝忘餐,经历八春而始克就。惟欲吾之后人,乐守是道,以承吾志。观病机即知病源之始终,阐脉法即知病症之生死,读方旨即知立方之主意,各条端绪,焕然于心,庶不负吾生平之所好也。果若吾言,则是集匪为虚文,可以事亲,可以养身,可以活人。其为利也实溥矣,又何羡于良金腴产之是遗,以损其志而益其过耶。

祁邑朴墅石山居士自序

目 录

卷之一
 手太阴肺经图论
  其穴一十有一 …………………… (595)
  穴法歌括 ……………………………… (596)
 手阳明大肠经图论
  其穴有二十 …………………………… (596)
  穴法歌括 ……………………………… (597)
 足阳明胃经图论
  其穴四十有五 ……………………… (599)
  穴法歌括 ……………………………… (599)
 足太阴脾经图论
  其穴二十有一 ……………………… (601)
  穴法歌括 ……………………………… (601)
 手少阴心经图论
  其穴有九 ……………………………… (602)
  穴法歌括 ……………………………… (602)
 手太阳小肠经图论
  其穴一十有九 ……………………… (604)
  穴法歌括 ……………………………… (604)
 足太阳膀胱经图论
  其穴六十有三 ……………………… (605)
  穴法歌括 ……………………………… (607)
 足少阴肾经图论
  其穴二十有七 ……………………… (608)
  穴法歌括 ……………………………… (608)
 手厥阴心包络经图论
  其穴有九 ……………………………… (609)
  穴法歌括 ……………………………… (609)
 手少阳三焦经图论
  其穴二十有三 ……………………… (611)
  穴法歌括 ……………………………… (611)
 足少阳胆经图论
  其穴四十有三 ……………………… (612)
  穴法歌括 ……………………………… (613)
 足厥阴肝经图论
  其穴一十有三 ……………………… (613)
  穴法歌括 ……………………………… (614)

卷之二
 任脉图论
  其穴二十有四 ……………………… (615)
  穴法歌括 ……………………………… (615)
 督脉图论
  其穴二十有七 ……………………… (616)
  穴法歌括 ……………………………… (617)
 冲脉论 …………………………………… (617)
 带脉论 …………………………………… (618)
 阳跷脉论 ………………………………… (618)
 阴跷脉论 ………………………………… (618)
 阳维脉论 ………………………………… (618)
 阴维脉论 ………………………………… (618)
 奇经八脉总论 ………………………… (618)

卷之三
 中风门
  论
  中风脉法 ……………………………… (620)
  治中风大法 …………………………… (621)
  丹溪治中风活套 …………………… (621)
  治中风方 ……………………………… (621)
   愈风汤 ………………………………… (621)
   大秦艽汤 ……………………………… (622)
   三化汤 ………………………………… (622)
   小续命汤 ……………………………… (622)
   防风通圣散 …………………………… (622)
   天麻丸 ………………………………… (623)
   小省风汤 ……………………………… (623)
   稀涎散 ………………………………… (623)
   麻黄续命汤 …………………………… (623)

桂枝续命汤 …………… (623)
附子续命汤 …………… (623)
八味顺气散 …………… (624)
治气中 ………………… (624)
星香散 ………………… (624)
家宝丹 ………………… (624)
泻青丸 ………………… (624)
附方 ………………………… (624)
伤寒门
论
伤寒脉法 ……………………… (625)
治伤寒大法 …………………… (625)
丹溪治伤寒活套 ……………… (625)
治伤寒方 ……………………… (626)
桂枝汤 ………………… (626)
甘草干姜汤 …………… (627)
芍药甘草汤 …………… (627)
调胃承气汤 …………… (627)
四逆汤 ………………… (627)
葛根汤 ………………… (627)
葛根黄芩黄连汤 ……… (627)
麻黄汤 ………………… (628)
大青龙汤 ……………… (628)
小青龙汤 ……………… (628)
干姜附子汤 …………… (629)
麻黄杏仁甘草石膏汤 … (629)
桂枝甘草汤 …………… (629)
茯苓桂枝甘草大枣汤 … (629)
厚朴生姜甘草半夏人参汤 …… (629)
茯苓桂枝白术甘草汤 … (629)
芍药甘草附子汤 ……… (630)
茯苓四逆汤 …………… (630)
五苓散 ………………… (630)
茯苓甘草汤 …………… (630)
栀子豆豉汤 …………… (630)
栀子厚朴汤 …………… (630)
小柴胡汤 ……………… (630)
小建中汤 ……………… (631)
大柴胡汤 ……………… (631)
桃仁承气汤 …………… (631)
柴胡加龙骨牡蛎汤 …… (631)

桂枝救逆汤 …………… (632)
抵当汤 ………………… (632)
大陷胸丸 ……………… (632)
大陷胸汤 ……………… (632)
小陷胸汤 ……………… (632)
柴胡桂枝干姜汤 ……… (632)
半夏泻心汤 …………… (633)
十枣汤 ………………… (633)
大黄黄连泻心汤 ……… (633)
赤石脂禹余粮汤 ……… (633)
旋覆代赭石汤 ………… (633)
桂枝人参汤 …………… (633)
瓜蒂散 ………………… (633)
黄芩汤 ………………… (634)
黄连汤 ………………… (634)
桂枝附子汤 …………… (634)
甘草附子汤 …………… (634)
白虎汤 ………………… (634)
炙甘草汤 ……………… (634)
大承气汤 ……………… (635)
小承气汤 ……………… (635)
猪苓汤 ………………… (635)
茵陈蒿汤 ……………… (635)
吴茱萸汤 ……………… (635)
麻仁丸 ………………… (635)
栀子柏皮汤 …………… (635)
麻黄连翘赤小豆汤 …… (636)
麻黄附子细辛汤 ……… (636)
黄连阿胶汤 …………… (636)
附子汤 ………………… (636)
桃花汤 ………………… (636)
猪肤汤 ………………… (636)
白通汤 ………………… (636)
真武汤 ………………… (637)
通脉四逆汤 …………… (637)
白头翁汤 ……………… (637)
理中汤 ………………… (637)
牡蛎泽泻散 …………… (637)
竹叶石膏汤 …………… (637)
九味羌活汤 …………… (638)
藿香正气散 …………… (638)
黄连解毒汤 …………… (638)

六神通解散 …………… (638)
　　甘露饮 ………………… (638)
　附方 …………………… (639)
暑门
　论
　暑脉法 …………………… (639)
　治暑大法 ………………… (639)
　丹溪治暑活套 …………… (639)
　治暑方 …………………… (639)
　　大顺散 ………………… (639)
　　黄连香薷饮 …………… (640)
　　清暑益气汤 …………… (640)
　　天水散 ………………… (640)
　　宝鉴桂苓甘露饮 ……… (640)
　　缩脾饮 ………………… (640)
　　十味香薷饮 …………… (640)
　　生脉散 ………………… (641)
　附方 …………………… (641)
湿门
　论
　湿脉法 …………………… (641)
　治湿大法 ………………… (641)
　丹溪治湿活套 …………… (641)
　治湿药方 ………………… (642)
　　羌活胜湿汤 …………… (642)
　　茯苓渗湿汤 …………… (642)
　　舟车丸 ………………… (642)
　　禹功散 ………………… (642)
　　平胃散 ………………… (643)
　　葶苈木香散 …………… (643)
　　防己黄芪汤 …………… (643)
　　二花神佑丸 …………… (643)
　附方 …………………… (643)
燥门
　论
　燥症脉法 ………………… (643)
　丹溪治燥活套 …………… (644)
　治燥药方 ………………… (644)
　　润肠汤 ………………… (644)
　　润肠丸 ………………… (644)

　　通幽汤 ………………… (644)
　　麻仁丸 ………………… (644)
　　琼玉膏 ………………… (644)
　　当归龙胆丸 …………… (644)
　　清凉饮子 ……………… (645)
　　附子散 ………………… (645)
　　地仙膏 ………………… (645)
　　活血润燥丸 …………… (645)
　　半硫丸 ………………… (645)
　　脾约丸 ………………… (645)
　附方 …………………… (646)
热门
　论
　热脉法 …………………… (646)
　治热大法 ………………… (646)
　丹溪治热活套 …………… (646)
　治热方 …………………… (646)
　　凉膈散 ………………… (646)
　　参苏饮 ………………… (646)
　　当归承气汤 …………… (647)
　　知母葛根汤 …………… (647)
　　清心莲子饮 …………… (647)
　　柴胡饮子 ……………… (647)
　　朱砂安神丸 …………… (647)
　　八正散 ………………… (647)
　　泻青丸 ………………… (648)
　　泻黄散 ………………… (648)
　　泻白散 ………………… (648)
　　滋肾丸 ………………… (648)
　　导赤散 ………………… (648)
　　十味人参散 …………… (648)
　附方 …………………… (648)
火门
　论
　火症脉法 ………………… (649)
　治火大法 ………………… (649)
　丹溪治火活套 …………… (649)
　治火方 …………………… (650)
　　三补丸 ………………… (650)
　　升阳散火汤 …………… (650)

泻阴火升阳汤 …………… (650)
麦门冬汤 ………………… (650)
栀子仁汤 ………………… (651)
三黄丸 …………………… (651)
地骨皮散 ………………… (651)
阳毒升麻汤 ……………… (651)
生姜泻肠汤 ……………… (651)
丹溪大补丸 ……………… (651)
补阴丸 …………………… (651)
大金花丸 ………………… (652)
左金丸 …………………… (652)
附方 ……………………… (652)

卷之四
气门
论
气脉法 …………………… (653)
治气大法 ………………… (653)
丹溪治气活套 …………… (654)
药方 ……………………… (654)
苏子降气汤 ……………… (654)
清膈丸 …………………… (654)
正气天香散 ……………… (655)
木香槟榔丸 ……………… (655)
苏合香丸 ………………… (655)
木香流气饮 ……………… (655)
七气汤 …………………… (655)
升阳顺气汤 ……………… (656)
补中益气汤 ……………… (656)
四君子汤 ………………… (656)
分气丸 …………………… (656)
指迷七气汤 ……………… (656)
分心流气饮 ……………… (656)
三和散 …………………… (657)
蟠葱散 …………………… (657)
六合汤 …………………… (657)
木香化滞散 ……………… (657)
乌药平气散 ……………… (657)
复元通气散 ……………… (657)
盐煎散 …………………… (657)
化气散 …………………… (658)
东垣木香顺气散 ………… (658)

附方 ……………………… (658)
血门
论
血症脉法 ………………… (659)
治血大法 ………………… (659)
丹溪治血症活套 ………… (659)
治血方 …………………… (660)
　四物汤 ………………… (661)
　三黄补血汤 …………… (661)
　犀角地黄汤 …………… (661)
　加减四物汤 …………… (661)
　枳壳汤 ………………… (661)
　麝香散 ………………… (661)
　断红丸 ………………… (661)
　黄芪散 ………………… (661)
　归脾汤 ………………… (661)
　当归导滞汤 …………… (662)
　越鞠丸 ………………… (662)
　九味二陈汤 …………… (662)
　又方 …………………… (662)
　大阿胶丸 ……………… (662)
　茯苓补心汤 …………… (662)
　保命生地黄散 ………… (663)
　又方 …………………… (663)
　又方 …………………… (663)
　天门冬汤 ……………… (663)
　茜根散 ………………… (663)
　小蓟饮子 ……………… (663)
　当归承气汤 …………… (663)
　槐花散 ………………… (664)
　黄连丸 ………………… (664)
　枳壳散 ………………… (664)
　又方 …………………… (664)
　又方 …………………… (664)
　又方 …………………… (664)
附方 ……………………… (664)

卷之五
内伤门
论
内伤脉法 ………………… (665)

治内伤大法……………………（666）
丹溪治内伤活套………………（666）
治内伤方………………………（666）
　补中益气汤 …………………（666）
　升阳益气汤 …………………（667）
　枳术丸 ………………………（667）
　参苓白术散 …………………（667）
　丹溪保和丸 …………………（667）
　三棱消积丸 …………………（667）
　枳实导滞丸 …………………（668）
　白术和胃丸 …………………（668）
　麦冬清肺饮 …………………（668）
　双和散 ………………………（668）
　升阳益胃散 …………………（668）
　升阳顺气汤 …………………（669）
　调中益气汤 …………………（669）
　葛花解醒汤 …………………（670）
　参术调中汤 …………………（670）

虚损门
论
　虚损脉法 ……………………（671）
　治虚损大法 …………………（671）
　丹溪治虚损活套………………（671）
　治虚损方 ……………………（671）
　　八物汤 ……………………（671）
　　十全大补汤 ………………（671）
　　六君子汤 …………………（671）
　　大补阴丸 …………………（671）
　　补阴丸 ……………………（672）
　　滋阴大补丸 ………………（672）
　　六味地黄丸 ………………（672）
　　人参固本丸 ………………（672）
　　益胃升阳汤 ………………（672）
　　茯神汤 ……………………（673）
　　牛膝丸 ……………………（673）
　　补虚丸 ……………………（673）
　　补阴丸 ……………………（673）
　　又方 ………………………（673）
　　八味定志丸 ………………（673）
　　十四味建中汤 ……………（674）
　　人参养荣汤 ………………（674）
　　固精丸 ……………………（674）
　附方……………………………（674）

痨瘵门
论
　痨瘵脉法 ……………………（674）
　治痨瘵大法 …………………（675）
　丹溪治痨瘵活套………………（675）
　治痨瘵方 ……………………（675）
　　青蒿饮 ……………………（675）
　　莲心饮 ……………………（675）
　　无比丸 ……………………（676）
　　柴胡散 ……………………（676）
　　轻骨散 ……………………（676）
　　五蒸汤 ……………………（676）
　　药令建中汤 ………………（677）
　　黄芪鳖甲汤 ………………（677）
　　清骨散 ……………………（678）
　　十灰散 ……………………（678）
　　保和汤 ……………………（678）
　　保真汤 ……………………（678）
　附方……………………………（679）

咳嗽门
论
　咳嗽脉法 ……………………（679）
　治咳嗽大法 …………………（679）
　丹溪治咳嗽活套………………（680）
　治咳嗽方 ……………………（681）
　　三拗汤 ……………………（681）
　　人参杏子汤 ………………（681）
　　华盖散 ……………………（681）
　　射干麻黄汤 ………………（681）
　　款气丸 ……………………（681）
　　子和神功丸 ………………（681）
　　地骨皮散 …………………（682）
　　宝鉴加减泻白散 …………（682）
　　海藏紫菀散 ………………（682）
　　宣明知母茯苓汤 …………（682）
　　局方款冬花散 ……………（682）
　　东垣加减三奇汤 …………（683）
　　宝鉴人参膏 ………………（683）

人参清肺汤 …………… (683)
人参定喘汤 …………… (683)
良方补肺汤 …………… (683)
白术丸 ………………… (683)
乌梅丸 ………………… (683)
清化丸 ………………… (684)
二术丸 ………………… (684)
人参清肺散 …………… (684)
附方 …………………… (684)

痰门
论
痰症脉法 ……………… (685)
治痰饮大法 …………… (685)
丹溪治痰活套 ………… (686)
治痰症方 ……………… (687)
参苏饮 ………………… (687)
丁香半夏丸 …………… (687)
中和丸 ………………… (687)
茯苓汤 ………………… (687)
小黄丸 ………………… (687)
黄芩利膈丸 …………… (687)
二陈汤 ………………… (687)
坠痰丸 ………………… (688)
礞石丸 ………………… (688)
导痰汤 ………………… (688)
千缗汤 ………………… (688)
滚痰丸 ………………… (688)
许学士神术丸 ………… (688)
十枣汤 ………………… (688)
利膈化痰丸 …………… (689)
控涎丹 ………………… (689)
金沸草散 ……………… (689)
涤痰丸 ………………… (689)
泽泻饮 ………………… (689)
桔梗半夏汤 …………… (689)
玉壶丸 ………………… (690)
机要小黄丸 …………… (690)
姜桂丸 ………………… (690)
四七汤 ………………… (690)
润下丸 ………………… (690)
又方 …………………… (690)

丹溪导痰汤 …………… (690)
清膈化痰丸 …………… (690)
附方 …………………… (690)

卷之六
泻门
论
泻症脉法 ……………… (691)
治泻大法 ……………… (691)
丹溪治泻活套 ………… (692)
治泄方 ………………… (693)
防风苍术汤 …………… (693)
小半夏汤 ……………… (693)
导痰汤 ………………… (693)
升阳除湿汤 …………… (693)
浆水饮 ………………… (693)
白术芍药汤 …………… (694)
茯苓汤 ………………… (694)
苍术芍药汤 …………… (694)
神术散 ………………… (694)
钱氏白术散 …………… (694)
肉豆蔻丸 ……………… (694)
加味茯苓汤 …………… (694)
大巳寒丸 ……………… (695)
八味汤 ………………… (695)
戊己丸 ………………… (695)
附方 …………………… (695)

痢门
论
痢脉法 ………………… (696)
治痢大法 ……………… (696)
丹溪治痢活套 ………… (696)
治痢方 ………………… (697)
香连丸 ………………… (697)
芍药汤 ………………… (697)
又方 …………………… (698)
白头翁汤 ……………… (698)
黄芩芍药汤 …………… (698)
黄连汤 ………………… (698)
固肠丸 ………………… (698)
和中饮 ………………… (698)

三根饮 …………………… (698)
二防饮 …………………… (698)
鳖糖汤 …………………… (699)
芍药柏皮丸 ……………… (699)
严氏当归丸 ……………… (699)
秘藏诃子散 ……………… (699)
真人养藏汤 ……………… (699)
严氏乌梅丸 ……………… (699)
良方加味四物汤 ………… (700)
导气汤 …………………… (700)
黄连阿胶丸 ……………… (700)
钱氏白术散 ……………… (700)
附方 ……………………… (700)

痿症门
论
痿症脉法 ………………… (701)
治痿大法 ………………… (701)
丹溪治痿活套 …………… (701)
治痿症方 ………………… (701)
清燥汤 …………………… (701)
加减四物汤 ……………… (701)
虎龟丸 …………………… (702)
鹿角胶丸 ………………… (702)
三因加味四斤丸 ………… (702)
东垣健步丸 ……………… (702)
附方 ……………………… (702)

三消门
论
三消脉法 ………………… (703)
治三消大法 ……………… (703)
丹溪治三消活套 ………… (703)
治三消方 ………………… (703)
三因珍珠丸 ……………… (704)
易简地黄饮子 …………… (704)
朱砂黄连丸 ……………… (704)
宣明麦冬饮子 …………… (704)
宣明大黄甘草饮 ………… (704)
丹溪乳汁膏 ……………… (704)
猪肚丸 …………………… (704)
人参散 …………………… (705)

加味钱氏白术散 ………… (705)
玉泉丸 …………………… (705)
茧丝汤 …………………… (705)
附方 ……………………… (705)

积聚门
论
积聚脉法 ………………… (706)
治积聚大法 ……………… (706)
丹溪治积聚活套 ………… (706)
治积聚方 ………………… (707)
木香槟榔丸 ……………… (707)
见现丸 …………………… (707)
阿魏丸 …………………… (707)
肥气丸 …………………… (707)
痞气丸 …………………… (708)
息贲丸 …………………… (708)
伏梁丸 …………………… (708)
奔豚丸 …………………… (708)
御药院助气丸 …………… (709)
东垣草豆蔻丸 …………… (709)
保和丸 …………………… (709)
硝石大黄丸 ……………… (709)
丹溪消积丸 ……………… (709)
又方 ……………………… (709)
散聚汤 …………………… (709)
香棱丸 …………………… (710)
附方 ……………………… (710)

膈噎反胃门
论
膈噎反胃脉法 …………… (710)
治膈噎反胃大法 ………… (711)
丹溪治膈噎反胃活套 …… (711)
治膈噎反胃方 …………… (711)
五噎散 …………………… (711)
瓜蒌仁丸 ………………… (711)
千金半夏汤 ……………… (711)
病机镇青丸 ……………… (712)
病机和中桔梗汤 ………… (712)
发明人参利膈丸 ………… (712)
附方 ……………………… (712)

卷之七

头痛门
论
- 头痛脉法 …………………… (714)
- 治头痛大法 ………………… (714)
- 丹溪治头痛活套 …………… (714)
- 治头痛方 …………………… (714)
  - 东垣白术半夏天麻汤 …… (714)
  - 清空膏 …………………… (715)
  - 彻清膏 …………………… (715)
  - 元戎方 …………………… (715)
  - 局方如圣饼子 …………… (715)
  - 宝鉴顺气和中汤 ………… (715)
  - 选奇方 …………………… (715)
  - 经验方 …………………… (716)
  - 安神汤 …………………… (716)
  - 天香散 …………………… (716)
  - 又方 ……………………… (716)
  - 紫金散 …………………… (716)
  - 经验神方 ………………… (716)
  - 又方 ……………………… (716)
- 附方 ………………………… (716)

眩晕门
论
- 眩晕脉法 …………………… (717)
- 治眩晕大法 ………………… (717)
- 丹溪治眩晕活套 …………… (717)
- 治眩晕方 …………………… (718)
  - 芎术汤 …………………… (718)
  - 加味六君子汤 …………… (718)
  - 六合汤 …………………… (718)
  - 严氏三七散 ……………… (718)
  - 严氏钩藤散 ……………… (718)
  - 桔梗枳壳汤 ……………… (718)
  - 白附子丸 ………………… (718)
  - 人参前胡汤 ……………… (719)
- 附方 ………………………… (719)

眼目门
论
- 眼目脉法 …………………… (719)
- 治眼目大法 ………………… (719)
- 丹溪治眼活套 ……………… (720)
- 治眼药方 …………………… (720)
  - 清目饮 …………………… (720)
  - 蔓荆子汤 ………………… (720)
  - 风热饮 …………………… (720)
  - 滋血汤 …………………… (720)
  - 滋阴地黄丸 ……………… (721)
  - 秘传拨云退翳丸 ………… (721)
  - 羊肝丸 …………………… (721)
  - 东垣连翘饮 ……………… (721)
  - 泻阴火丸 ………………… (721)
  - 黄连归芍膏 ……………… (722)
  - 童便膏 …………………… (722)
  - 神效七宝膏 ……………… (722)
  - 泻热黄连汤 ……………… (722)
  - 上青散 …………………… (722)
  - 东垣熟地黄丸 …………… (722)
- 附方 ………………………… (722)

胁痛门
论
- 胁痛脉法 …………………… (723)
- 治胁痛大法 ………………… (723)
- 丹溪治胁痛活套 …………… (724)
- 治胁痛药方 ………………… (724)
  - 丹溪破瘀汤 ……………… (724)
  - 龙荟丸 …………………… (724)
  - 推气散 …………………… (724)
- 附方 ………………………… (724)

心痛门
论
- 心痛脉法 …………………… (725)
- 治心痛大法 ………………… (725)
- 丹溪治心痛活套 …………… (725)
- 治心痛方 …………………… (726)
  - 木香散气饮 ……………… (726)
  - 仓卒散 …………………… (726)
  - 白螺丸 …………………… (726)
  - 连附六一汤 ……………… (726)
  - 金匮赤石脂丸 …………… (727)

宣明神砂一粒丹 …………… (727)
济生愈痛散 ………………… (727)
手拈散 ……………………… (727)
又方 ………………………… (727)
又方 ………………………… (727)
又方 ………………………… (727)
扶阳益胃汤 ………………… (728)
乌梅丸 ……………………… (728)
附方 ……………………………… (728)

肚腹门
论
腹痛脉法 …………………… (728)
治腹痛大法 ………………… (728)
丹溪治腹痛活套 …………… (729)
治腹痛方 …………………… (729)
建中汤 …………………… (729)
备急丸 …………………… (729)
东垣高良姜汤 …………… (730)
益胃散 …………………… (730)
酒煮当归丸 ……………… (730)
河间芍药甘草汤 ………… (730)
黄连汤 …………………… (730)
黄芩芍药汤 ……………… (730)
附方 ……………………………… (730)

耳症门
论
耳症脉法 …………………… (731)
治耳聋大法 ………………… (731)
丹溪治耳聋活套 …………… (731)
治耳症方 …………………… (731)
桂星散 …………………… (732)
地黄丸 …………………… (732)
丹溪止鸣散 ……………… (732)
丹溪渗湿散 ……………… (732)
东垣滋肾丸 ……………… (732)
附方 ……………………………… (732)

鼻门
论
鼻症脉法 …………………… (733)

治鼻症大法 ………………… (733)
丹溪治鼻症活套 …………… (733)
治鼻症药方 ………………… (733)
宣明防风汤 ……………… (733)
东垣丽泽通气汤 ………… (733)
附方 ……………………………… (733)

牙齿门
论
齿痛脉法 …………………… (734)
治齿大法 …………………… (734)
丹溪治齿活套 ……………… (734)
治齿痛方 …………………… (734)
立效散 …………………… (734)
东垣麝香散 ……………… (734)
白牙散 …………………… (734)
清胃散 …………………… (735)
御药院独活散 …………… (735)
丁香散 …………………… (735)
附方 ……………………………… (735)

腰症门
论
腰症脉法 …………………… (735)
治腰痛大法 ………………… (735)
丹溪治腰症活套 …………… (736)
治腰痛方 …………………… (736)
肾著丸 …………………… (736)
青娥丸 …………………… (736)
东垣独活汤 ……………… (736)
东垣当归拈痛汤 ………… (737)
如神汤 …………………… (737)
又方 ……………………… (737)
又方 ……………………… (737)
独活寄生汤 ……………… (737)
渗湿汤 …………………… (737)
附方 ……………………………… (738)

口症门
论
口症脉法 …………………… (738)
治口症大法 ………………… (738)

丹溪治口症活套 …………… (738)
治口症方 …………………… (739)
　益胆汤 …………………… (739)
　碧雪散 …………………… (739)
　又方 ……………………… (739)
　又方 ……………………… (739)
　又方 ……………………… (739)
　附方 ……………………… (739)

卷之八

脚气门 ………………………… (741)
　论 ………………………… (741)
　脚气脉法 ………………… (741)
　治脚气大法 ……………… (741)
　丹溪治脚气活套 ………… (742)
　治脚气方 ………………… (742)
　　健步丸 ………………… (742)
　　东垣羌活导滞汤 ……… (742)
　　三因麻黄左经汤 ……… (742)
　　六物附子汤 …………… (742)
　　河间除湿汤 …………… (742)
　　又方 …………………… (743)
　　又方 …………………… (743)
　　又方 …………………… (743)
　　又方 …………………… (743)
　　附方 …………………… (743)
瘟疫门
　论
　瘟疫脉法 ………………… (744)
　治瘟疫大法 ……………… (744)
　丹溪治瘟疫活套 ………… (744)
　治瘟疫方 ………………… (745)
　　败毒散 ………………… (745)
　　二黄汤 ………………… (745)
　　漏芦汤 ………………… (745)
　　附方 …………………… (745)
疟门
　论
　疟脉法 …………………… (746)
　治疟大法 ………………… (746)

丹溪治疟活套 ……………… (747)
治疟方 ……………………… (747)
　截疟常山饮 ……………… (747)
　清脾饮 …………………… (747)
　久疟斧 …………………… (748)
　金匮人参白虎桂枝汤 …… (748)
　麻黄羌活汤 ……………… (748)
　桂枝黄芩汤 ……………… (748)
　三因四兽饮 ……………… (748)
　三因红丸子 ……………… (748)
　又方 ……………………… (748)
　又方 ……………………… (749)
　又方 ……………………… (749)
　六和汤 …………………… (749)
　柴胡姜桂汤 ……………… (749)
　白芷石膏三拗汤 ………… (749)
　附方 ……………………… (749)
淋闭门
　论
　淋症脉法 ………………… (750)
　治淋闭大法 ……………… (750)
　丹溪治淋闭活套 ………… (750)
　治淋闭方 ………………… (751)
　　茯苓琥珀汤 …………… (751)
　　通关丸 ………………… (751)
　　东垣导气除燥汤 ……… (751)
　　琥珀汤 ………………… (751)
　　又方 …………………… (751)
　　二神散 ………………… (751)
　　木香汤 ………………… (752)
　　又方 …………………… (752)
　　清肺饮子 ……………… (752)
　　附方 …………………… (752)
小便不通门
　论
　脉法 ……………………… (752)
　治法 ……………………… (752)
　活套 ……………………… (752)
　治小便不通方 …………… (752)
　　元戎济道汤 …………… (752)

医学原理　目录　587

　　金匮加减四物汤 …………… (753)
　　附方 ……………………… (753)
小便不禁门
　论
　　脉法 ……………………… (754)
　　治法 ……………………… (754)
　　活套 ……………………… (754)
　　治小便不禁方 …………… (754)
　　司肾丸 …………………… (754)
　　附方 ……………………… (754)
便浊门附遗精滑泄
　论
　　便浊遗精脉法 …………… (754)
　　治遗精便浊大法 ………… (754)
　　丹溪治遗精便浊活套 …… (754)
　　治遗精便浊方 …………… (754)
　　　定志真蛤粉丸 ………… (754)
　　　妙香散 ………………… (754)
　　　丹溪九龙丹 …………… (755)
　　　半夏丸 ………………… (755)
　　　萆薢分清饮 …………… (755)
　　　茯菟丸 ………………… (755)
　　　又方 …………………… (755)
　　　又方 …………………… (755)
　　　附方 …………………… (755)
秘结门
　论
　　秘结脉法 ………………… (756)
　　治秘大法 ………………… (756)
　　丹溪治秘结活套 ………… (756)
　　治秘结方 ………………… (756)
　　　脾约丸 ………………… (756)
　　　东垣活血润燥丸 ……… (756)
　　　附方 …………………… (757)
脱肛门
　论
　　脱肛脉法 ………………… (757)
　　治脱肛大法 ……………… (757)
　　丹溪治脱肛活套 ………… (757)

　　治脱肛方 ………………… (757)
　　　洁古参芪汤 …………… (757)
　　　洁古归参汤 …………… (757)
　　　附方 …………………… (757)
痞满门
　论
　　痞症脉法 ………………… (758)
　　治痞大法 ………………… (758)
　　丹溪治痞满活套 ………… (759)
　　治痞满方 ………………… (759)
　　　枳实导滞丸 …………… (759)
　　　木香化滞汤 …………… (759)
　　　补心汤 ………………… (759)
　　　健中汤 ………………… (759)
　　　三黄附子泻心汤 ……… (759)
　　　半夏泻心汤 …………… (759)
　　　秘载大消痞丸 ………… (759)
　　　又方 …………………… (760)
　　　枳实消痞丸 …………… (760)
　　附方 ……………………… (760)
卷之九
痉门
　论
　　痉脉法 …………………… (761)
　　治痉大法 ………………… (761)
　　丹溪治痉活套 …………… (762)
　　治痉方 …………………… (762)
　　　当归补血汤 …………… (762)
　　　防风当归汤 …………… (762)
　　　十全润痉汤 …………… (762)
　　　附方 …………………… (762)
痫门
　论
　　痫脉法 …………………… (763)
　　治痫大法 ………………… (763)
　　丹溪治痫活套 …………… (763)
　　治痫方 …………………… (763)
　　　子和朱砂滚痰丸 ……… (763)

宝鉴龙脑安神丸 …………… (763)
严氏控涎丹 ………………… (763)
三痫丸 ……………………… (763)
本事人参散 ………………… (763)
东垣安神丸 ………………… (763)

肿胀门
论
肿胀脉法 …………………… (764)
治肿胀大法 ………………… (764)
丹溪治肿胀活套 …………… (765)
治肿胀方 …………………… (765)
　中满分消丸 ……………… (765)
　济生苏子汤 ……………… (765)
　东垣木香顺气汤 ………… (765)
　推气丸 …………………… (766)
　沉香交泰丸 ……………… (766)
　加味五皮散 ……………… (766)
　疏凿饮子 ………………… (766)
　大橘皮汤 ………………… (766)
　十枣丸 …………………… (766)
　加味枳术汤 ……………… (767)
　人参芎归汤 ……………… (767)
附方 ………………………… (767)

郁症门
论
郁脉法 ……………………… (767)
治郁大法 …………………… (768)
丹溪治郁活套 ……………… (768)
治郁方 ……………………… (768)
　六郁汤 …………………… (768)
　升发二陈汤 ……………… (768)

呕吐门
论
呕吐脉法 …………………… (769)
治呕吐大法 ………………… (769)
丹溪治呕吐活套 …………… (770)
治呕吐方 …………………… (770)
　藿香安胃散 ……………… (770)
　镇骨丸 …………………… (770)
　白术汤 …………………… (770)

东垣藿香平胃散 …………… (770)
丁附治中汤 ………………… (770)
东垣茯苓半夏汤 …………… (770)
理中丁香汤 ………………… (771)
附方 ………………………… (771)

哮喘门
论
哮喘脉法 …………………… (771)
治喘大法 …………………… (771)
丹溪治喘活套 ……………… (771)
治哮喘方 …………………… (772)
　济生葶苈散 ……………… (772)
　华盖散 …………………… (772)
　九宝汤 …………………… (772)
　活人书五味子汤 ………… (773)
　三拗汤 …………………… (773)
　四磨汤 …………………… (773)
　神秘汤 …………………… (773)
　又方 ……………………… (773)
附方 ………………………… (773)

疝门
论
疝脉法 ……………………… (774)
治疝大法 …………………… (774)
丹溪治疝活套 ……………… (774)
治疝方 ……………………… (774)
　正宗桃仁散 ……………… (774)
　沉香桂附丸 ……………… (775)
　东垣吴萸汤 ……………… (775)
　天台乌药散 ……………… (775)
　济生瞿子汤 ……………… (775)
　补中丸 …………………… (775)
　宝鉴蒺藜汤 ……………… (775)
　橘核散 …………………… (775)
　肾气丸 …………………… (776)
　又方 ……………………… (776)
　又方 ……………………… (776)
附方 ………………………… (776)

汗门
论

汗脉法……………………………(776)
治汗大法……………………………(776)
丹溪治汗活套………………………(777)
治汗方………………………………(777)
　调卫汤……………………………(777)
　河间当归六黄汤…………………(777)
　东垣麦煎汤………………………(777)
　正气汤……………………………(777)
　大补黄芪汤………………………(778)
　玉屏风汤…………………………(778)
　附方………………………………(778)

怔忡惊悸门
论
怔忡脉法……………………………(778)
治怔忡惊悸大法……………………(778)
丹溪治怔忡惊悸活套………………(778)
治怔忡方……………………………(778)
　温胆汤……………………………(779)
　养心汤……………………………(779)
　定志丸……………………………(779)
　八味定志丸………………………(779)
　又方………………………………(779)
　附方………………………………(779)

健忘门
论
健忘脉法……………………………(779)
治健忘大法…………………………(779)
丹溪治健忘活套……………………(779)
治健忘方……………………………(780)
　六神三黄金箔丸…………………(780)
　附方………………………………(780)

邪祟门
论
邪祟脉法……………………………(780)
治邪祟大法…………………………(780)
丹溪治邪祟活套……………………(780)
治邪祟方……………………………(780)
　辟邪丹……………………………(780)
　附方………………………………(780)

卷之十
黄疸门
论
黄疸脉法……………………………(781)
治黄疸大法…………………………(781)
丹溪治黄疸活套……………………(782)
治黄疸方……………………………(782)
　茵陈五苓散………………………(782)
　茯苓渗湿汤………………………(782)
　肘后三黄二术茵陈汤……………(782)
　东垣黄疸汤………………………(782)
　小温中丸…………………………(783)
　大温中丸…………………………(783)
　附方………………………………(783)

霍乱门
论
霍乱脉法……………………………(784)
治霍乱大法…………………………(784)
丹溪治霍乱活套……………………(784)
治霍乱方……………………………(784)
　桂苓甘露饮………………………(784)
　六和汤……………………………(784)
　通脉四逆汤………………………(785)
　附方………………………………(785)

厥门
论
厥症脉法……………………………(785)
治厥症大法…………………………(785)
丹溪治厥活套………………………(786)
治厥方………………………………(786)
　通脉四逆汤………………………(786)
　吴茱萸汤…………………………(786)
　调气散……………………………(786)
　附方………………………………(786)

痹门
论
痹脉法………………………………(787)
治痹大法……………………………(787)
丹溪治痹活套………………………(787)

治痹方 …………………………………（788）
　导气汤 …………………………………（788）
　黄芪酒 …………………………………（788）
　人参益气汤 ……………………………（788）
　冲和补气汤 ……………………………（788）
　附方 ……………………………………（788）
吞酸门
　论
　吞酸脉法 ………………………………（789）
　治吐酸大法 ……………………………（789）
　丹溪治吐酸活套 ………………………（789）
　治吐酸方 ………………………………（789）
　　吴茱萸丸 ……………………………（789）
　　东垣藿香安胃丸 ……………………（789）
　　三因曲术丸 …………………………（789）
　　又方 …………………………………（790）
　附方 ……………………………………（790）
咳逆门
　论
　咳逆脉法 ………………………………（790）
　治咳逆大法 ……………………………（790）
　丹溪治咳逆活套 ………………………（791）
　治咳逆方 ………………………………（791）
　　六君子汤 ……………………………（791）
　　橘皮半夏生姜汤 ……………………（791）
　　活人陈皮竹茹汤 ……………………（791）
　　人参白术汤 …………………………（791）
　　橘皮干姜汤 …………………………（791）
　附方 ……………………………………（792）
痛风门
　论
　痛风脉法 ………………………………（792）
　治痛风大法 ……………………………（792）
　丹溪治痛风活套 ………………………（792）
　治痛风方 ………………………………（793）
　　加味四物汤 …………………………（793）
　　东垣大羌活汤 ………………………（793）
　　丹溪益元丸 …………………………（793）
　　丹溪龙虎丹 …………………………（793）

　　二妙散 ………………………………（794）
　附方 ……………………………………（794）
伤损门
　论
　伤损脉法 ………………………………（794）
　治伤损大法 ……………………………（794）
　丹溪治伤损活套 ………………………（794）
　治伤损方 ………………………………（795）
　　元戎接骨丹 …………………………（795）
　　发明复元活血汤 ……………………（795）
　　接骨散 ………………………………（795）
　附方 ……………………………………（795）
破伤风门
　论
　破伤风脉法 ……………………………（796）
　治破伤风大法 …………………………（796）
　丹溪治破伤活套 ………………………（796）
　治破伤风方 ……………………………（796）
　　羌活防风汤 …………………………（796）
　　养血当归地黄汤 ……………………（796）
　　天麻丸 ………………………………（796）
　　又方 …………………………………（796）
　附方 ……………………………………（797）

卷之十一
痈疽疮疡门
　论
　痈疡脉法 ………………………………（798）
　治痈疽大法 ……………………………（799）
　丹溪治痈疽诸毒活套 …………………（802）
　治痈疽诸毒药方 ………………………（804）
　　东垣黄连消毒饮 ……………………（804）
　　内疏黄连汤 …………………………（804）
　　泻心散 ………………………………（804）
　　托里消毒饮 …………………………（804）
　　又方 …………………………………（805）
　　龙胆泻肝汤 …………………………（805）
　　乳香定痛散 …………………………（805）
　　蛇床子散 ……………………………（805）
　　益气养荣汤 …………………………（805）

附方 …………………………………… (805)
斑疹门
　论
　　斑疹脉法 ………………………………… (806)
　　治斑疹大法 ……………………………… (806)
　　丹溪治斑疹活套 ………………………… (807)
　　治斑疹方 ………………………………… (807)
　　　元戎葛根橘皮汤 ……………………… (807)
　　　阳毒栀子汤 …………………………… (807)
　　　犀角解毒饮 …………………………… (807)
　　　加味羌活散 …………………………… (807)
　　　通圣散 ………………………………… (807)
　　　玄参升麻汤 …………………………… (808)
　　附方 ……………………………………… (808)
痔门
　论
　　痔脉法 …………………………………… (808)
　　治痔大法 ………………………………… (808)
　　丹溪治痔活套 …………………………… (808)
　　治痔方 …………………………………… (809)
　　　四黄汤 ………………………………… (809)
　　　槐角丸 ………………………………… (809)
　　　芎归丸 ………………………………… (809)
　　　当归郁李仁汤 ………………………… (809)
　　　橘皮汤 ………………………………… (809)
　　附方 ……………………………………… (809)
疠风门
　论
　　疠风脉法 ………………………………… (810)
　　治疠风大法 ……………………………… (810)
　　治疠风方 ………………………………… (810)
　　　愈风丹 ………………………………… (810)
　　　东垣四神丹 …………………………… (811)
　　附方 ……………………………………… (811)
喉痹门
　论
　　喉痹脉法 ………………………………… (811)
　　治喉痹大法 ……………………………… (811)
　　丹溪治喉痹活套 ………………………… (811)

　　治喉痹方 ………………………………… (812)
　　　通关饮 ………………………………… (812)
　　　荆芥甘桔汤 …………………………… (812)
　　　吹喉散 ………………………………… (812)
　　　三因玉钥匙 …………………………… (812)
　　附方 ……………………………………… (812)

卷之十二
月经门
　论
　　月经脉法 ………………………………… (813)
　　治月经大法 ……………………………… (814)
　　丹溪治月经活套 ………………………… (814)
　　治月经方 ………………………………… (815)
　　　过期饮 ………………………………… (815)
　　　先期汤 ………………………………… (815)
　　　固经丸 ………………………………… (815)
　　　人参黄芪当归汤 ……………………… (815)
　　　东垣立效散 …………………………… (815)
　　　通经丸 ………………………………… (815)
　　　逍遥散 ………………………………… (816)
　　　良方温经汤 …………………………… (816)
　　　又方 …………………………………… (816)
　　　交加地黄丸 …………………………… (816)
　　附方 ……………………………………… (816)
带下门
　论
　　带下脉法 ………………………………… (816)
　　治带下大法 ……………………………… (816)
　　丹溪治带下活套 ………………………… (817)
　　治带下方 ………………………………… (817)
　　　严氏当归煎丸 ………………………… (817)
　　　又方 …………………………………… (817)
　　　又方 …………………………………… (817)
　　　又方 …………………………………… (817)
　　附方 ……………………………………… (818)
胎孕门
　论
　　胎孕脉法 ………………………………… (818)
　　治产前大法 ……………………………… (818)
　　丹溪治产前活套 ………………………… (819)

治胎前药方……………………(819)
　金匮当归散 ……………………(819)
　固胎饮 …………………………(819)
　安胎饮 …………………………(819)
　参橘散 …………………………(820)
　产宝方 …………………………(820)
　犀角散 …………………………(820)
　治胎动不安及下血方 …………(820)
　治胎妊内热口干或胎动不安方 …(820)
　泽泻散 …………………………(820)
　天仙藤散 ………………………(820)
　安荣散 …………………………(820)
　葛根汤 …………………………(821)
　天门冬饮 ………………………(821)
　羚羊角散 ………………………(821)
　达生散 …………………………(821)
　女科撮要达生散 ………………(822)
　达生无忧散 ……………………(822)
　下衣汤 …………………………(822)
　催生膏 …………………………(822)
　附方……………………………(822)

产后门
　论
　脉法………………………………(823)
　治产后大法………………………(823)
　丹溪治产后活套…………………(823)
　治产后方 ………………………(824)
　　丹溪愈风汤 …………………(824)
　　人参当归散 …………………(824)
　　茯苓散 ………………………(824)
　　增损四物汤 …………………(824)
　　麻仁丸 ………………………(824)
　　八味理中丸 …………………(824)
　　旋复花汤 ……………………(824)
　　当归黄芪饮 …………………(825)
　　又方 …………………………(825)
　　参术膏 ………………………(825)
　　清魂散 ………………………(825)
　　附方……………………………(825)

卷之十三
　小儿门

论
　小儿脉法…………………………(826)
　论小儿大法………………………(826)
　丹溪治小儿活套…………………(828)
　治小儿方 ………………………(828)
　　五积丸 ………………………(828)
　　夜啼汤 ………………………(829)
　　附方……………………………(829)

急慢惊风门
　论
　脉法………………………………(829)
　治惊大法…………………………(829)
　丹溪治急惊风活套………………(829)
　附搐………………………………(830)
　治急慢惊风方 …………………(830)
　　利惊丸 ………………………(830)
　　泻青丸 ………………………(830)
　　抱龙丸 ………………………(830)
　　五福化毒丹 …………………(830)
　　黄芪汤 ………………………(831)
　　益黄散 ………………………(831)
　　钱氏安神丸 …………………(831)
　　又方 …………………………(831)
　　又方 …………………………(831)
　　附方……………………………(831)

疳症门
　论
　脉法………………………………(832)
　治疳症大法………………………(832)
　丹溪治疳活套……………………(832)
　治疳症方 ………………………(832)
　　香胆丸 ………………………(832)
　　又方 …………………………(833)
　　健中丸 ………………………(833)
　　附方……………………………(833)

吐泻门
　论
　脉法………………………………(833)
　治小儿吐泻大法…………………(833)

丹溪治吐泻活套 …………… (834)
治吐泻方 ………………… (834)
　钱氏白术散 ……………… (834)
　小儿拾遗 ………………… (834)
　附方 ……………………… (835)
痘疹门
论
脉法 ……………………… (835)
治痘疹大法 ……………… (835)
丹溪治痘疹活套 ………… (835)
治痘疹方 ………………… (837)
　惺惺散 …………………… (837)
　木香参苏饮 ……………… (837)
　升麻葛根汤 ……………… (837)
　六君子汤 ………………… (838)
　和中散 …………………… (838)
　补肺散 …………………… (838)

　解毒防风汤 ……………… (838)
　当归丸 …………………… (838)
　十奇散 …………………… (838)
　连翘防风汤 ……………… (838)
　荆芥防风甘草汤 ………… (838)
　又方 ……………………… (839)
　犀角地黄汤 ……………… (839)
　理中汤 …………………… (839)
　解毒丸 …………………… (839)
　猪心龙脑丸 ……………… (839)
　归芎汤 …………………… (839)
　紫草木香汤 ……………… (839)
　阳毒升麻汤 ……………… (839)
附方 ……………………………… (839)

医学原理目录终

卷 之 一

石山　汪　机　编辑
新安　师古　吴勉学　校梓
　　　幼清　江湛若　同校

手太阴肺经图论

经云：肺者，相傅之官，治节出焉，乃气之本，魄之居，其华在毛，其充在皮。其位西，其时秋，其色白，其脉涩而短，其音商，其数九，其臭腥，其恶寒，其声哭。在七情为忧，忧伤气，喜胜忧。在六气为暑，暑伤皮毛，凉胜暑。在五味为辛，辛伤肺，苦胜辛。肺欲收①，急食酸以收之，用酸②补之，以辛泻之。在干为辛，在支司申，在八卦为乾，在五行属金。其外喉、鼻。其形似盖四垂，六叶两耳，附著于脊之第三椎，中有二十四空行列，以分布诸藏府清浊之气，而为五藏华盖。经气多而少血。其脉起于中焦，受足厥阴之交，由是循任脉之外及足少阴经脉之里，以次下脐③，当脐上一寸任之水分穴绕络大肠，复行本经之外，上循胃口，迤逦上膈，而会属于肺藏，循肺系④，出而横行胸部四行之中府、云门，以出腋下，下循臑内，历天府、侠白，行手少阴心之前，

（正人藏图说明：喉、咽、结喉、心、膈、膜、肝、胆、胃、脾、小肠、水分、大肠、膀胱、溺自此出）

阑门，谓大、小二肠会处也，自此泌别清浊，水谷分焉。

一名分水。谓水谷承受于阑门，水则渗入膀胱为溺，谷之滓秽则自阑门传送大肠而为便。

---

① 收：陈本原作"酸"，据《素问·藏气法时论》改。
② 用酸：陈本原阙，据《素问·藏气法时论》补。
③ 脐：陈本原作"膝"，据文义改。
④ 肺系：系，系带，即相连接部分。肺系指肺藏的系带，即气管。滑伯仁曰"肺系，谓喉咙也。喉以候气，下接于肺"。

下入肘中，抵尺泽，循臂内上骨之下廉，历孔最、列缺穴，入寸口之经渠、太渊，以上鱼际，出大指之端少商穴而终。其支者，从腕后列缺穴达次指内廉，出其端，而交于手阳明。其为病也，肺胀，膨膨然喘咳，缺盆中痛，咳嗽，上气，喘渴，烦心，胸满，臑臂内前廉痛，掌中及皮毛热。盛则寸口脉大三倍于人迎，虚则反小于人迎也。

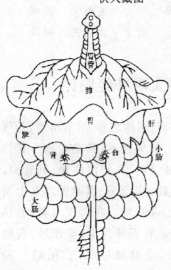

伏人藏图

肛门，言其处似车肛之形，故以命名，即广肠、洞肠也。

一名魄门。主受大肠之谷，大便出焉。其系上通于心，下通于肾，水火相济，乃化血收精之本。

其穴一十有一

中府在云门下一寸，乳上三[①]肋间，应手动脉陷中　云门在巨骨[②]下，挟气户傍一寸陷中，动脉应手，举臂取之　天府在云门下三寸，臑内廉，动脉中　侠白在天府下，去肘五寸，动脉中　尺泽在肘中，约动脉中　孔最在腕上七寸即是　列缺去腕侧上寸许，食指末陷中　经渠在寸口陷中是　太渊在掌后陷中

鱼际在大指本节后内侧散脉中　少商在大指内侧，去爪甲如韭叶，白肉宛宛中

穴法歌括

手太阴经太阴肺，中府云门天府列，侠白尺泽孔最连，列缺经渠太渊接，仍有鱼际

与少商，终于大指端内侧。

手阳明大肠经图论

经云：大肠者，传导之官，变化出焉。其体长二丈一尺，广四寸，当脐右回十六曲，其上口接小肠之下口。在干为庚，在支司酉，在五行属金，在八卦为兑。与手太阴肺相为表里，其经气血俱多。起于大指次指之端商阳穴，受手太阴经之交，行阳之分，由是循次指之上廉，历二间、三间，以出合谷两骨之间，复上入阳溪两筋之中，自阳溪而上，循臂上廉之偏历、温溜、下廉、上廉、三里，入肘外廉之曲池，循臑外前廉，历肘髎、五里、臂臑，络手少阳之臑会，上肩，至本经之肩髃，出肩髃之前廉，循巨骨上行，会督之大椎，由大椎而下入足阳明之缺盆，循足阳明之外，络绕肺藏，复下膈，当胃经天[③]枢之分会属于大肠。其支者，自缺盆上行于颈，循天鼎、扶突，上贯于颊，入下齿缝中，由齿缝复出，夹两口吻，相交于人中之分，左脉之右，右脉之左[④]。上夹鼻孔，循禾髎、迎香而终，以交足之阳明。其为病也，齿痛，颔肿。或目黄，口干，大便秘，或大指次指痛不用。盛则人迎大三倍于气口，虚则反小于气口也。

其穴有二十

商阳在手大指次指内侧，去爪甲如韭叶许　二间在手大指次指本节内侧陷中　三间在食指本节后内侧陷中是　合谷在手大指次指歧骨陷中　阳溪在腕中上侧两筋陷中　偏历在腕中后三寸是　温溜在腕骨后，小士[⑤]六寸，大士五寸　下廉在辅骨下，去上

---

① 三：陈本原作"二"，据《甲乙》改。
② 巨骨：陈本原作"督之巨缺"，于医理不通，今据《甲乙》改。
③ 天：陈本原作"大"，形近之误，今改。
④ 左：陈本原作"中"，考《灵枢·经脉》手阳明大肠经"还出挟口，交人中，左之右、右之左"，故改。
⑤ 士：陈本原作"土"，今据《甲乙》改。下同。

手太阴肺经之图

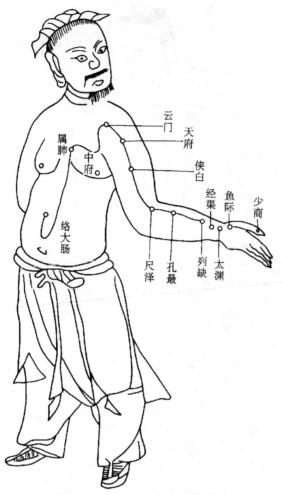

廉一寸　上廉在三里下一寸是　三里在曲池下二寸,按之肉起　曲池在肘外辅骨,屈肘屈骨之中,以手拱胸取之　肘髎在肘大骨外廉陷中是　五里在肘上三寸,行向里大脉中　臂臑在肘上七寸　肩髃在肩端两骨陷者宛宛中,举臂取之有空　巨骨在肩端上行,两叉骨间陷中　天鼎在颈缺盆,直扶突后一寸　扶突在足阳明①　气舍之后一寸五分,仰而取之。又云,在人迎后一寸五分是　禾髎在鼻孔下之,人中旁五分　迎香在禾髎上一寸,鼻孔旁五分

穴法歌括

手阳明经二十穴,商阳二间三间列,合谷阳溪偏历排,温溜下廉上廉位,三里曲池接肘髎,五里臂臑肩髃穴,巨骨天鼎接扶突,禾髎迎香二十备。

足阳明胃经图论

经云:胃者,水谷之海,六府之大源。其体大一尺五寸,迂曲屈伸,长二②尺六寸,位居中焦。在干为戊,在支司辰戌,在五行属土,在八卦为坤。与足太阴为表里,其经气血俱多。起于鼻两旁手阳明之迎香穴,由是而上,左右相交于頞中,过足太阳睛明之分,下循鼻外,历本经承泣、四白、巨

---

① 阳明:陈本原作"大指",于医理不符,今改。
② 二:陈本原作"一",据《灵枢·肠胃》改。

手阳明大肠经之图

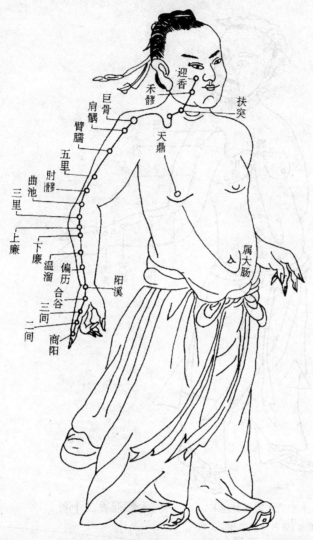

髃,入上齿缝中,复出,循地仓,挟两口吻,环绕唇下,左右相交于承浆之分,由承浆循颐后之下廉,出大迎,循颊车,上耳前,过胆之客主人,循发际,会足少阳之悬厘、颔厌之分,循下关、头维,会于胆之悬颅、督之神庭;分支络,从大迎前,下人迎,循喉咙,历水突、气舍,入缺盆,行足少阴俞府之外,下膈,当上脘、中脘之分属胃、络脾。于此分支,其直者,从缺盆下乳内廉,循气户、库房、屋翳、膺窗、乳中、乳根、不容、承满、梁门、关门、太乙、滑肉门,下挟脐,历过天枢、外陵、大巨、水道、归来诸穴,入气冲中;其支行者,自属胃处起于胃之下口,循腹里,过足少阴肓俞之外、本经之里,下至气冲中,与前直行入气冲者相合,自此而行髀关,抵伏兔,历阴市、梁丘,下入膝髌中。于此又分,正支经犊鼻,下循胻外廉之三里、巨虚上廉、条口、巨虚下廉、丰隆、解溪,下足跗之冲阳、陷谷,入中指外间之内庭,至厉兑而终;其抽枝自膝下三寸,循三里穴之外别行,而下入中指外间,与前入内庭、厉兑正支合。又一小支自跗上冲阳穴别行,入大指间,斜出足厥阴行间穴之外,循大指下,出其端,以交于足太阴。其为病也,漐漐①然振寒,善伸,数欠,或恶人与火,闻木音则惕然而惊,心欲动,独闭户牖而处,甚则登高而歌,弃衣而走,贲响腹胀。或狂,疟,温淫,汗出,鼽②衄,或中指不用。气盛,则身前皆热,消谷善饥,溺色黄;其不足,则身以前寒栗,胀满,不消谷。盛则人迎脉大三倍于气口,虚则反小于寸口也。

其穴四十有五

承泣在目下七分,直瞳子　四白在目下一寸,直瞳子　巨髎③在夹鼻孔旁八分,直瞳子　地仓在口吻旁四分是　大迎在曲颔前一寸二④分,骨陷中动脉　颊车在耳下曲颊⑤端陷中　下关在胆之客主人下,耳前动脉下廉,合口有空,开口则闭　头维在额前发际,胆之本神旁一寸五分,督之神庭旁四寸五分　人迎在颈下,挟结喉旁一寸五分,脉动应手　水突在颈下大筋前,直人迎,下气舍上　气舍在颈,直人迎下,挟天⑥突陷中　缺盆在肩下前而横骨陷中　气户在手阳明巨骨下,足少阴之俞府旁二寸陷中　库房在气户下一寸六分陷中,仰而取之　屋翳在库房下一寸六分陷中,仰而取之　膺窗在屋翳下⑦一寸六分陷中　乳中当乳头即是　乳根在乳下一寸六分陷中,仰而取之　不容在肾之幽门旁相去各一寸五分　承满在不容下一寸是　梁门在承满下一寸　关门在梁门下一寸　太乙在关门下一寸　滑肉门在太乙下⑧　天枢在挟脐二⑨寸　外陵在天枢下一寸是　大巨在外陵下一寸　水道在大巨下一寸是　归来在水道下一寸　气冲一名气街。在归来下,鼠蹊上一寸,动脉应手宛中。上穴自气户至乳根去中行各四寸,自不容至滑⑩肉门去中行各二寸⑪,自天枢至归来去中行各二寸　髀关在膝上伏兔后交叉中　伏兔在膝上六寸起肉,正跪坐而取之　阴市在膝上三寸,伏兔下陷中,令人拜而取之　梁丘在膝上二寸,两筋间　犊鼻在膝⑫髌下,胻骨上,骨⑬解大筋中　足三里在膝眼下三寸,胻骨外,大筋肉宛宛中,举足取之。极重按之,则跗上动脉为之止矣　上廉在三里下三寸,举足而取之　条口在下廉上一寸,举足而取之　下廉在条口下一寸,举足取之　丰隆在外踝上八寸,下胻外廉陷中。别走太阴　解溪在冲阳后⑭一寸五分,腕上陷中　冲阳在足跗上五寸骨间动脉,去陷谷三寸　陷谷在足大指次指间本节后陷中　内庭在足大指次指外间陷中　厉兑在足大指次指,去爪甲如韭叶。古本上廉、下廉各有巨虚二穴。

穴法歌括

足阳明经四十五,承泣四白巨髎当,地仓大迎颊车立,下关头维人迎行,水突气舍缺盆位,气户库房屋翳间,膺窗乳中乳根接,不容承满梁门旁,关门太乙连滑肉,天枢外陵大巨班,水道归来气冲次,髀关伏兔走阴市,梁丘犊鼻三里排,上廉条口下廉继,丰隆解溪与冲阳,陷谷内庭厉兑毕。

足太阴脾经图论

经云:脾者,仓廪之官,五味出焉,乃荣之居也,其华在唇四白,其充在肌。其位中央,其时长夏,其色黄,其音宫,其数五,其臭香,其声歌。在七情为思,思伤脾,怒胜思。在六淫为湿,湿伤肉,风胜湿。在五味为甘,甘伤肉,酸胜甘。脾欲缓,急食甘以

---

① 漐漐:形容出汗很多的样子。《素问·疟论篇》:"无刺漐漐之汗"。又《灵枢·经脉》作"洒洒"。
② 鼽:《灵枢·经脉》作"䪼",可参。
③ 巨髎:穴名及定位陈本原脱,今据《甲乙》补。
④ 二:陈本原作"一",据《甲乙》改。
⑤ 颊:陈本原作"颔",考《甲乙》作"颊",形近之误,今改。
⑥ 天:陈本原作"水",于医理不符,考《甲乙》作"天",据改。
⑦ 下:陈本原脱,据《甲乙》补。
⑧ 在太乙下一寸:此后原有"挟脐",于医理不通,且《甲乙》无此二字,系衍。
⑨ 二:陈本原作"一",据《甲乙》改。
⑩ 滑:陈本原作"骨",形近之误,今改。
⑪ 二寸:陈本原作"三寸",本篇前云:"不容,在肾之幽门旁相去各一寸五分",而在本书"足少阴肾经图论"中,"幽门,在任之巨阙旁各五分",故不容穴当去中行二寸,且《甲乙》亦云不容"去任脉二寸"。下同。
⑫ 膝:陈本原作"月",据《甲乙》改。
⑬ 骨:《甲乙》作"侠"。
⑭ 后:陈本原脱,据《甲乙》补。

足阳明胃经之图

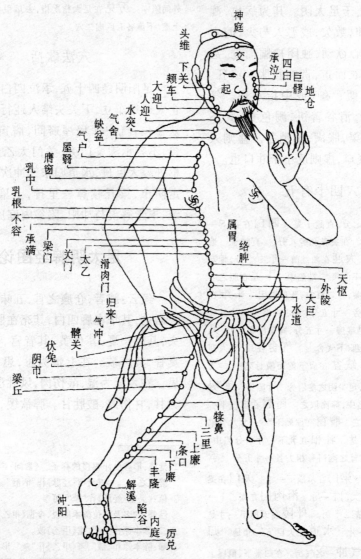

缓之，用苦泄之，以甘补之。在干为己，在支司辰戌，在八卦为坤，在五行属土。其外候口。其经多气而少血。其形广三寸，长五寸，掩于太仓①，附着于脊之第十一椎。其经起于足大指之端隐白穴，受足阳明之交，由是循大指内侧白肉际大都穴，过核骨②后，历太白、公孙、商丘，上内踝前廉之三阴交，上腨内，循胻骨后之漏谷，上行二寸，交出足厥阴中都穴之前，至地机、阴陵泉，自阴陵泉上循膝股内之前廉血海、箕门，迤逦入腹，历冲门、府舍，会任脉之中极、关元，复循腹结、大横，会任脉之下脘，历腹哀，过足少阳之日月、足厥阴之期门，后循本经腹哀之里，下至任之中脘、下脘之际属脾而络于胃，再由腹哀上膈，循食窦、天溪、胸乡、周荣，由周荣外曲折向下至大

① 太仓：胃。《灵枢·胀论》："胃者，太仓也。"
② 核骨：指足大趾本节，即趾跖关节隆突。张景岳曰："大指本节后内侧圆骨也。"

包,由大包外曲折向上,会于肺之中府,上行交胃经人迎穴之里,挟咽,连舌,散舌本而终。其支者,循腹哀,行至胃部,会任脉之中脘外,上膈,注于任之膻中之里,而交手少阴心之分。其为病也,舌本强,食则呕,胃脘痛,腹胀,善噫,身体重,四肢倦,食不下,烦心,心下急痛,寒疟,溏瘕泄,水闭,黄疸,不能卧,强立股膝内肿,足大指不用。盛则寸口脉大三倍于人迎,虚则反小于人迎也。

其穴二十有一

隐白在足大指内侧端,去爪甲角如韭叶　大都在足大指木节后陷中　太白在内侧核骨下陷中　公孙在足大指本节后一寸。分接阳明胃经　商丘在足内踝下微前陷中　三阴交在内踝上三寸,骨下陷中　漏谷在足内踝上六寸,骨下陷中　地机在膝下五寸　阴陵泉在膝下内侧辅骨下陷中,仰足而取之　血海在膝髌上内廉白肉际二寸中　箕门在鱼腹之上,越筋间,阴股动脉中　冲门上去大横五寸,在府舍之下,横骨端约纹中动脉　府舍在腹结之下三寸　中极、关元皆任脉穴,兹不及注,盖中极、关元乃足三阴与任脉交会之地。腹结在大横下一①寸三分　大横在腹哀下三寸②,直脐旁③。盖足太阴与任脉会于此也　腹哀在日月下一寸五分。日月乃足少阳胆经之穴,由足太阴脾经与阴维④二脉交会之地　期门乃足厥阴肝经之穴,兹不及注,由足太阴脾经与阴维交会于此,故录以便观。冲门、府舍、腹结、大横、腹哀五穴俱腹中行各去四寸半⑤　食窦在天溪下一寸六分,举臂取之　天溪在胸乡之下一寸六分,仰而取之　胸乡在周荣下一寸六分陷中,仰而取之　周荣在手太阴肺经中府穴下一寸六分陷中,仰而取之　大包在足少阳胆经渊液穴下三寸

穴法歌括

足太阴脾二十一,隐白大都太白列,公孙商丘三阴交,漏谷地机阴陵位,血海箕门与冲门,府舍腹结大横次,腹哀食窦连天溪,胸乡周荣大包毕。

手少阴心经图论

心者,君主之官,神明出焉,乃生之本,神之变也,其华在面,其充在血脉。其位南,其时夏,其色赤,其脉洪而钩,其音徵,其数七,其臭焦,其恶热,其声笑。在七情为喜,喜伤心,恐胜喜。在六气为热,热伤气,寒胜热。在五味为苦,苦伤血,咸胜苦。心欲软,急食咸以软之,用咸补之,甘泻之。在干属丁,在支司午,在八卦为离,在五行属火。其外候舌。其经多气而少血。其形如未敷莲花,居肺下,膈上,附著于脊之第五椎。有二系,一系上与肺通;一系入肺两大叶间,由肺叶而下,曲折后向,并连脊膂,细络贯脊髓,与肾相通于七节之间,而诸藏系皆于此而通于心,而心亦于是而通诸藏。其经脉起于心中,循任脉之外,属心系,下膈,当脐二寸之分而络小肠。复从心系直上,至肺藏之分⑥,出循腋下,抵极泉,自极泉下循臑内后廉,行手太阴、心主两经之后,历青灵,下肘内廉,抵少海,自少海而下循臂内后廉,历灵道、通里,至掌后兑骨之端,循阴郄、神门,入掌内廉,至少府,循小指端之少冲穴而终,以交手太阳。其支者,从心系出任脉之外,上行挟咽以系目。其为病也,嗌干,心痛,渴而欲饮,目黄,胁痛,臑臂内后廉痛,掌中热或痛。盛则寸口脉大再倍于人迎,虚则反小于人迎也。

---

① 一:陈本原作"二",据《甲乙》改。
② 三寸:陈本原作"三寸五分",据《甲乙》改。
③ 直脐旁:此下原有"任脉下脘穴",于医理不符,且考《甲乙》亦无此五字,故系衍文。
④ 阴维:陈本原作"阳维",据《甲乙》改。
⑤ 四寸半:《金鉴》、《集成》作"三寸半",据目前通行标准,当以"四寸"为是。
⑥ 至肺藏之分:此后原有"而络小肠,复从心系直上,至肺藏之分"十五字,与前文重复,故删。

足太阴脾经之图

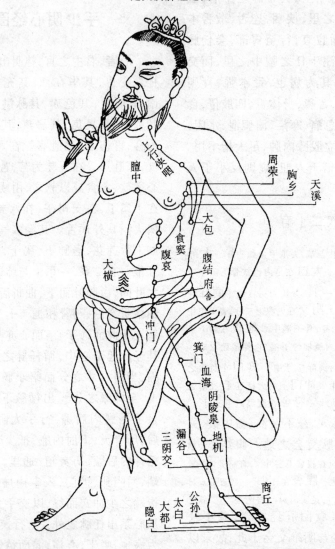

其穴有九

极泉在臂内腋下筋间,动脉入胸 **青灵**在肘上三寸,举臂取之 **少海**在肘内大骨外,去肘端五分 **灵道**在掌后一寸五分 **通里**在腕①后一寸陷中是也 **阴郄**在掌后脉中,去腕五分② **神门**在掌后兑骨端陷中 **少府**在手小指本节后陷中,直③手厥阴之劳宫 **少冲**在手小指内廉端,去爪甲如韭叶

穴法歌括

手少阴心有九穴,极泉青灵少海接,灵道通里阴郄连,神门少府少冲绝。

手太阳小肠经图论

经云:小肠者,受盛之官,化物出焉。其体长三丈二尺,左回叠十六曲,其上口接胃之下口,其下口接大肠之上口。在脐上二寸水分,至是泌别清浊,其水液清者入膀

---

① 腕:陈本原作"脘",音近而讹。
② 分:陈本原作"寸",于医理不符,且《甲乙》亦作"分",故改。
③ 直:陈本原作"直交",于医理不符,据《甲乙》改。

手少阴心经之图

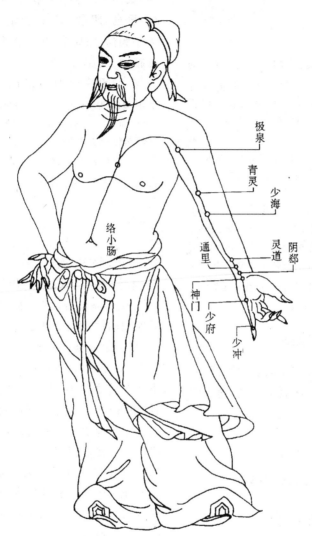

胱,渣滓浊者下大肠。在干为丙,在支司巳,在五行属火,在八卦为离。与手少阴心相为表里,其经多气而少血。起于小指端之少泽穴,由此手指外侧之前谷、后溪上腕,出踝①中,历腕骨、阳谷、养老,自养老直上循臂骨下廉支正穴,出肘内侧两骨之间,历少海,上循臑外后廉,行手阳明、少阳之外,上肩,循肩贞、臑俞、天宗、秉风、曲垣、肩外俞、肩中俞诸穴,上会于督之大椎,分左右相交于两肩上,由此入足阳明之缺盆,循肩,向腋下行,当任脉膻中之分络心,循胃系,下膈,过任之上脘、中脘,抵胃,下行任脉之外,当脐上二寸之分属小肠。其支者,从胃之缺盆循颈之天窗、天容,上颊,挟颧髎,上至目外角之锐眦,过足少阳之瞳子髎,却入耳中之听宫而终。其为病也,咽痛,项肿,不可以回顾,肩似拨,腰似折②,

---

① 踝:此指尺骨小头都隆起处。杨上善曰:"手之臂骨之端内外高骨亦名为踝也"。
② 腰似折:《灵枢·经脉》作"臑似折"。

或耳淋涩①。盛则脉②大再倍于寸口,虚则反小于寸口也。

其穴一十有九

少泽在手小指外侧端,去爪甲角一分陷中　前谷在手小指外侧本节前陷中　后溪在手小指外侧本节后陷中　腕骨在手外侧,腕前起骨后陷中　阳谷在手外侧,腕中兑骨下陷中　养老在手踝骨上一空③,腕后一寸陷中　支正在腕后五寸　少海在肘内大骨外,去肘端五分陷中　肩贞在肩曲胛下,两骨解间,手阳明肩髃后陷中　臑俞在手少阳肩髎后,大骨下,胛上廉陷中　天宗在秉风后,大骨下陷中　秉风在手少阳天髎外,肩上小髃④后,举臂有空　曲垣在肩中央曲胛陷中,按之应手痛　肩外俞在⑤肩胛上廉,去脊三寸陷中　肩中俞在肩胛内廉,去脊二寸陷中　天窗在颈大筋前,曲⑥颊下,手阳明扶突后,动脉陷中　天容在耳曲颊后　颧髎在面鸠骨下廉,兑骨端陷中　听宫在耳中珠子,大如赤小豆样

穴法歌括

手太阳穴一十九,少泽前谷后溪偶,腕骨阳谷养老连,支正少海肩贞走,臑俞天宗接秉风,曲垣肩外肩中守,天窗天容与颧髎,终于耳中听宫所。

足太阳膀胱经图论

经云:膀胱者,州都之官,津液藏焉。其体重九两二铢,纵广二寸,居肾下之前,大肠之侧,当脐上一寸水分穴之所小肠下口,乃膀胱之上际也,水液由此渗入焉。在干属壬,在支司亥,在五行属水,在八卦为坎。与足少阴相为表里,其经多血而少气。起于目内眦睛明穴,上额,循攒竹,过督之神庭,历曲差、五处、承光、通天,自通天斜行,左右相交于巅上督脉之百会,由此分一支抵耳上角,过足少阳之率谷、浮白、窍阴,散养于诸经。其直者,由通天穴循络郄、玉枕,入络脑,复出,下项抵天柱,自天柱而下通督之大椎、陶道,却循肩膊内,挟脊两旁下行,历大杼、风门、肺俞、厥阴俞、心俞、膈俞、肝俞、胆俞、脾俞、胃俞、三焦俞、肾俞、大小肠俞、膀胱俞、中膂内俞、白环俞,由是抵腰中,入循膂,络肾,属膀胱。由腰中又分支,循腰髀,下挟脊,历上髎、次髎、中髎、下髎腰髀,即腰监骨。盖人之脊椎骨有二十一节,自十六椎节而下,为腰监骨所掩附而入髎穴。所谓上、次、中、下诸髎,即夹脊第一、第二、第三、第四之空也出会阳⑦ 在尾髎骨两旁,则二十一椎骨乃复见而终　下贯臀,至承扶、殷门、浮郄、委阳,入腘中之委中穴腓肠上,膝后曲处谓之腘　又一正支自天柱而下,从膊左右别行夹脊两旁第三行,相去各三寸许　下贯胛膂,历附分、魄户、膏肓、神堂、譩譆、膈关、魂门、阳纲、意舍、胃仓、肓门、志室、胞肓、秩边,下历尻臀,过足阳明之髀枢股外为髀,楗骨⑧之下即髀枢也　循髀外后廉,髀骨之里,承扶之外一寸五分之间而下,与前之入腘中者相合。正支者下行,循合阳,下贯腨内,历承筋、承山、飞扬、附阳,出外踝后之昆仑、仆参、申脉、金门,循京骨、束骨、通谷,至足小指外侧端之至阴穴,以交于足少阴经。其为病也,目似脱,项似拔,脊痛,腰似折,髀不可以曲,腘似结,腨如裂,狂、疟、癫疾,头囟项痛,目黄,泪出,鼽⑨衄,项、背、腰、尻、腘、腨、脚皆痛,小指不用。盛则人迎脉大再倍于寸口,虚则反小于寸口也。

---

① 耳淋涩:句生拗,疑有误。
② 脉:即人迎脉。
③ 在手踝骨上一空:陈本原作"在手踝骨上一寸空",据《甲乙》,"寸"系衍文,故删。
④ 小髃:陈本原作"小二",据《外台》、《医心方》、《千金》等改。
⑤ 在:陈本原作"二",据文义改。
⑥ 曲:陈本原作"内",据《甲乙》改,形近之误。
⑦ 会阳:陈本原作"阳会",系倒文,今乙。
⑧ 楗骨:楗,音建。《素问·骨空论》"辅骨上横骨下为楗",即股骨。此处似指髂骨。
⑨ 鼽:《灵枢·经脉》作"鼽",可参。

手太阳小肠经之图

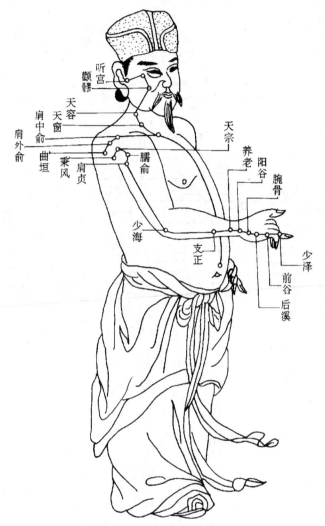

其穴六十有三①

晴明在目内眦 攒竹在眉头陷中 曲差在督②之神庭旁一寸五分。入发际 五处在督之上星旁一寸五分是 承光在五处后一寸五分 通天在承光之后一寸五分 络却在通天之后一寸五分 玉枕在络却后一寸五分。夹督之脑户旁一寸二分，枕骨上入发际三寸 天柱在颈大筋外廉，夹项发际陷中 大杼在项后第一椎下 风门在第二椎下 肺俞在第三椎下 厥阴俞第四椎下 心俞第五椎下 膈俞第七椎下 肝俞第九椎下 胆俞第十椎下 脾俞第十一椎下 胃俞第十二椎之下 三焦俞十三椎之下 肾俞十四椎之下，与脐平 大肠俞十六椎之下 小肠俞十八椎下 膀胱俞十九椎下 中膂内俞二十椎之下，挟脊起肉是 白环俞二十一椎下，伏而取之。自大杼至白环俞诸穴，并背部第二行，相去脊中各一寸五分。会阳在尾骶骨两旁 承扶在尻臀下，股阴上纹中 殷门在肉郄下六寸 浮郄在委阳上一寸，展膝得之 委阳在承扶下六寸，屈身取之 委中在腘中央约纹中动脉 附分在第二椎下，附项内廉。自附分至秩边诸穴，为挟脊两旁第三行，相去各三寸。魄户第三椎下 膏肓在第四椎下，近五椎上。取穴时令人正坐屈

---

① 其穴六十有三：据现行国家标准，膀胱经共有六十七，考本篇，缺眉冲、督俞、气海俞、关元俞四穴。
② 督：陈本原作"足"，音近而讹。

足太阳膀胱经之图

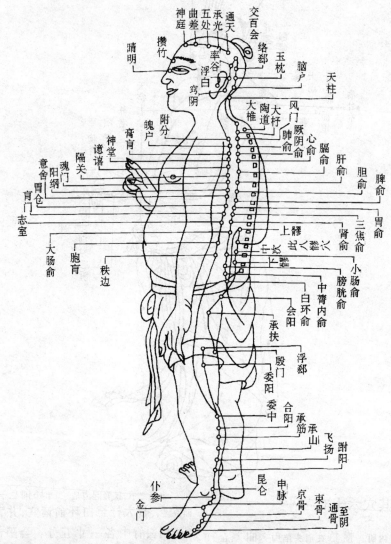

脊,伸两手以臂著膝前,令端直,手大指与膝头齐①,以物支肘,勿令臂动摇也 **神堂**第五椎下 **譩譆**在肩膊内廉,挟第六椎下 **膈关**第七椎下,正坐阔肩取之 **魂门**九椎下 **阳纲**十椎下 **意舍**十一椎下 **胃仓**十二椎下 **肓门**第十三椎之下,又肋中 **志室**十四椎之下,并正坐取之 **胞肓**十九椎下 **秩边**二十椎下,并伏取之 **合阳**在膝约纹中央下二②寸 **承筋**在腨肠中央陷中 **承山**在兑腨肠下,分肉间 **飞扬**在外踝上七寸 **附阳**在外踝上三寸 **昆仑**在足外后,跟骨上陷中 **仆参**在跟骨下陷中,拱足取之 **申脉**在外踝下陷中,爪甲白肉际 **金门**在足外踝下 **京骨**在足外侧大骨下,赤白肉际陷中 **束骨**在足小指外侧,本节后陷中 **通谷**在足小指外侧,本节前陷中 **至阴**在足小指外侧,去爪甲角如韭叶许

---

① 齐:陈本原作"臂",文义不通,据庄绰《灸膏肓俞穴法》改。

② 下二:陈本原作"三",据《甲乙》改。

足少阴肾经之图

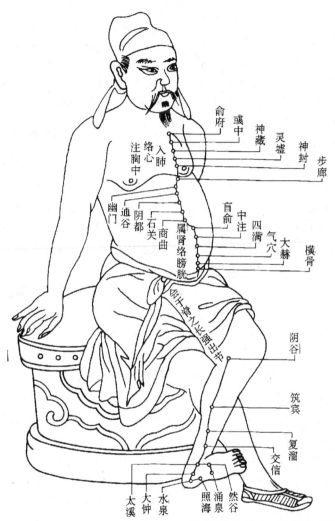

穴法歌括

足太阳经六十三，睛明攒竹曲差当，五处承光通天位，络却玉枕天柱安，大杼风门肺俞立，厥阴心俞膈俞接，肝俞胆俞连脾俞，胃俞三焦肾俞继，大肠小肠及膀胱，中膂白环五俞穴，又有上次中下髎。会阳承扶殷门列，浮郄委阳委中排，复上附分魄户侧，膏肓神堂①连譩譆，膈关魂门中阳纲依，意舍胃仓肓门附，志室胞肓秩边属，合阳承筋共承山，飞扬附阳昆仑户，仆参申脉续金门，京骨束骨通谷助，小指外侧终至阴，六十三穴于此朴。

足少阴肾经图论

经云：肾者，作强之官，伎巧出焉，蛰藏之本，精之居也，其华在发，其充在骨。其位北，其时冬，其色黑，其脉沉而滑，其音

---

① 神堂：陈本原作"神庭"，与本段文义不符，今改。

羽,其数六,其臭腐,其恶燥,其声呻,其变动为慄。在七情为恐,恐伤肾,思胜恐。在六气为寒,寒伤血,燥胜寒。在五味为咸,咸伤血,甘胜咸。肾欲坚,急食苦以坚之,用苦补之,咸泻之。在干为癸,在支司子,在八卦为坎,在五行属水。其外候耳。其经多气而少血。其形如石卵,有两枚,紫黑色,入脊膂,附脊之第十四椎前,与脐平。其经起于足小指之下,斜向足心之涌泉穴,由涌泉转出足内踝然谷之下,循内踝之后太溪,别入跟中之大钟、照海、水泉,上循内踝,行于厥阴、太阴之后,历复溜、交信,会足太阴之三阴交,上腨内,循筑宾,出腘内廉,抵阴谷,由阴谷上股内后廉,贯脊,会督脉之长强,环出于前,循本经横骨、大赫、气穴、四满、中注、肓俞、脐所属肾,下脐下,会任之关元、中极而络膀胱。其直者,从肓俞属肾之所上行,循商曲、石关、阴都、通谷等穴,贯肝,上循幽门,上膈,历步廊,入肺,循本经神封、灵墟、神藏、或中、俞府而上,循喉咙,并足阳明胃经之人迎,挟舌本而终。其支者,自神藏别出,绕心,注胸,会任之膻中,以交于手厥阴。其为病也,面黑如地色,咳唾有血,口热,舌干,咽肿,上气,咽干及痛①,烦心,足下热而痛。盛则寸口脉大再倍于人迎,虚则反小于人迎也。

其穴二十有七

涌泉在足心下陷中,屈足卷指宛宛中是 然谷在足内踝前,大骨下陷中 太溪在足内后,跟骨上动脉陷中 大钟在足跟后冲中 照海在足内踝下 水泉在太溪下一寸,内踝之下 复溜在足内踝上二寸,动脉陷中 交信在足内踝上二寸,少阴之前、太阴之后 筑宾在足内踝上,腨分中 阴谷在膝内辅骨后,大筋下,小筋上,按之应手,屈膝得之 横骨在大赫下一寸,肓俞下五寸。《千金》云:在阴上横骨中,宛曲如新月,中央即便是也 大赫在气穴之下一寸 气穴在四满下一寸 四满在中注下一寸,气海之旁,系任脉 中注在肓俞下一寸 肓俞在商曲下,去脐旁五分。自横骨至肓俞,考之《资生》,去中行各一寸半 商曲在石关下一寸 石关在阴都之下一寸是也 阴都在通谷下一寸 通谷在幽门下一寸 幽门在任之巨阙旁各五分。自商曲至通谷去腹中行各是五分 步廊在神封之下一寸六分陷中 神封在灵墟下一寸六分陷者中 灵墟在神藏下一寸六分陷者中② 神藏在或中下一寸六分陷中 或中在俞府下一寸六分陷者中③ 俞府在巨骨下,任之璇玑旁二寸陷中 自步廊至或中去胸中行各一寸,并仰而取之。

穴法歌括

少阴肾经二十七,涌泉然谷太溪位,大钟照海通水泉,复溜交信筑宾连,阴谷横骨与大赫,气穴四满中注垣,肓俞商曲石关位,阴都通谷幽门缠,步廊神封灵墟位,神藏或中俞府全。

手厥阴心包络经图论

心包络,一名心主,以藏象考之,在心下横膜之上,竖膜之下,与横膜相连,而黄脂漫裹者心也,其漫脂之外,细筋膜如丝与心肺相连者,心包也,乃相火之用也。其经多血而少气。起于胸中,出属心包,由是下膈,络于三焦之上脘、中脘及脐下一寸下焦之分,上循胸出胁,下腋三寸天池穴,上行抵腋下,下循臑内之天泉,以介乎手太阴、少阴两经中间,入肘中之曲泽,下臂,行臂两筋之间,循郄门、间使、内关、大陵,入掌中劳宫之穴,循中指端之中冲。其支者,自掌中劳宫穴别行,循小指次指,出其端,而交于手少阳之经,与三焦相为表里。其为病也,手心热,臂、肘挛急,腋肿,甚则胸胁支满④,面赤,烦心。盛

---

① 咽干及痛:《灵枢·经脉》作"嗌干及痛"。
② 神封灵墟:二穴穴名及定位陈本原脱,今据《甲乙》补。
③ 或中:穴名及定位陈本原脱,今据《甲乙》补。
④ 甚则胸胁支满:陈本原作"甚则胸腋胑满",据《灵枢·经脉》改。

手厥阴心包经之图

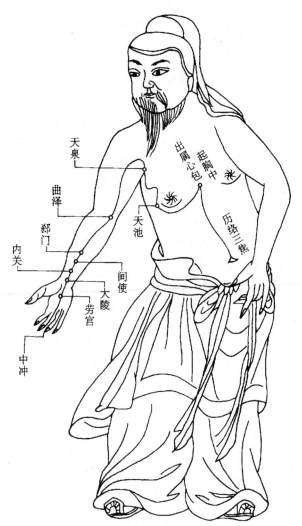

则寸口脉大一倍于人迎,虚则反少于人迎也。

其穴有九

天池在腋下三寸,乳后一寸,著胁直①腋撅肋间　天泉在曲腋②下二寸③,举臂以取之　曲泽在肘内廉下陷中,屈肘以取之　郄门在掌后,去腕五寸　间使在掌后三寸,两陷筋间中　内关在掌后,去腕二寸　大陵在掌后,两筋间陷中　劳宫在掌中央,屈无名指取之　中冲在手中指端,去爪甲如韭叶许

穴法歌括

手厥阴经有九穴,天池天泉曲泽列,郄门间使内关连,大陵劳宫中冲绝。

手少阳三焦经图论

经云:三焦者,决渎之官,水道出焉。与

---

① 直:陈本原作"胁",文理颇不顺,据《甲乙》改。
② 腋:陈本原作"腕",考《甲乙》作"腋",据改。
③ 二寸:陈本原作"去臂二寸",今据《外台》、《千金》改。

手少阳三焦经之图

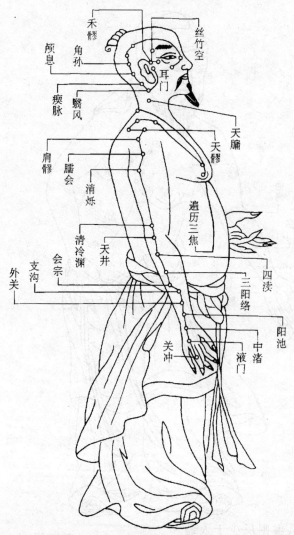

手厥阴相为表里,其经多血而少气。其脉起于小指次指端关冲穴,上出次指之间,历液门、中渚,循手腕之阳池,出臂外两骨之间,循外关、支沟、会宗、三阳络①、四渎,上贯肘,抵天井穴,从天井上行,循臂俞②之外,历清冷渊、消烁,行手太阳之里、阳明之外,上肩,循臑会、肩髎、天髎,交出足少阳之后,过手太阳之秉风、足少阳之肩井,下入阳明之缺盆,复由足阳明之外而交会于膻中,散布络绕于心包,下膈,当胃上口以属上焦,于中脘以属中焦,于下脘以属下焦。其支者,从任之膻中而出缺盆,上项③,过督之大椎,循天髎,上挟耳后,经翳风、瘈脉、颅息,直上出耳上角之角孙,过少阳之悬厘、颔厌、阳白及太阳晴明之分,屈曲下颊至𦣎,会手太阳颧髎。又支自翳风入耳之分中,过手太阳之听宫,历耳门,行禾髎,出目锐眦,会足少阳之瞳子髎,循丝竹空,而交于足少阳。其为病也,耳聋,浑浑焞焞,咽痛,喉痹,目锐眦

---

① 络:陈本原脱,据后文补。
② 臂俞:《灵枢·经脉》作"臂臑",义长。
③ 上项:此下原有"挟耳后",与下文文义不顺,故删。

痛,耳后、肩、臑、肘、臂外皆痛,小指次指不用。盛则人迎脉大一倍于寸口,虚则反小于寸口也。

其穴二十有三

关冲在手小指次指之端,出爪甲如韭叶许　液门在手小指次指间陷中　中渚在手小指次指本节后陷中　阳池在手表腕陷中　外关在腕后二寸正中。别走手心主　支沟在腕后三寸,两骨陷中　会宗在腕后三①寸,空中一寸　三阳络在臂上大交脉,支沟上一寸　四渎在肘前五寸,外廉陷中　天井在肘外大骨后上一寸,两筋间陷中,屈肘取之　清冷渊在肘上二寸,伸肘举臂而取之　消烁在肩下臂外,开②腋斜肘分下行　臑会在肩前廉,去肩头三寸　肩髎在肩端臑上,举臂取之　天髎在肩缺盆中,上毖骨之际陷中　天髎在颈大筋外,缺盆之上,天容之后　翳风在耳后尖角陷中,按之引耳中痛　瘛脉在耳本后,鸡足青筋　颅息在耳青脉之中　角孙在耳廓中间上,开口有空　耳门在耳前起肉,当耳缺中　禾髎在耳前兑发下,横动脉　丝竹空在眉后陷中是

穴法歌括

手少阳穴二十三,关冲液门中渚旁,阳池外关支沟位,会宗三阳四渎行,天井清冷消烁位,臑会肩髎天髎当,天牖翳风瘛脉接,颅息角孙耳门场,禾髎丝竹空穴毕,此经穴法细推详。

足少阳胆经图论

经云:胆者,清净之府,中正之官,决断出焉。其体重三两三铢,包精汁三合,居肝之短叶间。在干为甲,在支司寅,在八卦为震。其经多气而少血。起于目外眦之瞳子髎,循听宫、客主人③,上抵头角颔厌、厌下悬颅、悬厘,外循耳上发际,至曲鬓、率谷,由率谷外折,下耳后天冲、浮白、窍阴、完骨,自完骨外折,上会于少阳三焦之角孙,循本神,会足太阳膀胱之曲差,下行循本经之阳白,复会膀胱之睛明,上行循本经之临泣、目窗、正营、承灵、脑空、风池,由风池循颈,会于少阳三焦之天牖,下至肩上,以循本经之肩井,左右相交,出手少阳之后,会督之大椎、膀胱之大杼、小肠之秉风盖秉风乃手太阳、阳明、少阳及足少阳四经之所会也前入足阳明之缺盆,直下腋,循胸,历渊液、辄筋,会带脉之季肋,循本经京门、带脉、五枢、维道、居髎,入上髀中,横过折下,循环跳而下历髀外,行太阳、阳明之间,循中渎、阳关,出膝外廉,抵阳陵泉,由阳陵泉下行外辅骨,历阳交、外丘、光明,直下抵绝骨之端,循阳辅、悬钟而下出外踝之前,至丘墟,循足而之临泣、地五会、侠溪,上入小指次指之间窍阴穴而终。其支者,自外瞳子髎而下胃经之大迎,会手少阳于颔,当手太阳颧髎之分,下临颊车④,下颈,会前入缺盆本经之正络,下胸中手心主天池之外,贯膈即期门之所络肝,下至日月之分属于胆,由胆循腋内、肝经之里,出胃经之气冲,绕毛际,遂横入髀厌中之环跳。又一支自足跗上临泣穴别行,入大指,循大指本节后歧骨内,出大指端,贯爪甲后之三毛,入爪甲,交于足厥阴经而终。按:此经头部有三曲折,图难尽其形状,故为之详说,以便观览。其头部自瞳子髎至风池凡二十穴,作三折。向外而行,始于瞳子髎,至兑骨为一折;自完骨外折,上至阳明,会具体地说明为一折;自睛明上行,循承泣、风池为一折。缘其穴曲折不可旁注,乃作一至二十次第以该之,一瞳子髎、二听会、三客主人、四颔厌、五悬颅、六悬厘、七曲鬓、八率谷、九天冲、十浮白、十一窍阴、十二完骨、十三本神、十四阳白、十五临泣、十六目窗、十七正营、十八承灵、十九脑

---

① 三:陈本原作"一",据《甲乙》改。
② 开:陈本原作"间",据《甲乙》改。
③ 客主人:上关穴别名。
④ 下临颊车:陈本原作"下临小肠之颊车",考颊车穴乃胃经经穴,况颊车穴亦非交会穴,故"小肠之"三字系衍文,当删。

足少阳胆经之图

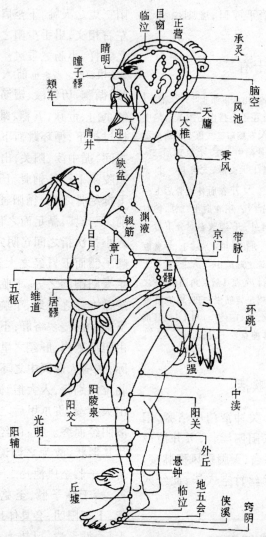

空、二十风池。其为病也,口苦,善太息,心胁痛,不能转侧,甚则面微尘,体无膏,足外反热,头角颔痛①,目锐眦痛,缺盆肿痛,腋下肿,马刀挟瘿②,小指次指不用。盛则人迎脉大一倍于寸口,虚则反小于寸口也。

其穴四十有三③

瞳子髎 在目外眦五分　**听会** 在耳前陷中,上关下一寸,动脉宛宛,张口得之　**客主人** 在耳前起骨上廉,开口有空,动脉宛宛中　**颔厌** 在曲周下,颞颥上廉。颞颥,一名脑空　**悬颅** 在曲周上,脑空中。曲周乃膀胱经穴也④　**悬厘** 在曲之上,脑空下廉　**曲鬓** 在耳上发际,曲隅陷中,鼓颔有孔　**率谷** 在耳上如前二分,入发际一寸五分陷者宛宛中　**天冲** 在耳后发际二寸,耳上如前三分　**浮白** 在耳后入发际一寸　**窍阴** 在完骨上,枕骨下,摇动有空　**完骨** 在耳后入发际四分　**本神** 在膀胱经曲差穴旁一寸五分,入发际四

---

① 头角颔痛:《灵枢·经脉》作"头痛、颔痛",可参。
② 马刀挟瘿:指瘰病生在颈项或腋下部位。《灵枢·痈疽》"发于腋下赤坚,其痈坚而不溃者,为马刀挟瘿"。
③ 其穴四十有三:据现行国家标准,胆经有四十四穴,考本篇,缺风市穴。
④ 曲周乃膀胱经穴也:考曲周,即曲隅,俗称发角,乃部位名,疑本句有误。

分 **阳白**在眉上一寸,直瞳子 **临泣**在目上直入发际五分陷中 **目窗**在临泣后一寸 **正营**在目窗后一寸 **承灵**在正营后一寸五分 **脑空**在承灵后一寸五分,挟玉枕骨下陷中 **风池**在脑空后发际陷中 **肩井**在肩上陷中,缺盆上,大骨前一寸半,以三指按取之,当指下陷中 **渊液**在腋下三寸宛中,举臂取之 **辄筋**在腋下三寸,复前行一寸,著胁陷中 **日月**在肝经期门下五分。胆之募也 **京门**在监骨下腰中,夹脊季胁 **带脉**在季胁下一寸八分 **五枢**在带脉下三寸 **维道**在肝之章门下①五寸二分② **居髎**在章门下八寸三分,监骨上陷中 **环跳**在髀外侧陷中 **中渎**在髀骨外,膝上五寸③,分肉间陷中 **阳关**在阳陵泉上三寸,胃经犊鼻外陷中 **阳陵泉**在膝下一寸外廉陷中 **阳交**在足外踝上七寸,斜推三阳分肉之间 **外丘**在足外踝上七寸 **光明**在足外踝上五寸 **阳辅**在足外踝上四寸,辅骨前,绝骨端,如前三分,去丘墟穴七寸 **悬钟**在足外踝上三寸,动脉中 **丘墟**在足外踝下,如前去临泣三寸是 **临泣**在足小指次指本节后陷中,去侠溪一寸半 **地五会**在足小指次指本节后陷中 **侠溪**在足小指次指歧骨间,本节前陷中 **窍阴**在足小指次指端,去爪甲如韭叶许

穴法歌括

足少阳胆四十三,瞳子髎与听会安,客主人同颔厌集,悬颅悬厘曲鬓行,率谷天冲浮白继,窍阴完骨本神当,阳白临泣目窗住,正营承灵脑空行,风池肩井兼渊液,辄筋日月京门关,带脉五枢维道续,居髎环跳接中渎,阳关阳陵复阳交,外丘光明阳辅交,悬钟丘墟足临泣,地五侠溪窍阴毕。

足厥阴肝经图论

经云:肝者,将军之官,谋虑出焉,罢极之本,魂之所居,其华在爪,其充在筋。其位东,其时春,其色青,其脉弦而长,其音角,其数八,其臭臊,其声呼。在七情为怒,怒伤肝,悲胜怒。在六气为风,风伤筋,燥胜风。在五味为酸,酸伤筋,辛胜酸,肝欲散,急食辛以散之,用辛补之,以酸泻之。在干为乙,在支司卯,在八卦为巽,在五行属木。其外候阴器,其经少气而多血。其形左三右四,共七叶,居右胁右肾之前,并胃著脊之第九椎。其经起于足大指聚毛之大敦,循足跗上廉,历行间、太冲,抵内踝一寸之中封,自中封上踝,过足太阴脾经之三阴交,历蠡沟、中都,复上一寸交出太阴之后,上腘内廉以至膝关、曲泉,上行循股之阴包、五里、阴廉,遂当足太阴冲门、府舍之分入任经之阴毛中,左右相交,环绕阴器,抵小腹,而上会于任脉曲骨及中极、关元之穴,循本经之章门,至期门之所挟胃,属肝,下足少阳胆经日月之分,络于胆,由期门上贯膈,行足太阴脾经食窦之外、大包之里,散布胁下,上手太阴肺经之云门、足少④阳渊液之间、足阳明胃经人迎之外,循喉咙之后,入颃颡,再行足阳明地仓、人迎、四白之外,连目系,上出额,行胆经临泣之里,与督脉会于巅顶之百会。其支者,从目系下行任脉之外、本经之中,下颊里,交环于口唇之内。又支从期门属肝,别贯膈,行足太阴脾经食窦之外、本经之里,上注肺中,下行至中焦,挟行之中脘之分,以交于手太阴。其为病也,腰胁痛,不可以俯仰,丈夫癫疝⑤,妇人阴户、小腹之症,胸满,呕逆,洞泄,狐疝,遗溺,癃闭。盛则寸口脉大一倍于人迎,虚则反小于人迎也。

其穴一十有三⑥

大敦在足大指端,去爪甲如韭叶三毛之中 行

---

① 下:陈本原阙,据《甲乙》补。
② 五寸二分:《甲乙》作"五寸三分"。
③ 膝上五寸:此下陈本原有"一"字,与下文文义不顺,据《甲乙》删。
④ 少:陈本原作"太",据文义改。
⑤ 丈夫癫疝:《灵枢·经脉》作"丈夫㿉疝",可互参。
⑥ 其穴一十有三:据现行国家标准,肝经共有十四穴,考本篇,缺急脉穴。

足厥阴肝经之图

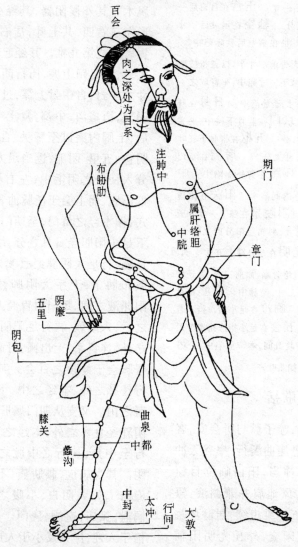

间在足大指间，动脉应手　太冲在足大指本节二寸动脉陷中　中封在足内踝前一寸陷中，仰而取之　蠡沟在足内踝上五寸　中都在内踝上七寸胻骨中　膝关在犊鼻下二寸陷中。犊鼻乃足阳明胃经之穴，兹不及注　曲泉在膝内辅骨下，大筋上、小筋下陷中，屈膝取之，乃膝横纹头是也　阴包在膝上四寸，股内廉两筋间　五里在气冲下三寸，阴股动脉中。气冲乃阳明穴，兹不及注　阴廉在羊矢①下，去气冲二寸动脉中。羊矢乃足阳明穴②，兹不及注　章门在足太阴大横穴直脐季胁端，侧卧，屈上足伸下足，举臂取之　期门在妳乳下左肋端。肝之募

穴法歌括

足厥阴肝十三穴，大敦行间太冲接，中封蠡沟及中都，膝关曲泉阴包列，五里阴廉与章门，行至肝募期门绝。

医学原理卷之一终

---

① 羊矢：人体部位名。指位于腹股沟下方的淋巴结，形如羊屎，因名。
② 羊矢乃足阳明穴：此处"羊矢"系气冲穴别名。

卷 之 二

石山　汪　机　编辑
新安　师古　吴勉学　校梓
　　幼清　江湛若　同校

任脉图论

任者，总也，乃肾之配。与督本一源，而分为二歧也，督乃由会阳而行背，任则由会阴而行腹，夫人身任督犹天地、南北也，可以分，可以合，分之见阴阳之不杂，合之见浑沦之无间。其脉起于中极下会阴之分，由是循曲骨，上毛际，至中极，行腹里，循关元、石门、气海、阴交、神阙、水分、下脘、建里、中脘、上脘、巨阙、鸠尾、中庭、膻中、玉堂、紫宫、华盖、天突、廉泉、上颐，循承浆，至龈交，分行系两目之中央，会承泣而终。其支者，起于胞中，循脊里，为经络之海。其浮而外者，循腹上行，会于咽喉，别络唇口。气血盛则肌肉热，血独盛则渗灌皮肤而生毫毛，妇人月事数下，不足于血，冲、任二脉俱伤，不能荣其口唇，是以髭须不生，毫毛稀少。其为病也，男子内结七疝，女子带下瘕聚。

其穴二十有四

会阴一名屏翳①。在两阴间　曲骨在横骨上，毛际陷中应手　中极在关元下一寸是　关元在脐下三寸　石门在脐下二寸是也　气海在脐下一寸五分　阴交在脐下一寸②　神阙在脐中央是也　水分在下脘下一寸②　下脘在建里下一寸　建里在中脘下一寸　中脘在上脘下一寸　上脘在巨阙下当一寸五分，去蔽骨三寸　巨阙在鸠尾之下一寸　鸠尾在蔽骨之端下，垂骨央是　中庭在膻中下一寸六分　膻中在玉堂下一寸六分，两乳间　玉堂在紫宫之下一寸六分　紫宫在华盖下一寸六分　华盖在璇玑下二寸是　璇玑在天突下一寸陷中　天突在颈结喉下四寸宛宛之中③　廉泉在颈之下、结喉之上，仰而取之　承浆在唇下陷中。乃任与足阳明会所

穴法歌括

任脉穴共二十四，会阴曲骨中极位，关元石门气海连，阴交神阙水分继，下脘建里中脘依，上脘巨阙鸠尾次，中庭膻中接玉堂，紫宫华盖璇玑至，天突廉泉与承浆，此歌学者当熟记。

督脉图论

督者，都也。行背部之中行，为阳脉之都纲，乃奇经八脉之一也。起于下极之

---

① 翳：陈本原作"一"，据《甲乙》改。
② 在下脘下一寸：陈本原作"在脐下脘下一寸"，于医理不符，且句生拗，故删"脐"字。
③ 在颈结喉下四寸宛宛之中：陈本原作"在颈结喉一寸宛宛中"，生拗，且与医理不符，今据《铜人》《大成》等改。

任脉之图

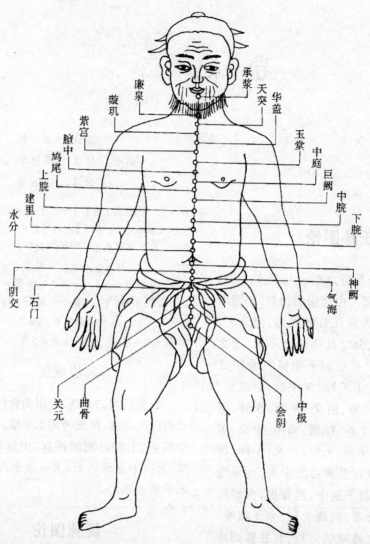

所①，循长强，并脊里而上行，历腰俞、阳关、命门、悬枢、脊中、筋缩、至阳、灵台、神道、身柱，过足太阳之风门，循陶道、大椎、哑门，至风府入脑，循脑户、强间、后顶、上巅，至百会、前顶、囟会、上星、神庭，循额至鼻柱，历素髎、水沟、兑端，至龈交而终。其支者，起于小腹之下骨中央，女子入系庭孔之端，其细络循阴器，合篡间，绕篡后，别绕臀，至少阴，与太阳中络合，上股内后廉，贯脊，属肾。与足太阳起目内眦，上额，交巅，入络脑，还出别下项，循肩膊内，挟脊，抵腰中，入循膂络肾。其男子循茎②下至篡，与女子等。其小腹直上者，贯脐中央，上贯心，入喉，上颐，环唇，上系两目之中。其为病也，从小腹上冲心而痛，不得前后③，为冲疝。其女子不孕，癃、痔、遗溺、嗌干，脊强反折。

---

① 起于下极之所：《难经·二十八难》作"起于下极之俞"，可互参。
② 茎：陈本原作"里"，据《素问·骨空论》改。
③ 不得前后：指大、小便不通。

督脉之图

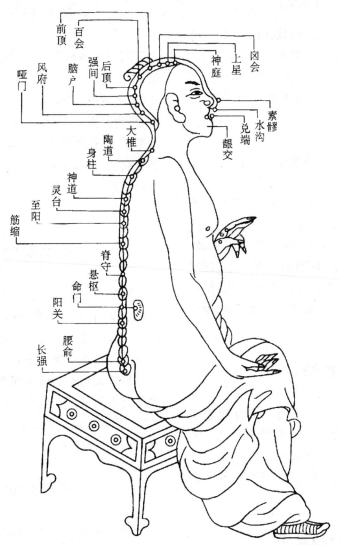

其穴二十有七[1]

长强在脊骶骨是　腰俞在第二十一椎节下间是穴　阳关在第十六椎下间　命门第十四椎下间　悬枢第十三椎下间　脊中第十一椎下间　筋缩九椎下间　至阳第七椎下间　灵台第六椎下间　神道第五椎下间　身柱三椎下间　陶道在大椎节下陷中。自阳关至此十穴并俯而取之　大椎在第一椎下陷中　哑门在风府后,入发际五分　风府在项后,入发际五分　脑户在枕骨上,强间后一寸五分　强间在后顶后一寸五分　后顶在百会后一寸五分　百会一名三阳五会。在前顶后一寸五分,顶中央旋毛中,直两耳尖,可容豆　前顶在囟会后一寸五分陷中是　囟会在上星之后一寸陷中　上星在神庭后,入发际一寸五分　神庭在鼻上,入发际五分　素髎在鼻柱[2]端　水沟在鼻柱下。即人中穴也　兑端在唇之上面　龈交在唇内上龈缝中

---

[1] 其穴二十有七：据现行国家标准,督脉经穴有二十八个,考本篇,缺中枢穴。
[2] 鼻柱：此后陈本原有"上"字,据《外台》《医心方》《千金》删。

穴法歌括

督脉经穴二十七,长强腰俞阳关位,命门悬枢脊中行,筋缩至阳灵台立,神道身柱陶道连,大椎哑门风府继,脑户强间后顶排,百会前顶囟会次,上星神庭及素髎,水沟兑端龈交毕。

冲脉论

冲者,要也,言其为阴脉之海[①],通受诸经之气血也。冲脉者与任脉皆起于胞[②]中,上循脊里,为经络之海。其浮于外者,循腹,上会于咽喉,络唇口。其支者,起于足阳明之气冲,并足少阴之经,挟脐左右各五分上行,至胸中而散。其为病也,令人逆气里急。

带脉论

言其总属诸脉如带也。带脉起于季胁,环身一周如带,与足少阳会于维道。其为病也,腰腹从容如囊水之状,若妇女则赤白带症。盖由湿热于此渗流而下,故名带下。

阳跷脉论

跷者,言其为健足、行步之关要也。阳跷起于跟中,循外踝上行,入风池。其脉长八尺,生于足太阳之申脉,与足少阳[③]会于居髎,与手阳明会于肩髃、巨骨,与手、足太阳会于阳维,会于小肠经之臑俞,与手、足阳明会于胃经之地仓、巨髎,又与任脉会于胃之承泣。其为病也,令人阴缓而阳急,并宜刺之。

阴跷脉论

阴跷脉亦起于跟中,循内踝上行,至咽喉,交贯冲脉。亦长八尺,生于足少阴然谷之后,上内踝,循阴股入阴,至胸里,入缺盆,出胃经人迎之前,入鼻,属目内眦,合于太阳。女子以之为经,男子以之为络[④]。其为病也,令人阳缓而阴急。此经之病多取足少阴[⑤]之交信内踝上二寸,盖以交信为郄云。

阳维脉论

阳维者,维于阳为诸阳之会。与阴维皆络于身,若阳不能维于阳,则溶溶不能自收持。其脉起于足太阳之金门,与手、足太阳及阳跷会于小肠之臑俞,与手、足太阳会于三焦之天髎在缺盆之上胆之肩井,又与足少阳会于阳白,上循胆之本神、临泣,正当脑空,下至风池,与督脉会于风府、哑门。其为病也,苦寒热。

阴维脉论

阴维者,维于阴为诸阴之会。与阳维皆络于身,若阴不能维于阴,则怅然失志。

---

① 言其为阴脉之海:此说出吕广《难经·二十八难》注,而杨玄操"经云,冲脉者十二经之海也。如此则不独为阴脉之海,恐吕氏误焉。"可参。
② 胞:陈本原作"胸",据《灵枢·五音五味》改。
③ 足少阳:陈本原作"足少阴",据文义改。
④ 女子以之为经男子以之为络:《灵枢·脉度》:"跷脉有阴阳,何者当数? 曰:男子数其阳,女子数其阴,当数者为经,不当数者为络"。张隐庵注"阴跷之脉从足上行,应地气之上升,故女子数其阴。阴跷属目内眦,合阳跷而上行,是阳跷受阴跷之气,复从发际而下行至足,应天气之下降,故男子数其阳"。可参。
⑤ 足少阴:陈本原作"足少阳",据文义改。

其经起于足少阴之筑宾,与足太阴会于脾之腹哀、大横,与太阴、厥阴会于脾之府舍、肝之期门,与任脉会于任之天突、廉泉。其为病也,苦心痛。

奇经八脉总论

经云:脉有奇常者何?盖人之气血常行于十二经常脉之中,若常脉满溢,则流入奇经。其八脉者,任脉任于前,督脉督于后,带脉束于中,冲脉为诸脉之海,阳维则维络诸阳,阴维则维络诸阴,阳跷本诸太阳之别,阴跷本诸少阴之别。譬诸圣人设沟渠以备水道,而无滥溢之患,故总八脉为一篇,以备参考云。

医学原理卷之二终

卷 之 三

石山　汪　机　编辑
新安　师古　吴勉学　校梓
　　幼清　江湛若　同校

中风门

论

风者，四时之正令，天地之大气，人在气中，因虚即感伤之，中之有深有浅。经云：风者，百病之长，善行数变。其为病也，或为寒热，或为偏枯，或为口目㖞斜，或挛缩、眩晕，或卒倒无知，或舌强不语等症。后东垣、河间、丹溪三先生之分真中、类中之殊，南北地土之异。其真中者，多在西北寒凉之方；而类中者，多出东南湿热之地。夫类中之因，三先生又分挟火、挟气、挟痰而动。其挟气者，因元气不足，不能管摄一身，而憒然卒倒。法当补气为先。丹溪云：气虚卒倒，参芪补之是也。其挟火者，乃阴血不足，无以配阳，阳火亢极，熏灼心神，故卒然昏冒。法当滋阴降火为主。王冰云：壮水之主以制阳光是也。其挟痰者，乃因中气虚乏，无力运动，以致津液凝聚成痰，妨碍升降，迷塞心窍，故昏冒而不识人。法当大补中气为主。东垣云：补肾不若补脾是也。三者之中又分在藏、在府、在经之异。虽然名状多端，未有不由正气亏败，风邪乘虚所袭而致。苟若不由正气亏败而致，则西北之方中风之病此地皆是，又何暇生他病哉？其类中者，虽然因气、因火、因痰而动，亦未必全无外邪所袭而致，则中气、痰各自为症，又何必显其风邪外症哉？由此观之，中风之症不必拘于地土南北之分，与夫真、类之异，诚因将息失宜，中气亏败所致。正如经云：邪之所凑，其气必虚是也。治疗之法，在府宜汗，在经宜和，在藏宜下。看其所挟之症，参之以治火、治气、治痰之剂，兼详内外孰轻孰重而疗。若重于外感者，宜先驱外邪，而后补中气；若重于内伤者，宜先补中气，而后驱外邪。其邪在府多著四肢，脉浮而拘急不仁，宜小续命汤为主加减；其症在藏多著九窍，脉沉而便溺不通，宜三化汤为主加减；若外无四肢不仁，内无九窍不利，或惟语言蹇涩，或止手足不随，乃邪在经，宜大秦艽汤、愈风汤之类为主加减。参之天时，全在活法。

中风脉法

经云：脉微而数，中风使然。又云：阳浮而滑，阴濡而弱，或浮而滑，或沉而滑，或微而虚，寸口或浮而缓，或缓而迟，皆为中风之脉。大法急实者凶，浮缓者吉。中风之候，沉伏相逢，微、数、迟、缓者为气；浮而大者为风；微、虚、沉、滑，虚候；独然沉滑，痰中。浮迟而虚则吉，急大实热者为凶。

治中风大法

半身不遂，大率多痰，在左为死血，宜四物加桃仁、红花、竹沥、姜汁；能食者，去竹沥，加荆沥尤妙。气虚卒倒，宜浓煎参芪汤补之。如挟痰，加竹沥、姜汁，或四君子汤加姜汁、竹沥亦可。遗尿者属气虚，多以参芪补之。若动则筋痛，是无血滋筋故也，宜多用补血药。凡中风口开眼合，手撒遗尿，吐沫直视，喉如鼾睡，肉脱筋疼，发直摇，头上窜，面赤如狂，汗缀如珠，唇青身冷，皆为不治之症也。

丹溪治中风活套

凡中风悉以二陈汤加姜汁、竹沥为主。如风痰壅盛，喉如拽锯者，加南星、皂角、枳壳、防风、瓜蒌仁。如血虚者，加当归、川芎、白芍、地黄。瘀血，加桃仁、红花。如气虚者，加人参、黄芪、白术。如自汗者，以黄芪为君，少用茯苓、半夏，佐以附子。如风邪盛，自汗身疼者，加防风、羌活、薄、桂。如头目不利，或头疼如破，宜加川芎、白芷、荆芥穗、细辛、蔓荆子之类。如头项痛者，加藁本；痛盛，加酒炒片芩。如无汗身疼，脉浮缓有力，或浮紧，或浮弦，皆风寒在表之证。本方加羌活、防风、川芎、白芷、秦艽之类；或只用小续命，倍麻黄以表之。如心血亏欠，以致心神恍惚，本方加黄连、远志、石菖蒲。或心动摇惊悸者，加酸枣仁、茯神、侧柏叶、竹茹。凡中风小便不利者，不可利。盖中风不无汗出，已脱津液，若复利小便，津液重亡，只宜俟其热退，津液自通。凡年老虚弱之人不可吐，气虚者不可吐。若肥人中风，口㖞、手足麻木，不分左右，自属于痰。用贝母、瓜蒌、南星、半夏、芩、连、黄柏、羌活、防风、荆芥、威灵仙、薄、桂、甘草、天花粉之类，加附子、竹沥、姜汁，入酒一匙同服，以速药性可也。如瘦人中风，属阴虚火动，宜四物加牛膝、黄芩、黄柏。有痰加痰药，入竹沥、姜汁服。如肥人忧思气郁，右手瘫痪，口渴，宜补中益气汤。若有痰，加半夏、竹沥、姜汁。如口眼㖞斜，语言不正，口角流涎，半身不遂，或全身不能举动，乃因元气虚乏，兼酒色之过，而更挟外邪，宜以人参、防风、麻黄、羌活、升麻、桔梗、石膏、黄芩、荆芥、天麻、南星、薄荷、葛根、白芍、杏仁、归、芎、白术、细辛、皂角各等分，加姜煎，更入竹沥、姜汁半杯；外灸治风穴，取微汗而愈。如因寒而中者，宜姜附汤为主；挟气痰攻刺，加白芍、半夏；手足不仁加防风；挟湿者加白术；筋脉牵急者加木瓜；肢节痛不可忍者加桂、姜、枣。如因七情气郁而致者，多气中。宜八味顺气散等药。其状与中风相似，但风中口中有痰涎，气中口中无痰涎为异耳。大抵中风之症，初得之即当顺气，日久即当活血。若先不顺气化痰，遽用乌、附，又不活血，徒用防风、羌活等辈，必不愈也。经云：治风先理气，气顺即痰消是也。

治中风方

愈风汤

治中风内无便溺之阻，外无六经之形，惟因气血不充，风胜血燥，不能荣养经络，以致手足不能运动，舌强不能言语。此乃风淫所胜，法当治以辛凉。故用羌、独、防风、菊花、白芷、秦艽、防己、麻黄、细辛、薄荷诸辛药以祛风，枳壳、厚朴以行气，柴胡、前胡、黄芩、生地、石膏以解热，参、芪、苓、草以补气，归、芎、芍、地以养血，枸杞、杜仲益精元，知母、熟地补真阴，苍术、半夏治痰涎。

羌活 苦甘温　独活 苦辛温　防风 辛甘温
白芷 辛温　秦艽 苦甘温　防己 苦辛寒　甘菊花
甘温　细辛 辛温　麻黄 苦辛温　薄荷 辛凉，各二两枳壳苦辛温，一两　厚朴辛温，一两　前胡苦寒，兼治痰，二两　柴胡苦寒，二两　黄芩苦寒，二两　人参甘温，四两　石膏辛寒，兼治痰，二两　黄芪甘温，五两　甘草甘温，两半　茯苓甘平，二两　川归辛甘温，二两　白芍苦酸寒，二两　生地辛寒，二两　川芎辛温，二两　枸杞甘温，三两　杜仲辛甘温，二两　知母苦辛寒，二两　熟地辛寒，四两　苍术辛温，二两　半夏辛温，三两　蔓荆子苦辛温，凉血散风，一两　地骨皮苦寒，解热，二两　桂枝辛甘温，和荣卫，二两　共为粗末，每用一两，水二盅、姜三片，煎一盅。如欲微汗，加麻黄八分；如欲一旬之通利，再加大黄一钱。

如望春大寒之后，再加柴胡、半夏各七分，人参一钱，乃迎而夺泄少阳之气。

如望夏谷雨之后，加黄芩、石膏、知母一钱，乃迎而夺泄阳明之气。

如长夏之月，加防己、白术、茯苓各一钱，以胜脾土之湿。

如望秋大暑之后，加厚朴一钱，藿香、桂枝各六分，谓迎而泄夺太阴之气。

如望冬霜降之后，加当归二钱，附子、官桂各一钱，谓迎以胜少阴之气。此乃经云"无伐天和"是也。

大秦艽汤

治症同前。用秦艽、羌活、独活、防风、白芷、细辛以散风；风胜不无燥也，故以归、芎、芍、地以救血；茯苓、甘草、白术以补脾气；石膏、黄芩以去热。

秦艽苦甘温，二两　羌活苦辛温，二两　独活苦辛温，两半　防风辛温，二温　白芷苦辛温，二两　细辛温，两半　当归辛温，三两　川芎辛温，一两　白芍苦酸寒，二两　熟地甘寒，三两　茯苓甘淡平，二两　甘草甘温，一两　白术苦甘温，三两　石膏辛寒，三两　黄芩苦寒，二两　生地辛寒，二两　共为细末，每一两用水二盅，煎一盅，温服。如天阴雨，加生姜三片同煎。

三　化　汤

治中风邪气入藏，便溺不通。用枳壳、厚朴以行气，大黄攻热以通大便，羌活驱风。

厚朴苦辛温，三钱　枳壳苦辛温，五钱　大黄苦寒，三钱　羌活辛温，五钱　水煎，温服

小续命汤

治卒暴中风，不省人事，或半身不遂，或口眼歪斜，手足战掉，语言謇涩，神昏气乱。故用桂枝、麻黄通血脉、开腠理，助防己、防风以散风，人参、杏仁以救肺，川芎、白芍以养血，黄芩胜热，甘草和药，佐附子引诸药以行经络，兼善散风。

麻黄辛热，七分　桂枝辛甘温，八分　防己苦辛寒，一钱　防风辛温，八分　人参甘温，一钱　杏仁苦辛温，七分　川芎辛温，七分　白芍酸寒，六分　黄芩苦寒，一钱　甘草甘寒，五分　附子辛热，一钱　水煎服。

如筋急拘挛，语涩，脉弦，加薏苡仁。气虚倍人参，去黄芩、芍药以避中寒。血虚筋急倍当归。烦躁，不大便，去附子，倍芍药，入竹沥。

如大便三五日不去，胸中不快，加枳壳、大黄。

如语言謇涩，手足战掉，加菖蒲、竹沥。发渴加麦冬、干葛、天花粉。身体痛或搐，俱加羌活。烦躁多惊，加犀角、羚羊角。

汗多者，本方去麻黄。

防风通圣散

治热极生风，大便秘结。用黄芩、栀子、连翘、石膏以胜热，防风、荆芥、麻黄、薄荷以散风，当归、川芎、白芍以养血，大黄、芒硝通大便以下热，滑石利小便以渗热。夫重寒之剂性易坠，故令桔梗载诸药不令速沉，少佐甘草以和药性。

黄芩苦寒　栀子苦寒　连翘苦寒　石膏辛寒，坠痰火　防风辛温　荆芥辛温　薄荷辛凉　麻黄辛温，开腠理　当归辛温　川芎辛温　白芍苦

酸寒　大黄苦寒,下实热　芒硝咸寒　桔梗苦辛温　滑石甘寒　甘草甘寒　水二盅,煎一盅,温服。

如因劳,或汗出当风,或瘟郁痱瘰。本方去芒硝,倍当归。小便涩淋,去麻黄,倍滑石、连翘,调木香末一钱。如生瘾疹,或赤或白。本方倍麻黄,加盐豉、葱白。腰胁走痛,本方倍芒硝、当归、甘草,煎汤调车前子末、海金砂各一钱。伤风,倍荆芥穗,调全蝎末一钱,羌活末钱半。凡诸风抽搐及小儿急惊,大便秘结,邪热暴甚,肠胃干燥。倍大黄、栀子,煎调茯苓末一钱。如风热伤肺,咳嗽喘急。倍桔梗,加半夏、紫菀。如鼻渊、脑痈、颈、耳前后肿痛,加酒一碗煎服。

此方加木香一钱,能治痢后鹤膝风,极效。

天麻丸

治热盛生风燥血,不能荣养筋骨。故用玄参以解热,天麻、草薢、羌活以治风,当归、地黄、牛膝活血养血以荣筋骨,杜仲健筋骨,附子引诸药行经络以成功。

玄参苦寒,二两　天麻苦辛温,二两　羌活辛温　当归辛甘温,各三两　生地甘寒,三两　牛膝辛甘咸,二两　杜仲辛甘,三两　草薢苦甘辛,二两　附子辛热,一两　共研细末,炼蜜为丸如梧桐子大。每日空心用酒或白汤送下五七十丸,或百丸。服药半月后,或壅塞,以七宣丸疏之。

小省风汤

治风热痰涎壅盛,口噤或口眼㖞斜,筋脉挛急,抽掣疼痛。用防风以治风,黄芩以理热,南星、半夏以豁痰,生草泄火和药,生姜制星、夏之毒。

防风辛甘温,二钱　黄芩苦寒,三钱　南星苦辛温,二钱　半夏辛温,一钱　生草甘寒,三钱　生姜辛温,三片　白水煎,温服。

稀涎散

治中风口眼㖞斜,乃风痰壅塞于经隧所致。以猪牙皂通经隧,佐明矾以豁风痰。

牙皂辛咸温,一两　明矾酸涩,生、枯各一半,用一两　二味为细末,每以温水调下。

麻黄续命汤

治中风无汗恶风寒。盖因风郁皮肤之中,不得外泄所致。经云:"风宜辛散"。是以用麻黄开腠理,佐防风以散风。皮毛者,肺之合,风郁皮表,肺亦受伤,故用杏仁救肺,以散在中之风热。

麻黄辛温,钱半　防风辛温,一钱　杏仁苦甘平,一钱　水钟半,煎七分。稍热服,覆取汗。

桂枝续命汤

治中风有汗恶风。经云:"风伤卫"。卫伤则不能固皮毛以通腠理,是以汗泄恶风。故用桂枝和荣卫、通血脉以充腠理;用芍药收失散之阳,生津液以退热;杏仁救肺以解肺间之风热。

桂枝辛甘热　白芍苦酸寒　杏仁苦辛甘,各用① 三钱　水煎。不拘时,温服。

此乃阳明经症。外有针法,宜刺陷谷,去阳明贼邪;刺厉兑,泻阳明寒热。陷谷穴在足大指次指间,本节后陷中。厉兑在足大指次指,去爪甲如韭叶许。

附子续命汤

治中风身冷无汗。此乃风寒直中阴经。故用附子、干姜以散寒;甘草缓急,兼解姜、附之热毒。

附子辛热,二钱　干姜苦辛热,三钱　炙甘草甘温,二钱　水二盅,煎一盅,温服。

---

① 用:陈本原作"时",据文义改。

八味顺气散

治中风因中气不足，运动失常，以致津液凝聚成痰，阻塞经隧而致者。理宜补中气、行气为主。是以用人参、白术、茯苓、甘草等以补中气为本，白芷、台乌、青皮、陈皮治风行气为标。

人参甘温，二两　白术苦辛温，两半　白茯甘淡平，一两　炙草甘温，五钱　白芷辛温，一两　台乌苦辛温，两半　青皮苦辛寒，七钱　陈皮辛温，八钱　共为末，每用姜汤调服。

治气中

星香散

治中风气壅痰塞，或用木香以疏滞气，佐南星以豁风痰。

木香苦辛温，二钱　南星苦辛温，八钱　水二盅，姜五片，煎一盅。温服。

家宝丹

治一切风邪入骨髓，以致气血壅滞，瘫痪、痹、痿、不仁、口眼㖞斜等症。用片脑、麝香通关窍，引诸药直入骨髓，川乌、草乌、白附子、地龙、全蝎、僵蚕以逐经络之邪，辰砂、轻粉、雄黄、南星以豁风痰，乳香理气，没药行血，佐五灵脂以凉气血之刺痛，羌活疏肌表之风。

片脑辛凉，五钱，另研　麝香辛温，五钱，另研　川乌辛热，一两　草乌苦辛热，一两　白附子辛温，二两　地龙即蚯蚓也。酸寒，一两　全蝎辛甘温，一两　僵蚕咸辛温，两半　辰砂辛凉，五钱，另研　轻粉辛寒，三钱，另研　雄黄苦甘平，五钱，另研　南星苦辛温，二两　乳香苦辛温，一两，另研　没药苦辛温，一两，另研　五灵脂甘制，姜制，一两　羌活辛温，三两　为细末，和匀，炼蜜为丸如弹子大。每以清茶化下半丸，或一丸。

泻青丸

治中风自汗昏冒，发热不能安卧。此风热烦躁故也。故用防风、羌活以治风，栀子、大黄、胆草以胜热，助当归、川芎以养血。

防风辛甘温　羌活苦辛温　大黄苦寒　胆草苦寒　当归辛甘温　栀子仁苦寒　川芎辛温　共为末，炼蜜为丸如弹子大。每以竹叶煎汤化下一二丸。

附　方

补中益气汤　内伤门。
苏合香丸　气门。
二陈汤　痰门。
四物汤　血门。

伤寒门

论

伤寒之症皆由气质虚乏郁热之人，冬为风寒所袭，腠理闭密，郁热不得宣泄所致。感之浅者，即发而为伤寒；感之深者，伏而不动，至春随阳气升发而为温病，夏动而为暑病。夫暑重于温者，由其郁久而热愈炽也。其病伤寒者，仲景分六经传注。一曰足太阳受之，其脉尺寸俱浮；其症头疼，腰脊强；治宜发汗。二曰阳明受之，其脉尺寸俱长；其症身热，目痛，鼻干，不得卧；治宜解肌。三曰少阳受之，其脉尺寸俱弦；其症胸胁痛而耳聋，往来寒热；治宜和解。四曰太阴受之，其脉尺寸俱沉细；其症腹满，咽干，自利；治宜分利。五曰少阴受之，其脉尺寸俱微缓；其症口燥，舌干而渴；治宜清之。六曰厥阴受之，其脉尺寸俱沉涩；其症烦满而囊缩；治宜下之。六日至厥阴，为传经尽，如不愈，乃再作经如前，以次而传。又有三阳、三阴同受而为合病；又有太阳、阳明先后感受而为并病；又有太阴表里受邪，名曰两感；又有太阳不传，首尾只在本经,名曰专经;又有太阳传阳明,而阳明不传少阳,入胃而作里实。变状多端,无有定体,惟仲景深造是理,著《伤寒论》一书,分经理症,载有三百九十七法、一百一十三方,以为后学规鉴,甚是详备。惜其方书失漏不全,大要在表宜汗,以桂枝、麻黄二汤加减;在中宜和,如大、小柴胡二汤加减;在里宜下,以大、小承气二汤加减。虽然,其汗、下之法,又须得宜,不可失时,致成斑黄结胸等症,兹难尽述。学者当于仲景伤寒求之。又有体气大虚之人感此风寒之毒,直中阴经,一身之症尽受,无经可分,无汗可发,名曰中寒。如附子理中汤之类为主,加减全在活法,不可执一。

伤寒脉法

伤寒之脉,先辨人迎及传而变,次别诸经。少阳则弦,阳明则长,浮缓乃厥阴,浮紧乃太阳,太阴则沉细之域,少阴则俱沉之乡。

瘟病之脉散而难名,如长之类则属阳明。沉涩细小则死,洪大有力则宁。

经云:阳浮而阴弱,谓之伤风;脉紧而无汗,谓之伤寒。

脉浮,头项痛,腰脊强,病在太阳。

脉长,身热,鼻干,目疼,不得卧,病在阳明。

脉弦,胸胁痛,耳聋,往来寒热,病在少阳。

脉沉细,咽干,腹满,自利,病在太阴。

脉微缓,口舌燥干而渴,病在少阴。

脉沉涩,烦满,囊缩,病在厥阴。

脉阴阳俱盛,重感于寒而紧涩,变为温疟。

脉阳浮而滑,阴濡而弱,更遇於寒,变为风湿。

脉沉细,病发热,表症太阳,名曰痉病。

脉沉细,病似太阳,关节疼痛而烦,名曰湿痛。

脉微弱芤弦,病似太阳,身热疼痛,名曰中暍。若发汗已,身犹灼热,名曰风温。

脉沉细而疾,身凉四肢冷,烦躁,不欲饮水,狂闷,名曰阴毒。

脉阳洪数,阴实大,身大热,变为温毒。

脉阳濡弱,阴弦紧,更遇温气,变为温病。

治伤寒大法

即病伤寒无内伤者,遵仲景法。表,汗之。中,和之。在里,下之。伤寒若挟内伤者,宜以补中益气为主,从六经所见之症加减用之。若气虚甚者,少加附子,以行参芪之功。

两感伤寒,表里受邪,仲景无治法,当用东垣九味羌活治之,然当视其内、外孰重,加减可也。

丹溪治伤寒活套

凡伤寒传经之症,初得太阳经,病恶寒,发热,头项痛,腰脊强,无汗,急用东垣九味羌活汤表之而愈。或诸恶悉除,亦不恶寒,但发热不解,或微汗溅溅然出,此乃挟虚之症,宜以补中益气汤为主加减。有汗加桂枝、芍药。如汗未通,脉尚浮紧,加羌活、苍术、防风、葛根,倍升麻、柴胡。

满闷者,本方去参、芪。仍头痛未除,加川芎、白芷、薄荷、荆芥、细辛、葛根。如渴者,加五味、麦冬、天花粉。

若在三四日之间,不宜前药,当以小柴胡汤验症加减。

如寒热往来,胁痛,少阳外症悉具,只以小柴胡汤服之。

若兼腹满,自利,已见太阴症,而少阳症犹未除者,宜小柴胡加五苓散,名柴苓汤。若热甚者,去桂,倍黄芩。渴甚者,去半夏,加五味、天花粉。如五六日不大便者,去人参、甘草,加芍药、枳壳、大黄、厚朴,甚者加芒硝,或用河间三一承气汤。七八日过经不解,热不退者,或用黄连解毒、凉膈散选而用之,或仍用小柴胡看症调治。或愈后劳役复作者,仍用补中益气汤。若愈后因饮食复作者,切不可轻用大黄、芒硝之类下之。盖病后气血大虚,若复下之必死。若伤寒下后谵语,不能认人,三五日后妄言不休,此乃神不守舍。切勿复下。脉多沉细,足冷气促,面青褐色,口中燥,宜用补中益气汤,倍人参,加竹叶三十片。若内本弱,得汗下后太虚,脉细数,热如火灸而气促者,宜用人参、白术、当归、黄芪、甘草、五味、知母,加竹叶五七片煎熟,入童便半盏服。大便下后虚脱,本是阴虚。宜灸丹田补阳,阳生阴自长矣。不可用附子,只可多用参芪为佳。伤寒已经汗、吐、下误治后,三焦生热,脉洪数,谵语,不顾形体,昼夜喘息不休,衄血,热不解,身目俱黄,狂叫欲走。宜用三黄石膏汤,连进三四服而愈。如怯弱人因感寒温,发热不食,数日后不省人事,言语乱妄,神思昏迷,面青齿黑,脉沉细。宜用小柴胡汤。不愈,急用四君子加附子一片温服之,俟脉息神思回复,再以别药调治,此阴症伤寒。伤寒怫郁不解,三阳并入三阴,藏府结燥,面赤,口渴,心惊,谵语,内热多而外热少。宜三一承气汤送木香槟榔丸三五十粒,下燥粪而安。如汗下后热未能除者,宜栀子豆豉汤,或东垣凉膈散加减。如身体痛,恶风寒,遇暖则喜,脉浮而速,必得大汗而愈,不问日数,皆用六神通解散。如谵语,神思不宁,乃热邪入里,不能尽解。本方加人参、黄连则安。如汗不透,更加苏叶、葛根、白芷等药助之。如伤寒发斑,面赤,昏固,谵语,脉洪而虚,按之无力,或绝不见,用人参、生地各五钱,炮附子一钱,大黄二钱半。

发斑身热,用黄瓜根捣汁,调伏龙肝以服之。去红点甚妙。

发斑似伤寒,乃痰热之病发于外,当微汗散之。宜用防风通圣散,消息而用之。

治伤寒方

桂枝汤

治太阳伤风,发热,自汗,恶风,鼻塞不利。盖风伤阳,阳为卫,卫伤则不能顾护皮毛,以致腠理疏豁,汗出而恶风;鼻乃肺之窍,肺乃脾之司,邪气客于皮毛,而肺窍为之不利。经云:风宜辛散,寒宜甘发。又云:辛甘发散为阳。是以用桂枝、甘草、大枣、生姜发散在表之风寒,芍药收失散之阳气以敛腠理。

桂枝辛热,四钱 炙草甘温,钱半 白芍苦酸寒,二钱 大枣甘温,三枚 生姜辛温,五片 水盅半,煎七分。

此方冬月、春初天气尚寒之时可用,否则必须加减。如春末、夏至前,加黄芩一钱。夏至后,再加知母八分,石膏一钱,升麻五分。如病者素禀虚寒,只以本方,不必加减。如发汗过多,心下悸而欲按者,去芍、枣、姜三味。伤风,项背强,有汗不恶风,变为柔痉,本方加葛根一钱。如风湿,身痛,脉浮虚涩,多汗,本方加附子五分。如汗后身痛脉沉,加人参一钱。关脉沉实,大便秘而腹痛,本方加大黄钱半,倍白芍一钱,甘草减至五分。如太阳症下之太早,成协①热利不止,心下痞,表里不解者。本方去芍药,加人参、白术、干姜各一钱。如太阳症汗多成柔痉,本方再加桂、芍、甘草各五分,干葛根五分,天花粉一钱。如太阳脉浮而腹痛者,本方倍白芍一钱,加饴糖一匙,名小建中汤。如伤寒汗后,身痛脉弱者,本方加黄芪一钱,饴糖一匙,名黄芪建

---

① 协:陈本原作"胁",据《伤寒论》改。

中汤。如太阳发热无汗,恶寒,脉微弱者,本方加麻黄八分,石膏一钱,名桂枝二越婢一汤。

如服桂枝后,形似疟,日再发,或身痒而汗不出,本方加麻黄钱半,杏仁十粒,名桂枝麻黄各半汤。

甘草干姜汤

治伤寒脉浮,自汗出,小便数,恶寒。此皆阳气不足之故。经云:辛甘之味为阳。故用甘草、干姜,合辛甘以复阳气。或问此症既谓阳虚,何不用参芪补之?盖因邪客于中,不宜甘温实补,必兼辛味,是以不用参、芪而用干姜、甘草也。

炙甘草 甘温,二两　干姜 辛热,一两　水三升,煎至升半。分二,温服。

芍药甘草汤

治伤寒脉浮,自汗出,小便数,恶寒,心烦,脚挛。乃阴阳之气不足。本甘草干姜汤症,医误投桂枝汤攻表,以致厥冷,后服甘草干姜复其阳,厥还症解,但心烦,脚挛不伸,此乃阴气未复。经云:酸苦为阴。又云:甘以缓之。故用白芍复阴,甘草缓急。或问:既云阴血不足,何不用归、地、川芎而独芍药者?盖归、芎俱兼辛味不纯,地黄性滞不速,是以不用归、地、芎,而用芍药。

白芍 苦酸寒,煨,二两　甘草 炙,甘温,一两　水三升,煎升半。分再,温服。

调胃承气汤

治伤寒三五日,不大便,谵语。乃热结于内。宜通大便以下其热。经云:热淫于内,治以酸寒,佐以甘苦。故用大黄、芒硝通大便以泻热,甘草缓急和中。

大黄 苦寒,四钱　芒硝 苦咸寒,六钱　炙草 甘温,二钱　水二盏,煎一盏,入大黄再煎三五沸,下入硝再煎一二沸。温服。

四逆汤

治伤寒阳气内虚,寒邪乘虚入里。宜温中散寒,经云:寒淫所胜,平以辛热。是以用干姜、附子温中散寒,炙甘草缓急。

干姜 辛热,一两　附子 辛热,二钱　炙甘草 甘温,一两　水三升,煎升半。分再,温服。

葛根汤

治太阳项背强几几,无汗,恶风寒。夫寒伤血,血伤是以无汗。此乃寒邪客实于经里,法当散其实邪。经云:轻可以去实。故用麻黄、干葛轻扬之剂,以遂中之实邪。又云:风宜辛散,寒宜甘发。是以用桂枝、生姜、甘草、大枣以发散在表之风寒,芍药收阴寒以救血。

葛根 苦甘凉,二钱　麻黄 苦辛温,一钱　桂枝 辛甘热,八分　生姜 辛温,三片　炙草 甘温,五分　大枣 甘温,三枚　白芍 苦酸寒,七分　水盏半,煎八分。热服,覆取汗。

如见阳明经症,目痛、鼻干、肌肉疼痛。本方减去麻黄、桂枝,加升麻钱半,倍芍药。取微汗。名升麻葛根汤。

如风湿,脉浮而自汗出者,本方加石膏、胆草、大青、葳蕤等各五分。

如温毒,发热,心烦,呕逆,本方去桂枝、芍药,加橘红、杏仁、知母、黄芩各六分。

如太阳症误下之,或协热利不止者,本方去桂、芍、甘草,加芩、连各五分。

如太阳与阳明合病,不下利但呕者,本方加半夏五分,名葛根加半夏汤。

葛根黄芩黄连汤

治原太阳症误下,或协热利不止,脉促,喘而汗出。夫促为阳盛;下利脉当微迟,今见促脉,表仍未解也;喘而汗出者,里之湿热之气逆上所致也。经云:轻以扬之,甘以缓之。又云:苦可以胜湿,寒可以胜热。故用葛根发扬表邪，芩、连以胜湿热，甘草缓急。

葛根苦甘凉，三钱　黄芩苦寒，二钱　黄连苦寒，二钱　炙草甘温，五分　水二盏，煎一盏。温服。

麻黄汤

治伤寒无汗，发热，恶风寒，头、身、腰节疼痛。此皆太阳经气血不利之故也。盖伤寒，血凝腠理密，阳气不得越散，是以发热无汗而恶风寒；盖闭腠理，郁热愈不得舒，是以身虽热而反恶寒。治宜解表逐邪。经云：在表者汗之。又云：风从汗散，寒因热除。故用麻黄，发汗开腠理以逐邪；佐桂枝、甘草之辛甘，散越风寒；夫皮肤乃肺之合，表伤则肺病，故加杏仁，救肺降气而定喘。

麻黄苦辛温，二钱半　桂枝辛甘热，一钱　甘草甘温，七分　杏仁辛温，八分　水煎。热服，覆取微汗。

按：此方仲景为冬月感寒即病者立，若用于天时炎热①之时，必须加减，佐以凉药方为稳当。不然，必发斑、发黄狂闷等症。

如夏月得太阳症，无汗，发热恶寒，头痛，脉洪浮盛。宜以子和六神通解散代之。

如太阳症发热无汗恶寒，渐变为刚痉者。本方中加赤芍六分，葛根一钱、豆豉、葱白各三枚。

如伤寒中湿，身体痛，身目俱黄。本方中去桂枝，加连翘一钱，生梓皮、赤小豆各二钱，入生姜、大枣一同煎服。

如伤寒即病少阴经，脉沉微，身体痛，得汗即已。本方去桂枝、杏仁、甘草，加细辛钱半，附子一钱。

如下后脉沉迟，尺不至，咽喉不利，唾脓血，厥逆，泄利不止，本方去杏仁，加升麻、当归各一钱，知母、黄芩、葳蕤各五分，

石膏、白术、白芍药、白茯苓、天门冬、干姜各七分。次第取微汗而愈。

如即病少阴经，无表里症。本方减去桂枝、杏仁，倍甘草，加附子一钱。二三服，得微汗而愈。

如风湿相搏，一身尽痛。本方减桂枝，加薏苡仁一钱。取微汗而愈。

大青龙汤

治伤风见寒症，脉浮紧，发热恶寒，烦躁，身疼痛，不汗出。夫浮为风，紧为寒，风则伤卫，寒则伤荣。经云：风宜辛散，寒宜甘发。故用麻黄、桂枝、杏仁、石膏、甘草、大枣、生姜，合诸辛甘，以发散荣卫中之风寒。

桂枝辛甘热，钱半　生姜辛温，五片　大枣甘温，三枚　炙草甘温，钱半　麻黄辛甘温，钱半　石膏辛寒，一钱　杏仁苦甘平，八分　水盏半，煎一盏。热服，覆取微汗。得汗，止后服。如未汗，再投一服，取汗为度。

小青龙汤

治伤寒太阳表症之时发热，饮水停于心下不散，干呕，发热而渴，或咳，或利，或噎，或小便不利，或喘。夫伤寒，初邪在表，未成热，不能胜其水寒，遂使水气停于心胸之分而不散。肺为水寒所搏，是以烦扰于胸中；气分不利，故有或噎，或嗽，或喘等症；水蓄上焦不行，不能成津成溺，以致肾燥而小便不利，咽干，口渴。治宜发越寒水可也。故寒邪在表，非辛甘不能散之。故用桂枝、麻黄、甘草之辛甘，以发散表邪。水停心下不行，故肾气燥。经云：肾苦燥，急食辛以润之。故用干姜、细辛、半夏诸辛，行水气而润肾。咳逆而喘，肺气逆。经云：肺欲收，急食酸以收之。故用芍药、五

---

① 热：陈本原作"月"，据文义改。

味之酸而收逆气,安其肺。

麻黄 苦辛温,钱半　桂枝 辛甘热,钱半　炙草 甘温,五分　干姜 辛热,八分　细辛 辛温,一钱　半夏 苦辛温,八分　白芍 苦酸寒,七分　五味 甘酸,八分　用水二盏,煎一盏。温服,覆取微汗。若不得汗,连进二三剂。

如表症未解而渴甚者,本方去半夏,加瓜蒌根一钱。

如呕而微利,热而嗽,本方加芫花如龙眼大。

如太阳症欲①水多而作喘嗽者,本方减去麻黄,倍加杏仁。若小便不利,小腹满,去麻黄,加茯苓。盖麻黄发津液于外,非其所宜,故去之;茯苓渗泄蓄水于下,乃其所宜,故加之。

干姜附子汤

治下后复发汗,以致昼间烦躁,夜间安静,脉沉微。阴寒气盛,元阳气虚。夫昼日烦躁者,盖昼乃阳气旺,阳欲乘旺而发,阴阳交争,故烦躁;夜则阴气愈盛,阳不能与之争,故安静。治宜退阴复阳。经云:寒淫所胜,平以辛热。故用干姜、附子退阴益阳。

干姜 辛热,一两　附子 辛热,五钱　水三盏,煎盏半。温服。

麻黄杏仁甘草石膏汤

治汗出而喘,无大热。此乃邪气壅盛于经。治宜散邪降气可也。故用麻黄、石膏发表以驱邪,杏仁降逆气而定喘,甘草和药。

麻黄 辛温,三钱　杏仁 苦甘温,一钱　石膏 辛寒,二钱　甘草 甘温,七分　水盏半,煎一盏。温服,覆取微汗。

桂枝甘草汤

治汗过多,心下悸,病人叉手自冒心,欲得按者。夫发汗过多则亡阳,阳受气于胸分,胸中阳气不足,故心下悸,叉手冒心欲得按。治宜益气缓中可也。故用桂枝之辛走肺而益气,甘草之甘入脾而缓中。或问:阳气不足,何不用参芪而用桂枝?盖参芪乃虚症之剂,味甘温善补中气,不能补益上焦肺气。此乃实邪之症,桂枝味辛以入肺,甘以益气,故不用参芪而用桂枝也。

桂枝 辛甘热,五钱　甘草 甘温,二钱半　水盏半,煎八分。温服。

茯苓桂枝甘草大枣汤

治发汗后,脐下悸,故作奔豚。夫汗者,心之液,发汗过多,心气虚急,肾气乘虚欲上凌心,而作奔豚。治宜助脾平肾。是以用茯苓伐肾邪,桂枝泻奔豚之气,甘草、大枣助脾土以平肾气。

茯苓 甘淡平,五钱　桂枝 辛甘热,一钱　甘草 甘温,一钱　大枣 甘温,三枚　用甘澜水二盏,煎一盏。顿服。取甘澜水法,用水一大盆,以物扬之,使起小泡珠者。乃取其水性无力,不助肾邪之故也。

厚朴生姜甘草半夏人参汤

治发汗后腹胀满者。因脾胃不足,气涩不通,壅而为满。经云:脾欲缓,急食甘以缓之,用苦以泄之。故用人参、甘草以益脾土,厚朴之苦以泄胀满,佐半夏、生姜之辛以散滞气。

人参 甘温,三钱　炙草 甘温,二钱　厚朴 苦辛温,一钱　半夏 辛温,八分　生姜 辛温,五片　水盏半,煎七分。温服。

茯苓桂枝白术甘草汤

治伤寒吐下后,心下逆满,气上冲胸,起则头眩,脉沉紧。此乃因吐下后以损中

---

① 欲:疑为"饮"之讹。

气所致。经云：中不足者，补之以甘。是以用茯苓、白术、甘草以补中气，佐桂枝以行逆满上冲之气。再加人参，恐助逆满间之逆气也。

茯苓甘平，三钱　桂枝甘热，二钱　甘草甘温，七分　白术苦甘温，二钱　水盏半，煎七分。温服。

芍药甘草附子汤

治发汗后，病不解，反恶寒，或作渴。盖发汗亡阳损津液，阳虚故反恶寒，津液不足故或作渴。是以用附子以固阳气，芍药收敛津液，佐甘草，调和辛酸之味而安正气。

附子辛热，二钱　芍药苦酸寒，二钱　炙草甘温，一钱　水盏半，煎七分。温服。

茯苓四逆汤

治汗下后，病不解，愈烦者。乃虚之故也。是以用人参、茯苓、甘草以补中气，干姜、附子以复阳。《金匮》言：虚烦可补是也。

茯苓甘平，二钱　人参甘温，五钱　炙草甘温，一钱　干姜辛热，钱半　水二盏，煎一盏。温服。

五苓散

治伤寒小便不利。经云：甘缓而淡渗。是以用白术健脾输津液，官桂和荣卫以通血脉，茯苓、猪苓、泽泻渗水而利小便。

白术苦甘温，一钱　官桂辛甘热，六分　茯苓甘平，二钱　猪苓淡平，一钱　泽泻咸寒，钱半　水二盏，煎一盏。空心服之。

茯苓甘草汤

治伤寒邪气在表，汗出不渴。经云：辛甘发散为阳。故用生姜、甘草合辛甘发散在表之邪，桂枝和荣卫通血脉，助茯苓以益气。

茯苓甘平，钱半　炙草甘温，三钱　桂枝辛热，三钱　生姜辛温，六片　水二盏，煎一盏。温服。

栀子豆豉汤

治邪热客于胸中，烦热郁闷，心中懊恼。治法当吐去胸中之邪可也。经云：酸苦涌泄为阴。又云：苦以涌吐，寒以胜热。故用栀子之苦以涌吐其邪，用豆豉之寒以胜热。

山栀子苦寒，炒，二钱　淡豆豉苦甘寒，四钱　水一盏，煎七分。温服。若不吐，再进一服。

如少气，乃热伤气。加甘草以益气。
如呕者，乃邪气上逆。加生姜以散之。

栀子厚朴汤

治伤寒下后，心烦，腹胀，起卧不安。乃邪气壅于胸腹之间故也。故用栀子之苦以涌胸分之烦，枳实、厚朴以泄腹中之满。

栀子苦寒，二钱　枳实苦辛寒，一钱　厚朴苦辛温，三钱　水二盏，煎一盏。温服。只以吐为度。

小柴胡汤

治邪居表里之间，往来潮热，胸膈满痛，烦而喜呕。经云：热淫于内，以苦发之。是以用黄芩、柴胡之苦寒，以解半表半里之热。又云：里不足者，缓之以甘。故用人参、甘草之甘，补托中气。邪半入里，则里气逆，宜辛散之。故用半夏之辛，散逆气而除呕烦。经云：辛甘发散为阳。是以用姜、枣合辛甘发散半表之邪。

柴胡苦寒，三钱　黄芩苦寒，三钱　人参甘温，钱半　甘草甘温，七分　半夏苦辛温，八分　生姜辛温，三大片　大枣甘温，三枚　水盏半，煎八分。温服。

如胸中满而不呕者,去人参、半夏,加瓜蒌一钱。盖热方聚,无用人参之补,且参味甘,愈动①中满,故去之;半夏之辛散逆气,既无呕逆,故亦除之。热宜寒疗,聚宜苦发,故加瓜蒌之苦寒,以泄胸中蕴热。如腹中痛者,减黄芩,加芍药。如胁下痞硬,去大枣,加牡蛎。盖大枣之甘,愈助痞满,故去之;牡蛎之寒可以软坚,故加之。

如心下悸,小便不利。去黄芩,加茯苓。

如不渴,外有微热者。去人参、大枣、生姜,加五味、干姜。盖咳则气逆,甘则壅气,是以去人参、大枣之甘。咳则肺气散。经云:肺欲收,急食酸以收之。故用五味之酸以收肺气。肺寒则咳,散以辛热,故去生姜,加干姜之辛热。

如小便难,潮热,腹满,加茯苓一钱。

如下后阴虚生热,脉微,恶寒。去黄芩,加芍药二钱。如饮水过多成水结胸,去大枣,加牡蛎钱半。如往来寒热而渴甚者,去半夏,倍人参,加天花粉。

如身热不欲近衣,不渴。去人参,加桂枝。

如发热而渴,不恶寒,而嗽者。加五味七分。

如风湿汗后身热,心下烦闷,有动气,本方加桂枝五分,白芍药一钱。

如伤寒下后,胸满,小便不利,谵语惊狂,自汗亡阳,烦躁,起卧不安,一身尽痛。加龙骨、桂枝、铅丹、茯苓、牡蛎各五分,大黄七分。

小建中汤

治伤寒腹中急痛。此乃里有虚寒。经云:脾欲缓,急食甘以缓之。故用胶饴、大枣、甘草诸甘,健脾以缓里。又云:辛以散之,热可胜寒。故用官桂之辛热,以散中寒。又云:酸以收之。用芍药之酸,扶阴寒而止腹痛。

胶饴甘温,以大盅后加之　大枣甘温,二枚　甘草甘温,一钱　官桂辛甘热,一钱　生姜辛温,五片　芍药苦酸寒,七分　水盅半,煎八分。入胶饴化服。

大柴胡汤

治伤寒内实,大便难,不恶寒,反恶热,身热烦呕。乃邪居表里之间。经云:辛甘发散为阳。故用生姜、甘草、大枣发散表邪。又云:酸苦涌泄为阴。故用大黄、枳实利大便以泄内热,芍药扶阴,半夏散逆气,黄芩、柴胡以折少阳表里之邪。

生姜辛温,三片　炙草甘温,五分　枳实苦辛寒,八分　大黄苦寒,一钱　芍药苦酸寒,七分　半夏苦辛温,八分　黄芩苦寒,一钱　柴胡苦寒,二钱　水二盅,煎一盅。温服。

桃仁承气汤

治热蓄血不行,小腹急结。经云:辛以散结,苦以走血,咸以软坚,甘以缓急。是以用桂枝之辛,通血脉以散结气,桃仁、大黄、芒硝诸苦以攻坚血,甘草缓急。

官桂辛甘热,七分　桃仁去皮用尖,二钱　炙草甘温,五分　大黄苦寒,一钱　芒硝苦咸寒,一钱　水盅半,煎一盅。食前,一日三服,以利为度。

柴胡加龙骨牡蛎汤

治伤寒邪气乘热下之,虚其肠胃。邪因内乘,以致胸满,烦惊,小便不利,身重,谵语。夫胸满者,邪热客于胸中也;惊者,乃因胸中热盛熏灼心神而不宁也;小便不利,热涸津液不行也;谵语者,阳明蓄热也;身重者,阳气内行而不荣于外也。是以用桂枝、生姜,行阳气于外,人参、茯苓、大枣,

---

① 动:疑作"助"。

大补托中气，不使邪气内乘，半夏以散胸满，柴胡清热，龙骨、牡蛎、铅丹收敛神气镇惊，大黄下实热而正谵语。

桂枝 辛甘热，七分　茯苓 甘平，一钱　生姜 辛温，三片　人参 甘温，一钱　半夏 苦辛温，八分　柴胡 苦寒，二钱　龙骨 酸涩平，八分　牡蛎 涩寒，七分　大黄 苦寒，钱半　铅丹 即黄丹。辛平，一钱　水二盏，煎一盏。温服。

桂枝救逆汤

治伤寒，医用火迫汗过多，惊狂，起卧不安。夫汗乃心之液，汗大出，则亡阳而耗心液，以致心气空虚，且心恶热，火邪乘虚内迫，遂使心神浮越，故惊狂，起卧不安。故用桂枝、甘草、大枣、生姜等发散表邪，蜀漆之辛以散火邪之错，龙骨、牡蛎收敛散脱之元阳，以镇心神而安惊惕。

桔梗 辛甘热，钱半　炙草 甘温，五分　大枣 甘温，三枚　生姜 辛温，三片　蜀漆 辛甘，八分　牡蛎 咸寒，一钱　龙骨 甘咸涩，一钱　水盏半，煎八分。温服。

抵当汤

治伤寒发狂，小腹硬满，小便自利。乃邪热蓄血于膀胱。经云：热结膀胱，其人如狂是也。治宜下去蓄血，散去邪热可也。经云：苦走血，寒胜热。故用大黄之寒以下热，佐以桃仁、水蛭、虻虫之苦，破蓄血。

大黄 苦寒，酒拌炒，五钱　桃仁 苦辛甘，去皮尖，二十五粒　水蛭 苦寒，炒枯焦，十个　虻虫 苦咸寒，去足翅，炒，十个　水二盏，煎一盏。温服。若为末作丸，名抵当丸，治症相同。抵当汤空心服。

大陷胸丸

治伤寒邪热结于胸中，胸膈结满，心腹坚实或高起，手不可按，能仰而不能俯，项强如柔痉之状，或大小便秘结。治宜下结泻满。故用大黄、芒硝，下结热而通大便，用甘遂、杏仁、葶苈，泻满而通水道，佐白蜜以润燥。

大黄 苦寒，三两　芒硝 苦咸寒，四两　葶苈 辛寒，两半　甘遂 甘寒，两半　杏仁 去皮尖，三两　白蜜 甘温，半斤　共为末；白蜜为丸，如弹子大。每以一丸、水二盏，煎一盏，和渣顿服。一宿乃下。如不下，再煎一丸，服之取下如数。

大陷胸汤

治热结胸中，短气，烦躁，心下坚满。治宜散结下热为主。故用芒硝之咸寒以软其坚，佐大黄、甘遂之苦寒以胜热泻满。

芒硝 苦咸寒，五钱　大黄 苦寒，五钱　甘遂 苦寒，七分　水二盏，先煮大黄至一盏，纳芒硝，煎一二沸，入甘遂，再煎二沸。得利，止后服。

小陷胸汤

治热结胸中尚未成实，但胸中痞闷作痛。治宜散热以泻痞满。故用黄连、瓜蒌之苦寒，以泻胸中之热，以半夏之辛温，以散胸中之痞结。

黄连 苦寒，五钱　瓜蒌仁 苦寒，去壳、穰，一个　半夏 苦辛温，三钱　水二盏，煎一盏。温服。

柴胡桂枝干姜汤

治伤寒汗下后，胸膈①满微结，小便不利，渴而不呕，但头汗出，往来寒热，心烦。夫伤寒汗下后当解，仍见胸胁满，往来寒热等症者，乃邪在半表半里之间也；小便不利而渴者，乃汗下后亡津液过多，内燥也；但头出汗，余无汗者，亦乃津液不足，而阳虚于上也。治宜解表里间邪，复津液而助阳也。经云：热淫于内，以苦发之。是以用柴胡、黄芩之苦寒，以解表里间热。用桂

---

① 胸膈：据《伤寒论》当作"胸胁"。

枝、甘草之辛甘，和荣卫，通血脉，以发表之邪。用牡蛎之寒，以消胸胁之坚满。干姜以复阳气，瓜蒌根① 以生津液。

柴胡苦寒，三钱　黄芩苦寒，七分　炙草甘温，五分　牡蛎咸寒，八分　干姜辛热，五分　瓜蒌根苦寒，二钱　白水煎，温服。

半夏泻心汤

治伤寒因中气不健，以致邪热蓄于心下而痞滞。治宜泻热、散痞、补中。经云：辛以散痞，苦以折热，甘以补中。故用干姜、半夏之辛，以散痞气，芩、连之苦寒以胜热，参、草、大枣之甘以补中气。

半夏苦辛温，三钱　干姜辛热，五分　黄芩苦寒，钱半　黄连苦寒，二钱　人参甘温，二钱　甘草甘温，五分　大枣甘温，三枚　加生姜三片，水二大盅，煎一盅。温服。

十枣汤

治伤寒邪热内蓄，伏饮，以致头疼，心下痞满，引胁下痛，干呕气。治宜下热逐饮为当。经云：辛以散之，故用芫花之辛以散饮；苦以泄之，故用甘遂、大戟之苦，以泄水；大枣之甘以益脾土。

芫花苦辛，七分　甘遂苦寒，二分　大戟苦寒，五分　大枣甘温，三枚　水盅半，先煮大枣至八分，入前三味，再煎三五沸。温服。取快下利为度。

大黄黄连泻心汤

治心下痞，按之满，其脉关上浮。乃虚热也。治宜导其热可也。经云：火热受邪心病生焉。苦入心，寒除热。故用大黄、黄连，苦寒泻心下之虚热。

大黄苦寒，三钱　黄连苦寒，五钱　水盅半，煎八分。温服。

赤石脂禹余粮汤

治下焦不约，开肠洞泄。故用赤石脂以止滑脱，禹余粮以除积热。

赤石脂甘酸，一两　禹余粮甘平寒，八钱　二味共研末，水二盅，煎一盅。空心服。

旋覆代赭石汤

治汗吐下后心下痞，噫气不除。此乃胃气不和，虚火上逆所致。治宜降虚火以补中。经云：虚火宜补，故用人参、大枣、甘草以补中。又云：重可以除浮，故用代赭石，以坠虚火之上逆。又云：咸以软坚。故用旋覆花之咸，以软坚痞。又云：辛以散之。是以用生姜、半夏之辛，以散痞逆之气。

人参甘温，三钱　大枣甘温，三枚　炙草甘温，七分　生姜辛温，五片　赭石苦寒，钱半　半夏苦辛温，八分　旋覆花甘咸温，三钱　水二盅，煎一盅。温服。

桂枝人参汤

治伤寒表里② 未解而数下之，重虚其里，虚热乘虚而入里，遂协热下利不止，且心下痞。治宜温中解表可也。经云：表未解者，辛以散之；里不足者，甘以补之。故用干姜、桂枝之辛以解表，参、术、甘草以补中。

干姜辛热，五分　桂枝辛甘热，七分　人参甘温，三钱　白术甘温，二钱　炙草甘温，三分　水盅半，煎八分。温服。

瓜蒂散

治伤寒头不痛，项不强，寸脉微浮。胸中痞硬，气上冲咽喉，不得息。此乃邪客胸中所致。治宜逐去胸中之邪可也。《千金》云：气浮上部，填塞心胸。胸中满者，吐之则愈。经云：酸苦涌泄为阴。是以用瓜蒂、

---

① 根：陈本原脱，据后文及《伤寒论》原方，当以瓜蒌根为是。
② 里：据《伤寒论》当作"证"。

赤小豆之苦酸,以涌吐胸中之邪。

　　瓜蒂 苦酸寒,五钱　赤小豆 甘酸温,五钱
二味为末,用豆豉煮作粥,去渣,取半碗,和前末,温服。取吐,得快利为度。

黄芩汤

　　治太阳与少阳合病自病,用黄芩、芍药清热扶阴,收敛肠胃,大枣、甘草补中。

　　黄芩 苦寒,钱半　芍药 苦酸寒　大枣 甘温,三枚　甘草 甘温,五分　水一盏,煎六分。温服。

黄连汤

　　治伤寒中气不足,邪气乘虚入胃,致使阴不得升,独淫于下,为下寒,而作腹痛;阳不得降,独淫于上,为上热,而作呕吐。经云:中不足者,补之以甘。故用参、草、大枣之甘,以补中气。又云:温①淫所胜,泻之以苦。故用黄连之苦,以泻上热。又云:寒淫所胜,散之以辛。故用干姜、肉桂之辛,以散下寒。佐半夏,散逆气而除呕。

　　黄连 苦寒,一钱　人参 甘温,三钱　炙草 甘温,七分　大枣 甘温,三枚　肉桂 辛甘热,七分　干姜 辛热,三分　半夏 苦辛温,七分　水盏半,煎八分。温服。

桂枝附子汤

　　治伤寒八九日,风湿相搏,身体疼痛烦,而不能转侧,不呕,不渴,脉虚而涩。治宜发散在经之邪可也。故用桂枝、生姜以散经中之风,附子散经中之湿,大枣、甘草补脾土以胜湿。

　　桂枝 辛甘温,三钱　生姜 辛温,二钱　附子 辛热,一钱　大枣 甘温,三枚　炙草 甘温,八分　水盏半,煎八分。温服。

甘草附子汤

　　治风湿相搏,骨节烦疼,掣痛不得屈伸,汗出,短气,小便不利,恶风不欲去衣,或身微肿。夫风则伤卫,湿流关节,两邪乱经,故骨节烦疼,掣痛不得屈伸。风胜则伤卫,伤则不能卫护皮毛,是以汗出、短气,恶风不欲去衣,湿胜则壅塞,水气不行,是以小便不利,或身微肿。治宜散风湿,固卫气可也。故用桂枝以散风,附子以散湿,甘草、白术补中以益卫气。

　　桂枝 辛甘热,三钱　附子 辛热,二钱　甘草 甘温,一钱　白术 甘温,五钱　水二盏,煎一盏。温服,日服三剂。

白虎汤

　　治伤寒汗后,脉洪大而渴,虚烦及暍等症。经云:热淫于内,佐以苦寒。故用石膏、知母之苦寒以胜热。又云:热盛者,以甘缓之。故用粳米、甘草之甘以补中气。

　　知母 苦寒,五钱　石膏 辛寒,八钱　炙草 甘温,八分　粳米 甘温,二合　水二盏,煎一盏。温服。

　　如口燥烦渴,或发赤斑,加人参二钱,名人参白虎汤。

　　如秋盛感热疫病,或阳明症,大便不固,热不退,或湿温症不退,而大便溏。加苍术六钱,添水一盏半煎服,名苍术白虎汤。

炙甘草汤

　　治伤寒脉结代,心惊悸。夫结代者,由血气亏败,不能相续也,心中动悸者,由真气内虚也。治宜补虚益血气而复脉。经云:补可以去弱。是以用人参、大枣、炙草以补弱。又云:辛可以益气。是以用肉桂、生姜以益气。又云:津耗散为枯,五藏痿弱,荣卫涸流。是以用麻仁、阿胶、麦门冬、地黄,益血润经,通心复脉。

　　人参 甘温,五钱　大枣 甘温,三枚　阿胶 炒,

---

① 温:据后文当作"热"。

研末,三钱　炙草甘温,二钱半　生姜辛温,三片　麦门冬去心,钱半　生地甘寒,三钱　肉桂辛温,五钱　麻仁辛甘温,二钱　水、酒各二升,煮前八味至一升,入阿胶末,溶化尽。分二服。一名复脉汤。凡脉来缓,而时一止,复来者,名曰结脉。来动而中止,不能自还,名曰代脉。凡病见此脉者,多难治。

大承气汤

治伤寒因火邪结热实于内,腹满硬,谵语,舌干口燥,大便秘结不通,其脉沉实。治宜泻满,通大便下实热可也。经云:苦以泻满,咸以软坚①,寒以胜热。故用枳实、厚朴以泻腹满,芒硝之咸以软坚痞,大黄通大便以泄实热。

枳实苦辛温,收肠胃壅滞之气,一两　厚朴苦辛温,破腹中积滞之气,八钱　芒硝咸寒,一两　大黄苦寒,一两　水四碗,先煮枳实、厚朴至二碗,入大黄再煎一二沸,纳芒硝。分再,温服。取利为度。如未利,再投一剂。

小承气汤

治伤寒六七日不大便,潮热,狂言,腹不坚满。因其邪热尚未结实,故于大承气汤中去芒硝之咸寒。其药之功性,已述明前大承气汤中,兹不再录。

大黄七钱　枳实二两　厚朴　水盅半,煎一盅。空心服。

猪苓汤

治邪热客于下焦,蓄遏津液不得下通,小便不利。治宜利小便以泻下焦之热。故用阿胶润燥,滑石利窍,猪苓、茯苓、泽泻渗水而利小便,以泻下焦之热。

泽泻甘咸寒,二钱　滑石甘寒,三钱　猪苓淡平,五钱　茯苓甘平,二钱　阿胶甘平,炒,研末,临熟入药溶化尽,五钱　水三碗,煮四味至二碗,入阿胶末搅匀,温顿服。

茵陈蒿汤

治瘀热不得越散而发黄。治宜逐热退黄可也。故用大黄、栀子以逐热,佐茵陈以退黄。

大黄苦寒,四钱　栀子苦寒,三钱　茵陈苦辛寒,一两　水四升,先煮茵陈、栀子至二升,纳大黄。

吴茱萸汤

治中气不足,胃中虚寒,食谷欲呕。治宜补中温胃可也。经云:寒淫于内,治以甘温,佐以苦辛。是以用人参、甘草以补中,吴茱萸、生姜温胃而止呕。

人参甘温,五钱　大枣甘温,五枚　生姜辛热,五大片　茱萸辛热,五钱　水二盅,煎一盅,温服。

麻仁丸

治热涸津液,以致肠胃枯燥,大便难。治宜润燥通大便以下热。故用麻仁、杏仁以润燥,芍药生津液,枳实、厚朴破壅滞气,疏利大肠,大黄通大便以下热。

麻仁辛温,去壳,一升　杏仁辛温,去皮,八两　大黄苦寒,八两　芍药苦酸寒,四两　枳实苦辛寒,四两　厚朴苦辛温,六两。予意加当归四两更妙。

二仁研为细末泥,四味复共为末,炼蜜丸梧子大。每食前米汤送下三五十丸。

栀子柏皮汤

治伤寒蕴热发黄。此热仍未成实。治宜泻热退火可也。故用甘草泻火,佐栀子、黄柏以退热。

生甘草甘寒,三钱　栀子苦寒,五钱　黄柏苦寒,七钱　煎服。

---

① 咸以软坚:原作"咸以实坚",据下文"芒硝之咸以软坚痞"改。

麻黄连翘赤小豆汤

治湿热蕴于肌表而发黄。用连翘、樟白以胜热，赤小豆以去湿，大枣、甘草助脾土以制湿，生姜、杏仁、麻黄解表发汗，以逐湿热。

连翘苦寒，五钱　樟白皮苦寒，四钱　赤小豆甘酸平，一合　大枣甘温，五枚　生姜甘辛，五大片　杏仁甘苦温，七钱　麻黄苦辛温，三钱　炙草甘温，五分　水三升，先煮麻黄二三沸，掠去沫，入余药再煎，取二升。分再温服。

麻黄附子细辛汤

治少阴病始得之，脉沉，发热。凡少阴病不当发热，今发热，邪仍在表也，故虽脉沉而邪尚未除。亦宜用温剂发汗以散之。故用麻黄解肌发汗，以逐表邪，附子、细辛以散里寒。

麻黄苦甘热，四钱　附子辛热，三钱　细辛辛热，三钱　水二盅，先煮麻黄一二沸，掠去沫，入二味，再煎至一盅。温服，覆取汗。本方减细辛，加炙草，名①麻黄附子汤。治症同前。

黄连阿胶汤

治伤寒变热，心中烦，不得卧。治宜益阴退热。故用黄连、黄芩以胜热，芍药以扶阴，鸡子黄、阿胶以养血。

黄连苦寒，三钱　黄芩苦寒，三钱　芍药苦酸寒，三钱　鸡子黄甘温　阿胶味甘，炒匀，研，三钱　水二盅，先煮三味至一盅，入阿胶溶化尽，稍冷，入鸡子黄搅匀令相得。服之。

附子汤

治少阴症不渴，恶寒。此乃阴寒胜，阳气亏。治宜补阳气，散阴寒可也。故用人参、白术、茯苓补阳气，芍药收阴，附子散寒。

人参甘温，五钱　白术苦甘温，三钱　茯苓甘平，三钱　芍药苦酸　予意此味益阴，非阳所宜，或曰甘草之误　附子辛热，二钱　水二盅，煎一盅。温服。如手足厥冷，身疼，骨节痛，脉沉，倍附子，加干姜。

桃花汤

治少阴症下痢脓血。此乃里寒，下焦不约所致。治宜扶胃、固脱、散寒可也。是以用粳米以扶胃，赤石脂以固脱，干姜以散寒。

粳米甘温，二合　赤石脂甘温，七钱　干姜辛热，五钱　水二大盅，煎一盅，温服。

猪肤汤

治少阴下利，咽痛，胸满，心烦。盖少阴之脉从肾上贯肝、膈，入肺，而循喉咙，其支者，从肺出，络心，注胸中。由其经客热不散，是以咽痛，胸满，心烦。治宜清少阴之热可也。故用猪肤以解少阴之热。猪乃水畜，其气入肾，是以用其寒性，以胜肾经之客热。

猪肤剥猪皮上瘠②味，甘寒，一斤　水一斗，煮至五升，去滓，和白蜜一斤、白粉五合，熬相得。温分六服。

白通汤

治少阴肾水客寒自利。治宜通阳气，温中散寒可也。故用葱白通气，助干姜、附子温中散寒。

葱白辛温，四茎　干姜辛温，二钱　附子辛热，三钱　水二盅，煎一盅。温服。本方加人尿、猪胆汁，苦寒为从治，使热药不为寒气所格，名白通加猪胆汁汤。乃《内经》所谓甚者从之是也。

---

① 名：原脱，据文义补。
② 上瘠：此处疑有误。

真武汤

治少阴症四五日,脉缓,腹痛,四肢沉重,头疼,小便不利,大便自利,或呕。夫少阴属肾,肾司水寒,肾不能司其水寒,是以腹与肢体沉重疼痛,小便不利,大便自利,皆寒湿之为害。治宜胜湿散寒可也。故用白术、茯苓以胜湿,芍药以收阴湿,附子、生姜以散寒湿。

白术苦甘温,四钱　茯苓甘平,五钱　芍药苦酸寒,一钱　附子辛热,一钱　生姜辛热,五大片　水两大盏,煎一盏。温服。

如嗽,加五味子、细辛、干姜。盖水寒相搏则咳逆,故加五味子之酸以收逆气,细辛、干姜之辛以散水寒。

如小便利,内多伏水。去茯苓。

如下利甚,乃阴寒盛。芍药益阴非其所宜,当减芍药而加干姜。

如呕,乃气上逆。附子补气非其所宜,当去附子加生姜,散逆气以止呕。

通脉四逆汤

治少阴症,下利清谷,手足厥冷逆,或腹痛,身反热,面反赤,不恶寒,或咽痛,干呕。此乃阴寒内盛,格阳于外,两不相通。治宜散阴以通阳气。是以用干姜、附子以散中寒,葱白以通阳气,炙甘草以缓里急。

干姜辛热,五钱　附子辛热,二钱　葱白辛温,七茎　炙草甘温,一钱　水二盏,煎一盏。温服。

如呕,加生姜;咽痛,加桔梗;脉不出,加人参。

白头翁汤

治挟热下利肠垢。乃湿热所郁而成。治宜胜热除湿。经云:苦可以去湿,寒可以胜热。故用白头翁、黄柏、黄连、陈皮诸温寒①胜湿除热。

白头翁苦寒,五钱　黄柏苦寒,三钱　陈皮苦寒,七钱　水四升,煎二升。温分再服。

理中汤

治中气不足,寒气乘之腹痛。治宜补中散寒。是以用人参、白术、甘草补中益气,干姜温胃而散寒。

人参甘温,五钱　白术苦甘温,三钱　炙草甘温,二钱　干姜辛热,二钱　水二盏,煎一盏。温服。

如脐上紧痛,乃肾气凌心,欲作奔豚。加桂枝以泻奔豚之气。如多吐者,去甘草,加生姜一分。更多者,倍白术。

中满者,去甘草、白术,加厚朴、生姜。

本方加附子,名附子理中汤。治症同前。

牡蛎泽泻散

治大病后,脾虚不能制约肾水,以致水溢下焦,自腰下皆肿,小便不利。治宜利小便、散肿、导湿可也。故用牡蛎、泽泻、海藻以泄水气,蜀漆、葶苈、瓜蒌、商陆以导湿肿。

牡蛎咸寒,一钱　泽泻咸寒,三钱　海藻咸寒,二钱　蜀漆辛平,七分　葶苈苦辛寒　商陆咸平,一钱　瓜蒌根苦寒,二钱　水二盏,煎一盏。温服。或研末,白饮调服。小大便利,止后服。

竹叶石膏汤

治伤寒解后,余热未尽,羸虚少气,气逆欲吐。盖热则伤气,故气少;气少则余热上炎,是以气逆欲吐,治宜益气以散虚热。故用粳米、甘草、人参以益气,石膏、竹叶、麦门以清余热,半夏以降逆气。

人参甘温,二钱　粳米甘温,一合　炙草甘

---

① 温寒:文义不顺,疑为"苦寒"之讹。

温,二钱　竹叶 甘平,不拘　石膏 辛寒,三钱　麦门 苦甘温,五钱　半夏 苦辛温,钱半　白水煎。温服。

九味羌活汤

治两感风寒,表里受邪,肢节疼痛。用羌活、防风、细辛、白芷、川芎,诸辛温以散表邪之风寒;用生地、黄芩,以清在里之邪热;用苍术一分安太阴,使邪不纳;用甘草缓里,和诸药性。

羌活治太阳肢节痛,大无不通,小无不入,乃拨乱反正之主也。

防风治一身尽痛,听君将命令而行,随所使引。而苍术雄壮上行之气,能除湿气,下安太阴,使邪气不传脾经。

川芎治头厥阴在脑。甘草缓里急,和诸药。白芷,治阳明头痛在额。

生地治少阴心热在内。

黄芩治太阴肺热在胸。

细辛治少阴肾经苦头痛。此方乃易老所致,凡见表症,悉宜服之,实解利之神药也。

羌活 辛温,三钱　防风 辛温,治风火用　苍术 辛温,行气,一分　白芷 辛温,理血,八分　细辛 辛温,一钱　川芎 辛温,理血,八分　生地 甘寒,八分　黄芩 苦寒,八分　甘草 甘温,五分　水煎。温服。如欲急汗,热服,更以粥羹投之。

如脉浮不解,宜先急服,而后缓服。

如脉沉不解,宜先缓服,而后急服。

此药不独解利风寒,治杂病亦是有神。如中风行经,加附子。如中风秘者,加大黄。

如治风寒湿①三气合而为痹症,各随十二经上下内外、寒湿温凉、四时六气加减补泻而用之。

藿香正气散

治四时感冒,头痛,憎寒壮热,及风湿,并霍乱吐泻,山岚瘴气等症。用大腹皮助脾胃,敛气宽中,厚朴、橘红消痰理气,茯苓、白术、炙草补中,白芷散游风,兼止头疼,半夏降逆气,燥痰涎,桔梗为诸药舟楫,亦治痰;紫苏下气散寒;藿香和脾胃进饮食以辟恶气,而止呕逆。

大腹皮 辛温,八分　厚朴 辛苦温,一钱　橘皮 辛温,一钱　茯苓 甘平,二钱　白术 苦甘温,五钱　甘草 甘温,炙,五分　白芷 苦辛温,八分　桔梗 辛温,八分　半夏 苦辛温,下逆气,一钱　紫苏 辛温,一钱　藿香 苦辛温,二钱　水二大盏,姜三片,枣三枚,煎一盏。温服。

黄连解毒汤

治伤寒大热不止,烦躁不眠。用黄连以解内热,黄芩以退表热,黄柏救肾水以降火,栀子清热解虚烦。

黄连 苦寒,五钱　黄芩 苦寒,五钱　黄柏 苦寒,五钱　栀子 苦寒,五钱　水三升,煎二升,顿服。

六神通解散

治夏月伤寒,得太阳、阳明二经症候,汗不出,头项痛,腰脊强,目疼,鼻干,不得卧。悉具表症,治宜辛凉以发其汗。故用石膏、黄芩以清其热,滑石以利其窍,麻黄、苍术以发其表,甘草泻火和药性。

石膏 辛寒,二钱　黄芩 苦寒,三钱　麻黄 辛热,八分　滑石 甘寒,二钱　苍术 苦辛温,二钱　甘草 甘温,五分　水二盏,煎一盏。若春月伤寒,加防风一钱,此乃代麻黄之热剂,若冬月伤寒,不可用此方,仍宜用麻黄汤。

甘　露　饮

治夏月受热,中渴②烦躁,或霍乱吐泻。用石膏、寒水石以胜热,滑石利窍,助

---

① 湿:陈本原作"温",据文义改。
② 中渴:文义不顺,疑为"中暍"之讹。

猪苓、茯苓、泽泻利小便以泄火，白术、甘草以补中，肉桂和荣卫以通血脉。

石膏 辛寒，一两　寒水石 甘寒，三两　滑石 甘寒，四两　猪苓 淡平，三两　茯苓 甘淡，二两　肉桂 辛甘温，五钱　泽泻 咸寒，二两　白术 甘温，三两　甘草 甘寒，一两　共研为细末，每以白汤，或新汲井水，或姜汤调服三五钱。

六一散、五苓散并加寒水石、石膏亦可。

附　　方

补中益气汤　内伤门。

防风通圣散　风门。

四君子汤　气门。

柴苓汤　即小柴胡合五苓散，二方并本门。

三一承气汤　即本门大承气汤和甘草。

暑　　门

论

暑邪即是热，乃夏月炎蒸之气也。故经云：夏至后病热为暑是也。盖夏月阳气在外，天时蒸热，人之肤腠疏豁，气随汗泄。而内虚不善调摄，多易感此。而东垣有中热、中暑之分。其中暑者，乃无病之人，或于深堂大厦，或于阴木幽林，或恣食寒冷以避暑热，致使周身阳气为内、外阴寒所遏，不得伸越。经曰：口得寒物，身犯寒气是也。其症头疼，恶寒，身体拘急，肢节疼痛而烦心，肌肤火热而无汗。治宜大顺散，热药以散表寒可也。其中热者，乃行人、农夫于日中劳役，以致汗泄腠疏，外热乘虚入内以伤肺气。经云：邪之所凑，其气必虚是也。其症头苦痛，肌肤燥而恶热，大渴饮水，无力以动，治宜白虎，凉剂以清内热。

而丹溪又云：黄连香薷饮、清暑益气汤、五苓散皆可取效。如若挟痰，加南星、半夏；挟虚，加人参、黄芪。详症合宜加减。而戴元礼又谓：暑症有伤、有中之不同，如腹痛水泻乃胃与大肠受病，但恶心，胃口中或有痰，名曰伤热，宜黄连香薷饮。若身热头疼，躁乱不宁，身如针刺者，名曰中热。宜解毒白虎汤加柴胡，气虚加人参。如若咳嗽，发寒发热，盗汗不止，脉数不止，乃火乘肺。宜清肺汤，或柴胡天水散之类。学者临症自宜裁度，毋纵巨胆为幸。

暑脉法

经云：脉虚身热，得之伤暑。夫热伤气，气伤则脉虚，是以暑脉弦、细、芤、迟、浮大而散，或隐伏不见，此皆谓之虚脉也。

治暑大法

暑月阳气发于外，腹中空虚，必用清暑益气汤为主加减。

丹溪治暑活套

凡中暍，是阳症；中暑，是阴症。脉沉弱者，切不可用寒凉之药清热，只宜用天水散、五苓散及白虎汤之类。

如热闷恍惚，宜辰砂五苓散。

如脉弦实，宜黄芪藿香汤。

热甚，自汗而渴，便涩者。五苓散分利之，或桂苓甘露饮。

吐泻，脉沉微者。可用附子大顺散。

伏热伤寒，缩脾饮、香薷饮子皆可，浸冷服之。或剥蒜，纳鼻中，或研蒜水灌之。盖蒜气臭烈，能通诸窍故也。

治暑方

大顺散

治夏月为阴寒之气抑遏，阳气于内不

得外发，头肢节痛，身体拘急，烦心，肌肤火热无汗。此皆阴寒之气客于皮肤，郁遏身中之阳不得外泄。治宜散表寒，以通内郁之阳气可也。夫皮肤乃肺之合，皮肤客邪则肺受病。经云：肺恶寒。又云：辛甘发散为阳。是以用干姜、桂枝以散表实，甘草、杏仁以救肺。

干姜_{辛热，五钱} 桂枝_{辛热，一两} 杏仁_{苦甘温，一钱} 生甘草_{甘温，一两} 共为细末，每以白汤送下二三钱。

黄连香薷饮

本方除黄连，加扁豆，名香薷饮。治症同。治伤热症，宜清热、分利暑气可也。故用黄连清热，香薷分利暑气，厚朴除湿满、散结调中。

黄连_{苦寒，三钱} 香薷_{辛凉，五钱} 厚朴_{苦辛温，一钱}

清暑益气汤

治长夏湿热之气伤人，遂使精神短少，四肢困倦，肌热而烦，不思饮食。经云：邪之所凑，其气必虚。又云：热则伤气。故用人参、黄芪、甘草、白术补中益气为主，陈皮、青皮理气为标，神曲调脾胃以进饮食，升麻、葛根清热解肌，苍术安脾燥湿，泽泻利小水以渗湿热，当归理血，黄柏救肾，麦门冬、五味子清热而救肺金。

人参_{甘温，二钱} 黄芪_{甘温，三钱} 炙草_{甘温，五钱} 白术_{甘温，二钱} 青皮_{苦辛寒，五钱} 陈皮_{苦辛温，八分} 神曲_{苦辛温，八分} 升麻_{苦寒，五分} 葛根_{苦辛寒，八分} 苍术_{辛温，六分} 泽泻_{酸寒，八分} 黄柏_{苦寒，七分半} 川归_{辛甘温，一钱} 麦门冬_{甘凉，去心，一钱} 五味子_{甘缓温，六分} 水二盏，煎一盏。温服。

天水散 即益元散

治伤寒暑，身热，烦渴，小便不利。治宜通小便，泻火热可也。故用滑石胜热、利窍、通小便，甘草补中、泻火热。

滑石_{辛寒，六两} 粉草_{甘温，一两} 为极细末。每以白汤调下三五钱。加柴胡名曰柴胡天水散。

宝鉴桂苓甘露饮

治伏暑于内，小便赤涩，发渴，脉虚，呕痰。由暑热伤气所致，治宜泻暑热、利小便、补中气可也。故用石膏、寒水石、滑石，助泽泻通利小便以泻暑热，人参、白术、茯苓、甘草，补中益气，葛根解肌，生津止渴，藿香和脾胃以止呕，肉桂和荣卫，通血脉，木香理滞气。

石膏_{辛寒} 滑石_{甘寒} 寒水石_{甘寒} 泽泻_{甘咸寒} 人参_{甘温} 茯苓_{甘温} 白术_{苦甘温} 葛根_{苦甘凉} 甘草_{甘寒} 肉桂_{甘辛温} 木香_{苦辛温} 藿香_{苦甘辛温} 为细末。每以白汤调下三五钱。一本方无藿香，有黄芪。

缩脾饮

治伏暑烦渴，吐泻霍乱。用砂仁、草果、白扁豆温脾和胃，止呕吐；乌梅收肺热，佐葛根生津液止渴，除烦暑；甘草补中。

砂仁_{苦辛温，七分} 草果_{辛温，八分} 白扁豆_{甘温，二钱} 乌梅_{酸，二个} 甘草_{甘寒，一钱} 葛根_{苦甘温，一钱半} 水盏半，煎八分。浸冷服。

十味香薷饮

治热伤元气，身体倦痛，神昏，自汗，吐利。治宜清暑热，益元气。故用香薷清暑气，人参、白术、陈皮、茯苓、甘草补中益气，黄芪实腠理以止汗，汗泄不无散气、亡津液，故佐以木瓜，收脱散之气，兼生津液，白扁豆安脾和胃，厚朴散结调中。

香薷_{苦辛凉，三钱} 人参_{甘温，五钱} 白术_{苦甘温，一钱} 甘草_{甘温，五分} 陈皮_{苦辛温，七分} 茯苓_{甘平温，八分} 白扁豆_{甘温，一钱半} 黄芪_{甘温，二钱} 木瓜_{甘酸温，钱半} 厚朴_{苦辛温，八分}

水二大盅，煎一盅。温服。

生脉散

治暑热伤肺气，致六脉或不出。治宜清肺热，益元气。故用人参益元气，麦门清肺金，五味子收耗散肺金，滋肾阴胜热。

人参甘温，五钱　麦门冬甘温，三钱　五味子酸甘，一钱五分　白水煎。温服。

附　方

黄连解毒汤　人参白虎汤　五苓散
俱伤寒门。

湿　门

论

湿者，乃风雾霜露、淫霾雨雪及醺酪酒浆瓜果、寒泉水湿之气也。若体气虚弱之人感此，而为胀满者，经云：诸湿肿满是也。而为泄泻者，经云：湿盛则濡泄是也。而为痈毒疮疡者，经云：地之湿气，盛则害人皮肉筋脉是也。而为痿脾①等症者，经云：因于湿，首如裹，热湿不攘，大筋软短，小筋弛长，软短为拘，弛长为痿是也。而成黄疸者，经云：湿家一身尽痛，发热，色如熏黄是也。种状多端，为状不一，故经又云：诸痉强直，积饮痞膈中满，霍乱体重，肘②肿，肉如泥，按之不起，皆属于湿，乃太阴脾土主之。因状既殊，法难执一，是以先哲分作内、外两因而疗。如居处卑湿之地，及辛苦劳碌之人，汗沾衣里，与夫道途冲冒雾露雨水等气者，皆湿从外感。宜以轻扬发散之剂为主，如羌活胜湿等汤之类。若黄疸者，如茵陈五苓散之类。若水湿之气内盛，患者体质尚壮，宜舟车丸、禹功散皆可选用。全在临症合宜，不可执泥古方。大要在乎理脾调中为本，扶得湿土健旺，自能分布水

湿之气，为汗、为液、为津、为溺而出。学者宜自思焉。

湿脉法

《脉经》云：湿家为病，一身尽痛，发热，身似熏黄。又云：脉浮而缓，湿在表也；脉沉而缓，湿在里也；或弦而缓，或缓而浮，皆风湿相搏也。

治湿大法

湿在表，宜微汗而解。经云：湿热甚，治宜以苦寒温，佐以甘辛，以汗为效而止是也。又不欲汗，故不用麻黄、葛根。湿在内，宜利小便。大抵自外而至者，皆宜汗散；自内而至者，兼宜渗利。夫苍术乃湿家通用之药，其功甚烈。凡诸风药皆能燥湿，盖风木能胜脾湿故也。

丹溪治湿活套

湿木土气，太热则能生之，故夏热则万物润湿，犹热郁而生湿也。大法以二陈汤加酒芩、羌活、防风为主。盖风能胜湿之故也。大抵治湿宜利小便。

如一身尽痛，或无汗，乃湿流关节。

邪气在表，宜五苓散加羌活、苍术以微汗之，不可以大汗。湿微者，白术、甘草亦效。

小便自利，色青白，大便泄泻，身疼，自汗。此乃寒湿相搏。宜五苓散加附子、苍术、木瓜。

如风湿身痛，微肿，恶风。宜杏仁汤加官桂五钱，天门冬、芍药、麻黄各钱半，杏仁十枚，姜十片，水三盅，煎一盅。温服。

如湿致肿胀，宜利小便，健脾胃。加葶苈木香散之类。夫治湿，固苍术、白术为君

---
① 痿脾：疑作"痿痹"。
② 肘：疑作"肤"，形近之讹。

补脾为主。然有湿盛气满膨胀者，又不可执此，当要行气利水为主，而又以二术为佐，看其缓急而治，不可无变。苍术治湿，上下部皆可用。

二陈汤加酒芩、羌活、苍术，散风行气湿。

上部湿，苍术功效极速，下部宜升麻提之。

如风湿相搏，黄芪防己汤尤效。

如湿盛气实者，宜神佑丸、舟车丸。

如气虚者，宜人参、茯苓，佐桑白皮、葶苈、木香之类。

凡肥白人沉困睡怠惰，多是气虚受湿。宜人参、白术、茯苓、苍术，或佐滑石。凡黑瘦人沉困怠惰，多是湿热。宜白术、黄芩。

饮食不节，脾胃受伤，不能传送湿热。宜枳术丸加减。如上焦湿热，宜用黄芩。

肺有虚热，宜二门冬、知母、黄芩，但不宜多用，只恐伤脾气。

如中焦湿热，宜用黄连。

如脾胃虚热，不能健运而郁闷。宜黄芩、白术、人参、陈皮，或少佐厚朴。

如下焦湿肿极痛，并膀胱有大邪者。必用酒洗防己、龙胆草、黄柏、苍术。

戴元礼云：东南地土卑①湿多，病者多从外入，多自下起，其患脚腿气病者多。治宜汗散，久则疏通渗泄。西北地高，风寒燥紧盛，人多食醲酪湿热之物，以卫外寒，湿热怫郁于内而作，多致肚腹膨胀，或通身浮肿。治宜详其元气虚实，大小二便须要通之，此乃责其根在内也。虽然方土之中亦或互相有者，但多寡之不同耳，必须详症治之，不可执一。

治湿药方

羌活胜湿汤

治外感湿②邪。经云：风可以胜湿。

又云：辛以散之。是以用羌活、独活、藁本、蔓荆子、川芎、防风诸辛味风剂，以胜肌表之湿，炙草补脾土以胜湿。

羌活辛温，二钱　独活辛温，八分　藁本苦甘温，八分　川芎辛温，一钱半　防风甘辛温，一钱　炙草甘温，八分　蔓荆子苦辛温，一钱　水盏半，煎八分服。

如身重，腰痛沉沉然，乃经中寒湿。加酒洗汉防己一钱，附子五分；甚，加川芎六分。

茯苓渗湿汤

治湿热内郁，致成黄疸等症。治宜清热胜湿可也。是以用黄芩、黄连、栀子以清热，陈皮、青皮、枳实以散郁，猪苓、泽泻、赤茯利小便以渗湿，茵陈驱湿热以退黄。

黄芩苦寒，二钱　黄连苦寒，钱半　栀子苦寒，二钱　陈皮辛温，二钱　枳实苦辛温，八分　青皮苦辛寒，钱半　猪苓淡平，一钱　赤茯甘平，八分　泽泻咸寒，一钱　茵陈苦辛凉，二钱　水二盏，煎一盏。温服。

舟车丸

治一切水湿肿满，腹大胀硬，用大黄、甘遂、大戟、芫花以泻水湿，陈皮、木香、牵牛疏行郁气以除胀满。

大黄苦寒，二钱　甘遂苦甘寒　牵牛苦辛，利水，八分　芫花逐水，七分　陈皮苦辛温，八分　木香苦辛温，二分　大戟苦甘寒，一分　水盏半，煎八分。温服。

禹功散

治水湿致膀胱肿，或作疝痛。宜逐水，疏利膀胱、小肠之郁可也。是以用牵牛逐水下气消胀满，茴香疏小肠、膀胱壅滞之气，除疝疼。

---

① 卑：陈本原作"脾"，据文义改。
② 湿：陈本原作"温"，据后文改。

牵牛苦辛寒,四两　茴香苦辛温,六两　二味共为细末。每以生姜自然汁调服三五钱。一本加白术五两。

平胃散

治诸湿症。用苍术燥湿为君,陈皮、甘草扶脾为佐,厚朴行气逐湿为使。

苍术苦辛温,八两　陈皮辛温,留白,四两　炙草甘温,三两　厚朴辛温,三两　为细末。每以姜、枣煎汤,或盐汤点服三五钱。

葶苈木香散

治湿热内甚,水肿腹胀,小便赤涩,大便注泻。中气不足,运动失常,遂使水饮不得四布所致。治宜补中渗湿。是以用白术、茯苓、炙甘草补中健脾,葶苈逐水消浮肿,猪苓、泽泻、木通、滑石利小便渗湿,木香行气,肉桂通血脉和荣卫。

白术苦甘温,四两　茯苓甘温,三两　炙草甘温,二两　葶苈苦辛寒,八钱　猪苓淡平,二两　泽泻甘咸寒,二两　木通淡平,二两　滑石利窍,二两　木香苦辛温,四两　肉桂辛甘温,五钱　为细末。每以白汤调下五七钱,一日二服。

防己黄芪汤

治中气不足,风湿外乘,脉浮,身重,自汗恶风,或痛。夫脉浮,虚也;汗出恶风,乃风伤卫,不能固护皮毛也;夫身重者,湿也;痛者,风湿相搏也。治宜散风湿、补中气、实腠理可也。故用防己驱风散湿,白术、甘草补中燥湿,黄芪补卫气、实腠理以止汗。

防己苦寒,五钱　白术苦温,四钱　炙草甘温,三钱　黄芪甘温,六钱　水二盏,内加姜三片、枣二枚,煎一盏,服妙。

如喘者,加麻黄、半夏;有汗,去麻黄;气上冲,加桂枝;如寒,加细辛。

二花神佑丸

治一切水湿致脚细胀大,实胀喘满。用轻粉燥湿,大黄、芫花、甘遂、大戟、牵牛逐水以消胀满。

轻粉辛寒,五钱　大黄苦寒,一两　芫花苦辛寒,七钱　甘遂苦寒　大戟苦甘寒,一两　牵牛辛寒,一两　为细末,滴水为丸如绿豆大。每以白汤下五七丸、或十丸,一日三服,不拘时候。

附　　方

五苓散　伤寒门。治湿胜身重,小便不利。

甘草附子汤　伤寒门。治寒热相搏,汗出骨痛。

二陈汤　伤寒门。

茵陈五苓散　见疸门,即五苓散加茵陈。

燥　门

论

燥者,枯槁而不润泽也,皆由火盛伤金,血液衰少无以营养所致。如燥居大肠,即作秘结之症;燥在肺经,即作皮肤皱揭之患。随其燥之致,即作是经之病。故经云:诸涩枯涸,干劲皱揭,皆属于燥。乃阳明燥金,肺与大肠主之是也。治宜泻火清金,养血生津为本。如润肠丸、通幽汤、麻仁丸、龙胆丸,与夫琼玉膏、清凉饮皆可选用。又有秋冬之月,天时收敛,寒冷收持,人之阳气内伏四末,阳气不充,以致血液罕及,而成乎燥烈之症,又非前苦寒之药可疗,必须辛热之剂,散寒助气导血,而燥自瘳。如琼玉膏、附子散之类皆可选用。学者在乎通变,幸勿拘泥可也。

燥症脉法

燥脉紧而涩,或浮而弦,或芤而虚。

丹溪治燥活套

燥症有虚、有风、有湿、有火、有津液不足、有寒、有气，数者不同，切不可浪用芒硝、大黄苦寒利药，巴豆、牵牛尤不可用。

如腹中有实热，大便不通，宜润肠丸微利之，不宜峻利之药。大抵多是火盛金衰，津液重竭。治法在乎清金泻火，养血生津为本，佐以润泽之剂，然后观其虚实加减，或补之以参芪，或泻之以大黄。如老弱及虚人便秘，不可大服通利，宜猪胆汁法及糖枣极好。

治燥药方

润肠汤

治阴血不足，无以滋荣藏府，致使大便结燥不通。治宜益阴血，润结燥，清热泻火，通和结秘可也。是以用地黄、川归、桃仁、红花以益血，麻仁润燥，甘草泻火，升麻清热，大黄通秘结。

熟地苦甘寒,二钱　生地凉血清热,二钱　川归辛甘温,二钱　桃仁甘温,六分　红花苦辛温,七分　麻仁甘辛温,一钱半　生甘草甘温,八分　升麻苦寒,一钱　大黄苦寒,下结,二钱　水二大碗，煎一大碗。空心服之。

润肠丸

治肠胃中伏火，大便秘结涩，及风结、血秘。用大黄下肠胃中伏火，麻仁润燥，归尾、桃仁活血秘，羌活治风结。

大黄苦寒,二两　麻仁苦甘辛,三两　桃仁甘温,二两　羌活辛温,一两　如风秘大便不通，加皂角、秦艽、大黄。

如脉涩，觉气短。加郁李仁，倍大黄。

通幽汤

治阴血不足，无以滋荣肠胃，大便艰难。治宜益血滋荣藏府可也。是以用红花、桃仁、地黄、川归，养血行血以润燥，升麻清肠胃之热，甘草泻火。

归身辛温,二钱　生地甘寒,三钱　熟地苦甘寒,二钱　红花苦甘,三分　桃仁苦辛温,一钱　生甘草甘寒,二分　升麻苦甘寒,一钱　水二盏，煎一盏，加槟榔末五分，调服。

麻仁丸

治风秘结燥，大便艰难。治宜散风结润燥。防风、羌活散风结，枳壳、槟榔、木香行郁气，大黄以通秘结。

山药苦甘温,二两　麻仁甘温,另研,六两　郁李苦辛平,另研　防风辛温,各两半　羌活辛温,一两半　枳壳苦甘温,一两　木香苦辛温,一两　槟榔辛温,一两　大黄苦寒,二两　内二仁研成泥，余七味为细末，入仁和匀，炼蜜丸如梧子大。每以白汤下五七十丸。

琼玉膏

治皮肤燥揭，咽喉枯槁稍渴。此乃阴血亏欠，火热涸津所致。治宜益阴血、润枯燥可也。是以用生地、鹿角胶益阴补血，白蜜、酥油润燥，生姜以散结。

生地甘寒,三十斤,捣汁　鹿角胶甘寒,一斤　白蜜甘温,煎三沸,去沫,二斤　真酥油甘寒,一斤　火以文武熬地黄汁三十沸，入鹿角胶熬五七沸，入酥油、姜汁再熬良久如饴，用磁瓶盛贮。每日空心温酒化下三五匙。

当归龙胆丸

治火热炽盛，煎熬阴血，以致津液枯槁，燥扰狂越惊悸等症。此皆火热炽盛之所致也。治宜泻火热，益阴血。是以用龙胆草、栀子、青黛、黄芩、黄连、黄柏诸苦寒，益阴胜热，当归补血润燥，大黄通大便，下实热，芦荟清心止惊悸，木香、麝香散结气，开关窍。

胆草苦寒,三两　栀子苦寒,二两　青黛苦咸寒,二两　黄芩苦寒,二两　黄连苦寒,三两　黄柏苦寒,四两　当归辛温,六两　大黄苦寒,二两　芦荟苦寒,二两　木香辛温,一两　麝香辛温,五两　共为细末,炼蜜丸如梧子大。每姜汤下三五十丸。一日三服。

清凉饮子

治消中,能食而瘦,口舌干燥,自汗,大便秘结,小便频数。此皆风热盛壅所致。盖风能助肝伤脾胃,乃引食自救;但邪热忒狂,故虽善食,不为肌肤,风热燥损津血,是以口舌干燥。风则伤卫,卫伤则不能固护皮毛,是以其汗自出;汗泄则津液愈枯,是以大便结燥,小便频数。治宜散其风热,益阴血可也。经云:辛以散之。又云:辛可以润燥。故用防风、防己、羌活以散风,佐以川归、桃仁、杏仁、红花诸辛,养血以润燥,黄芩、生地、柴胡、升麻、胆草、石膏、知母、黄柏以益阴寒以退热,黄芪补卫气止自汗,炙甘草扶脾补中,生甘草泻火热。

防风辛温,一钱　防己苦辛寒,八分　羌活辛温,二钱　川归甘寒,五钱　桃仁苦寒,八分　杏仁苦辛甘,六分　红花苦辛,七分　黄芩苦寒,二钱　生地苦甘寒,八分　柴胡苦寒,三钱　升麻苦寒,二钱　龙胆苦寒,五钱　石膏苦辛寒,五钱　知母苦寒,三钱　黄柏苦寒,五钱　黄芪甘温,五钱　炙草甘温,二钱　生甘草甘寒,三钱　水七升,煎四升。每服一升,日三服。

附子散

治寒冷外持,皮肤拆裂。今贫人冬月手足多有拆裂,及耳成冻疮。盖冬月寒冷外伤,阳气内伏,不能导血外荣,致成前症。治宜散寒通气可也。是以用附子散外寒,通阳气,使津血外荣,而拆裂自愈。

附子辛热　一味,不拘多少,研极细末,以津调涂患处,极效,妙。

地仙膏

治一切燥症。盖燥症乃由津液不足所致。治宜益津液润燥。故用山药补阴血液皮毛,杏仁润肺液皮肤,牛乳益津血以润燥。

山药苦甘凉,五斤　杏仁辛甘,捣成泥,一斤　牛乳甘温,三升　山药生洗捣汁,渣不用。三味合为一剂,用新磁瓶盛贮,封固瓶口,重汤煮一昼夜。每以温酒化下三五匙,日进三服。

活血润燥丸

治风热血燥,大便秘结。治宜散风养血润燥,以通大便可也。是以用防风、皂角、羌活以散风,川归、桃仁以养血,麻仁以润燥,大黄以通秘结。

防风辛温,五钱　皂角去壳,仁炒,一两　川归用身尾,二两　羌活辛温,一两　桃仁去皮,研如泥,一两　麻仁甘辛温,四两　大黄苦寒,一两　上七味内,除桃、麻仁共研成泥,余五味擂细末,入仁搅匀,蜜炼丸梧桐子大。食前白汤下三五十丸,二三服。后常以苏子仁、麻子仁煮粥,每日早晚食之。其药丸以磁瓶盛贮,纸封勿令见风。

半硫丸

治下元冷秘,及老人虚秘。用硫黄以壮下元虚冷,经云:辛以润之。用半夏、生姜、葱白等诸辛以开结,阿胶益血润燥。

硫黄甘咸热,一两　半夏为细末,一两　生姜辛温,一两,取汁　葱白十茎,捣浓汁　阿胶甘温,五片　先以姜葱汁煮阿胶溶化,半、硫二末捣匀,丸梧子大。空心蜜汤下三五十丸。

脾约丸

治大便秘。用麻仁、杏仁以润燥,芍药益血,枳实、厚朴散结气,佐大黄润秘通大便。

麻仁两半,如法制 杏仁去皮尖,另研,一两二钱 芍药三两,酒炒 枳实面炒,三两 厚朴姜汁炒,三两 大黄酒湿蒸,四两 共为末,炼蜜丸梧子大。每食前白汤下三五十丸。

附　方

四物汤 见血门。
八物汤 虚损门。

热　门

论

火热本是一气,但有轻重之殊,故《元戎》云:热者火之微,火者热之炽。乃心与小肠主之。经云:诸呕吐酸,暴注下迫,转筋,小便混浊,腹胀,鼓之如鼓,痈疽痒疹,瘤气结核,吐下霍乱,瞀郁,肿胀,鼻塞,衄衊,衄血,溢渴,泻,淋,秘,身热,恶寒战栗,惊忽笑,悲,谵妄,衄衊,血汗,皆属于热是也。但中有阴阳虚实、内外表里之殊。经云:阴虚生内热,阳盛则外热是也。如昼发热而夜安静者,乃阳气自旺于阳分,谓之重阳无阴;如昼安静而夜发热者,乃阳气下入阴中,谓之热入血室。治疗之法,实者泻之,虚者补之,在外者汗之,在里者下之,郁热疏之,湿热清之,阴虚补阴,阳盛泻阳。是以经云:小热之气,凉以和之;大热之气,寒以取之;甚热之气,以汗发之,发之不尽,求其属以衰之是也。学者宜深详焉。

热脉法

《内经》云:人热病,气热脉满,是谓重实;尺寸俱虚,是谓重虚。粗大者,阴不足,阳有余。又云:浮数热在表,沉数热在里。是以《难经》云:热病之脉,阴阳俱浮,浮而滑,沉之散涩。《脉经》云:弦数多热,数为热极。又云:数乃为虚为热。

治热大法

凡热症在外者,以辛凉散之;在内者,以苦寒下之。经云:苦以治藏,辛以治府是也。又宜养血益阴,其热自愈。

丹溪治热活套

凡热症,重手按之热甚,轻手按之热不甚,乃热在肌肉之内。宜东垣升阳散火汤、火郁汤之类以发之。

凡热症,轻手按之热甚,重手按之不热,乃热在表。宜清之,如地骨皮、麦门冬、竹茹之类。饮酒人发热难治,不饮酒人因酒发热,亦难治。

如上焦实热,须用酒洗黄芩,心肺有实热方可。如虚热,必须以天门冬保定肺气,然后泻之。

如去中焦实热,须用黄连;若脾胃虚,不能转运,及中焦郁热者,宜白术、茯苓、黄芩、葛根代之。

如胃中实热,须用栀子。

如虚烦,须用人参、白术、黄芩、芍药、茯苓、麦门冬、大枣之类为主,佐以竹叶。

治　热　方

凉　膈　散

治内外实热,大便秘结。用连翘、大黄、芒硝通大便下里热,栀子、黄芩、薄荷清表热。

连翘苦寒,二两 大黄苦寒,二两 芒硝苦咸寒,二两半 栀子苦寒,一两 黄芩苦酸,二两 薄荷辛凉,三两 甘草甘寒,两半 为细末,以青竹叶煎汤,入蜜少许,调二三钱。

参苏饮

治感冒风邪发热,头疼,痰壅气喘。经

云:邪之所凑,其气必虚。是以用人参、茯苓、甘草补中益气,葛根、紫苏发表,前胡、桔梗、半夏治痰定喘,枳壳、橘红、木香利气。

人参甘温,二钱　茯苓甘温,一钱　炙草甘温,五分　干葛苦甘平,八分　紫苏苦辛热,七分　前胡苦辛凉,七分　桔梗辛温,七分　半夏苦辛温,一钱　枳壳苦辛温,六分　橘红去白,七分　水二盏,姜三片、枣一枚,煎一盏。食后温服。

当归承气汤

治大热内郁,皮肤枯燥,大便秘结。治宜退热、润燥、散郁可也。是以用大黄、芒硝通秘结下实热,当归养血润燥,生姜散结气,生甘草泻火热。

大黄苦寒,三钱　芒硝苦咸寒,一钱　当归甘辛温,五钱　生姜辛温,五片　生甘草甘寒,一钱　水二盏,煎一盏。温服。

知母葛根汤

治风湿热毒,身热头疼,痰喘。用防风、羌活、葳蕤、川芎散风以止头疼,升麻、葛根发表而除身痛,知母、黄芩消热,南星、生姜豁痰,杏仁定喘,人参润肺补中,甘草和药泻火,木香行气散郁。

防风辛温,八分　羌活辛温,七分　葳蕤辛甘温,二钱　川芎辛温,七分　升麻苦辛寒,八分　葛根苦甘寒,一钱　知母苦辛寒,一钱　黄芩苦辛寒,钱半　南星苦辛寒,一钱　杏仁苦辛温,一钱　人参甘温,二钱　甘草甘温,一钱　木香苦辛温,五分　生姜辛温,制星毒,三大片　煎服。

清心莲子饮

治口干,发热,小便白浊。治宜清热泻火。是以用地骨皮、柴胡、黄芩、麦门清热救肺,莲肉清心醒肺,人参、黄芪补元气,茯苓、车前子、生甘草泻火利小便。

地骨皮苦寒,八分　柴胡苦寒,一钱　黄芩苦寒,二钱　麦门冬甘温,一钱　人参甘温,二钱　黄芪甘温,二钱　石莲肉甘温,二钱　茯苓淡平,一钱　生甘草甘寒,七分　车前子苦寒,八分　水二盏,煎一盏。温服。

柴胡饮子

治一切蒸热、积热,及血虚发热,脉洪实弦数。用人参、当归、芍药,益阴血以胜阳热,黄芩解肌热,柴胡退蒸热,大黄下积热,生甘草泻火以兼和药。

人参甘温,一钱　当归甘辛温,一钱　白芍苦酸寒,钱半　黄芩苦寒,一钱　柴胡苦寒,一钱　大黄苦寒,一钱　生甘草甘寒,一钱　若骨蒸潮热,去柴胡,加黄柏一钱;如内无实热,大便不秘,去大黄,加黄连一钱。水二盏,煎一盏。温服。一本有生姜二片以缓寒。

朱砂安神丸

治心神烦乱怔忡,兀兀①欲吐,似懊憹之状。经云:心恶热。火热上炎,是以心烦神乱,兀兀欲吐而懊憹;心为热扰,使血不生心,血不足,怔悸生矣。治宜泻火热、益阴、安心神可也。是以用黄连、生甘草泻火热,川归、生地黄益心血,佐朱砂以安心神。

朱砂甘凉,另研,五钱　生甘草甘寒,一两　黄连苦寒,四两　川归辛温,三两　生地黄苦甘寒,三两　共五味,内除朱砂另研,余四味为细末,入砂末拌匀,以汤浸蒸饼,丸如黍米大,外用朱砂五钱研末为衣。每以津唾咽下三五十丸。如津唾不足咽者,薄荷汤可。

八正散

治下焦积热,二便秘涩。用大黄通大便,泻肠胃中之积热,瞿麦、木通、滑石、扁蓄、车前、山栀利小便,泻膀胱之郁热,生草泻三焦之火热。

① 兀兀:(wùwù 误误),原意是高而平的样子,此形容气机上逆。

大黄苦寒，二两　瞿麦苦辛凉　木通甘温，各七钱　滑石甘寒，八钱　扁蓄苦甘，八钱　车前子甘寒，八钱　山栀苦寒，二两　生甘草甘寒，一两　共为末，每以五钱，用水一盏，煎八分，食前服。

泻青丸

治肝风热。用防风、羌活散风，龙胆草、山栀、大黄以胜热，风能燥血，热能耗血，是以加当归、川芎以救血。

防风辛温　羌活辛温　龙胆草苦寒，平泻膀胱火　栀子苦寒　大黄苦寒，各一两　当归辛甘温，二两　川芎辛温，一两　为细末，炼蜜丸如芡实大。每用薄荷汤下二三丸。

泻黄散

治脾胃中郁热，口臭，咽干，或呕吐等症。用栀子清胃脘热，石膏泻胃火，藿香和胃止呕吐，生甘草泻火和药。

栀子苦寒，一两　石膏辛寒，二两　藿香辛甘温，二钱　防风辛温，一两　生甘草甘寒，一两　共为细末，酒蜜拌匀炒香。每服二三钱。

泻白散

治肺热。用桑白皮泻火，地骨皮退热，生甘草通泻三焦火热。

桑白皮辛酸，二两　地骨皮苦寒，二两　生甘草甘寒，一两　共为细末。每以麦门冬汤调下二三钱。

滋肾丸

治肾热。用黄柏、知母佐肉桂补肾阴以胜热。

黄柏苦寒，八两　知母苦辛寒，八两　肉桂辛温，一两　共为细末，以盐搅童便作糊丸梧子大。空心盐汤下五七十丸。

导赤散

治小肠蓄热，小便赤涩。用生地益阴胜热，生甘草佐木通，利小便以泻小肠中火。

生地黄苦甘寒，一钱　木通甘淡，五钱　生甘草甘寒，二钱　水二盏，煎一盏。调滑石末五钱服。

十味人参散

治阴虚每发潮热，身体倦，或痰喘。经云：补以去弱。又云：能以甘温除大热。是以用人参、白术、茯苓、炙草诸甘温补虚弱以除热，黄芩、半夏治痰喘，柴胡、葛根退潮热，当归、白芍救阴血。

人参甘温，三钱　白术苦甘温，二钱　白茯甘温，一钱　炙草甘温，七分　黄芩苦寒，七分　半夏苦辛温，七分　柴胡苦寒，八分　葛根甘凉，一钱　当归辛甘温，一钱　白芍苦咸寒，一钱　白水煎，温服。

如半夏不用，加天花粉一钱。

附　方

六神通解散　治发热，头疼身痛，发渴，血汗，脉洪。

人参白虎汤　治发热，心烦作渴。

三一承气汤　治藏府积热，痞满，燥实，坚胀。方见伤寒门。

升阳散火汤　火郁汤　见火门。

双解汤　治一切风热积热，乃益元散合防风通圣散。方见风暑二门。

火　门

论

火者，热之甚也，乃少阳三焦、厥阴心包络相火主之，为祸百端，作害不一，有君、有相之分，经云二火是也。又有藏府之火，根于五志之内，六淫、七情激之而起。经云：五火是也。丹溪云：诸动皆属肝火。又云:气有余即是火。以此观之,火之为害,层出叠见,是以岐伯历举病机一十九条,属于火者有五。经云:诸热瞀瘛,暴喑昧①,躁扰狂越,骂詈惊骇,胕肿疼酸,诸逆冲上襟怀,如丧神守,哕呕,疮疡,喉痹,耳鸣及聋,呕涌,嗌食不下,目昧不明,暴注,瞤瘛,暴痛,暴死,皆属于火是也。但因性情不同,虚实故异,是以大怒即火起于肝,醉饱则火起于胃,房劳则火起于肾,悲哀动中则火起于肺,谋思忧虑则火起于心。《原病式》云:诸风掉眩,肝火之动也;诸气膹郁,肺火之升也;诸湿肿满,脾火之胜也;诸痛疮疡,心火之用也。种种不同,治法特异耳。是以先哲用黄连泻心火,黄芩泻肺火,柴胡泻肝火,知母泻肾火,皆苦寒之剂以泻有余之也。如或饮食劳倦,内伤元气,虚火为病,又非前药可疗,当用甘温之剂以补之,如参、芪、甘草之类。经云:虚火宜补是也。又有阴虚火燥,相火炽盛,乘其阴虚煎熬阴血,宜以甘寒之剂滋阴以胜之,如当归、地黄之属。又有心火亢极,郁热内实,宜以咸寒之剂,如芒硝、大黄之属。又有肾元被伤,真阴失守,无羁之火为阴虚之病,宜滋阴之剂壮水以制之,如黄柏、知母、玄参之类。又有命门元气衰弱,虚火无根,为阳脱之症,宜以辛热之剂,温中复阳以济之,如干姜、附子之类。又有胃虚过食冷物,抑遏阳气于脾土之中,为火郁之病,宜以升阳散火之剂以发之,如升麻、葛根之属。学者当于各类求之,毋执一以夭人命。

火症脉法

脉洪而浮散为虚火,脉沉而实大为实火。

洪实见于左寸为心火,右寸为肺火,左关为肝火,右关为脾火,两尺为肾经命门之火。

治火大法

凡实火可泻,如芩、连解之② 之类。

如风寒外束,麻黄、葛根之类。

虚火宜补,如人参、白术、甘草之类。

郁火可发,如柴胡、升麻之类。

凡火盛不可骤用寒药,惟温药以为先。火急盛者必缓之,以生甘草;如兼泻、兼缓,参、术亦可。人壮气实,火盛癫狂者,可用正治,如硝、黄、冰水之类。

人虚火盛癫狂者,以生姜汤与之。若用正治,投以冰水立死。

木通善泻小肠火,人中白③ 善泻肝火,芩连以猪胆汁拌炒,善泻肝胆火。

黄柏加细辛,善泻膀胱火。

青黛能泻五藏郁火。

玄参治无根之火。

丹溪治火活套

凡阴虚火动难治。

火郁当发,看在何经,轻者可降,重者从性而升之。凡热气从左边起者,肝火也;从脐下起者,阴火也;从肺起入腹,阴虚之极。

凡火起于九泉之下者,多死。一法用附子末,津调涂涌泉,穴在足心陷中,屈足掩指宛宛中,属少阴肾经。四物汤加白马胫骨,降阴中火,可代芩、连。黄芩、黄连、栀子、大黄、黄柏,非阴中之火不可用。

人中白,须风露中二三年者佳,此物极善泻肾火。

---

① 昧:疑作"昧",目不明也。
② 解之:与上下文义不顺,疑衍文。
③ 人中白:中药名。别名人尿白、尿白碱,为人尿自然沉结的固体物,能清热解毒,祛瘀止血。咸,寒。入肺、肝、膀胱经。

人中黄①，大凉，治疫病极效，亦须年久者佳。

中气不足者，味用甘温，利小便降火极速②。

山栀子仁大能降火从小便泻出。其性屈曲下行，人所不知。亦能治痞块中火邪。

治火方

三补丸

治三焦火。用黄芩泻肺火，黄连泻心火，黄柏泻肾火。

黄芩苦寒　黄连苦寒　黄柏辛苦寒　三味等为细末，炼蜜丸梧桐子大。每以新汲水下三五十丸。

升阳散火汤

治过食生冷，致伤中气，运转失常，抑遏阳气于脾土之中，不得伸越。遂使四肢无力，肌肤发热，骨髓中蒸热，扪之烙手。若因食伤太阴，以致脾湿壅盛，抑遏清阳之气不得伸越，郁而为火。治宜疏脾湿，散郁火，升阳气，补中健脾可也。经云：风可以胜湿。是以用防风、羌活、独活诸风药以疏脾之壅滞，柴胡、葛根发泄郁火，以解中外之蒸热，升麻升提清扬之气上越，人参、甘草补中健脾，芍药扶阴，以救散漫之火。

防风辛温，二钱　升麻苦寒，一钱　人参甘温，一钱　炙草甘温，五分　葛根苦甘凉，二钱　羌活辛温，八分　独活辛温，五分　柴胡平微，一钱　白芍苦酸寒，八分　生甘草甘寒，七分　水二盏，煎一盏。温服。忌寒凉生冷之物。

书中云：此方能治血虚成前症者。吾恐方中风药过多，若谓脾热太甚而成前症者则可，若因血虚致病，则风药不无愈燥其血，纵有人参、芍药，恐难倚仗。虽有神功，吾不敢信用也，智者思之。

泻阴火升阳汤

治因食生冷过度，致伤中气，脾湿壅盛，湿热太甚，致令肌热，心烦，面赤，少食，喘嗽痰盛。此皆抑遏清扬之气不得伸越所致。治宜疏湿清热，健脾补中，升发阳气。是以用苍术、羌活以疏壅湿，芩、连、石膏以清热，人参、黄芪、甘草补中健脾，升麻、柴胡发阳气上越。

苍术苦辛温，二钱　羌活辛温，一钱　黄芩苦寒，一钱　黄连苦寒，一钱　石膏辛寒，三钱　人参甘温，一钱　黄芪甘温，一钱　炙草甘温，五分　升麻苦寒，七分　柴胡苦寒，一钱　水二盏，煎一盏。温服。

麦门冬汤

治诸病后火热乘肺，咳唾脓血，胸胁胀满，上气喘急，羸瘦，五心烦热，或渴。用桑白皮泻肺火，紫菀茸、麦门冬、五味清肺金，瘳咳唾，生津液止烦渴，半夏、桔梗定喘豁痰，生地黄养阴血，淡竹叶解虚烦，甘草和药泻火，麻黄发表，解肌热。

愚按：此方既谓病后火热乘肺，而非外感新病，麻黄必不可用。其症见渴，半夏亦不宜下。当除此二味，以贝母、天门冬代之可也。肤见如斯，智者详焉。

桑白皮苦甘酸温　紫菀茸苦辛温，一钱　麦门冬甘温，一钱　北五味甘酸，二钱　半夏苦辛温，七分　桔梗苦辛温，七分　生地黄苦甘寒，一钱　生甘草甘寒，七分　麻黄苦甘辛。此乃邪表之热，治新感寒，郁火于内者，庶几可也。若用之病后肺受火邪者，非徒无益，又且加害。宜各用天门冬五分代之。水二盏，姜三片，煎一盏。温服。

---

① 人中黄：别名甘中黄、甘草黄。为甘草末置竹筒内，于人粪坑中浸渍的制成品。甘寒，入心、肾经。
② 利小便降火极速：与上下文义不顺，疑衍文。

栀子仁汤

治发热,发狂,烦躁,面赤,咽干。此皆火热所致。治宜泻火清热。是以用栀子、豆豉清热解烦,黄芩、柴胡解热,升麻、石膏泻阳明火以止狂,赤芍、生甘草通泻火热,知母固肾,杏仁救肺以降逆气,大青解热毒,治咽痛。

栀子苦寒,一钱　豆豉苦甘酸寒,八分　黄芩苦寒,二钱　甘草　石膏辛寒,三钱　柴胡泻肝火,一钱　升麻泻胃火,三钱　杏仁　大青苦辛寒,散火热,二钱,不入煎,候别药煎熟再加　赤芍　知母

共十一味,先将大青研细末,余十味用水二盅,煎一盅,同大青寒服之。

三黄丸

治三焦火盛,消渴,不生肌肉。用黄芩泻肺火,黄连泻心火,大黄泻胃火。

黄芩苦寒　黄连苦寒　大黄苦寒　三味各等分,俱为细末,炼蜜丸如绿豆大,每服三五十丸,白汤送下。

地骨皮散

治浑身壮热,脉长而滑。此乃阳火炽盛。治宜益阴胜热可也。是以用生地黄益阴,助黄芩、柴胡、地骨皮、石膏、茯苓泻火胜热,羌活以驱热极之风。

生地苦甘温,二钱　知母苦辛寒,三钱　黄芩苦寒,二钱　地骨皮二钱　柴胡苦寒　石膏辛寒,二钱　茯苓甘淡平　羌活辛温,六分　水二盅,煎一盅。温服。若小便利,去茯苓,加芍药六分。一本有麻黄。愚意麻黄、羌活二味,若因新感冒而发热者,庶几可用,否则并去之。肤见如此,学者宜详之。

阳毒升麻汤

治伤寒杂病汗吐下后,致伤正气,郁成阳毒,发狂谵妄,喉痛不利。治宜补益正气为本,泻火解热为标。是以用人参补养正气,升麻、犀角解热毒,黄芩、甘草泻火,助射干散胸中伤热,而疗咽痛故也。

人参甘温,一钱　升麻苦寒,二钱　黄芩苦寒,一钱　生甘草甘寒,七分　射干苦辛凉,八分　犀角甘寒,刬碎成末,临熟入药调服一钱五分

生姜泻肠汤

治大肠实热郁结,大便秘涩,烦燥口干,舌生疮。皆因下窍不通,火热上炎所致。治宜通大便、下实热可也。是以用芒硝通大便以下实热。经云:辛以散之,用生姜、橘红、桂心散结气,佐黄芩、栀子、生地、竹茹诸寒凉清热除烦,白术、茯苓、大枣健脾益气。

芒硝苦酸寒,五钱　生姜辛温,二片　肉桂通血脉,四分　黄芩苦寒,一钱　橘红去白,八分　栀子苦寒,八分　生地苦甘寒,一钱　茯苓甘淡平,一钱　竹茹苦凉,二钱　白术苦甘温,二钱　大枣甘温,二枚　煎温服。

丹溪大补丸

治阴虚火动。治宜补肾水、降阴火。是以用黄柏、知母、败龟板、熟地黄补真阴、滋肾水以降火。

熟地苦甘寒,八两　知母苦辛寒,六两　黄柏苦寒,四两　龟板咸平,火炙,四两　共为细末,炼蜜丸梧子大。空心盐汤下五七十丸。

补阴丸

治肾元不足。用黄柏、知母、龟板、熟地补肾之真阴,虎胫骨、锁阳益肾之元阳,归、芍、牛膝养血,陈皮理气和中。

黄柏苦寒,三两　知母苦辛寒,二两　龟板甘咸平,二两　熟地甘寒,一两五钱　牛膝苦甘酸,一两　橘红平温,去白,一两　虎胫骨、锁阳、当归、白芍共为细末,酒煮羊肉羹为丸如梧子大。空心盐汤下五七十丸。

大金花丸

治一切火热。用黄连泻心火,黄柏泻肾火,黄芩泻肺火,大黄泻肠胃火。

黄连　黄柏　黄芩　大黄皆苦寒　四味各等分,为细末,酒水丸如小豆大。新汲水下三五十丸。本方加栀子,名栀子金花丸。

左金丸

治肝火。以黄连之寒胜火除热,佐吴茱萸之辛散郁,为肝经引使。

黄连苦寒,六两　吴茱萸辛温,一两　共为细末,汤浸蒸饼为丸如梧桐子大。每白汤下三五十丸。

附　方

黄连解毒汤　治一切热,见伤寒门。

当归龙荟丸　治肾阴虚败,风热蕴积,筋惕搐搦,神昏不宁,荣卫壅滞,头目昏眩,肌肉瞤瘛,胞膈,咽嗌不利,肠胃躁涩,燥扰狂越,骂詈,惊骇,大热等症。见燥门。

滋肾丸　治肾亏败,阳火沸腾。

医学原理卷之三终

卷 之 四

石山　汪　机　编辑
新安　师古　吴勉学　校梓
幼清　江湛若　同校

气　门

论

气者，阳也，为血之刚，与火同体。故先哲云：冲和不息之谓气，亢常扰乱之谓火。丹溪云：气有余则是火。以其外护皮毛，内荣藏府，引道血行周流一身，循环不息，而为生生之本。若遇七情内攻，六淫外袭，以致乖乱失常，清者变而为浊，行者郁而不流，外失荣卫之权，内失健运之职，五者厥阳之火随起，诸病生焉。经云：一息不运则机缄穷，一毫不续则穹壤判。又云：百病生于气。又云：热则气泄，寒则气收，怒则气上，喜则气缓，悲则气消，恐则气下，惊则气乱，劳则气耗，思则气结。是以王叔和注云：怒则气逆上而肝木乘脾，故气上矣；喜则气利志达，荣卫通利，故气缓矣；悲则气急，肺叶布举，致上不通，荣卫不畅，热郁于中，故气消矣；恐则精却而气坠，故气下矣；寒则腠理闭密，敛气于中，故气收矣；热则腠理疏豁，故气泄矣；惊则心无所依，神无所归，虑无所定，故气乱矣；劳则喘息汗出，内外皆越，故气耗矣；思则心有所存，神有所归，止气而不行，故气结矣。其九气为病，古法悉以五行所胜治之。是以经云：悲可以胜怒，喜可以胜悲，恐可以胜喜，怒可以胜思，思可以胜恐，暑可以胜寒，逸可以治劳，劳可以治逸。又云：高者抑之，下者举之，惊者平之，劳者温之，虚者补之，实者泻之，结者散之，滞者行之，分经而治，用药不同。是以人参、黄芪补中气，枳实、橘红散滞气，枳壳利肺气，青皮泻肝气，木香调结气，香附疏郁气，紫苏散表气，厚朴破壅气，槟榔坠至高之气，藿香和胃气，沉香升降真气，脑射走散元气。各治不同，详症而用。大抵补气不越甘温，泻气不越辛热。全在活法，幸毋拘泥。

气脉法

《脉经》云：滑者多血少气，滞者少血多气，大者气血俱多，小者气血俱少，细而缓者血气俱虚，代者气衰，细者气少，浮而绝者气欲绝也。

治气大法

经云：实者邪气实，虚者正气虚。是以实者宜用牵牛、厚朴等以泻之，虚者宜用人参、黄芪等以补之，气滞者行之气，郁者疏之，下陷者提之，上逆者降之，寒者温之，热者清之。

丹溪治气活套

夫人之身以气为主。是以阴阳之所以升降者,气也;血脉之所以流行者,气也;荣卫之所以运动,亦此气也;五藏之所以相生、相养者,亦此气也。盛则盈,衰则虚,顺则平,逆则病。气血者,独非人身之根本乎?人有七情,病有七气。七气者,寒、热、怒、思、喜、忧、愁哉,或以为喜、怒、忧、思、悲、惊、恐,皆通也。然则匀调是气,将何先焉?曰:气结则生痰,气盛则痰愈结,故调气必先豁痰,如七气汤以半夏为主,而官桂佐之,乃良法也,盖冷则生气,夫调气必先豁痰,其中亦不可无辛剂、温剂之药,是以方中用桂者,乃温中散结之意也。不然,七情相干,痰涎凝结,如絮如膜,甚如梅核,胶窒于咽喉之内,吐之不出,吞之不下,或中满艰食,或上气喘急,曰气膈,曰气滞,曰气秘,曰气中,以五积六聚,痞癖癥瘕,心腹块痛,发则欲绝,殆无往而不至也。是以七情皆能致病。

如寒气郁于中而作痛,宜七气汤、盐煎散、东垣升阳顺气汤之类。

如气逆者,抑之。以木香流气饮、降气汤之类。

如有热者,须加凉剂抑之,斯乃从阴引阳也。

如气在膈臆间,而为痞满、刺痛、伏梁等症者,宜二陈汤加枳实、黄连、桔梗、瓜蒌、木香之类。

如在下焦,而为奔豚、七情等症,本方加桃仁、栀子、山楂、橘核、茴香、川楝子、荔核之类。

如在两胁,攻筑作痛者,本方加青皮、柴胡、芍药、龙胆草之类。

如在中焦,而为痞满胀急者,本方加木香、厚朴、槟榔、枳壳或平胃散,以平其敦阜之气。

如妇人胎前产后一切气症,皆以四物汤为主,加之疏气、行气之剂,而为治气之大法也。

如破诸滞气,上焦须用枳壳,下焦须用枳实。但不宜多用,多则泻真气。

如实热在内,相火上冲,气滞者,宜知母、黄柏、黄连、黄芩。

如阴虚气滞者,宜四物汤加玄参、黄连以补阴血。

如气刺痛,用枳实,看何部分以引经药道使以行之。

如禀受素壮而气刺痛,宜枳壳、乌药。

若肥白气虚之人气刺痛者,宜参、术加木香。

若因事,气郁不舒畅而刺痛者,亦宜木香。

药　方

苏子降气汤

治气不升降,痰涎壅塞,气满,气痛等症。治宜行气血,豁痰涎。是以用苏子、厚朴、陈皮、生姜利滞气,前胡、半夏豁痰涎,归尾活血,肉桂温中,通血脉,甘草、大枣补中健脾。

苏子 苦甘辛温,七分　厚朴 苦辛温,一钱　陈皮 苦辛咸,二钱　生姜 辛温,三片　前胡 苦辛凉,七分　半夏 苦辛温,一钱　归尾 苦辛温,二钱　枣子 甘寒,三枚　肉桂 苦辛温,五分　甘草 炙,甘温,五分

水煎。温服。

清膈丸

治一切湿热之气壅塞郁闷。治宜胜湿清热,兼疏壅可也。经云:苦以胜湿,寒以胜热,是以用黄芩、黄连之苦寒,胜湿除热。又云:辛以散之,是以用苍术、香附之辛,散郁燥湿。

黄芩 姜汁炒,二两　黄连 姜汁炒,二两　苍术

辛温,泔浸,二两　香附童便浸,二两　为末,以鲜红熟瓜蒌,去皮用穰,捣糊为丸如绿豆大。白汤下三五十丸。

正气天香散[①]

治男、妇一切气痛。经云:通则不痛,痛则不通。痛者,皆由抑郁而不通畅之故也。治宜疏郁通滞。经云:辛以散之,是以用乌药、香附、陈皮、紫苏、干姜诸辛药,散郁行滞。

乌药顺气,一钱　香附行散郁,一钱　陈皮辛温,去白,二钱　紫苏辛寒,八分　干姜辛温,五分
水煎。稍热服。

木香槟榔丸

治呕吐酸水,痰涎不利,头目昏眩,及一切酒毒,及食积,下痢脓血,大便闭塞,痰唾稠粘,膨胀气满等症。皆由气郁成热,自热生湿所致。治宜散郁清热。经云:辛以散之,是以用槟榔、木香、橘红、枳壳、香附、青皮诸辛药,行郁气,豁痰涎;黑丑、莪术削坚积,消膨胀;当归活血,佐大黄通秘,助黄连以祛湿热。

木香苦辛温,二两　槟榔苦辛温,二两　枳壳苦辛温,一两　橘红辛温,一两　香附辛温,二两　青皮辛温,一两　黑丑辛寒,五钱　莪术苦辛,五钱　黄柏苦寒,一两　当归辛温,二两　大黄苦寒,一两　黄连苦寒,二两　为细末,滴水丸。温水下,取利为度。

苏合香丸

治一切气卒,暴心痛,小儿惊搐,大人中风卒死等症。此药大能通利关窍,顺气化痰。用沉香、麝香、木香、檀香、熏陆香、苏合香、安息香、龙脑诸辛香辛窜之剂,关窍使开之,通血脉,顺气行痰;丁香、荜茇温中缓胃,壮脾止吐;白术补中;诃子豁痰;犀角解热;朱砂以安心神。

沉香辛温,五钱　麝香辛温,五钱　木香辛热,二两　安息酒煮为胶,一两　熏陆香另研,一两　檀香辛甘,一两　龙脑辛热,五钱　荜茇辛热,七钱　朱砂甘寒,一两　白术苦辛温,二两　诃子酸寒,二两　犀角辛酸寒,二两　苏合香辛甘温,一两
和安息香入内　共为极细末,入安息香、苏合香胶,捣匀,炼蜜为丸。空心每用温酒或白汤下三五十丸。

木香流气饮

治诸气痞塞不通,胸膈膨胀,面目浮,四肢肿,口苦咽干,大小便不利。此皆中气有亏,运动失常,冷气壅郁所致。治宜补中气,健运动可也。是以用人参、白术、茯苓、甘草补中健脾;木香、陈皮、青皮、厚朴、香白芷、菖蒲、槟榔、沉香等诸辛药,行滞气,通痞塞,以除胀满;木瓜、大腹皮行水清热,敛气宽中,以消浮肿;麦门冬清肺金,理气之源;半夏豁痰涎以开经络;莪术削坚积;木通疏肾气,利小便;丁香、草果、藿香快脾和胃;肉桂通血脉。

人参辛温,二钱　白术苦甘温,一钱　茯苓甘淡平,八分　炙草甘温,五分　木香苦辛温,五分　厚朴苦辛温,三分　青皮辛温,三分　香附辛温,三分　白芷辛温,七分　菖蒲苦辛温,七分　紫苏辛温,六分　肉桂辛热,六分　槟榔苦辛温,七分　麦门甘辛凉,七分　莪术苦辛温,七分　草果辛温,七分　半夏辛温,八分　沉香苦辛甘,八分　藿香苦甘辛,八分　木通淡平,八分　木瓜酸苦涩,一钱　陈皮苦辛温,一钱　大腹辛温,五分　丁香苦辛,五分　水煎。温服。一本加生姜三片、大枣二枚。

七气汤

治七情伤气,运动失常,郁结于中,不得舒畅,以作心腹绞痛。治宜补中散郁。是以用人参、甘草补中健脾,肉桂、半夏散郁。

[①] 正气天香散:陈一原作"正气木香散"考此方出自《医学纲目》卷四引河间"正气天香散",因据改。

人参甘温,二钱　炙草甘温,五分　肉桂甘辛,五分　半夏辛温,一钱　水煎。温服。

升阳顺气汤

治饮食劳倦致伤中气,运动失常,以致气滞壅郁而为痞。治宜补中健脾为本,导滞行郁为标。是以用人参、黄芪、甘草补中健脾,草豆蔻、神曲消宿积郁滞,陈皮、半夏散逆滞之气,兼豁痰涎,升麻、柴胡升提壅郁之胃气,黄柏泄阴火,当归活血调气,各归其经。

人参甘温,三钱　黄芪甘温,二钱　神曲苦辛温,一钱　草蔻辛温,五分　柴胡苦寒,五分　半夏辛温,八分　升麻苦寒,八分　陈皮辛温,八分　黄柏苦寒,五分　当归甘辛温,一钱　姜三片,水煎。温服。

补中益气汤

治饮食劳倦致伤元气,自汗,无力,身热,短气不足以息。是以用黄芪,益皮毛,实腠理,无令汗泄以耗元气;甘草泄火,助人参、白术补中健脾,升麻、柴胡升引胃气上行,以助发生之气;陈皮行滞气;黄柏救肾水,泄阴火,以解烦热;当归调气血各归其经。

黄芪甘温,二钱　炙草甘温,五分　白术苦甘温,一钱　人参甘温,二钱　升麻苦寒,二钱　柴胡苦寒,五分　陈皮苦辛温,八分　黄柏辛寒,三分　当归辛甘温,一钱　生姜三片,水煎。温服。一本无姜。

四君子汤

治一切气虚。经云:中气不足者,补之以甘温,是以用参、术、茯苓、甘草补中益气。

人参甘温,三钱　白术苦甘温,二钱　白茯苓甘淡平,一钱　炙草甘温,七分　水煎。温服。不拘时,日三服。

分气丸

治食伤太阴,胸膈痞满闷,痰涎壅滞,饮食不进。治宜化宿积,散痞气,消痰进食可也。是以用砂仁、白豆蔻化宿食,三棱、莪术、黑丑去积滞,青皮、橘红、枳实、木香行痞气,疏壅滞,助萝卜子豁痰涎,加毕澄茄快脾和胃。

三棱苦辛温,五钱　莪术苦辛温,五钱　黑丑苦辛温,五钱　砂仁苦辛,一两　青皮苦辛温,一两　枳实苦辛温,一两　毕澄茄辛热,一两　木香辛温,一两　白蔻苦辛温,二两　橘红苦辛温,二两　萝卜子辛温,二两　为丸①,面糊丸。每姜汤送下三五十丸。

指迷七气汤

治七情之气相干,阴阳不得升降,气道壅滞,攻冲作痛。治宜疏壅滞之气。是以用青皮、橘红、香附疏壅滞之气,气滞不无痰生,故佐桔梗、半夏散逆气豁痰;莪术削坚积;肉桂通血脉,和荣卫;藿香、益智温胃和脾;甘草补中健脾。

香附二钱　青皮去白　藿香　陈皮去白　桔梗　莪术　官桂　藿香　益仁　甘草　半夏各一钱　水二盏,姜三片、红枣二枚,煎一盏。食远服。

分心流气饮

治一切气留滞于胸膈之间,不能流畅,以致痞闷,噎塞不通,大便虚秘。

木香五分　槟榔五分　桔梗七分　厚朴七分　半夏七分　紫苏八分　香附一钱　橘红八分　白术二钱　炙甘草五分　人参二钱　麦门冬一钱　桑白皮七分　丁香七分　草果七分　藿香一钱　水煎。温服。

① 为丸:疑为衍文。

三和散①

治湿气胀浮肿。宜疏壅滞之结气，而痞等症自消。是以用木香、槟榔、陈皮、川芎、羌活、紫苏、沉香、木瓜等，及大腹皮诸辛剂，疏壅散滞，佐白术、茯苓、甘草、胜湿补中。

木香 苦辛温,五钱　羌活 辛温,一两　川芎 辛温,一两　白术 苦甘温,二两　茯苓 甘平,一两　槟榔 苦辛温,八钱　炙草 甘温,五钱　沉香 苦辛,五钱　陈皮 苦辛温,八钱　紫苏 苦辛温,八钱　木瓜 甘酸,一两　大腹 苦辛凉;二两　为细末。每用生姜汤调下一二钱。

蟠葱散

治男妇脾胃虚冷，气滞不行，以致心腹痛连胸、胁、小肠、膀胱，及妇人血气刺痛。治宜温中散寒，疏郁导滞可也。是以用丁香、砂仁、肉桂、干姜温中散寒，茯苓、甘草健脾散结气，苍术、槟榔、青皮行滞，玄胡、三棱、莪术导积。

砂仁 辛温,一两　肉桂 辛甘热　茯苓 甘平　苍术 苦辛温,各一两　丁香 辛热,一两　干姜 辛热,一两　炙草 甘温,一两　槟榔 辛温,一两半　青皮 辛温,三两　玄胡 苦辛温,二两　三棱 辛温,一两　莪术 苦辛温,一两　共为细末，每用五钱，水二钟，煎一钟，和渣服。

六合汤

治血虚隧道枯涩，气因壅滞。治宜补血以荣经隧为本，疏导滞气为标。是以用当归、川芎、地黄、芍药以补血，槟榔、木香以导滞。

当归 辛甘温,三钱　川芎 辛温,一钱　地黄 苦辛寒,二钱　白芍 酸寒,七分　木香 苦辛温,一钱　槟榔 辛温,八分　水煎。温服。

木香化滞散

治一切气郁之症。经云：壮者气行则愈。是以用人参、白术、茯苓补益正气，木香、陈皮、青皮、檀香、大腹皮、姜黄散滞行郁，藿香、砂仁、白豆蔻温脾和胃，疏壅导滞。

人参 甘温,三钱　白术 苦甘温,三钱　茯苓 甘平,一钱　木香 苦辛温,七分　陈皮 苦辛温,八分　藿香 甘平温,八分　姜黄 辛苦,五分　白蔻 辛温,二钱　檀香 甘辛温,五分　大腹皮 辛温,一钱　桔梗 辛温,一钱　砂仁 甘辛苦,七分　青皮 苦辛温,八分　水煎。温服。

乌药平气散

治肺气上攻，头目昏眩，及一切诸气不和，喘满迫促，此皆气血不充、寒郁所致。宜补养中气为本，疏壅导滞为标。是以用人参、白术、茯苓、甘草益气，乌药、川芎、白芷行滞散郁，木瓜疗脚气，五味救肺喘促，当归分理气血各归其所。

人参 甘温,三钱　白术 苦甘温,二钱　茯苓 甘平,一钱　炙草 甘温,七分　乌药 苦甘温,八分　川芎 辛温,八分　木瓜 酸辛温,一钱　五味 酸辛,五分　白芷 辛温,五分　当归 甘温,一钱　姜三片,水煎服。一本有麻黄六分，学者宜裁度之。

复元通气散

治气不宣流，或成疮疖，或为耳鸣耳聋，及一切挫闪等症。治宜行气活血。是以用木香、陈皮、茴香、牵牛行滞气；佐玄胡活瘀血，川山甲疏通经络，甘草和药性。

木香 苦辛温,七钱　陈皮 苦辛温,一两　茴香 辛甘温,七钱　牵牛 辛温,五钱　玄胡 苦辛温,五钱　川山甲 甘寒,三钱　甘草 甘温,三钱　为细末。每用热酒调下三钱，日三服。

盐煎散

治男、妇一切冷气冲胸胁作痛，脾胃虚

---

① 三和散：陈本原作"三和饮"，考此方出自《局方》三和散，据改。

冷，呕泄，疝痛。是以用川芎、厚朴、槟榔、陈皮、枳实以行滞气；毕澄茄、砂仁、草果、良姜、麦芽、肉蔻温脾和胃，消宿积，散冷气，以止呕泄；羌活、苍术以疏壅滞之气；甘草、茯苓健脾；茴香利膀胱小肠之气，以除疝痛。

川芎辛温，七分　厚朴苦辛温，八分　槟榔辛温，七分　枳壳苦辛温，八分　陈皮苦辛，一钱　毕澄茄辛热，一钱　砂仁辛温，一钱　苍术苦温，一钱　草果辛温，七分　麦芽甘温，七分　良姜苦辛温，七分　肉蔻苦辛温，一钱　炙草甘寒，五钱　白茯苓甘平，八钱　茴香辛甘温，一钱　水二钟，盐一撮，煎一钟服。

化气散

治一切食积壅气不舒。治宜驱食积，疏壅气可也。是以用麦芽、神曲消宿食，三棱、莪术导积滞，青皮、陈皮、台乌、香附、厚朴以疏壅滞之气，甘草和中缓药性。

麦芽甘温，七分　神曲甘辛温，一钱　三棱苦辛温，七分　莪术辛温，七分　青皮苦辛温，一钱　陈皮苦辛温，钱半　台乌辛温，一钱　香附辛温，二钱　厚朴苦辛温，八分　炙草甘温，五分　姜三片，水煎。不拘时服。

东垣木香顺气散

治脾湿壅滞，运动失常，以致清气不升而为飧泄，浊气不降而为腹胀。治宜疏壅滞，升清气为主。是以用苍术、厚朴、木香、青皮、陈皮、生姜疏散壅滞，升麻、柴胡升提清气上行，半夏降逆气下导，茯苓、泽泻渗脾湿，草豆蔻、益智、吴茱萸温胃和中散郁，当归分理气血，各归其所。

苍术辛温，一钱　厚朴苦辛温，七分　木香苦辛温，八分　青皮辛温，七分　陈皮苦辛温，二分　生姜辛温，三片　升麻苦寒，四分　柴胡苦寒，四分　半夏苦辛温，一钱　茯苓甘平，一钱　泽泻甘酸寒，八分　当归辛温，二分　草蔻辛温，一钱　吴茱萸辛热，八分　益智仁辛温，八分　水煎。不拘时服。

附　方

二陈汤　治风痰壅滞。见痰门。

清暑益气汤　治热伤元气，食少体倦。见暑门。

血　门

论

血者，荣也，水谷之精也，阳气之配也。生于心，统于脾，藏于肝，附于气。是以气升血升，气降血降，气寒血寒，气热血热，气清血清，气乱血乱，气行血行，气止血止。经云：气引血行，血随气转是也。随气转运，宣布于百骸，灌溉于九窍，是以经云：目得血而能视，耳得血而能听，足得血而能步，手得血而能握，脉得血而能充。运用无穷，常藉饮食之气日滋，经云：水气入胃，其血乃成是也。其为病也，有虚，有滞，有热，有寒。夫血虚则阳盛，阳盛则火动，火动则载血上行，越出诸窍而为吐血、呕血、衄血等症；血热者，阳气陷入血中，血因而热，随气下流而为溺血、便血、崩血、肠风下血等症，血寒则凝于藏府之间，而为癥瘕之病；血滞则蓄于皮肤之间，而为痈脓之毒。治疗之法宜以四物汤为主加减。如血虚者，倍归、地，加人参等剂以补之；血热者，易生地，加黄连、地骨皮以凉之；血寒者，或加姜、附以散寒，或倍川芎活凝结；血滞者，或加牛膝、香附子以开郁，或佐水蛭、虻虫破积瘀。全在圆机，不可拘执。是以先哲治血症，除伤寒见血，乃是邪热炽盛，壅遏于经，不得伸越，迫血妄行，上出而为呕、衄，下出而为便、溺，血出热散而愈。余症见血，上出者，乃是火载血上，宜以滋阴降火为主，下出者，乃是阳气陷入血中，热血随气下脱,宜以提气凉血为先。详其血在何经,佐以本经引导之药,如心经咯血,泻火加麦门冬,清血加黄连;肺经咯血,泄火以石膏,清血用片芩,肝经呕血,泄火用柴胡,清血以条芩;肾经咳血,泄火用知母,清血以黄柏;脾经涎血,泻火以芍药,清血以生地,胃经吐血,泄火以大黄,清血用栀子;三焦经涌血,泻火用连翘,清血以地骨皮;膀胱经淋血,泻火以琥珀、滑石,清血用黄柏、车前;心包络嗽血,泻火以麦门冬,清血用牡丹皮。大肠下血,泄火用连翘,清血以条芩;小肠溺血,泻火以木通,清血用栀子[①]。如瘀血,宜韭汁、藕汁、茅根、桃仁之类,如行血宜归尾、川芎、红花之类,补血宜当归、熟地之类,凉血,宜犀角、生地、玄参、黄连之类,止血蒲黄、京墨、樗根、棕榈灰之类。全在详其虚实,不可纵胆妄施,以致夭人天命。

血症脉法

《内经》曰:脉来如悬钩为衄血。脉至而搏、血衄、身热者死。癖下脓血,脉数则死,沉小则生。

《脉经》曰:诸涩濡弱为亡血;脉芤为失血,涩为少血。凡吐血、唾血,脉滑小弱者生,实者死。

治血大法

夫血者,神气也,持之则存,失之则亡。是以血盛则形盛,血衰则形衰,神静则阴生,形没则阳亢,阳亢则阴愈亏矣。故凡血上出者,宜滋阴降火为本,下行者,提气凉血为先。降火不越童便、韭汁,凉血不外生地、黄连。大法以四物汤为主加减。

山栀最能清胃脘之血。

川芎乃血中之气药,通肝经,性味辛散,能行血滞于气。

地黄乃血中血药也,通肾经,性味甘寒,能生真阴之不足。

当归乃血中之主药,分三治。头,止血;身,养血;梢,行血。性味辛温,通肝经;全用能使气血各归其所,故以当归名焉。

芍药阴分血药也,通脾经,性味酸寒,能和血,治血虚。腹痛血滞者,宜桃仁、红花、苏木、血竭、牡丹皮之类加减于合四物汤。血崩者,宜蒲黄、阿胶、地榆、百草霜、棕榈灰之类加减合四物汤。

血痛者,宜乳香、没药、五灵脂、凌霄花之类加减合四物汤。

血虚者,宜当归、熟地、苁蓉、锁阳、牛膝、枸杞、益母、夏枯、龟板之类加减合四物汤。

血燥者,宜乳酪、白蜜、酥油之类加减合四物汤。

血寒者,宜干姜、肉桂之类加减合四物汤。

血热者,宜生地、苦参之类加减合四物汤。

丹溪治血症活套

凡诸血症,皆是阳盛阴虚,君、相二火亢甚,煎迫其血出于诸窍。宜以四物汤加知母、黄柏,补阴降火为主。

如衄血、咳血、吐痰带血丝出者,皆从肺出来。本方加酒芩、茅花以泻肺。

如衄血、吐血,从胃中来。本方加石膏、知母以泻胃火。

如唾血、咯血及潮热咳血,皆从肾中来。本方加栀子、黄柏,少加肉桂,以泻肾中火。

如小便血于溺孔中出、频数作淋、作痛或杂尿而出者,乃从膀胱中来。本方加栀

---

① 大肠下血至清血用栀子:此二十八字陈本原置"全在详其虚实"之上,现据本篇体例,移至"清血用牡丹皮"句后。

子、瞿麦、牛膝、滑石之类,泻膀胱火。

如大便未粪而血先来者,谓之近血,乃从大肠中来。本方加槟榔、枳实、槐花、条芩之类,以泄大肠经火。

如先大便而后血来者,谓之远血,乃自小肠中来。本方加木通、茱萸、炒黄连之类,以泄小肠经火是也。

如血出口鼻者,本方加犀角、芩、黄之类以清之,或加茅花、棕榈灰之类以止之,或加童便、韭汁、山茶花、牡丹皮之类以降之。

吐血觉胸中气塞,上吐紫血者,壮实人宜桃仁承气汤下之。

如血出大便者,本方加红花、侧柏叶、条芩之类以清之,或加地榆、荆芥、白芷、茆花之类以止之。

如血出小便者,本方加瞿麦、天麦二门冬、栀子之类以清之,或加滑石、木通、大小蓟之类以行之。

凡先吐红,后见痰嗽,乃是阴虚火动,火不下降。亦宜四物汤为主,加降火导痰之药。

凡先痰嗽,而后见红者,多是痰郁积热。宜降痰火为急。

凡痰嗽者中带红,此是胃中滞血,热蒸而出。重者用栀子,轻者枳实亦效。

凡忽暴吐紫黑血一碗许者,无害,吐出愈好。此乃热伤血死于中。宜四物汤、解毒汤。

凡大吐血不止。宜以炒干姜调童便服之,立止。此从治法。

凡舌上无故出血,如线不止,以槐花炒,研末,干掺之。

凡呕血,用韭汁、童便、姜汁磨郁金,饮之,其血自消。

凡怒气逆甚,则呕血暴甚。治宜静养,经云:抑怒以全阴,是也。

咯血,乃痰带血丝是也。宜四物汤合地黄膏、牛膝膏加姜汁、青黛、童便、竹沥。此血乃出于肾,或用天门冬、麦门冬、贝母、知母、桔梗、百部、黄柏、远志、熟地、牡丹皮、姜、桂之属。

衄血、䶊血等,大抵皆与吐血同。宜犀角地黄汤加入郁金,或用山茶花末,用童便、韭汁、姜汁调下,亦可。此乃血出于肺,以升麻、犀角、栀子、黄芩、生地、芍药、紫苑、丹参、阿胶之属大效。

溺血痛者为淋,不痛者为溺。宜用山栀仁,或加小蓟、琥珀于四物汤,或用生料五苓散合艾胶汤,吞鹿茸丸。

茎中痛用甘草尾入血药中,少佐地榆、陈皮、白芍、棕榈灰。

大抵小便出血,则小肠气闭小便难。以油头发烧灰存性,为末,车前子汤调下,甚效。

凡下血之症,不可纯用寒凉之症之药,必于寒凉药中加辛味为佐。如久不愈则用温剂,必兼升降药,加入酒煮,如酒煮黄连丸之类,乃寒因热用是也。

肠风藏毒,乃胃与大肠主之。盖由坐卧风湿,或醉饱房劳,或食生冷停寒,或因酒积热,以致荣卫失运,渗入肠中。此肠风藏毒所由作也。如挟热,下血褐而色黯,腹腔内微痛,为藏毒;如挟寒,下血清而色鲜,肠甚痛,为肠风。大法先宜解散肠胃风邪。挟热则用败毒散,挟冷则用不换金正气散,俱加川芎、当归,其败毒散宜加茯苓、槐花,不换金加茯苓、木香。虽然,精血皆生于谷气,故此症多以脾胃药收功,宜四君子汤、参苓白术散、枳壳散、小乌沉汤皆有大效,盖胃气一回,其气血自循经矣。

治 血 方

四 物 汤

治一切血虚之症。经云:阴不足者补

之以味。用归、芎、熟地、芍药以补阴血之不足。

当归苦辛温　熟地黄苦辛寒　川芎辛温　芍药苦辛寒,各一钱　水煎。不拘时服。

三黄补血汤

治吐血。用黄芪泻肺火,益元气,使阳生而阴自长;用柴胡、升麻、牡丹皮、生地解蒸热;助当归、熟地、白芍、川芎以补阴血。

黄芪甘温,一钱　柴胡苦寒,七分　升麻苦寒,三分　牡丹皮辛苦寒,三分　熟地黄辛寒,一钱　生地黄苦甘寒,一钱　当归辛温,一钱　白芍药苦酸寒,七分　川芎辛温,五分　水煎。温服。

犀角地黄汤

治衄血、吐血。用犀角解内热,助赤芍、生地、牡丹皮凉血以生新血。

犀角苦酸寒,一钱　赤芍药苦酸寒,一钱　牡丹皮辛凉,一钱　生地黄辛寒,二钱　水煎。温服,须食后。

加减四物汤

治肠风下血。用防风、荆芥散肠藏之风毒,当归、川芎调血,地榆、生地、槐花、条芩凉下焦大肠之血热,枳壳以利大肠气,侧柏叶以止血,乌梅肉收大肠血热,甘草泻火和药性。

防风辛甘温,一钱　荆芥苦辛凉,八分　当归甘辛温,二钱　川芎辛温,七分　地榆苦辛寒,一钱　生地黄辛寒,一钱　槐花苦寒,炒,五分　条芩苦寒,一钱　枳壳苦辛温,八分　侧柏叶苦涩①凉,一钱　乌梅甘酸,二枚　生草甘寒,五分　水煎。空心服。

枳壳汤

治大肠经气郁成湿热,下痢脓血。治宜散郁气,除湿热可也。经云:辛可以散郁,苦可以胜湿。是以用枳壳之苦辛以散郁滞,黄连之苦寒以去湿热。

枳壳苦辛温,去穰,炒黄色,五钱　黄连苦寒,一两,用槐花四两,酒炒拌,去槐花不用　水煎。温服,作二剂。

麝香散

治鼻血不止。经云:酸主收之,涩可固脱。是以用枯矾、龙骨之酸涩,以收鼻中脱涌之血,佐麝香之辛,通关窍,引药直透病所。

枯矾酸涩,五分　龙骨甘涩寒,一钱　麝香辛温,五分　为末。先用凉水洗净,然后用三五钱吹入鼻,用湿纸醮药入鼻妙。

断红丸

治藏府虚寒,下血不止,面色痿黄,羸瘦。用附子驱风散寒,黄芪补虚劳,益元气,当归、鹿茸、续断生新血,阿胶、枯矾、侧柏叶止血。

附子辛热,五钱　黄芪甘温,一两　当归辛甘温,二两　鹿茸醋炙,一两　续断一两　阿胶二两　枯矾三钱　侧柏叶六钱　为末,醋煮,米糊丸。空心米饮下五七十丸。

黄芪散

治咳血,或成劳,发热汗出。用黄芪益元气,退虚热,实腠理以止汗;麦门、桔梗清金止嗽;熟地、白术补阴血;生甘草泻火、缓中、和药。

黄芪甘温,三钱　麦门冬苦辛寒,二钱　桔梗苦辛温,一钱　熟地黄甘寒,二钱　白芍药苦酸寒,一钱　生甘草甘寒,六分　作二服。

归脾汤

治思虑伤脾,不能统摄心血,以致血妄行,或吐,或下,心神恍惚。治宜补中安神。是以用人参、白术、黄芪、龙眼肉、炙甘草补

---

① 涩:陈本原作"温",考侧柏叶,苦、涩、微寒,故改。

中安神，木香顺气调血而不妄行，茯神、酸枣仁安心神以定恍惚。

人参甘温，二钱　白术苦甘温，一钱　黄芪甘温，一钱　龙眼肉二钱　炙草甘温，五分　木香苦辛温，五分　酸枣辛甘酸，八分　茯神淡平，一钱　水煎。温服。

当归导滞汤

治跌坠、搏击、一切瘀血内蓄作痛。故用当归引大黄入血室，下瘀积之血。

归尾甘辛温，五钱　大黄苦寒，三钱　水煎。食前温服。

越鞠丸

治一切血因气郁之症。治宜散郁活血。经云：辛以散之。故用香附、青黛、川芎诸辛以导散郁气，桃仁、红花诸辛以行郁血。

红花苦辛寒，一钱　香附苦辛温，一钱　青黛辛咸寒，七分　川芎辛温，七分　桃仁去皮，研，七分　为末，米饭丸。食前姜汤下五七十丸。

九味二陈汤

治中气亏败，运动失常，郁成痰饮，杂血而出。治宜补中、疏郁、豁痰。是以用人参、白术、茯苓、甘草补中健脾，陈皮、青皮散郁道结，佐以神曲、半夏降逆气以豁痰。

人参甘寒，二钱　白术苦甘温，一钱　茯苓甘平，八分　炙草甘温，五分　陈皮苦辛温，一钱　青皮苦辛温，一钱　川芎辛温，七分　神曲辛温，七分　半夏苦辛温，七分　水煎。温服。

如胃不和，加藿香。
如渴，去半夏，加葛根。
痰结成块，加贝母、黄芩。
如小便赤涩，加黄柏。
大便结燥，加当归。
如心烦，加黄连。
便血，加煅牡蛎。

胃火上涌，加炒栀子仁。
见红过多于痰，去半夏，恐燥损其血故也。加生地、牡丹皮，或佐以桃仁泥三分。

又方

治见血后，脾胃弱，精神少。治宜益血清血，补中健脾。故用当归、芍药益阴血，五味、麦门清肺金，人参、黄芪补中健脾。

当归辛温，二钱　白芍药苦酸寒，二钱　五味子酸甘平，五分　麦门冬甘寒，一钱　人参甘温，二钱　黄芪甘温，一钱　炙草甘温，五分　水煎。食后服，日三服。

大阿胶丸

治肺虚客热，以致干呕、咳嗽，乃心血亏欠，恍惚。治宜益肺清金，泻火安神。是以用人参、阿胶补肺，麦门冬、北五味、百部根清肺金，助熟地、杜仲、丹参滋益肾阴以胜火热，茯苓、贝母散结气清痰，山药、茯苓、柏子仁、远志安神定恍惚。

人参甘温，一两　阿胶甘平，二两　麦门冬苦辛凉，八钱　百部甘凉，五钱　北五味甘平，五钱　熟地黄苦甘温，二两　杜仲辛甘温，八钱　丹参苦寒，一两　茯苓甘平，八钱　贝母苦寒，八钱　山药苦甘寒，一两　茯神甘平，八钱　柏子甘寒，五钱　远志苦温，七钱　为末，炼蜜丸弹子大。每食后，沸汤溶化下一丸，日三服。

茯苓补心汤

治心气虚耗，不能生血，以致阴虚火动，咳嗽脓血。治宜补阴降火，润肺利气清痰。是以用当归、熟地、白芍、川芎益阴血，人参、茯苓、甘草补中润肺，紫苏、桔梗、枳壳、陈皮利气，助前胡、半夏豁痰，葛根止渴除烦热。

当归甘辛温，二钱　熟地黄苦甘寒，二钱　白芍药苦酸寒，一钱　川芎辛温，六分　人参甘温，二钱　茯苓甘平，二钱　炙草甘温，六分　紫苏辛温，二钱　陈皮苦辛温，八分　桔梗苦辛温，八分　前胡苦辛温,八分　枳壳甘温,六分　半夏辛温,八分　葛根苦甘凉,一钱　水煎。食后服,日三次服。

保命生地黄散

治呕血,蒸热,出汗。治宜抑阴益阳。是以用生地黄、枸杞、白芍等凉血补阴,天门冬、黄芩、地骨皮抑阳退热,黄芪补虚汗,甘草缓药和中。

天门冬苦甘温,八分　生地黄苦甘寒,三钱　熟地黄甘寒,三分　枸杞甘寒,二钱　白芍药酸寒,一钱　地骨皮苦寒,一钱　黄芩苦寒,二钱　黄芪甘温,二钱　炙草甘温,七分　水煎。日中服。

又方①

治咯痰带血而出,此乃脾湿壅郁生痰,挟火动血所致。治宜理脾清痰疏郁为本,益阴血退火热为标。是以用白术理脾湿,佐桔梗、贝母以清痰,加青皮以疏郁,当归、桃仁、芍药益血,牡丹皮、栀子、黄芩以清热,生甘草以泻火。

白术苦甘温,二钱　贝母苦甘寒,钱半　桔梗苦甘温,七分　青皮甘温,七分　当归苦辛温,二钱　桃仁甘平,七分　白芍药苦酸寒,八分　栀子苦寒,七分　甘草甘寒,五分　牡丹皮酸寒,一钱　黄芩苦寒,一钱　水煎。温服。

又方

治症同前。用人参、白术、茯苓、甘草补中健脾,橘红、枳壳、桔梗、半夏疏郁豁痰,桑白皮、五味子、黄芩泻火清肺。

人参甘温,三钱　白术苦甘温,三钱　茯苓甘平,一钱　炙草甘温,五分　橘红苦辛温,八分　枳壳甘辛温,七分　桔梗苦辛温,七分　黄芩苦寒,一钱　半夏苦辛温,七分　五味子酸寒,七分　桑白皮苦酸,七分　姜三片,水煎。不拘时服,日三次。一本有青黛。

天门冬汤

治咳嗽伤肺动血。治宜润肺止嗽。是以用阿胶润肺,兼止咳咯之血,天门、杏仁、贝母救肺止嗽,助茯苓以清痰,佐生甘草以泻火。

阿胶苦甘平,三钱　天门冬苦寒,二钱　贝母辛寒,一钱　茯苓甘平,八分　杏仁苦辛,七分　生甘草甘寒,三分　水煎,阿胶调之。食后服,日三次。

茜根散

治鼻血不止。夫血受热则上涌,是以用黄芩、生地以凉血,茜根、阿胶、侧柏叶以止血,甘草以泻火和药。

黄芩苦寒,二钱　生地黄甘苦凉,三钱　茜根苦寒,一钱　阿胶甘寒,二钱　侧柏叶辛寒,二钱　生甘草甘寒,五分　水煎服。一本加生姜三片。

小蓟饮子

治下焦结热,或溺血,血淋。用竹叶、通草、栀子、滑石利小便,以泻下焦之热,生地凉血热,助藕、小蓟、当归头、蒲黄破瘀止血。

竹叶甘淡,十个　通草甘淡,一钱　滑石甘寒,三钱　生地黄甘寒,二钱　藕节甘寒,钱半　归头辛温,一钱　小蓟甘寒,一钱　蒲黄八分　水煎。空心顿服。

当归承气汤

治邪热蓄血下焦,大便闭结。用当归、芒硝、大黄,入血分行瘀血,通大便以下结热,厚朴、枳实以利下焦壅滞之气。

当归辛甘温,五钱　芒硝甘咸寒,四钱　大黄苦寒,五钱　厚朴苦辛温,三钱　枳实苦辛寒,三

---

① 方:陈本原无,据前后体例补。

钱　水煎,熟后入硝、黄。得利止服。

槐花散

治大肠湿热壅滞,挟血、下血。治宜疏湿、清热、导壅滞。是以用陈皮、厚朴、枳壳以利大肠壅郁之气,苍术渗湿,槐花、乌梅凉大肠以收热,甘草泻火,归头止血。

陈皮苦辛温,一钱　厚朴苦辛温,八分　枳壳苦辛温,一钱　苍术辛温,二钱　槐花苦寒,三钱　乌梅肉酸寒,一钱　生甘草甘寒,七分　归头甘辛,二钱　水煎。温服。

黄连丸

治大肠湿热,迫血下行。经云:苦可以胜湿,寒可以胜热。是以用黄连之苦寒,胜湿除热,赤茯苓散结胜湿,阿胶止血。

黄连苦寒,四两　茯苓甘平,一两　阿胶甘平,五钱　为末,煎阿胶溶化成糊,为丸。每食米饮下三五十丸。黄连酒煮。

枳壳散

治风伤肠藏,郁热迫血下行。治宜散风、疏壅、清热。是以用荆芥穗以散热,枳壳以宽大肠壅郁之气,槐花以清大肠经热。

荆芥穗辛凉,二钱　枳壳苦辛温,一钱　槐花苦寒,一钱　为末,以稀粟米粥调五钱。如人行一里许,以粥压之。日进三服。

又方

治症同前。用香附、枳壳利气,川芎散风,助以当归理血,槐花清热,甘草泻火。

香附苦辛温,一钱　枳壳苦辛温,一钱　川芎辛温,七分　当归辛甘温,一钱　槐花苦寒,一钱　生甘草甘寒,七分　水煎服。一本加姜、枣。

又方

治积热便血。用苍术胜热,助陈皮利气,用黄连、黄柏、黄芩、连翘诸苦寒以退热。

苍术甘辛温,一两　陈皮甘辛温,两半　连翘一两　黄连二两　黄柏一两　黄芩两半,俱苦寒之药　为末,以新鲜生地黄八两捣膏,丸如梧桐子大。每以白汤食前送下三五十丸,日再服。

又方

治肠风下血。用秦艽散风,升麻提气,条芩、槐角、青黛等以解热。

秦艽苦辛温,二两　升麻苦寒,一两　条芩苦寒,一两　槐角苦寒,四两　青黛辛甘咸,二两　为末,以生地黄四两捣膏,加酒为丸。食前米饮下三五十丸。

附　方

桃仁承气汤　治男妇血结胸中,手不可近,及中焦蓄血等症。方见伤寒门。

抵当汤　治下部蓄血等症。方见伤寒门。

黄连香薷饮　治伏暑纯下血。方见暑门。

医学原理卷之四终

卷之五

徽州　石山　汪　机　编辑
新安　师古　吴勉学　校梓
　　　幼清　江湛若　同校

内伤门

论

内伤之病，乃中气不足之症。夫精气者，即胃中水谷之精气也，盖人藉水谷以养生，而水谷之气又赖脾土以输化分布于藏府，灌溉于百骸。是以经云：饮食入胃，游溢精气，上输于脾，脾气散精，上归于肺，通调水道，下输膀胱，水精四布，五经并行，周流于一身，荣养于四末，以供无穷之用。苟脾气被伤，则转输失职，胃虽受谷，不能输布于各经，百病由此生焉。古云：补肾不如补脾，此之谓也。若饮食失节，脾气内乏，藏府俱无禀受，而内伤之病生焉。经云：饮食自倍，肠胃乃伤是也。况四肢皆原于脾，若劳役过度，脾气亦从而病，脾病则胃虽受谷，无由传化，故胃多从而伤。经云：有所劳倦，形气衰少，谷气不盛，上焦不行，下脘不通，胃气热，热气薰胸中是也。况劳倦过极，其胸中阳和之气皆亢成火，且曰饮食少进，中气愈亏，不能升降，故使上焦之气不行。经云：清阳不升是也。外乏饮食不入，内乏传化，故使下脘之气不通。经云：浊阴不降是也。上下不通，郁热之气皆成壮火。经云：气生壮火是也。其状与外感相似，但外感之症元气未亏，又加外淫所助，邪气愈炽，故口鼻喘息粗大，声音壮而有力；其内伤之症中气已亏，又加壮火食气，其气愈之，是以无气以动，而口鼻中皆短气，少气不足以息，声音微弱，倦言。东垣内外伤辩之详矣，兹不复辩，学者宜观本论。但丹溪又谓：饮食劳倦虽皆内伤不足之症，然不可混同一例而治。盖劳倦伤诚为不足之症，若饮食则当有不足、有余之分。盖因饥乏以致胃气空虚，固诚不足，若因过饱饮食致伤中气，则又当为不足之中分为有余。且伤酒又与伤食不同，盖食乃有质之物，酒乃无质之气，所以治法亦难同论，在乎各类推求可也。是以劳役与饥所致，固当以补中益气汤、升阳益气汤之类选而用之；若因过食致伤，又当以枳术丸、三棱消积丸之类加减用之，若因饮酒致伤，又以葛花解醒汤、枳术消导丸之类损益用之。其中又有挟痰、挟外感之兼症，全在圆机活法，慎毋拘执一端，学者深思可也。

内伤脉法

内伤之症，右寸气口脉大于人迎一倍，过在少阴则二倍，太阴则三倍。盖右寸乃太阴肺，主皮毛；右关足大阴脾，主肌肉；故脾、肺二脉皆紧盛也。

右寸气口急大而数，时一代而涩，涩者

肺之本脉,代者元气不相接续。此饮食失节、劳役过甚,大虚之脉也。

右关脾脉大而数,数中显缓,时一代也。大谓独大于五脉,亦属于虚,但不甚,劳役之脉也。

右关胃脉损弱,甚则隐而不见,但内湿。脾脉之大数微缓,时一代,此饮食不节、寒温失所之脉也。

右关脉沉而滑缓,此宿食不消之脉也。

治内伤大法

内伤之症,东垣虽是详备,后丹溪谓世人病此者甚多。但中有挟痰、挟外感而动,治当补气为主,治其所挟为标。

如内伤轻而外感重,谓之外感挟内伤。法当先散外邪,而后补中气;或以解散药为君,以补中药为臣、使。

如气虚甚者,必少加附子以行参、芪之功。

如挟痰者,以补中益气汤加半夏竹沥、姜汁以为传送。

丹溪治内伤活套

内伤之症,乃中气不足,中气不足则六府之阳皆绝于外,而六府之阳气伤也,气伤藏乃病,藏病形乃应,是五藏、六府真气皆不足也,惟止阴火独旺,上乘阳分,故荣卫失守,诸病生焉。必以补中益气汤为主。法当见本方后。

如发斑,是胃气虚甚,相火游行于外,亦有因痰所致。

如因火,宜补而降之,痰热宜微汗而发之,切不可下。

如病退后燥渴不解,乃是蒸热于肺。宜以甘草、参、芪煎汤,加姜汁少许,冷服,或独参汤亦可。

治内伤方

补中益气汤

治内伤中气,脾湿不流,以致阴火上乘而发蒸蒸之热;表上无阳,不能卫护皮毛,以致恶寒自汗。治宜益元气以护皮毛,补中升胃气以除热蒸。故用黄芪益元气,实腠理止汗而卫寒,人参、白术、陈皮、甘草以补中,佐升麻、柴胡升胃气,助黄柏以泄阳火而退蒸蒸之热,当归理气血,各归其所。

黄芪甘温,三钱　人参甘温,二钱　白术苦甘温,二钱　陈皮辛温,七分　炙草甘温,五分　升麻甘寒,四分　黄柏苦寒,五分　当归辛甘温,一钱　柴胡苦辛,四分　水煎。温服。

如咽干者,加干葛。

心刺痛者,乃血不足,倍当归。

如精神短少,倍人参。

有痰,加生姜、半夏。

如头痛,加蔓荆;痛甚,加川芎;顶脑痛,加藁本、细辛。

如咳嗽,夏加麦门冬、五味;秋冬加黄芩、麻黄;春加佛耳草、款冬花;冬嗽者,乃肺中伏火,去参,加五味。

如食不下者,乃胸中有寒,或气滞。加青皮、陈皮、木香。寒月加益智仁、草豆蔻,夏加芩、连,秋加槟榔、砂仁。

如心下痞闷,加黄连、芍药。

如腹痛者,加枳实、木香、砂仁、厚朴。天寒加生姜、肉桂。

腹痛,加白芍、甘草;有寒加桂心。夏加芩、连、干葛、白芍,冬加益智仁、草豆蔻、半夏。

如胁痛,或喘急,加柴胡、甘草。

如脚软乏力或痛,加黄柏;不已,加防己。

如耳鸣,目黄,颊颔肿,肩膊肘臂外后臁痛,面赤,肺脉洪大者,加羌活、防风、甘草、藁本等,以通其经血,仍加黄芩、黄连以消肿。

如咽痛,颔肿,脉大,面赤者,加黄芩、桔梗、生甘草。

如身体重者,乃风湿相搏。加羌活、防风、藁本、苍术。

如疼止,勿再服。

如长夏湿土客邪太旺者,加苍术、白术、泽泻,上下分消其湿热之气。

升阳益气汤

治过食伤中,传化不及,脾湿壅塞,胃气下溜,以致泄泻,腹痛,小便短涩。治宜疏壅湿,导积滞,升胃气可也。经云:风能胜湿。是以用防风、羌活、独活等诸风药以疏壅湿,厚朴导积滞;甘草、大枣健脾;升麻、柴胡升提下溜之胃气;泄泻不无损阴血,故加生地、白芍救阴血以止腹痛;佐泽泻利小水,分消其湿以止泻。

防风辛温,八分 羌活辛温,八分 独活辛温,五分 厚朴姜汁炒,一钱 炙草甘温,五分 大枣甘温,三枚 升麻苦寒,七分 柴胡苦寒,七分 生地甘寒,七分 白芍苦酸寒,七分 泽泻甘咸寒,八分 水二钟,煎一钟,温服。

枳术丸

治饱食过度,输化不及,致伤中气。治宜健脾,导宿滞。故用白术补中健脾为君,枳实导积滞,消宿食为臣,荷叶以助生发之气为佐。

白术苦甘温,土炒,六两 枳实苦辛温,姜汁炒,二两 为末,用生荷叶包饭炊燥,捣末为丸。每以白汤送下三五十丸。

参苓白术散

治脾胃虚弱,不思饮食,呕吐泻利。治宜健脾和胃。经云:中气不足者,甘以补之。是以用人参、白术、茯苓、扁豆、薏苡、山药、莲肉诸甘温,以补脾调胃进食止泻利,少佐砂仁以止呕。

人参甘温,二两 白术苦甘温,二两 茯苓甘淡平,二两 薏苡仁甘温,一两 扁豆甘温,去壳,姜汁炒,二两 莲肉甘涩,去心,二两 山药甘温,二两 桔梗苦辛温,一两 砂仁甘辛温,五钱 甘草一两,炙 为细末。每食后用枣汤调下五七分,日三服。

如噤口痢,易石莲肉,和石菖蒲二两、木香一两,粳米汤下。如休息痢,砂糖调下。

丹溪保和丸

治饱食过度,致伤中气,食积不消,胸腹满闷,痰喘等症。只由宿食伤脾,运化不健,以致中焦气不舒而为满闷,津液郁而成痰。治宜导除宿食,而运化自健,余症自瘳,是以用山楂、麦芽、神曲消宿食健脾,为君;陈皮散郁气,为臣;茯苓、半夏、莱菔子等以豁痰,为佐;连翘去胃中之湿热,为使。

山楂甘温,四两 麦芽甘温,二两 神曲苦辛温,二两 陈皮辛温,二两 茯苓甘淡平,两半 半夏苦辛温,两半 莱菔子辛温,一两半 连翘苦寒,一两 共为末,用神曲打糊为丸。以米饮下三五十丸。

此药腹中若无食积者不可服,盖山楂大能克化食积,若无食积反损脾胃正气,是以体虚之人忌此。

三棱消积丸

治食生冷硬物过多,致伤中气,运化不及,郁成积滞,必腹喘闷。治宜去积滞而中气自健。是以用三棱、莪术、巴豆、神曲攻积滞,为本;丁香、茴香、益智温脾和胃,为标;青皮、陈皮行郁气,为佐。

三棱苦辛温,面包煨,一两 莪术苦辛温,炒,八钱 巴豆辛热,炒褐色,三十五粒 神曲苦辛温,一两 丁香辛热,一两 茴香辛甘温,一两 益智仁辛温,一两 陈皮苦辛温,去白,一两 桔梗苦辛温,八钱 共为末,以醋搅糊丸。每食前姜汤下二三十丸,观人之勇怯加减,再效,止后服。

枳实导滞丸

治因饮食湿热之物过度，致伤中气不得施化，郁聚而作痞满。法当导去湿热，而痞满自消。经云：苦可胜湿，寒可除热。故用芩、连、大黄诸苦寒下湿除热，为君；枳实神曲化宿积，导滞气，消痞满，为臣；白术补中健脾，为佐；茯苓、泽泻利小水，分消其湿，为使。

黄连苦寒，二两　黄芩苦寒，二两　大黄苦寒，二两　枳实辛温，一两　白术苦甘温，二两　茯苓甘淡平，一两　神曲苦辛温，一两　泽泻咸寒，一两　共末，汤浸蒸饼，为丸如梧子大。每白汤下三五十丸，以利为度。

本方加木香、槟榔各一两，名木香导滞丸。治症同前。

白术和胃丸

治中气虚弱，运动失常，以致津液郁而为痰，逆气壅而为痞胀。治宜补中健脾运动，其症自瘳。经云：中气不足，补之以甘温。是以用人参、白术、炙草诸甘温以补中健脾，为君；厚朴、槟榔、木香、枳实散滞气，为臣；半夏、生姜、陈皮豁痰，为使。

人参甘温，四两　白术苦甘温，三两　炙草甘温，一两　槟榔辛温，七钱　厚朴姜汁炒，一两　木香苦辛温，五钱　枳实苦辛寒，七钱　生姜辛温，一两　陈皮去白，七钱　半夏苦辛温，一两　共为细末，以汤浸蒸饼，丸如梧子大。每食后以米饮下三五十丸，日三服。

麦冬清肺饮

治劳役过度，以致精神短少，倦怠，少气不足以息，衄血、吐血等症。盖劳役则伤脾，脾伤则健运失常，以致膻中阳气郁而成火。经云：气生壮火是也。火愈既盛，元气愈消，是以精神倦怠，少气不足以息。经云：壮火食气是也。火性炎上，是以载血上出诸窍而为吐衄等症。治疗之法当以补中泻火。经云：虚火可补是也。故用人参、黄芪补中益气，为君；紫苑、麦冬、五味泻火清肺金，为臣；白芍、归身救阴血，为使。

人参甘温，三钱　黄芪甘温，二钱　炙草甘温，一钱　归身甘温，二钱　紫苑苦辛温，补虚益肺、止吐血、清痰，一两　五味子甘酸，清肺金　白芍酸寒，一钱　麦门冬苦甘寒，清肺金，滋肾水　水煎，热服。

双和散

治神疲色瘁，气血两虚。是以用黄芪、肉桂、炙草以补气，归、地、白芍以养血。

黄芪甘温，三钱　肉桂辛甘热，五分　炙草甘温，五分　川芎辛温，六分　归身辛甘温，二钱　熟地黄甘寒，二钱　白芍药苦酸寒，一钱　水二钟，煎一钟。温服。

凡大病之后，气血两虚者，宜服此药调理可也。

升阳益胃散

治体重肢节疼痛，口燥舌干，饮食无味，大便不调，小便短涩，不欲食，食不消，洒淅恶寒，潮热。此皆中气亏败，脾湿壅遏，阳气不伸。治宜补中，疏壅湿，升提阳气。是以用人参、白术、黄芪、炙草补中健脾，进饮食；羌活、独活、防风疏壅湿，除体重疼痛；柴胡、升麻提阳气；茯苓、泽泻利小水以渗湿；黄连以胜热；陈皮、半夏以散逆气；白芍扶阴以救血。

人参甘温，三钱　黄芪甘温，二钱　白术苦甘温，一钱　炙草甘温，七分　羌活辛温，七分　防风辛温，一钱　独活苦辛温，七分　柴胡苦寒，一钱　升麻苦寒，八分　茯苓甘淡平，一钱　泽泻甘咸寒，一钱　黄连苦寒，七分　陈皮苦辛温，一钱　半夏苦辛温，八分　白芍苦酸寒，八分　加姜三片、枣二枚，水煎。食后服。

服药小便利，而病愈加增剧者，是以不

当利小便,宜去茯苓泽泻。如喜食,一二日不可饱食,以药力尚少,恐胃气易伤,不得转运生发,以致泄泻,须稍食滋味之物或美食,助药以增升浮之胃气,慎不可淡食以助邪气之降沉。宜稍复形体,使胃气与药转运升降。又勿大劳,使元气复伤。如胃气稍完,则宜少食嘉果之类,以助药力。经云:五果为助是也。

升阳顺气汤

治饮食、劳倦失宜,致伤中气,腹胁滞闷,遇春口淡无味,夏月炎热尚亦恶寒,饥亦如饱,时发蒸热,不喜冷物。尽由中气亏败,生发之气不得伸越之故。盖脾伤则运动失常,中焦之气不得伸布,是以腹胁满闷;口乃脾之窍,春乃木旺之时,脾土愈亏,是以口淡无味;元气已亏,夏月阳又外泄,腹中阳气愈乏,是以时虽炎热身仍恶寒;脾病不能消谷,是以饥亦如饱;胃中虚寒,是以不喜冷物;胃气下溜,阴火上乘,是以时发蒸热。治宜补中、升阳、益元气可也。故用人参、白术、甘草补中,助黄芪益元气,为君;升麻、柴胡升提阳气,为臣,陈皮、半夏散郁气以除满闷,神曲、草蔻和脾胃以进饮食,二者为佐;当归救阴血,分理气血,各归其所,黄柏泻阴火以除蒸热,二者为使。

人参甘温,二钱　白术苦甘温,二钱　炙草甘温,八分　黄芪甘温,二钱　升麻苦寒,五分　陈皮苦辛温,一钱　半夏辛温,八分　神曲苦辛温,八分　草蔻辛温,八分　柴胡苦寒,五分　当归辛甘温,一钱　黄柏苦寒,四分　加姜三片,水煎。食后,日进三服,作二服。

调中益气汤

治四体倦怠,身体沉重,肢节疼痛,胸腹胀满,烦心不安,口失滋味,大小二便频数,或上饮下便,夏月飧泄,水谷不化,或便后下痢脓血,咽膈不通,或痰唾稠粘,口中沃沫,食入复出,耳鸣耳聋,目中溜火,视物昏花,胬肉红丝,热壅头目,不得安卧,少气无力,不思饮食,或大便二三日一见,或涩而不行,其脉弦缓。此皆中气亏败,阳气不得上升所致。盖脾主四肢,脾病是以四肢倦怠;脾主舒化水谷,脾伤则舒化不及,以致水湿之气渗流肢节,壅塞皮肤,是以身体沉重,肢节疼痛;中焦之气因脾伤不得舒运,壅塞而为胸腹胀满,烦心不安;口乃脾之窍,脾病是以口失滋味;经云:气主拘掣,中焦气馁,不能拘掣水谷,是以大小二便频数,或上饮下便,中气本虚矣,夏月阳气又泄,胃中阳乏不能消谷,是以夏月飧泄,米谷不化;脾裹血,脾病不能裹血,是以或便后见利脓血;胃气下陷不能上升,是以咽膈不通;津液因脾不磨不能转运,凝聚而为痰涎,是以或痰吐稠粘,口中沃沫;胃因脾病不能容纳水谷,是以食入复出;中焦阳气为因为脾失转运不得舒畅,郁而成火上冲,是以耳鸣耳聋,目中溜火,视物昏花,胬肉红丝,热壅头目不得安卧;中气不足,是以短气无力;脾病不能克化水谷,是以不思饮食;水谷外入既少,则内便溺亦无,况又胃气不生,脾血不濡,大肠枯燥,是以大便或二三日只一见,或涩而不行,夫弦乃肝脉,缓属脾脉,肝脉乘脾,脾虚可验。治宜补中、升阳益气。是以用人参、炙草补中兼助阳,黄芪益阳气,为本;苍术健脾,兼助木香、陈皮疏壅气,为标;升麻、柴胡升引胃气上腾,为佐使。

人参甘温,五钱　炙草甘温,一钱　黄芪甘温,五分　苍术辛温,二钱　木香苦辛温,七分　陈皮去白,钱半　升麻苦寒,六分　柴胡苦寒,六分
水煎。食后服。

如时见燥热,乃下元阴火蒸发。加生地五分、黄柏四分。

如大便虚坐不得,了了不得,腹中逼迫者,乃血虚涩之故。加当归一钱。

如身体沉重,小便数多。倍苍术,加泽泻、茯苓、黄柏。

如胃气不和,呕逆并有痰。加生姜、半夏。

如腹痛,恶热而渴。加白芍、黄芩。

腹痛恶寒,加桂心、白芍,名桂枝芍药汤。

如冬月腹痛者,不可用芍药,以其性寒故也,宜加少辛姜、半夏。

大抵内伤之病,乃虚损之症,宜甘多辛少之药为主治,盖甘补而辛散也。

葛花解酲汤

治饮食酒腻之物过多,致伤中气,痞闷不思饮食,小便赤涩。盖中气被伤,不能输布水谷之气,以致中焦之气不得舒布而为痞闷;胃中宿食不消,是以不思饮食;夫酒是湿热之饮,乃膀胱寒水之类,为因脾病不能四布湿热,蓄于膀胱,是以小便赤涩。治宜解酒毒,消宿食,导湿热为本,补中,健脾,行郁气为标。是以用葛花解酒毒,以神曲、砂仁、白豆蔻等消宿食,茯苓、猪苓、泽泻等利小便导湿热,人参、白术补中健脾,生姜、陈皮、青皮、木香等行郁气而除痞闷。

葛花甘平,五钱 神曲苦辛温,一两 砂仁辛温,五钱 茯苓甘平,一两 白蔻辛温,五钱 猪苓淡平,七钱 泽泻甘咸寒,七钱 人参甘温,五钱 白术苦甘温,七钱 生姜辛温,五钱 橘红苦辛温,七钱 木香辛温,一两 青皮苦辛寒,导积滞,一两 共为末。每五钱食前水调服,或煎汤亦可。

参术调中汤

治痞满,不思饮食,喘嗽蒸热,此皆中气有亏所致。盖中气被伤,运动无力,水谷之气不及四布,郁于中焦,是以痞满、不思饮食等症作矣;其胞中阳气亦为脾病,不得输运,郁而成火上炎,是以喘嗽蒸热等症生焉。治疗之法理宜补中益气,使运达之权健行,则痞闷不食等症自息,喘嗽蒸热之痰自疗。是以用人参、白术、茯苓、炙草、黄芪补中益气,为君;桑白皮、麦门冬、五味子清肺金止喘嗽,为臣;青皮、陈皮行滞气消痞闷,为佐;地骨皮解蒸热,为使。

人参甘温,三分 白术苦甘温,五分 茯苓甘淡平,二分 炙草甘温,三分 黄芪甘温,四分 桑皮苦酸寒,三分 麦门苦甘凉,二分 五味酸平,二十个 青皮苦辛寒,二分 陈皮苦辛温,二分 地骨皮苦寒,二分 水煎。食后温服。忌言语劳役。

虚 损 门

论

虚损者,元气、真阴亏败之谓也。原其所由,尽因饮食起居、情欲劳役失宜,而真元走泄所致。是以经云:饮食饱甚,汗出于胃;惊而夺精,汗出于心;房色劳役,汗出于肾;疾走恐惧,汗出于肝;持重远行,汗出于脾。此皆汗出走泄真元也。又云:劳则气耗,久视伤血,久卧伤气,久坐伤肉,久立伤骨,久行伤筋。与夫情欲飞越,此皆火动消烁真阴也。虚损之症,由此基焉,但中有阴阳二者之别。盖阳者,气也,卫于外,阴者,血也,荣于内。若摄养失宜,以致元阳亏败,则不能御寒,而畏寒之症作矣。经云:阳虚生外寒。寒邪则损阳。肺为气之本,是以其病发于肺,起渐下而终于肾,故《难经》云:一损损于肺,皮聚而毛落;二损损于心,血脉虚少,不能荣于藏府;三损损于脾,肌肉消烁,饮食不为肌肤;四损损于肝,筋脉不能自收持;五损损于肾,骨痿不能起于床而终焉。若情欲过度,以致真阴亏败,阳失其配,亢而为火,其烦燥之症作矣。经云:阴虚生内热。热邪则损阴。肾为阴之根，是以其病发于肾，起渐上而终于肺。故《难经》云：一损损于肾，骨痿不能起于床；二损损于肝，筋缓不能自收持；三损损于胃，饮食不能消克；四损损于心，血脉不能荣养藏府；五损损于肺，皮聚而毛落终焉。治疗之法，损其肺者益其气，损其心者益其血，损其脾者调其饮食，适其寒温，损其肝者缓其中，损其肾者益其精。

虚损脉法

《脉经》云：脉来缓者为虚，软者为虚，微者为虚，弱者为虚，弦者为中虚，细而微者气血俱虚，脉小者气血俱少。

《要略》云：芤者为血虚，迟小沉者脱气。又云：血虚脉大如葱管。又云：脉大而芤者脱血。

治虚损大法

虚损之病乃不足之症，当以保养为主，如八物汤及十全大补汤之类为主加减。

如血分虚重，宜补血药倍于补气药；如气分虚重，宜补气药倍于补血药。兼参天时为之佐使。

丹溪治虚损活套

虚损之症，有气虚血损、阳虚阴虚、胃气虚、精气虚，有气血两虚之症，为治不同，随症用药。

如气虚者，宜以四君子汤为主加减。

如血虚者，宜以四物汤为主加减。

若气血两虚者，则以八物汤为主加减。

阳虚生外寒者，宜干姜、附子之类益阳。

阴虚生内热者，知母、黄柏之类补阴。

如年老之人内已虚损，但觉小水短少，即是病进。宜以参、术为君，牛膝、芍药为臣；陈皮、茯苓为佐。春加川芎，夏加黄芩，秋加当归，冬加肉桂。一日一贴或二贴，使小水之长若旧乃止，此却病之捷法也。

凡虚劳之症不受补者，不治。

凡补气虽用人参，然黑瘦之人不宜多服，恐反助火邪，以燥其真阴，宜以白术代之。若肥白之人多服最妙，须陈皮同用为妙极也。

治 虚 损 方

八 物 汤

治气血两虚之症。故用归、芎、地、芍以补血，参、术、苓、草以补气。

当归 辛甘温，三钱　川芎 辛温，六分　熟地黄 甘寒，一钱　白芍 酸寒，钱半　人参 甘温，二钱　白术 苦甘温，二钱　茯苓 甘淡平，一钱　炙草 甘温，五分　水煎。温服。

十全大补汤

治气血两亏。用参、芪、术、草、茯苓等补气，归、芎、地、芍等补血，肉桂和荣卫，通血脉。

人参 甘温，二钱　黄芪 甘温，二钱　白术 苦甘温，一钱　茯苓 淡平，一钱　炙草 甘温，五分　川归 辛甘温，二钱　川芎 辛温，六分　熟地 甘寒，一钱　白芍 苦酸寒，一钱　肉桂 辛甘温，七分　水煎。温服。

六君子汤

治气虚挟痰。是以用参、苓、术、草补中益气，橘红利滞气，助半夏豁痰。

人参 甘温，二钱　白术 苦甘温，二钱　茯苓 甘淡平，一钱　炙草 苦温，五分　橘红 苦辛温，钱半　半夏 苦辛温，一钱　加姜三片，水煎。温服。

大补阴丸

治肾亏败，阴火沸腾。法宜补肾阴以降火。故用知母、熟地、龟板、黄柏等补真阴以泻火。

知母苦辛寒,酒浸,焙,三两　熟地黄苦甘寒,酒浸,焙乾,四两　龟板甘酸温,酥炙黄,二两　黄柏苦辛寒,酒拌炒,三两　共为末,加猪脊髓,捣烂为丸如梧子大。每空心以淡盐姜汤下七八十丸。

补阴丸

治肾元亏败,阴血虚耗,筋骨无力。治宜滋肾元、益阴血,牡筋骨。故用黄柏、知母、龟板、锁阳滋肾元,归、地、白芍益阴血,牛膝、虎胫骨壮筋骨,陈皮行气导血。

黄柏苦辛寒,三两　龟板甘酸寒,香油炙,二两　知母辛苦寒,三两　当归辛甘温,三两　熟地苦甘寒,补真阴,四两　锁阳甘酸温,益精补肾,二两　白芍苦酸寒,一两　虎胫骨甘酸温,酥炙,一两　牛膝甘酸温,一两　陈皮苦辛温,一两　共为末,以酒煮羯羊肉,捣烂,丸如梧子大。每空心滚白汤下五七十丸。

滋阴大补丸

治筋骨无力,心神恍惚。此皆肾元亏败,精气虚乏所致。盖肾主骨而藏精,是以肾乃骨之司,精乃神之本。夫肾元不足,故筋骨无力;精气虚败,故精神恍惚。治当补肾元,益精气。是以用枸杞子、肉苁蓉、熟地、茴香、山药、山茱萸、巴戟天等益精补肾,为本;牛膝、杜仲壮筋骨,远志、茯苓、石菖蒲安心神,二者为标;佐以五味,补肺金以滋肾水之上源,为使。

枸杞子甘温,补劳伤、益精强阴、济虚弱,三两　苁蓉甘酸温,益精补肾,酒浸洗,瓦焙干,二两　熟地黄甘寒,滋肾水、益真阴、补血,四两　巴戟辛甘温,益精气,去心,七分　茴香辛甘温,通肾气,七钱　远志苦温,安心神,定恍惚,补虚劳,去心,甘草水煮,七钱　山药甘温,补中、益精气,二两　牛膝苦酸平,行血、益精、壮筋,二两　杜仲辛甘温,益肾填精,炒,去丝,二两　白茯苓甘淡平,止惊悸,去皮,二两　五味子甘酸平,五钱　石菖蒲苦辛平,开心气、通心神,八钱　山茱萸甘酸涩,益元阳、补肾添精,去核,二两

共为细末,以红枣四两蒸烂去核捣膏,和炼蜜丸如梧子大。空心淡盐汤下五七十丸。

六味地黄丸

治肾元不足,瘦弱虚损,骨蒸痿弱。治宜益肾元以壮筋骨,退火解虚烦骨蒸。是以用山萸、泽泻、熟地,滋肾阴、益精气以壮筋骨,白茯、山药益气强阴,牡丹皮补虚劳以除骨蒸烦热。

山萸甘酸涩,去核,四两　泽泻甘咸寒,为肾引使,二两　熟地甘寒,八两　白茯甘淡平,三两　山药甘温,四两　丹皮苦辛寒,衄血、吐血必用之药,三两　炼蜜丸梧子大。每空心淡盐汤下五七十丸。

人参固本丸

治元气亏败,阴火上炎,熏烁肺金,以致发热,咳嗽。治宜滋阴制火为本,清肺止嗽为标。故用生熟地益真阴以制火热,天麦二冬、人参清肺、止嗽、润肺。

生地黄甘寒,四两　熟地甘寒,四两　天麦门冬甘寒,清肺金、止嗽定喘,各二两　人参甘温,润肺止嗽,三两　先将人参另研末,余四味以童便浸,捣膏和参末为丸。每以盐姜汤下五七十丸。

益胃升阳汤

治口淡无味,不思饮食,宿食不化,发热汗出。此乃中气不足,胃气下陷所致。口乃脾之窍,脾病是以口淡无味;脾主化熟水谷,因脾病不能输化水谷,是以宿食不消,不思饮食,胃气下溜,以致阴火乘虚上蒸脾湿,是以发热汗出。治宜补中健脾为本,升胃气、化宿食二者为标。故用参芪、白术、炙草等补中健脾土,为君;神曲温胃化宿食,升麻升胃气,二者为臣;柴胡、黄芩清热,为佐;当归分定气血,各归其所,陈皮行滞气,二者为使。

人参甘温,二钱　黄芪甘温,二钱　白术苦甘温,二钱　炙草甘温,七分　神曲苦辛温,一钱　升麻苦寒,五分　柴胡苦寒,五分　黄芩苦寒,一钱　川归辛甘温,一钱　陈皮去白,八分　水煎,温服。如腹痛,加白芍五分、肉桂三分。如渴或口燥者,加葛根五分。

茯神汤

治咳嗽引心胸痛,头眩,恍惚不宁,喉中肿痛,小便涩数,六脉濡小。此乃中气亏败,令三焦气亢而成火,熏烁肺金所致。肺络系心,肺被火侮,是以引心胸痛;经云心恶热,火热上炎,是以心神恍惚,头眩,咽喉肿痛,心与小肠相为表里,心受火邪炽盛,移热小肠,是以小便涩数,正气衰败,是以六脉濡小。经云:虚火宜补。法当益元气以胜虚火为本,清肺、利小便以泄火邪为标。是以用参、芪益元气以胜虚火,五味、麦冬清肺金止咳嗽,木通利小水,桔梗、甘草疗痛,远志、茯神定恍惚。

人参甘温,五钱　黄芪甘温,三钱　五味甘酸平,七分　麦冬甘凉,一钱　木通淡平,一钱　桔梗苦辛温,八分　甘草甘寒,七分　远志苦平,七分　茯神甘淡平,八分　水煎。温服。一本有生姜。

牛膝丸

治骨痿不能起于床,筋缓不能自收持。此乃下元肾亏、肝缓所致。盖肾主骨,肾亏是以骨痿不能起于床;肝主筋,肝缓故筋缓不能自收持。治宜补肾理肝。是以用补骨脂、菟丝子、肉苁蓉、胡芦巴等益精补肾,防风、蒺藜理肝,佐牛膝、杜仲、草薢壮筋骨,肉桂通血脉。

补骨脂苦辛温,补肾,二两　菟丝子辛甘温,四两　肉苁蓉甘酸温,二两　胡芦巴辛甘温,二两　防风辛温,两半　蒺藜辛甘温,一两　牛膝甘酸,二两　杜仲炒,去丝,三两　草薢甘温,三两　肉桂辛甘温,一两　为末,以酒煮羊肉,捣丸如梧子大。每服八九十丸。如冬月,加干姜五钱。

补虚丸

治精气不足。故用人参、白术以补气,山药、枸杞子、锁阳益阴精。

人参甘温,四两　白术甘温,三两　山药苦甘凉,二两　枸杞甘温,三两　锁阳甘咸温,二两　共为末,以面糊丸如芡实大。每服五十丸,日二服。

补阴丸

治阴虚火动吐血。治宜补阴降火。故用龟板、黄柏以补阴,兼助苦参、黄连以降火,二者为本,乌药顺气,侧柏止血,二者为标。

龟板甘咸平,六两　黄柏苦寒,四两　苦参苦寒,二两　黄连苦寒,二两　侧柏叶苦辛寒,三两　乌药苦辛寒,两半　共为末,用熟地黄八两酒煮,捣膏丸如梧子大。如冬月加干姜,夏加砂仁。

又方

治精气虚败。是以用龟板、知母、黄柏、牛膝等益阴精,人参补元气。

龟板甘咸平,酥炙,三两　知母苦辛寒,一两　黄柏苦辛温,盐、酒拌炒,一两　牛膝甘酸平,去芦,一两　人参甘温,四两　共为末,酒糊丸如梧子大。每服七八十丸。

八味定志丸

治中气虚败,以致心气不足,邪热上攻,恍惚惊悸,喘嗽不宁。治宜补中益心气,清热安心为主。故用参、苓、白术等补中气为本,麦冬清肺止嗽,牛黄、朱砂退热镇心,佐菖蒲、远志、茯神等安神定魄,以止惊悸恍惚。

人参甘温,四两　白术苦甘温,三两　茯苓

甘淡平,三两　牛黄苦凉,三钱　麦冬去心,一两　朱砂辛凉,三钱　菖蒲苦辛温,五钱　茯神甘平,一两　远志苦甘平,去心,五钱　共为末,炼蜜丸如梧子大。每米饮下三五十丸。

十四味建中汤

治气血虚败,肾元失所,以致形体羸瘦,倦怠嗜卧。治宜益气养血,补肾元。是以用人参、白术、黄芪、茯苓、甘草等以补气,当归、川芎、熟地、白芍等以养血,肉苁蓉、肉桂补肾,少佐附子以行参芪之功,麦冬清肺止嗽,半夏豁痰降逆气。

人参甘温,二钱　白术苦甘温,二钱　白茯甘淡平,一钱　炙草甘温,五分　苁蓉甘咸温,一钱　肉桂辛甘温,五分　麦冬甘凉,一钱　附子辛热,五分　半夏苦辛温,七分　黄芪甘温,二钱　加姜三片、枣二枚,水煎。日进二服。

人参养荣汤

治饮食无味,肌肉消瘦,四肢倦怠,呼吸短气,面无颜色,恍惚,咳嗽等症。此皆中气衰败,心血亏欠,虚火上炎所致。盖脾主四肢,统肌肉,司滋味,脾病是以饮食无味,肌肉消瘦,四肢倦怠,呼吸短气;血生华泽皮肤,血不充实,是以面无颜色;心血既虚,痰火上乘,是以恍惚,咳嗽。治宜补中益气,养血安神。故用参、苓、白术、甘草等补中益气,归、芎、熟地、白芍以养血,二者为本;五味清肺止嗽,桂心通血脉,远志定恍惚,三者为标。

人参甘温,二钱　黄芪甘温,二钱半　白术苦甘温,二钱　炙草甘温,五分　川归辛甘温,二钱　川芎辛温,八分　熟地甘温,二钱　白芍酸寒,八分　五味甘酸平,五分　桂心辛甘温,五分　远志苦平,七分　水煎。温服。一本加姜、枣同煎。如遗精,加龙骨。咳血,加阿胶。

固精丸

治心神恍惚,遗精滑泄。此乃肾阴虚败,相火上炎所致。盖阴虚则火动,火动则妄炎,是以心神恍惚等症作矣;夫肾藏精,苟肾元虚败,不能摄精,又相火内攻,精气愈滑,是以梦遗滑泄等症作矣。治宜滋补肾阴可也。故用黄柏、知母、芡实补阴降火,为本;经云:涩可以止滑脱,是以用牡蛎、龙骨、莲蕊止精滑,为标;佐茯神、远志以定恍惚。

黄柏苦辛寒,四两　知母苦辛寒,四两　芡实甘平,一两　牡蛎涩寒,五钱　龙骨酸涩平,五钱　莲蕊甘涩平,一两　茯神甘淡平,一两　远志去心,五钱　共为末,以山药磨粉,打糊为丸如梧子大,以朱砂为衣。每服五七十丸。

附　　方

补中益气汤　治饮食劳倦失节,致伤中气。内伤门。

四君子汤　气门。

四物汤　血门。

八味丸

加减八味丸

痨瘵门

论

痨瘵之病尽因嗜欲无节、起居不时,以致真阴虚败,阴火上炎,而发蒸蒸之热,或寒热往来似疟非疟,或咳,或咯,或白浊,或白淋,或遗精盗汗,或心神恍惚,梦与鬼交,若妇人或月水不通,日渐羸瘦。尽由阴虚生内热所致。热郁积久变虫,奇形异状,传染亲属。治宜先杀虫以绝其根,次宜补阴以复其元。患者药外必自寡欲内观,方可获效,不然必致不救。

痨瘵脉法

《脉经》曰:平人脉大为痨,极虚亦为

瘵。

又云：脉弦而大，弦则为减，大则为芤，减则为寒，芤则为虚，虚寒相搏，此名为革。妇人则半产漏下，男子则亡血失精。

治痨瘵大法

痨瘵之症尽由嗜欲过度，劳伤心肾所致。盖心主血，肾主精，精竭血燥，相火滋蔓，熏蒸藏府，煎熬津液。治宜四物加黄柏、知母、竹沥、童便等，滋阴降火。经云：壮水之主，以制阳光是也。至于热甚肉脱者，难治。

若传尸所致痨瘵，寒热交攻，久嗽咯血，日见羸瘦者。先以三拗汤合莲心散服。

丹溪治痨瘵活套

痨瘵之症五，藏必归于一经，治宜分经而疗。

如足酸，腰疼，背拘急，遗白浊，面带黧色，耳轮焦枯，脉沉细数，此乃肾经受伤。宜四物加黄柏、知母、五味、麦冬、泽泻、杜仲、肉桂之类，煎熟入童便、韭汁、竹沥。

如心神惊悸怔忡，无时盗汗，心烦热闷，口舌生疮，咯血面赤，脉洪而数，乃心经受伤，以前方去杜仲、泽泻、肉桂，加茯神、莲心、黄连、远志、菖蒲、朱砂之类。

如咳嗽喘促，衄血嗽血，皮肤燥槁，鼻息声沉，时吐痰沫，脉微虚而涩数，乃肺经受伤。宜四物加沙参、麦冬、五味、知母、贝母、桔梗、桑白皮、地骨皮、款冬花、紫菀茸、马兜铃、百合、百部之类，煎熟加童便、竹沥、姜汁。

如胁痛目赤，面青颊赤，多恐，虚阳不敛，梦与鬼交，甚则卵缩筋急，脉弦而数，乃肝经受病。宜四物加竹茹、龙胆草、柴胡、黄芩、青皮、竹叶之类。

如面色痿黄，唇干焦燥，饮食无味，腹痛肠鸣，泻痢，四肢倦怠，脉虚濡数，乃脾经受伤。宜四君子汤加酒炒白芍、莲肉、薏苡、山药、白扁豆、泽泻、猪苓之类。

凡骨蒸劳热，元气未脱，灸四花穴亦效。

治痨瘵方

青蒿饮

治火动发热。用青蒿解骨蒸热，童便、猪胆降火，槟榔杀虫，辰砂镇心坠痰，粉草泻火和药。

青蒿 苦辛寒，取汁，一斗五升　童便 咸寒，三斗　猪胆 苦寒，七个　辰砂 甘凉，另研，五钱　槟榔 苦辛温，另研，五钱　粉草 甘温，五钱　先以童便三斗熬至二斗，入蒿汁再熬至一斗，入猪胆、槟榔末，再熬一二沸，入辰砂、甘草末，收贮磁罐内。每早以清汤点服三五匙。

莲心饮

治虚怯劳役，及大病后遗精、盗汗、咳嗽、不食、壅闷等症。此皆中气不充，心脾受病，气血虚损所致。治宜补中益气养血为主。故用人参、白术、黄芪、茯苓、甘草、山药、莲肉、扁豆等，补中健脾益元气，当归、白芷、百合理血，丁香、神曲温胃进食，薏苡、桔梗、桑白皮、杏仁、五味等清肺止嗽，半夏豁痰，干葛解肌生津，佐干姜引血引经，木香顺气。

人参 甘温，三钱　黄芪 甘温，五钱　白茯 甘淡平，一钱　白术 甘温，二钱　甘草 甘温，五分　山药 甘凉，二钱　莲肉 甘温，二钱　扁豆 甘温，一钱　川归 辛甘温，三钱　白芷 辛温，一钱　百合 甘寒，一钱　丁香 辛热，五分　神曲 苦辛温，七分　薏苡 甘温，一钱　桔梗 苦辛温，七分　桑皮 酸平，五分　杏仁 苦辛温，五分　五味 甘酸平，五分　半夏 苦辛温，七分　干葛 辛凉，七分　干姜 辛热，炒，五分　木香 苦辛温，五分　加生姜三片、枣二枚、水二大碗，煎一碗服。

无比丸

治痨瘵，咳嗽咯血，心神烦躁热闷。此皆元阳、真阴虚败，相火炽炎所致。治宜益元阳，补真阴，除火热为主。故用紫河车益元阳，黄柏、知母、秋石益真阴，助胆草、苦参、大黄、犀角、硝石、胡黄连等折火热，佐桔梗、贝母豁痰止嗽，莪术辅大黄以下肠胃中恶积，鳖甲、鼓心皮驱劳热，杀传尸虫，辰砂安镇心神，甘草和药。

紫河车甘咸，温补元阳，米醋浸一宿，焙干，研末，一具　黄柏苦辛寒，益真阴，降火解劳热，四两　知母苦辛寒，益真阴，补虚劳，盐水拌，三两　秋石甘咸凉，滋阴降火，解劳热，二两　胆草苦寒，杀蛊虫，除伏热，泄肝火，一两　苦参苦寒，杀虫除热，七钱　炙草甘温，五钱　硝石苦咸寒，除五藏中之积热，七钱　犀角苦酸寒，清火热，止吐血，另研末，一两　胡黄连苦寒，解骨蒸之劳热，一两　桔梗苦辛温，利肺气，止嗽豁痰，七钱　贝母苦辛寒，消痰止嗽，一两半　莪术苦辛温，破瘀污恶积，七钱　大黄苦寒，下肠胃中之实热，五钱　鳖甲甘辛寒，杀虫解热蒸，酥炙黄，一个　鼓心皮酸咸平，取其震逐飞尸鬼注，一两　辰砂甘辛凉，补藏气，镇心神，另研，七钱　内除辰砂末外，余共研细末，炼蜜丸，辰砂为衣。每温酒送下三五十丸。

柴胡散

治气血虚，潮热，咳嗽，发怒。治宜补气血，清肺金，抑肝火。故用参、苓、甘草以补气，川归、白芍以补血，桔梗、麦冬止嗽，柴胡退潮热，青皮抑肝火止怒。

人参甘温，一钱　白茯甘淡平，一钱　炙草甘温，五分　归身辛甘温，一钱　白芍苦酸寒，一钱　桔梗苦辛寒，七分　麦冬苦甘凉，八分　柴胡苦寒，八分　青皮苦辛寒，七分　水煎。温服。

轻骨散

治骨蒸痨瘵，咳嗽等症。治宜清热泄火润肺止嗽。故用知母益真阴，助胡连、柴胡等解骨蒸之热，栀子清肺金，桔梗、贝母豁痰，人参、杏仁、阿胶润肺止嗽，乌梅收肺热，佐鳖甲、秦艽等以杀虫，龙胆草泄肝经之火以抑怒，甘草和药泻火。

知母苦辛寒，四两　胡连苦寒，五钱　柴胡苦寒，二两　青蒿苦寒，取汁，三斗　栀子苦寒，二两　桔梗苦辛温，一两　贝母苦辛寒，二两　人参甘温，二两　杏仁苦辛温，二两　阿胶甘咸平，三两　乌梅甘酸平，二两　胆草苦寒，一两　鳖甲甘咸平，一两　秦艽苦辛温，一两　甘草甘温，一两　为末，作饼子，以好京墨，用井花水一钟，磨化为膏，捏之如指头大，置通风处阴干。每服一二饼，用井花水磨化，加没药五分、黄柏末二钱，同煎一二沸，于五更时顿服，服后仰枕就卧，不过三服见效。

五蒸汤

治元阳、真阴虚败，虚火蒸炽，咳嗽烦躁。治宜益元阳，补真阴，降虚火。是以用人参、茯苓、粳米、炙草等以扶中气，知母、生地益真阴，石膏、黄芩、竹叶等清热降火除烦，佐葛根生津止渴。

人参甘温，二钱　白茯甘淡平，一钱　炙草甘温，五分　粳米甘温，二钱　知母苦辛寒，二钱　生地甘寒，一钱　石膏辛寒，一钱　黄芩甘寒，八分　竹叶甘淡，二十片　葛根甘凉，一钱　水三钟，小麦二合，煎至二钟，入前药，再煎至一钟。温服。

加减法具后。

如实热者，加黄柏、黄连、大黄。

如虚热，加乌梅、秦艽、柴胡、蛤蚧、青蒿、牡丹皮、鳖甲。

肺蒸热则鼻干，盖鼻乃肺窍也。加乌梅、二门冬、紫菀。

大肠蒸热则右鼻干痛，大便闭结燥。加大黄、芒硝。

皮蒸热则舌白，盖白乃肺之色。唾血加石膏、桑白皮。

如肤蒸热则鼻干喘促,遍身气热。加人参、黄芩、栀子。

已上五症皆肺经伤重。

如心经蒸热则舌干,盖舌乃心之苗。加黄连、生地。

如小肠蒸热则唇焦。加赤茯、生地、木通之类。

如血蒸热则血焦槁。加生地、川归、桂心、童便。

如肺蒸热则唾白沫,浪语,脉络涩,脉缓急不调者。加当归、生地。

已上四症皆心经伤重。

如脾经蒸热则唇焦,盖唇乃脾之外候也。加白芍药、木瓜、苦参。

如胃蒸热则舌下痛,盖胃脉紧① 舌本,走舌下。加石膏、粳米、大黄、芒硝、干葛。

如肉蒸热则食无味,而呕烦躁不安。加白芍。

已上三症皆脾伤重。

如肝经蒸热则眼昏黑,盖肝脉散于目。加归、芎、前胡。

如胆蒸热则眼色白,盖胆脉附肝而散于目。加柴胡、瓜蒌。

如筋蒸热则甲焦,盖甲乃筋之余。加当归、川芎。

如三焦蒸热则乍寒乍热。加石膏、竹叶。

已上四症皆肝伤重。

如肾经蒸热则两耳焦,盖耳乃肾之窍。加石膏、生地黄、寒水石、竹叶。

如膀胱蒸热则右耳焦,盖膀胱乃肾之府,是以移热于肾窍也。加泽泻、茯苓、滑石。

如脑蒸热则头眩热闷。加生地、防风、羌活。

如髓蒸热则髓淋、骨蒸热,盖肾主骨、藏精髓也。加地骨皮、生地、当归、天门冬。

如骨蒸热则齿槁、腰痛,盖齿乃骨之余,腰痛乃肾之府病也。加鳖甲、地骨皮、牡丹皮、当归、生地黄。

如臀蒸热则股细、肢重。加石膏、黄柏。

如胞蒸热则小便黄赤。加泽泻、茯苓、生地黄、滑石、沉香。

已上七症皆肾伤重。

药令建中汤

治劳怯,身体消瘦,潮热自汗等症。此皆气血两虚之故。治宜补气血为本,退潮热为标。是以用人参、黄芪、茯苓、甘草、大枣等以补中气,当归、白芍养气血,为本;佐以细辛、陈皮、生姜、半夏、利气豁痰,前胡清热;麦冬救肺金;官桂通血脉。

人参 甘温,二钱　黄芪 甘温,三钱　茯苓 甘淡平,一钱　炙草 甘温,五分　川归 辛甘温,二钱　白芍 苦酸寒,八分　大枣 甘温,三枚　细辛 辛温,四分　橘红 苦辛温,八分　生姜 辛温,制半夏毒,二钱　前胡 苦辛凉,解热,治痰结,六分　半夏 苦辛温,六分　麦冬 苦甘寒,清肺金,八分　官桂 辛甘温,四分

水煎。温服。

黄芪鳖甲汤

治虚劳客热,肌肉消瘦,四肢倦怠,烦热心悸,咳嗽,减食,盗汗。此皆中气亏败,运动失常,以致膻中阳气不得舒布,郁而为火,煎熬真阴,续又阴血随虚,痨瘵成矣。盖脾主肌肉四肢,脾病是以肌肉消瘦,四肢倦怠;夫心肺俱上,而心恶热、肺畏火,火热上炎,是以烦热心悸、咳嗽;阳盛阴虚,是以睡则汗出。经云:补可以去弱。故用人参、黄芪、茯苓、炙草等补中气,知母、地黄、赤芍等以益阴血,二者为本;桑白皮、天门冬、紫菀茸清肺止嗽,地骨皮、柴胡、秦艽、鳖甲

---

① 紧:据文义疑为"系"字。

等以解蒸热，桔梗、半夏治痰，三者为标；佐以肉桂通血脉，为引使。

人参甘温，二钱　黄芪甘温，三钱　茯苓甘平，一钱　炙草甘温，五分　知母苦辛寒，一钱　生地黄甘寒，一钱　赤芍苦酸寒，七分　桑皮酸寒，七分　天门冬甘寒，七分　紫菀甘辛寒，七分　地骨苦平寒，一钱　柴胡苦寒，七分　秦艽苦辛平，七分　鳖甲甘平寒，七分　桔梗苦辛温，七分　半夏辛温，七分　肉桂辛甘温，三分　水煎。温服。

清骨散

治男子、妇人五心烦热。此皆阴虚生内热所致。治宜益真阴血为主。故用人参、生熟地、赤芍等益阴血，为主；秦艽、胡黄连、北柴胡解蒸热，为标；佐以防风、薄荷之辛，行地黄之滞，为引使。

人参甘温，二钱　生地黄甘寒，五钱　熟地黄甘寒，五钱　赤芍酸寒，一钱　秦艽苦辛平，七分　北柴胡苦寒，七分　胡连苦寒，一钱　防风辛温，七分　薄荷辛凉，七分　水煎。温服。

十灰散

治痨症呕血、咯血等症，血来不止者，以此止遏。此皆火盛载血上行所致，盖血热则行，血冷则凝，见黑则止。治宜清热凉血为是。经云：寒可以胜热。故用大小蓟、牡丹皮、棕榈灰、侧柏叶、茅根、茜根、山栀、大黄等诸寒凉以清热，烧灰存性，取黑色以止血。

大小蓟苦辛凉　牡丹皮苦辛寒　棕榈灰苦甘凉　侧柏叶苦涩寒　荷叶苦辛涩寒　茅根苦甘凉，止血　茜根苦寒，止血　大黄苦寒，泄火　山栀苦寒，降上焦火　共烧灰存性，研为细末，置土地上一宿，令出火毒，以藕汁或以萝菔汁磨京墨半盏，调服五钱。轻者一服，重者再服，无不效也。

保和汤

治肺经受邪，痨嗽成痿。治宜滋阴、降火、润肺为是。故用知母、地黄益真阴，款冬花、紫菀、薏苡、阿胶、天麦冬、百合、兜铃、杏仁、五味等润肺以止嗽，桔梗、贝母、天花粉等以清痰，紫苏、薄荷利气，当归分理气血，各归其所，佐甘草泄火和药。

知母苦辛寒，二钱　生地黄甘寒，三钱　款冬苦甘温，八分　紫菀苦辛平，一钱　薏苡仁甘温，七分　阿胶甘咸寒，一钱　天冬苦甘寒，七分　麦冬甘凉，一钱　百合甘平，七分　兜铃苦辛平，七分　杏仁苦甘平，六分　五味苦酸，五分　桔梗苦辛温，七分　贝母苦辛寒，一钱　天花粉甘寒，一钱　紫苏辛温，七分　薄荷辛凉，一钱　当归辛甘温，一钱　生草甘寒，七分　水二钟，煎一钟，溶化阿胶末，食后服。

保真汤

治气血虚败已极，以致相火炽盛，煎熬真阴而成痨瘵、骨蒸发热、盗汗、遗精、咳嗽等症。治宜补益气血，滋阴制火为本，清热止嗽，固精为标。故用人参、白术、茯苓、甘草、黄芪、大枣等以补气，归、芍、赤茯以益血，黄柏、知母、熟地补益真阴，柴胡、地骨皮以解蒸热，天麦冬、北五味清肺金以止嗽，莲蕊固精，陈皮、生姜散逆气，以导地黄之滞。

人参甘温，四钱　白术苦甘温，二钱　白茯淡平，一钱　炙草甘温，五分　黄芪甘温，五钱　大枣甘温，三枚　当归辛甘温，二钱　生地甘寒，二钱　熟地甘寒，五钱　白芍苦酸寒，一钱　赤茯苓平，八分　黄柏苦寒，一钱　知母苦寒，一钱　柴胡苦寒，一钱　地骨皮苦寒，一钱　天门甘寒，一钱　麦门冬甘凉，一钱　五味甘酸平，七分　莲蕊苦甘平，一钱　陈皮去白，一钱　生姜辛温，三片　水五盏，煎二盏半。温服。

如惊悸，加茯神、远志、柏子仁、酸枣仁。

如淋浊，加川萆薢、乌药、猪苓、泽泻。

如小便涩，加木通、石韦、萹蓄。

如遗精，加龙骨、牡蛎。

如燥热,加石膏、滑石、青蒿、鳖甲。

如盗汗,加浮小麦、牡蛎、黄芪,倍加麻黄根。

附方

三拗汤 喘门。

四物汤 血门。

十全大补汤　八物汤 并虚损门。

四君子汤 气门。

咳　嗽　门

论

咳嗽之症,先哲分之为三。谓咳者,无痰而有声,乃肺气伤而不清也;嗽者,谓无声而有痰,乃脾湿动而生痰也;咳嗽者,有声有痰,乃伤肺气兼助脾湿也。虽然不同,未有不由肺为火击所致。盖肺为五藏华盖,主气而居上,七情之火可以内贼,且又外司皮毛,六淫之邪可以外攻。治疗之法当详所因,如因热伤元气,亢而成火,熏烁肺金而为咳嗽者,法当甘温之剂滋补元气为主;如因风寒外束,以致皮肤腠理闭密,肺气不得舒畅,郁而成火而为咳嗽者,法当辛温之剂发散表邪为主。二者皆为外因,乃六淫外邪所致。经云:形寒、饮冷则伤肺是也。如七情之火伤心,谓之热嗽。法当收敛心气。经云:心咳之状,咳则心痛,喉中介介然如梗,甚则咽痛喉痹。久而嗽不已,移于府之小肠,小肠咳状,咳而失气,气与咳俱失是也。如七情之邪伤肝,谓之风嗽。法当益肝。经云:肝咳之状,咳则两胁下痛,甚则不可以转,转则两胠下痛。久而不已,移于府之胆,胆咳之状,咳呕胆汁是也。如七情之邪伤肺,谓之气嗽。法当清肺金,经云:肺咳之状,咳而喘息有音,甚则唾血。久而不已,移于大肠之府,大肠咳状,咳而遗矢是也。如七情之邪伤脾,谓之湿嗽。法当燥脾去湿。经云:脾咳之状,咳则两胁下疼,阴阴引肩背,甚则不可以动,动则咳剧。久而不已,移于胃之府,胃咳之状,咳则逆而呕,呕甚则长虫出是也。如七情之邪伤肾,谓之寒嗽。法当理肾元。经云:肾咳之状,咳则腰背相引而痛,甚则咳涎。久而不已,移于膀胱之府,膀胱咳状,咳而遗溺。久而不已,移于三焦,三焦咳状,咳而腹满,不欲饮食。此皆聚于胃,关于肺,使人多涕唾,面浮肿,由气逆是也。凡此数者皆内因,乃七情内贼所致。经云:五藏六府皆能令人咳是也。虽然种种不同,大抵在乎利气豁痰为本。是以先哲谓治咳嗽者治痰为先,治痰饮者利气为本。是以用南星、半夏燥其痰,咳嗽自愈;枳壳、橘红利其气,痰饮自消。虽然,又有元气虚败之人,阴虚火动而嗽者,又不可专执燥痰利气而不知变,必当以四物、滋阴降火之剂为主,以利气豁痰为标。学者临症自宜斟酌,不可胶柱鼓瑟,夭人天命。

咳嗽脉法

关上脉微为嗽。肺脉为急,为咳而唾血。脉弦涩而嗽,为少血。偏弦为饮,洪滑是痰。又云:咳,脉浮濡者生,浮紧者死。沉细伏匿者死。咳而羸瘦,脉坚大者,死。咳而脱形,发热,脉小坚急者,死。

大凡肌瘦形脱,身热不去,咳,呕,腹胀且泄,并脉弦而急者,皆死症也。

治咳嗽大法

咳嗽之症大法,要分肺虚、肺实为主。虚则补正气,实则泻邪气。如肺虚久嗽者,宜用五味、款冬、紫菀、兜铃等以补之;如肺实乃火邪,宜黄芩、天花粉、桑白皮、杏仁等以泻之。诃子味酸,有收敛降火之功,五味善收肺中之火热,乃肺经有火热必用之药。

杏仁散肺气，若肺中有实邪，及因风寒外束，郁热于中者，宜用之。桑白皮虽能泻肺气，然性不纯良，用之多者宜慎焉。兜铃去肺邪，补肺宜多用生姜佐之，以其辛能发散之故。瓜蒌苦寒且有膏，以其甘能补肺，膏能润肺，苦寒折热，治嗽之要药也。紫菀味苦辛甘，善泄肺热、补肺，以其苦①辛散热，甘以补肺。如风寒外束，郁热于肺而嗽者，宜三拗汤加知母；脉大而浮有热，加黄芩、生姜。寒嗽者，古方以生姜切作薄片，焙干为末，以糯米糊丸如芥子大，每空心米饮送下三四十丸，良效。凡黑瘦之人素有热郁者，遇冬寒则发嗽，甚乃寒包热。宜细辛、半夏、生姜诸辛以散之。如风入肺久嗽者，用鹅管石②、雄黄、郁金、款冬花为末，以生姜一片置舌上，以艾拌药末于姜上灸之，吸烟入喉。一本有南星、佛耳草。

凡遇冬寒月则发喘嗽者，乃寒冷外持，郁火于内，不得外泄，炎上而作喘嗽。治宜发表散外寒，利气疏里郁。宜枳壳、麻黄、桔梗、防风、陈皮、甘草、柴胡、木通、黄芩等分，严寒之时去黄芩、加杏仁。火郁而嗽者，宜降火清金豁痰。用黄芩、海石、瓜蒌、青黛、桔梗、半夏、香附、青皮、诃子共为末，炼蜜丸芡实大，临卧嚼化三五丸。其症痰少声多，面赤干嗽者，乃火郁之甚，难治，乃痰郁火于肺中。宜先用桔梗苦辛之药以开之，仍用补阴降火之剂为主。此不得志者多有之。

凡痰火逆而上者，必先治火，治火之后，看痰与火孰急，如痰急，宜先豁痰而后降火。阴虚火动而嗽，宜四物合二陈，加炒黄柏、知母、五味、麦冬。

凡好色之人，元气虚弱，咳嗽不愈者，宜琼玉膏最捷。肺虚甚者，人参膏以生姜、橘红佐之，有痰加痰药，此乃好色肾虚者多有此症也。

凡咳嗽声嘶者，乃气血受热，宜青黛、蛤粉蜜调服。早晨咳多者，乃胃中有食积，至此时火气流入肺中，以知母、地骨皮降肺火。上半日嗽多者，胃中有火，宜知母、石膏之类降之。午后嗽多者，属阴虚，宜四物加黄柏、知母。黄昏嗽多者，乃火气浮于肺，不宜用凉剂，以五味、五倍、诃子等敛而降之。嗽引胁痛，宜青皮疏肝气，后以二陈汤加南星、香附、青黛、姜汁。嗽而心烦不安，宜六一散加辰砂。

丹溪治咳嗽活套

咳嗽之症有风寒、有痰饮、有火郁、有劳嗽、有肺胀，数者不同，大法以二陈汤为主加减。

如血虚痰嗽者，本方合四物，加五味、麦冬、瓜蒌之类。

如伤风邪咳嗽者，本方加南星、枳壳、防风、荆芥、前胡、金沸草、细辛之类。

如伤寒邪而咳嗽者，宜本方加麻黄、杏仁、紫苏、桔梗、干姜、桂枝之类。

如伤热邪咳嗽，本方加黄芩、知母、薄荷、石膏、桔梗之类。

如先因伤风寒，郁热于内，咳嗽不已，欲成劳者，本方加贝母、知母、款冬、紫菀、五味、二门冬、兜铃、归、地之类。

如伤风寒喘嗽并作者，本方加麻黄、杏仁、防风、荆芥、桑白皮、枳壳、桔梗、地骨皮、紫苏之类。

如咳嗽声嘶，引两胁，疼痛不可忍者，本方加芎、归、芍药、青皮、黄芩、柴胡、胆草、竹茹之类。

凡不问风寒、郁热、痨嗽、久嗽，曾先服麻黄、杏仁、防风等剂，病症须减，病根未除，本方加粟壳、乌梅、阿胶、五味、瓜蒌仁

---

① 苦：陈本原作"甘"，据上下文文义改。
② 鹅管石：即钟乳石文别名，为碳酸盐类矿物钟乳石的矿石。甘、温，入肺、肾经。温肺，壮阳，下乳。

之类，可一服绝根。虚嗽者，人参膏、阿胶为主。

如湿痰带风嗽者，宜千缗汤。

如痰积嗽者，非青黛、瓜蒌仁不除。

如咳逆嗽者，非蛤粉、青黛、瓜蒌仁、贝母不除。

如口燥咽干痰嗽者，不可用南星、半夏，宜以瓜蒌、贝母、天花粉之类代之。

凡因气寒致嗽者，其症鼻塞声重，且恶风寒。

凡因火盛而嗽者，声多痰少，其面色赤。

凡痨嗽者，多出盗汗兼痰，且作寒热。

凡肺胀嗽者，嗽动便有痰声，痰出嗽止。

大抵咳嗽之症，春是春升之时，夏是火炎之时，秋是湿热之时，冬是风寒外束。

治咳嗽方

三拗汤

治咳嗽声重，恶风寒等症。此乃风寒外束，以致肺气不得舒泄，郁而为热，熏烙于肺，而致咳嗽。夫鼻乃肺之窍，肺受贼邪，故鼻亦为不利而声重作病，是以畏恶风寒。治宜发表疏肺、散风寒。经云：风寒外束，散之以辛。又云：辛甘发散为阳。故用麻黄之辛，发表开腠理，助杏仁、甘草、大枣、生姜，合辛甘发散肺中之风寒。

麻黄苦辛热，连节，二钱　生草甘寒，七分　生姜辛温，三片　大枣甘温，三枚　杏仁苦辛温，不去皮、尖，一钱　水煎。温服。

人参杏子汤

治感风寒伤肺，以致痰喘咳嗽。治宜散风寒，豁痰喘。经云：风寒外袭，散之以辛。是以用桂枝、细辛、干姜等，散风寒以清肺金，半夏、茯苓以豁痰喘，人参、五味润肺止嗽，甘草和药性。

桂枝辛甘温，七分　细辛辛热，七分　干姜辛热，五分　半夏辛温，一钱　茯苓甘淡平，一钱　人参甘温，二钱　五味甘酸平，七分　甘草甘温，五分　白芍苦酸寒，用其酸收敛肺邪用其寒佐姜桂之热，七分　加姜三片，水煎服，取汗。

华盖散

治因寒外束，以致肺气不得舒畅，郁热生痰，声重咳嗽，胸满。治宜发散表寒，泄肺热，豁痰结。夫皮肤乃肺之合，且肺主气，苟寒冷外持，则肤闭密，肺气不得舒越，郁而成火，则烙肺金，是以咳嗽声重；胸为肺之部，肺被寒邪干扰，是以胸满。故用麻黄发散表邪，为本；桑白皮、生甘草泄肺火，为标；佐陈皮、苏子、赤茯，利气豁痰。

麻黄苦辛温，二钱　桑白苦甘平，一钱　甘草甘寒，六分　陈皮辛温，一钱　苏子辛温，润肺下气，利痰，八分　赤茯甘淡平，散结气，一钱　加姜三片，水煎。热服，取汗。

射干麻黄汤

治外寒包内热，嗽喘胸高，喉中如水鸡声。其用与华盖散同，但此邪稍甚，故此治法亦宜散外寒为主。是以用麻黄、生姜、细辛等，以散在表之风邪，射干以散胸中之结热，助半夏豁痰以定喘，紫菀茸、五味子、款冬花等润肺止嗽。

麻黄苦辛温，钱半　细辛辛温，七分　生姜辛温，三片　射干苦寒，一钱　紫菀苦辛平，一钱　五味甘酸平，五分　款冬辛甘温，一钱　半夏辛温，八分　加枣二枚，水煎。温服，取汗。

款气丸

治中气不健，输运失常，以致水蓄上焦不散，损伤肺气，遂使痰喘咳嗽，肢体浮肿。治宜补气健脾，行滞逐水为主。是以用人参、茯苓补中健脾，青皮、陈皮、木香、槟榔行导滞气，助泽泻、葶苈、防风、牵牛、郁李仁，逐水散饮以消浮肿，杏仁、兜铃理肺止嗽，川归分理气血，各归其所。

人参甘温，四两　茯苓甘平，三两　陈皮苦辛温，二两　青皮辛寒，一两　木香苦辛温，五钱　槟榔辛温，一两　泽泻甘咸寒，一两　葶苈辛寒，七钱　防己苦辛寒，八钱　黑丑辛辛烈，七钱　郁李苦辛平，一两　杏仁苦辛平，一两　兜铃苦辛平，一两　川归甘温，二两　为末，以姜汁糊丸，每姜汤下三五十丸。

子和神功丸

治久嗽痰唾过多，津液枯涸，以致皮肤燥揭，大便艰难。治宜生津液，润秘燥。是以用人参生津液；诃子敛肺火，止嗽；佐大黄润大便，下肠胃实热，麻仁去风热，润皮肤燥揭。

人参甘温，四两　诃子肉酸温，三两　大黄苦寒，一两　麻仁研泥，二两　为末，炼蜜丸。每白汤下五七十丸。

地骨皮散

治元气虚败，阴火沸腾，潮热咳嗽。治宜益元气，降阴火，退蒸热，豁痰结。是以用人参益元气，知母降阴火以止嗽，柴胡、地骨皮解骨蒸潮热，半夏、茯苓豁痰，甘草泄火和药。

人参甘温，二钱　知母苦辛寒，二钱　柴胡苦寒，一钱　半夏辛温，八分　地骨皮苦寒，一钱　茯苓甘平，一钱　生草甘寒，五分　加姜三片，水煎。食后，日三服。

宝鉴加减泻白汤

治干咳嗽，喘促，胸膈不利，蒸热。此乃肺中郁热所致。治宜泄肺火为主。是以用黄芩、桑白皮泄肺火，清肺金，为本；知母、地骨皮解蒸热，为标；佐青、陈、桔梗利胸膈间气，以除喘促，生草泄火和药。

黄芩苦寒，二钱　桑白苦酸平，一钱　知母苦辛寒，一钱　地骨苦寒，一钱　陈皮苦辛温，八分　青皮苦辛温，七分　桔梗苦辛温，七分　甘草甘寒，五分　水煎。食后服。

海藏紫菀散

治虚劳肺痿，咳嗽有血，时发蒸热。治宜补肺清热。是以用人参、紫菀、五味、阿胶等以补肺润肺，除嗽止血；茯苓、桔梗、贝母等利气豁痰，知母滋阴退热，佐甘草泄火和药。

人参甘温，三钱　紫菀苦辛平，一钱　五味甘酸平，七分　阿胶甘平，二钱　茯苓甘淡平，一钱　桔梗苦辛温，七分　贝母苦辛寒，一钱　知母苦寒，一钱　甘草甘寒，五分　水二钟，煎一钟。食后，日进三服。

宣明知母茯苓汤

治咳嗽不已，潮热往来，自汗，肺痿。此乃中气不足，运动失常，以致三焦阳气不得舒越，郁而成火，熏灼肺金所致。法当补中益气为主。是以用人参、白术、茯苓、甘草等补中益气，黄芩、麦冬清肺金，五味子、款冬花、阿胶润肺益肺以止嗽，佐桔梗、半夏豁痰，知母、柴胡清热，川芎引导清阳之气。

人参甘温，三钱　白术苦甘温，二钱　茯苓甘淡平，一钱　甘草甘温，五分　黄芩苦寒，一钱　薄荷辛凉，八分　麦冬苦甘凉，一钱　五味酸平，七分　款冬辛辛温，八分　阿胶苦甘温，钱半　桔梗苦辛温，七分　半夏辛温，七分　知母苦辛寒，一钱　柴胡苦寒，一钱　川芎辛温，六分　水煎，调阿胶末服。

局方款冬花散

治肺受火邪，咳嗽发热。治宜泻肺火，豁痰结。故用杏仁、桑皮泄肺火，款冬、阿胶润肺止嗽，半夏、贝母豁痰，知母清热，生草泄火，和药。

杏仁苦辛平，七分　桑白皮苦酸平，七分　款冬辛甘温，一钱　阿胶甘温，二钱　半夏苦辛温，七分　贝母苦辛温，一钱　知母苦寒，一钱　甘草甘寒，五分　加姜三片，水煎。温服。一本有麻黄，如新嗽者可加，久嗽者，宜去之，故录于方中续著，以便加减。

东垣加减三奇汤

治肺气虚败，火邪上乘，以致咳嗽喘促，胸膈不利。治宜益肺清金为主。是以用人参、紫菀、五味，益肺润肺以止嗽；杏仁、桑白泄肺火，清肺金；陈、青、紫苏利气；半夏豁痰，佐生草泄火。

人参甘温，二钱　紫菀苦辛温，一钱　五味甘酸平，七分　杏仁苦平，七分　桑白苦甘酸，七分　橘红苦辛温，一钱　青皮苦辛寒，七分　紫苏辛温，七分　半夏苦辛温，七分　甘草甘寒，六分　加姜三片，水二钟，煎一钟。食后服。

宝鉴人参膏

治肺虚受邪，咳嗽满闷。治宜益肺气，泻肺邪。是以用款冬花、五味、杏仁、紫菀等，补肺润肺以止嗽，兼助桑白皮以泄肺火，木香、槟榔、紫苏等以行滞气，辅半夏以豁痰。

人参甘温，五两　款冬辛甘温，二两　五味甘酸平，二两　杏仁去皮尖，两半　紫菀甘辛温，三两　桑白苦甘酸，两半　木香甘辛温，一两　槟榔辛温，一两　紫苏辛温，一两　半夏苦辛温，二两　为末，以水五升熬成膏，或炼蜜丸如芡实大。每食后临卧嚼化三丸，以姜汤咽下。

人参清肺汤

治肺金虚败，火邪上乘，以致胸满烦热，喘嗽声喑。治宜补肺泄火为主。故用人参、阿胶补肺润肺止嗽；助桑白泄肺火，乌梅、粟壳收肺热以开喑，知母、地骨滋阴退热，生草泄火和药。人参甘温，二钱　杏仁苦辛温，七分　阿胶甘温，三钱　桑白酸平，七分　乌梅甘酸平，三枚　粟壳苦酸涩，七分　知母苦辛寒，钱半　地骨苦寒，二钱　生草甘寒，五分　水煎。温服，临卧再服。

人参定喘汤

治新感外邪伤风寒，咳嗽喘促。夫皮毛乃肺之合，是以皮毛受邪而肺益伤，肺伤故喘嗽作。经云：邪之所凑，其气必虚。故以人参补肺，为君；麻黄发表，为臣；桑白皮、粟壳收肺邪；五味润肺止嗽；半夏降气豁痰喘；甘草泄火，和药性。

人参甘温，三钱　麻黄苦辛温，一钱　桑白苦酸平，七分　阿胶甘温，二钱　粟壳苦酸涩，七分　五味甘酸平，七分　半夏苦辛温，七分　甘草甘寒，五分　姜三片，水煎。温服，取汗。

良方补肺汤

治劳役过度，致伤元气，亢而成火，熏灼肺金。咳嗽，发热，自汗等症。法当益元气为主。是以用人参、黄芪益元气，止自汗，为本；紫菀、五味、桑白理肺泄火止嗽；熟地益真阴退热。

人参甘温，一钱　黄芪甘温，二钱　紫菀苦甘平，一钱　桑白苦酸，五分　熟地甘寒，一钱　五味甘酸平，七分　水二钟，煎一钟，入白蜜少许。食后服。

白术丸

治脉缓，身重，痰嗽等症。此乃湿郁成痰所致。法当健脾燥湿为主。是以用白术健脾燥湿，为君；以南星、半夏豁痰，为臣。

白术苦甘温，八两　南星苦辛寒，二两　半夏苦辛温，二两　为末，以姜汁浸，蒸饼丸。每食后以姜汤下五七十丸。

乌梅丸

治气血不充，胃中虚寒，遏大肠湿热于内，而作咳嗽者。盖大肠与肺相为表里。治宜益气血，散胃寒为主。是以用人参补气，当归益血，二者为本，干姜、附子、桂枝、细辛、川椒等以散胃寒，为标，乌梅收肺中余热，黄连、黄柏胜下焦之热。

人参甘温，三两　川归辛甘温，二两．干姜辛热，五钱　附子辛热，五钱　桂枝辛甘热，六钱　川椒辛热，七钱　乌梅甘酸平，十个　黄连苦寒，一两　黄柏苦辛寒，一两　共为末，炼蜜丸如梧子大。每以白汤下二三十丸。

清化丸

治肺中郁火，咳嗽痰喘。法当散郁清痰为主。故用青黛散郁火，贝母清痰，杏仁降气定喘。

青黛苦咸寒，研末，三两　贝母苦辛寒，研末，三两　杏仁苦甘平，去皮尖，捣泥，二两　以汤浸蒸饼丸。每姜汤送下。

二术丸

治身重痰嗽而脉缓滑或急者。此乃湿郁为痰，阻塞经隧，以致气道不清，壅郁成热，刑贼肺金，是以身重，痰嗽，六脉缓滑或急。法当燥湿升郁为主。故用白术、苍术燥湿，为君；香附升郁，半夏豁痰，二者为臣；黄芩清热，杏仁定喘，二者为佐使。

白术苦甘温，四两　苍术苦辛温，三两　香附辛温，三两　半夏辛温，二钱　贝母苦辛寒，二两　黄芩苦寒，二两　杏仁苦甘平，另研泥，二两　共为末，以姜汁打糊为丸如绿豆大。每服三五十丸，食后米清下。

人参清肺散

治中气虚败，运动失常所致，致腔中阳气不得舒越，郁而成火，刑击肺金，咳嗽咽干，烦燥蒸热等症。法当补益中气为主，清肺热、利气豁痰为标。是以用人参、茯苓、甘草补中气以健运动，五味、麦冬、桑白皮、款冬花、杏仁清肺润肺以止嗽，陈皮、桔梗、枳壳利气，半夏、贝母豁痰，地骨皮、黄连、知母清热。

人参甘温，三钱　茯苓甘淡平，一钱　甘草甘温，五分　五味甘酸，七分　麦冬苦甘凉，一钱　桑白苦甘酸，七分　款冬辛甘温，七分　杏仁苦甘，七分　陈皮苦辛温，一钱　桔梗苦辛温，七分　枳壳苦辛温，七分　半夏辛温，七分　贝母苦辛寒，一钱　黄连苦寒，七分　知母苦辛寒，二钱　地骨寒，一钱　加姜三片，水煎。温服。

附方

小青龙汤　治外感风寒致嗽，心下有水气，或喘。**人参白虎汤**　治暑热伤肺咳嗽。并伤寒门。

清暑益气汤　黄连香薷饮　俱治暑热伤肺咳嗽。

栀子仁汤　麦门冬汤　治热伤肺咳嗽。

参苏饮　二陈汤　治痰咳嗽。

麻黄汤　治风寒外束咳嗽。

加减小柴胡汤　治咳嗽，寒热往来。

金匮肾气汤　治肾气虚败，津液不降，阴火上炎，以致咳嗽。

四物汤　治血虚咳嗽。

痰　门

论

痰本人之津液，盖由荣卫不清，凝结而成。中有二因、五气之异。夫二因者，内外也；五气者，风寒暑湿味也。若因七情泪[①]乱，藏气不行，与其饮食不节，色欲过度，以致中气虚乏，运动失常所致，使津液不得舒布，凝聚而成痰者，乃内因也若因六阴伤胃，以致玄府不通，当汗不汗，蓄而成痰，乃外因也。其二因之中又必挟风、寒、湿、热、味五气。外邪而动，其挟风者，乃风寒外束

---

① 泪：陈本原作"泊"，据上下文改，后文亦仿此改。

也,治宜参苏饮、大小青龙汤之类加减;挟寒者,乃形寒饮冷也,宜丁香半夏丸之类加减;挟湿①者,乃停饮所致也,宜冲和汤、茯苓汤之类加减;挟热者,乃火乘肺也,宜小黄丸、黄芩利膈散之类加减;挟味者,乃肥甘过度也,宜丹溪治食积痰丸之类加减。其为病也,为喘、为咳、为呕、为泻、为眩晕、嘈杂、惊悸不安、寒热、痛、痹、肿满、挛癖、癃闭、痞膈、如风、如癫,症状多端,治难执一。是以因气郁而生痰者,宜先和气而痰自降;有因痰塞经隧,妨碍升降者,宜先逐痰而气自行;如因中气不运,致生痰者,宜补中气,使其健运而痰自愈。参之挟湿、挟寒、挟风、挟热、挟味之兼症,或汗、或下、或温、或清、或导、或散、或补、或泻以治之。虽然,丹溪又云:中焦有痰,胃气亦赖所养,不可卒攻,若攻劫太过,以致中气亏乏,则痰愈盛。学者须要识此,不可不辩。

痰症脉法

《要略》云:脉双弦者,寒饮也。又云:饮脉不弦,但苦喘当气。

又云:脉浮而细滑者,伤饮。脉弦数,有寒饮,春夏难治。

又云:脉沉而弦者,悬饮、内痛。又云:短气,四肢历节走痛,脉沉者,留饮。陈无择又云:饮脉皆弦微沉滑。

又云:左右手关前脉浮弦大而实者,乃膈上有稠痰也,宜吐之而愈。又云:滑者,痰也。眼胞及目下如烟熏者,亦痰也。

丹溪云:久得涩脉,痰饮胶固,脉道阻涩,卒难得升,必须调理。

治痰饮大法

痰饮之症,丹溪分而为七,曰酒痰,曰食积痰,曰风痰,曰寒痰,曰热痰,曰老痰,曰湿痰,故此治法亦异。

如酒痰,用青黛、瓜蒌、葛花蜜丸,嚼化。

如食积痰,用神曲、麦芽、山楂之类,或化痰丸及消积之药攻之,极妙。

如风痰,宜用南星、白附子之类。

如热痰,宜用青黛、黄连、及青礞石丸之类。

如寒痰,宜用南星、姜半夏、及诸辛凉药之类。

如老痰,宜海石、香附、半夏、瓜蒌、五倍子之类。丹溪云:五倍子佐他药,大能治顽痰。

如湿痰,身多软而重,宜苍术、白术、黄芩、香附、半夏、贝母,或加青黛、瓜蒌。

如痰结核在咽喉间,嗽不出,咽不下,宜化痰,加咸能软坚之剂,如瓜蒌、杏仁、海石、连翘、桔梗等,少佐朴硝,蜜丸,嚼化。

如痰在胁下,非白芥子不能达。

如痰在四肢,非竹沥、姜汁不能行。

如痰在肠胃间,下之而愈。盖痰之为物,随气升降,无处不到。痰症脉浮,当吐痰;在膈上,亦宜吐;痰胶固稠浊,亦宜吐;痰在经络中,非吐不可。盖吐中就有发散之义,其吐法必先升提其气,用防风、山栀、川芎、桔梗、芽茶、生姜之类,或就以此探吐,吐须用布勒腰腹,于不通风处行之。其法用萝菔子半升,擂,和浆水一碗,去渣,少入油与蜜,温服;或用虾半斤,入酱、葱、姜等料,水煮,先吃虾,后饮汁,少时以鹅毛探吐,其翎毛先以桐油浸,后以皂角水洗,晒干待用。如服瓜蒂、藜芦等药即吐,不必用吐法。姜煎半夏,大治湿痰,又有治喘心痛。粥丸生姜汤下②。

如枳实泄痰,如冲墙倒壁。黄芩治痰,假其下行也。天花粉大能降上焦热痰。

---

① 湿:陈本原作"食",音近而讹,据前后文文义改。
② 粥丸生姜汤下:此六字与前后文文义不贯,疑错简于此。

海粉治痰大有力,以其热痰能降,湿痰能燥,顽痰能消。

人中黄大能降火消痰,又能治食积痰。用饭捣丸如绿豆大,每服十数丸,效。

凡痰因火盛逆上者,法当治火为先,宜白术、黄芩、石膏之类。

凡久病阴火上升,津液生痰不生血者,宜补阴血、制相火其痰自降,其药必姜汁制,以助传送。

凡痰成块,吐咯不出,气郁滞者,难治。

凡痰症多有作遏者,盖由津液凝滞,积聚成痰,不能荣润三焦之故。

凡痰在左同肥气①,在右同息贲②,入肺则咳,流大肠则泻,入肾为涌水③,在上则面浮,在下则跗肿,在中则肢满痞膈,隔于经隧则偏枯,寒于肉分则麻木不仁。

凡痰药中多用利气药者,正先哲所谓顺气则痰自行之意。

大抵痰症多生于湿,是以古方多用燥药为君,利气为臣,如二术、南星、半夏、橘红之类。

丹溪治痰活套

凡痰症皆以二陈汤为主。欲上,加柴胡、升麻;欲下,加木通、黄柏。如偏头痛在右,本方加川芎、白芷、防风、荆芥、薄荷、升麻之类;在左,本方合四物汤,加防风、荆芥、薄荷、细辛、蔓荆子、柴胡、酒芩之类。

如头项痛者,本方加川芎、藁本、升麻、柴胡、菟丝子、细辛、薄荷之类可也。如痰在腰胯膝下肿痛者,本方加苍术、防己、木通、黄柏、牛膝、川草薢之类。

如痰在胸腹中作痛,或痞满者,本方加白术、神曲、麦芽、砂仁之类。

如在经络中,胸、背、臂、膝作痛者,在上加防风、羌活、威灵仙,在下加牛膝、木通之类。冬加乌、附、竹沥。

如风痰壅塞,喘急、咳嗽不宁者,本方加防风、羌活、南星、枳壳、皂角之类。其症多奇形怪状。

凡热痰,如病腹胀满,本方加芩、连、栀子、瓜蒌仁、石膏、滑石、竹沥之类。

凡湿痰,身重倦怠,本方加苍术、白术、南星之类。

凡寒痰,本方加干姜、附子、益智、甘草、豆蔻之类。

凡酒痰,本方加葛粉、枳壳、神曲、砂仁、麦芽之类。

凡气痰,本方加木香、槟榔、砂仁、枳壳、乌药、香附之类。

凡燥痰,本方加瓜蒌、杏仁、贝母、五味之类。

如阴虚咯血痰嗽者,本方加知母、贝母、黄柏、款冬花、紫菀茸、马兜铃之类。

如痰在中焦,作嗳气吞酸,胃脘当心而痛,或呕清水,恶心等症,本方倍白术,加苍术、神曲、麦芽、川芎、砂仁、草蔻、猪苓、泽泻、黄连、吴茱萸、栀子、木香、槟榔之类,作丸服。

如内伤挟痰,本方加参、芪,倍白术,多用姜汁以为传送。

凡风痰必用白附子、防风、天麻、雄黄、牛黄、片黄芩、白僵蚕、牙皂之类。

凡眩晕、嘈杂者,乃火动其痰也。本方加栀子、芩、连之类。

凡嗳气吞酸,乃食郁有热,因火气上动所致。黄芩为君,半夏、南星为臣,橘红为使。热甚加青黛。

---

① 肥气:古病名,出《灵枢·邪气藏府病形》。指胁下痞块状如覆杯的疾患,为五积之一,由肝气郁滞,瘀血凝结所致。
② 息贲:古病名。见《灵枢·邪气藏府病形》等篇。指呼吸急促,气逆上奔的疾患。为五积之一,属肺之积。
③ 涌水:见《素问·气厥论》。涌,当为壅胀之意。涌水乃言肺肾同病,水道不利,水气壅滞,客于大肠;如囊裹浆。

大抵善治痰者,不治痰而治气,盖气顺则一身之津液流通,痰饮自不生矣。

治痰症方

参苏饮

治气伤输运不健,以致津液凝聚,郁而成痰,作渴。治宜补气、健运、散郁。是以用人参、茯苓、甘草益气健脾,橘红、枳壳、桔梗、紫苏、木香等开郁行滞,半夏、前胡豁痰,佐干葛滑津液,止渴,解肌。

人参甘温,三钱　茯苓甘平,一钱　炙草甘温,五分　橘红辛温,一钱　枳壳苦辛温,七分　桔梗苦辛温,七分　紫苏辛温,七分　木香辛温,五分　前胡苦平,八分　半夏苦辛温,八分　干葛苦甘凉,一钱　水煎。食后日三服。

丹溪云:治痰以利气为先,职此之谓欤。

丁香半夏丸

治中气虚寒,凝聚津液不得舒布,郁而成痰。治法补中散寒。是以用人参补中气,干姜、丁香、细辛散寒,槟榔导滞气,半夏豁痰涎。

人参甘温,二两　干姜辛热,五钱　细辛温,一两　丁香辛热,七钱　槟榔苦辛温,一两　半夏苦辛温,二两　共为末,以姜汁糊丸。每以姜汤下三十丸。

中和丸

治湿热郁而成痰。法当去湿热,散壅郁。是以用苍术燥湿,黄芩清热,香附开郁,半夏豁痰。

苍术苦辛温,四两　黄芩苦寒,三两　香附苦辛温,二两　半夏辛温,两半　为末,以姜汁调神曲糊丸。每白姜汤下五七十丸。

茯苓汤

治一切痰症,胸膈满闷,呕吐清水,不能饮食。此皆中气亏败所致。盖中气一亏,运动无力,以致津液不得舒布,凝聚成痰,填塞胸中,是以胸膈满闷,脾病不能消化水谷,以致胃气亦伤,是以呕吐清水,不能饮食。治法在乎补中健脾为本,疏郁豁痰为标。是以用人参、白术、茯苓等以健脾;枳实、橘红、生姜等以利气,盖气一顺,则痞满自消,而痰自豁。

人参甘温,三钱　白术苦甘温,二钱　茯苓甘平,一钱　橘红辛温,一钱　生姜辛温,三片　枳实苦辛温,一钱　水煎。温服。

小黄丸

治一切热痰。法当清热为主。经云:寒可胜热。又云:辛以散之。故用黄芩之寒以清热,生姜之辛以散郁,助南星、半夏以豁痰,夫热则伤气,故加人参以益气。

黄芩苦寒,三两　生姜辛温,切片、晒干,五钱　半夏苦辛温,一两　南星苦辛温,一两　人参甘温,二两　共末,以姜汁糊丸如绿豆大。每服三五十丸。

黄芩利膈丸

治火热刑肺,气道不清,以致津液凝聚成痰。法当清热散郁。是以用芩、连之苦寒以胜热,枳壳、橘红之苦辛以疏郁气,南星、半夏、白矾以豁痰,白术补中,泽泻利痰泄火。

黄芩苦寒,酒炒一半,生用一半,四两　黄连苦寒,二两　枳壳苦辛温,一两　南星辛温,一两　橘红苦辛温,二两　半夏苦辛温,一两　白矾咸寒,一两　白术苦辛温,二两　泽泻甘咸寒,一两　共为末,以汤浸蒸饼丸。每食后白汤下三五十丸。

二陈汤

治一切痰症。经云:利气而痰自除。故用橘红利气,为君,半夏、茯苓豁痰,为臣,生草泄火,为使。

橘红苦辛温,三钱　半夏苦辛温,二钱　茯苓甘平,二钱　生草甘寒,一钱

坠痰丸

治一切顽痰。此乃津液为热郁之所致。法当疏郁清热可也。经云:咸可以软坚。又云:寒可以胜热。是以用生矾、风化硝①之咸寒,退热化顽痰,皂角通关窍,枳实、黑丑疏郁以行痰。

风化硝苦辛寒,两半　生矾咸寒,一两　牙皂苦辛温,七钱　黑丑辛烈,钱七　枳实苦辛寒,两半　一本有贝母一两。共末,以罗菔汁丸如梧子大。每白汤下三五十丸。

礞石丸

治一切坚硬顽痰。此乃津液为热郁久而成痰。法当清热化痰。经云:寒能胜热,咸能软坚。是以用黄芩之寒以清热,为君;助茯苓、南星、半夏,助青礞石、风化硝之咸,软化坚痰,为臣。

黄芩苦寒,四两　青礞石辛咸寒,硝煅黄色,二两　风化硝苦咸寒,二两　茯苓甘平,一两　南星苦辛寒,一两　半夏苦辛温,二两　共末,以姜汁打神曲糊丸。每淡姜汤下三五十丸。

一本加苍术、滑石,治食积湿痰。

一本无南星,加白术。

一本加枳壳、枳实,倍青礞石。

导痰汤

治一切痰症。《元戎》云:痰因气郁所致,利气则痰自行。是以此方用橘红、枳壳利气,为本;南星、半夏豁痰,为标;生草泄火,和药。

橘红苦辛温,二钱　枳壳苦辛温,二钱　半夏苦辛温,一钱　茯苓甘平,一钱　南星苦辛寒,八分　生草甘平,一钱　加姜,水煎服。

若久嗽肺燥者,去半夏,加北五味、杏仁泥各七分。

千缗汤

治痰涎壅盛,阻塞经络而作诸症。法当疏经络以豁痰。故用牙皂疏经络,通关窍,助半夏以豁痰涎,佐甘草泄火,和药。

牙皂苦辛温,二钱　半夏苦辛温,二钱　生甘草甘寒,七分　加姜三片,水煎。温服。

滚痰丸

治一切食积、湿热郁于肠胃成痰。法当下去湿痰。经云:苦可以除湿,寒可以胜热。故用大黄、黄芩之苦寒以下湿痰,礞石之重以坠痰积,沉香之辛散郁,兼引清气上腾,浊气下降。

大黄苦寒,酒蒸,五两　黄芩苦寒,五两　礞石咸寒,硝煅黄色,二两　沉香辛温,五钱　共末,滴水为丸。每空心并临卧时米清下五十丸。

许学士神术丸

治中气亏败,脾湿壅盛,成痰喘嗽。法当补中燥湿为主。故用大枣为主以补中,苍术疏壅湿,生芝麻润肺而止嗽。

大枣肉甘温,捣膏,四两　苍术苦辛温,另研末,六两　生芝麻甘温,擂成膏,四两　以枣膏、芝麻膏捣丸。每白汤下三五十丸。

十枣汤

治饮水过多致伤中气,运动无力,不得舒布水饮,以致停蓄胸膈之间不散,咳唾引痛,方书谓之悬饮。法当健脾散水为主。故用大枣以补中健脾,芫花、甘遂、大戟以散水饮。

大枣肉甘温,十枚　芫花苦辛温,七分　大戟辛甘寒,一钱　甘遂辛寒,七分　水盅半,煎八分

---

① 风化硝:即玄明粉之别名。

服。

一本以大枣煎汤，调芫花等末一钱，空心服之，以下利为度，如不利，再进一服，利后以糜粥止之。

利膈化痰丸

治一切痰涎壅塞，郁火热于胸膈之间，以致痰喘不利。法当豁痰疏郁。故用南星、半夏、贝母、蛤粉、瓜蒌等豁痰，牙皂通窍，香附开郁，青黛泄火热，杏仁降逆气、润肺以止嗽。

南星苦辛寒，二两　半夏苦辛温，两半　贝母苦辛寒，二两　蛤粉甘寒，一两　瓜蒌仁另研泥　香附辛温，各二两　牙皂苦辛温，一两　青黛咸寒，一两　杏仁苦辛温，另研泥，一两半　煎牙皂汁，调瓜蒌、杏仁泥，和姜汁，蒸饼丸，以青黛为衣。每以淡姜汤下五七十丸。

控涎丹

治一切痰饮郁于中焦，阻塞经隧，以致气逆不利，或于胸、背、胁、项、手、足、腰、胯之间走痛无常。盖痰之为物，随气升降，是以痛无定位。法当导逐痰饮，使气畅达而痛自息。经云：通则不痛，痛则不通。是以用白芥子逐痰，甘遂、大戟逐饮。

白芥子苦辛温　甘遂苦辛寒　大戟苦辛寒　各等分，为末，面糊丸。每食后临卧时以淡姜汤下三十丸。一本名妙应丸，以朱砂为衣，治惊痰。

如痛甚，加全蝎。

酒痰，加雄黄、全蝎。

气痰成块，加穿山甲、鳖甲、玄胡索、莪术。

臂痛，加木鳖子、霜桂心。

热痰，加盆硝①。

寒痰，加丁香、胡椒、肉桂。

金沸草散

治外感风寒，以致痰喘、发热、头眩。盖风寒外束，肤腠闭密，以致胸中阳气不得舒泄，郁而成热，上蒸肺金，气道不利，津液凝聚成痰，随气上壅，是以痰喘、发热、头眩。法当解表。使其外邪一散，肤腠自疏，气道自利，余症自除。故用麻黄发表开腠理以驱邪，旋覆花、前胡、赤芍、荆芥清热，辅半夏豁痰，甘草泄火，和药。

麻黄苦辛温，一钱　金沸草苦寒，一钱　荆芥辛凉，八分　前胡苦寒，钱半　赤芍苦酸寒，八分　半夏苦辛温，一钱　甘草甘寒，五分　加姜、枣煎服，合辛甘助麻黄散表邪。

《活人书》云：金沸草散无麻黄、赤芍，有茯苓、细辛。

涤痰丸

治一切气壅以成痰积。法当利气为先。《元戎》云：利气而痰自行，此方之谓也。是以用木香、槟榔、青、陈、枳壳等利气，半夏、大黄、三棱、黑丑等以逐痰积。

木香苦辛温，一两　槟榔苦辛温，八钱　青皮苦辛寒，八钱　陈皮去白，一两　枳壳苦辛温，一两　大黄苦寒，一两　三棱苦辛温，七钱　黑丑辛烈，五钱　共为末，以神曲打糊丸。每食后以姜汤下三十丸。须观病者勇怯加减丸数。

泽泻饮

治中气亏败，不能舒布水液，以致停蓄心中不散，方书谓之水饮。法当补中健脾为君，故用白术分利水饮，泽泻为臣。

白术苦辛温，五钱　泽泻甘咸寒，二钱　水煎。温服。

桔梗半夏汤

治上焦气郁，凝阻津液成痰，填塞胸中而成痞满、呕吐等症。法当疏散上焦郁气为先。故用桔梗载橘红、生姜散上焦郁气，

---

① 盆硝：即芒硝之别名。

半夏豁胸中痰涎。

桔梗苦辛温，二钱　半夏苦辛温，一钱　陈皮苦辛温，钱半　生姜辛温，三片　水煎。温服。

玉壶丸

治一切风痰。用天麻散风，助南星、半夏、生矾豁痰。

天麻苦辛凉，二两　南星苦辛温，二两　半夏苦辛温，两半　生矾咸寒，两半　共末，以姜汁打糊丸。每姜汤下五十丸。

本方去天麻加辰砂，名辰砂化痰丸。

机要小黄丸

治一切暑热损伤元气，以致气不利，凝聚津液成痰。法当清暑热，益元气为先。故用黄芩清热，人参益元气，二者为本；南星、半夏豁痰，生姜散郁，二者为标。

黄芩苦寒，三两　人参甘温，二两　南星苦辛温，二两　半夏辛温，一两　生姜辛温，二两　共为末，以姜汁打糊丸。每食后以姜汤下五七十丸。

姜桂丸

治一切寒痰。用干姜、官桂之辛以散寒，南星、半夏之苦辛以豁痰。

干姜辛热，两半　官桂辛甘热，两半　南星苦辛寒，一两　半夏苦辛温，二两　共末，以姜汁浸蒸饼为丸。每姜汤下三五十丸。

四七汤

治一切气郁，凝聚津液成痰，壅盛喘急，痞满。法当疏郁气而痰自豁、痞自散。故用紫苏、厚朴、生姜开郁，以除痞满；茯苓、半夏豁痰结，以止喘急；大枣健脾补中，使气无复郁之患。

紫苏苦辛温，七分　厚朴苦辛温，一钱　生姜辛温，三片　茯苓甘平，一钱　半夏苦辛温，一钱　大枣甘温，三枚　水煎。温服。

润下丸

治一切热痰。故用芩、连清热降火，橘红利气，南星、半夏豁痰，甘草和药。

黄芩苦寒，二两　黄连苦寒，一两　陈皮苦辛温，八钱　南星辛寒，一两　半夏苦辛温，一两　汤浸蒸饼丸如绿豆大。米清下三五十丸。

又方

治诸热痰症。故用黄芩清热，香附开郁，半夏、贝母以豁痰。一本加瓜蒌仁。黄芩苦寒，二两　香附苦辛温，五两　半夏苦辛温，一两　贝母辛寒，二两　汤浸蒸饼丸，以青黛为衣。每白汤下五十丸。

丹溪导痰汤

治湿热郁而成痰，以致小便不利。故用苍术燥湿，黄连清热，吴萸散郁，茯苓、滑石利小便，分消其湿。

苍术苦辛温，四两　黄连苦寒，二两　吴萸苦辛温，一两　茯苓甘平，二两　滑石甘寒，三两　共末，以神曲糊丸。姜汤下五七十丸。

清膈化痰丸

治火热刑肺，气道不清，以致津液郁结成痰。治宜清热疏郁，其痰自解。故用芩、连、黄柏、栀子以清热泄火，苍术、香附疏郁豁痰。

黄芩　黄连　栀子俱苦寒　黄柏苦辛寒　苍术苦辛温　香附苦辛温　等分为末，姜汁浸蒸饼丸。

附方

小青龙汤　治感风寒，致胸中阳气郁遏，津液成痰。伤寒门。

稀涎汤　治痰涎壅塞经隧，以致手足不随，口眼歪斜等症。

医学原理卷之五终

卷之六

石山　汪　机　编辑
新安　师古　吴勉学　校梓
　　　幼清　江湛若　同校

泻门

论

饮食入胃，脾与运化水谷之精，以养百骸，渣滓、浊者下降而为便溺。若脾气被伤，运动无力，水谷之气不得四布，则混流于下而为泻症。先哲分气、湿、寒、热四者之异，大意①因湿为多。经云：湿胜则泻泄。叔和云：湿多成五泄是也。其风、寒、热三者，不过挟症而已矣，于中挟热尤多，风、寒二症间有也。总其大要，尽因中气亏败，舒布不健，以致水液不及四布，蓄于肠胃，郁而成热，而为泻泄，是以挟热为多。言风者，亦是热甚生风，助肝木以伤脾土，脾土被伤不能四布水液，以成此症。言寒者，乃脾胃素虚之人，啖食生冷过度，致使脾愈伤，藏府愈寒，不能克化水谷所致。其始虽因于寒积，而日久亦郁成热。是以先哲谓：暴泄非阳，久泄非阴是也。且河间亦云：虽完谷不化，小便清白不涩为寒；若谷虽不化而小便赤涩，及谷消化，无问及他症，皆认为热。以此观之，热多寒少，焕然明矣。虽其症一出于热，而治之又当分其所因，不可无分。如因脾气不磨而致泄者，法当补中益气，使中气升腾而泄自止，如补中益气之类；如因风而生飧泄者，法当散风而泄自除，如机要防风芍药汤、白术防风汤之类；如因痰积中焦而作溏泻者，法当逐去痰积而泄自愈，如二陈导痰汤之类；如因食伤太阴，以致水液不能四布而为泄者，法当逐去宿食，而泄自止；如因藏府虚寒而泄不止者，法当温中散寒而泄自瘳，如理中汤、机要浆水散之类。学者务在临症详因加减施治可也。

泻症脉法

《内经》曰：脉细，皮寒，少气，泄利前后，饮食不入，是为五虚，死。其浆粥入胃，泻注止，则②虚者生。

《脉经》云：泄注，脉缓时小弦者，生；浮大数者，死。又云：洞泄，食不化，不得留，下脓血，脉微小留连者生，劲急者死。

《脉诀》云：下痢，微小则生；若浮大洪，无差日。

治泻大法

凡泻症因水湿而成，宜补中健脾土，以胜水湿为主。切不可遽用涩药，即阻水湿不得宣泄，必变他症，为祸不小，慎之。

---

① 大意：陈本此下原有"大抵"二字，文义重复，故删。
② 则：陈本原作"脉"，据《素问·玉机真藏论》改。

大凡治泄之药俱宜丸、散，少用汤、饮。盖汤乃与水湿同类，恐愈助水湿为患。其症东垣又谓有七因，曰寒，曰湿，曰火，曰痰，曰中气虚，曰食积，曰脾胃不和，有此数者之异，是以治法亦当各分所因。

如因寒而泄者，其症腹痛，肢体厥冷，脉微，完谷不化，小便清白不涩。宜干姜、附子、肉桂、良姜之类。

如因湿而泄者，其症肢体重，脉沉缓，而腹不痛。治宜五苓散加苍术、厚朴、木通之类。

如因火而泄者，其症暴迫，腹痛肠鸣，痛一阵，泻一阵，或完谷不化，小便赤涩。治宜泻火利小便。以四苓散加滑石、黄芩、栀子、木通之类。

如因痰而泄者，其症或泻，或不泄，作止无常，或多或少不一。治宜泄痰为主。宜海石、青黛、神曲、黄芩为丸服，或用升吐之剂，以提其气。

如因中气虚陷而作泄者，其症饮食入胃即出，完谷不化。治宜用人参、白术、茯苓、炙甘草、白芍等以补之，或稍加升麻以提其气。

如因脾胃不和，其症或呕，或泄，不思饮食。宜以胃苓汤加肉豆蔻之类。

如因食积不化而泄者，其症腹痛则泄，泄后痛减。治法当导去宿积为主，乃《内经》所谓通因通用之义。宜大黄、枳实、神曲之类。

凡湿热泄属阳，其症身多重，目睛不了，饮食不下，脉沉而缓，完谷不化，小便清白不涩。其热亦有完谷泄者，由火热之性急速，传化失常所致，其谷虽不化，其小便必赤涩，以此为类。

凡七情感动，藏气不平，亦令水泻。治宜调理七情为先。

丹溪治泄活套

如泄症，肠胃中病。当以参、苓、白术散为主，治宜分寒、热、阴、阳等因加减。

若寒、热、湿在腹，攻刺作痛，洞下清水，腹中雷鸣，米饮不化者，宜以理中汤主之，或吞大巳寒丸，或附子桂香丸。裹食者，八物汤之类。

如热泄，粪色赤黄，肛门焦痛，粪出谷道犹如汤浇，烦渴，小便不利。宜四苓散、吞香连丸之类。

如湿泻者，盖由久坐湿处，以致湿气伤脾，土不克水。梅雨久阴之月，多有此病。治宜除湿汤吞戊己丸，佐以胃苓汤。重者如术附汤之类。

如因饮食过度，致伤脾气，遂成泄泻，其人必呕，噫气如败卵臭。宜治中汤加砂仁，或敢感丸，尤妙。

如因中气大亏，不爱饮食，食毕则腹鸣肠急，尽下所食，才方觉快，不食即无事，俗名漏食泄。经年而不愈者，宜用快脾丸三五粒，效。

如因伤于酒侵，晨作泄者，宜以理中汤加干葛，或吞酒煮黄连丸之类。

如因伤面而作泄者，宜养胃汤加萝菔子炒，研碎，一钱。痛者，加木香五分，去藿香，加炮姜。

如每日五更初洞泄，服止泄药无效，此乃脾泄。宜米饮下五味丸，或专用五味子煎汤服，或分水饮与二神丸及椒附丸，或平胃散下小茴香丸。病久而重，其人虚甚，宜椒附汤。

如暑泄，因中暑热而作泄者，宜以胃苓汤或五苓散加车前子末少许，效。

如泄注下如水，宜生料五苓散为主，倍白术，加苍术、车前末，米饮调服。

如因湿热甚，下注如热汤者，宜以五苓散去桂，加滑石、黄芩、木通之类。

如腹中疼痛,下泄清冷,喜热物溋[①]熨者,乃寒泄也。宜以五苓散倍官桂,加肉豆蔻。有气刺痛,加木香,甚者加丁香、附子,作丸服。

如久泄谷道不合或脱肛,此乃元气下陷,大肠不行收令而致。宜用白术、白芍、神曲、陈皮、肉蔻、诃子肉、五倍子、乌梅丸,以四君子加防风、升麻,煎汤下。

如因食积,时常腹痛作泄,先宜木香、槟榔丸,或东垣枳实导滞丸推逐之,后以四苓汤加厚朴、苍术、神曲、麦芽之类作丸服之,以安胃气。

如气虚作泄者,宜以四君子倍白术,加黄芪、升麻、柴胡、防风之类,补而提之。

凡诸涩药,若久泄虚弱者亦宜用之,但不可用于初作之时。

治泻方

防风苍术汤

治风伤脾,飧泄,身热,脉弦,腰重,微汗,头痛。皆风壅肝木,损伤脾土,不能输布水湿,是以飧泄,风为阳邪,是以身热;风助肝木为患,是以脉弦,盖弦乃肝脉,脾湿壅盛,是以腰重;风热熏蒸脾湿,故用微汗;经云:风先伤于上,是以头痛。治宜散风邪,健脾,疏壅湿。是以用麻黄解热助表,防风以散风邪,苍术、白术补中健脾,疏壅湿以止泄。

麻黄辛甘温,八分　防风辛温,一钱　苍术苦辛温,二钱　白术甘温,三钱　水煎。热服取汗。

小半夏汤

治中气亏败,以致津液凝聚成痰,阻塞经络,妨碍升降,以致水液不能四渗,独流大肠而为溏泄、小便短少。法当补中健脾,豁痰饮,利小便。是以用白术补中健脾,生姜、半夏豁痰开郁,茯苓、泽泻利小便,分消水湿。

白术苦甘温,三钱　生姜辛温,三片　半夏苦辛温,八分　茯苓甘平,一钱　泽泻甘咸寒,八分　水煎。空心服。

导痰汤

治过食伤脾,健运无力,致食不得消化,郁于肠胃之间而为泄泻。法当消宿食,下郁积。是以用神曲快脾消宿食,枳实疏郁滞,大黄下肠胃中之宿积,此乃通因通用之义也。

神曲苦辛温,三钱　枳实苦辛温,二钱　大黄苦寒,二钱　先以水煎,临熟下大黄,滚一二沸。空心服。如利之后,以人参、白术等剂补之。

升阳除湿汤

治泄泻无度,不思饮食,肠鸣腹痛,四肢无力。此乃中气亏败,脾湿壅盛,抑遏阳气不得上升所致。经云:清气在下,则生飧泄是也。法当补中,疏壅湿,升阳气。是以用白术、陈皮、炙草、麦芽、神曲、益智等,以补中健脾,和胃化宿食,进饮食;防风、羌活、苍术等,以疏壅湿;升麻、柴胡升引清阳之气上腾;猪苓、泽泻利小便渗湿,导浊阴之气下降;半夏以降逆气。

白术苦甘温,三钱　陈皮苦辛温,一钱　炙草甘温,七分　麦芽甘温,七分　神曲苦辛温,七分　益智苦辛温,八分　防风辛温,八分　羌活辛温,八分　苍术苦辛温,一钱　升麻苦寒,七分　柴胡苦寒,七分　猪苓淡平,一钱　泽泻甘咸寒,一钱　半夏苦辛温,八分　水煎。食后服。

浆水饮

治藏寒之人过食冷物,以致腹中阴寒

---

① 溋:通"烫"。

之气忒甚，暴注如水，周身出汗，浑身通冷，脉微而弱，气少不能言语，甚至呕吐。此皆阳气亏败，不胜阴寒所致。其周身汗出者，阳气外脱也；一身通冷者，阴寒所胜也；脉微，气少不能言语者，阳衰也。法当温复阳气以散阴寒。经云：辛甘为阳。故用干姜、肉桂、附子、良姜、炙草等，合辛甘温中散寒，以复阳气；半夏散逆气以止呕。

干姜 辛热，一钱　肉桂 辛甘热，一钱　附子 辛热，一钱　良姜 辛热，八分　炙草 甘温，五分　半夏 苦辛温，八分　水煎。温服。

白术芍药汤

治水泄注下，困弱无力，腹痛。此乃中气亏败，不能舒布水湿，以致流于大肠。法当补中健脾为主。是以用白术、甘草补中健脾，舒布水湿，为本；白芍收敛阴湿以止腹痛，为标。

白术 苦甘温，土炒，五钱　炙草 甘温，一钱　白芍 苦酸寒，炒，三钱　水煎。温服。

茯苓汤

治中气虚败，不能舒布水湿，以致流于大肠而为泄泻。治宜补脾土以胜水湿。故用白术健脾土补中气，为君；茯苓利小便渗湿，为臣。

白术 苦甘温，七钱　茯苓 甘淡平，五钱　水煎。温服。

苍术芍药汤

治夏月感受湿热，而作腹痛、泄泻。治宜燥湿清热为主。故用苍术燥湿，黄芩清热，白芍益阴以止腹痛，桂枝和荣卫以通血脉。

苍术 苦辛温，五钱　黄芩 苦寒，二钱　白芍 苦酸寒，一钱　桂枝 甘温，五分　水煎。温服。

神术散

治春伤于风，至夏生飧泄，头与肢节疼痛。治宜散风疏湿为主。故用羌活、藁本、细辛、川芎等，驱风以除肢节与头疼痛，兼助苍术疏壅湿，粉草补脾土。

羌活 辛温，一钱　藁本 苦辛温，七分　细辛 辛温，五分　川芎 辛温，八分　苍术 苦辛温，一钱　粉草 甘温，八分　加姜，水煎服。如欲汗，加葱白三根同煎。

钱氏白术散

治吐泻，发热，咽干，口渴，此皆中气虚败所致。盖水谷入胃，脾与行其水液，为津、为溺，脾气既虚，胃中水液不能四布，是以独流大肠而为泄矣；泄多则亡阴，阴虚则阳盛，阳盛则上炎，是以呕吐、发热之症作；其水饮下流，津液不得上达，是以咽干、口渴。治宜补中益气为主。是以用人参、白术、茯苓、甘草等补中健脾，为主；藿香、木香调气和胃气止呕吐，为标；佐干葛轻扬之剂，鼓舞胃气上行，以生津解热。

人参 甘温，三两　白术 苦甘温，五两　茯苓 甘平，二两　炙草 甘温，五钱　藿香 辛甘温，五钱　木香 苦辛温，五钱　葛根 苦甘凉，一两　共为末，每米饮调下三五钱。一本去木香，加白扁豆一两、莲肉二两，妙。

肉豆蔻丸

治肾虚不能摄水，以成泄泻。用肉蔻温补脾胃，破故纸①补肾摄水。

肉豆蔻 苦辛温，面包，煨　破故纸 苦辛温，炒　等分，为末，以枣肉捣膏丸梧子大。每空心米饮下五七十丸。

加味茯苓汤

治水泄注下，日夜无度，小便短少，口渴咽干，腹中疼痛，或变成赤白痢疾。此乃中气不充，脾湿壅盛，郁遏阳气不得上达，

---

① 破故纸：补骨脂之别名。

以致水液不得舒布，独流大肠，是以水泄注下，日夜无度；注泄则津液下流，不得上达，是以咽干、口渴；阳气郁久，变成火热，腹中湿气并热蒸搏，是以肚腹疼痛，或下痢脓血。治法当补中健脾，疏壅湿热。故用苍术、白术、茯苓、炙草等补中健脾，猪苓、泽泻利小便，分消水湿，升麻升阳气上行，兼助柴胡、黄芩清热，生草泄火，下多则亡阴，故佐归、芍以救阴血。

苍术_{苦辛温,二钱} 白术_{苦辛温,三钱} 茯苓_{甘平,一钱} 炙草_{甘温,五分} 猪苓_{淡平,八分} 泽泻_{甘咸寒,八分} 升麻_{苦寒,五分} 肉桂_{甘温,五分} 柴胡_{苦寒,六分} 黄芩_{苦寒,钱} 生草_{甘寒,五分} 川归_{辛温,一钱} 白芍_{苦酸寒,七分} 水煎。温服。

大己寒丸

治一切寒泄。是以用荜拨、干姜、肉桂、良姜等诸辛热，温中散寒。

荜拨_{辛热,四两} 干姜_{辛热,四两} 肉桂_{辛甘热,四两} 良姜_{辛热,五两} 共末，以糊丸如梧子大。每空心米饮下三五十丸。

八味汤

治寒泄。经云：辛以散之，热可以胜寒。是以用吴茱萸、干姜、肉桂、丁香等诸辛热以散寒，陈皮、木香行郁，人参补气，当归益血。

吴萸_{苦辛热,二两} 干姜_{辛热,二两} 肉挂_{辛甘热,两半} 人参_{甘温,三两} 丁香_{辛热,一两} 陈皮_{苦辛温,七钱} 木香_{苦辛温,一两} 川归_{辛温,一两} 共为末，每以五钱，水煎，温服。

戊己丸

治湿热郁而为泄。法当除湿热，疏郁滞。经云：苦可以除湿，寒可以胜热。又云：辛以散之，酸以收之。是以用黄连之苦寒以除湿胜热，吴萸之苦辛以散郁，白芍之苦酸收阴以止腹痛。

黄连_{苦寒,酒拌炒,四两} 吴萸_{苦辛温,二两} 白芍_{苦酸寒,煨,一两} 共为末，以糊丸如梧子大。每米饮下三五十丸。

附方

补中益气汤 治脾胃虚弱，中气下陷，泄泻，发热，自汗。**理中汤** 治寒泄。并见伤寒门。

五苓散 治暑泄，小便不利。湿门。

桂苓甘露饮　香薷饮 并治暑泄。暑门。

枳实导滞丸 治食积泄。内伤门。

木香槟榔丸　四君子汤 并气门。

附：小儿水泻方 遍地锦_{一两} 酸梅草_{一两} 赤石脂_{一两} 官粉_{一两} 共为细末，以醋打糊丸如梧子大。大人三丸，小儿二丸，至小者一丸，好酒送下。

痢　门

论

痢之为病，悉因藏府不和，湿热郁于肠胃不能克化；又因风、寒、暑、湿之邪，干之而动中。有在血、在气之分，是以色有赤、白之异。其赤者，血分受伤，属于小肠；白者，气分受伤，属于大肠。血伤宜润血为主，气伤宜理气为先。如赤白相杂者，乃气血俱伤，法当兼治，参其形色孰多孰少而疗。如血分重，则当调血为本，理气之剂佐之。又有干风，纯下清流①血，乃肝病也，盖风喜传肝，肝主血，是以纯下清血，治宜散风凉血。又有干湿，下痢豆汁色者，乃脾病也，盖湿喜伤脾，脾为五藏之本，故症兼五藏，色如豆汁，治疗之法宜燥湿清热、兼

---

① 流：据后文，疑为衍文。

解郁结以调其内，参之运气以平其外。如病机所云：后重宜下，腹痛宜和，身重除湿，脉弦治风，盛者随之，过者逆之，避其来锐，击其惰归是也。故仲景治诸痢症，必先以苦寒之剂疏涤藏府之邪，仍①后随虚实而疗。多用黄连之苦寒驱湿热，为君；当归、木香、槟榔等诸辛温，调气理血，为臣；兼详挟症以加减。是以河间谓：调血则便脓自已，行气则后重自除，此之谓也。又有噤口痢，其症甚恶，盖由上焦胃口邪热郁甚，壅遏胃气不通，忤食不下，治宜急散上焦湿热以通利。胃之气，当用石菖蒲、石莲肉、人参、黄连浓煎汤，时时呷服，但得一口下咽，遂有生意，学者宜自究焉。

痢脉法②

经曰：肠澼，下脓血，脉沉小留连者，生；洪大数，身热者，死。

又云：肠澼，筋挛，脉细小安静者，生；浮大而紧者，死。

治痢大法

凡痢症尽由湿热甚于阳胃，怫郁而成。治法必以苦寒之剂，燥湿胜热为主，如黄连之类；少佐辛温之剂，升郁行滞，如木香、槟榔之类；再当分其新久施治。

若初起一二日前后，必须用仲景法，承气汤之类涤荡脾胃中积垢，而后用参、术之类补之。若久痢滑脱不禁，先以固肠丸，或粟壳、诃子之类止涩，仍用温补药中兼以升举之剂可也。

如凡一方、一家皆病痢，乃时疫痢。法当推其岁运而疗。

如下痢而呕者，其因有四，曰胃虚，曰火逆，曰毒气上攻，曰阴虚火炎，必在详因而疗。

凡下痢腹痛，皆由内气郁结不通所致，理宜行气散郁为先。亦有挟虚、挟火而痛者，不可不求其所原。

凡下痢大孔痛者，乃因火热之气流于下也。

丹溪治痢活套

凡痢之为病，乃外感挟内伤之候，有气虚，有湿热，有食积，有风邪。感受不一，法当分治，大要在乎散风邪，行滞气，开胃脘，清热胜湿而已。不可遽用肉蔻、诃子、白术等，补助其邪；亦不可用龙骨、粟壳等闭涩肠胃，窒邪于内，不得外泄，变症百出，为祸甚大。学者不可执一，必须分因而疗。

如表邪盛，必恶寒发热，身手俱痛。宜小柴胡去参，加二术、川芎、白芍、陈皮等，微汗以散之。

如里邪盛，必后重窘迫，腹痛下积。宜仲景承气汤，或河间酒煮大黄之类推荡之。

如余邪未尽，更用芍药汤、香连丸之类，以散其邪。

如积污已尽，而更衣不止者，此乃大肠不行收令故也。宜以固肠丸、参香散之类，以止涩之。

如或腹痛后重，小水短少不利。宜和中疏气，用炒枳壳、制厚朴、芍药、陈皮、甘草、滑石，煎汤服。

如或下坠异常，积中有紫黑血，此乃血症。法当用陈皮、桃仁、滑石等以行之。如口渴燥辣者，是挟热，加黄芩；如不口渴，身不热，喜热手熨烫者，是挟寒，加干姜。当分别寒、热、虚、实，寒则温之，热则清之，虚陷则提补之，污露则行豁之。

如或力倦，自觉气少，恶食，此挟虚症。宜以白术、当归、陈皮，甚者再加人参，使虚回而痢自止。

如或气血和，积止，但虚坐如渍者，此

---

① 仍：乃。
② 痢脉法：陈本原作"治痢脉法"，文意不属，径改。

乃无血症。宜倍用当归身为君,是以用白芍药、生地黄、桃仁、陈皮之类,使血生自然安矣。

凡痢后糟粕未实,或因食稍多,或因饥甚方食,以致腹中作痛者。当以陈皮、白术各半,煎汤和之自安矣。

凡久痢不已,体气虚弱,滑脱不止者。宜以诃子、肉蔻、白矾、龙骨、牡蛎等,选而用之,仍必以陈皮为佐,不然忒涩又能作痛。甚者灸天枢、气海穴。

凡痢腹痛,宜以白芍为君,当归、白术为臣。恶寒痛者,加肉桂;恶热痛者,加黄柏。达者更参以岁气时令,则药方举力全,无有不愈者也。

凡后重,乃积与气坠下之故。兼升兼清,宜木香槟榔丸之类。不愈,用蓁艽、皂角、煨大黄、当归、桃仁、黄连、枳壳,或煎汤,或作丸。若大肠气盛,惟宜作丸。

凡腹痛,乃肺金之邪郁于大肠。如实者,以刘氏之法下之,虚则以苦梗之剂开之。然后用利药,气用气药,血用血药,有热用芩、芍,有寒用姜、桂。

凡血痢久不愈者,乃属阴虚。宜以四物汤为主,加以凉血和血之剂。

凡欲升散者,宜胃苓汤、或防风芍药汤、神术散、苍术防风汤、败毒散之类,皆可选用。

凡欲攻里因水湿者,宜导水丸。兼郁宜承气汤、和中丸,有痰积宜圣饼子脾积丸,如冷积宜局方苏感丸,如湿热甚者宜玄明玄青膏。

凡下痢久发,乃下多亡阴,属阴虚。宜以寒凉补阴药为君,佐以升举之剂。

凡湿热下痢,小便短涩,烦渴,除食,脉洪大而缓,腹痛后重。宜行滞清热。如桂苓甘露饮送下保和丸之类。若湿多热少,脾胃不和,食少,腹痛,后重,夜多下痢。宜胃苓汤送下保和丸三十粒。若怯弱之人,下痢频,并腹痛,脉细弱,或微汗时出。宜黄芪建中汤送下保和丸。

若脾胃不和,食少,腹胀满痛,后重,脉弦紧。宜平胃散加苓、术、芍、桂、干葛煎汤,送下保和丸。

凡小儿痢疾,用苓、连、大黄、甘草煎服。如赤痢,加红花、桃仁;白痢,加滑石末。

凡下痢纯血如尘腐色者,或如屋漏水者,或大孔如竹筒不敛者,或唇如朱抹者,皆死不治;或如鱼脑子,或身热脉大,俱半死半生,难治;若身凉脉细者,主生。

治痢方

香连丸

治下痢脓血,里急后重。此乃湿热壅郁。经云:苦可去湿,寒可胜热。又云:辛以散之。故用黄连之苦寒胜湿热,为君;木香之苦辛疏滞散郁,为臣。

黄连净,二十两,以吴茱萸十两共炒褐色,去茱萸不用,苦寒　木香苦辛温,四两　为末,以醋糊丸如梧子大。每空心或食前米汤下五十丸。一本加石莲肉、石菖蒲,治噤口痢极妙。

芍药汤

治湿热壅郁,气血不得宣通,下痢脓血。治宜清热,行滞,活血。是以用芩、连之苦寒以清湿热,木香、槟榔之辛温以行滞气,白芍、归尾活血养血,大黄下湿热之郁积,桂心通和荣卫,甘草缓中和药。

黄连苦寒,一钱　黄芩苦寒,一钱　木香苦辛温,六分　槟榔辛温,六分　白芍苦酸寒,八分　归尾辛甘温,二钱　大黄苦寒,一钱　桂心辛温,五分　生草甘寒,五分　水煎。食前服。

如病窘迫甚，倍大黄，加①芒硝一钱，痞满加枳实一钱，藏毒下血加黄柏、地榆。

又方

治久痢不止，滑脱不固，四肢倦怠，精神短少，饮食不消。此乃中气下陷，脾胃虚败所致。法当补中益气，温养脾胃。故用人参、白术、炙草等补中益气，砂仁、白蔻温脾和胃，陈皮、木香行滞气，地榆凉下焦之血，泽泻利小便以渗湿，升麻升提清气上腾，佐莺粟②壳以固滑脱，当归分理气血，各归其所。

人参甘温，三钱　黄芪甘温，二钱　白术苦甘温，二钱　炙草甘温，五分　白蔻苦辛温，八分　陈皮苦辛温，七分　木香苦辛温，一钱　地榆苦寒，一钱　升麻苦寒，一钱　粟壳苦涩温，八分　当归辛甘温，全用，一钱　砂仁辛温，七分　泽泻甘咸寒，八分　水煎。温服。

白头翁汤

治一切湿热痢疾。法当清理湿热为主。经云：苦可以胜热。是以用白头翁、黄连、黄柏、陈皮等诸苦寒之剂，以胜湿清热。

白头翁苦寒，二两　黄连苦寒，三两　黄柏辛寒苦，二两　陈皮辛温，二两　水一斗，煮取五升，去查③，每服一升。

黄芩芍药汤

治泻痢，腹痛，身热。用黄芩清热，白芍益阴以止腹痛，甘草缓中和药。

苦芩苦寒，三钱　白芍苦酸寒，五钱　甘草甘温，二钱　水煎。温服。

黄连汤

治一切痢。用黄连清湿热，为主；下多不无亡阴，故加当归益阴血，为臣。

黄连苦寒，五钱　当归辛甘温，三钱　水煎。温服。

固肠丸

治久滑痢不止，此乃大肠不固。法当收敛大肠为主。经云：酸以收之，涩以止之。是以用樗根皮之酸涩收敛大肠，以止滑脱。

樗根白皮苦酸涩温　不拘多少，为末，以糊丸如梧子大。每空心以陈仓米饮下五七十丸；或以芍药、炒芩、炒白术、炙甘草煎汤送下，尤妙。

和中饮

治久痢不禁，乃虚脱之故。治宜补中健脾为主。故用甘草、白术、草果、砂糖诸甘温补中健脾，芍药、乌梅、粟壳诸酸涩以止滑脱，苍术燥湿，橘红导滞。

炙草甘温，五分　白术苦甘温，三钱　茯苓甘平，一钱　草果辛温，一钱　砂糖甘温，一钱　芍药苦酸寒，八分　乌梅苦酸平，二枚　粟壳苦酸涩，七分　苍术苦辛温，一钱　橘红苦辛温，八分　加姜三片、枣二枚，水煎。温服。

三根饮

治休息痢，年久不愈，此乃大肠不固所致。法当收敛大肠。经云：酸以收之，涩以止之。故用五倍子根、臭樗木根酸涩固肠以止滑脱，苍耳草以清湿热。

五倍子苦酸涩　臭樗木根苦酸涩　苍耳根草苦甘寒，各三钱　加姜三片、枣三枚、大黑豆三十九粒、糯米四十九粒，水煎。温服。

二防饮

治痢后涉水、履霜，以致两足痛痹，膝膑肿大不能行步，名鹤膝风。此因久痢气血两虚，风湿乘虚内袭所致。法当补益气

---

① 加：陈本原阙，据前后文义补。
② 莺粟：同"罂粟"。
③ 查：通"渣"。

血为主。经云：养正而邪自除是也。故用人参、白术、黄芪、炙草以补气，归、芎、地、芍以补血，防风、防己、萆薢、羌活驱风散湿，附子行经络，且散风寒，佐牛膝、杜仲壮筋骨以健行步。

人参甘温，五钱　黄芪甘温，三钱　白术苦甘温，三钱　炙草甘温，五分　川归辛甘温，五钱　川芎辛温，七分　熟地甘寒，二钱半　白芍酸寒，八分　防风辛温，一钱　防己辛温，八分　萆薢苦甘寒，一钱　羌活辛温，一钱　附子辛热，六分　牛膝甘酸平，八分　杜仲苦辛温，一钱　加姜三片、枣三枚，水煎。温服。

鳖糖汤

治久痢大肠滑脱，肛门下坠，日夜十数次登厕。用鳖一个，或青鱼亦可，用生姜①、米粉作羹入砂糖一小块，食之，良效。盖此症乃由脾土虚败，肺与大肠俱失，其源乃母能令子虚，是以大肠不行收敛之令所致。盖鳖乃介虫，属金，而有土，其性温，能补金、土二藏；况久痢不无过服苦寒之剂，是以加生姜之辛温，以和苦寒，佐鳖、鱼补大肠之表里，用砂糖之甘温，助鳖、鱼以补脾胃，收化令行，其症自然安矣。

芍药柏皮丸

治一切湿热恶痢。法当清湿胜热。经云：苦可以燥湿，寒可以胜热。是以用黄柏、黄连之苦寒清湿热，为君；下痢不无伤血，故加当归、芍药救阴血，为臣。

黄柏苦辛寒，二两　黄连苦寒，三两　当归辛甘温，两半　白芍酸寒，二两　为末，以水丸如小豆大。每空心姜汤下五七十丸。

严氏当归丸

治下焦积冷，阳气虚脱，滑利不禁。法当补中散寒为本。是以用白术、甘草以补中，干姜、附子以散寒。经云：酸以收之，涩以止之。是以用乌梅、蛤粉以收热止脱，下多则伤血，是以倍归、芍以益血，佐厚朴行滞气，兼厚肠胃而止痢。

白术苦甘温，二两　炙草辛温，七钱　干姜辛热，五钱　附子辛热，一枚　乌梅甘酸，去核，一两　蛤粉甘咸涩，一两　川归辛温，二两　白芍酸寒，一两　阿胶甘咸温，两半　厚朴苦辛温，姜汁炒，七钱　为末，醋糊丸。每食前米清下三五十丸。

秘藏诃子散

治症同前。经云：热可胜寒。又云：辛以散之，酸以收之，涩以止之。是以用干姜之辛热以散寒，粟壳、诃子之酸涩以固滑脱，若太涩，恐气窒而不通，故佐橘红以通窒气。

干姜辛热，炒，六分　粟壳苦酸涩，去筋膜、蒂，蜜炒，一钱　诃子苦酸，七分　橘红苦辛温，七分　水煎。空心服。

真人养藏汤

治久下痢，欲行不行，时忽出，自出不同。此乃中气亏败，大肠不行收令之故。法当补中益气为主。故用人参、白术、甘草、肉桂等补益中气，当归、芍药等补益阴血，木香理气，豆蔻和胃，诃子、粟壳止滑固脱。

人参甘温，二钱　白术苦甘温，一钱　炙草甘温，五分　肉桂辛热，四分　川归辛甘温，一钱　白芍苦酸寒，八分　木香苦辛温，七分　肉蔻辛温，七分　诃子苦酸寒，七分　粟壳苦酸涩，五分　水煎。空心服。

严氏乌梅丸

治一切湿热痢症，滑脱不禁等症。法当清理湿热为主。经云：苦可以胜湿，寒可

---

① 用生姜：陈本原作"姜用生姜"，文辞颇不顺，前一"姜"字为衍文，故删。

以胜热。是以用黄连之苦寒清湿理热,为君;当归调血,枳壳理气,二者为臣;乌梅收热止滑,为使。

黄连苦寒,三两　当归辛甘温,二两　枳壳辛温,一两　乌梅去核,一两　为末,醋糊丸。空心米饮下三五十丸。

良方加味四物汤

治下痢鲜血不止,此乃大肠经血热所致。法当清热凉血为主。是以用黄连、槐花理大肠经热,用归、芎、地、芍以补血凉血,阿胶、艾叶以止下痢之血,粟壳以固脱滑。

黄连苦寒,三钱　槐花苦寒,二钱　川归辛甘温,一钱　川芎辛温,六分　粟壳苦酸涩,七分　生地甘寒,一钱　白芍苦酸寒,八分　阿胶甘咸,一钱　艾叶苦辛温,七分　水煎。食前温服。

导气汤

治下痢血,腹胀,里急后重。夫痢皆由肠胃湿热而成。法当用苦寒之剂,以下肠胃中湿热为主。经云:苦可以去湿,寒可以胜热。刘河间云:调血则便脓自已,行气则后重自除。故用黄连、大黄等诸苦寒,以清肠胃中湿气,为本;佐归、芍调血,木香、槟榔导气,二者为标。

黄连苦寒,一钱　黄芩苦寒,一钱　大黄苦寒,一钱　川归辛温,钱半　白芍苦酸寒,八分　木香苦辛温,五分　槟榔苦辛温,五分　水煎。空心服。

黄连阿胶丸

治下痢血。夫痢由湿热而成。法当清热理湿为主。故用黄连清热,茯苓渗湿,阿胶理血。

黄连苦寒,三两　茯苓甘平,二两　阿胶甘咸温,炒成珠,另研为末,二两　先将滚水化开阿胶末,成糊,为丸。食前米汤下五十丸。

钱氏白术散

治虚怯人久痢不止,呕吐等症。是以用人参、白术、茯苓、炙草等补中益气以止痢,木香调气,藿香、干姜温胃以止呕。

人参甘温,二钱　白术苦甘温,一钱　茯苓甘平,八分　炙草甘温,五分　木香苦辛温,五分　藿香辛温,五分　干姜辛热,五分　水煎。食后温服。

附　方

调味承气汤　治痢初作,欲行不行,此乃通因通用之法。**桃仁承气汤　小柴胡汤　黄芪建中汤**　治脾胃虚败,下痢不止。俱伤寒门。

益元散　治下痢,小便赤涩。**桂苓甘露饮**　治冒暑下痢。**黄连香薷饮**治感受暑热成痢。俱暑门。

木香槟榔丸　治下痢,里急后重。**四君子汤**　俱气门。

胃苓汤　防风芍药汤　俱泻门。

十全大补汤　治久痢气血两虚。虚损门。

痿症门

论

痿者,痿弱无力,不能收持之谓也。是人随情妄用,损耗精血,以致皮肉筋骨皆失荣养,而痿厥之症作焉。经言治痿独取肺金为主者,盖肺主气而体燥,肺伤则气病,不能导血以行经隧,体燥则津少,无以荣养百骸,此之故也。虽然,始则重于肺金,续而五藏皆受。大要不出热之一字。故经云：肺热叶焦，五藏因而受之，发为痿躄[1]。心气热为脉痿，而胫纵不任地；肝气热为筋痿，而宗筋弛缓；脾气热为肉痿，而肌痹不仁；肾气热为骨痿，而足不任身是也[2]。古法治痿独取阳明者，盖阳明为五藏之府也，水谷之海，主润宗筋，阳明病则宗筋亦病，宗筋病则带脉不引，足痿不固矣。且肺与阳明燥金相为表里，而肺居上主气而畏火，嗜欲无度，相火上炎，刑害肺金，肺金受害，水绝其源，火愈寡畏[3]，肺被伤，无以制木，木寡于畏而伤脾土，脾病则血败，无以滋养百骸，肺伤则气耗不能受摄四末。是以治法在乎滋阴伏火，清肺金制木。经云：东方实，西方虚，泻南方，补北方者，此之谓也。方药不越清燥、四物二汤为主加减。患者药外，尤当薄滋味以自养，毋助火邪。能如此治，无有不瘳。

痿症脉法

《脉经》曰：脉痿，脉必浮而弱，其人欲咳不得咳，咳则出干沫，久则小便不利。

又云：寸口脉不出，反为发汗，阳脉早索，阴脉不涩，身体反冷，其内反热，多唾，唇焦，小便反难，此为肺痿。伤于津液，便如烂瓜，亦如豚膏，乃因误发汗故也。

治痿大法

痿因气血虚败所致，切不可作风治而用风药，致使气血愈虚而痛愈剧，宜用东垣健步丸加燥湿清热之剂，如苍术、黄芩、黄柏、牛膝之类为主，详其挟痰、挟热、挟湿、挟气虚，加减施治，临症制宜，方尽善美矣。

丹溪治痿活套

痿症有湿热、有痰、有气虚、血虚、有死血、食积，大法专主养血清金，以东垣健步丸为主。

如湿热者，本方加苍术、黄芩、黄柏、牛膝之类。

如挟痰者，本方合二陈，加二术、黄芩、黄柏、竹沥之类。如挟气虚者，本方合四君子，加黄柏、苍术之类。

如血虚，本方合四物，加黄芩、黄柏、苍术煎汤，下补阴丸之类。

治痿症方

清燥汤

治湿热为害，肺金受伤，致绝寒水生化之源，以致肾经随惫，精血亏败所致。治法当燥湿热而清肺金，补元气而滋阴血。是以用白术、苍术、泽泻、茯苓、牛膝等燥湿、胜湿、渗湿，黄连、黄柏、升麻、柴胡、猪苓等清热泄火，五味、麦冬以清肺金，人参、黄芪以益元气，当归、生地益阴血，神曲、陈皮导滞气，佐甘草和药性。

苍术 苦辛温，米泔浸，二钱　白术 苦辛温，炒，八分　泽泻 甘咸寒，八分　茯苓 甘平，钱半　黄柏 苦辛寒，一钱　麦冬 苦甘凉，八分　人参 甘温，三钱　黄芪 甘温，二钱　黄连 苦寒，二钱　升麻 苦平，七分　柴胡 苦寒，七分　猪苓 甘淡平，一钱　五味 甘酸平，七分　川归 辛甘温，一钱　熟地 甘寒，一钱　神曲 苦辛温，健脾温胃，八分　陈皮 苦辛温，去白，七分　甘草 甘寒，五分　水煎。食后服。日进三服。

加减四物汤

治四肢软弱，不能举动。盖手得血而能握，足得血而能步，若四肢不能举动者，由阴火炽盛，阴血亏败所致也。治法在乎抑火清金，滋阴补血为本。故用黄柏、知母等以退火热，五味、麦冬等以补肺金，归、

---

[1] 躄：陈本原作"痿厥"，据《素问·痿论》改。是肢体痿弱无力，废而不用的一类病证。
[2] 心气热为脉痿至而足不任身是也：此段引文出自《素问·痿论》，有删改。
[3] 火愈寡畏：言水亏不能制火。

芎、地、芍、人参等滋补阴血，牛膝、杜仲等补助精髓以壮筋骨，少佐苍术散郁燥湿。

黄连苦寒，三钱　黄柏苦寒，二钱　知母苦辛寒，二钱　五味甘酸，八分　麦冬苦甘凉，一钱　川归辛甘温，钱半　川芎辛温，七分　熟地甘寒，一钱　白芍苦酸寒，八分　人参甘温，二钱　牛膝甘酸平，八分　杜仲辛平，八分　苍术苦辛温，八分　水煎。食后日三服。

虎龟丸

治两足痿弱软痛，或如火焙，从足踝下上冲。尽由湿热怫郁，以致阴火上腾。法当清湿热，泄阴火为主。是以用防己、苍术以理湿，黄柏、龟板益阴以退火，归尾行血，虎胫骨、牛膝壮筋骨。

苍术苦辛温，三两　防己苦辛温，四两　黄柏苦寒，二两　龟板咸平，二两　归梢辛甘温，二两　虎胫骨甘温，一两　牛膝甘酸平，两半　为末，糊丸。每食后以盐姜汤下五七十丸或一百丸。一本加附子五钱。

鹿角胶丸

治气血不通，精元亏败，两足痿软，不能行步。法当补益气血，滋助精元。是以用参、苓、白术等以补气，川归、地黄以养血，鹿角胶、角霜、菟丝子、杜仲、龟板以益精，牛膝、虎胫骨以壮筋骨。

人参甘温，三两　白术苦甘温，二两　茯苓甘淡平，两半　川归辛温，二两　熟地甘寒，二两　鹿角胶甘温，益精髓、补虚弱，一斤　鹿角霜甘咸温，益精强腰，八两　菟丝子甘温，补肾添精、壮筋骨，三两　杜仲甘辛温，补肾填精、理腰、脊、膝、胫酸痛，二两　龟板甘咸温，大补阴虚、强壮筋骨，酥炙，二两　牛膝苦甘酸，理腰膝、行血脉以强筋骨，净，两半　虎胫骨甘酸温，助元阳、壮脚膝之筋骨，二两　诸药共末，先以鹿角胶用无灰好酒三大碗溶化，和前药为丸如梧子大。每空心淡盐汤下一百丸。

三因加味四斤丸

治肾元虚乏，风湿两淫以致筋骨痿弱。法当滋补肾元为主，驱散风湿为标。是以用肉苁蓉、菟丝子、五味子、鹿茸、熟地、牛膝等，以补肾元，益精髓，壮筋骨，为主；天麻散风，木瓜行滞气，二者为标。

肉苁蓉咸酸温，益精气、强肢体，二两　菟丝辛甘温，二两　五味甘酸，二两　鹿茸甘酸温，生精血、补元气、强腰膝，四两　熟地甘寒，四两　牛膝苦甘酸，二两　天麻苦辛寒，二两　木瓜甘酸平，二两　为末，炼蜜丸。食前米饮下五七十丸。

东垣健步丸

治湿热痿症。法当清热为君。经云：风能胜湿。是以用防己、羌活、川乌、防风等诸风药以散湿，滑石、泽泻利小便以渗湿，瓜蒌、苦参、柴胡等诸苦寒以清热，肉桂通血脉，甘草和药。

防己苦辛温，一两　羌活辛温，两半　川乌辛热，五钱　防风辛温，二两　滑石甘寒，二两　泽泻甘咸寒，二两　瓜蒌苦寒，二两　柴胡苦寒，两半　苦参苦寒，三两　肉桂辛甘温，五钱　炙草甘寒，三钱　共为末，以酒打糊丸如梧子大。每以葱煎愈风汤下五十丸。见中风门。

附　方

四物汤　治血虚成痿。血门。
四君子汤　治气虚成痿。气门。
补阴丸　治阴虚成痿。虚损门。
二陈汤　治挟湿痰成痿。痰门。

三消门

论

三消之症，尽由津液枯涸，火热炽盛所致。故河间云：湿寒之阴气极衰，燥热之阳火炽甚是也。但有上、中、下三者之分，故以三消名焉。其上消者,乃热结上焦,虚火散漫,不能收敛。经云:心移热于肺。为上焦是也。其症胸中烦燥,舌赤唇红,大渴引饮。其中消者,由热郁中焦,伏火蒸胃,故使消谷善饥,因其正气衰败,津液枯涸,水火偏胜,故能善食不为肌肤。其下消者,乃热结下焦,膀胱伏火,肾为火燥,引水自救,故多饮水,由其燥热忒炽,肠胃腠理怫密,壅塞水液不得外渗以荣百髓,惟止下流膀胱而为溺,其膀胱伏火,煎熬水液,是以溺混浊如膏。治法在乎滋肾水益阴寒之虚,泄心火阳热之实,滋津液以润肠胃,清肺金以助水源。是以东垣治法,上消用白虎汤加人参之类主之,中消用调胃承气汤、三黄丸主之,下消用六味地黄丸主之。全在临症见机加减,不可执方。

三消脉法

《脉经》云:厥阴之为消渴,气上冲心,心热,甚饥而不欲食,食即吐,下之不止。寸口脉浮而迟,浮则为风,迟则为寒;浮则卫气不足,迟则荣血虚弱。

又云:趺阳脉浮而数,浮则为气,数则消谷而紧。气盛则溲数。

又云:心脉滑为阳气偏胜,心脉微小为消瘅。脉实大、病久,可治;脉小坚、病久,不治。

又云:数大者,生;浮沉小者,生;实而坚大者,死;细而浮短者,死。

医经云:六脉数大者,生;细小留连者,死。

治三消大法

三消之症,大抵养肺金,降心火,益阴血为主。须分上、中、下三治,上消者,肺也,其症多饮水而少食,大小便如常;中消者,胃也,其症多饮水而小便黄赤;下消者,肾也,其症小便混浊如膏,面黑耳焦且瘦。

大法当以天花粉、黄连二味为末,用藕汁、人乳、生地汁、姜汁、石蜜搅匀为膏,和黄连、天花粉末,稀稠得所留舌上,徐徐以白汤送下,能食者,加石膏、天花粉。乃治消渴之圣药。

凡消渴药中大忌半夏,血虚者亦忌用,如口干咽痛、肠燥大便难者,俱不可用。

凡消渴而泄泻者,先宜用白术、白芍炒为末,调服,然后可用前药。

如内伤病退后而燥渴不解者,此乃因余热在肺经。可用人参、黄芩、甘草为末,生姜汁调服,虚者可用人参汤。

丹溪治三消活套

三消之症尽由阴血亏败所致,治宜以四物汤为主加减。

如热气上腾,心受虚火,散漫不能敛,其症胸中烦燥,舌赤唇红,饮水多而小便涩数。此乃热在上焦,谓之上消。宜本方加人参、五味、麦冬、天花粉、生地汁、生藕汁、人乳,若饮酒之人,再加生葛汁。

如热蓄中焦,脾虚受寒,伏热郁胃,消谷善饥,其症饮食倍常,不生肌肉,渴不甚,烦,但欲饮冷,小便数而频。此热在中焦,谓之中消。本方加石羔、知母、滑石、寒水石等,以降胃火。

如热伏于下焦,肾虚受之,其症腿膝枯细,骨节酸痛,精之髓空,饮水自救,渴烦,多饮,小便淋浊如膏。此乃热在下焦,谓之消肾。宜本方加黄柏、知母、熟地、五味等,以滋肾水,当以日饮蚕茧缲丝汤尤妙,盖茧汤大能泻膀胱火,引阴水上潮寸口而不渴。

治三消方

三因珍珠丸

治心烦热闷,咽燥舌干,小便赤涩,引饮无度。此乃心经火热炎盛,灼害肺金所致。经云：心移热于肺而为消渴是也。夫心恶热，上焦火炽，是以烦闷，咽燥舌干，夫肾水乃肺之子，肺为火热，求救于子，是以引饮无度；心与小肠相为表里，心经蕴热，移及小肠，是以小便赤涩。治疗之法在乎清热解烦，止渴生津。经云：心苦热，急食苦以泄之。又云：寒可以胜热，重可以坠浮。是以用黄连、苦参、知母、玄参等诸苦寒之剂，以清热除烦，助麦门冬以清肺金，辅天花粉生津止渴，加朱砂、金银箔、铁粉、牡蛎等诸重剂，坠浮火以镇心神。

黄连苦寒,四两　苦参苦寒,二两　玄参苦寒,二两　麦冬甘凉,二两　知母苦辛寒,二两　天花粉苦甘寒,四两　金箔辛平,百片　银箔辛寒,百片　朱砂辛甘温,另研,一两　铁砂辛咸寒,另研,一两　牡蛎咸寒,另研,一两　捣瓜蒌汁和蜜丸，金银箔为衣。以瓜蒌根或麦冬汤下五七十丸，日二服。

易简地黄饮子

治消渴，咽干，面赤，烦躁，小便混浊。此由阴血不足，阳火炽盛，膀胱蕴热所致。治宜补阴泻阳。是以用人参助生、熟地补益阴血，黄芩助天麦门冬、枇杷叶清肺金以滋肾水之源，生甘草助石斛、泽泻以泄膀胱经火，佐枳壳疏壅滞之气。

人参甘温,二钱　生地苦甘寒,一钱　熟地甘寒,一钱　黄芩苦辛寒,钱半　枳壳苦辛温,七分　枇杷叶苦平,七分　生草甘寒,五分　泽泻咸寒,一钱　石斛甘平,七分　麦冬苦甘凉,八分　天冬苦甘寒,七分　水煎。日五服。

朱砂黄连丸

治心经蕴热，烦躁恍惚，口燥咽干，消渴引饮。法当清心泄火为主。故用黄连泄心火以涤烦躁，朱砂安心神以定恍惚，生地益阴寒以除热。

黄连苦辛寒,四两　朱砂辛凉,一两　生地黄甘寒,二两　为末，炼蜜丸。以灯心、枣汤下五七丸，日三服。

宣明麦冬饮子

治津液枯涸，短气消渴等症，此乃肺火热炽所致。盖热则伤肺是以用知母、地黄滋阴降火，人参、茯苓补中益气，助麦门冬、五味子、葛根、天花粉润肺生津，佐甘草泄火。

知母苦辛寒,三两　生地甘寒,四两　人参甘温,三两　茯苓甘平,二两　麦冬甘凉,二两　五味甘酸平,一两　葛根苦甘凉,二两　生草甘寒,一两　天花粉苦甘凉,二两　水二斗，煎一斗。不拘时服。

宣明大黄甘草饮

治肠胃结热成消。法当泄热。故用大黄泄肠胃结热，生草泄火，绿豆解热。

大黄苦寒,四两　生草甘寒,六两　绿豆苦甘平,一斗　先以大黄、甘草锉碎，用绢袋盛置绿豆中，以水五斗煎至二斗五升，去袋，取去渣不用，以磁碉盛绿豆及汁，候冷，令病者渴饮汁，饥食豆。病未愈，再服。

丹溪乳汁膏

治一切消渴。用黄连泄心火，生地汁、生藕汁、天花粉，清热生津以止渴。

黄连苦寒,研末,四两　生地汁甘寒　生藕汁苦甘凉　天花粉苦甘凉,三汁各二两　将连末入三汁中，加牛乳二升、生姜汁半升，炼蜜十两，搅匀，重汤顿成膏。每以一两留舌上，徐徐噙化，白汤吸下，日五七服。

猪肚丸

治肠胃结热，一切消症。用猪肚为肠胃之引使，黄连清热，知母、麦冬、天花粉生津止渴。

猪肚甘温,男用雌、女用雄,一具　黄连苦寒,六两　知母苦辛寒,四两　麦冬苦甘凉,四两　天花粉苦甘凉,八两　为细末，入猪肚中，以线缝合,蒸烂,加炼蜜,石臼内杵成泥,丸如梧子大。每米饮下百丸,日三服。

人参散

治中气亏败,虚火内燔,消渴善食,小便频数,混浊如膏。法当补益中气为本。是以用人参、白术、茯苓、甘草以补中气,黄连、石膏以清肠胃火热,泽泻、寒水石、滑石等泻膀胱火而清小便,葛根、天花粉生津止渴。

人参甘温,三钱　白术苦甘温,二钱　茯苓甘平,一钱　炙草甘温,五分　石膏辛寒,二钱　黄连苦寒,一钱　泽泻咸寒,一钱　滑石甘寒,钱半　寒水石辛寒,八分　葛根苦甘凉,一钱　天花粉苦甘凉,二钱　水三大盏,煎至二盏,入蜜少许。不拘时,日三服。

加味钱氏白术散

治消渴,不能食。此乃中气亏败,运动失常,不能舒越中焦阳气,以致郁而成热。是以热甚虽多饮水,由中气衰败,不能消食。法当补益中气为本。是以用人参、白术、茯苓、甘草等补中气,五味、干葛、柴胡清热生津,藿香、木香、枳壳等以疏壅滞。

人参甘温,三钱　白术苦甘温,一钱　茯苓甘淡平,八分　甘草甘温,五分　五味甘酸平,七分　干葛苦甘凉,二钱　柴胡苦寒,一钱　藿香辛温,七分　木香苦辛温,七分　枳壳辛温,八分　水煎。日三服。

玉泉丸

治一切口干烦渴。此乃虚火上炎所致。经云:虚火宜补。又云:甘温能除大热。是以用人参、黄芪、茯苓、甘草诸甘温以除虚热,助麦门冬、乌梅肉、干葛、天花粉以生津止渴。

人参甘温,三两　黄芪甘温,二两　茯苓甘平,二两　炙草甘温,七钱　天花粉苦甘,四两　麦冬甘凉,一两　干葛苦甘凉,二两　乌梅甘酸,一两

为末,炼蜜丸如弹子大。每温白汤嚼下一丸,日三服。

茧丝汤

治一切消渴,其效如神。

缫丝汤甘寒,陈久者良,不拘多少。盖此汤由水火交济而成,有阴阳交济之用,大能升水降火　不拘时服。

附　　方

四物汤　血门。
补中益气汤　内伤门。

积　聚　门

论

积聚者,乃癥瘕、肠覃、伏梁、肥气、痞气、息贲、奔豚等症之总名也。不越痰、血、饮、食、气、水六者,停蓄不散所致。虽然,若原所因,未有不由中气亏败,健运失常而成。是以经云:怯者著而成病是也。但分在府、在藏之不同,故有曰积、曰聚之殊论。盖在府者,属阳,阳主乎动,故其积或聚或散,而无常处,名之曰聚;在藏者,属阴,阴主乎静,故成积聚定而不移,名之曰积。而丹溪又以血、食、痰三者为重。在左为血积,在右为食积,在中为痰积。而先哲又谓,肝之积曰肥气,在左胁下如覆杯,有头足,久不愈令人发咳逆,连岁不已。心之积曰伏梁,在脐上,大如臂,上至心下,久不愈令人烦心。脾之积曰痞气,在胃脘左侧,大如覆盆,久不愈令人四肢不收,发黄疸,饮食不为肌肤。肺之积名曰息贲,在右胁下,大如覆杯,久不愈令人洒淅寒热,喘咳,发肺痈。肾之积曰奔豚,在小腹,上至心下若豚状,或上或下无时,久不愈令人喘逆,骨痿,少气。治疗之法,血积宜虻虫、水蛭,气

积宜木香、槟榔，食积以山楂、麦芽，酒肉积以神曲、阿魏，水积以甘遂、芫花，痰积以硼砂、海石。或佐之以三棱、莪术、巴硇、大黄、牵牛之类于中，兼要仍以行气、导气之剂，盖气行而积且散。经云：壮者气行则愈是也。积散之后，急当补养正气，不然正气虚竭，邪阳复聚，难以收救。又有妇人、女子若怀胎坚硬，名曰石瘕，此由寒气客于胞门、子户，以致任气不通，蓄血不泄，衃血留积，日以益大，形如胎状。经云：任之为病，其内苦①结，男子为七疝，女子为瘕聚是也。乃由气滞致血不行，法当宣导，非用大辛之剂不能疗，如见现丸之类可也。又有妇人、女子状若怀胎，而月事仍以时下，名曰肠覃，此又寒气客于大肠，以致肠外汁沫凝滞，渐而益大。盖大肠以传导为事，而外汁沫，且又为之肺府而主卫，卫为气，若寒气客于大肠，而卫气为寒所泣，其肠外汁沫著而成瘜肉②，日益渐大如怀子状，乃气病而血未伤，是以其状虽若怀子，而月事仍以时下。治法宜散寒导气而瘕自消。全在察症施治，不可专执攻伐，必须养正驱邪，二方并用为稳当。洁古云：养正而邪自除之义可见。学者宜深思之。

积聚脉法

《脉经》曰：脉来细而附骨者，积也。在寸口，积在胸中；微出寸口，积在喉中；在关上，积在脐旁；上关上，积在心下；微下关，积在小肠；微入尺，积在气冲。脉出右，积在右；脉出左，积在左；脉两出，积在中央。

脉来小沉而实者，肠胃中有积聚，不下食，食即吐。

肝积，脉弦而细；肾积，脉沉而急；肺积，脉沉而毛，按之辟；心积，脉浮而芤，上下无常处。

脉沉重而中散者，因寒食成积。脉左转而沉重者，气瘕积在胸中。

脉右转出不至寸口者，内有肉癥，积在中焦。

治积聚大法

积聚之症，古方多以汗、吐、下三者治之。愚意其法须善，但人有勇怯不同，其法施之于壮实者无不获效，若遇虚怯之人似难例用，莫若攻补兼施，调养正气为主，但得正气旺盛，健运不失其常，而积聚自能散矣。

世俗之治积多用辛散之剂，欲其积随气散，殊不知气虚者将何抵受，若中挟热，岂不助火以伤气耶？

凡服攻积之药，但见其积中消，则住攻伐之药，候其徐徐自然变化。盖攻伐之剂不无辛热毒药，苟若不先止服，直待积尽方止住药，则遗药毒于内，反伤正气，此之故也。

凡痞气在皮里膜外，须用补气之剂，如香附之类以开之，或以二陈汤加补气药。且先必须断其厚味。大法咸以耎③之，坚以削之，行气开痰为主。

丹溪治积聚活套

夫气不能作块，如成积块者，乃有形之物也，是乃食积、死血而已矣。故在中属痰，在右属食积，在左属死血。宜用醋煮海石、三棱、莪术、桃仁、五灵脂、香附等类作丸，石碱、白术煎汤，吞下。盖石碱能消痰积，且善洗涤垢腻。瓦垄子能消血块，亦且善能消痰。

凡治积块，当降火，消食积。盖食积即痰饮一治也。

凡攻死血块，若块去后须当大补气血，

---

① 苦：陈本原作"若"，据《难经》改。
② 瘜肉：今作"息肉"。
③ 耎：同"软"。

不然恐其复集。

凡积病不可专用下药，徒损真气，病亦不去，当用消导药，使其被化，则病根自除。

凡妇人有块者，多是血块。予尝医治如潭浦陈氏，用蜀葵根煎汤，去渣，再加人参、白术、青皮、陈皮、甘草梢、牛膝煎成膏，入桃仁泥、玄明粉各少许，热饮之，二服块下。如病重者，须补，接后再行加减。

治积聚方

木香槟榔丸

治腹胁走痛，口吐清水，此乃中气涩滞所致。盖人之气血，热则流通，寒则凝滞而积聚之痛生焉。治法当以辛温之剂行气导积。故用木香、槟榔之辛导积以行滞气，胡椒、肉蔻之辛温和脾胃以止呕吐，硇砂、干漆以导积，肉桂和荣卫以通血脉。

木香苦辛温，二两　槟榔辛温，二两　胡椒辛热，五钱　肉蔻辛温，一两　硇砂苦辛温，飞过，生姜汁煮，另研，三钱　干漆辛咸温，炒尽烟为度，五钱　肉桂辛甘温，一两　共末，炼蜜丸如梧子大。每以陈皮汤下三五十丸。

见现丸

治妇人、女子石瘕之症，状若怀胎，此乃寒气客于胞门、子户，以致经气不通，蓄血不泄而成者。治宜散寒逐秽为主。故用肉桂、附子、紫石英以散胞中之寒，鬼箭、水蛭、血蝎、三棱、桃仁、大黄、玄胡等以散胞中蓄血，佐泽泻为胞引道，木香、槟榔以行滞气。

肉桂辛甘温，二两　附子辛热，一枚　紫石英辛甘温，暖子宫，五钱　水蛭苦咸寒，炒尽烟，三钱　血蝎甘咸，温散瘀血，五钱　玄胡苦辛温，一两　泽泻甘咸寒，七钱　桃仁苦辛平，一两　大黄苦寒，一两　鬼箭辛温，九钱　三棱苦辛温，五钱　木香苦甘寒，八钱　槟榔辛温，七钱　为末，以酒糊丸，盐酒下三五十丸。

阿魏丸

治一切肉食不化，湿热郁肉成积。治宜消肉食，清湿热为主。故用山楂、阿魏以化肉食，连翘、黄连之苦寒以清湿热。

阿魏咸温辛平　山楂甘酸，去核　连翘苦寒　黄连苦寒　为末，先以阿魏用米醋溶化，成糊为丸。每以山楂、麦芽煎汤下三五十丸。

肥气丸

治肝之积，在左胁下，如覆杯，有头足，久不愈令人发咳逆，痰疟，连岁不已。夫积始因，寒泣所致，治法非辛不散，非热不行，故当以辛热为主。经云：辛以散之，咸以软之。又云：壮者气行则愈。又云：苦以泄满。故用川乌、巴霜、木香、川椒、干姜等诸辛热散寒攻积。经云：辛以散之是也。故用皂角、昆布之咸①，以软坚癥瘕。经云：咸以软之是也。用人参、茯苓、甘草等以补正气。经云：气行则愈是也。用黄连苦寒以缓诸辛热，兼清湿热，以宽胀闷。经云：苦以泄满是也。厚朴行滞气，柴胡为肝经之行使，佐川乌、莪术消坚积以散结气。

川乌辛热，炮，去皮，一两　巴霜辛热，五钱　木香苦辛温，一两　茯苓甘平，一两　干姜辛热，五钱　皂角辛咸，七钱　川椒辛热，五钱　炙草甘温，五钱　黄连苦寒，一两　昆布辛咸寒，一两　厚朴辛温，一两　人参甘温，二两　柴胡苦寒，七钱　莪术苦辛温，七钱　为末，入巴霜拌匀，炼蜜丸如梧子大。初服二丸，次日加一丸，渐加至大便微溏。再从二丸起，数服之，周而复始。如积减半，止服。在伏梁后。

痞气丸

治痞积在胃脘，大如覆盆，久不愈，令

① 咸：陈本原作"辛"，据前后文义改。

人四肢不收，发黄疸，饮食不为肌肤。此乃中气虚败，运动失常，以致湿热郁而成积。法当补养中气为本，疏郁清热为标。是以用人参、白术、茯苓等诸甘温，补益中气以达运动；用川乌、川椒、巴霜、干姜、官桂、砂仁、厚朴、吴萸等诸辛热，散郁攻积；黄连、黄芩、茵陈、泽泻诸苦寒，以清湿热。

人参甘温，三两　白术苦甘温，二两　白茯甘凉平，二两　川乌辛热，五钱　川椒辛热，五钱　巴霜辛热，三钱　干姜辛热，四钱　官桂辛甘，五钱　砂仁辛温，五钱　厚朴苦辛温，一两　吴萸苦辛热，一两　黄连苦寒，一两　黄芩苦寒，一两　茵陈苦辛凉，一两　泽泻咸寒，一两　为末，炼蜜丸如梧子大。服如肥气丸①法，淡甘草汤下。

息贲丸

治肺积，在右胁下，大如覆杯，久不愈，令人洒淅寒热，喘咳，发肺痈。法当攻积散寒为主。是以用川乌、三棱、巴霜、川椒、干姜等诸辛热，散寒攻积，厚朴、青皮、陈皮、白蔻诸辛温，导滞散郁，桔梗、紫菀、天冬等以止喘咳，人参、茯苓补正气，黄连和乌头巴霜之热毒。

川乌辛热，三钱　三棱苦辛温，五钱　川椒辛热，五钱　巴霜辛热，二钱　干姜辛热，四钱　厚朴苦辛温，一两　青皮苦辛温，一两　陈皮辛温，二两　白蔻苦辛温，五钱　桔梗苦辛温，一两　紫菀苦辛温，一两　黄连苦寒，一两　天冬苦甘寒，一两　茯苓甘淡平，一两　人参甘温，二两　为末，炼蜜丸如梧子大。服如肥气丸法，淡姜汤下。秋冬加厚朴，减黄连四分之一。

伏梁丸

治心之积，近脐上大如臂，上至心下，久不愈令人烦心。盖积症由寒湿郁热而成。法当用辛热之剂以散寒郁，苦寒之剂以清湿热。故用川乌、巴霜、官桂、干姜、红豆等诸辛热，以散寒郁，芩、连、丹参等诸苦寒，以清湿热，人参补正气，厚朴行滞气，菖蒲、茯神以为心经引使。

川乌辛热，五钱　巴霜另研，五钱　官桂辛甘热，五钱　干姜辛热，七钱　红豆辛热，五钱　丹参苦辛热，一两　黄连苦寒，二两　黄芩苦寒，一两　人参甘温，二两　厚朴苦辛温，两半　菖蒲苦辛温，五钱　茯神甘平，一两　共为末，入巴霜和匀，炼蜜丸如梧子大。服法如前，以淡黄连汤下。

奔豚丸

治肾之积，发於小腹，上至心下若豚状，或上或下无时，久不愈令人喘逆，骨痿，少气，及治男子内结七疝，女子瘕聚带下。法当散寒气，攻坚积，疏壅滞。故用川乌、菖蒲、巴霜、丁香、肉桂、玄胡、厚朴、独活，以散寒郁，疏壅滞，以攻坚积，佐全蝎引诸药以行经络；茯苓、泽泻为引；用助黄连、苦练子以清湿热。

川乌辛热，三钱　巴霜辛热，二钱　丁香辛热，五钱　附子辛热，五钱　肉桂辛甘热，五钱　独活苦辛温，五钱　玄胡苦辛温，一两　菖蒲辛温，五钱②　厚朴苦辛温，一两　黄连苦寒，两半　茯苓甘淡平，八钱　泽泻咸寒，一两　全蝎苦辛平，三钱　苦练子苦寒，二两　为末，炼蜜丸。服法同前，淡汤下。

已上五方多用大辛热之物，兼以导气、行气之剂者，盖舒其气化而积自散也，其立方之意不出乎此。但气虚何以抵受？中若挟气岂不助火反伤气乎？故学者不可执古方而疗今病，必分患者寒、热、虚、实加减施治，方为稳当。

御药院助气丸

治一切气郁不舒，郁聚成积，胸膈痞闷等症。治宜散郁泄满。经云：辛以散之，苦以泄之。故用青皮、陈皮、槟榔、枳壳、木香

---

① 丸：陈本原脱，据前后文义增。
② 五钱：陈本阙，据中医研究院抄本《医学原理》补。

等散郁滞以泄满，佐三棱、莪术削坚积，白术补中以健运动。

青皮苦辛寒,一两　陈皮去白,两半　槟榔辛温,七钱　枳壳辛温,一两　木香苦辛温,七钱　三棱苦辛温,五钱　莪术苦辛温,五钱　白术甘温,二两　为末，姜汁糊丸如梧子大。以白姜汤下三五十丸。

东垣草豆蔻丸

治一切酒食积。盖食不消皆由寒冷所郁，以致呕逆，胃脘痛，咽不利。法当散寒开郁,，温胃化食。故用干姜散寒，青皮、陈皮、枳实开郁；豆蔻、麦芽、神曲等温脾胃，化宿食，食积既郁，中必生痰，故用黄芩清热，半夏降逆气，止呕哕以豁痰，白术补中健脾。

干姜辛热,五钱　青皮苦辛寒,一两　陈皮苦辛温,两半　枳实辛寒,一两　草蔻苦辛温,七钱　麦芽甘温,一两　神曲苦辛温,七钱　黄芩苦寒,一两　半夏苦辛温,七钱　白术苦辛温,二两　为末，汤浸蒸饼，丸如绿豆大。白沸汤下百丸。

保和丸

治一切湿热、食积郁于肠胃，以生痰涎。法当化宿食，清湿热，豁痰结。故用山楂、神曲以化宿食，连翘清湿热，陈皮、半夏、茯苓、萝菔等以豁痰结。

山楂甘酸温　神曲苦辛温　连翘苦寒　陈皮去白　茯苓甘淡平　半夏苦辛温　萝菔子苦辛温　等分，为末，粥丸。好服宜①。

硝石大黄丸

治一切瘀积坚满。经云：咸可软坚，苦可泄满。故用硝石、大黄合苦咸、软坚积以泄胀满。又云：养正而邪自除。故倍人参、甘草以补正气。

硝石咸寒,二两　大黄苦寒,二两　人参甘温,四两　甘草甘寒,二两　为末，先用磁礶②盛苦酒三升，煮大黄末至升半，入硝石末，再煮至一升，入参草末，和匀，直煮至膏可丸为度，取起候冷，丸如弹子大。每空心米饮调化一丸。

丹溪消积丸

治一切瘀血坚积、石瘕等症。经云：坚以软之，辛以散之。故用海粉、石碱之咸以软坚，三棱、莪术以攻积，红花、五灵脂以行瘀血，香附子以疏郁气。

海粉咸寒,醋煮,一两　石碱咸寒,两半　三棱苦辛温,二两　莪术辛温,二两　红花苦甘平,二两　五灵苦辛温,三两　香附苦辛温,二两　为末，炼蜜丸如梧子大。每白术汤下五七十丸。

又方

治一切积聚。用针砂攻积，山楂、神曲化宿食，香附、厚朴、台芎以疏郁热，黄连、山栀清热，半夏、苍术燥湿，人参、白术补中健脾。

针砂辛咸寒,七钱　山查甘酸温,二两　神曲苦辛温,二两半　香附辛温,一两　厚朴苦辛温,两半　台芎辛温,七钱　黄连苦寒,一两　山栀苦寒,七钱　苍术苦辛温,一两　人参甘温,二两　白术苦甘温,二两　半夏辛温,一两　为末，炼蜜丸如梧子大。空心米清下五七十丸。

散聚汤

治一切气积挟痰。经云：辛以散气。故用厚朴、槟榔、橘红、枳壳、川芎、桂心、附子、吴茱萸等诸辛剂以散郁气，佐杏仁、茯苓、半夏等以豁痰，甘草以和药性，当归分理气血，各归其所。

厚朴苦辛温,一钱　槟榔辛温,七分　橘红辛温,一钱　枳壳辛温,一钱　杏仁苦甘温,七分　川芎辛温,七分　附子辛热,五分　桂心甘热,六分

---

① 好服宜：陈本原作此，疑有误。
② 礶：同"罐"。

吴萸苦辛热,八分　茯苓甘平,一钱　半夏苦辛温,八分　炙草甘温,八分　当归辛甘温,二钱　水煎。温服。如大便秘者,加大黄一钱。

香棱丸

治一切五积六聚及气块等症。是以用青皮、陈皮、枳实、枳壳、香附、砂仁、木香、槟榔等以散滞疏郁,三棱、莪术、鳖甲、牛膝、硇砂等以削坚攻积,神曲、山楂、麦芽等以化宿食,桃仁、归梢以行瘀血,萝菔子豁痰,甘草和药性,黄连以清湿热。

青皮苦辛寒,二两　陈皮苦辛温,二两　枳实苦辛寒,四两　枳壳辛温,二两　砂仁苦甘平,两半　木香苦辛温,二两　槟榔苦辛温,二两　三棱苦辛,三两　鳖甲甘平,一两　牛膝苦辛温,一两　硇砂辛寒,五钱　神曲辛温,二两　山楂去核,三两　桃仁苦甘温,二两　萝菔子辛温,二两　归梢辛温,二两　香附苦辛温,二两　麦芽甘温,二两　莪术苦辛温,三两　甘草甘温,一两　黄连苦寒,二两

为末,以咸糊丸梧子大。白汤下五七十丸。

附　方

广茂溃坚丸　治积块硬如石,形如蚌大,令人坐卧不安,中满胀闷。

噎膈反胃门

论

噎膈者,食物难下也;反胃者,食反出也。原其所由,尽因五味、七情伤损脾、肺,不能输布水谷精微之气,以致精血不生,无以滋荣上焦,而咽喉、吸门干槀① 坚涩,是以惟饮可下,食则难入,名曰膈噎。治法在乎滋阴降火,养血生津为本。又有中气亏败,运动失常,胃虽受谷②,脾病不磨,无由输化,是以久而复出,朝食暮吐,暮食朝吐,名曰翻胃。治法在乎补中健脾,抑肝调气为先。若火热炽,津液枯涸,肠胃干燥,粪如羊屎者,不治。又经云:三阳结谓之膈。张子和谓:三阳者,乃膀胱之大小肠也,结,热结也。盖小肠主血脉,合膀胱以司小便,如小肠热结,则大便秘小便不通;大肠司大便,若热结,则大便秘;膀胱司津液,若热结,则津液枯涸。是以前后二便闭塞不得下通,热气上炎,是以噎食不下,纵下而复出也,此乃阳火不下降而上行所致。经云:少阳所致,为呕、涌溢、食不下是也。虽然大率由血液干涸,无以滋荣咽喉,以致吸门枯涩。食物难下,强下则胃脘 当心而痛,须臾吐出,此乃贲门枯槀,为上焦膈噎,若朝食暮吐,此乃阑门干枯,为下焦噎膈,其或食可下,良久复出,此乃齿门干槀,为中焦膈噎。虽有三者之不同,大要不越阳火炽盛,阴血枯槀所致,智者宜致思焉。

膈噎反胃脉法

《难经》云:脉格则吐逆。

《脉经》云:紧而滑者,吐逆,寸弱而涩,胃反。

《千金》云:寸紧,尺涩,其人胸满,不能食而吐,吐出者③ 为下之。故④ 不能食。设言未止者,此为胃反,故尺⑤ 为之微涩。

《金匮》云:病人脉数,数为热,当消谷引饮而反吐者,因反发汗,令是阳微膈气虚,脉乃数,数为客热,不能消谷,胃中虚冷故也。脉弦者,虚也,胃气无余,朝食暮吐,暮食朝吐,为胃反,医反下之,令脉反弦,故名曰虚。又云:趺阳脉浮而涩,浮则为虚,涩则伤脾。脾伤不磨,朝食暮吐,暮食朝

---

① 槀:通"槁"。
② 谷:陈本原作"病",据前后文义改。
③ 出者:陈本原缺,据《千金方》补。
④ 故:陈本此下原有"此"字,据《千金方》删。
⑤ 尺:陈本原作"反",据《千金方》改。

吐,宿谷不化,名曰胃反。脉紧而涩,其病难治①。

治噎膈反胃大法

噎膈反胃之症其因有三,曰中气亏败,曰津液枯涸,曰火热上炎。治疗大法,中气亏败者,补中益气为主;津液枯涸者,生津益血为先;火热上炎者,滋阴降火为本。

丹溪治噎膈反胃活套

噎膈反胃之症大约有四,曰血虚,曰气虚,曰热,曰痰。如气虚者,脉必缓而无力。治宜四君子汤为主加减。

如血虚者,脉必数而无力。治宜四物汤为主加减。

若是热者,脉必涩而数。宜清凉饮子或承气汤加减。

如因痰者,寸关脉沉而滑,挟滞气者,寸关脉沉而涩。并宜以二陈汤为主加减,佐以姜汁、韭汁、童便、竹沥为主方,更兼其兼症加减。

主方二陈汤。如血虚瘦弱之人,主方合四物汤,少加杏仁泥、红花之类。

如饮酒之人,主方加葛花、砂糖、驴尿。

如食入腹即吐,大便不通,乃下不通而火热上炎所致。主方加酒煮大黄、桃仁、红花之类以润之。

如大小便不通,而食入复出者,乃胃受谷,脾病不磨之故也。主方加神曲、麦芽以消化之。

如气虚肌白人成此症者,主方加四君子汤。

如因七情郁结成气噎者,主方加香附、抚芎②、木瓜、槟榔、瓜蒌仁之类。

大抵此症多生于血枯。血,阴也,阴主静,必须内外两静,则藏府之火不起,使金水一藏得养,则阴血自生,肠胃津液传化得宜,而病自愈。张机峰云:此病乃神思间

病,惟内观自养可以却之。此言深得病情。

治膈噎反胃方

五噎散

治呕哕痰多,咽喉枯涩,噎食不下之症。此乃中气亏败,运动失常,以致津液凝聚成痰,不复荣养三焦,是以咽喉枯槁,噎食不下。治当补益中气为主。故用人参、白术、甘草等补中以健运动,为本;桔梗、半夏、生姜以豁痰涎,杵头糠下噎食,白豆蔻、荜澄茄、枇杷叶、温脾和胃下气,以止呕哕;木香、沉香以散郁滞。

人参甘温,二两　白术苦甘温,三两　炙草甘温,一两　桔梗辛温,一两　半夏苦辛温,五钱　生姜辛温,三钱　杵头糠甘咸温,三两　白蔻辛温,五钱　荜澄茄辛温,三钱　枇杷叶辛平,五钱　木香苦辛温,五钱　沉香辛温,一两　为末,姜汤调服。

瓜蒌仁丸

治七情气郁成痰,气噎,痞痛,喘闷。治宜和气豁痰为要。故用桔梗利气,瓜蒌、半夏豁痰。

桔梗苦辛温,二两　枳壳苦辛温,一两　瓜蒌仁苦辛温,另研,四两　半夏苦辛温,五钱　共为末,以姜汁糊丸。每蜜糖汤下五七十丸,日三服。

千金半夏汤

治气逆吐痰,呕食不下。此乃中气亏败,运动失常,以致腹内阳气不得四达,上逆而作呕吐;以致三焦津液不得四散以养经络,郁而成痰,遂使咽喉干燥,噎食不下。治宜补中气为主。是以用人参、白术等补

---

① 趺阳脉浮而涩至其病难治:此段出《千金方》。
② 抚芎:产于江西抚州,故名。

中气,以健运动;半夏、生姜豁痰散逆气,以止呕吐;白蜜润燥以下食。

人参 甘温,四两　白术 苦甘温,二两　半夏 苦辛温,五钱　生姜 辛温,五钱　白蜜 甘温,八两

先将水一斗置蜜水内,扬一二百遍令匀,再入前药煮至五升。每温服一升。

病机镇青丸

治呕吐,头疼,虚汗,脉弦之症。此乃中气亏败,运动失常,以致腹内阳气不得四布,郁而为火,上炎,是以呕吐、头痛、虚汗、脉弦之症作矣。治宜补中为本,散火为标。故用参、草以补中气,柴胡、青黛、黄芩以泄郁火。

人参 甘温,四两　炙草 甘温,一两　柴胡 苦寒,一两　黄芩 苦寒,一两　青黛 苦辛寒,五钱　姜汁丸。每姜汤下五七十丸,日三服。

病机和中桔梗汤

治上焦气郁不舒上冲,呕食不下,脉浮而洪。治宜健脾散郁,而吐自愈、食自下。故用白术、茯苓健脾,桔梗便作舟楫以载药,半夏、橘红、枳实、厚朴等以散上焦之郁气。

白术 苦甘温,三钱　茯苓 甘淡平,一钱　桔梗 苦辛温,七分　半夏 辛温,六分　陈皮 苦辛温,二钱　枳实 苦辛寒,八分　厚朴 苦辛温,一两　水钟半,煎一钟,调木香末一钱,隔宿空心服。三服气渐下,吐渐止,去木香,加白芍一钱、黄芪二钱煎服,病愈即已。如大便燥硬,食不尽下,用大承气去硝服之,微利为度,再将前药补之。

发明人参利膈丸

治胸膈不利,大便燥结,气喘而呕,食不得下。此乃中气不充,郁不行,以致周身津液凝结为痰,不得滋润藏府,遂使肠胃枯槁,大便不得下通;中焦气逆上壅,而为胸膈痞满,喘呕,噎食不下等症。治法宜补中散郁为主。故用人参、甘草补中健脾,木香、槟榔、厚朴、枳实散滞除痞满,藿香和胃而止呕哕,大黄、当归润燥而通大便。

人参 甘温,四两　甘草 甘温,一两　木香 苦辛温,二钱　槟榔 辛温,五钱　枳实 苦辛寒,一两　厚朴 苦辛温,一两　藿香 辛温,一两　大黄 苦寒,一两

为末,糊丸。姜汤下。

附方

二陈汤　痰门。

四君子汤　气门。

四物汤　血门。

承气汤　经云:三阳结谓之膈。三阳者,大小肠膀胱也;结,热结也。盖小肠与心相为表里,而心生血脉,是以小肠结则血脉燥,咽喉干枯,大肠以传导为事,若大肠热结则大便不通,膀胱为津液之府,故膀胱结热则津液枯槁,小便不利。是以三阳热,则下窍不通而反上行,是以噎食不下,从上涌出,此乃肠胃结热所致。故河间多用三承气汤以治肠胃结热而获效,由此故也。下后则当以生津养血之剂调之,俗医不察此理,专用辛香之剂止呕、止吐,乃是以火济火,其害可胜言哉。

医学原理卷之六终

卷之七

石山　汪机　编辑
新安　师古　吴勉学　校梓
　　　幼清　江湛若　同校

头痛门

论

头痛之症，有厥有真，《灵枢》未言其因，《难经》始言三阳之脉，受乎风寒，伏留不去，名厥头痛，入迷于脑，名真头痛。至三因、严氏复又发明气血俱虚之人，而风寒暑湿之气乘虚入袭，传于阳经，伏留不去，循经逆上而作厥头痛。厥者，逆也。治宜发散或吐或下皆可。若邪入泥丸，名真头痛。其症手足青至节，死在旦夕，非药能疗。虽然经书有此真厥之分，但形状似多，法难拘此二症，是以外有伤寒头痛、杂病头痛，有气虚头痛，有血虚头痛，气血俱虚痛，种种不同，不可执一。如若伤寒头痛，当遵仲景分别六经而疗。如太阳头痛，其症发热，恶寒，有汗用桂枝，无汗用麻黄之类出入加减。若已经发汗，头仍苦痛，用连须葱及葛根葱白汤之类出入加减，盖葱能通上下之气故也。如阳明经头痛，其症不恶寒而反恶热，乃胃气实，故气不得下通而逆上作痛，宜调胃承气及白虎汤之类。如少阳头痛，其症往来寒热，宜小柴胡汤之类。太阴、少阴二经，其脉不相干者，不能作痛，惟厥阴经与督脉会于上巅，亦能作头痛，其症连项痛，或吐痰沫，厥冷，宜吴茱萸之类出入加减。此乃伤寒头痛之候。

如杂病头痛，不惟止此四经，而诸经皆能为痛，故《玉机微义》谓太阳头痛，其症恶风寒，脉浮紧，宜羌活、独活、麻黄、川芎之类为主。如阳明头痛，其症自汗，发热，脉浮缓而长实，宜升麻、葛根、石膏、白芷之类为主。如少阳头痛，其症往来寒热，脉弦细，宜柴胡汤之类。如太阴头痛，其症体重，有痰，或腹痛，脉沉缓，宜苍术、南星、半夏之类为主。如少阴头痛，乃三阳三阴症不流行，其症足冷厥逆，脉沉细，宜麻黄、细辛、附子之类为主。如厥阴头痛，其症连及顶痛，或吐痰沫，厥冷，脉浮缓，宜吴茰根、藁本之类为主。而方书多以风药治头痛者，盖头居上，风先受之，且高巅之上，惟风药可到故也。虽然，又有气虚血虚头痛，又不可专执风药，盖辛能散气，风药善燥血，是以忌之。故血虚者宜以当归、川芎为主，气虚用人参、炙草为先，稍佐风药以为引用可也。若气血两竭之人头痛，宜八物汤或调中益气汤之类，加以当归、川芎、蔓荆子、细辛之类为主，多有获效。若壮盛之人，吐法亦可用，必须观患者勇怯何如，不可执一而论。

头痛脉法

《内经》云：寸口脉短者，头痛也。《脉经》曰：阳脉弦则头痛。又云：寸口脉浮，中风发热头痛。又云：脉紧急头痛是伤寒。又云：紧上寸口者，伤风头痛。《脉诀》云：头痛短涩应须死，浮滑风痰皆易除。

治头痛大法

凡头痛之症，多属风木，治法大要，宜用辛凉之剂，故古方悉以辛凉风药为主，然亦详其所挟而疗，如《金匮真言》云：凡风寒伤上，邪从外入，客于经络，令人振寒头痛，身重恶寒，治在风池、风府，调其阴阳，不足则补，有余则泻，汗之则愈，此伤寒头痛也。如头痛耳鸣，九窍不利者，肠胃之所立主，乃气虚头痛也，治当补气。如心烦头痛者，病在膈中，过在手巨阳少阴，乃湿热头痛也，法当清理湿热。如气上不下，头痛颠痛者，乃下虚上实也。过在足少阴巨阳，甚则入肾，乃寒头痛也，治乃散寒清湿。而丹溪又有头痛多生痰，痛甚火多，宜清痰降火。如劳后下虚之人，似伤寒发热汗出，两太阳穴痛甚，此乃相火自下冲上，宜补中益气汤加当归、川芎，甚加知母、蔓荆子、细辛之类。

凡诸经气滞，皆能作头痛，宜分经理气处治。

凡偏头痛，在右属痰属热，热用柴胡、片芩，痰用苍术、半夏；在左属风与血虚，风宜荆芥、薄荷，血用当归、川芎、芍药，稍加酒制黄柏之类。

丹溪治头痛活套

凡头痛，用二陈汤加川芎为主，再加各经引用药，如太阳加羌活，阳明加石膏、白芷，少阳加柴胡、黄芩，太阴加苍术，少阴加细辛，厥阴加吴茱萸。

如肥人头痛，多是湿痰，前方加半夏、苍术、白术。

如瘦人头痛，多是火热上壅，前方加酒片芩。

如感冒头痛，前方加防风、羌活、藁本、升麻、柴胡、葛根。

如气虚头痛，前方加人参、黄芪及东垣安神汤之类。

如血虚头痛，前方加川芎、芍药、酒黄柏之类。

如风热头痛，前方加天麻、蔓荆子、台芎、酒片芩之类。

如顶巅痛，前方加藁本、酒炒升麻。

如壮实之人挟痰，或头重眩晕，用大黄，以酒炒三次为末，煎茶送下二三钱。

如眉棱骨痛，乃风热与痰，宜白芷、酒芩为末，茶调服。

治头痛方

东垣白术半夏天麻汤

治头痛眼黑旋晕，恶心烦闷，气促上喘，心神颠倒，目不敢开，如在风云之内，无力以言，身重如山，四肢厥冷，不得安卧，此乃中气亏败，运动失常，以致脾湿壅郁成痰，阻塞经络，湿热不得疏泄，郁久生风，上壅而作头痛。是以头痛眼黑旋晕，恶心烦闷，气促上喘。夫心恶热，心为热炎，是以心神颠倒，不得安卧，目不敢开，如在风云之内。大热则伤气，是以无力以言，湿胜则身重，是以身重如山。夫阳为卫，而脾主四肢，今脾病不能舒布阳气以通四肢，是以四肢厥冷。治宜补中气以健脾驱风清湿、疏郁豁痰可也。是以用人参、黄芪、茯苓、白术等补中气以健运动，天麻驱风，苍术、泽泻疏郁，黄柏清热，生姜、半夏、橘红等行气豁痰，以神曲、麦芽等健脾和胃。

人参 甘温，二钱　黄芪 甘温，钱半　白术 苦甘温,一钱　茯苓甘平,八分　天麻苦辛凉,一钱　苍术甘温,一钱　泽泻甘咸寒,一钱　黄柏苦寒,八分　生姜辛温,七分　半夏辛温,一钱　橘红苦辛温,八分　神曲甘温,八分　麦芽甘温,七分　水煎,食后热服。

清空膏

治风热上壅,头因作痛,治宜疏风清热为主,是以用川芎、防风、羌活等诸辛温以疏风,柴胡、黄芩、黄连等诸苦寒之剂以清热。

川芎辛温　防风辛温　羌活辛温　黄芩苦寒　柴胡苦寒　黄连苦寒　等分共为末,每以一钱,用茶清调如膏,临卧以抹口内,少用白汤①送下。

彻清膏

治一切风头痛。经云:风淫于上,散之以辛。是以用川芎、细辛、藁本、薄荷、蔓荆子等诸温散风以止痛,少佐以生甘草泻火和药。

川芎辛温,七分　细辛辛温,六分　藁本辛温,一钱　薄荷辛温,八分　蔓荆苦辛温,一钱　生草甘寒,五分　共末水煎,日三服。

元戎方

治风淫三阳经而作头疼,经云风伤阳是也。治宜发表驱风为主。是以用葛根、葱白发表,助羌活引防风、荆芥以散太阳经邪,升麻、石膏、白芷等导防风以散阳明经邪,柴胡、川芎等导细辛、荆芥以散少阳经邪,佐芍药伐肝,以治风木之本。

葛根苦甘凉,一钱　葱白辛温,二根　羌活辛温,太阳经药,一钱　防风辛温,二钱　荆芥苦温,钱半。上二味,治风之要药　升麻苦寒,一钱　白芷辛温,一钱　石膏辛寒,八分。上三味,乃阳明经之要药　柴胡苦寒,七分　川芎辛温,一钱。上二味,乃少阳经药　细辛辛温,钱半,三阳俱用　芍药酸寒,七分　水煎,每食后日进二服。

局方如圣饼子

治风寒伏留阳经以成痰厥头疼。治宜疏风散寒为主。用防风、天麻以疏风,川乌、干姜以散寒,二者治本。佐南星、半夏豁痰厥,川芎止头疼,二者治标。少加甘草和药。

防风辛温,一两　天麻苦辛温,八钱　川乌辛热,五钱　干姜辛热,七钱　南星苦辛寒,姜制　半夏辛温,姜制,各一两　川芎辛温,一两　甘草甘寒,五钱　共为末,蒸饼糊丸,捏作饼子,如指面大,每以五饼,同荆芥穗、细辛,茶清送下②。

宝鉴顺气和中汤

治气血亏败,虚火上炎而作头痛。治宜补益气血为主,经云虚火宜补是也。是以用人参、黄芪、陈皮、白术等以补气,当归、川芎、白芍等以补血,升麻、柴胡行经,佐细辛、蔓荆子以止头痛,少加甘草和药。

黄芪甘温,一钱半　人参甘温,一钱　陈皮苦辛温,七分　白术甘温,一钱　当归辛甘温,一钱　川芎辛温,三分　白芍苦酸寒,七分　升麻苦寒,六分　柴胡苦寒,七分　细辛辛温,七分　蔓荆子苦辛,七分　生草甘寒,五分　水煎,食后日进三服。

选奇方

治风热眉棱骨痛。治宜疏风清热。故用防风、羌活以疏风,用酒芩以清热,佐甘草以和药。

防风辛温,五钱　羌活辛温,六钱　黄芩苦寒,酒炒,三钱　甘草甘寒,七分　水煎,每食后日进三服。

---

① 白汤:即开水。
② 茶清:茶叶汁。

经验方

治一切风热头目昏痛。治宜疏风清热为主。是以用黄芩清热，川芎、白芷疏风，助茶条①、荆芥穗、薄荷叶利头目止痛。

酒芩苦温,三钱　川芎辛温,一钱　白芷辛温,八分　茶条苦甘凉,二钱　荆芥辛凉,二钱　薄荷辛凉,一钱　水煎,食后日三服。

安神汤

治气血不充，风邪外束，阴火内搏。治宜疏风散邪，降阴火而头眩自疗。是以用防风、羌活、升麻等以散风，柴胡、知母、生草、黄柏等以降阴火，黄芪、炙草补气，酒浸生地益血。

防风辛温,三钱　羌活辛温,一两　升麻苦寒,兼外引诸药上于头,五钱　柴胡苦寒,九钱　知母苦辛寒,酒浸,五钱　黄柏苦温,酒浸,一两　生草甘寒,二钱　黄芪甘温,二两　生地甘温,酒浸,五钱　炙草甘温,二钱　共末,每五钱用水一钟,加蔓荆子五十②、川芎三分,临卧服。

天香散

治远年痰厥，头风甚者。治宜散风寒、豁痰厥可也。是以用川乌、白芷以散风寒，南星、半夏以豁痰厥。

白芷辛温　川乌辛热　南星苦辛温　半夏苦辛温　各等分,每五钱,用水煎服。

又方

治一切风热湿头痛。治宜疏风清热散湿为主。故用防风、羌活、细辛、苍耳子疏风，苍术燥湿，黄芩清热。

防风辛温,五钱　羌活辛温,五钱　细辛辛温,二钱　苍耳苦平,三钱　片芩苦寒,温酒炒,一两

共为细末,每以三钱,用生姜一片,捣细和药末,捣匀以茶清调下。

一本有甘草、黄连、川芎、半夏,无防风、细辛。

紫金散

治诸鼻热头痛。用郁金、白芷、薄荷、雄黄等以散风,用石膏、芒硝下肠胃中之实热。

郁金苦辛寒,五钱　白芷辛温　薄荷辛凉,三钱　雄黄苦甘凉,二钱　石膏辛寒,四钱　芒硝苦咸寒,五钱　共为细末,每以二三钱口含,外以鼻搐之。

经验神方

威灵仙铁脚者四两　洛阳花③根上皮,四两　二味俱为片,用水四碗入罐,用纸封口二三层,煎至四五沸,将簪子④瓶纸上透一孔,以鼻熏之,取两太阳汗出为度。

又方

川乌三钱　藁本三钱　共为细末,将纸卷成捻子,分作三条,口噙清水,点火熏鼻,其捻用黄素纸,以一条捻尽为度。

附方

四物汤　治气虚头痛之症。方见血门。

调中益气汤　内伤门。

八物汤　虚损门。

补中益气汤　内伤门。

四君子汤　见气门。

葛根葱白汤　**白虎汤**　**调胃承气汤**　**桂枝汤**　**小柴胡汤**　**吴茱萸汤**　**麻黄汤**　以上俱见寒门。

二陈汤　痰门。

---

① 茶条：茶叶。
② 五十：即五十粒。
③ 洛阳花：牡丹。
④ 簪子：下疑脱一"于"字。

眩晕门

论

眩晕之症，有因中气亏败，运动失常，不能舒布津液，以致凝结成痰，阻塞经隧，致使阳气不得四布，郁而成火上炎而作眩者；有因阴血亏败，阳火无依上炎而作眩者；有因金衰不能制木，风木自盛而作眩者；有气虚血虚，惟火上炎而作眩者；有岁木太过，风气流行，感其气化而作者。因状多端，法难执一。是以治疗之法，如因中气不磨，生痰而作眩者，宜参、芪、白术等补中健脾为本，兼治痰火为标。如若阴血亏败，阳火无依而作者，宜以当归、地黄、知母、黄柏等类滋补阴血为本，降理阳火为标。如金衰不能平木而作眩者，法当清金制木。如亡阳者，补气为主；亡阴者，补血为先。如气血俱虚，法当兼补，如八物汤之类。若岁运外攻者，法当伐肝，宜六合汤之类。虽然，种种不同，未有不由体气虚弱所致，大抵前症皆宜兼以补剂方保全功。再观病者形之肥瘦、色之黑白施治，若肥白人，多是气虚挟痰而动，乃丹溪所谓无痰不能作眩是也；黑瘦之人，多是血虚挟火而作。是以挟痰者，宜二陈汤加南星、竹沥之类为主；挟火者，宜四物汤加知母、黄柏之类为先，全在圆机，不可执一。

眩晕脉法

左手脉数，多热。涩而芤，有死血。右手脉实，有痰积。脉虚大，必是久病。左手人迎脉缓而浮大者，属风。

治眩晕大法

夫眩晕之症，大抵有内外虚实不同，是以治法亦有虚实之异。其内因者，乃七情所伤，如前论气虚血虚阴虚之类，乃有余之病，治法宜泻不宜补，学者欲知其详，必在详其脉症。如气虚者，其脉当见濡、弱、弦、微，其症或精神短少，无力以动。如血虚者，其脉当见芤、涩、细、少，其症或大便燥结，或血不华色。如阴虚者，其脉当见浮数，其症或燥燥喘，或形槁败。如感风，则脉浮有汗，项强不仁；如感寒，则脉紧而无汗，筋挛掣痛；如暑，则脉虚烦闷；如湿，则脉缓沉重，吐逆。

大抵此症，挟痰者多，是以用二陈汤为主加减。如挟火者，主方加黄芩、黄连、栀子之类。如挟风者，主方加羌活、独活之类。如亡血过多而眩者，宜归芎汤。如眩晕不可当，大便秘燥者，宜以大黄酒炒为末，清茶调下二三钱。防风通圣散治风热眩晕，半夏天麻汤治风痰眩晕。

丹溪治眩晕活套

夫眩晕，乃眼黑耳聋，头晕旋转也，如坐舟车之上，因状多端，法治不一。如肥白人，乃气虚挟痰者多，宜四君子汤加蜜炙黄芪、半夏、橘红，或少加川芎、荆芥以清利头目。如痰盛而挟虚者，宜以二陈汤加人参、白术、黄芪，或少加炮附子，入竹沥、姜汁。

如体瘦血虚人挟痰火而动者，宜四物汤合二陈汤加片芩、薄荷，入童便、竹沥、姜汁服。

如早起眩晕，须臾自定，以为常者，宜正元散：红豆、人参、肉桂、附子、川芎、山药、乌药、干姜、川乌、白术、甘草、茯苓、陈皮、黄芪、生草、干葛、大枣等分。送下黑锡丹：肉桂、附子、沉香、故纸、胡芦巴、肉豆蔻、阳起石、金铃子、木香、硫黄、黑锡。

如伤湿头眩，宜肾著汤加川芎。方见腰痛门。

如感风，宜川芎煎汤，调服茶调散。方见头痛门。

如因痰而作眩者,宜二陈汤送下青州白丸子。方见痰门。

治眩晕方

芎术汤

治头痛,眩晕,呕逆不食等症。此乃中气不充,运动失常,以致津液凝聚成痰上壅所致。治宜补中健脾为主。是以用白术、甘草补中健脾,以进饮食为本;生姜、半夏豁痰降逆气以止呕逆,川芎引诸药至巅以止头疼,二者为标。

炙草甘温,七分　白术苦甘温,一钱　生姜辛温,三片　半夏辛温,八分　川芎辛温,二钱　水煎,日进五服。

加味六君子汤

治气虚挟痰作眩。治宜豁痰补中为主。是以用人参、白术、茯苓、甘草、大枣等以补中气,陈皮、生姜、半夏等以豁痰涎,佐以荆芥穗导引诸药至巅,清利头目以止眩晕。

人参甘温,二钱　白术苦甘温,一钱　茯苓甘淡平,八分　炙草甘温,五分　大枣甘温,二枚　橘红苦辛温,七分　生姜辛温,三片　半夏辛温,八分　荆芥穗辛凉,八分　水煎,食后服。如痰盛,加竹沥一大匙。

六合汤

治气虚挟风眩晕。治宜补中滋阴血为主。是以用当归、川芎、地黄、芍药等补血为本,佐秦艽、羌活驱风止眩为标。

当归辛甘温,三钱　地黄甘寒,二钱　川芎辛温,二钱　芍药酸寒,一钱　秦艽辛温,七分　羌活辛温,一钱　水煎,食后日三服。

严氏三七散

治阳虚风寒乘袭作眩。治宜助阳散风为主。经云:风淫外袭,散之以辛。是以用天雄、细辛、干姜、防风等诸辛热以散风寒,佐以山茱萸、山药去头面风以止眩晕。

天雄辛热,去风湿,助元阳,面包,煨去皮,一两　细辛辛温,两半　干姜辛热,二两　防风甘温,三两　山茱萸甘酸温,去核,四两　山药甘温,四两　共为细末,每以温酒调下三五钱。

严氏钩藤散

治中气亏败,因肺气不足,无以平木,风木挟痰作眩。治宜补中清金为主,疏风豁痰为标。是以用人参、白术、茯苓、甘草等补中益气,石膏、麦冬清金制木,防风、茯神、甘菊、钩藤等疏风止眩,生草、陈皮、半夏散滞豁痰。

人参甘温,二钱　白术苦甘温,一钱　茯苓甘淡平,八分　炙草甘温,五分　石膏辛寒,一钱　麦冬苦甘寒,一钱　茯神甘平,七分　防风辛温,一钱　甘菊甘温,二钱　钩藤苦甘温,八分　生姜辛温,三片　陈皮辛温,八分　半夏辛温,八分　水煎,食后日三服。

桔梗枳壳汤

治一切痰热作眩。治宜利气豁痰清热为主。是以用桔梗、枳壳、橘红、茯苓、南星、半夏、利气豁痰为本,佐以黄芩清热,甘草泻火,二者为标。

桔梗苦辛温,七分　枳壳苦辛温,一钱　橘红苦辛温,一钱　茯苓甘平,一钱　南星苦辛温,七分　半夏辛温,二分　黄芩苦寒,二钱　炙草甘寒,五分　水煎,温服。

白附子丸

治风痰上厥,眩晕头疼。治宜利气疏风豁痰为主。是以用白附子、天麻、荆芥、甘菊、全蝎、僵蚕、川芎等以疏风,辅生草、橘红、南星、旋覆花、半夏等以豁痰。

白附辛温,一两　天麻苦辛平,两半　荆芥辛凉,一两　甘菊甘温,二两　全蝎辛平,炒,五钱

川芎 辛温,二两　橘红 苦辛温,二两　南星 辛温,一两　半夏 苦辛温,一两　僵蚕 辛寒,炒,一两　生姜 辛温,五钱　旋覆花 甘酸温,二两,一名金沸草

一本无荆芥。

共末,姜汁打,糊丸梧子大,每食后以荆芥汤下三五十丸。

人参前胡汤

治气虚导运失常,津液凝滞成痰作眩。治宜补气行滞为主。是以用人参、茯苓、炙草以补气,木香、枳壳、紫苏、橘红等以行滞,前胡、半夏、南星等以豁痰。

人参 甘温,一钱　茯苓 甘淡平,一钱　炙草 甘温,一钱　木香 另磨,六分　枳壳 苦辛温,八分　紫苏 辛温,七分　橘红 苦辛温,一钱　前胡 辛温,一钱　南星 苦辛温,七分　半夏 辛温,一钱　加姜五片,水煎服。

附方

桂枝汤　治伤风头眩。方见伤寒门。
麻黄汤　治伤寒头眩。伤寒门。
防风通圣散　**半夏白术天麻汤**　方见头痛门。
二陈汤　见痰门。
四物汤　见血门。

眼　目　门

论

目之为病,因状多端,不可一途而治,故有风寒外束,郁热于内而障者;有因心气不足致血不生,目无血荣而致者;有因肾水亏败,火无所畏,上炎而攻目者;有因怒气动,肝火上攻者;有肝病而患及于目者。目因心之血使,受五藏六府之精明。经云:五藏六府之精气,皆上注于目而为之精是也。但藏府之气,不能自运,皆由脾气转输而致,苟脾气被伤,转输失职,而目亦无所受矣。经云:诸病不能荣养于目是也。治疗之法,如因风寒外束者,当驱风散热为主;因心不足及血不充者,宜养血安神为先;因肾水亏乏者,法当滋阴补肾;因脾病不输者,法当补中健脾。又有卒然昏眩冒倒而不见物者,由乎元气亏乏,虚火上炎,熏及心神,冲郁玄府所致,法当补中益气,而患自瘳,经云:虚火可补是也。全在临机应变,不可胶柱鼓瑟,学者宜致思焉。又有枯木禅师论眼病有七十二种,分外内二因,内因二十有七,外因四十有五,兹不及论。学者宜观本论可也。

眼目脉法

左寸脉洪数,心火炎也,关脉数而洪,肝火盛也。

右寸关俱弦洪,乃肝木挟相火之势而来侮所不胜。

治眼目大法

目者,肝之外候,乃藏府之精华,为宗脉之所聚。其白睛属肺金,肉轮属脾土,赤脉属心火,黑珠属肝木,神光属肾水。其病皆出于火,如白珠变赤,火乘肺也;肉轮赤肿,火乘脾也;黑珠肿瘴,火乘肝也;赤脉贯睛,心火自盛;神光肿痛,火乘肾也。治疗之法,在药则宜咸寒之剂,或吐之下之,在针则宜神庭、上星、囟会、前项[①]、百会诸穴以刺之。虽然,尤当详其各经气血多少施治。

如目内眦并目之上纲,俱属太阳,其经血多气少。

如目锐眦皆属少阳,其经气多血少。

如目之下纲并目两旁交额之中,俱属阳明,其经气血俱多。

---

① 前项:即前顶穴。

如连目之系属厥阴,其经少气多血。是以凡血盛之经为患者,则大宜灸刺。

如血少之经勿刺,大宜苦寒之剂,凉血泻火为主。

又河间谓:在府属表,当驱风散热;在藏属里,宜养血安神。

如暴火,眼昏涩,眵膜泪斑入眼,皆风热也,乃肝气盛,而发在标,宜表散以去之。

如昏弱不欲视物,内瘴,见黑花,瞳子散,皆因内也,乃血少神劳肾虚之故,宜补肾养血安神以调之。

如瞳子散大,皆食辛热之所为,盖辛主散,热盛之故。治法当以芩、连之苦寒治辛热为君,川芎、生地养血为臣,以五味之酸收瞳子之散为佐,地骨皮之清热为使。或煎汤送下滋阴地黄丸尤妙。

如久病昏黑,宜生地、川归为君,用甘菊花、防风、羌活等之类以佐之。

如暴发赤瘴,宜防风、黄芩为君以泻火,黄连、当归为臣以养血,稍加羌活、柴胡、升麻、白芷、甘草之类以为佐使。如白睛痛,加白豆蔻少许。

丹溪治眼活套

凡目病大抵有四:曰风热,曰神疲,曰血少,曰肾虚。

如因风热者,宜以辛凉之剂以散之。

如血少,宜以四物汤之类主之。

如神疲者,宜以补中益气汤之类主之。

如肾虚者,宜以滋阴补肾之类主之。

如能远视,不能近视者,乃火盛水亏,法当补肾,宜加味地黄丸之类主之。

如能近视,不能远视者,乃水盛火亏,法当补心,宜定志丸之类主之。盖火亏者,乃心血不足也,水亏者,乃肾水不足也。

治眼药方

清目饮

治心血不足,风热外袭,以致眼目涩痛。涩者血少也,痛者风热也。治宜补益心血为主,清风热为标,故用当归、生地、川芎等以补心血,用甘草、防风、荆芥穗等以散风,佐玄参、黄芩以清热。

当归辛甘温,一钱　生地苦甘寒,一钱　川芎辛温,七分　甘菊甘温,八分　防风辛温,六分　荆芥辛凉,七分　玄参苦寒,七分　黄芩苦寒,一钱　水煎,每食后日进三服。

蔓荆子汤

治中气亏败,内瘴昏暗,治宜补益中气为主。是以用人参、黄芪、甘草等以补中气为本,佐黄柏滋肾水,白芍泻脾火,蔓荆子疏风热,三者为标。

人参甘温,钱半　黄芪甘温,一钱　生草甘寒,五分　黄柏苦寒,四分　白芍苦酸寒,七分　蔓荆子苦辛寒,七分　水煎,食后日三服。

风热饮

治一切风热上壅,眼目疼痛。治宜疏风散热可也。是以用防风、羌活、荆芥等以散风,佐片芩以清热。

防风辛温,一钱　羌活辛温,七分　荆芥辛凉,一钱　片芩苦寒,二钱　水煎,食后日三服。

滋血汤

治瘦人血少,挟风热目痛。治宜补血疏风清热。是以用当归、川芎、生地等以益阴血,防风、荆芥、甘草以疏风,佐以玄参清热泻火。

当归辛甘温,一钱　川芎辛温,一钱　生地苦甘寒,八分　防风辛温,七分　荆芥辛温,六分　甘菊甘温,一钱　玄参苦寒,七分　水煎,每食后日三服。

滋阴地黄丸

治火热刑肺,一切目症。治宜泻火清金为要。故用芩、连、柴胡、地骨皮等以退火热,人参、天冬、麦冬、五味等以清肺金,生地、熟地、当归养血,佐枳壳疏滞,甘草和药。

黄芩苦寒,二两　黄连苦寒,一两　柴胡苦寒,七钱　地骨苦寒,八钱　生地甘寒,一两　熟地甘温,一两　枳壳辛温,五钱　生草甘寒,五钱　人参甘温,一两　天门苦甘寒,七钱　麦门甘寒,七钱　五味酸平,五钱　当归辛甘温,二两　川芎辛温,两半　共为末,炼蜜丸如梧子大,每食后用升麻煎汤,送下五七十丸,日进三服。

秘传拨云退翳丸

治一切风热上攻,以致口渴,障膜壅睛。治宜散风清热。经云:辛以散之,寒可胜热是也。是以用荆芥、蔓荆子、草决明、薄荷、川椒、甘菊、羌活等诸辛剂以散风,黄连、地骨皮、天花粉等诸苦寒以清热,佐以木贼、蛇退、密蒙花、白蒺藜、蝉退等以去翳膜,当归、川芎养血,枳壳疏壅,生草泄火和药。

一本无蔓荆、川椒,加犀角五钱、生地二两,名神仙退翳丸。

荆芥辛凉,二两　蔓荆苦辛寒,一两　薄荷辛凉,一两　甘菊甘温,三两　草决明苦寒,一两　川椒辛热,去目,五钱　羌活辛温,一两　黄连苦寒,二两　地骨苦寒,两半　花粉苦寒,止渴,三两　蒺藜辛温,五钱　蛇退甘平,五钱　蝉退酸寒,一钱　密蒙甘寒,二两　木贼苦甘平,二钱　川归甘温,一两　川芎辛温,一两　枳壳苦寒,一两　生草甘寒,一两　共为末,炼蜜丸,如梧子大,每食后用当归汤下五六十丸,日进三服。或用木香汤下。分三引:如翳障米饮下,如睛暗用当归汤下,如内障用木香汤下。

羊肝丸

治肝血不足,风热乘之一切目症。治宜补益肝血为本,疏风清热为标。是以用羊肝引归、芍以益肝血,甘菊、薄荷、荆芥、防风、羌活等以疏风,佐黄连以清热。

羊肝甘温,一具　当归辛甘温,三两　川芎辛温,两半　甘菊甘温,二两　薄荷辛凉,一两　荆芥辛凉,一两　防风辛温,一两　羌活辛温,七钱　黄连苦寒泻火,一两　共为末,以羊肝蒸熟,捣烂为丸,如绿豆大,每食后用米饮下五七十丸,日进三服。

东垣连翘饮[1]

治气血亏败,不能敷荣于目,以致风热乘之。其症恶火与日[2],癃涩难开,上下抱紧,视物昏花,迎风冷泪。治宜补益气血为本,疏风清热为标。故用人参、黄芪补气,当归、地黄、红花养血,防风、蔓荆子、羌活疏风,黄芩、连翘、柴胡、升麻清热,佐以生草泄火和药。

人参甘温,钱半　黄芪甘温,一钱　当归辛甘温,一钱　生地甘寒,一钱　红花[3]甘酸平,七分　防风辛温,七分　蔓荆苦辛温,七分　羌活辛温,一钱　黄芩苦寒,一钱　连翘苦寒,八分　柴胡苦寒,七分　升麻苦寒,七分　生草甘寒,五分　水煎,每食后日三服。

泄阴火丸

治阴虚火动,风热内攻,眼目赤肿。治宜滋阴降火为本,疏风清热为标,是以用知母、黄柏、五味滋阴以降火,防风、草决明、羌活、独活以疏风,芩、连清热,归身理血,用石决明去翳,甘草和药泄火。

知母苦辛寒,二两　黄柏苦寒,一两　五味甘

---

[1] 东垣连翘饮:《东垣试效方》作"连翘饮子"。
[2] 火与日:指烈日。
[3] 红花:《东垣试验方》连翘饮子方中作"红葵花"。

酸平,一两　防风辛温,七钱　草决苦咸寒,二两　羌活辛温,一两　独活辛温,七钱　黄芩苦寒,二两　黄连苦寒,一两　川芎辛温,二两　石决咸寒,二两　生草甘寒,五钱　共为末,炼蜜为丸,如梧子大。每食后,用茶清送下五十丸或七十丸,日再服。

黄连归芍膏

治一切暴赤眼。经云：寒可胜热。又云：酸以收之,辛以散之。是以用黄连之苦寒以胜热,赤芍之酸涩以收热,兼佐归梢之辛温以行壅血。

黄连苦寒,四两　赤芍苦酸寒,三两　归梢辛甘温,四两　右咬咀,以绢袋盛之,置新磁坛,以水五升,重汤煮一昼夜,成稠膏,置地上出火毒,每日五七次涂入眼内。

童便膏

治精血不足,眼眵紧涩,或痒或痛,用黄柏、知母、熟地益阴精以降火,兼助归、芎、生地以养血,黄芩、黄连以清热,薄荷、荆芥以疏风。

黄柏苦寒,二两　知母苦辛寒,一两　熟地甘温,二两　川芎辛温,二两　川归辛温,四两　黄芩苦寒,一两　生地甘寒,二两　黄连苦寒,一两　薄荷辛凉,一两　荆芥辛温,一两　共咀片,用童便一斗,浸三宿,去渣,以慢火熬成膏,置地上出火毒,点入眼内。

神效七宝膏

治风热赤眼暴发。治宜驱风散血清热可也。经云：辛以散之。是以用蕤仁、白硼、朱砂、片脑诸辛凉之类以散风热。

蕤仁辛平,去油心膜,另研为末　白硼辛甘凉　朱砂辛凉,镇心火　片脑辛平　为末,用白蜜调成膏,涂眼内。

泄热黄连汤

治火热上攻眼目,暴赤肿疼痛,治宜泄火清热可也。是以用芩、连、胆草、生地、柴胡、升麻等诸苦寒以泄火热。

黄连苦寒,酒炒,一钱　黄芩苦寒,酒炒,二钱　龙胆草苦寒,二钱　生地甘寒,二钱　柴胡苦寒,一钱　升麻苦寒,七分　水煎,食后日三服。

上清散

治阳明湿热上壅,以致头目不得清利,宜当下导湿热为本,清利头目为标。故用盆硝、石膏以下阳明经湿热,川芎、荆芥、薄荷疏壅以清利头目,佐以桔梗为舟楫,载诸药不令下沉。一方加龙脑五分尤妙。

盆硝咸寒　石膏辛寒　川芎辛温　荆芥苦辛凉　薄荷辛温　桔梗辛温　各等分,共为极细末,每以一字①,口噙水用鼻搐之。

东垣熟地黄丸②

阴血亏败,致生内热,上攻眼目。治宜补阴益血为本,清热为标。是以用地黄、天冬、北五味益真阴,兼助人参、当归、生地养血,芩、连、地骨皮、柴胡清热,佐以枳壳疏壅滞,生草泄火。

熟地甘温　天冬苦甘寒　五味甘酸平　人参甘温　当归甘温　生地苦甘寒　地骨皮苦寒　柴胡苦寒　黄芩苦寒　黄连苦寒　枳壳苦辛寒　生草③甘寒　为细末,炼蜜丸,如梧子大,每食后以茶清送下一百丸。

附方

六味地黄丸　治肾元亏败以致目患。见虚损门。

定志丸　治心气不足以致目病。见怔忡门。

八物汤　治气血俱虚以致目病。见虚

---

① 一字：四分之一钱。
② 东垣熟地黄丸：据其所列方中药物,当为《兰室秘藏》熟干地黄丸。
③ 生草：《兰室秘藏》熟干地黄丸作炙甘草。

损门。

四物汤 治血虚目痛。见血门。

补中益气汤 治中气不足目痛。见内伤。

滋阴补肾丸 泽泻半两 茯神二两半 生地酒洗 牡丹皮 山药 归身尾 五味 山萸肉各□两 柴胡二两 熟地八两 炼蜜丸,如梧子大,空心米饮下五七十丸。

胁痛门

论

夫胁者,肝之络也。经云:肝病,则两胁下痛引小腹,令人善怒,虚则目慌慌而无所见,耳无所闻,如有人将捕之。又云:大怒而血不归经,随气而上出于口鼻。或留于本经而为胁痛。又云:岁木太过,而木气自盛。又云:岁金有余而木被郁,皆能令人胁痛是也。又有伤寒,寒热往来而作胁痛,虽属胆经,亦乃肝之府也。治以小柴胡多有获效。又有清痰食积,流注于腋下而作痛者;有因坠仆,以致死血阻滞而为痛者;有脾土虚乏,肝木乘其土位,上致两胁而痛;或兼膈噎而痛,食饮不下。宜推各类以致意焉,有余则泻,不及则补,痰则宜行。全在圆机,不可执一。

胁痛脉法

《脉经》曰:肝脉搏坚而长,色不青,当病坠。若搏因血在胁下,令人喘逆,若软而散,其色泽者,当病溢饮。溢饮者,血溢於肌肤肠胃之外也。

又云:脉双弦者,乃肝气有余,而作胁痛。

治胁痛大法

胁痛之症,因各不同,大法在於分经而疗,学者不可执一。

如肝木气实,宜苍术、川芎、青皮、当归之类以疏之。若痛甚,乃肝火太盛,宜以当归龙荟丸,用姜汁下以泻之也。

如死血作患,宜以桃仁、红花、川芎之类。

如因痰饮流注,宜用二陈汤加南星、苍术、川芎、青皮之类,入姜汁同服。

如咳嗽,宜前药再加青皮、香附。乃或用四物汤加青皮等药以疏肝风。

如因气郁而作痛,其脉或沉涩,宜抚芎、青皮、香附之类。

如胁下有积食,一条扛起①,宜吴茱萸炒黄连。

如右胁痛,宜推气散:枳壳、桂心、片芩、姜黄、甘草加生姜、大枣,水煎服。

如左胁痛,宜前推气散加柴胡,或用小柴胡汤亦可。

如肥白人,因气虚发寒热,胁下痛者,补虚以人参、黄芪,退热用柴胡、黄芩,调气止痛用青皮、木香。

如黑瘦人胁下痛者,乃发寒热,其人多怒,中心必有瘀血,宜桃仁、红花、当归、柴胡、青皮、大黄、栀子、龙胆草。

如两胁走痛,乃痰气,宜控涎丹。

如气弱之人,脉细紧或弦者,多从劳役怒气得之,宜以八物汤加木香、青皮、桂心。盖青皮善行滞气,乃肝胆二经之药,若二经气血不足,补剂中必佐以青皮可也。

凡发寒胁痛,似有积块,必是饮食大饱劳力所致,宜龙荟丸。

丹溪治胁痛活套

凡胁痛症,多是肝木有余,宜以小柴胡为主,加青皮、川芎、芍药、龙胆草之类,甚者煎成正药,再加青皮、麝香。

---

① 一条扛起:指突起如杠,清晰可见。"扛"疑作杠。

如痰饮流注者，宜小柴胡倍半夏，并加橘红、南星、苍术、白术、川芎、茯苓之类。

如瘀血作痛，宜小柴胡合四物，加桃仁、红花，或加乳香煎服。若痛甚而元气壮实者，宜桃仁承气下之。

如性急多怒之人，时常腹胁痛者，以小柴胡加川芎、白芍、青皮之类。若痛甚，以前药送下当归龙荟丸。

治胁痛药方

丹溪破瘀汤

治一切瘀血积作胁痛。治宜行瘀疏滞可也。经云：苦走血，辛散滞。是以用红花、桃仁诸苦以行瘀血，川芎、香附、青皮诸辛以疏滞气。

桃仁苦辛温，去皮留尖，二钱　红花苦甘辛平，钱半　香附子苦辛温，一钱　川芎辛温，一钱　青皮苦辛寒，八分，肝经引药　水煎，温服。

龙荟丸

治肝火郁甚而作胁痛。治宜疏泄肝火可也。是以用芦荟、大黄、山栀、黄连、胆草，以泄肝火。夫肝乃血之藏，肝火炽甚，而血不无被伤，故加当归、川芎以理血，佐木香以行滞气。

芦荟苦寒，六钱　大黄苦寒，酒拌，浸　山栀苦寒，炒　胆草苦寒，酒洗　当归辛温　川芎辛温，各一两　黄连苦寒，炒　木香苦辛温，各五钱　共为末，入麝少许，粥糊丸。每以姜汤送下三五十丸，仍以琥珀膏贴患处。

一本有柴胡、青皮，无当归、栀子。又一本有柴胡、黄芩各一两，无大黄、木香。

推气散

治肝气抑郁不舒，右胁胀痛，法宜疏散肝经郁滞可也。经云：辛以散之。是以用枳壳、桂心、片子姜黄诸辛药以疏郁滞，佐甘草缓急和药以泄火。

枳壳苦辛温，一钱　桂心辛温，钱半　姜黄苦辛温，三钱　甘草甘寒，钱半　共为末，每以姜枣汤调下三钱，或酒亦可。

附方

小柴胡汤　治肝胆有余之气胁痛。**桃仁承气汤**　治瘀血胁痛。并伤寒门。

四物汤　血门。

二陈汤　治痰注胁痛。**控涎丹**　并痰门。

八物汤　虚损门。

当归龙荟丸　燥门。

心痛门

论

心痛之症，因状多端，治难执一。有因心事郁结，致血不生而痛者；有因饮食失节，致伤胃脘而痛者；有因清痰稠饮，与血相杂，妨碍升降而痛者；又有丹溪言人饮食热物，以致死血流于胃口而作痛者；有因七情内郁，以致清阳不升，浊阴不降，清浊混淆而痛者，故治法宜乎分因而疗。是以因心事郁结致血不生而痛者，治宜开郁养心血，兼以生血之剂；如伤食致伤胃痛者，法当涤荡，兼以消导之剂；如因清痰稠饮杂血，妨碍升降者，法当驱逐；如因七情内郁，以致清浊不分者，先当分提清浊；如因热食，致使胃脘停留死血者，法当驱行瘀血。数症之外，先哲又有饮、食、风、悸、寒、热、中、痊、火九种之分，兹不及述。学者并观本论，虽然种种不同，未有不由气滞而致。古方皆用行气散气之剂，治而愈之。若气得通，而痛则愈。经云：痛则不通，通则不痛是也。又有大寒犯触心君之症，其状甚恶，死在旦夕，惟有行气可治，全在临症斟酌,不可例拘,当从丹溪,分新旧而疗。如初得者,宜用辛散,如久则郁而成热,宜用山栀为君,佐以温剂引导,在随机应变可也。

心痛脉法

《脉经》曰:阳微弦则心痛,其责虚也。又云:心脉微急而痛。又云:火为心痹,引背痛。又云:心脉短而涩者,心痛。又云:涩者心痛。

大凡心痛,脉见浮大弦长者,死。

治心痛大法

心痛之症,陈①分三因及各经络府腧而疗。若外感火淫,则其气闭,寒郁于中焦,气与邪争作痛。

如足厥阴心痛,则其症两胁急,引小腹连阴股相连而痛。

如手厥阴心注痛者,其症痛彻背,心烦,掌中热,咽干,目赤黄,胁满。

如足太阴心痛,其症腹胀满,涩涩然大便不利,膈闭咽塞。

如手太阴心痛,其症短气不足以息,悸胁②控痛,遗失无度,胸满心烦。

如足少阴心痛,其症烦悸面黑,心悬胸满,腰脊痛。

凡背腧诸经心痛,其症心与背相引,心痛彻背,背痛彻心。

凡诸府心痛,其症难以俯仰,小腹上冲,不知人事,呕吐泄泻。已上七条,尽乃诸经诸腧诸府涉邪,病属外因。

若五藏内痛,汩以七情,则其气痞结,聚于中脘,气与血搏而作痛。

如肝心痛,其症色苍苍如死状,终日不得太息。

如真心痛,其症手指节俱青,旦发夕死,夕发旦死。

如脾心痛,其症犹如针锥刺其心腹,蕴然气满。

如肺心痛,其症痛从心间起,动作痛益甚,色不变。

如肾心痛,其症痛与背相引,善瘈,犹如有物从后刺其前,心腹俟悸。已上六条,皆藏气不平,不下食,食则不消,病属内因。

若饮食劳役,触忤尤恶,致使藏气不平,痞病膈于中,饮食逆注,变乱肠胃,发为疼痛。

或啖食生冷果实之类,因中寒不能消散,结为积,过食还发者,名积心痛。

又有藏寒生蚘而作痛。

又有妇人,恶血入于心脾而作痛。

已上四症,皆属不内外因。

草豆蔻,性温能散滞气,利膈上痰。若胃脘委因寒作痛,用之如鼓应桴。若湿郁成结痛,服之亦效。但必须以芩、连、栀子佐之。东垣草豆蔻丸,治寒热心疼多获奇效,但久病郁热而作痛者,不可单服。又如胃中清痰流饮作痛,其症腹中漉漉有声,或手足寒痛,或腰膝脊胁抽掣作痛者,宜小胃丹,或三花神佑丸,或控涎丹,渐渐收功。

凡炒盐、牡蛎粉,酒调善治诸心痛。

丹溪治心痛活套

心痛即胃脘痛,虽数日不食,亦不死,若痛止便食物,复还痛。必须三五服药后,方可食物。若真心痛者,必死不治。其胃脘痛,当分新旧而治。

如明知身犯寒气,口食冷物而作痛者,初得之时,宜以辛温之剂散之。如病久郁而成热,又不可执以辛温之剂,必须用苦寒之药为君,如山栀之类,再佐以辛热之剂为向导,如豆蔻、附子之类。

凡痛甚者脉必伏,尤宜用附子辛热之

---

① 陈:指陈无择。
② 悸胁:当作"季胁"。

药,不可遽用参术,不可执泥无变。如胃口有热作痛,非山栀不可,佐以姜汁,多用台芎以开之。如痛发者,或二陈汤加川芎、苍术,倍加炒山栀。痛甚者,加炒干姜为末,姜汁和,蒸饼丸,每以热姜汤送下五七十丸。此乃从治反治之法也。

轻者,用川芎、苍术各一两,炒栀子仁二两,共为细末,用姜汁蒸饼丸,每以热辣姜汤送下八十丸。

重者用麻黄、桂枝、石醢各等分,姜汁和饼丸,以热辣姜汤送下七十丸。

如因素食热物,以致死血留于胃脘作痛者,宜桃仁承气下之,轻者用韭汁、桔梗开提其气血。

如以物按住而痛者,乃挟虚,宜以二陈汤加炒干姜和之。

如蛔作痛,面上必有白斑,唇红能食,宜以苦楝、锡灰治之。如紧实不大便者,下之。上半月,虫头向上,易治。下半月,虫头向下,难治也。

如心痛已用过山栀,并劫药止之,复又发,前药必不效,可用玄明粉一服,立止。

左手脉数,热多;如脉涩,有死血。

右手脉实,有痰积。

如脾痛,用海粉,佐以香附、川芎、山栀仁共为末,以辣姜汤调服,或牡蛎粉酒调服。

如脾痛大小便不通者,乃是痰隔中焦,气塞下焦。

如肾气上攻心痛,用生姜捣汁,和五苓散为丸,每空心以茴香煎汤送下。

治心痛方

木香散气饮

治一切气郁湿壅,以致胃脘作痛,心腹痞硬,治宜疏壅滞清湿热可也,故用木香、陈皮、生姜、半夏、厚朴、青皮等苦辛疏壅散郁,吴萸、益智、茯苓、草蔻、苍术、泽泻等以消痞满,升麻、柴胡清热,人参养气,当归调血。

木香苦辛温,一钱。另研末,临时入药　陈皮苦辛温,去白,八分　生姜辛温,三片　半夏苦辛温,六分　厚朴辛温,七分　青皮苦辛温,七分　吴萸辛温,七分　益智辛温,七分　茯苓甘平,一钱　草蔻辛温,七分　苍术辛温,七分　泽泻咸寒,一钱　升麻苦寒,七分　柴胡苦寒,七分　人参甘温,钱半　当归辛甘温,一钱　水煎,食后热服。

仓卒散

治心气久郁成热作痛,治宜散郁清热可也。经云:辛以散之,寒可胜热。是以用附子之辛散郁导滞,栀子之寒清热。

附子辛热,用童便、甘草汁煮,六钱　栀子苦寒,四十九枚,炒黑色　共为细末,每用热酒调服三五钱。

白螺丸

治痰积郁于胃脘作痛,法当疏郁豁痰,行滞导积,是以用枳壳、香附等以疏郁,南星、半夏等以豁痰,用青皮、木香、砂仁等以行滞,白螺壳、莪术等以导滞积,用栀子以清热,滑石以利湿。或问:治心气之病何多佐以分利小水之剂?盖心与小肠乃相为表里,若是小肠气通,则心气自然畅矣。

枳壳苦辛温,七钱　香附辛温,一两　南星苦辛温,八钱　半夏辛温,一两　青皮苦辛温,一两　木香苦辛温,五钱　砂仁辛甘温,一两　螺壳火煅,一两　莪术苦辛温,五钱　栀子苦寒,炒褐色,一两　滑石甘寒,一两　共为末,用姜汁浸,蒸饼为丸,如绿豆大,每食后以姜白汤送下三五十丸。

连附六一汤

治胃脘久痛,乃湿热为害,法当疏郁清热可也,故用黄连之苦寒清热,佐附子之热散郁,用黄连之寒,不为郁热所忤,乃从治之法也。

黄连苦寒,炒焦褐色,六钱　附子辛热,童便煮,一钱　为一剂,加姜三片,大枣三枚,水煎,热服。

金匮赤石脂丸

治大寒犯心作痛,法当逐散寒邪可也。经曰:辛以散之,热可胜寒。是以用赤石脂导心气,引乌头、附子、干姜、蜀椒诸辛热以散心经之寒。

赤石脂甘酸寒　乌头辛热　附子辛热　干姜辛热　蜀椒辛热　共为末,炼蜜为丸,如黍米大,每食后用白姜汤下七十丸。

宣明神砂一粒丹

治一切冷气心痛,法当散寒为主,故用郁金、姜黄、附子诸辛热以散寒。

郁金辛温,一两　姜黄辛热,一两　附子辛热,五钱　共末,用醋打糊丸,如酸枣大。男子用酒,妇人用醋,每送下一二丸。

济生愈痛散

治因寒冷泣血于内而作心痛。法当散寒行瘀为主。是以用良姜以散寒,归梢以散血,莪术、玄胡、五灵等行逐瘀血。

良姜辛热　归梢辛温　莪术苦辛温　五灵脂辛甘温　玄胡索辛温　等分为末,每醋汤调服二三钱。

手拈散

治症同前。用草果温胃散寒,玄胡索、五灵脂、没药行瘀血以止痛。

草果辛温　玄胡苦辛温　灵脂苦辛温　没药苦辛温　等分为细末,每以热酒调下二三钱。

又方

治心头久痛。此乃湿热郁于胃脘所致。法当散郁滞清湿热可也。是以用吴萸之辛散郁,黄连、栀子清热,滑石利窍渗湿以泻火,荔枝核以止心疼。

吴萸辛热,炒,二钱　黄连苦寒,炒,五钱　山栀子苦寒,炒,一两　滑石甘寒,五钱　荔枝核甘酸平,烧存性,五钱　共末,姜汁糊丸,每以炒盐汤送下五七十丸。

又方

治荣卫不调,中气亏败,运动失常,以致热郁胃脘作痛,治宜调中气和荣卫为主,疏郁清热为标。是以用人参、白术益气调中,归、芎、白芍滋养荣血,陈皮、吴茱萸以散郁,黄连以清热。

人参甘温,三钱　白术苦甘温,三钱　归梢辛甘温,三钱　川芎辛温,二钱　白芍苦酸寒,二钱　陈皮苦辛温,二钱　吴萸苦辛热,二钱　黄连苦寒,二钱　共为末,每以盐汤调下。

又　方

治郁热心疼。法当散郁清热,故用香附、吴茱萸散郁,山栀清热。

香附苦辛温,一钱　吴茱萸苦辛热,一钱　山栀子苦寒,六钱　共为末,蒸饼丸,如绿豆大。每以酒洗生地,同生姜煎汤,送下三五十丸。

又方

治心脾脉涩,此乃湿痰食积郁于胃脘,寒入经络所致。法当消食积,导湿痰,健脾疏郁。是以用茯苓、半夏、苍术等以导湿痰,枳实、神曲等以消食积,白术健脾,台芎、香附以疏郁。

茯苓甘淡平,七钱　半夏苦辛温,八钱　苍术辛温,五钱　神曲辛温,五钱　枳实苦辛温,五钱　白术苦辛温,一两　台芎辛温,五钱　香附辛温,五钱　共为末,神曲糊丸。每食后,姜汤送下五七十丸。

扶阳益胃汤

治寒气客于肠胃，以致胃脘当心作痛。法当温胃散寒。故用草豆蔻、吴茱萸、益智仁等以温胃，干姜、附子、肉桂等以散寒，佐白芍以收阴，人参、白术、陈皮、炙草等以益阳气。

草蔻辛温，一钱　吴萸苦辛热，一钱　白芍苦酸寒，一钱　干姜辛热，钱半　肉桂辛温，一钱　附子辛热，二钱半　炙草甘温，五分　人参甘温，二钱　白术苦甘温，一钱　陈皮苦辛温，六分　益智仁辛温，六分　生姜辛温，三片　大枣甘温，一枚　水煎，温服。

乌梅丸

治中气亏败，肠胃虚冷，蛔虫攻痛，以致胃脘当心作痛。法宜益气血，杀蛔散寒。是以用人参益气，当归调血，乌梅、黄连、黄柏、细辛、肉桂、蜀椒、干姜、附子以散寒。

人参甘温　当归辛甘温　乌梅甘酸平　黄连苦寒　黄柏苦辛寒　细辛辛热　肉桂辛甘热　蜀椒辛热　干姜辛热　附子辛热　共为末，炼蜜丸，每空心盐汤下七十丸。

附方

东垣草豆蔻丸　治伤寒冷物致胃脘当心痛。方见积聚门。

控涎丹　治痰涎郁于中脘作痛。方见痰门。

桃仁承气汤　治死血留于胃脘作痛。方见伤寒门。

三花神佑丸　见湿门。

五苓散　伤寒门。

大陷胸汤　治热蓄上焦，心胸作痛。伤寒门。

小胃丹　芫花醋拌，浸一宿，瓦器内炒，不住手搅，勿令焦。甘遂用长流水浸半日，晒干。大黄，煨。黄柏，炒。

肚腹门

论

腹者，藏府之总司，其患多端，难执一论，法当分因而疗。是以如因中气不足，运布失常，郁滞作痛，法当行气导滞为主，如木香、槟榔、陈皮、青皮等类。如因血蓄于内，阻塞经隧而作痛，法当行逐瘀血为主，如归梢、牛膝、水蛭等类。如因脾病不磨，致食停积而作痛，法当快脾化食，如山楂、麦芽、神曲、砂仁等类。如因痰饮滞于中焦，妨碍升降而作痛，法当行气逐痰，如陈皮、枳壳、半夏、南星等类。如因寒湿凝滞，血脉不通而作痛，法当行湿散寒，如理中汤、建中汤等类。如因热结中焦，肠胃燥结成硬粪而作痛，法当开结润燥，如大小承气，或备急丸等类。详其虚实，观其勇怯，虚者补之，实者泻之，结者散之，留者行之，寒者温之，热者清之，浊气在上者涌之，清气在下者提之。大法不过如此，临症之际，学者当致详焉。

腹痛脉法

《脉经》云：细小紧急，病速进，在中焦腹中，故痛。又云：阴弦则腹痛。又云：弦急小腹痛，尺脉紧，脐下痛，尺脉伏，小腹痛，瘕疝。尺脉伏，小腹痛，当利之。又云：心痛不得息，脉细小迟者生；腹痛，脉反浮大而长者死。脉滑走，痰。

治腹痛大法

腹痛之症，有寒有热，有食积，有痰饮，有死血，大法在乎分因，详其虚实而疗，必以疏散其窒郁为主。经云：痛则不通，通则不痛是也。

如腹中水鸣作痛者，乃火击其水也，宜

二陈汤加芩、连、栀子，痛甚加干姜，炒。或加木通、泽泻等类以泄之。

如腹痛便欲大便，便后痛减者，食积。若壮健人，承气汤下之；如怯弱人，宜用人参、白术、山楂、神曲、麦芽、砂仁、枳实。

如绵绵痛而无增减者，寒也，宜小建中汤加干姜、官桂、台芎、白术、苍术、香附。

如时痛时止者，热也，宜黄芩、芍药之类以清之。

如痛有常处而不移者，死血也，宜桃仁、红花、五灵脂、玄胡索之类以行之。

如从心下至小腹皆鞕满而痛者，乃实邪也，宜以小陷胸汤下之。

如但小腹鞕满而痛，小便利者，是蓄血症，宜抵当汤。若小便不利，乃溺涩之症，宜利小便。

如伤寒中脘痛，乃太阴脾经也，宜理中、建中、黄芪之类。

如腹脐痛，少阴也，宜四逆、真武、附子汤之类。

如小腹痛，厥阴也，重则宜正阳回阳丹之类，轻则宜当归四逆汤之类。

如杂症，夏月间腹痛，肌热，恶热，脉洪疾，乃手太阳足阳明主之，宜黄芩芍药汤。

如秋月间腹痛，肌寒，恶寒，其脉沉疾，乃足少阴太阳主之，宜用桂枝芍药汤。

大凡四时腹痛，宜用芍药、甘草为主，盖白芍正能治血虚及热二者之腹痛，以其酸寒，有收敛之功故也。

丹溪治腹痛活套

凡腹痛之症，多是气血涩泣不通而作。其中有寒热、死血、食积、湿痰、虚实数者之不同，大法在乎推究各因而疗。如邪在气分，宜木香、槟榔、香附、枳壳。如邪在血分，宜当归、川芎、桃仁、红花之类。

凡上中二焦作痛，多属于食，宜温散之，加炒干姜、苍术、川芎、香附、白芷之类。

不可用峻利药攻下之，盖食得寒即凝，逢热即化，更兼行气快气之药助之，无有不效。

如绞肠沙①作痛，以樟木煎汤大吐，或白矾调汤吐之，或盐汤亦可吐，宜刺委中出血。

凡腹以手按之痛稍定者，属虚，宜苍术、姜、桂之类；如腹痛手不可近者，属实，宜硝黄之类利下之。

如因饮食过伤而作痛，必问何物所伤，如伤生冷硬物，宜东垣木香见现丸、三棱消积丸之类。

如伤热物而作痛，宜枳实导滞丸、三黄枳术丸之类，看患者强弱缓急下之。如气虚之人，因饮食过伤而腹痛，宜补泻兼施，用二陈汤加川芎、白芷、神曲、麦芽、人参、苍术之类，或送前推积药。

如腹中常觉有热，有暴痛暴止者，此乃积热所致，此乃积，承气汤下之。

如因跌扑而作痛者，宜以桃仁承气汤，及抵当汤之类逐去恶血即止。

治腹痛方

建中汤

治中气亏败，阴寒乘之而作腹痛，法当补中气，散阴寒。经云：中气不足者，补之以甘温。又云：辛以散之，热以胜寒。是以用黄芪、甘草、大枣等诸甘温以补中气，干姜、肉桂等诸辛热以散阴寒。经云：酸以收之，故佐芍药之酸，收阴而止腹痛。

黄芪甘温，二钱　炙草甘温，一钱　大枣甘温，三枚　干姜辛热，一钱　肉桂辛热，一钱　芍药苦酸寒，六分　水煎，乘热服。

备　急　丸

治热结于内，大便不通，腹肚急痛。治

---

① 绞肠沙：即绞肠痧。

宜散结通大便以拂热。是以用干姜之辛以散结，用巴豆、大黄通大便以拂热。

干姜辛热,三钱　巴豆辛热去壳,另研如泥,五钱　大黄苦寒,一两　为末,蜜丸如豌豆大,白汤送下一丸。如壮盛人,加一丸。

东垣高良姜汤

治寒邪凝泣不舒,以致腹作痛者。法当散寒行滞。是以用良姜、官桂之辛热以散寒,用厚朴之辛温以行滞。

良姜辛热,二钱　官桂辛热,二钱　厚朴苦辛温,二钱　水煎,乘热服。

益胃散

治中气亏败,脾胃虚寒而作腹痛。法当补中益气为主,温胃散寒,行滞渗湿为标。故用人参、黄芪、炙草补中益气,白豆蔻、益智、砂仁和脾温胃,姜黄、干姜散寒,厚朴、陈皮行滞,泽泻渗湿。

人参甘温,二钱　黄芪甘温,三钱　炙草甘温,七分　白蔻辛温,八分　益智辛温,七分　砂仁辛温,七分　姜黄辛热,一钱　干姜辛热,七分　厚朴辛温,七分　陈皮辛温,八分　泽泻咸寒,八分　水煎,热服。如呕,加姜三片。

酒煮当归丸

治小腹停寒作痛。故用良姜、附子以散寒,茴香、炒盐疏小肠及心气,当归调理气血各归其所,全蝎驱筋膜以疏邪,玄胡去腹中积,炙草缓中,用柴胡鼓舞胃气上腾。

良姜辛热,一两　附子辛热,二钱　茴香辛甘温,二钱　炒盐咸温,一两　川归辛温,一两　全蝎辛温,二钱　玄胡苦甘温,一两,兼治心气小腹痛,神效　炙草甘温,五钱　柴胡苦寒,五钱　共为末,以酒打神曲糊丸,如梧子大,每以淡醋汤空心送下五七十丸。

河间芍药甘草汤

治一切肚腹痛。用甘草缓急和中,白芍收阴以止腹痛。

炙草甘温,三钱　白芍苦酸寒,五钱　加姜三片,水煎,温服。

黄连汤

治中气亏败,阴寒外乘,郁热内激,腹痛呕逆。法当补中气为主,故用人参、甘草、大枣以补中气为本。干姜、桂枝等以散外寒,黄连清郁热为标。兼佐以半夏降逆气以止呕逆。

人参甘温,二钱　炙草甘温,五分　大枣甘温,三枚　干姜辛热,七分　桂枝辛甘热,一钱　半夏辛温,八分　黄连苦寒,炒褐色,一钱　水煎,乘热服。

黄芩芍药汤

治脉洪,热邪干腹作痛,法当清热为先,是以用黄芩清热为君,芍药益阴为臣,用甘草缓急和中为佐。一本加姜三片。

黄芩苦寒,三钱　白芍药苦酸寒,二钱　炙草甘温,七分　水煎,乘热服。

附方

理中汤　治寒腹痛。**大小承气汤**·治热结大便秘,腹痛。**抵当汤**　治蓄血腹痛。**桃仁承气汤**　治瘀血腹痛。**二陈汤**　治痰积腹痛。**调胃承气汤**　**大陷胸汤**　**小建中汤**　**桂枝芍药汤**　已上方俱见伤寒门。

木香见现丸　治饮食生冷过度,以致腹痛。积聚门。

三棱消积丸　治症同前。内伤门。

枳实导滞丸　治伤湿热之物不化,腹满作痛。内伤门。

三黄枳术丸　条芩二两　黄连酒炒　大黄　神曲炒　陈皮去白　白术土炒,各一两　枳壳 麸炒,五钱　共为末,汤浸,蒸饼丸如绿豆大,每白汤下五六十丸。

当归四逆汤　当归　桂枝　芍药　细

辛各三钱 炙草 通草各二钱 大枣三枚 水煎,温服。

黄芪汤 黄芪 人参 芍药 茯苓 白芍各一两 干姜 陈皮 藿香各五钱 炙草七钱 姜三片,水煎服。

耳症门

论

经曰:耳者,肾之外候。夫肾为水藏,年老之人,耳多无闻者,由肾元亏败故也。壮年亦有聋者,尽由嗜欲过多,致损肾元,火炎水亏之故。其有大病之后,肾水枯涸,虚火上炎,亦致耳鸣等症日作,聋钟之患渐成矣。又有忽闻非常之声而致聋者,盖由惊则神夺,玄府空虚,邪气乘虚袭入于内,以致窒塞而无所闻。为症既有不同,治法亦难执一。是故因肾元亏败而致者,法当滋肾为主;因惊所致者,法当散郁为先,如因虚火上攻者,法当滋阴降火为要。全在枢机,不可执泥古方而疗今病。

耳症脉法

两寸脉浮洪而涣溢,两尺脉短而微,皆属阴虚,法当补阴抑阳为主。

寸脉洪数,心火上炎。

两尺脉洪数,乃相火上炎,其人必遗精,或梦与鬼交,两耳蝉鸣或聋。

治耳聋大法

耳属足少阴,为肾家之寄薮,所主者精,若精元充足,则耳闻而聪,苟精脱肾惫,则耳鸣耳闭之症作矣。多因阴虚火动,用补元虎潜丸,或滋阴大补丸皆好。虽然,又有气厥而聋者,乃湿热郁于耳中,而作肿痛,宜凉膈散加酒炒大黄、黄芩、酒浸防风、荆芥、羌活,若是耳中水流,加枯矾吹之。

凡耳鸣,必用龙荟丸,若气实人用槟榔丸,或神芎丸下之,如湿痰致聋亦可通用。

如耳中哄哄然,亦是阴虚火动。

有挟风而聋者,有劳损而聋者,不可不分,盖十二经脉皆上络于耳,苟诸经气血适有交并,则气逆而为厥,厥气郁入于耳,是为厥聋。其状则有眩冒之症,况耳又为宗脉之所附,苟宗脉虚,则风邪乘之,遂使经气痞而不宣,是为风聋,其症则有头痛之状。如劳役伤其气血,淫欲耗其精元,神瘁力疲,昏昏瞆瞆者,谓之劳聋。如耳属风邪与元气阻搏,其声嘈嘈,眼见火光,谓之虚聋。如热气乘虚,随脉入耳,聚热不散,而成脓汁,谓之脓耳。又有耳中津液为风热搏之,致使津液结凝,或搅塞耳中,谓之疔耳。前是数症,肾脉可推,盖风则浮而盛,热则洪而实,虚则涩而濡。治疗大法,风为之疏散,热为之调补,若邪气屏退,再用通耳调养肾元诸剂以理之可也。

丹溪治耳聋活套

大抵耳聋之症,皆属于热,由少阴厥阴热多所致,治法在乎开痰散气解热为主,如通圣散、滚痰丸之类。苟缘别因而致者,亦当分因而疗。

如大病后,及因阴虚火动而聋者,并宜以四物汤加黄柏、知母降火之剂。如因风热郁结而聋者,以酒制通圣散,加酒炒大黄。如因痰热抑遏而致耳鸣者,以大剂通圣散,加枳壳、柴胡、大黄、甘草、南星、桔梗、青皮、荆芥、木通之类,合四物汤服。

治耳症方

桂星散①

治风痰耳聋。法当散风豁痰，通利窍。是以用麻黄、紫苏等发表，助白芷、川芎、细辛、白蒺藜以散风，桂枝和荣卫，当归调气血，南星豁痰，木香行滞，菖蒲、木通通利关窍，甘草和药。

麻黄苦辛温，八分　紫苏辛温，一钱　白芷辛温，八分　川芎辛温，一钱　细辛辛热，七分　蒺藜苦辛温，八分　桂枝辛甘热，七分　当归辛温，一钱　南星苦辛温，钱半　木香辛温，七分　菖蒲苦辛温，一钱　木通淡平，一钱　甘草甘温，七分　水煎，食后温服。

地黄丸

治阴虚耳聋，治宜滋阴为主，是以用熟地、菟丝子、破故纸、胡芦巴、杜仲等以补阴精，当归、川芎以益阴血，桂枝、川椒、白芷、白蒺藜以散郁滞，菖蒲开关窍，通灵气，佐磁石滋肾水。水乃金之子，而磁石乃铁之母，是金之属，子母相生之道，类如此也。

熟地甘温，酒浸，四两　菟丝子辛甘温，酒浸，三两　芦巴苦温，三两　破故苦温，三两　杜仲辛甘温，二两　川归辛温，三两　川芎辛温，一两　桂枝辛甘温，一两　川椒辛热，一两　白芷辛温，一两　蒺藜甘温，一两　菖蒲苦辛温，二两　磁石辛咸平，二两，通窍以治耳聋　共为末，炼蜜丸如梧子大，每以酒煎葱白汤下五十丸。

丹溪止鸣散

治一切耳鸣。用川乌之辛，以散淫邪；菖蒲之辛，开窍以通中灵气。

川乌辛热　菖蒲辛温　各等分，为细末，以绵裹塞耳，日换三五次。

丹溪渗湿散

治耳中脓水流冻。故用龙骨、枯矾、黄丹②、乌贼鱼骨等以渗湿，赤小豆、胭脂胚等以收脓水，佐麝香以通关窍。

龙骨甘咸平，五钱　枯矾甘涩寒，五钱　黄丹辛寒，一两　麝香辛温，五分　乌贼鱼骨咸寒，五钱　赤小豆辛甘酸，五钱　脂胚甘淡，五钱　共为极细末，掺入耳中。

东垣滋肾丸

治肾虚败，耳鸣耳聋。法当补肾元。故用黄柏、知母、肉桂等滋阴补肾。

黄柏辛苦寒　知母苦辛寒　肉桂辛甘热　共为末，炼蜜丸，淡盐汤下。

附方

防风通圣散　治风热耳聋之症。方见痰门。

滚痰丸　治痰火壅塞耳聋。方见痰门。

四物汤　治阴血不充以致聋。血门。

凉膈散　热门。

虎潜丸　**滋阴大补丸**　并虚损门。

龙荟丸　燥门。

木香槟榔丸　痢门。

神芎丸　大黄、黄芩、黑丑、滑石各等分，共为末，滴水丸如绿豆大，米饮下五七十丸。

鼻　门

论

鼻者，肺之窍。经云：西方白色，入通于肺，开窍于鼻是也。且肺乃为藏府华盖，外司皮毛，故风寒外束，而鼻为之不利，火热内攻，而鼻出清涕，或流清汁，或为鼻齇准赤之候。是以经云：肺热则出涕。又云：

---

① 桂星散：陈本原作"桂枝散"，考此方出自《丹溪心法》桂星散，因据改。
② 黄丹：即铅丹。

胆移热于脑，而为鼻頄、鼻渊是也。大凡鼻出清涕如涌泉，水渗而下，久而不已，则为鼻髓衄血、鼻肉壅塞等症。学者宜类推求，毋执一偏，以误大命。

鼻症脉法

右寸脉浮洪而数，为鼻衄、鼻髓。

左寸脉浮缓，为伤风鼻塞，鼻流清涕。

治鼻症大法

鼻之为病，尽由心肺二经受病，有热有寒。若寒客于皮毛，则鼻为之不利，苟热壅清道，则气不宣通。大法当要分别寒热二因而疗。如因外寒者表之，以麻黄、桂枝之类；若因肺热者清之，以芩、连、栀子之属。况鼻居面之中岳，为阳中之阳，一身之血，面鼻皆最至精至清之血。若饮酒之人，酒气上炎，面鼻之血皆为酒所攻。设一风寒所泣，则凝而不行，故色变紫黑。治宜化滞气，生新血，以四物汤加酒片芩、酒红花、茯苓、陈皮、甘草、生姜，煎汤服五灵脂末。如气弱者，加酒浸黄芪。如鼻頄、鼻渊，宜防风通圣散加薄荷、黄连。如鼻壅塞，乃肺气盛，用枯矾和面脂，为末，绵裹塞鼻中，数日即消。

丹溪治鼻症活套

凡鼻髓等症，皆由上焦心肺二经壅热所致，盖肺气通于鼻，乃清气出入之门。若或酒热气之上炎，气血为酒气壅郁成热，伏留不散而为鼻疮。又有不饮酒之人亦成此症者，乃肺气风热壅滞所致，名曰肺气，宜以防风散食后冷服，外用硫黄入大羊头骨，煨研涂之。

如鼻尖及鼻中生疮，以辛夷研末，入脑麝少许，绵裹塞鼻中，仍以荆芥、白芷、陈皮、麻黄、苍术、甘草水煎，食后服。

如胆移热于脑，为辛① 䶎、鼻渊，宜以防风通圣散一两，加薄荷、黄连各二钱。

治鼻症药方

宣明防风汤

治肺热浊涕流下。治宜清肺润肺为主。是以用黄芩、麦冬清肺，人参润肺，甘草泻火，川芎、防风引领诸药升于鼻分。

黄芩苦寒，三钱　麦冬苦甘凉，一钱　人参甘温，二钱　甘草甘寒，一钱　川芎辛温，八分　防风辛温，一钱　水煎，食后温服。

东垣丽泽通气汤

治肺虚败，脾湿壅塞，以致清气不升，鼻不闻香臭，治宜益肺气、疏壅塞为主，是以用黄芪、甘草益肺，苍术、羌活、独活、川椒、白芷、防风等诸风药以疏壅滞，麻黄开发肺膜，升麻鼓引清气上升。

黄芪甘温，二钱　甘草甘寒，五分　苍术辛温，八分　羌活辛温，一钱　独活辛温，七分　川椒辛热，七分　白芷辛温，七分　防风辛温，一钱　麻黄辛温，一钱　升麻苦寒，七分　甘草甘寒，七分　加姜三片，枣三枚，葱白三茎，水煎，食后温服。

附方

防风通圣散　治风热鼻症。见风门。

四物汤　见血门。

四君子汤　见气门。

牙齿门

论

齿者，骨之余，肾之标，其痛又系手足阳明主之。因其所属不一，故症状多端。

---

① 辛：疑为"鼻"之讹。

是以有因肠胃湿热郁甚，以致齿龈肿痛者；有因湿热郁甚，而生虫者；有因肾气亏败，致齿动摇而痛者；有因口吸风寒而致痛者；有因物击触而痛者；因症既殊，治亦有异。是以因肠胃郁甚，宜驱湿散热为主；下法亦可用。因肾元虚乏者，宜补肾滋阴为先。二者皆属内因，当治其内。如口吸风寒者，宜散风逐寒为主；因物击触者，宜调气行血为先。二者属乎外因，当治其外。然而，服食之中，又当分别上下龈之所忌，盖上龈属足阳明胃土，喜温而恶寒，下龈属手阳明燥金，喜凉而恶热。学者当须识此，不致物性所误为上。方书又有灸法，谓上龈痛宜灸足三里，下龈痛宜灸手三间。又有熏法，用韭菜子烧烟熏之，可治虫牙。又有走马牙疳，其症甚恶，古方用妇人尿桶内白垢，火煅一钱，加铜绿五分，麝香三厘，屡屡获效。学者宜深致意焉。

齿痛脉法

右寸关脉洪数，或弦而洪数，乃肠胃中风热齿痛；尺脉洪大虚者，乃肾虚相火上炎。

治齿大法

夫齿为关门，乃肾之标，骨之余，是以肾衰则齿豁，精固则齿密。其牙龈又属肠胃所主，苟肠胃湿热壅盛，则齿龈肿痛，如被，风口头面俱疼如虫触者，由热甚生风，风甚生虫，治宜分因而究，不可执泥一方。

如因肾亏者，宜滋肾丸、滋阴大补丸之类。

如肠胃湿热壅盛，宜承气汤之类。如因风热者，宜防风通圣之类。大法不越乎此三方加减。

丹溪治齿活套

凡牙痛之症，多属湿热，宜以苦寒之剂为君，辛凉之剂为臣，梧桐泪佐以麝香研末搽之，立效。如痛，再加荜拨、胡椒之辛以散郁清热，佐以升麻、寒水石之苦寒，川芎、细辛、荆芥、薄荷诸辛凉，煎汤饮漱，无有不效。

治齿痛方

立效散

治阳明湿热壅盛牙痛。法当疏湿清热为主。经云：风能胜湿，寒可胜热。故用细辛、防风诸风以胜湿，胆草、升麻之寒以清热，佐甘草和药泻火。

细辛辛甘热　防风辛温　龙胆草苦寒　升麻苦寒　甘草甘寒　上共㕮咀，用水煎，噙于口内，贴浸患处，少时咽下。

东垣麝香散

治牙龈肿露出血，齿动欲落，疼痛妨食，大恶热，少恶寒。此乃气血亏败，肠胃湿热内壅所致。法当调补气血为主，清利湿热为标。故用人参益气，当归、生熟地养血。经云：苦可以燥湿，寒可以胜热。故用益智、草蔻、麻黄诸辛，助防己、升麻、黄连皆苦寒以清肠胃中湿热，齿乃骨之余，故加羊胫骨以补骨，佐麝香疏利关窍，以导诸药性至患所。

人参甘温　川归辛甘温　生地黄甘寒　熟地甘温　麻黄辛热　益智仁辛温　草豆蔻辛温　防己苦寒　升麻苦寒　羊胫骨酸平　黄连苦寒　麝香辛温　共为末，搽患处。

白牙散

治一切牙痛。用白芷以疏阳明经风，升麻、石膏以清阳明经热，用羊胫骨补齿之虚，麝香辛窜，引诸药性以通行关窍。

白芷辛温，五钱　升麻苦寒，一两　石膏辛寒，五钱　麝香辛温，一钱　羊胫骨甘酸平，五钱共为末,擦患处。

清胃散

治胃中湿热牙疼。法当清理湿热。经云:苦可胜湿,寒可胜热,故用升麻、黄连、牡丹皮诸苦寒以清湿热,当归、生地凉血补血。

升麻 苦寒,钱半　黄连 苦寒,二钱　牡丹皮 苦辛寒,三钱　生地 甘寒,一钱　川归 辛甘温,二钱　水煎凉服,或为末擦牙亦佳。

御药院独活散

治风热牙疼,法当疏风清热为主,是以用薄荷、独活、荆芥穗等皆辛凉以散风,黄连、升麻、梧桐泪等诸苦寒之剂以清热,麝香开关窍以通药性,羊胫骨以补齿补骨。

薄荷 辛凉,一两　独活 苦辛凉,五钱　荆芥穗 辛凉,□两　黄连 苦寒,一两　升麻 苦辛寒,两半　梧桐泪 苦寒,二两　羊胫骨 甘酸平,二两,烧灰存性　麝香 辛温,二钱　共为细末,擦牙上。

丁香散

治牙齿寒痛。法当散寒为主。经云:寒淫所胜,治以辛热。是以用丁香、荜菝、胡椒等皆辛热以散寒,佐蝎梢引诸药性行于筋膜分肉之内。

丁香 辛热,五钱　荜菝 辛热,五钱　胡椒 辛热,五钱　蝎梢 辛甘,二钱　共为细末,擦患处。

附方

滋阴补肾丸　治肾虚牙痛。虚损门。

四物汤　治血虚牙痛。血门。

贴走马牙疳验方　磁石　赤石脂　雄黄　杏仁 各三分　四味共为细末,用油胭脂为丸,捏作二丸,贴眉尖,临卧捣贴之,次日早晨取之即愈。

腰症门

论

腰痛之病,六经症候不同,盖由诸经各贯肾而络于腰也。经云:足太阳腰痛引项脊尻骨如肿状;少阳腰痛如针刺,其皮肤循循然不可俯仰;阳明腰痛不可以顾,如有所见,善悲;少阴腰痛,痛引足内廉,厥阴腰痛,牙平如张弓弦;太阴腰痛,如有积木居其中,或□遗溲。六经之中,因又不一,有因挫闪而致者,有因瘀血而致者,有或受湿气,或受风寒,或因痰饮流注,或为肾元虚惫,种种不同,难执一法,必在分因而疗。如因肾虚者,补之以杜仲、黄柏、肉桂、川归、五味、菟丝子、天门冬、熟地黄之类。如因风寒者,散之以麻黄、防风、羌活、独活之类。如因寒者,温之以肉桂、附子、干姜之类。挫闪者,行之以当归、苏木、桃仁、红花之类。瘀血者,逐之以大黄、牵牛、水蛭、虻虫之类。湿痰者,逐之以苍术、抚芎、香附、白芷、枳实、陈皮、半夏、南星之类。虽然因状多端,未必不由肾元虚败所致。经云:腰者肾之府,转摇不能,肾将惫也,是矣。又有或因用力举重,或为房事过度,汗出湿液,致肾虚败,湿气流入腰腧,名曰肾著。其状自腰以下厥冷如冰,身重不渴,小便自利,饮食如常,宜著以肾著丸之类。虽然分因论症,又当以脉辨,涩滞是瘀血,缓是湿气,滑伏皆痰,务宜精究,不可大略。

腰症脉法

《脉经》曰:尺脉沉,腰背痛,得之失精。饮食减少,其脉沉滑而迟,此为可治。又云:腰痛之脉皆沉弦;沉弦而紧者为寒,沉弦而浮者为风,沉弦而濡者为湿,沉弦而实者为挫闪,大者为肾虚,学者辨之。

治腰痛大法

腰痛之症，虽有见候之不同，原其所因，未有不由房事过度，负重劳伤之所致。经云：邪之所凑，其气必虚是也。治法须以肾虚兼致而治，如枸杞、黄柏、知母、龟板、菟丝、杜仲、熟地、五味为主方，余因出入加减。

如因瘀血，宜佐以行血顺气之剂，如桃仁、红花之类，外用三棱针刺委中出血。

如因湿，宜加燥湿之药，如苍术、白术之类。

如因痰，宜加治痰之剂，如南星、半夏、荆沥①、姜汁、竹沥等类。古刺法腰屈不能伸者，针人中立愈。

陈无择谓：失志伤肾，郁怒伤肝，忧思伤脾，皆能致腰痛。言其症虚羸不足，面目黧黑，远行久立，力不能胜，此乃失志之所为也。

如腹胁腰胀，目慌慌，或宗筋弛纵，或下白淫者，此乃郁怒之所致也。

如肌肉濡渍，痹而不仁，饮食不化，肠胃胀满者，此乃忧思之所致也。

此三者俱属内因，学者不可不察。

丹溪治腰症活套

腰痛之症，有湿热、肾虚、瘀血、挫闪、痰积，数者不同，当要分其所因而疗。

如脉大，乃肾虚，宜以杜仲、龟板、黄柏、知母、枸杞、五味之类为末，用猪脊髓②丸；或用煎汤，送补肾丸、大补丸之类；或以大建中汤，加川椒十粒，仍以大茴香盐炒为末，劈开猪腰，切作薄片，勿令断，逐层摊药末，以纸包裹，煨熟嚼，用酒漱下。其症：痛不已，转侧不能。

如脉涩，乃瘀血，宜补阴丸加桃仁、红花。其症日轻夜重。

如脉缓，乃湿热，宜苍术、黄柏、杜仲、川芎。其症遇天阴久坐而得。

如寒湿腰痛，见热则减，见寒则增，宜五积散加吴茱萸五分，杜仲二钱。其症：腰痛如坐水中。

或为风湿雨露所著，其湿流入肾经而致者，宜渗湿汤，不效宜肾著丸，或二陈加麻黄、苍术、白芷、川芎。

如挫闪跌扑，以致死血流于本经而作痛，宜四物加桃仁、红花、苏木行之。若脉壮盛者，用桃仁承气汤，或以复元通气散，用酒调服。或以五积散，加黑牵牛末一钱，或加牛膝同煎服。

如醉饱入房致肾虚，以致酒食之积乘虚流入本经，而致腰痛难以俯仰，宜四物合二陈汤，加麦芽、神曲、杜仲、黄连、官桂、砂仁、葛花、枳壳之类。

治腰痛方

肾著丸

治体重腰冷如冰。此乃寒湿为患，治宜散寒行湿，是以用干姜之辛热以散寒，茯苓、白术之甘淡以去湿，佐甘草以和药。

干姜辛热，一两　茯苓甘淡平，两半　白术苦甘温，二两　炙草甘温，五钱　姜汁糊丸，每食后盐汤下三五十丸。

清娥丸

治肾气虚寒，法当补肾元为主，故用杜仲、胡桃肉、破故纸等益精元，佐干姜以温肾。

杜仲辛甘温，四两　破故纸苦辛温，炒，四两　胡桃肉甘温，半斤　干姜辛热，二两　炼蜜丸，空心③淡盐汤下八十丸或百丸。

---

① 荆沥：即牡荆沥，又名牡荆汁。为马鞭草科植物牡荆的茎汁。性味甘平，功效除风热，化痰涎，通经络，行气血。
② 髓：后疑脱"为"字。
③ 空心：空腹。

东垣独活汤

治劳役伤肾，风湿内袭，腰痛如折，法当补肾而散风湿。是以用黄柏、肉桂以补肾，羌活、独活、防风、防己散风，泽泻去湿，当归梢、桃仁活血，连翘、大黄下湿热，甘草缓急和中。

黄柏苦寒,一钱　肉桂辛甘热,一钱　羌活辛温,一钱　防风辛温,一钱　独活辛温,八分　防己苦温,七分　归梢辛甘温,一钱　泽泻咸寒,一钱　桃仁苦辛温,七分　连翘苦寒,七分　大黄苦寒,一钱　甘草甘温,七分　水煎,温服。酒煎更妙。

东垣当归拈痛汤

治中气亏败，湿热乘之，肩背沉重，肢节腰胁疼痛，胸膈虚满不利。法当益中气，散风湿。是以用黄柏、肉桂以补肾散湿清热，人参、白术、炙草补中气，葛根、苍术发表，助防风、羌活散风，升麻、苦参、黄芩、茵陈、知母等清热，当归理血，猪苓、泽泻渗湿。

人参甘温,二钱　白术苦甘温,一钱　葛根苦甘凉,八分　炙草甘温,五分　苍术辛温,七分　升麻苦寒,七分　防风辛温,一钱　羌活辛温,七分　苦参苦寒,七分　茵陈苦辛平,一钱　知母苦辛寒,一钱　黄芩苦寒,八分　猪苓淡平,七分　泽泻咸寒,一钱　当归辛甘温,一钱　水煎,温服。

如神汤

治因挫闪，以致蓄血于内而作腰疼。法当行导瘀血。故用归梢、玄胡行瘀血，肉桂为肾家引用①。

归梢辛甘温,三钱　玄胡索苦辛温,二钱　肉桂辛甘温,一钱　水煎,温服。为末,酒调服更妙。

又方

治湿腰痛，大便滑泄，小便短涩，是以用龟板补益肾元，苍术、香附燥湿痰，椿根白皮以止大便滑泄，滑石利小便，白芍收湿益阴。

龟板甘咸平,酥炙黄色,一两　苍术苦辛温,一两　香附子辛温,一两　椿白皮酸涩平,一钱　滑石甘寒,五钱　白芍药苦酸寒,四钱　共为末,用神曲打糊丸。如内伤者,用白术、山楂煎汤,送下七八十丸。

又方

治肾阴亏败，风湿乘之，而作腰痛。法当补肾阴，收风湿。故用龟板、黄柏滋肾阴，苍术、苍耳、威灵仙、扁柏等疏散风湿。

龟板甘咸平, 甘草酒炙,一两　黄柏苦辛寒,二两　苍术苦辛温,一两　苍耳子苦凉,一两　威灵仙苦寒,一两　扁柏叶苦寒,一两　共为末,酒糊丸,以黑豆汁煎四物汤,加陈皮、甘草生姜煎汤,送下七八十丸。

如久腰痛者，必用官桂开之方止。如腹胁痛，亦可治。

独活寄生汤

治肾气虚弱，风湿乘之，流注腰膝，拘挛掣痛，不得屈伸，或缓弱冷痹，行步无力。法当益肾阴，疏风湿，故用熟地、杜仲补肾阴，独活、秦艽、细辛、桑寄生、桂心、防风等疏风胜湿，人参、茯苓、甘草补气，当归、川芎、芍药养血，佐牛膝壮筋骨以健行步。

杜仲辛甘温,八分　熟地甘寒,钱半　独活辛温,七分　秦艽辛温,八分　细辛辛热,七分　伏苓甘温,八分　炙草甘温,六分　桂心甘热,八分　桑寄生甘平,兼治膝痹,一钱　防风辛温,一钱　人参甘温,二钱　川归辛甘温,五钱　川芎辛温,七分　白芍苦酸寒,八分　牛膝甘温②,八分　水煎,空心服。如不利者,去地黄。

如血滞者，宜刺委中穴出血，或灸肾

---

① 引用：乃引经药之意。
② 温：据中医研究院抄本《医学原理》补。

腧、昆仑穴尤佳。

渗湿汤

治寒湿所乘腰痛，身体重者，如坐水中。法当散寒去湿。是以用干姜、丁香散寒，苍术、白术、茯苓等去湿，陈皮行气，甘草和药。

干姜 辛热，一钱　丁香 辛热，一钱　苍术 辛温，一钱　茯苓 淡平，一钱　白术 苦甘温，二钱　陈皮 苦辛温，八分　甘草 甘温，五分　加姜三片，枣二枚，水煎，温服。

附方

补阴丸　大补阴丸　俱治肾虚腰痛。并虚损门。

二陈丸　治痰饮腰痛。痰门。

四物汤　治血虚腰痛。血门。

桃仁承气汤　治瘀血腰痛。伤寒门。

复元通气散　见气门。

补肾丸　见耳门。

建中汤　虚损门。

五积散　白芷 两半　陈皮 二两　桔梗 三两　枳壳 三两　川芎 两半　茯苓 两半　甘草 一两　肉桂 一两　白芍 一两　半夏 一两　当归 二两　麻黄　干姜 三两　苍术 八两　共为末，每五钱，姜三片，葱三茎，水煎服。

口 症 门

论

口者，脾之窍。经云：中央黄色，入通于脾，开窍于口是也。但口内司藏府，外纳五味，是以口之在人，所关甚大，故先哲谓祸从口出，病从口入。又云：守口如瓶。又云：爽口作病。《内经》又云：阴之五官，本在五味；阴之五宫，伤在五味。以此观之，安得而不谨哉。是以善养生者，必须寡言语，使元气不妄外泄；节饮食，使五味不致内攻。一有失节，口病生焉。是以肝热则口酸，心热则口苦，脾热则口甘，肺热则口辛，肾热则口咸，胃热则口淡。又有谋虑不决，肝移热于胆而口苦者；又有脾胃气弱，木乘土位而口酸者；又有膀胱移热于小肠，膈肠不便，上为口糜，生疮脓溃，如伤寒狐惑之症是也。为病种种不同，治宜推求各类而疗。

口症脉法

《脉经》曰：左寸洪数，心热口苦；右寸脉浮，肺热口辛；左关弦数而虚，胆虚口苦。又云：左关洪而实，肝热口酸。

右关脉实，脾胃有实热，口甘。兼洪数者，口疮，或为重木舌。脉虚者，中气不足。

治口症大法

凡口疮，服凉药不愈者，因中焦土虚而不能食，相火冲上无制，宜理中汤加参、术、甘草补土之虚，干姜散火之标。甚者可加附子，或噙官桂亦妙，此乃从治之法。或以生白矾为末，贴之极效，此亦乃酸以收之之义。

丹溪治口症活套

凡口疮之症，为患不一，治疗之法，必当分因而疗，不可拘执一法。

凡肝胆有实热，令人口酸而苦者，宜小柴胡加甘草、龙胆草、青皮之类，甚者以当归龙荟丸。

如因谋虑不决，肝胆虚而口苦者，以人参、甘草、茯苓为君，以远志、柴胡、胆草为臣，甚者以钱氏地黄丸补其母。

如心热而口苦，或口舌生疮，以黄连泻心汤、牛黄清心丸、凉膈散之类。如肺热而口辛者，宜甘桔汤、泻白散、金沸草散之类。

如脾热而口甘者，宜三黄丸、平胃散之

类。

如肾热而口咸者,宜滋肾丸、滋阴大补丸之类。

治口症方

益胆汤

治谋虑过度,致伤心脾,口苦恍惚。治宜清心健脾为主。故用黄芩、苦参以清心,人参、甘草以健脾,佐茯神、远志安神而定恍惚,从以肉桂之辛,辅黄芩、苦参之寒,不为内热所郁。

黄芩苦寒,钱半　苦参苦寒,一钱　人参甘温,二钱　炙草甘温,五分　远志苦甘温,八分　茯神甘平,八分　肉桂辛甘热,五分　水煎,食后温服。

碧雪散

治口舌咽喉生疮,肿硬疼痛,此症皆由火热而成,法当散热为主。经云:咸可以软坚,寒可以胜热。又云:辛以散之。是以用青黛、硼砂、焰硝等诸咸寒软坚以胜热,助生甘草之甘寒以泻火,用蒲黄、桔梗诸辛温之剂,散瘀血以消肿。

青黛辛咸寒　硼砂甘咸寒　焰硝咸寒　蒲黄苦辛温　生甘草甘寒　桔梗苦辛温　上各等分为末,若舌生疮,则敷于舌上。如喉中有痰,用鹅管吹入喉中。

又方

治口内一切疮,此乃阳火上泛所致。法当收敛阳火为主。经云:酸以收之。又云:寒可胜热。是以用人中白、明矾、白盐梅①诸咸寒退热以敛阴火,大黄、黄丹凉血止痛,麝香之辛引诸药散热软坚。

人中白苦咸寒,火煅过,五钱　枯矾甘淡涩,二钱　白盐梅酸咸平,去核,三钱　大黄苦寒,二钱　黄丹辛凉,水飞净,四钱　麝香辛温,五分　共为细末,干掺疮上。如甚者,加硼砂一钱、冰片三分。

又方

治口舌生疮。用细辛之辛散热,黄柏之寒降火。

细辛辛温,一钱　黄柏苦辛寒,五钱　共研为细末,掺贴行疮上。如吐出痰水,又再掺之。一日十数易,旋合用之。

又方

治满口舌生白胎者,用厚黄柏之苦寒以降火,荜拨之辛以散热。

厚黄柏苦辛寒,五钱　荜拨辛热,三钱　共为末,用米醋煮干,再研末,敷掺之。重者不过五七次立愈。

附方

理中汤　治中焦土虚相火上炎,口舌生疮。

小柴胡汤　治肝移热于胆,以致口舌生疮。

黄连泻心汤　治心经火热上炎,以致口疮。

当归龙荟丸　治症同小柴胡汤。四方俱伤寒门。

地黄丸　治谋虑不决,肝虚口苦。

凉膈散　泻白散　治心热口苦。

三黄丸　治脾热口干。

滋肾丸　治肾虚口咸。俱火门。

平胃散　治脾热口干。见湿门。

滋阴大补丸　大补阴丸　治肾虚口咸。俱虚损门。

甘桔汤　粉草、桔梗等分,水煎服。

金沸草散　荆芥四两　前胡　麻黄

---

① 白盐梅:即白梅,又名盐梅,霜梅。为蔷薇科植物梅的未成熟果实,经盐渍而成。

旋覆花各三两　甘草　赤芍　半夏各一两
共末,每用八钱,加姜、枣煎服。一本无赤芍、麻黄,有细辛、赤茯①。

牛黄清心丸　牛黄三分　朱砂　郁金各四分　牡丹皮二钱　黄连　甘草各一钱　共为末,炼蜜丸,如芡实大,金箔为衣,用井花水化下。

医学原理卷之七终

---

① 赤茯:即赤茯苓

卷之八

石山　汪　机　编辑
新安　师古　吴勉学　校梓
　　　幼清　江湛若　同校

脚气门

论

脚气之病，《内经》无名，两汉间为[①]之缓风，至后来始名脚气。其症自气冲穴隐核间起，延及两足胫肿，或发寒热，状若伤寒，筋挛掣痛，渐至足胫肿大，如瓜瓠之状。原其所由，尽因湿热所致，但因土地之殊，故有内外之异。盖东南土地炎热，人之肤腠疏豁，且地卑下，湿气漫漫，行坐之间，无处不至，湿从下起。是以下元虚弱之人，湿气乘虚内袭，故自足先。又有负重远行，气伤汗泄，腠理不闭，或偶值冲冒雨露，或浴寒泉，以致水湿之气乘虚入袭，郁而为热，致成此症，乃是外感。西北之方，天道寒凉，人之皮肤腠理虽是至密，但多饮胶醇酪酒以拒外寒，醉时湿热就下，气不能拘，积久而成此症，乃是内伤。其因虽有内外之殊，而湿热为病则一。故先哲多用白术、苍术以燥其湿，知母、黄芩、黄柏以去其热，当归、白芍、地黄以调其血，槟榔、木瓜以行气，羌活、独活利关节以胜风湿，加以木瓜、防己、牛膝以为引导之药，如当归拈痛汤之类。又《针经》云此症大宜灸煿，以导湿热外出，学者宜致思焉。

脚气脉法

脉弦者风，濡弱者湿，洪数者热，迟涩者寒，微滑者虚，牢坚者实，结则因思，散则因寒，急则因怒，细细则因悲。

治脚气大法

脚气之病，实由下元亏败，水湿乘之所致。经云清湿袭虚，则病起于下是也。其症始发，或奄然大闷经两三日方觉，先从脚起，或缓弱疼痹，或行起忽倒，或两胫足胯枯细，或心中恍惚，或小腹不仁，或举作转筋，或见事吐逆，或恶闻食气，或胸满气急，或遍体酸疼，此其候也。如脉浮而强者，起于风；濡而弱者，起于湿；洪而数者，起于热；迟而涩者，起于寒。如妇人而患此症者，必由血海空虚所致。是以与男肾元虚同，故用药无异。其症见诸阳，为在外，宜发散；见诸阴，为在内，宜利湿。若气大虚乏，间作补汤，随症寒热及气血虚实加减。如脚气冲心者，宜四物汤加炒柏，再于涌泉穴以附子末沫唾调敷上，以艾灸十数壮，引拔其热。其火属肾经，在足心。如动转筋者，乃血热也，宜四物汤加酒蒸红花煎服。如筋动于足大指上至两股近腰结处，此奉

[①] 为：通"谓"。

养厚，挟风寒而作，宜四物加苍术、南星。

丹溪治脚气活套

凡脚气有湿热，有瘀积流注，有风湿、寒湿。数者为患不同，当要因因而疗。

如湿胜者，当以苍术、白术、防己、川芎为主，或加附子汤，或当归拈痛汤之类。

如有饮者，宜东垣开结导引丸之类。若欲解，宜麻黄左经汤之类。随症加减。

如脚气郁甚者，宜舟车丸、除湿汤之类。

如兼痰气寒湿者，宜五苓散加木瓜。若欲双解，宜东垣大黄佐经汤①及羌活导滞汤之类。

如理血，宜八味丸。或四物汤加羌活、天麻，或加黄柏、南星。或健步丸之类。

如疏风养血，宜独活寄生汤之类最效。

治脚气方

健步丸

治寒湿凝血不舒，郁久腐热而成脚气。法当散寒导湿为本，疏郁清血为标。是以用官桂、吴萸助苍术以散寒湿，归尾、牛膝以活凝血，大腹子、陈皮以疏郁滞，生地、条芩、白芍以清腐血。

官桂辛热　吴萸苦辛热　苍术苦辛温　归尾辛甘温　牛膝酸平　大腹子辛温　陈皮苦辛温　生地甘寒　条芩苦寒　白芍甘酸平　共为末，以汤浸，蒸饼丸如梧子大，每空心用白术、木通煎汤送下一百丸。

东垣羌活导滞汤

治外感风湿，以致脚胫肿痛，或一身俱痛，或肢节肿痛，便溺阻滞。法当疏风散湿为主。是以用羌活、独活、防己等疏风散湿，归尾活凝泣之血，枳实疏壅滞之气，大黄通大便以下湿热。

羌活辛温，二钱　独活苦辛温，二钱　防己苦辛寒，钱半　归尾辛温，二钱　枳实苦辛温，一钱　大黄苦寒，二钱　水煎，空心温服。

大抵此药，初发者可用，若久则不宜服。

三因麻黄左经汤

治风寒湿三气合成脚痹，流注太阳经，关节肿痛，始发憎寒壮热，或无汗恶寒，或自汗恶风，头痛脚软等症。治宜疏风导湿以兼散其寒。是以用麻黄、干葛开腠发表，助防风、羌活疏风，防己、白术、茯苓理湿，肉桂、细辛、生姜散寒，甘草、大枣补中。

麻黄苦辛温，八分　干葛苦甘平，一钱　防风辛温，一钱　羌活辛温，二钱　防己苦辛寒，一钱　白术苦甘温，三钱　白茯甘淡平，二钱　肉桂甘热，一钱　细辛辛热，一钱　生姜辛温，三片　炙草甘温，五分　大枣甘温，二枚　水煎，温服。

六物附子汤

治寒湿脚气。法当疏散寒湿。是以用官桂、附子以散寒湿，助防己、白术、茯苓等以去湿，佐炙甘草以补中和药。

官桂辛甘热，一钱　附子辛热，七分　防己苦辛寒，一钱　白术甘温，三钱　白茯甘淡平，二钱　炙草甘温，五分　加姜三片，枣三枚，水煎，温服。

河间除湿汤

治水湿壅郁，腰膝足胫肿痛，小便不利。法当行水湿，疏郁滞。是以用甘遂、大戟、葶苈、威灵仙、赤芍、泽泻等行水收湿，槟榔、陈皮、黑丑等以疏壅郁，佐以乳、没行气血以止痛。

甘遂苦辛温，利小水，五钱　大戟苦甘寒，利小

---

① 东垣大黄佐经汤：考《东垣医集》无大黄佐经汤，疑为《三因极一病证方论》大黄左经汤之误。

肠火,五钱　赤芍 苦酸寒,散恶血,一两　泽泻 咸寒,利小便,一两　陈皮 苦辛温,去白,二两　槟榔 苦辛温,一两　葶苈 苦辛寒,逐膀胱热,利小便,一两　黑丑 苦辛寒,黑属水,逐水下气,利大小便,五钱　乳香 辛温,散郁气,止痛,五钱　威灵仙 苦辛温,理风又治腰膝痛,一两　没药 苦辛温,散瘀血止痛,五钱

共为末,以面糊丸,如梧子大,每空心白汤下三五十丸或六十丸,以利为度。

又方

治湿热脚气。法当清理湿热为主。是以用白术、苍术、木通、防己等理湿,犀角、甘草梢、黄柏、生地等清热,佐槟榔行气,川芎导血。

白术 苦甘温,三钱　苍术 辛温,盐炒,一钱　木通 淡平,一钱　犀角 甘寒,七分　防己 苦辛寒,一钱　酒柏 苦辛寒,八分　生地 甘寒,酒炒,一钱　生草 甘寒,七分　槟榔 辛温,七分　川芎 辛温,八分　水煎,温服。

如有热,加芩、连。如大热及时作冷热,加石膏。有痰,加竹沥、姜汁。如大便秘,加桃仁。如小便涩,加杜仲、牛膝。

又方

治湿热痰积流下元,以致足胫肿大。法当清理下元湿热为主。是以用白芷、苍术、防己等以去风湿,用犀角、黄柏以清下元之热,牛膝、川芎等理血,用槟榔以通气,佐南星以豁痰。

苍术 辛温,二两　白芷 辛温,一两　防己 苦辛寒,一两　犀角 甘寒,五钱　黄柏 苦辛寒,一两　牛膝 甘酸平,一两　川芎 辛温,一两　槟榔 辛温,七钱　南星 苦辛温,一两　共为末,用酒糊丸,如梧子大,每空心服五七十丸。

又方

治妇人血海空虚,湿热浊痰流入,致使足胫肿疼。法当行浊血、燥湿痰为主。是以用牛膝、红花等以行浊血,苍术、南星等以燥湿痰,黄柏、胆草泻火热,佐川芎、生地以养新血。

牛膝 甘酸平,一钱　红花 甘酸平,一钱　苍术 辛温,二钱　南星 辛温,钱半　胆草 苦寒,八分　黄柏 苦辛寒,一钱　川芎 辛温,八分　生地 甘寒,一钱　水煎,温服。

又方

治湿痰流注下元,以致脚胫肿痛,大便滑泄,小便不利。治宜燥湿痰、利小便为主。是以用防风、川芎助苍术、槟榔、香附利气兼燥湿痰,条芩清热,生甘草泄火和药,滑石利小便。

防风 辛温,一两　川芎 辛温,五钱　苍术 辛温,二两　槟榔 辛温,五钱　香附 辛温,一两　条芩 苦寒,五钱　甘草 甘寒,五钱　滑石 甘寒,两半

共末,酒糊丸服。

附方

四物汤　血门。

二陈汤　痰门。

当归拈痛汤　腰门。

舟车丸　湿门。

大补丸　八味丸　并虚损门。

大黄左经汤①　细辛　茯苓　羌活　大黄　甘草　枳壳　厚朴　黄芩　杏仁　前胡　各等分,加姜、枣,水煎服。

开结导饮丸　陈皮　茯苓　泽泻　神曲　麦芽 各□两　半夏 一两　巴霜 钱半　枳壳　干姜 各五钱　共为末,汤浸,蒸饼丸服。

独活寄生汤　独活 三两　桑寄生　杜仲　细辛　牛膝　秦艽　茯苓　白芍药　桂心　川芎、人参　防风　甘草　熟地　当归 各两半　共为末,每用一两,水煎服。

---

① 大黄左经汤:考陈无择《三因极一病症方论》大黄左经汤中有防己。

瘟疫门

论

瘟疫之病，乃天地不时之疫气，其形质虚弱之人感而受之，状若伤寒，始起于一人，续而传染，一方一邑皆患此症。但中有轻重之分，若体气壮盛之人感之浅者，轻而易疗，若元气虚败，感之深者，重而难愈。其症自外而入，当从仲景伤寒法治疗，但不可大汗大下，宜从中治，而用少阳阳明二经之药，如小柴胡、升麻葛根汤之类。大要仍在补养元气为主。经云：养正而邪自除，学者宜致意也。

瘟疫脉法

阳濡弱，阴弦紧，而为瘟疫。二三日体热，腹满，头痛，饮食如故，脉急而疾者，八日死。四五日头痛，腹满而吐，脉来细而长，十二日死。八九日头身不疼，目不赤，色不变，而反利，脉来涩，按之不见，举时大，心惊，十七日死。汗不出，出不至足者，死。厥逆汗自出，脉坚强急者生，虚软者死。如下利，腹中痛甚者死。

治瘟疫大法

治瘟之法有三，宜补宜散宜降。用芩、连、大黄、人参、苍术、防风、滑石、香附、桔梗、人中黄等共为末，以神曲糊丸，如梧子大。如气虚宜四君子汤，血虚宜四物汤，痰多用二陈汤送下，热甚加童便。

丹溪治瘟疫活套

瘟疫之症，与众一样病者，是俗谓之天行时气，与伤寒相似，宜分经而疗。

如在少阳经，宜以小柴胡加防风、羌活微发之。

如兼阳明者，以小柴胡合升麻、葛根二汤煎服。

如见太阳症，或大便泄，以小柴胡去黄芩，加五苓散。尤当看患者之寒热，如无寒，去五苓之肉桂，留小柴胡之黄芩。如小便不利，倍加去桂五苓散。

若入太阳经，无热症，用理中汤。若腹痛而泄则可用。若痛泄止，仍以小柴胡和之。

若入少阴及厥阴经者，以阴症伤寒传经法治之。

若预看未有端的者，先以败毒散治之。看归在何经，再随经治之。

若发黄，以小柴胡合去桂五苓散。如不退，以茯苓渗湿汤治之。如作渴，加知母、石膏。

如湿甚，以苍术白虎汤。

如发狂不识人，以大柴胡加当归。

如大便泻，以三黄石膏及柴苓汤之类。

如胸膈满闷，加枳壳、橘红、黄连与前三黄石膏等汤。

如大便不通，或承气汤，或大柴胡微利之。

如大头瘟疫，乃湿热在高巅之上，宜以羌活及酒炒黄芩，并酒蒸大黄，随病加减。切不可用降药。东垣谓：此症乃阳明邪热太甚，挟少阳相火而成。故其邪多见于头或两耳前后。治法不宜远药，远则反过其病，正所谓上热未除，中寒复生是也。宜用缓药缓服，慢慢少与。当视其肿势在何部分，随经治之。

如阳明之邪，则首大肿。少阳为邪，多见于耳之前后。宜防风通圣散加减用之，或用小柴胡加防风、荆芥、薄荷、桔梗煎服。外以侧柏叶捣汁，调火煅蚯蚓粪敷之。或以丁香尖、附子尖、南星调醋敷之。或以五叶藤、车前草皆可捣汁敷之，多有获效。

治瘟疫方

败毒散

治正气亏败，疫气外乘，以致往来潮热，骨筋头项疼痛。法当补正气，驱外邪。经云：邪之所凑，其气必虚。是以用人参、茯苓、甘草补托正气，不使外邪深入。羌活、独活、川芎驱散外邪，以止头痛。柴胡、薄荷以清潮热。佐枳壳、桔梗以利滞气。

人参甘温，二钱　白茯苦淡平，一钱半　甘草甘温，一钱　羌活辛温，一钱　独活辛温，七分　川芎辛温，八分　柴胡苦寒，八分　薄荷辛温，七分　枳壳苦辛温，七分　桔梗苦辛温，八分，加姜三片，水煎，温服。

二黄汤

治天行大头瘟毒。盖此由湿热之毒，挟相火火炎所致，法当清湿热为主。经云：苦可胜湿，寒可胜热。是以用芩、连之苦寒胜湿清热，生草之甘寒以泻火。

黄芩苦寒，酒浸，晒干，五钱　黄连苦寒，酒浸，炒，七钱　生草梢甘寒，二钱　水煎，频频热服。

如未退，用鼠粘子不拘多少，煎熟入芒硝等分，亦时时呷之，以大便利为度。

如渴甚者，前方少加引经药，如阳明渴加石膏，少阴渴加天花粉。如阳明行经以升麻、芍药、葛根，少阳行经以防风、荆芥。

漏芦汤

治藏府积热发为肿毒，及时疫疼痛，头面红肿，咽嗌填塞，而药不下，一切危要疫疠。经云：湿胜则腐肿。大法在乎清热为主。故用漏芦、升麻、大黄、黄芩、泽兰叶、玄参等诸苦寒以清热。

漏芦苦寒，通小肠　升麻苦寒　大黄苦寒，下实热　黄芩苦寒　兰叶苦辛寒　玄参苦咸寒，散结热，清利咽膈，泄无根之火　各等分，每一两，水煎，热服。如肿甚，加芒硝二钱。

附方

升麻葛根汤　**小柴胡汤**　**理中汤**　**苍术白虎汤**　**大柴胡汤**　**三黄石膏汤**　**承气汤**　**柴苓汤**　**九味羌活汤**　已上方俱伤寒门。

四君子汤　气门。
四物汤　血门。
防风通圣散　风门。
二陈汤　痰门。
茯苓渗湿汤　**五苓散**　俱湿门。

疟　门

论

疟因夏伤于暑，故汗大泄。元气内虚，腠理疏豁，或复入寒泉澡浴，或伏于阴地取凉，以致肤腠闭密，暑伏于内，不得外泄。质厚之人，伤之浅者，感而即发，以为四时感冒之症；伤之深者，伏而不动，至秋天气收敛，时令寒凉，肤腠凝密，邪郁愈炽，不得散越，邪正交争，出入表里，而寒热往来之症作焉。经云：阴阳争，必战是也。若邪并于表，则阳盛阴虚而发热，邪并于里，则阴盛阳虚而恶寒。伤之浅者，正气胜邪，日与邪敌，故一日一作而易愈。伤之深者，正不胜邪，不能日与邪敌，必停一二日，候正气稍充后与邪争，是以间一日或二日始一作而难愈。原其所由，尽因风寒暑湿之气外入，而郁于内不得越散而致。法当解利为先。虽然，如质弱之人及久病者，又不可专执解利，必先服参、术补剂二三帖，补完中气，然后或吐、或下、或汗以驱之，方保万全。不然，非惟疟不得愈，又且变生他症，多致不救。学者宜致意焉。

疟脉法

《要略》云：疟脉自弦，弦数多热，弦迟多寒，弦而小紧者，下之瘥。弦迟者宜温，弦紧者可发汗针灸，浮大者宜吐之。

《脉经》曰：疟脉自弦，微则为虚，代散者死。

治疟大法

疟之为病，因状极多，是以陈无择谓外感四时，内动七情，及饮食饱饥，房色劳疫皆能致之。其《内经》谓夏伤于暑，秋必病疟者，此乃因时而感耳。又不可专执此语，当要分别内外二因而疗。如外所因，有寒有瘅不可不辨。

如湿热者，其状寒热身重，骨节烦痛，胀满自汗，善呕，乃因汗出复浴，及冒雨湿，湿气舍于皮肤所致。

如牝疟者，其状寒多不热，惨怛憯憯，振栗，病以时作，此乃多感阴湿，以致阳不胜阴。大抵外因疟症，除瘅疟独热，温疟先热后寒，牝疟无热，其余诸疟皆先寒后热，其内所因，症由喜怒忧思恐，五者之分，不可不察。

如蓄怒伤肝，气郁所致，名曰肝疟。
如思伤脾，气郁涎结，名曰脾疟。
如忧伤肺，肺气凝痰，名曰肺疟。
如失志伤肾，精浓成痰，名曰肾疟。
故此五种疟症，皆由气血不和，郁成痰饮所致。

又有疫疟，其症一岁之间，长幼相似。又有鬼疟，其症梦寐不祥，多生恐怖。又有瘴疟，其症乍寒乍热，乍无乍有。又有劳疟，其症稍劳即作，经年不瘥，结成癥癖在胁肠间，名曰老疟，又名疟母。已上诸疟，皆宜分经各治。

如在太阳经①，谓之寒疟，法当汗之。
如在阳明经，谓之热疟，法当下之。
如在少阳经，谓之风疟，法当和之。
此乃三阳受病，谓之暴疟，其发多在夏至后处暑前，此乃伤之浅者，近而暴也。

如在阴分，不分三经，但以太阴为主，总谓湿疟，其发多在处暑后冬至前。此乃伤之深者，远而重也。

如暑疟，宜用人参白虎汤之类。
如痰疟，宜用二陈汤加常山、槟榔、草果、柴胡、黄芩。

凡疟不能食者，必因饮食上得之，当从食治。

凡疟，若原有汗，要无汗，宜养正气为主；原无汗，要有汗，宜散邪为主。

凡疟症大渴大热者，用小柴胡去半夏，加知母、黄连、黄柏、栀子、天花粉，或用生地、麦门冬、天花粉、牛膝、知母、炒黄连、干姜、生甘草煎服。

发寒热甚，头痛如破，渴而饮水，多汗，宜以人参、黄芪、芩、连、栀子、川芎、苍术、白术之类。

如久疟不愈者，宜以二陈汤加川芎、苍术、柴胡、葛根、白术，此乃一补一发之法也。

如久疟不得汗，亦宜二陈汤加苍术，佐以槟榔。

如痰塞胸满，热多寒少，大便燥实者，宜大柴胡利之。

凡疟母，宜以鳖甲为君，三棱、莪术、香附、海粉、青皮、桃仁、红花、神曲、麦芽之类加减为丸，用醋汤送下。其症系邪居阴分，宜用抚芎、川归、红花、苍术、白芷、黄柏、甘草煎汤，露一宿②，次早温服之。

凡疟三日一发，名曰痎疟，乃阴经受病。盖疟得于暑，当以汗解，或取风凉冷湿，不得疏泄，郁而成痰，又复嗜欲纵饮，及

---

① 经：陈本原作"症"，据后文改。
② 露一宿：即放置一宿。

屡经劫峻之药,胃气大伤,故此难愈。必先与人参、白术、陈皮、芍药等剂,佐以本经引使药。若得汗已,体气必虚,又须大补,候汗通身,下过委中,方见佳兆。

凡小儿疟疾有痞块,用生地、芍药各钱半,川芎、黄芩酒炒、半夏各一钱,甘草三分,加姜三片,煎汤调醋炙鳖甲末,效。

丹溪治疟活套

疟症有六经辨,其发疟有早晏不同,连日间日之异,且患者又有虚实不等,最宜详变,辨别各类而疗。

如恶寒发热,腰背头项俱痛,此乃太阳经之疟,宜二陈汤加麻黄、羌活、藁本、防风之类。

如先寒后热,或寒少热多,或但热不寒,咽痛鼻燥,此阳明经疟,宜二陈加干葛、升麻、白芷之类。

如先热后寒,或寒热间作,胁痛口苦,或呕吐恶心,此少阳经疟,宜二陈汤中多加柴胡、黄芩、人参、青皮。

如作于子午卯酉日者,此少阴疟,宜二陈加归、芎、黄柏、黄连、柴胡之类。

如作于辰戌丑未日者,乃太阴疟,宜以二陈汤加苍术、柴胡、芍药之类。

如作于寅申巳亥日者,乃厥阴疟,宜以二陈汤加桂枝、附子、干姜之类。

大抵疟在三阳者,则宜汗宜吐,如麻黄、葛根、柴胡、常山、草果、乌梅之类。

如疟在三阴者,宜下宜温宜和,如大柴汤加姜、桂,及附子理中汤之类,选而加减用之。

疟病古名痎疟,其症不一,故《素问》有五藏疟六府疟之分。

凡疟初发一二次,其邪正炽,未可遽截,正经所谓避其来锐是也。不问寒热多少,宜用青皮饮,或草果饮,或二陈加草果钱半,或平胃散加草果、柴胡各五分,或养胃汤加川芎、草果各五分,热少者取微汗,寒多者宜快脾汤。服后寒仍多者用养胃汤加桂、附各五分。独寒者宜依此。如仍不痊者,用七枣汤。

如热多者宜驱疟饮,或参苏饮与香苏饮,每服加草果五分。大热不除,宜小柴胡汤,甚者以五苓散加辰砂少许。如独热无寒,亦与小柴胡。如热虽剧不甚渴者,以小柴胡加桂四分,或以柴胡桂枝汤,候可截则截之。

如久疟者,宜四兽饮,间服山甲汤。

治 疟 方

截疟常山饮

夫疟之因,由邪客于经,阴阳乖戾,法当清邪疏郁。是以用知母之苦寒,清阳明之邪热,使其退就太阴。草果之辛温,和太阳之阴寒,使其退阳明,无使阴阳偏胜。常山之苦辛,吐涎理痰结。甘草和药,乌梅收邪热,槟榔破滞气。川山甲取其穿山入水,出阴入阳,穿其经络,引群药以逐邪。

知母苦寒,补阴退热,逐里邪,一钱　草果苦辛温,理脾胃,止呕吐,八分　常山苦辛温,吐胸中之痰涎,八分　炙草甘温,五分　乌梅甘酸平,生津化痰,三分　川山甲咸寒,引诸药性行经络以逐邪,一钱　槟榔　用酒一盏半,煎至七分,露一宿,至清晨冷服。服后如欲吐,则顺之。

清脾饮

治疟症热而不寒,或热多寒少,口苦咽干,大小便涩,脉来弦数,此乃肝邪乘脾,法当益肝温脾。是以用柴胡、青皮抑肝,兼助厚朴疏滞,白术、茯苓、草果和脾胃,半夏豁痰,黄芩清热。一本有炙草七分。

柴胡苦寒,钱半　青皮苦辛寒,八分　厚朴苦辛温,七分　白茯淡平,八分　白术苦甘温,一钱　草果苦辛温,一钱　半夏苦辛温,八分　黄芩苦寒,一钱　水盅半,煎八分。

久疟斧

治疟因脾湿郁成痰涎,阻塞经隧,久久不已。法当疏郁滞,豁痰结为主。是以用丁香快脾和胃,兼助常山理痰涎,槟榔破滞气,乌梅收邪热。

丁香苦辛热,一钱　常山苦辛寒,二钱　槟榔苦辛温,一钱　乌梅酸平,二枚　好酒一盅,浸一宿,煎七分,临发日清晨饮之。

予忆此方乃是劫剂,惟可施于壮实及初作者。若体质弱,及年老并久疟者,俱非所宜。慎之慎之!

金匮人参白虎桂枝汤[①]

治夏伤于暑成疟。经云:邪之所凑,其气必虚。法当补正气为本,清邪热为标。是以用人参、粳米、甘草等诸甘温以补正气,知母、石膏等辛寒以清热,佐桂枝和荣卫。

人参甘温,二钱　粳米甘温,一撮　炙草甘温,六分　知母辛寒,一钱　石膏辛寒,钱半　桂枝辛甘温,七分　水盅半,煎七分,温服。

麻黄羌活汤

治处暑以前发,头项痛,脉浮,无汗,恶风。此乃风寒客于太阳所致,法当疏散风寒。经云:风寒外袭,治以辛温,汗之则愈。故用麻黄辛温发表,羌活、防风等散风,佐甘草缓中和药。

麻黄苦辛温,二钱　羌活辛温,钱半　防风辛温,一钱　炙草甘温,五分　水盅半,煎一盅,热服取汗。若有汗恶寒,去麻黄加桂枝,名桂枝羌活汤。

桂枝黄芩汤

治暑疟三阳合病。经云:邪之所凑,其气必虚。故用人参、甘草以补正气为本,石膏、知母、柴胡、黄芩等以清热为标,半夏豁痰,桂和荣卫。

人参甘温,二钱　炙草甘温,五分　石膏辛寒,钱半　知母辛寒,八分　黄芩苦寒,一钱　柴胡苦寒,钱半　半夏辛温,一钱　桂枝辛温,六分　水二盅,煎一盅,温服。

三因四兽饮

治中气亏败,津液郁聚成痰,阻塞经隧,以致荣卫不清而成疟。治法当补中气为本,疏郁豁痰为标。是以用人参、白术、茯苓、甘草、大枣诸甘温以补中益气,橘红、生姜、草果仁等诸辛温之剂以疏豁郁滞,助乌梅、半夏以豁痰。

人参甘温,三钱　白术苦辛温,二钱　茯苓甘淡平,一钱　炙草甘温,五分　大枣甘温,二枚　橘红苦辛温,八分　生姜辛温,三片　草果辛温,七分　乌梅甘酸平,二枚　半夏苦辛温,八分　水煎,温服。

三因红丸子

治食积疟。法当消导积滞。故用三棱、莪术、阿魏以消积,胡椒温胃散寒,青皮疏郁滞。

三棱苦辛平　莪术辛温　阿魏酸臭,平　胡椒辛热　青皮辛温　等分为末,先将阿魏用陈米粉以醋搅,糊丸如梧子大,以朱砂为衣,每姜汤送下五七十丸。

又方

此方用草果温脾胃,柴胡、知母清热,槟榔破滞气,常山、贝母以豁痰。

草果辛温,一钱　柴胡苦寒,一钱　知母苦辛寒,一钱　槟榔辛温,八分　常山苦辛寒,一钱　贝母苦辛平,一钱　水酒各七分煎[②]盅,露一

---

① 金匮人参白虎桂枝汤:考《金匮要略》无此方,只有白虎加桂枝汤。
② 煎:疑后脱"一"字。

宿,临发时三时服。

又方

治疟母之症。夫疟母由郁积而成,法当消宿积,疏郁滞,是以用青皮、香附以疏郁滞,三棱、莪术以消积,海粉豁痰,神曲、麦芽等化食,桃仁、红花行瘀血,助鳖甲以消癥瘕,兼清蒸热。

青皮_{苦辛寒,一两} 香附_{苦辛温,醋煮,二两} 神曲_{苦辛温,一两} 麦芽_{甘温,两半} 三棱_{辛温,醋煮,七钱} 莪术_{辛温,醋煮,八钱} 海粉_{甘酸寒,一两} 红花_{辛,一两} 桃仁_{苦辛平,去尖,八钱} 鳖甲_{甘咸平,醋炙,一两} 共为末,以糊丸如梧子大,每白汤下五七十丸。

又方

治疟发寒热,头痛如破,渴饮冰水,外多自汗。此乃中气亏败,火热上炎所致。法当补中气为本,清火热为标。是以用人参、白术补中气,黄芪实腠理以止自汗,川芎疏郁滞止头疼,苍术、半夏以豁痰,芩、连、栀子以清热,佐天花粉生津止渴。

人参_{甘温,二钱} 白术_{苦甘温,钱半} 黄芪_{甘温,二钱} 川芎_{辛温,七分} 苍术_{苦辛温,一钱} 半夏_{辛温,八分} 黄芩_{苦寒,一钱} 黄连_{苦寒,七分} 山栀_{苦寒,八分} 天花粉_{苦甘寒,二钱} 水二盏,煎一盏,温服。

六 和 汤

此方用人参补正气,常山、贝母、乌梅等理痰,草果温胃,白芷、槟榔破滞,知母、柴胡清热。

人参_{甘温,一钱} 常山_{苦辛温,二钱} 贝母_{苦辛平,一钱} 乌梅_{酸平,一枚} 草果_{苦辛温,一钱} 白芷_{辛温,八分} 槟榔_{辛温,七分} 柴胡_{苦寒,一钱} 知母_{苦寒,一钱} 加姜三片,枣二枚,水二盏,煎一盏,温服。

柴胡姜桂汤

治疟因邪热为祸。法当清热散邪为主。是以用桂枝、干姜、甘草诸辛甘以散邪,柴胡、牡蛎、黄芩、瓜蒌根等诸苦寒清热。

桂枝_{辛甘热,八分} 干姜_{辛热,七分} 甘草_{甘温,八分} 柴胡_{苦寒,一钱} 牡蛎_{咸寒,一钱} 黄芩_{苦寒,一钱} 瓜蒌根_{苦甘寒,一钱} 水一盏,煎六分,日三服。初烦渴,汗出愈。

白芷石膏三拗汤

治阳明疟。此方用白芷以止头疼,知母、石膏以清热。

白芷_{辛温,三钱} 知母_{苦辛寒,五钱} 石膏_{辛寒,五钱} 水盏半,煎八分,温服。

附方

七枣汤 用附子泡,又以盐水浸,再泡,如此七次,去皮脐或用沸汤泡,陈壁土为稀糊,如前浸泡七次,分作二服。每服,水一盏,姜七片[1],枣七枚,煎七分,临发日早温服。

山甲汤 用山甲、木鳖子各等分为末,空心温酒调下二三钱。

草果饮 用草果、川芎、柴胡、白芷、良姜、炙草、青皮、陈皮去白,各等分,水一盏,煎七分,临发日三服。

养胃汤 即平胃散加人参、黄芩、半夏、草果、藿香、生姜、肉桂。

人参白虎汤 **小柴胡汤** **大柴胡汤** **五苓散** **附子理中汤** 已上俱伤寒门。

二陈汤 痰门。

参苏饮 热门。

平胃散 湿门。

---

[1] 片:据中国中医研究院抄本《医学原理》补。

淋闭门

论

淋闭之症,方书有气、砂、血、膏、劳五者之分,尽因热结下焦,膀胱郁结,渗道不清所致,由其郁热微盛不同,是故名状各异。夫气淋者,其症小便赤涩,常有余沥不尽;砂淋者,其症阴茎中有砂作痛,便溺不得猝出,砂出痛止;膏淋为病,溺浊如膏;劳淋为病,房劳即作;血淋为病,遇热即发,甚即溺血。东垣有在血在气之分,以渴与不渴为辨。如渴而小便不利者,乃热居气分,属肺之主,宜用消渗之剂为主,如茯苓、泽泻、琥珀、灯心、通草、车前、瞿麦、扁蓄之类,清肺泄火以滋水之上流。若不渴而小便不利者,乃热居血分,属肾与膀胱主之,宜用气味俱阴之剂以助其阴,知母、黄柏之类是也。虽然,又有气虚之人,气化不足,郁滞而成者,又不可专执解热,法当补养,使气盛行,便溺自清。又有劳伤心肾,水火不交,以致清阳不升,浊阴不降,清浊混淆,渗道不利而致,法当升提清气,渗道自通,如吐法之类是也。学者临症自宜斟酌,不可拘方。

淋症脉法

经云:两尺脉洪数,必便浊失精。女人尺脉涩而弱,或洪①数而促,皆为便浊白带。心脉短小,因心虚所致,必遗精便浊。少阴脉数,妇人则阴中生疮,男子则为便涩气淋。脉盛大而实者生,虚细而涩者死。

治淋闭大法

淋闭之症,多由膀胱受邪,盖膀胱乃州都之官,津液藏焉,气化而能出矣。苟风寒湿热客于胞中,则气不能施化,是以胞满而大便不通。又有津液偏渗于肠胃,致大便泄泻,而不作小便者,法当分利为主。又有□热结下焦,津液为热所滞而不行者,必以渗泄为主。

又有中气衰败,不能通调水道下输膀胱而致者,法当补益中气为主。

如肾虚失精而淋闭者,宜补肾益精,佐以利小便之剂,又不可独利小便而不补精。

如老人气虚而淋症者,宜人参、白术、补剂之中加以木通、栀子之属。

如死血作淋者,宜导死血,如牛膝、红花之类。

如痰热隔滞,中焦淋涩不通者,宜以二陈汤大碗频服,探吐以提其气。

如淋血,乃火热燥炽,下焦蓄血,气不得下降,而渗泄之令不行,法当补阴降火,如四物汤加知母、黄柏,或四物汤送下滋肾丸之类。

如阴茎痛,乃厥阴气滞兼热,宜用甘草梢以缓其气。

大抵淋闭之症多属于热,必以清热为本。

丹溪治淋闭活套

诸淋所发,皆由肾虚,膀胱生热,水火不交,心肾气郁,遂使阴阳乖舛,清浊相干,蓄结下焦而成砂石于水道出焉,大抵多由于热,必以赤茯、黄芩、泽泻、车前、麦门、肉桂、滑石、木通、甘草梢等为主方加减,佐以流滞散郁之剂。

如气虚者,加黄芪、木香。

如淋痛,乃火热甚,加黄芩、生地黄,或只以此二味煎汤,调益元散。如患在夏月,用此妙。

如伤寒后脱阳,以致小便不通,用生姜自然汁调茴香末,敷贴小腹上,再煎益元

---

① 洪:陈本原作"红",据文义改。

散，送下益智茴香丸。

如老人肾气虚败，以致小便不通，用四物汤加参、芪煎汤，送下滋肾丸之类。

如小便黄赤涩数者，主方加黄柏，倍加泽泻。

如湿热流注下焦，以致小便黄赤涩数，宜主方倍泽泻、山栀子，甚者加滑石。

如下焦蓄血，小便涩数而黄者，用主方加黄柏、知母、牛膝。

治淋闭方

茯苓琥珀汤

治小便淋涩，相引胁痛。夫胁乃肝之络，盖膀胱与肾相为表里，而肾肝同居于膀胱，热炽燔及肾肝，是以小便淋涩，引胁而痛。法当清膀胱热为本，泻肝经火为标。是以用茯苓、川楝、琥珀、灯心、泽泻等利小便以清膀胱热，生草梢、柴胡以泄肝经火。夫肝藏血，肝病则血滞，热炽则气伤，是以佐当归梢、玄胡索等以活滞血，兼助人参以补肺气。

赤茯甘淡平，八分　川楝肉苦寒，七分　琥珀甘平，一钱　灯心淡平，七分　泽泻甘咸寒，一钱　生草梢甘寒，七分　柴胡苦寒，钱半　人参甘温，钱半　归梢辛甘温，二钱　玄胡苦辛温，一钱　水二盅，煎有奇，空心顿服。

通关丸 一名滋肾丸

治肾虚生热，结于下焦，以致小便闭而不渴者。盖膀胱虽津液之府，实藉肾气之化而始能出焉。若肾元虚亏，则气化不及，是以小便闭涩。法当滋补肾元而小便自通。是以用黄柏、知母、肉桂等以补肾元。

黄柏苦辛寒，四两　知母苦辛寒，四两　肉桂辛甘温，一两　共为末，以盐水打糊丸，如梧子大，每空心淡盐汤下百十丸。服后须令顿足，令药下行。如小便已利，茎中反痛如刀割，有恶物下，为验。

东垣导气除燥汤

治水窍紧涩，小便不利。此乃下元虚火所致。法当滋阴以胜火热，利窍以通小便。是以用黄柏、知母等益阴寒以胜火热，滑石以利窍，助茯苓、泽泻等以利小便。

黄柏苦辛寒，盐水炒，三两　知母苦辛寒，二两　滑石甘寒，二两　赤茯苓甘淡平，一两　泽泻甘咸寒，二两　共为末，每空心以淡盐汤调服三钱。

琥珀汤

治一切淋症。用郁金泄小肠火，木通泄膀胱之火，滑石利窍，当归理血，木香行滞，助萹蓄、琥珀利小便而通五淋。

郁金苦辛温，一两　木通甘淡平，一两　川归辛甘温，一两　滑石甘寒，三两　木香苦辛温，三钱　萹蓄苦甘平，一两　琥珀苦淡寒，一两　共为细末，每空心用石韦叶煎汤，调服五七钱，或用芦稷梗①亦可。

又方

治老人气虚淋闭。法当补气为主，通淋闭为标。故用参、术补气，木通、山栀泻火以利关泄。

人参甘温，三钱　白术苦甘温，二钱　木通甘淡平，一钱　山栀苦寒，钱半　水盅半，煎八分，空心服。

二神散

治一切淋症而急者。此方用滑石以利窍，海金沙以利小便。

滑石甘寒，七钱　海金沙苦辛寒，兼治血淋，一两　共为细末，每以灯心、木通、麦门冬煎汤，入蜜少许，空心调服二三钱。

---

① 芦稷梗：稷，即黍。芦稷梗即黍茎。辛热有小毒，治小便不利，水肿，妊娠尿血。

木香汤

治气滞,小便淋涩作痛。法当行气为本,利小便为标。是以用木香、槟榔、陈皮、青皮、茴香等疏郁结行滞气,木通、泽泻通利小便,川归理血,生草泄火。

木香苦辛温,一钱　槟榔辛温,八分　陈皮苦辛温,一钱　青皮辛温,七分　大茴辛甘温,钱半　木通甘淡平,一钱　泽泻甘咸寒,钱半　川归甘温,一钱　赤芍苦酸寒,七分　生草甘寒,七分

加姜二片,肉桂少许,煎服。

又方

治气化不及,小便秘涩。法当补气为主。故用参、术、茯苓、甘草以补气,麦冬滋肺金,以收肾水之源,滑石利窍,泽泻、竹叶、灯心疏利小便。

人参甘温　白术苦甘温,钱半　赤茯甘淡平,一钱　甘草甘温,五分　麦冬苦甘凉,一钱　滑石甘寒,一钱　泽泻甘咸寒,一钱　竹叶淡平,三十片　灯心甘淡平,五分　水煎,空心服。

清肺饮子

治小便不利而且渴者。此乃热居气分,治宜分利为主。经云:利渗为阳。是以用灯草、通草、泽泻、瞿麦、琥珀、萹蓄、木通、车前、茯苓、猪苓等诸淡渗之剂通利小便,以泻小肠之火。

灯心甘淡平,七分　通草甘淡平,八分　泽泻甘咸寒,一钱　瞿麦淡平,七分　琥珀甘淡平,一钱　萹蓄辛甘温,八分　木通甘淡平,一钱　茯苓淡平,一钱　胃前辛咸寒,一钱　猪苓甘淡平,一钱　水二盅,煎一盅,空心服。

附方

二陈汤　痰门。
四物汤　血门。
六味地黄丸　治肾虚淋涩之症。虚损门。
益元散　暑门。
滋肾丸　虚损门。
益智茴香丸　即益智、茴香二味,等分,为丸服。

小便不通门

论

小便不通之症,有因气虚不能传化而致者,有因血虚无以荣养腠理,以致渗道闭密而致者,有因痰凝阻塞渗道而致者。是以丹溪分因用药,各有不同。故气虚者,用人参、黄芪佐以升提之剂,先服,后探吐之。如痰阻塞者,以二陈汤加木通、香附探吐之。夫小便不通,多用吐法者,盖由气逆而水不下,上吐之令其气升,而水自下。大抵仍要滋助化源,源深而流自长。是以先哲治此症,多用黄柏、知母为君者,正此意也,学者宜深思焉。又有膀胱郁热,以致小便不通者,治宜寒凉淡渗之剂分利之,如车前、泽泻之类。

脉法

治法

活套

俱见淋闭门。

治小便不通方

元戎济道汤

治气虚小便不通。法当清肺补气以助气化之令。是以用人参、黄芪、北五味滋补肺气为本,茯苓、泽泻、木通、滑石等利窍以通小便为标,知母、黄柏滋肾水之源,升麻提气降水。

人参 甘温,三钱　黄芪 甘温,三钱半　五味 甘酸平,八分　赤茯 淡平,一钱　泽泻 甘咸寒,一钱　木通 甘淡平,七分　知母 苦辛寒,一钱　滑石 甘寒,钱半　黄柏 苦辛寒,一钱　升麻 苦寒,七分　水二盏,煎一盏,空心温服。

金匮加减四物汤

治阴血亏败,无以滋荣渗水,以致小便涩滞不利。法当滋补阴血为主。是以用归、芎、熟地以补血为本,猪苓、泽泻、车前通利小便为标,麦冬、知母、黄柏滋助肾水,橘红、香附行气开郁以引血。

当归 辛甘温,三钱　川芎 辛温,一钱　熟地 甘温,二钱　猪苓 淡平,一钱　泽泻 甘咸寒,二钱　车前 辛咸寒,一钱　麦冬 苦甘凉,一钱　知母 辛寒,钱半　黄柏 苦辛寒,一钱　橘红 苦辛温,一钱　香附 辛温,一钱　水二盏,煎一盏,温服。

附方

四君子汤　气门。
四物汤　血门。
二陈汤　痰门。

小便不禁门

论

小便不禁,有赤白之分。夫赤属热而白属虚,尽由膀胱为主。盖膀胱气热,即泄液流通,易于走泄;膀胱气虚,则司位失权,不能禁固。是以二者皆能令小便不禁。故热者,宜以辛凉之剂清利之,如芩、连、栀子之类;虚者,宜以甘温之剂补益之,如人参、黄芪之类。在乎临症斟酌,不可执泥。

脉法

治法

活套

俱见淋闭门。

治小便不禁方

司肾丸

盖肾虚生热,以致小便不禁。法当滋补肾阴以胜热。是以用鹿茸、菟丝子、胡芦巴、杜仲、肉桂、熟地、山药补精,助黄柏、知母益真阴,辅地骨皮以退肾热,龙骨、赤石脂以止滑脱。

鹿茸　菟丝子　胡芦巴　杜仲　肉桂　熟地黄　知母　地骨皮　赤石脂　黄柏　山药　龙骨　共为细末,以醋打糊丸,如梧子大,每空心以升麻煎汤,送下七十丸。

附方

六味地黄丸　滋阴大补丸　滋肾丸
俱虚损门。

便浊门 附遗精滑泄

论

便浊之症,尽由脾胃湿热之气下流,渗入膀胱,故使小便浑浊,或赤,或黄而不清,或白。其由一出于热。经云:水液浑浊,皆属于热是也。但有气血之分,如血虚而热者为赤浊,乃心与小肠主之;气虚而热者为白浊,乃肺与大肠主之。而丹溪谓此症多属湿痰流注,宜燥中宫之湿,兼以降火提气。又有遗精滑泄之候,与浊相类。夫遗精者,乃梦与鬼交而泄,是心气不遂,思想无穷所致,治法在乎安神兼补,如茯苓、知母、黄柏之类,或佐以青黛等剂。其滑泄者,乃精随溺出,又肾受湿热气郁所致,盖热即流通,精随溺出,法当在乎滋阴降火,如黄柏、知母之类，或佐以牡蛎、蛤粉以涩其滑。与此各类不同，学者宜再思焉。

便浊① 遗精脉法

两尺脉洪数，必便浊失精。

女人尺脉涩而溺，或洪数而促，皆为便浊白带。

心脉短少，因心虚所致，必遗精便浊。

治遗精便浊大法

便浊乃是湿热下流，治宜燥湿清热，兼以升举之药。遗精乃是阴虚生热，治宜滋阴降火，兼以收涩之药。如挟湿痰便浊，宜燥湿痰，用二陈汤加苍术、白术，亦□兼以升举之剂。

丹溪治遗精便浊活套

便浊之症，有湿热，有痰，有虚。三者之分，又有在气在血之异，而以色赤色白为分，大抵与痢带之症相类，治法当要分别所因。

如因湿热，用芩、连为君，苍、白术为臣，少佐以渗渍之剂。

如因痰作，用二陈汤加苍、白术，佐以黄柏、黄荆子之类。此症多出肥白气虚之人，或加人参更妙。

如因气虚受病者，其浊色白，宜以四君子汤加黄芪、苍术，或六君子汤。

如因血虚受病，其浊色赤，宜四物汤加黄柏、知母，或用此汤送下真蛤粉丸。

如便浊小腹痛而不可忍者，宜作寒治，用东垣酒煮当归丸极妙。

遗精滑泄之症，尽由阴虚生热所致，盖人之藏府俱各有精，然肾独为藏精之府，而听命于心，贵乎水火升降，则精气内持而固。苟调摄失宜，思虑过度，嗜欲无节，水火不交，精元失所，遗泄之患生焉。因有不同，各求其类。有因用心过度，心不摄肾而致泄者；有因思欲不遂，精色失位而泄者；又有壮盛之人，久无交合，精气满溢而泄者。其状或随溺而出，或不小便而自来，或茎中痒痛，常如欲滴小便。症虽不同，治法并宜先用妙香散或威喜丸，黄蜡、白茯等分为丸。或分清饮，俱加石膏、牡蛎等剂。

大抵梦遗泄精，二者皆主乎热，故《金匮》谓脱精与带下颇同治。是以多用青黛、海石、黄柏，或以八味汤加减，吞樗树根丸。而戴氏亦谓因②交而精泄者，谓之梦遗。宜加知母、黄柏、蛤粉、青黛为丸服。若不因梦交而精自泄者，谓之泄精，宜用黄柏、知母降火，牡蛎、蛤粉精固，皆相火所动，久成痨瘵，而无寒理。

治遗精便浊方

定志真蛤粉丸

治心气亏败，相火妄乘，致精走泄。法当补益心气，滋阴降火。故用参、苓、远志、菖蒲等补益心气，黄柏、青黛滋阴降火，海粉、樗根皮固涩精元。

人参 甘温，三两　白茯 甘淡平，三两　远志 苦辛平，一两　黄柏 辛寒，四两　石菖蒲 辛温，二两　青黛 苦咸寒，一两　蛤粉 苦咸涩，一两　樗根 苦涩，二两　共为末，蒸饼为丸如梧子大，以青黛为衣，每空心盐姜汤下五七十丸。

妙香散

治遗精恍惚惊悸，乃心气亏败所致。法当补益心气为主。故用茯苓、茯神、远志、辰砂补心安神定惚，人参、黄芪、山药益正气，木香行郁，麝香通窍，甘草泄火，桔梗载诸药不令下沉。

白茯苓 甘淡平，一两　茯神 甘淡平，一两

---

① 便浊：陈本原作"便溺"，依上下文意改。
② 因：疑后脱"梦"。

辰砂 甘凉平，益精气，辟鬼祟，五钱　远志 辛温，益精，七钱　人参 甘温，一两　麝香 辛温，辟邪，二钱　黄芪 甘温，一两　山药 甘温，一两　木香 苦辛温，五钱　甘草 甘寒，五钱　桔梗 苦辛温，五钱

丹溪九龙丹

治肾气亏败，不能摄精，致精滑泄。法当滋补肾元为本，固精止滑为标。故用枸杞、芡实、莲肉、茯苓、熟地补肾益精，山楂肉、金樱子、莲蕊固精止滑，川归调理气血各归其所。

枸杞 苦甘平，四两　芡实 甘平，三两　茯苓 甘淡平，三两　莲肉 甘温，二两　熟地 甘寒，四两　山查 甘酸平，二两　金樱子 甘酸，二两　莲蕊 甘温，二两　川归 辛甘温，三两　共为末，蒸饼丸如梧子大，每以盐汤下五七十丸。

半夏丸

治湿痰白浊。法当燥痰导湿。是以用半夏燥痰，助猪苓以渗湿。

半夏 苦辛温　猪苓 甘淡平　各等分为末，糊丸如梧子大，每姜汤下五七十丸。

萆薢分清饮

治真元不足，下焦虚寒，小便白浊，频数无度。治宜益真元，分散寒湿。是以用菖蒲益心元，助益智，萆薢散寒，佐乌药攻冷气。一本有茯苓、甘草。

石菖蒲 苦辛温，五钱　川萆薢 甘淡平，五钱　益智 苦平，治遗精小便频数　乌药 辛温，各五钱，治膀胱之冷气　加盐一撮，用水煎，空心服。

茯菟丸

治因思虑过度，以致心肾虚损，便溺余沥，小便白浊，梦寐频泄。是以用白茯苓、石莲子等以养心，助菟丝子补肾益精。

白茯 甘淡平，补心，二两　石莲子 苦寒，凉心，二两　菟丝子 辛甘平，□两，酒煮焙干　共末，酒糊丸如梧子大，每空心盐汤下。

又方

治小便白浊，溺出髓条，此乃心肾虚损所致。法当补益心肾。是以用酸枣仁、白茯补心元，破故、益智、大茴滋肾气，牡蛎固精止滑，参、术以补中气。

酸枣仁 酸淡平，一两　白茯苓 甘淡平，二两　破故纸 甘平，二两　益智仁 辛温，一两　大茴香 辛甘温，五钱　牡蛎 甘咸平，一两　人参 甘温，一两　白术 苦甘温，三两　共末，盐酒打糊丸，每盐汤下三五十丸。

又方

治心经伏暑，移热小肠，以致小便赤浊。法当清心泻暑。是以用赤茯、石莲肉以清心，猪苓、泽泻利小便，助香薷以清心经伏暑之气。盖内伏，肺气必伤，故佐麦门清肺，助人参、白术补中益气。

赤茯 甘淡平，一钱　石莲 苦辛温，一钱　泽泻 甘咸寒，一钱　猪苓 淡平，八分　香薷 辛凉，二钱　麦冬 甘凉，一钱　人参 甘温，二钱　白术 甘温，一钱　水二盅，煎一盅，温服。

附方

二陈汤　痰门。
四物汤　血门。
温胆汤　怔忡门。
八物汤　虚损门。
酒煮当归丸　腹门。
四君子汤　气门。
樗根丸　用樗树根皮，不拘多少，为末，酒糊丸。

秘结门

论

秘者,大便秘结,干燥而不通也。原其所因,皆因房事过度,或为饮食失节,或恣饮酒浆,或过餐辛热,以致火盛水亏,津液枯涸,传道失常,秘结之症作矣。但中有风秘、热秘、阳结、阴结、气虚、血虚种种不同,大要在乎润燥开导秘结为主,如大黄、当归、桃仁、麻仁、郁李仁之类。如挟风燥,稍加防风、羌活、秦艽、皂角之属。用蜜为丸,取其润燥以助传导之滞,使燥解而闭自疏通。仍要多服补血生津之剂以助真阴,以固根本,庶无再结之患。切勿用牵牛、巴豆峻利之剂攻之,致使阴血愈亏,火愈炽,病根胶固,卒难调理。又有大便燥结,发热,脉大如葱管者,乃津血虚竭,而不可复汗下,以致津液重亡,多致不救。又有胃强脾弱,约束津液,不得荣灌大肠以输膀胱,致使小便数而大便结,故先哲制脾约丸以下脾之燥结,使津液四布,灌流于肠胃,其燥结得润而自愈矣。仍宜滋养阴血,使阳火再无复炽之理,方保万全。不然,恐燥结复作,难措手矣。学者宜致思焉。

秘结脉法

大凡秘脉多大而结,阳结沉实而数,阴结脉伏而迟,或结。老人及虚人便秘,脉如雀啄者,不治。

治秘大法

秘结之症,有实有虚,有热有风,数者虽是不同,原其所因,尽由饮食起居摄养失宜,以致饮食之火起于肠胃,淫欲之火起于命门,三焦火炽水亏所致。治疗之法,除肠中实热宜以承气汤之类微利之,其余并宜滋阴水以胜火热,使津液得充,而秘自解矣。

丹溪治秘结活套

凡五味入胃,其清气养藏府诸阳,其浊质养藏府诸阴,归于大肠,司出而不纳。若伏热于内,则津液枯涸,肠中燥槁,而秘结之症作焉。又有老人及虚怯人,并产后一切失血之人,肠无血润而燥闭者;又有肠藏受风而作者。各各不同,最宜详治。

如肠中伏热,津液枯涸者,须要泻火生津为主,宜以当归润燥汤加减。

如老人及产后虚怯人,并一切失血之人秘结者,宜以八物汤为主加减。

如肠藏受风而作秘者,宜以辛温之剂主之,如活血润燥丸之类加减。

如肠中实热结成燥粪,宜大小承气汤加减。

治秘结方

脾约丸

治脾气壅滞,肠胃干燥,以致大便秘结。是以用枳实、厚朴等以破壅滞之气,杏仁、麻仁等以润燥,白芍、大黄以通秘结。

枳实苦辛寒,一两　厚朴苦辛温,一两　杏仁苦甘温,一两　麻仁甘平,二两　白芍苦酸寒,一两　大黄苦寒,一两　共末,炼蜜为丸,如梧子大,每空心下五七十丸。

东垣活血润燥丸

治风秘血燥,大便涩结。法当疏风养血润燥。是以用防风、羌活疏风,皂角通关窍,川归、桃仁调血泻火,麻仁润燥,大黄通大便,下结热。

防风辛温,七钱　羌活辛温,五钱　皂角苦辛温,烧存性,五钱　桃仁苦辛温,五钱　麻仁辛甘温,二两　川归辛甘温,三两　大黄苦寒,一两共末,炼蜜丸,如梧子大,每空心白汤下五七十丸。仍常用麻仁煮粥食之。前丸药须用磁礶盛之,勿令泄气。

附方

四物汤 血门。

东垣润肠汤 即润燥汤,治大便秘结。燥门。

大小承气汤 治肠中实热秘结。伤寒门。

八物汤 治气血俱虚以致大便秘结。虚损门。

当归润燥汤 治气虚无以滋养肠胃秘结。

麻仁丸 治大肠风秘结燥。燥门。

脱肛门

论

脱肛之症,有气虚血虚不同,盖气虚者不能升举其□,以致大肠下脱;血虚者,不能附阳四畅,以致湿热之气郁于大肠。而湿就下,故大肠下坠,大抵皆宜补养气血为主,清热燥湿为标。加之以升提之剂,或托以酸涩之药,无有不效,学者宜自究焉。

脱肛脉法

脉沉而无力者为脱肛。

治脱肛大法

肺与大肠,相为表里,若肺经蕴热,则肛门秘结;肺藏虚陷,则肛门脱出。是以妇人产后及小儿久痢之后,皆能致此症者,盖由气血虚脱之故也。治法必须以升补气血为主,久则自然收矣。涩药亦可用。

丹溪治脱肛活套

脱肛之症,有气热血热,有气虚血虚。有此四者之分,当求各因而疗。

如因气虚者,宜以参、芪、归、芎之类补中兼举。

如气热者,以人参、条芩、升麻之类。

如血虚者,以四物倍当归,加人参,佐以升麻。

如血热者,以四物加生地、炒黄柏、升麻之类,外以酸涩之剂托之可也。

治脱肛方

洁古参芪汤

治气虚不能拘摄湿热,以致下流脱肛。法当益气为本,清湿热为标。故用参、芪以补气,黄连、薄荷、连翘清湿热,防风、升麻以提气。

人参甘温,三钱　黄芪甘温,四钱　薄荷辛凉,七分　黄连苦寒,一钱　连翘苦寒,七分　防风辛温,七分　升麻苦寒,一钱　水煎,食前服。外以鳖头骨、五倍子焙干,为末托之。

洁古归参汤

治阴血亏败,无以羁承肠藏,以致湿热下流,肛门下脱。法当益血清热。故用人参、川归①、芎、地、芍以补血,薄荷、荆芥、条芩以清热,升麻以提气。一本有黄芪。

人参甘温,一钱　川归辛甘温,二钱　川芎辛温,七分　生地甘寒,七分　白芍酸寒,二钱　薄荷辛温,七分　荆芥辛凉,一钱　条芩苦寒,一钱　升麻苦寒,一钱　水二盏,煎一盏,食前服。

附方

四物汤 血门。

---

① 川归:陈本误作"从归",据方中药名改。

痞满门

论

痞之为患,乃胸中之气不得通泰之谓。原其所因,尽由气血不畅所致。症状多端,治难执一。是以有元气不足,郁而为痞者,宜以参、芪、白术等诸甘温以补之。如因饮食之类停积不消,致伤中气,不磨而为痞者,宜以白术、山楂、麦芽、神曲等以消导之。如因湿热壅郁而为痞者,宜以芩、连、枳壳等诸苦以泻之。如因上焦气郁而为痞者,宜以生姜、半夏、厚朴等诸辛以散之。如因受湿而为痞胀者,宜茯苓、泽泻、木香等淡剂以渗之。如因阴虚火动,浮泛于上而为痞者,宜以生地、黄柏、知母等诸寒以降之。如因外冒风寒,以致胸中阳气不得舒越而为痞者,宜麻黄、桂枝等诸辛以散之。如有饮食填塞胸中,以致清浊混淆而为痞者,宜以藜芦、瓜蒂等诸苦酸以吐之,或用枳实导滞丸,或木香化滞汤之类以散之。如因大病之后,元气未复,心中虚满者,宜补中益气汤,佐以橘红、木香等以行之。如因伤寒下早,邪气内陷而为痞者,宜用陷胸汤以下之。如因下多亡阴、心经血乏,邪气乘虚客于心分而为痞者,治宜补心汤加归、地以调之。又有汗多亡阳,致伤阳气,遂令中气不健而为痞者,治宜建中汤倍参、芪、白术以扶之。虽然种种不同,未有不由中气亏败,运动失常所致,大法仍要扶脾补中为主,行气发滞佐之。经云:壮者气行则愈,怯者著而成病是也。学者宜再思焉。

痞症脉法

《脉经》曰:脉浮紧,若下之,紧反入里,因而作痞。又云:脉濡弱,弱反在关,濡反在巅,微反在上,涩反在下。微则阳气微,涩则无血。阳气反微,中风汗出而烦躁。涩则无血,厥冷且寒。阳微不可下,下则心下痞坚。又云:右关脉多弦,弦而迟者,必心下坚,气不舒畅,则痞。

治痞大法

痞之为患,由阴伏阳蓄,气血不运而成。处于心胸之分,填满痞塞,乃上中二焦之病。与腹满不同。痞惟内觉痞闷,外无胀急之形,胀满则外有形矣。但中有伤寒失下而成者,有气而虚弱不能运行精微而成者,有饮食痰积不能施化而成者,有因湿热壅盛而成者,大法属虚属热属湿。是以虚者,宜参、术诸甘温以补之;热者,宜芩、连、枳壳诸苦寒以泻火,佐以厚朴、生姜、半夏等诸辛温以散之;湿者,宜以茯苓、泽泻、木通等诸甘淡以渗之。大抵此症,多由中气亏败,湿热之气壅滞为多,宜作湿治,令上下分消其湿气。如果有内实之症,稍可略与疏通。病人苦于痞塞,医者欲速取效,喜行利药,暂时实快。痞若再作,益愈滋甚。慎之慎之!

丹溪治痞满活套

痞满之症,因状多端,不可执一,当宜分因而疗。

大抵痞症,多属痰湿积,古方多用枳实、黄连为君,详其气血虚实加减。

如禀受苍实之人,宜以黄连、枳实、枳壳、青皮、陈皮之类。

如禀受怯弱之人,传化失常,饮食不化而作痞者,宜白术、山楂、麦芽、陈皮之类。

如肥人心下痞者,多属湿痰,宜以苍术、半夏、陈皮、砂仁、茯苓、滑石之类。

如瘦人心下痞者,乃是郁热中焦所致,宜以枳实、黄连、葛根、升麻之类。

如因食后感寒,饮食不化,以致心下痞

者，宜以木香、草蔻、吴萸、砂仁之类。

如痞挟血成窠囊者，宜以桃仁、红花、香附、大黄之类。

治痞满方

枳实导滞丸

治湿热食积，不得施化而作痞闷。法当消导湿热之积为主，经云：苦可胜湿，寒可以胜热。故用芩、连等诸苦寒以清湿热，枳实、神曲疏积滞，大黄下湿热，茯苓、泽泻分利其湿，白术健脾兼燥其湿。

黄连苦寒,三两　黄芩苦寒,二两　枳实苦辛寒,二两　神曲苦辛温,二两　大黄苦寒,二两　茯苓甘淡平,二两　泽泻甘咸寒,二两　白术甘温,五两　为末，蒸饼丸，每生姜汤或白汤下五七十丸。

木香化滞汤

治忧思气结伤脾而成痞满。法当疏散结气。经云：辛以散之。故用枳实、半夏、陈皮、木香、草蔻诸苦辛以散痞结。夫气结而血亦凝，故加归梢、红花以活滞血，佐柴胡疏肝清热，甘草和药。

枳实苦辛温,一钱　归梢辛甘温,一钱　红花甘酸平,一钱　柴胡苦寒,七分　陈皮苦辛温,八分　草蔻苦辛温,七分　半夏辛温,七分　木香辛温,一钱　炙草甘温,五分　加姜三片，水二盏，煎一盏，温服。

补心汤

治心经虚败，寒乘之而为痞满。法当补心散寒。是以用茯苓、茯神、远志等以补心气，当归、川芎、生地、白芍等以养心血，细辛、肉桂、川椒、干姜以散寒，佐厚朴、半夏以散痞。一本有防风。

茯苓甘淡平,二钱　茯神甘平,一钱　远志苦甘平,八分　当归甘温,二钱　川芎辛温,七分　生地甘寒,一钱　白芍苦酸寒,七分　细辛辛温,七分　肉桂辛甘温,一钱　川椒辛热,七分　干姜辛热,七分　半夏辛温,八分　厚朴苦甘温,一钱　水二盏，煎一盏，食后服。

建中汤

治汗多亡阳，中气亏败，致成痞满。法当补中益气。故用炙草、大枣、黄芪补中气，干姜、肉桂散寒痞，助归芍以调血。一本有阿胶。

炙草甘温,七分　大枣甘温,三枚　黄芪甘温,三钱　干姜辛热,二钱　肉桂辛热,一钱　川归辛甘温,二钱　白芍苦酸寒,七分　水二盏，煎一盏，温服。

三黄附子泻心汤

治邪热蓄于心分而作痞者。法当清利邪热。经云：苦可泻满，寒可泻热，是以用大黄、黄芩、黄连诸苦泻痞清热，佐附子之辛热，为从治，使诸苦寒不为热忤，以散痞闷。

大黄苦寒,三钱　黄芩苦寒,五钱　黄连苦寒,一钱　附子辛热,五分　水二盏，煎一盏，温服。

半夏泻心汤

治中气亏败，运动失常，以致湿热之气凝聚成痰，泥于心胸之分而成痞满。法当补中气，清湿热，豁痰散痞。是以用人参、大枣、炙草诸甘温以补中气，芩、连诸苦寒以清湿热，生姜、半夏诸辛温豁痰散痞。

人参甘温,二钱　大枣甘温,三枚　炙草甘温,五分　黄芩苦寒,钱半　黄连苦寒,一钱　半夏辛温,八分　生姜辛温,三片　水二盏，煎一盏，温服。

秘载大消痞丸

治一切湿热食积作痞。久作不愈者，

皆由中气亏败，运动失常所致。法当补益中气为本，清理湿热为标。是以用人参、白术、炙草补中气，芩、连以清热，猪苓、泽泻渗湿，砂仁、神曲消食积，陈皮、半夏、姜黄、枳实、厚朴等以疏郁散痞。

人参甘温，三两　白术苦甘温，二两　炙草甘温，五钱　黄芩苦寒，一两　黄连苦寒，二两　猪苓甘淡平，二两　泽泻甘咸寒，一两　砂仁辛温，五钱　神曲苦辛温，一两　陈皮苦辛温，一两　半夏苦辛温，一两　姜黄辛寒，两半　枳实苦辛寒，一两　厚朴苦辛温，二两　生姜辛温，二两　共为末，以神曲搅糊为丸，如梧子大，每以姜汤送下五七十丸。

又方

治一切痞气。经云：苦可泻满，辛以散之。是以用吴萸之辛以散痞，黄连之苦以泻满。

吴茱萸苦辛热，酒浸炒，三两　黄连苦寒，酒炒，一两　为末糊丸，每以陈皮、白术煎汤，下五七十丸。

枳实消痞丸

治右关脉浮弦，心下痞闷，恶食，四肢懒倦。此乃脾胃受病，盖右关乃脾土之宫，弦乃肝木乘土，脾胃受伤，不能舒布水谷之气，是以心下痞闷，恶食。盖脾主四肢，脾病是以四肢倦怠。法当调养脾胃为本，消导痞滞为标。故用人参、白术、茯苓、甘草诸甘温以补中气，助麦芽开胃进食，生姜、半夏以豁痰，黄连以清湿热，佐枳实、厚朴以散痞滞。

人参甘温，三两　白术苦甘温，两半　茯苓甘淡平，八钱　炙草甘温，五钱　麦芽甘温，七钱　生姜辛温，五钱　半夏辛温，一两　黄连苦寒，二两　枳实苦辛寒，一两　厚朴苦辛温，五钱　为末，蒸饼丸，每以米清送下五七十丸。

附　方

补中益气汤　内伤门。
大小陷胸汤　伤寒门。

医学原理卷之八终

卷 之 九

石山　汪　机　编辑
新安　师古　吴勉学　校阅
　　幼清　江湛若　参订

痓　门

论

痓者,痓直而不柔和也。其状与痫相似,但痫不时而作,痓则常作无时。方书皆谓感受风湿而致,多用风药。予细详之,恐仍未备,当作气血内虚,外邪干之所致。盖人百骸九窍,必本气血荣养,始能运动。观《内经》云:足得血而能步,掌得血而能握,目得血而能视等之可见。盖筋脉无血荣养,则强直不能运动,痓病之痓是也。但因有数者不同,是以有气虚不能引导津血以养筋脉而致者;有因津血不足无以荣养筋脉而致者;有因痰火塞窒经隧,以致津血不荣者;有因真元本虚,六淫之邪乘袭,致血不能荣养者。虽有数因不同,其于津血有亏无以滋荣经脉则一。详先哲谓:汗下过多,及病家产后,与夫耗精耗血之病,皆能作痓。其意可见。学者不可力执《局方》,专用风药而疗,在乎分因用药可也。若果因外感而致,当遵仲景法驱散风邪。如因中气不足,津血不充而致者,必须调补中气,养血生津,清痰降火。视在何经作病,则佐此经之药以为引导。全在活法,不可执一。

痓脉法

《脉经》曰:大阴病,发热,其脉沉而细者,为痓。

又云:痓脉来,按之筑筑然而弦,直上下行。

又云:痓家其脉伏坚,直上下。

治痓大法

痓①病,《内经》谓因风因湿。经云:诸痓项强,皆属于湿,诸暴强直,皆属于风是也。至仲景又有刚柔二痓之辨,谓太阳病热,恶热无汗②。恶寒,脉弦长,胫急,胞满,口噤,手足挛急,甚则搐搦,角弓反张,乃为刚痓。若太阳症微热,多汗,不恶寒,脉迟涩弦细,四肢不收,时时搐搦,开目含口,此为柔痓,至后人以风湿分刚柔,谓风性刚急,风气胜谓之刚痓;湿性柔和,湿气胜谓之柔痓。此说虽似是,仍未及丹溪之论为的确也。虽然议论纷纭,未有不由亡津亡血过多,以致正气亏败,外邪乘之而致,大法在乎滋补气血为本,驱理风湿为标。

---

① 痓:陈本原误作"症",据文意改。
② 太阳病热,恶热无汗:据《金匮要略》当作"太阳病,发热无汗"。

丹溪治痓活套

痓病与痫相似，但痓比痫尤虚，切不可作风治，纯用风药，盖因气血大虚，挟痰挟火而成。大要宜于补养药中兼治痰火之剂，如参、芪、归、芎、竹沥之类。东垣所谓刚柔之痓，非分风湿立论，其因与急慢二惊相似，因虚与实之故，一属外感，一属内伤。属外感者，乃实邪，为刚痓，宜麻黄葛根汤、瓜蒌桂枝汤、小续命汤之类选而用之；入里者，大小承气汤之类选而用之。属内伤者，乃虚邪，为柔痓，宜补中益气、八物、四物等汤之类选而用之。前辈惟以风湿分刚柔者，恐未备也。

治痓方

当归补血汤

治一切亡血过多而作痓者，法当补益气血。是以用黄芪补气，兼助当归以养血。

黄芪甘温，八钱　当归辛甘温，三钱　水煎，温服。

如挟风，加防风一钱、荆芥八分、甘草五分。

防风当归汤

治血虚挟风作痓。法当补血为本，驱风为标。是以用归、芎、地黄补血为本，防风治风为标。

当归辛温，五分　川芎辛温，七分　地黄甘寒，二钱　防风甘温，一钱　水钟半，煎八分，温服。

十全润痓汤

治气血两亏，风邪乘袭，发热口噤，手足挛缩，角弓反张，一切痰症。法当补益气血为本，疏风清热为标。是以用人参、黄芪补气，当归、川芎、芍药、地黄养血，防风、羌活、荆芥等疏风，葛根、黄芩清热，附子引导诸药以行经络，甘草缓急以和药性。

人参甘温，三钱　黄芪甘温，二钱　当归辛甘温，三钱　川芎辛温，五分　地黄甘寒，一钱　白芍苦酸寒，八分　防风辛温，行参芪之功，一钱　羌活辛温，六分　荆芥辛凉，七分　葛根苦甘凉，一钱　黄芩苦寒，一钱　附子辛热，五分，兼散风　甘草甘温，五分，制附子毒　水二钟，煎一钟，温服。

附方

麻黄葛根汤　见寒门。
瓜蒌桂枝汤　寒门。
小续命汤　见风门。
大小承气汤　寒门。
补中益气汤　内伤门。
四物汤　血门。
八物汤　虚损门。

痫　门

论

痫之为病，大抵与痓相似，但痓久而不苏，痫则醉时复醒，发过如故。原其所由，有因中风不治，郁液成痰，痰因火动，上泛闭于心窍而致者；有因惊恐，以致神不守舍，神舍空虚，邪乘虚入袭而致者。其状卒倒无知，或口吐涎沫，随邪所入五藏而作五畜之声。丹溪谓：此症大率宜乎寻痰寻火而治，其论固是。但痰火不能自生，必由中气不充，以致津液凝结成痰，郁而为火，且惊亦是气夺邪乘虚入，皆中气亏败所致，治法必须调补中气为主，导火寻痰为标。不然，徒只知标而不知本。古方虽谓大法宜吐，但此法施于形气壮盛之人，多得获效，若用于神气怯弱之辈，必反为祸。况吐又是劫法，只可治标，不能理本。学者必须调补中气为主,苟能中气充实,其痰自除,其火自息。不然,中气愈亏,痰火愈炽。必在临症观形或标本兼治,不可执一。

痫脉法

脉虚弦,为惊风,为痫。脉沉实而滑,为痰热苦口;沉小急疾者,死;虚而弦急者,死。

治痫大法

丹溪谓:痫病大率属痰与惊,不必分五等大法,行痰降火宜用黄连、南星、瓜蒌、半夏,分痰与火、热多热少而疗。如热多者,宜用凉药清心;痰多者,必用吐法。吐后宜用东垣安神丸,及平肝之剂,如青黛、柴胡之类。

丹溪治痫活套

痫症多因痰结心胸之间,宜开痰镇心。

如中邪者,以中邪法治之。

如神不守舍,狂言妄作,经年不愈者,乃心经蓄热,治法当清心除热。

如痰迷心窍,宜豁痰清心,或吐或下,或以人事胜之。

如因怒伤肝而致者,宜以忧胜之,余仿此。

治痫方

子和朱砂滚痰丸

治一切痫症。盖痫症因火动痰而作,法当坠火豁痰。是以用朱砂、赤石脂以安心神,兼助硝石以降火,用白矾以化痰涎。

朱砂 甘寒　赤石脂 酸辛平甘　硝石 苦咸寒　白矾 酸涩寒　等分为末,捣蒜,膏丸如绿豆大,以荆芥汤下三五十丸。

宝鉴龙脑安神丸

治五藏积热,熏灼心神而成痫症。法当泻火清热以安心神。是以用甘草梢、桑白皮、麦门冬等以泻火,地骨皮、马牙硝、朱砂、牛黄、犀角等清心解血热,兼助金箔、茯神等镇心安神,加以人参宁心润肺,龙脑、麝香开通关窍。

生草 甘寒,二两　桑白 苦酸寒,一两　麦冬 苦甘寒,两半　地骨 苦寒,二两　牙硝 寒,化痰,四两　朱砂 甘凉,镇心神,五钱　牛黄 苦平,凉镇心神,五钱　犀角 咸寒,二两　金箔 辛平,一两片　茯神 甘平,一两　麝香 辛温,一钱　龙脑 辛凉,散热,一钱　人参 甘温,一两　共为细末,炼蜜丸,如弹子大,以金箔为衣,用凉水或薄荷汤下一二丸。日进三服。

严氏控涎丹

治风痰作痫。法当导去风痰。是以用川乌、半夏、僵蚕、全蝎等驱风豁痰,甘遂逐痰饮,铁粉坠痰火,镇心神,解结热。

川乌 辛热,引药行经络,五钱　半夏 辛温,一两　僵蚕 辛甘平,五钱　全蝎 辛甘平,五钱　甘遂 辛平,五钱　铁粉 辛咸平,五钱

共为末,用姜汁搅糊丸,如绿豆大,以朱砂为衣,食后用姜汤送下三十丸。

三痫丸

治一切风痰惊痫。法当疏风豁痰,是以用荆芥疏风豁痰。是以用荆芥疏风,白矾豁痰。亦可治急慢惊风。

荆芥穗 辛凉,二两　白矾 酸涩咸寒,半生半枯,一两　共末,蒸饼丸如黍米大,用朱砂为衣,每以姜汤送下二三十丸。

本事人参散

治中气亏败,生痰作痫。法当补中豁痰。是以用人参补中气,南星豁痰涎。

人参 甘温,五钱　南星 苦辛温,一两　用水一盏,姜三片,冬瓜仁一撮,擂碎同煎,至半盏为度,作三次灌下。

东垣安神丸

治心火炎上成痫。法当清火热以安神。是以用黄连清火热，朱砂镇心安神，当归养心血，甘草泻火缓急。

黄连苦寒，二两　朱砂甘辛凉，五钱　生地甘温，一两　生草甘寒，五钱　当归身辛甘温，二两

肿胀门

论

四肢俱肿，谓之肿。惟腹肿满谓之胀。原其所由，尽因湿热而致。叔和虽云藏寒生满病，不过言人藏府虚寒，不克输化水谷所致。其始虽因于寒，其终郁而成热，是以必当以湿热为本，经云："诸腹胀大，皆属于热"是也。虽然一出于热，但仍有虚实之分，在气在血之异。症因虽多，莫不由中气亏败，运动失常，以致清浊相干，隧道不畅所致。经云：浊气在上，则生䐜胀是也。是以丹溪谓：七情内伤，六淫外袭，饮食不节，房劳致虚，以致脾土之官被伤，转输之官失职，胃虽受谷，不能运化，清浊相浑，隧道壅塞，郁而成热，热留成湿，遂生胀满是也。治法在乎补中行湿为主。若得中气充满，自能健运，分布湿热之气为汗为溺，为唾为津，出于诸窍，其肿胀自消。经云：壮者气行则愈是也。再详所挟之因，或行气兼导瘀，或发汗兼利小便，以使湿热上下分消，经云开鬼门洁净府是也。又宜养肺金以制木，使脾无贼邪之患；滋肾水以制火，使肺专清肃之权。患者自当却厚味，断妄想，以防助邪。能如此法而治，无有不瘳者也。

肿胀脉法

《脉经》曰：关上脉虚者，内胀。又云：迟而滑者，胀。又云：盛而紧者，胀。又云：虚而紧者，胀。

丹溪曰：水肿脉多沉伏。又云：病阳水兼阳症，脉必沉数。阳水之症烦满，小便赤涩，大便闭结。

阴水兼阴症，脉必沉迟。阴水之症，不烦满，大便溏，小便少，不赤涩。又云：凡水病，腹大如鼓，脉实者生，虚者死，洪大者生，虚细者死。《针经》曰：脉大坚而涩者，胀也。

治肿胀大法

肿胀之症，方书虽有曰寒曰热之不同，曰虚曰实之不一，原其大要，未有不由中气亏败，运动失常，以致水湿等气不得四布所致。大法必在补中行气、疏滞导湿为主，如人参、白术之类为君，苍术、陈皮、茯苓之类为臣，厚朴、木香、木通等为佐。如气下陷，加升麻、柴胡之类以升提之，血虚加血药，痰盛加利痰药，随症加减，无有不效。

如暮宽朝急者，属气虚，四君子汤为主加减。

如朝宽暮急者，属血虚，以四物汤为主加减。

如因痰饮，宜二陈汤，或六君子汤为主加减。

如气实形实壮盛之人，大便或秘，下法亦暂可用。

仲景云：腰以上肿者，宜发汗，腰以下肿者，宜利小便。

东垣云：水肿之症，宜以辛散之，以苦泄之，以淡渗利之，使上下分消其湿。卢氏《医录》谓：水肿之病，乃腐浊之气，渗透经络，以汝溪谷，灌入隧道，血乃因之而化水。法当补脾土以输制之，导肾气以渗利之，使其清者复固，而为血为气为液为津，浊者在上为汗，在下为溺，以渐而消。凡产后浮肿，必在大补气血为主，佐以燥湿之剂。如壅满者，加半夏、陈皮、香附之类，如挟热当

清肺金,如麦冬、黄芩之属。

凡胎前肿者,乃因气郁壅遏所致,此但宜顺气安脾,饮食无阻,产后而肿自然消矣。

丹溪治肿胀活套

肿胀之病,重在脾肾二经,盖人之所以得存生者,水与谷也,水则肾主之,谷则脾主之,故肾虚不能摄水,脾虚不能行湿,且脾与胃相为表里,而胃又为水谷之海。苟中气亏败,则健运失常,手足三焦停滞,经络壅塞,水湿之气渗于皮肤,注于肌肉,而肿胀之症作矣。但因多不同,学者当究各类而疗。

如身无热,乃水气在里,则可下。或通利小便,顺气和脾。如症虽应下,然当权其轻重,不可过用芫花、大戟、甘遂等猛烈之剂以损胃气。

如身有热,乃水气在表,可汗。

如风肿者,其症皮粗,麻木不仁,走注疼痛。

如气肿,其症皮厚,四肢瘦削,腹胁膨胀。

如皮肤间有红缕赤痕者,乃血肿也。

如腹胀,初得是气胀,宜行气疏导之剂,如木香、槟榔、枳壳、青皮、陈皮、厚朴之类,久则成水肿,宜行湿利水之剂。

治肿胀方

中满分消丸

治一切湿热致成胀满。夫胀满之病,皆因中气有亏,健运失常所致,法当补益中气为本,清湿热疏壅滞为标。经云:中气不足者,补之以甘温。是以用人参、白术、茯苓、甘草补中益气,黄芩、黄连、知母清热,猪苓、泽泻分利水道,用生姜、半夏、砂仁、姜黄、橘红、枳实、厚朴等诸辛温之剂,疏壅滞以消满闷。

人参甘温,四两　白术苦甘温,二两　茯苓甘淡平,二两　炙草甘温,五钱　黄芩苦寒,一两　黄连苦寒,二两　知母苦寒,一两　猪苓甘平,一两　泽泻甘咸寒,一两　生姜辛温,五钱　半夏苦辛温,一两　枳实苦寒,一两　砂仁辛温,五钱　姜黄苦辛温,五钱　橘红苦辛温,一两　厚朴辛温,一两　为细末,蒸饼丸如梧桐子大。姜汤下七十丸至百丸止。

济生苏子汤

治胀满喘促烦闷,肠鸣气走,漉漉有声,或大小便不利,脉象紧而涩者,此乃脾伤气结,运动失常,以致水湿等气不得四布,郁蓄而成。法当补益中气为本,疏通壅胀为标。是以用大枣、人参、甘草、白术等补益中气以健运,大腹皮敛气宽中,木通、茯苓利窍渗湿,苏子、半夏降气定喘,枳实、陈皮、木香、厚朴等行滞气以散肿满。一本有草果,无茯苓。

人参甘温,三钱　白术苦甘温,二钱　大腹皮辛温,一钱　炙草甘温,五分　木通甘淡平,八分　茯苓甘淡平,一钱　苏子辛甘温,七分　大枣甘温,二枚　半夏苦辛温,七分　枳实苦辛寒,七分　厚朴苦辛温,八分　木香苦辛温,七分　橘红苦辛温,一钱　加姜三片,水二盏,煎服。

东垣木香顺气汤

治浊气在上则生膜胀。法当升提清气,分利浊气。是以用升麻、柴胡等升提清气,用木香、陈皮、青皮、厚朴等疏导滞气,益智、草豆蔻、生姜、吴茱萸温脾和胃,以散胸胃间郁闷,苍术、半夏燥湿,茯苓、泽泻利小水以渗湿,当归分理气血各归其所。

升麻苦寒,七分　柴胡苦寒,一钱　木香苦辛温,七分　陈皮苦辛温,一钱　青皮苦寒,七分　厚朴苦辛温,八分　益智辛温,六分　草蔻辛温,六分　吴萸苦辛温,六分　半夏苦辛温,八分茯苓甘淡平,二钱　苍术辛温,一钱　泽泻甘咸寒,一钱　当归辛甘温,二钱　姜三片,水二钟,煎一钟,温服。

推气丸

治三焦气滞,湿热壅盛而致胀闷。法当行滞气,下湿热。经云:辛以散滞。是以用槟榔、橘红、枳实等诸辛以散滞气。又云:苦以泄漏①。故佐黄芩、牵牛等诸苦寒以下湿热。

槟榔辛温　橘红苦辛温　枳实苦辛寒　黄芩苦寒　大黄苦寒　牵牛苦辛烈

上各等分为末,炼蜜丸如梧子大,临卧时白汤下三五十丸。量人虚实加减。

沉香交泰丸

治湿热之气在上,抑遏清气,郁而不升而为胀满。法当升清气,利浊气。是以用沉香升清气降浊气,木香、厚朴、枳实、橘红、青皮、吴茱萸等散壅滞以疏胀满,白术健脾燥湿,用茯苓、泽泻分利水气,大黄以下湿热,当归理气血,使各归其所。

沉香辛温,五钱　木香苦辛寒,一两　厚朴苦辛温,一两　橘红辛温,二两　枳实苦辛寒,二两　青皮苦辛寒,一两　吴萸苦辛温,五钱　白术甘温,五两　茯苓甘淡平,三两　泽泻甘咸寒,一两　当归辛甘温,三两　大黄苦寒,一两　为末,蒸饼丸如梧子大,姜汤下三五十丸,或七十丸。

加味五皮散

治四肢水肿,法当行气散水。是以用陈皮、生姜、大腹皮、姜黄等诸辛温以散郁气,赤茯苓、桑白皮、木瓜等以行水湿。一本无陈皮、桑白皮,有五加皮、地骨皮。

大腹皮辛温,一钱　陈皮苦辛温,去白,一钱　桑白皮苦甘酸平,一钱　生姜皮辛温,一钱　木瓜甘酸平,钱半　赤茯苓淡平,一钱　姜黄苦辛,七分　水二钟,煎一钟,温服。

疏凿饮子

治水气遍身,浮肿喘呼,气急烦渴,大小便不利。此乃气滞,蓄遏水湿不得当经所致。法当行气以散水湿。是以用槟榔、大腹皮等以破壅滞之气,椒目、赤小豆、商陆等以行水,泽泻、木通等利小便以渗湿,佐以秦艽、羌活等诸风药以胜湿。

槟榔辛温,一钱　大腹皮辛温,八分　椒目苦辛平,一钱　商陆辛甘酸平,一钱　赤小豆甘平　茯苓皮淡平　泽泻甘咸寒　木通淡平　羌活辛温　秦艽苦辛温,兼攻风逐水,消浮肿,利小便,各一钱　水二钟,煎钟半,温服。

大橘皮汤②

治湿热内郁,以致腹胀水肿,小便不利,大便清泄。法当疏壅滞利小便以驱湿热。是以用木香、陈皮、槟榔等以破壅滞,滑石、泽泻、猪苓、白术、茯苓等利小便以渗湿热,甘草、肉桂补中健脾。

木香苦辛温,七分　橘红苦辛温,一钱　槟榔辛温,七分　滑石甘寒,三钱　泽泻咸寒,钱半　猪苓淡平,一钱　茯苓甘淡平,二钱　甘草甘温,五分　肉桂辛甘温,三分　白术苦甘温,五分　加姜三片,水三大钟,煎至钟半,温服。

十枣丸

治四肢水气浮肿,上气喘息,大小便不利。法当逐散水饮。是以用甘遂、大戟、芫花等诸辛苦散水饮以通二便。

甘遂苦辛寒　芫花苦辛温　大戟苦甘寒

上各等分为末,以大枣肉为丸,如梧子大,空心用米饮下二十丸,以利为度。

---

① 苦以泄漏:文义不顺,疑作"苦以泄热"。
② 大橘皮汤:原作"大橘皮散",考此方出自《宣明论方》,据改。

加味枳术汤

治气郁痰饮于中，以致心胸坚胀，名曰气肿。法当行气豁痰。是以用枳壳、紫苏、桂心、陈皮、槟榔、桔梗、木香等诸辛味以行滞气，气滞则血凝，故用五灵脂以活凝血，半夏、茯苓豁痰，甘草、白术补中健脾。

枳壳 苦辛温，七分　　桂心 辛甘热，五分　　橘红 苦辛温，一钱　　紫苏 辛温，六分　　槟榔 辛温，二钱　　桔梗 苦辛温，七分　　木香 苦辛温，六分　　半夏 辛温，钱半　　茯苓 甘淡平，一钱　　白术 苦甘温，三钱　　五灵脂 苦辛甘平，一钱　　炙草 甘温，五分　　加姜三片，水二钟，煎一钟，温服。

人参芎归汤

治气血亏败，凝蓄作胀，烦躁，漱水不咽，小便多，大便少。法当行瘀消积，散郁气生新血。是以用五灵脂行瘀血，蓬莪术消坚积，桂心、砂仁、半夏、木香散滞气，人参、甘草益正气，助当归、川芎、白芍等以养新血。

五灵脂 苦甘辛平，一钱　　砂仁 苦辛温，七分　　蓬术 辛温，七分　　桂心 辛甘热，通血脉，五分　　半夏 辛温，一钱　　川归 辛甘温，一钱　　木香 苦辛温，七分　　人参 甘辛温，一钱　　川芎 辛温，一钱　　白芍 酸寒，一钱　　甘草 甘温，五分　　姜三片，枣二枚，水二钟，煎服。

附方

抵当汤　治瘀血肿胀。
保和丸　治食积胀满。
三棱消积丸　**抵当汤丸**　已上俱见伤寒门。
六君子汤　痰门。
二陈汤　痰门。
木香槟榔丸　治气郁成胀。见热门。
禹功散　**舟车丸**　**三花神佑丸**　俱湿门。
八物汤　虚损门。
四物汤　见血门。
四君子汤　见气门。
丁香脾积丸　**三圣散**
实脾饮　厚朴　白术　木瓜　大腹子　木香　草果仁　白茯　干姜 各一两　　炙草 五钱　　共为末，每一两用水二钟，加姜五片，枣三枚，煎服。
四磨饮　人参　槟榔　沉香　乌药 各二钱　　浓磨水七分，煎三五沸，服。

郁症门

论

郁者，拂郁而不通畅之谓。盖人之气血冲和，则百病不生，一有所郁，则诸病蜂起。原其所因，未有不由火、热、湿、痰、食、饮、气、血数者窒遏不行所致。治疗之法，不外消导疏利而已。是以经云木郁达之，火郁发之，土郁夺之，金郁泄之，水郁抑之。子和谓：达者，吐之令其条达也；发者，汗之令其疏散也；夺者，下之令无壅遏也；泄者，渗之令其通利也；抑者，制之使无泛漫也。而丹溪又有六郁之论，谓有情欲之抑遏，寒热之交侵，六淫之拂郁，而水之浸渍，酒浆之积聚，湿热之拂结。又有因气郁成热，热郁成湿，湿郁成痰，窒而血不行，血滞而食不化。是以先哲治法，多以顺气为先，盖气顺而郁自解。是以药中多用香附、抚芎之类，以顺其气，诚有至理存焉。学者当熟思之可也。

郁脉法

大凡郁脉多沉伏，或结，或促代。气郁沉而涩，湿郁沉而缓，热郁沉而数，痰郁弦而滑,血郁①芤而结,食郁滑而紧盛。郁在上,则脉见于寸口;郁在中,脉见于关,郁在下,脉见于尺。

《胗家枢要》云:血、气、食、积、痰、饮,一有留滞于其间,脉必因之而止节矣,但当求其有神则吉。

治郁大法

大抵郁症,总宜顺气。但因多有不同,亦宜分疗,不可不察。

如气郁,脉沉胸胁痛,宜苍术、香附、抚芎之类行之。

如湿郁,脉多沉数,周身走痛,或关节疼,遇阴寒即发,宜苍术、白芷、茯苓、川芎之类为主治。

如热郁,脉沉而数,目瞀②,小便数赤,宜桃仁、红花、栀子、青黛、香附、抚芎、苍术之类为主治。

如血郁,脉芤,四肢无力,小便赤,宜桃仁、红花、青黛、川芎、香附之类为主治。

如痰郁,脉弦滑,动则喘,宜海石、香附、南星、瓜蒌仁。

如食郁,左寸平和,右寸紧盛,咽腹胀不能食,宜山楂、神曲、针砂,或保和丸之类为主治。

凡治郁,春加防风,夏加苦参,秋冬加吴茱萸。

凡郁居中,悉以苍术、抚芎开提其气。假令食在气上,气升而食自降。

丹溪治郁活套

郁者,结聚不得发越也,盖由当升者不得升,当降者不得降,应化者不得化,应行者不得行,传化失常,六郁之病见矣。是以用六郁汤为主加减。

如气郁,主方加乌药、木香、槟榔、枳壳、厚朴等辈。

如湿郁,主方倍苍术,加白术。

如热郁,主方加黄芩、黄连之类。

如痰郁,主方加南星、半夏、贝母、瓜蒌之类。

如血郁,主方桃仁、红花、五灵脂、没药之类。

如食郁,主方加山楂、麦芽、神曲之类。

治郁方

六郁汤

治一切郁症。夫郁因气滞不行,郁而成热,热而成湿,湿郁成痰,法当行郁气为主。经云:辛可以散滞。是以用橘红、香附、抚芎、砂仁等诸药以行滞气为本。半夏豁痰,用苍术、茯苓理湿,栀子清热,三者为标,佐甘草以和药性。

橘红 苦辛温,一钱　香附 辛温,七分　抚芎 辛温,一钱　砂仁 辛温,七分　半夏 辛温,八分　苍术 辛温,一钱　赤茯苓 甘淡平,解结气,一钱　栀子 苦寒,七分　甘草 甘温,五分　加姜三片,水钟半,煎八分,温服。

升发二陈汤

治痰郁,火邪于下。法当豁结升发火邪。是以用陈皮、抚芎行滞气,半夏、茯苓豁痰结,柴胡、升麻、防风等升发火邪,佐甘草和药性。

橘皮 辛温,一钱　抚芎 辛温,八分　半夏 辛温,钱半　茯苓 淡平,一钱　柴胡 苦寒,六分　防风 辛温,五分　升麻 苦寒,七分　甘草 甘温,五分　姜三片,水二钟,煎一钟,温服。

---

① 血郁:陈本原作"痰郁",据后文治郁大法中"血郁,脉芤……"改。
② 目瞀:目眩,眼花。

呕吐门

论

呕吐之症,有实有虚,难执一法而论。是以有因食伤太阴,不能克化而吐者;有因火气上冲而作者;有因胃气伤败,不能容纳者;有因脾病不磨,致胃无由传化而上壅者。虽然种种不同,未有不由火气上炎所致。经云:诸呕吐酸,皆属于火是也。大要重在胃经,盖胃乃水谷之总司,上系咽喉之故。而东垣又分呕、吐、哕为三,而以声物之有无,与夫各经气血多少之殊异。谓呕者,有声有物,气血俱伤,属于阳明,由阳明多气少血之故也;吐者,有物无声,乃血受伤,属太阳,盖太阳多血少气之故也;哕者,有声无物,乃气受伤,属于少阳,多气少血之故也。而河间又谓:胃膈热盛则为呕。其症有三:曰气,曰积,曰寒。皆从三焦为主。盖上焦在胃口,上通天气,主纳而不出。中焦在中脘,上通天气,下通地气,主腐熟水谷。下焦在脐下,下通地气,主出而不纳。故上焦吐由于气分,其状或有声而无物,或声多而物少,或食已而即吐,其脉浮而洪,渴而欲饮水,大便燥结,气上冲胸而作痛。治法在乎降气而和中。中焦吐者,多由于积,其状声物并盛,或食已良久始作,乃由新食触积所攻①,其脉洪而长。或先吐而后痛,或先痛而后吐,治法在乎行气去积为先。下焦吐者,由于血分,其症或有物而无声,或物多而声少,或朝食而暮吐,或暮食而朝吐,或小便清而大便秘,其脉沉而迟。治法在乎温中散寒,通其闭塞。而仲景又谓有因伤寒,阳明实热太甚而吐逆者;东垣又谓有胃热而吐者;有胃寒而吐者;有久病气虚,胃气衰甚,闻谷气而哕呕者;有脾湿太甚,不能运化精微,以致清痰流饮郁于上中二焦,时时恶心而吐清水者。众论不同,学者宜求各类而治,不可拘执一法。

呕吐脉法

《脉经》曰:呕而脉弱,小便后利,身有微热,厥者难治。趺为② 脉浮胃气虚,寒气在上,暖气在下,二气相争,但出而不入,其人即呕而不得食,恐怖则死,实缓则瘥。又云:阳紧阴数,其人食已即吐,阳浮而数亦吐。关上脉数,其人即吐。脉弦者,虚也,胃气无余,朝食暮吐,暮食朝吐,变为翻胃。

治呕吐大法

凡呕吐症,切不可下,盖逆之故也,必在分因而疗。如久病吐者,乃胃气虚,不能纳谷之故也,宜以人参、黄芪、白术、香附、生姜之类。

如痞闷短气而呕者,乃中气亏也,宜以补中益气汤或调中益气汤之类。

如胃中有热,膈上有痰而吐者,宜以二陈汤加炒栀子、姜汁炒黄连、生姜煎服。

如肝火攻胃而吐者,宜抑青丸。

凡夏月呕吐不止,宜以五苓散加姜汁,入汤调服。如吐虫而呕,宜以黑锡炒成灰,加槟榔末米饮调服。大抵恶心,吐清水者,皆宜以生姜为主,随症佐以他药。

如胃热者,宜以二陈汤加姜汁炒芩连调服。

如挟虚而吐,宜二陈汤加人参、白术、砂仁、藿香之类。

如因多食生冷,以致脾胃不和,呕吐恶心,或头眩,或胃脘懊憹不惺,或发寒热,宜二陈汤加丁香、乌梅煎服。如心下痹而痛

---

① 攻:疑作"致"。
② 趺为:疑"趺阳"之误。

者,再加草豆蔻仁。

如恶心呕吐,气盛者,宜导痰汤加姜炒黄连、砂仁、竹茹。

丹溪治呕吐活套

凡呕吐、嗳气、恶心、吞酸等症,悉以二陈汤加栀子、苍术、川芎、香附、生姜、砂仁、姜炒黄连、山楂、神曲、木香之类选而用之。

如久病及虚人,前方加人参、白术。

如胃寒而吐者,前方加益智、草豆蔻、干姜、桂心之类,甚者加丁香、附子,去栀子、黄连。

凡呕吐不已,胁痛脾痛,右关脉弦,此木乘土之分,前方加参、术、升麻、柴胡、青皮、川芎、芍药、砂仁、神曲之类。

如时常吐清水,或口干不喜食,冷涎自下涌上者,乃脾热所致,前方加白术、白芍药、土炒黄连、栀子、神曲、麦芽、生姜,或为丸,或作汤皆可。

如时常恶心,吐清水,心胃作痛,得食暂止,饥则痛甚,乃胃中有蛔,宜以前方加苦楝根、使君子煎服,或用黑锡灰、槟榔末等分,米饮调服。

治呕吐方

藿香安胃散

治呕吐恶心,不能饮食,此乃脾胃虚弱所致。法当补中养胃。是以用陈皮、人参补中以健运动,藿香、丁香温胃止呕吐以进饮食。

人参甘温,五钱　陈皮苦辛温,留白,二钱　藿香辛温,一钱　丁香辛热,六分　水钟半,煎八分,温服。

镇骨丸

治中气亏败,肝火上乘而作呕吐。法当补中气为本,理肝火为标。是以用人参、炙草补中气,柴胡、青黛辅黄芩以泻肝火,生姜、半夏散逆气,止呕吐。

人参甘温,二两　炙草甘温,一两　柴胡苦寒,一两　黄芩苦寒,一两　生姜辛温,二两　半夏辛温,一两　青黛苦辛咸寒,另研为衣,七钱　为末,姜汁浸,蒸饼丸如梧子大,每食后,姜汤下七十丸。

白术汤

治中气挟痰作吐。法当补中豁痰。是以用白术、炙草补中,茯苓、半夏豁痰,木香、槟榔散逆气以止呕吐。

白术苦甘温,一钱　炙草甘温,七分　茯苓甘淡平,一钱　半夏辛温,二钱　木香苦辛温,七分　槟榔辛温,七分　生姜水煎服。

东垣藿香平胃散

治内伤饮食,脾湿壅滞,而作呕吐。法当导宿食,疏壅滞。是以用神曲、砂仁化宿食,厚朴、苍术疏壅滞,藿香、陈皮、生姜和中,散逆气以止呕吐。

神曲苦辛温,一钱　砂仁辛温,八分　厚朴苦辛温,八分　苍术辛温,八分　藿香辛温,八分　生姜辛温,二钱　陈皮苦辛温,一钱　用水一钟,煎六分,温服。

丁附治中汤

治中气亏败之人,飧食生冷不化,以致心腹疼痛,呕哕不已。法当补中散寒。是以用人参、白术、甘草、大枣等以补中气,丁香、附子、干姜等温胃以散寒,青皮削坚滞,兼助陈皮、生姜等散逆气以止呕吐。

人参甘温,二钱　白术苦辛温,二钱　大枣甘温,二枚　炙草甘温,七分　丁香辛热,六分　附子辛热,四分　干姜辛热,六分　青皮苦辛温,七分　陈皮苦辛温,一钱　生姜辛温,三片　水二钟,煎一钟服。

东垣茯苓半夏汤

治脾胃虚弱，羁风挟痰，宿食不化而作呕者。法当补中为本，驱风痰导宿食为标。是以用白术补中气，神曲、麦芽消宿食，天麻驱风，茯苓、半夏豁痰，用橘红、生姜散逆气以止呕吐。

白术苦甘温，二钱　神曲苦辛温，八分　麦芽甘温，一钱　天麻辛平，七分　茯苓甘淡平，一钱　半夏辛温，一钱　橘红苦辛温，一钱　生姜辛温　水二钟，煎一钟服。

理中丁香汤

治中脘停寒作痛。法当补中散寒。是以用人参、白术、炙草诸甘温以补中，干姜、丁香诸辛热以散寒，生姜散逆气以止呕吐。

人参甘温，五钱　白术苦甘温，三钱　炙草甘温，七分　丁香辛热，七分　干姜辛热，七分　生姜辛温，十片　水二钟，煎一钟服。

附方

补中益气汤　调中益气汤　并见内伤门。

二陈汤　导痰汤　并见痰门。

五苓散　伤寒门。

哮喘门

论

哮喘之症，有实有虚，盖因痰火内郁，厥气上逆所致。但实者气盛而息粗，多系外感；虚者气微而息迟，多由内伤。治疗之法，虚者补之以甘温，实者散之以辛凉，加之以治火治痰之剂，无有不效。学者临症宜深察焉。

哮喘脉法

大凡喘脉，宜浮迟不喜急数。喘病脉滑而迟者生，涩而数者死。脉数有热，喘咳吐血，上气不得卧者，死。寸口脉伏，胸中有逆气。尺寸俱沉，独关无者，苦心下喘。脉滑而手足温者生，脉涩而四肢寒者死。

治喘大法

哮喘之症多原痰与火，必须患者薄滋味，安心静养。医者不可纯用寒凉药，必兼散表之剂，亦用因吐法而愈者。但虚怯人，其吐法难以概用。而戴元礼又谓有痰喘、气急喘、胃虚喘、火炎喘四者之分，不可不察。

如痰喘者，但喘便有痰声，宜豁痰为主。

如气急喘者，呼吸急促而无痰声，宜调气为主。

如胃虚喘者，抬肩撷项，喘而不休，宜补中为主。

如火炎上喘者，乍进乍退，得食则减，食已愈鸣，盖由胃脘有实火，膈上有稠痰，得食入咽，稠痰坠下，故喘暂息。久则食入胃中，交助其火，痰火再升，喘愈大作。俗不知此，作胃虚治，及用燥热之剂，以火济火，其误可胜言哉！此症宜降火为主。

凡喘症用阿胶者，须分虚实。若久病发喘，必是肺虚，故必用阿胶、人参、五味之类补之。如新病肺实而发喘者，宜桑白皮、葶苈、麻黄、杏仁之类以泻之。东垣谓：久嗽郁热在肺者，勿用人参。气咳人①因服参芪过多而作喘者，宜服三拗汤以泄气。

丹溪治喘活套

大抵哮喘之症，重在肺经，盖肺主清阳之气，为五藏华盖，而居于上，妙合阴阳，升阳往来，无过不及，命曰平人。苟若六淫七情之侮伤，饮食动作之交会，以致藏气不

---

① 气咳人：因气久虚而咳喘之人。

和，遂使呼吸之气不得宣畅，而哮喘之症作焉。学者在乎各推究其源而疗可也。

如因外邪所干而作者，法当驱散外邪，如三拗汤之类。

如因气郁而作者，宜调气。

如伤脾胃虚而作者，法当温理脾胃。

凡伤风寒而作者，其上必气急有声，不得卧，或声不出。宜三拗、华盖散、九宝汤、神秘等汤选而用之。

或因痰而作喘者，宜四磨汤、苏子降气汤之类。

凡虚喘，脉必微，色青黑，四肢厥，小便多，宜以活人五味汤，或四磨汤之类。

凡短气而喘者，乃因火热伤气所致，不可骤用苦寒之药。盖火盛，故宜佐以辛散之剂。

凡痰壅喘，亦令短气，宜导痰汤、千缗汤之类。

凡自小腹下火起而上作喘者，乃阴虚，宜降火，当以四物汤加黄柏、知母及枳壳、半夏。

凡上气喘而燥者，为肺胀，宜作风木汗之而可愈。

凡气虚作喘者，宜人参、黄芪、麦门冬、地骨皮之类。

大凡喘症因火者，宜降火清金；因痰者，宜豁痰降气。

凡喘症，诸药未效，宜以椒目，不拘多少，研极细末，以生姜汤调服二三钱以劫之。

又一法：用萝卜子不拘多少，蒸熟为君，佐以皂角烧灰，等分为末，用生姜汁同炼蜜为丸，如梧子大，每噙化三五十丸。

凡治喘与嗽，多用五味子者，盖因五味能生津止渴，润肺益肾。但有南北之分，如治劳嗽者，宜用北五味；风邪在肺嗽者，宜用南五味。

治哮喘方

济生葶苈散

治肺气壅盛作喘。法当疏泄肺邪。是以用桑白皮泄肺邪，瓜蒌仁、桔梗润肺利气，葶苈、薏苡仁保肺定喘，甘草、升麻泻火清热，葛根发散表邪。

桑皮 苦酸寒，一钱　瓜蒌仁 苦辛温，七分　桔梗 苦辛温，载诸药不令下流，七分　葶苈 苦辛寒，钱半　薏苡仁 甘温，八分　生草 苦寒，五分　升麻 苦寒，六分　葛根 苦甘凉，一钱　水二钟，姜三片，煎一钟服。

华盖散

治风寒外束，喘嗽胸满身重。法当散表寒为本，降逆气定喘嗽为标。是以用麻黄发表，桑白皮泻肺实以定喘嗽，用苏子、陈皮降气，佐茯苓以豁火痰。一本有杏仁、甘草。

麻黄 苦辛温，二钱　桑皮 苦酸寒，一钱　苏子 辛温，一钱　青皮 辛温，八分　赤茯 甘淡平，一钱　水一钟，煎六分服。

九宝汤

治嗽而身热，发喘恶寒。此乃风寒外束所致，盖皮毛乃肺之合，外受风寒，则肤腠闭密，腔中阳气不得疏泄，郁而为热，是以发热。遇寒则腠理愈密，热愈拂郁，故此恶寒。火热不得疏越，上炎而作喘嗽。法当发散表寒为本，疏利肺气为标。故用麻黄、桂枝发散表邪，大腹皮、薄荷、苏子、橘红等疏利肺气，桑白皮、杏仁以散肺邪，生草泻火和药。

麻黄 苦辛热，钱半　桂枝 辛甘热，八分　大腹皮 苦辛温，宽中，八分　薄荷 辛凉，七分　苏子 辛温，一钱　橘红 苦辛温，一钱　杏仁 辛甘温，八分　桑白皮 苦酸寒，钱半　生甘草 甘寒，五分　加姜三片,葱白三根,水二钟,煎一钟服。

活人书五味子汤

治肺气虚败发喘。法当滋补肺气为主。是以用五味子、人参、麦门冬、杏仁等润肺益气,橘红、生姜开郁,大枣补中益肺之母气。

人参甘温,一钱　五味甘酸温,钱半　麦冬甘寒,一钱　杏仁辛甘温,一钱　生姜辛温,五片　大枣甘温,三枚　水煎服。

三拗汤

治鼻塞声重,语音不出,咳嗽喘急。此乃风寒外袭所致。法当驱散外邪。是以用麻黄发表驱外邪,杏仁泄肺实降逆气,以止喘嗽,生草泄火和药。

麻黄苦辛热,去节,三钱　杏仁辛甘温,不去尖,钱半　生甘草甘寒,五分　加姜五片,水钟半,煎八分,温服。

四磨汤

治七情郁结,上气喘急。法当散郁为本。经云:辛以散之。是以用槟榔、台乌、沉香诸辛剂散郁降气,人参润肺益气。

槟榔辛温,一钱　台乌辛温,八分　人参甘温,二钱　沉香辛温,七分　用水二钟,将上三味磨化,加入沉香末服。

神秘汤

治肺气亏败,壅塞喘急。法当润肺为本,疏利壅塞为标。是以用人参、五味补肺益气,橘红、桔梗、紫苏疏利壅塞。

人参甘温,四钱　五味子甘酸平,钱半　桔梗甘温,七分　紫苏辛温,八分　橘红苦辛温,一钱　用水钟半,煎一钟服。

又方

治寒包热而作痰喘。法当散外寒,清内热,利滞气以豁痰。是以用麻黄发表寒,黄芩清内热,枳壳、桔梗、紫苏利滞气,助半夏豁痰,杏仁降气定喘,甘草泻火和药。

麻黄辛甘热,钱半　黄芩苦寒,一钱　枳壳苦辛温,八分　桔梗辛温,六分　紫苏辛温,八分　杏仁辛甘温,七分　生草甘寒,七分　半夏辛温,一钱　水钟半,煎八分服。冬月加桂枝。

附方

苏子降气汤　见气门。
四物汤　见血门。
千缗汤　**二陈汤**　**导痰汤**　并痰门。

疝　门

论

疝症,经书分寒、水、筋、血、气、狐、癞七种,形元相殊,因必不一,而治法有不同焉。是以寒疝囊冷,结硬如石,阴茎不举,或控肾丸痛。原其所由,或得之坐卧湿地,或寒冷涉水,踏冰履雪所致,治宜辛温之剂散之。水疝肾囊肿痛,时出阴汗,或囊肿如水晶,或囊痒而出黄水,或小腹按之作水声。其由或得醉酒饮水,或房劳汗出,而为风寒湿气乘之,聚于腹中而作,治法宜以驱风散寒之剂为主治之。筋疝阴囊肿胀,或溃为脓,或囊急筋缩,或茎中作痛,痛极则痒,或放纵不收,或出白物如精,随溲而下。其由或得房室劳伤及伎巧所致,治法宜滋肾水以降心火。血疝状如黄瓜,在小腹两傍,横骨两端,约纹中乃得。大燠之时,过劳动作,以致气血溢经,渗入腹囊,留而不去,结成痈肿,脓少血多,宜以行血活气之剂为主治。气疝则上连肾俞,下及阴囊,乃得于号哭忿怒,伤动肝经,沉结于囊内,治法宜以散气为主治。狐疝状如仰瓦,卧则入于小腹,行立出腹入囊,如狐昼出穴而溺，夜入穴而不溺之义。其所致之由，与气疝同，宜以逐气流经之剂下之。㿗疝，囊大如升斗，不痒不痛，乃得土地卑湿之处，为寒湿之气所袭而致，治法宜逐湿散寒为主。状症多端，方书皆谓专属于足厥①阴肝之一经，则肝与胆春升之气相表里，循胁挟目，则当病目黄胁痛，又何必聚于小腹之下而为疝哉？而《内经》又谓曰任之为病，内若结，男子为七疝之文。或以肝主筋，而阴囊则属肝，重肝经则可，若专肝经则不可。盖肝肾俱属于下，与冲脉相附，会于阴器，由各经原有郁热，而阴囊则下，与冲脉相附，会于阴器，由各经原有郁热，而值寒湿之气所袭，郁热不宣，下流于囊而为疝。大法宜乎疏郁散寒为主，如《金匮》乌头桂枝汤、沉香桂附丸之类可也。又有木肾之症，由人嗜欲内戕，肾元虚乏，阴阳不交，水火不济，沉寒痼冷，凝滞其间，胀大作痛，顽痹结硬，又不可专用燥热。宜当温养正气，使其荣卫流通，其症自愈。经云：养正而邪自除是也。又有小儿得此症者，名曰偏坠，由其父之年老，或年少多病，阴痿精怯，强力人房，因而得子，乃禀胎气，甚是难治，惟筑宾一穴，有灸之而愈者，学者不可不详究焉。

疝脉法

《内经》曰：肝脉大急沉为疝。心脉滑搏急为心疝。肺脉沉搏为肺疝。三阳急为瘕，三阴急为疝。阳明脉滑则病心风疝。《脉经》曰：寸口脉弦而紧，弦则卫气不行，卫气不行则恶寒，紧则不欲食，弦紧相搏，则为寒疝绕脐痛。若发则自汗出，手足厥寒，其脉沉紧，乌头汤主之。

治疝大法

夫疝之病，由肝经并任督肾冲五脉交贯之地郁结而成，男子气泣为疝，女子血泣成瘕，故《难经》谓：任之为病，若内结，男子为七疝，女子为瘕聚是也。原其大要，始内郁结热在经，加以寒冷外束，郁热不得疏泄，是以胀硬作痛。治法大要宜乎升散之剂，佐以咸寒之药，如茴香、橘核、栀子、乌、附之类，不可偏任大热之药及补药。

丹溪治疝活套

凡七疝之症，用热药治之，须以寒凉之剂监佐。不然，久则必生变症。大抵宜以二陈汤加枳实、橘核、山楂、茴香、姜汁之类为主方加减。

如有瘀血作痛，宜主方加玄胡索、桃仁之类。

如气郁作痛，主方加没药、楝实之类。

如六脉沉细，手足厥冷，主方加附子、干姜、肉桂之类。

如控睾丸痛甚者，加荔枝核、乳香、没药。或只用此三味为细末，以主方煎成汤调服。

如木肾肿大如斗升者，主方去甘草，加海藻、昆布、荔枝核、川楝子等为末，以顺流水调服，作丸亦可用。

如小肠气引肾核作痛，用苍术、陈皮、川楝子各二钱半，紫苏钱半，甘草五分，酒水各一钟，连须葱白五根，煎作半，温服。

治疝方

正宗桃仁散

治食积、瘀血、湿热下流，郁而为疝。法当驱瘀血导积为本，清湿热疏郁为标。是以用桃仁行瘀血，山楂导食积，枳实、吴茱萸以散郁结，栀子清湿热。

桃仁 苦辛温　山楂 甘酸温　枳实 苦辛寒
吴茱萸 苦辛温　栀子 苦寒　等分为末，顺流

---

① 厥：陈本原作"于"，据文义改。

水煎，生姜汤调三五钱服。

沉香桂附丸

治疝作引心腹俱痛，便利无度，手足逆冷。此乃沉寒痼冷为病，法当疏散寒气。经云：辛以散之，热可胜寒。是以用沉香、茴香、良姜、官桂、吴茱、附子、干姜等诸辛热疏郁以散寒。

沉香 苦甘温，五钱　茴香 辛甘温，一两　良姜 辛热，一两　官桂 辛热，二两　吴萸 辛热，一两　附子 辛热，一两　干姜 辛热，一两　乌头 辛热，一两　共为细末，用醋糊丸，如梧子大，米饮下五七十丸。

东垣吴萸汤

治一切寒疝。法当疏郁散寒。是以用吴茱萸、细辛、肉桂、良姜、干姜、乌头诸辛热疏郁以散寒。寒无不伤血，故加当归救血分，理气血各归其所。

吴萸 苦辛热，二钱　细辛 辛热，七分　肉桂 辛甘热，一钱　良姜 辛热，七分　乌头 辛热，一钱　干姜 辛热，七分　归尾 辛甘温，七分　水煎，温服。

天台乌药散

治小肠痛引及腹脐。此乃寒涩，其气不通所致。法当散寒行气。是以用良姜、附子以散寒，助乌药、茴香、槟榔、川楝子、青皮、木香等以疏郁。

良姜 辛热，五钱　附子 辛热，五钱　乌药 辛温，一两　槟榔 辛涩，七钱　茴香 辛甘温，二两　青皮 苦辛，一两　川楝 苦温，一两　木香 苦辛温，七钱　为细末，温酒调三五钱。一本有巴豆，无附子。

济生瞿子汤

治膀胱蓄热，小便不通，以致小腹膀胱作痛。法当疏泄膀胱蓄热。是以用猪苓、茯苓、冬葵子、瞿麦、木通、车前、滑石等诸淡渗，疏窍利水以导蓄热，黄芩、生甘草以泻火，用枳实以疏下焦郁气。

猪苓 甘淡平，一钱　赤茯 甘淡平，二钱　冬葵子 甘平，二钱　滑石 甘寒，二钱　瞿麦 苦辛平，一钱　木通 甘淡平，一钱　车前 咸寒，二钱　黄芩 苦寒，一钱　生草 甘寒，七分　枳实 苦辛寒，钱半　加姜三片，水煎，空心服。

补中丸

治元气亏败，寒湿乘虚内袭，以致胸膈痞塞，小腹疼痛。法当补中益元气为主，散寒胜湿为标。是以用人参、白术、黄芪等补中以益元气，附子散寒，羌活、木瓜、茯苓等渗水胜湿，沉香、紫苏等疏郁气而除痞塞，甘草和药。

人参 甘温，四两　白术 苦甘温，三两　黄芪 甘温，三两　炙草 甘温，五钱　赤茯 甘淡平，二钱　木瓜 甘酸平，一两　附子 辛热，五钱　沉香 苦甘辛，五钱　羌活 辛温，风能胜湿，兼为足阳明经引表药，七钱　紫苏 辛温，七钱

炼蜜丸如梧子大，每空心用姜枣汤下五七十丸或百丸。

宝鉴蒺藜汤

治外寒束郁热于内。治当清热郁为本，散寒气为标，用栀子、蒺藜清郁热，附子散寒气。

栀子 苦寒，炒，七钱　蒺藜 苦辛平，七钱　附子 辛热，一钱　水煎，温服。

橘核散

治一切疝症。盖疝症由郁热为寒气所束而致。法当疏郁热为本，散寒湿为标。是以用橘核之辛，辅栀子之寒以疏郁热，吴茱萸、川乌等以散寒滞，寒束则血泣，故加桃仁以行涩血。一本有柴胡、牡丹皮。

橘核 苦辛温，二两，另研末　栀子 苦寒，炒，五

钱　桃仁苦甘平,五钱,另研成泥　吴茱萸苦辛热,一两　川乌辛热,五钱　共为末,每空心用姜汤调三五钱服。

肾气丸

治肾虚疝作。法当温补肾元。是以用胡芦巴、破故纸温补肾元,茴香、吴茱萸、木香等以疏郁滞。

胡芦巴苦甘辛温,一两　破故纸苦甘辛温,一两　茴香辛甘辛温,两半　吴茱萸苦辛热,一两　木香苦辛温,五钱　共为末,以萝卜汁丸如梧子大,每空心用盐汤下五七十丸。

又方

治食积湿痰郁结为症。法当疏豁痰湿,消导食积。是以用南星、半夏、苍术、白芷以燥湿痰,神曲、山楂导食积,用昆布、海藻软坚疝,吴茱萸、橘核以疏郁滞。

南星苦辛温,二两　半夏苦辛温,一两　白芷辛温,一两　苍术辛温,两半　神曲苦辛温,二两　山楂肉甘平,一两　昆布咸平,七钱　海藻咸平,七钱　吴萸苦辛温,两半　橘核苦辛温,三两　共为末,酒糊丸服。

又方

治木肾。此乃肾元亏败,不能疏导,水湿郁聚而成。法当补肾疏郁以导积湿。是以用黄柏、枸杞益肾,苍术、南星、半夏燥湿,山楂、神曲导积,白芷、吴萸散郁,昆布软坚,滑石利窍。

黄柏苦辛寒,四两　枸杞甘温,三两　苍术辛甘温,一两　南星辛温,一两　半夏辛温,两半　山楂肉甘酸,二两　神曲苦辛温,一两　白芷辛温,一两　吴萸苦辛热,二两　昆布咸平,一两　滑石甘寒,二两　为末,酒糊丸,如梧子大,每空心盐汤下五七十丸。

附方

二陈汤　痰门。

乌头桂枝汤　乌头　桂心各八两　共为末,每用一两,水二钟,煎一钟服。

沉香桂附丸　沉香　附子　川乌　干姜　良姜　官桂　茴香　吴萸各一两　共为末,用醋糊为丸,每空心饮汤下一百丸。

汗　门

论

汗乃津液之属,非湿不成,非热不作,由甑中烧酒相似,非汤火蒸淘,不能成液,必以湿热为主,随其何经湿热则作是经之汗。经云:饮食饱甚,汗出于胃;惊而夺精,汗出于心;持重远行,汗出于肾;疾走恐惧,汗出于肝;摇体劳苦,汗出于脾是也。共中又有自汗、盗汗之症。自汗者,由胃气虚败不能荣护皮毛,以致腠理疏豁,津液外泄,名曰自汗;盗汗者,由阴血亏败,阳气乘之,陷入阴中蒸淘所致。盖人寤则阳气浮于肌表,寐则阳气内行,乘阴之虚下入阴中,蒸逼汗出,名曰盗汗,寤则阳气返表而汗亦收。治疗之法,自汗宜补阳益胃为主,盗汗宜补阴清热为主。又有心虚冷,汗自出者,理宜补心元以清阴翳。又有阴虚火动而汗出者,法当壮肾水以制阳光,学者宜各究详,毋执一端。

汗脉法

《脉经》曰:脉大而虚,浮而涩者,汗。在寸为自汗,在尺为盗汗。又云:伤寒脉阴阳俱紧,当无汗,若自汗者,乃亡阳也,死不治。

治汗大法

汗症有四:曰自汗,盗汗,火气上蒸脾湿,痰火内蒸,皆能作汗。学者必在分因而治。

如自汗,属胃气虚,宜调卫汤为主加减。

如盗汗，属荣血虚，宜补益丸为主加减。
如火气上蒸脾湿，宜凉膈散为主加减。
如火痰内攻，宜二陈汤为主加减。

丹溪治汗活套

心之藏于内者为血，发于外者为汗。汗乃心之液，未有不由心气虚所致。阴虚阳必凑之，发热而汗出者，阳虚阴必乘之，发厥而汗出者，皆由阴阳偏胜之所致。治疗之法，在敛心气益肾水，阴阳调和，则汗症自愈矣。

仲景桂枝汤，治外感风寒自汗之圣药。

黄芪建中汤，治外感系气虚自汗之药。

东垣补中益气汤，治内伤挟气虚之药。若六脉浮濡而虚者，少加附子。

如左寸脉浮洪而自汗者，乃心火炎也，以补中益气汤倍参芪，加麦冬、五味、黄连之类各钱半。

如右关脉浮洪无力而自汗，宜补中益气倍参芪。

如左尺脉浮洪无力而自汗，乃水亏火盛，以补中益气汤加黄柏、知母各五分，熟地一钱。

如左关脉浮弦而自汗，宜补中益气汤加桂枝、白芍各五分。若不挟气虚自汗，桂枝汤可用。

如右尺脉浮数无力自汗，或盗汗，乃相火挟君火之势克伐肺金。以补中益气汤加黄连、黄芩、黄柏各五分。或只用当归六黄汤亦可。

凡内伤及一切虚损之症，自汗不收者，宜以补中益气汤为主，或少加附子、麻黄根、浮小麦，多有获效。但其中柴胡、升麻俱宜蜜炒，以缓其升发勇悍之性，惟止使其引参芪至肌表耳。

治汗方

调卫汤

治卫气亏败，湿热内攻，口渴自汗，不任风寒。法当补中益卫气为主，清湿热止渴为标。是以用白术补中，黄芪益卫气实腠理，不令汗泄，麻黄根以止汗，羌活驱风。汗多不无损耗阴血，故加归身、地黄、红花、苏木以理阴血，麦冬、五味生津止渴，生草、黄芩泻火清热，猪苓渗湿。

白术苦甘温，二钱　黄芪甘温，五钱　麻黄根辛热，一钱　羌活辛温，七分　川归辛甘温，一钱　生地甘寒，一钱　红花甘酸温，八分　苏木甘平，七分　麦冬苦甘寒，七分　五味甘酸平，五分　生草甘寒，五分　黄芩苦寒，七分　猪苓甘淡平，八分　水二钟，煎一钟，温服。

河间当归六黄汤

治阴虚热乘，盗汗淋漓。法当滋阴清热。是以用当归、地黄滋阴血，黄连、黄芩、黄柏胜火热，黄芪实腠理以止汗。

当归辛甘温，三钱　生地甘寒，二钱　熟地甘温，二钱　黄芩苦寒，七分　黄连苦寒，七分　黄柏苦辛寒，七分　黄芪甘温，四钱　用水二钟，煎一钟，温服。

东垣麦煎汤

治表虚汗泄不止。法当益卫气为本，止汗为标。是以用黄芪益卫气以实腠理，牡蛎、麻黄根、浮小麦以止盗汗。

黄芪甘温，五钱　牡蛎咸寒，钱半　麻黄根辛热，钱半　浮小麦一撮　用水二钟，煎一钟，温服。

正气汤

治阴虚盗汗。法当滋阴泻火。是以用黄柏、知母等以滋阴，佐生甘草以泻火。

黄柏苦辛寒,五钱　知母苦辛寒,四钱　生甘草甘寒,一钱　用水二钟,煎一钟,食前热服。

大补黄芪汤

治虚弱汗泄。法当补益气血。是以用人参、白术、茯苓、甘草等补中益气,当归、川芎、熟地等养血,山茱萸、肉苁蓉补精元,黄芪益卫气实腠理以止汗,防风以行黄芪之功,肉桂通血脉和荣卫兼止汗,且助五味以补肾元。

人参甘温,一钱　白术苦甘温,一钱　白茯甘淡平,八分　炙草甘温,五分　当归辛甘温,一钱　川芎辛温,七分　熟地甘温,一钱　山萸酸温,一钱　肉苁蓉甘辛咸温,八分　黄芪甘温,二钱　北五味甘酸平,八分　肉桂辛甘热,六分　防风辛温,七分　加姜三片,枣二枚,水二钟,煎一钟,温服。

玉屏风汤

治一切自汗,由卫气亏败而致。法当滋补卫气,是以用白术补中,助黄芪益卫气实腠理以止汗,助防风以行黄芪之功。

白术苦甘温,二钱　黄芪甘温,五钱　防风辛温,一钱　加姜三片,水二钟,煎一钟服。

附方

补中益气汤　内伤门。
补阴丸　虚损门。
凉膈散　热门。
二陈汤　痰门。
黄芪建中汤　桂枝汤　并伤寒门。

怔忡惊悸门

论

怔忡者,心中怵惕而不宁静之谓也,且有惊恐之状,皆心血有亏所致。原其所由,有因思想过度,心君不宁,神灵不安而致者;有因稠痰积饮,留结于心胸之间而致者。各有不同,治法亦难执一。是以心血不足者,在乎养血安神为主;痰饮所致者,清痰理气为先。学者在乎通变,幸毋胶执可也。

怔忡脉法

寸口脉动而弱,动则为惊,弱则为悸。趺阳脉微而浮,浮为胃气虚,微则不能食,此乃恐惧之脉,忧迫所致。寸口脉紧,趺阳脉浮,胃气虚,是以悸。肝脉暴动,有所惊骇。

治怔忡惊悸大法

怔忡惊悸之症,肥人多是痰火冲心,瘦人多是心血不足。故在肥人,宜理气导痰为先;在瘦人,当补血养心为要。

丹溪治怔忡惊悸活套

人之所主者心,心之所养者血,心血一亏,神气不守,是以怔忡惊悸之症由是而生矣耳。或闻大声,目忽见异物,遇险临危,触事丧志,或心虚停水,水气凌心,心火恶之,皆能致此,当要分因而疗。

如血不足而作者,宜养血为先,宜四物汤为主加减。

如因惊悸而致者,当安神为主,宜朱砂安神丸为主加减。

如痰迷心窍,以二陈汤加金玉琥珀煎汤,下定志丸。

如水气凌心而作者,宜逐水消饮为主。

凡心跳,亦属血少,宜四物汤送朱砂安神丸及养心汤之类。或问:人当惊恐后,何故作此症?盖惊则神出其舍,神舍空虚,痰气上乘所致,亦宜用养心汤为主加减。

治怔忡方

温胆汤

治一切痰郁以作惊悸者。法当疏郁豁痰为主。故用半夏、橘红、生姜、枳实豁痰疏郁,竹茹清热,生草泻火。

半夏辛温,一钱　橘红苦辛温,八分　生草甘寒,一钱　生姜辛温,五片　枳实苦辛寒,钱半　竹茹二钱　水二钟,煎一钟,食后温服。

养心汤

治肥人气虚挟痰惊悸。治宜补气豁痰为主,安神定气为标。是以用人参、黄芪、甘草以补气,茯神、远志、柏子仁、酸枣仁等,安神以定惊悸,佐桂心、川芎以导血脉,五味、半夏清金以豁痰。

人参甘温,二钱　黄芪甘温,钱半　甘草甘温,五分　茯神甘平,八分　远志苦温,七分　柏子仁辛平,八分　酸枣仁酸平,一钱　桂心辛温,五分　川芎辛温,八分　五味子甘酸平,七分　半夏苦辛温,七分　用水二大钟,煎一大钟,温服。

定志丸

治心气不足,恍惚多忘。故用菖蒲通心神,引人参以补心气,茯神、远志安心神以定恍惚。

菖蒲苦辛温,五钱　人参甘温,一两　茯神甘平,一两　远志苦辛温,五钱　炼蜜为丸,如梧子大,以朱砂为衣,每食后用白汤送下五七十丸,日进三服。

八味定志丸

治症同前。用菖蒲以通心神,人参、白术、茯苓以补心气,远志、茯神、牛黄安神定悸,麦门冬以清烦热。

人参甘温,一两　白术苦甘温,一两　白茯淡平,一两　菖蒲苦辛温,七钱　远志苦温,五钱　茯神甘平,一两　牛黄苦凉,三钱　麦冬甘温,一两　炼蜜丸梧子大,朱砂为衣,每食后白汤下① 三五十丸。

又方

治心役过度,致血不生而成惊悸之症。宜安心养血为主。故用朱砂以安心神,归身、白芍、侧柏叶、川芎以养心血,用陈皮调气,黄连清心热,助甘草以泻火。

朱砂甘辛凉,五钱　白芍苦辛寒,七钱　归身辛甘温,一两　川芎辛温,五钱　侧柏辛凉,兼引归等诸药入心经以生血,一两　陈皮辛温,五钱　黄连苦寒,五钱　生草甘温,五钱　共末,猪心血为丸,以菖蒲汤下三五十丸。

附方

朱砂安神丸　治血虚心跳惊悸。见热门。

归脾汤　治思虑过度,劳伤心脾,健忘惊悸。

健忘门

论

健忘之症,乃神思不舒,精神短少,为事有始无终,言谈不知首尾。原其所由,尽因忧思过度,致伤心血,心无血养,神气不全所致。治法宜用归脾汤,多有获效。学者宜致思焉。

健忘脉法

治健忘大法

丹溪治健忘活套

俱见怔忡门。

---

① 下:陈本原缺,据文义增补。

治健忘方

六神三黄金箔丸

治七情伤心，以致心血不生，遂令心神恍惚。法当益血安心神。是以用当归、地黄养心血，黄连清心热，远志、茯神、菖蒲、牛黄、辰砂、金箔等以安心神以定恍惚。

川归辛甘温，一两　生地甘寒，三两　黄连苦寒，一两　牛黄苦平，五钱　茯神甘平，一两　辰砂甘平，五钱　金箔辛平，三十片　远志辛温，五钱　菖蒲苦辛温，五钱　共为末，用猪心血为丸，如黍米大，用金箔为衣，每白汤送下五七十丸。

附方

归脾汤　血门。

温胆汤　定志丸　朱砂安神丸　八味定志丸　以上俱怔忡门。

邪祟门

论

邪祟之症，皆由气血不足，心神亏败，邪气乘虚所袭而致。又有痰火上冲，迷塞心窍，阻塞经隧，妨碍升降，以致十二官各失其职，而言动视听皆虚妄，似乎邪祟之状。若以邪祟治之，必死不救。盖由内火拂郁不得外泄，加之符水之寒闭密，肤腠火热愈不得舒，其热愈炽。兼加法尺之声以惊其神，内外搔扰，不得宁息，神愈不安，是以多致不救。医者患家两宜审焉。

邪祟脉法

脉乍疏乍数，乍大乍小，或促或结，皆邪脉也。

脉紧而急者，遁尸。

治邪祟大法

邪祟之症，皆由正气亏败，邪乘虚入，必须补正气养心神为是。故经云：邪之所凑，其气必虚。养正而邪自除是也。

丹溪治邪祟活套

邪祟之症，在内必须养正气，在外以秦丞相灸鬼法治之。其法以大拇指并齐，用细麻绳缚定，以大艾炷置于两甲界及两指角肉际周围，一齐着火，灸七壮，神效。但着火必要四面一齐同烧着艾，如有一处不着，即无效也。

治邪祟方

辟邪丹

治一切邪病。皆由正气亏败，邪乘虚入。法当养正气安心神为主。是以用人参、白术以养正气，茯神、远志、石菖蒲、辰砂、金箔、牛黄等以安魂魄镇心神，苍术、雄黄、麝香等辟邪气，鬼箭羽、桃奴等以杀鬼魅，当归以养心血。

人参甘温，三两　当归辛甘温，二两半　白术苦甘温，三两　茯神淡平，二两　桃奴苦辛平，五钱　麝香辛温，五钱　远志苦平，一两　牛黄苦寒，五钱　菖蒲苦辛温，一两　金箔辛平，三十片　雄黄辛平，五钱　辰砂辛平，五钱　苍术辛甘温，两半　鬼箭羽五钱　共为末，酒调，米糊丸如龙眼大，用金箔为衣，临卧时用木香煎汤化下一丸，或二丸，或三丸，以绛纱囊盛五十丸，悬于床帐中。

附方

二陈汤　千缗汤　导痰汤　俱见痰门。

新刻汪先生家藏医学原理卷之九终

卷之十

石山　汪　机　编辑
新安　师古　吴勉学　校梓
　　幼清　江湛若　同校

黄疸门

论

黄疸之症，方书有酒、食、大饥、女劳、失治五者之分。谓失治者，因伤寒热病，阳明内实，以致湿热郁甚所致。饥疸，大饥入浴，以致水湿之气乘虚入袭，蓄热而成。食疸，因饱食过度，以致脾土被伤，不能输布水谷之气，湿热壅郁于内而成。女劳，因炎天夏月房事之后，即便澡浴，以致水湿之气乘虚内伏而致。其因虽有五者之分，所致不过总一湿热。是以先哲皆用茵陈五苓散、茵陈汤、茯苓渗湿汤之类，俱可取效。而戴元礼谓：五疸之中，除谷食疸量其虚实下之，余疸皆宜利小便为主，兼之汗法，使上下分消其湿热，学者宜自详焉。

黄疸脉法

《脉经》曰：凡黄疸，寸口近掌无脉，口臭黑色，俱不可治。又云：脉沉，渴欲饮水，小便不利，必发黄也。又云：酒疸者，或无热，清言①了了，腹满欲吐，鼻燥，其脉浮者，先吐之；沉弦者，先下之。酒疸下之久，为黑疸，目清面黑，心头如啖蒜齑之状，大便黑，皮肤四肢不仁，其脉浮弱，颜色微黄者，难治。又云：谷疸，寸口脉微而弱，微则为恶寒，弱则为发热。当发不发，骨节疼痛；当烦不烦，而极汗出。趺阳脉缓而迟，胃气反强，饥则烦满，满则烦热，客热消谷，食已则饥，谷强肌瘦，名曰谷疸之症。

治黄疸大法

黄疸之症，丹溪谓不必分五因，同是一湿热，如盦②曲相似。轻者以小温中丸，重者以大温中丸，如热多加黄连，湿多用茵陈五苓散，积重加食积之药，随其所见症而疗。戴氏谓倒仓法亦可治疸病。

如色如熏黄，一身重病，乃湿甚，宜理湿为本。

如干熏燥，小便或利，四肢不沉重，渴而引饮，乃热胜，宜栀子、柏皮之类。

如湿黄，四肢沉重，小便或不利，渴而不欲饮，宜大茵陈汤。

如寒热往来，一身尽黄，宜小柴胡合栀子汤。

如挟瘀血发黄，宜抵当汤。实壮者，桃仁承气汤亦可用。

如伤寒发黄者，宜仲景法，在表汗之，在里下之。

---

① 清言：《脉经》作"靖言"，谓言语不乱，神情安静。
② 盦：同"盦"。

丹溪治黄疸活套

黄疸之病，乃脾胃二经湿热壅盛所致，当究所因，分利为本。凡诸疸，口淡怔忡，耳鸣脚软，微寒发热，小便白浊，此为虚症，宜用四君子汤吞八味丸，不可过用凉剂强通小便，恐肾水枯竭久，而面黑黄色及作渴者，不治。如不渴者，可治。

凡疸症，通身面目萎黄，宜生料五苓散加茵陈，或小柴胡加茵陈、茯苓、枳实，少佐朴硝，或济生茵陈汤，或《千金方》东引桃根细者，煎汤空心服。

如谷疸，食已头悬，心中不安，乃胃气蒸冲所致，宜小柴胡加谷芽、枳实、厚朴、山栀、大黄。或用济生谷疸丸。

如酒疸身目黄，心中懊憹，足胫满，尿黄，面黄而赤斑，乃酒热过度而致，宜小柴胡、茵陈、豆豉、大黄、葛花。若脉微数，面目青黑，或大便黑，宜三因方白术散。如脉弦涩，宜三因当归白术散，或济生五苓加葛根汤。

如女劳疸，其症额黑身黄，小腹满急，小便不利，以大麦一撮，加滑石、石膏末一钱，煎服。

凡黄汗者，因脾胃有热，平旦入水所致。其症汗出染衣俱黄，不渴，宜济生黄芪汤、茵陈汤，或用如豆大者苦丁香深吸鼻中，取出一黄水，瘥。

凡发黄之症，其脉沉细迟，四肢逆冷，身冷，自汗不止，宜茵陈四逆汤。

治黄疸方

茵陈五苓散

治湿热黄疸。法当清理湿热为主。故用白术补中健脾以燥湿，猪苓、茯苓、泽泻利小水以渗湿，茵陈清湿热以退黄，桂心通血脉以和荣卫，用当归分理气血各归其所。

白术苦甘温，五钱　茯苓甘淡平，二钱　猪苓淡平，二钱　泽泻咸寒，二钱　茵陈苦辛凉，五钱　桂心辛甘热，八分　当归辛甘温，二钱　加姜三片，枣二枚，水二钟，煎钟半，温服。

茯苓渗湿汤

治湿热壅成黄疸，小便不利，不思饮食。法当健脾疏郁，清热疏湿。是以用白术、苍术健脾燥湿，青皮、橘红、枳实等疏郁滞，芩、连、山栀等清热，赤茯、猪苓、泽泻利小便以渗湿，茵陈散湿热以退黄。

白术苦甘温，五钱　苍术苦辛温，三钱　青皮苦辛温，七分　橘红辛温，一钱　枳实苦辛寒，八分　黄芩苦寒，七分　黄连苦寒，一钱　栀子苦寒，五分　赤茯甘淡平，一钱　猪苓甘淡平，二钱　泽泻甘咸寒，二钱　茵陈苦寒，三钱　水三升，煎升半，温服。

肘后三黄二术茵陈汤

治湿热郁成黄疸。法当清湿热疏壅滞。经云：苦可燥湿，寒可胜热。是以用芩、连、栀子、龙胆草、茵陈等诸苦寒以清湿热，猪苓、泽泻分利小便，苍术、白术健脾燥湿，青皮疏郁行滞。

黄芩苦寒，一钱　黄连苦寒，钱半　胆草苦寒，一钱　栀子苦寒，一钱　茵陈苦辛寒，二钱　猪苓淡平，一钱　泽泻甘咸寒，一钱　苍术苦辛，二钱　白术苦甘温，五钱　青皮苦辛寒，二钱　水煎，温服。

如因饮食积成谷疸，本方加三棱、莪术、砂仁各七分，陈皮、神曲各一钱。

东垣黄疸汤

治中气虚败，运动失常，不能分布水湿之气，以郁而成热，遂使浑身俱黄。法当补中为本，清湿热为标。经云：中气不足者，补之以甘温。故用人参、白术、茯苓、炙草诸甘温以补中。经云：风能胜湿。故用羌活、防风、苍术、藁本、独活等诸风剂以胜湿，升麻、柴胡、黄芩、黄连等诸苦寒以清热，猪苓、泽泻等诸淡渗以分利小便，神曲消导积滞。一本无茯苓、黄连，有黄柏。

人参甘温,二钱　白术苦甘温,二钱　茯苓甘淡平,一钱　炙草甘温,五分　羌活辛温,七分　防风辛温,七分　苍术辛温,一钱　藁本辛温,六分　独活辛温,六分　升麻苦寒,七分　柴胡苦寒,七分　黄芩苦寒,一钱　黄连苦寒,一钱　猪苓淡平,钱半　泽泻甘咸寒,钱半　神曲辛温,一钱　水二大盏,煎一盏,温服。

小温中丸

治食积郁成黄疸。法当疏郁导积。是以用苍术、抚芎、香附等以疏郁，神曲、针砂等以导积。

苍术苦辛温,两半　抚芎辛温,七钱　神曲苦辛温,二两　香附辛温,八钱　针砂辛咸寒,醋炒红,一两　春秋加川芎，夏加黄连或苦参，冬加吴茱萸或干姜为末，丸如梧子大。

大温中丸

治症同前。用陈皮、苍术、厚朴、青皮、香附等疏郁，助三棱、莪术、针砂导积，甘草和药。

陈皮苦辛温,去白,五两　苍术苦辛温,五两　青皮苦寒,五两　厚朴苦辛温,五两　香附子辛温,一斤　针砂辛咸寒,醋炒红,二两　三棱辛温,四两　甘草甘温,一两　莪术辛温,四两　共为末，用醋打糊为丸，如梧子大，每食前用姜盐汤送下五六十丸。

附方

四君子汤　见气门。

承气汤　桃仁承气汤　抵当汤　茵陈汤　小柴胡汤　栀子柏皮汤　五苓散　并伤寒门。

茵陈四逆汤　甘草一两　干姜两半　附子一两　茵陈二两　共末，分作四服。每服，水二盏,煎一盏。

当归白术汤　白术　茯苓各三两　当归　黄芩　茵陈各一两　前胡　枳实　炙草　杏仁各二两　半夏二两　共末，每五钱加姜三片,水二盏,煎一盏服。

谷疸丸　牛胆一个　苦参二两　胆草二两　共为末，将牛胆汁入蜜少许，为丸，甘草生姜汤下，每用五七十丸。

白术汤　桂心　白术各一两　豆豉　干葛　杏仁　甘草各五钱　枳实一两　共为末，每五钱用水一盏,煎七分服。

黄芪散　黄芪　赤芍　茵陈各二两　甘草五钱　石膏　麦冬　豆豉各一两　共为末，每五钱加姜三片,水一盏,煎七分服。

八味丸　熟地八两　泽泻　牡丹皮　白茯苓各三两　山萸肉　山药各四两　附子　桂心各一两　共为末，炼蜜丸，如梧子大。

五苓葛根汤　即五苓散加葛根是也。

霍乱门

论

霍乱之症，内因饮食七情所伤，外为五气六淫所袭，内外受邪，清浊混淆，水火相干，上下奔趋乖隔所致。邪居上焦则吐，下焦则泻，中焦则吐泻并作。如心先痛则先吐，腹先痛则先利，心腹齐痛，吐泻并作。甚则吐泻过多，津液枯涸，筋失荣养，以致转筋挛缩等症。总其大要，不越风寒火湿之气而已。是以陈无择云：因风则有汗恶风，因寒则无汗恶寒，因湿则重著，因火则烦躁。治法在乎分利阴阳，疏散风湿，消导积滞，不可专执寒凉。如仲景谓：热多欲饮水，宜五苓散；寒多不饮水，宜理中丸。而刘河间又谓：五苓散、益元散、桂苓甘露饮等药，皆治霍乱吐泻之圣药。至丹溪谓此症实由饮食积遏而致，切不可即与谷食，必待吐泻定后半日，方可少与稀粥。不然，粒米下咽必死。医者患者两宜致意焉。又有干霍乱之症，其候极危，百难救一。其症欲吐不吐，欲泻不泻，乃邪有所入而无所出，否塞不通，宜以吐法升提其气为上，或刺委中及十指头出血，皆是良法，学者不可不知。

霍乱脉法

脉微而涩，或代而散，或隐而伏，或大而虚，或右关滑，皆为霍乱吐泻之候。洪者为热，弦者为饮。气口脉滑，膈间有宿食留饮。宜顺其性，以盐汤吐之。

治霍乱大法

霍乱之症，内因饮食七情所伤，外因风寒暑湿六淫所遏，水火相干，阴阳相搏，上下失离，荣卫失统，甚则筋挛掣痛。由其吐泻过多，津液重亡，筋失所养而致。治疗大法在乎分利阴阳，散风行湿降火，引清气上升，使浊气下降。如因虚，加以参、术等补剂，如六合汤之类。

丹溪治霍乱活套

霍乱之症，挥霍撩乱，起于一时，多由内伤挟外感，阴阳乖隔而致。偏阳多热，偏阴多寒，卒然而来，上吐下泻，名湿霍乱。其症虽危，仍多可治，盖由所伤之邪，因吐利而解之故也。如欲吐利而不得吐利者，名干霍乱，其症必死不治。盖由所伤之邪不得发越，壅闭正气，关格阴阳，不得通接之故。治法大要，必在探吐升提气中而寓发散之意焉。余则详其虚实寒热加减用药。

如有寒，腹满而痛，四肢拘急，转筋下利者，宜理中加附子、官桂。

如中暑霍乱，烦躁大渴，心腹撮痛，四肢冷汗，脚转筋，宜藿香正气散，或理中汤加石膏。

如霍乱吐泻，心腹疼痛，宜先用盐汤探吐，后用藿香正气加木香五分。若频欲登圊而不通，再加枳壳一钱。

如夏月多食寒冷，乘风取凉，以致食留不化，否隔上下，而成霍乱，宜六合汤倍加藿香。

凡转筋多由血热，宜四物加酒芩、红花、南星、苍术。

凡霍乱不渴者，宜以生姜理中汤最妙；如渴者，用五苓散加五味、麦门冬、滑石。

如冬月霍乱，理中汤为主；夏月，黄连香薷饮，井中浸冷服。

二陈汤加藿香、苍术、厚朴、砂仁、白芷、人参、神曲，善治霍乱吐泻，遇寒月加干姜，甚则加附子。

凡转筋，男子以手挽其阴，女子以手牵两乳近两傍。

治霍乱方

桂苓甘露饮

治暑热霍乱。盖霍乱之症，皆由中气亏败，外邪干之而成。法当补中气为本，理外邪为标。是以用人参、黄芪、白术、甘草补益中气，茯苓、泽泻、滑石等分利小水以泄火，石膏、寒水石以清热，木香和气导滞，葛根解肌止渴，桂枝通血脉和荣卫。

人参甘温，二两　黄芪甘温，三两　白术苦甘温，二两　炙草甘温，一两　茯苓甘淡平，二两　泽泻甘咸寒，一两　滑石甘寒，一两半　石膏辛寒，两半　寒水石甘寒，两半　葛根苦甘凉，一两　桂枝辛甘温，五钱　木香辛温，五钱　上共为细末，每白汤调服三五钱。

六和汤

治霍乱吐泻不止。此乃中气亏败，脾胃不和所致。法当补中气和脾胃。故用人参、白术、甘草等补中气以止泻,砂仁、藿香、白扁豆以止呕,半夏、杏仁降逆气,厚朴以疏滞,香薷以清暑,赤茯、木瓜等以理湿。

人参甘温,二钱　白术苦甘温,二钱　甘草甘温,六分　砂仁甘温,七分　藿香辛温,八分　扁豆甘温,一钱　半夏苦辛温,七分　杏仁甘平,七分　厚朴苦辛温,七分　香薷苦辛温,二钱　赤茯甘淡平,一钱　木瓜甘温,七分　加姜三片,枣三枚,水二盅,煎一盅。

通脉四逆汤

治寒霍乱,身冷脉绝,法当温中散寒。经云:热可胜寒。又云:辛以散之。是以用吴茱萸、附子、细辛等以散寒,桂心和荣卫,助通草以通血脉。寒则不无伤血,故加归、芍以救血,佐甘草缓中和药。

吴萸苦辛热,三钱　附子辛热,一钱　细辛辛热,七分　桂心甘温,七分　通草淡平,八分　当归辛甘温,一钱　白芍苦酸寒,八分　炙草甘温,五分　加姜三片,水酒各半,煎服。

附方

香薷饮　见暑门。
五苓散　黄疸门。
理中汤　伤寒门。
二陈汤　痰门。
机要浆水散　见泻门。
四物汤　血门。
藿香正气散　伤寒门。
四君子汤　气门。
平胃散　见湿门。
建中汤　腹痛门。

厥　门

论

厥者,四肢卒然或冷或热,昏愦无知之谓。方书分阴厥、阳厥不同,原其所因,未有不由元阳真阴亏败所致。而丹溪所谓厥症,乃因气虚血虚是也。其阴厥者,由人摄养失宜,元阳虚竭,不能遍充肢体,以致阴气独留,故症身凉不渴,脉迟而微;阳厥由人嗜恣无节,真阳亏败,阳气无依,浮漫欲散,故症烦渴,谵妄,身热,脉数或大。状虽不同,总由虚损,并宜补益为本。是以热厥法当大补其阴,以制阳光,寒厥法当峻补其阳,以消阴翳。《内经》所谓诸寒之而热者,取之阴;诸热之而寒者,取之阳是也。愚见如此,学者宜自详焉。

厥症脉法

《脉经》曰:寸口脉沉大而滑,沉则为实,滑则为气,实气相搏,血气入藏则死,入府则愈。唇青身冷,为入藏;身温和,汗自出,为入府。

《活人书》云:阳厥,脉滑而沉实;阴厥,脉细而沉伏。

治厥症大法

厥症有气虚、血虚之不同,故有寒热之二症,尽由虚邪与外邪相忤,气遏不行,闭于经络所致。如气虚脉当缓细,血虚则脉大如葱管。热厥则脉数,挟外感则脉浮而实,寒厥则脉沉而迟,挟痰则脉弦而滑。如热者或用承气汤,寒者宜用理中汤,外感宜双解散,或于主方中加干葛、麻黄,挟痰加姜汁、竹沥。凡厥卒之症,苏合香丸最妙。

如初得病,身热头痛,大便秘,小便赤,或畏热,或饮水,或扬手掷足,烦躁不得安卧,谵语昏愦,此阳厥也。宜大柴胡、小承气之类。渴者白虎汤妙。

如手足厥冷,脉乍热结,此邪气结胸中,心中烦满,饥不能食,宜瓜蒂散吐之。

如寒热而厥,面色不泽,冒昧,两手忽无脉,或一手无脉,必是有邪干之,宜多用绵帛裹手足,急服五味汤,或兼桂枝、麻黄各半汤,须使大汗出而愈。

如伤寒厥逆,心下怔忡,宜治水,以茯苓甘草汤主之。

如得病后,四肢逆冷,脉沉而细,手挛,卧而恶寒引衣盖覆,不欲水,或下利清谷而厥逆者,此阴厥症也,宜以四逆汤或白通汤之类。

如厥逆脉不至者,宜通脉四逆汤、附子干姜甘草汤。

如手足指头微寒者,谓之清冷,宜理中汤。

凡无热症而厥者,宜当归四逆汤加茱萸生姜汤:当归、白芍、桂枝、细辛、甘草、通草、吴茱萸、生姜。

凡喘促脉大而厥,宜五味子汤:五味、人参、麦冬、陈皮。

凡吐利手足厥冷,烦躁欲死者,宜吴茱萸汤:吴茱萸、生姜、人参。

丹溪治厥活套

厥者,逆也。因气血忤逆而作也。有**气虚血虚**,有内伤外感,有火有痰,有尸气等症不同。

如气虚宜四君子汤,血虚宜四物汤。

如外感宜双解散加减,内伤宜补中益气汤加减。

如尸气卒厥,宜苏合香丸之类。

如因痰,宜二陈汤加竹沥、姜汁;因火,宜升阳散火汤加减。

如蛔厥,此乃胃寒所生,宜理中汤加川椒、槟榔,吞乌梅丸。

如气厥,宜八味顺气散,或调气散之类。

如热厥,四肢烦热,乃湿热郁于脾土之中,宜东垣升阳散火汤,乃火郁发之。

如寒厥,手足厥冷,多是气血不足,宜补气血药中加附子以行补药之力。

如饮酒人,或肥盛人,手足热者,乃湿痰郁火所致,宜二陈加芩、连、栀子之类。

如手足忽然逆冷,卒厥不知人者,多属痰火,亦有阴先亏而阳暴绝者,宜多服独参膏及竹沥、姜汁。

如黑瘦人而火盛,宜四物加黄柏、知母、竹沥之类。

治厥方①

通脉四逆汤

治阴厥,下利清谷,四肢逆冷,脉微。此乃元阳亏败,阴寒乘之。法当复阳气以散阴寒,是以用干姜、附子等复阳气以散寒,甘草缓急,兼解附子之毒。

干姜辛热,一两　附子辛热,五钱　甘草甘温,二钱半　水二盅,煎一盅,服。一本加葱白三茎。

吴茱萸汤

治中气亏败,阴寒乘之而作厥。法当补中为本,散寒为标。是以用人参、大枣等以补中气,用吴茱萸、生姜以散寒。

人参甘温,五分　大枣甘温,三枚　吴萸苦辛热,二分　生姜辛温,二分　水一盅,煎一盅,服。

调气散

治气郁作厥。法当疏利壅遏之气。经云:辛以散气。故用白豆蔻、丁香、檀香、木香、砂仁、藿香等诸辛窜以行壅滞之气,甘草缓中和药。

白蔻辛温,一两　丁香辛温,一两　檀香辛甘温,五钱　木香苦辛,五钱　砂仁辛温,五钱　藿香辛温,一两　炙草甘温,一两　共为细末,每以盐沸汤调三五钱服。

---

① 治厥方:陈本原作"治阴症",据全书体例改。

附方

理中汤　白虎汤　二陈汤　独参汤
大柴胡汤　小柴胡汤　瓜蒂散　四逆汤
白通汤　茯苓甘草汤　桂枝麻黄各半汤
双解汤　已上方俱伤寒门。
　补中益气汤　内伤门。
　八味顺气散　气门。
　苏合香丸　痰门。
　升阳散火汤　火门。
　四君子汤　气门。
　四物汤　血门。

痹　门

论

痹者，麻木不仁之谓也。症状多端，是以方书有痛痹、行痹、著痹、周痹、肉痹、骨痹、脉痹等名之痹。虽然种种不同，未有不由体质虚弱，风寒湿气乘之所致。是以经云：风寒湿三气杂至，合而为痹。风胜为走痹，湿胜为著痹，寒胜为痛痹。春月遇此为筋痹，夏月遇此为脉痹，秋月遇此为脾痹，冬月遇此为骨痹，至阴月遇此为肉痹是也。大抵痹之为患，在肌肉则麻木不仁，在筋则拘屈不便，在脉则血凝不流，入骨则重著不举。若邪在肌肉之时，或针或汗或灸俱易成功。不然，至入筋骨之际，必不易治，患者医者两宜致意焉。虽然，有又气虚不能导血荣养筋脉而作麻木者，有因血虚无以荣养肌肉，以致经隧涩涩而作麻木者，又不可专执汗灸针三法，当要分辨气虚、血虚、痰饮、瘀血而疗。如气虚宜四君子为主加减，血虚宜四物为主加减，因痰导痰为先，因瘀血则行瘀为本，宜各推类，不可执一。

痹脉法

脉浮而濡，属气虚。脉浮而缓，属湿，为著痹。

脉紧而浮，属寒，为痛。脉弦而滑，属痰。

脉涩而芤，属死血。脉见关前，痹在上体；关后，痹在下体；关内，痹在中。

治痹大法

痹症虽因风寒湿三气而成，未有不由正气亏败所致，始则客于筋脉皮肉筋骨，久而不已，入于五藏则死矣。

如烦满喘而呕者，是痹客于肺。

如烦心上气，嗌干恐噫，厥胀满者，乃痹客于心。

多饮，小便数，小腹病如娠妊，夜卧则惊，是痹客于肝。

如善胀，尻以代踵，脊以代头①者，是痹客于肾。

如四肢懈惰，发咳，呕沫，上为大寒者，是痹客于脾。又有腹痹、胞痹，随其府腧以施针灸，或先泻后补，或补泻兼施可也。

丹溪治痹活套

痹症多由气血亏败，风寒湿等邪乘之，是以有气虚、血虚、挟风、挟痰、挟湿、挟寒、挟瘀血等因不同，治宜补养气血本，疏理邪气为标。

如因气虚，人参、黄芪、白术为主治。

如因血虚，宜以当归、地黄、芍药为主治。

如风胜，防风、羌活等为主治②。

如因湿胜，宜以苍术、白术为主治。

---

① 尻以代踵，脊以代头：陈本原作"尻以代肿，养以代头"，据文义改。

② 主：依前文体例，后当有一"治"字。

如因寒胜，宜以乌头、附子、干姜为主治。

如痰胜，宜以南星、半夏、香附等为主治。

如因瘀胜，宜以桃仁、红花、牛膝等为主①。

治痹方

导气汤

治麻痹。此乃肺气亏败，不能养血所致。法当补益肺气为主。是以用五味补肺，黄芪补气，升麻、柴胡益气，青皮、橘红疏滞气，归尾行瘀血。

五味甘酸平，一钱　黄芪甘温，二钱　升麻苦寒，七分　柴胡苦寒，七分　青皮苦辛寒，八分　橘红苦辛温，一钱　归梢辛甘温，二钱　甘草甘温，五分　红花辛甘平，八分　水二盏，煎一盏，服。

黄芪酒

治气虚风湿外乘，以致浑身顽痹麻木，皮肤瘙痒，筋脉挛急，言语謇涩，手足不遂。是以用人参、黄芪、白术、甘草以补气，白芍、当归以养血，肉桂和荣卫以通血脉，木香行滞气，防风、天麻、萆薢、石斛、威灵仙、云母粉、茵芋叶②驱风胜湿，虎胫骨、川续断以壮筋骨。

人参甘温，四两　黄芪甘温，八两　白术苦甘温，四两　炙草甘温，二两　白芍苦酸寒，二两　当归辛甘温，四两　肉桂辛甘温，一两　木香辛温，一两　防风辛温，一两　天麻苦辛温，一两　萆薢辛甘温，一两　石斛甘平，一两　威灵仙苦辛凉，温一两　云母粉甘咸平，一两　茵芋叶苦辛温，一两　虎胫骨辛甘温，兼祛拘挛，二两　川续断辛甘温，兼通血脉，益气，一两　共为细末，以细绢袋盛之。用酒一官斗，如春月浸五日，夏浸三日，秋七日，冬十日，再以慢火用重汤煮三炷香为度，每服一二杯。一本无人参。

人参益气汤

治气虚手足麻木，四肢倦怠。法当补益肺气为本。是以用北五味滋肺以助元气，人参、黄芪、炙草等补气，芍药引生草泻肺火，升麻、柴胡升引生发之气。

五味甘酸平，七分　人参甘温，五分　黄芪甘温，二钱　炙草甘温，五分　白芍苦酸，七分　生草甘寒，七分　升麻苦寒，七分　柴胡苦寒，七分　水二盏，煎一盏，服。

冲和补气汤

治中气亏败，四肢无力，合眼则麻，目昏头眩，委厥懊心。法当补益中气为本。是以用人参、白术、黄芪、炙草等补中益气，羌活、独活驱风，猪苓、泽泻渗湿，麻黄、苍术发表以驱外邪，神曲、草豆蔻温脾和胃，陈皮、木香行滞，当归、芍药养血，升麻、柴胡升提胃中发生之气。湿久必成热，故佐以黄连、黄柏以清热。一本无甘草。

人参甘温，二钱　黄芪甘温，二钱　白术苦甘温，二钱　甘草甘温，五分　羌活辛温，七分　独活辛温，七分　猪苓淡平，一钱　泽泻咸寒，一钱　麻黄辛温，一钱　苍术辛温，一钱　神曲苦辛温，八分　草蔻辛温，七分　陈皮苦辛温，一钱　木香苦辛温，五分　川归辛甘温，一钱　白芍酸寒，七分　天麻苦寒，六分　柴胡苦寒，六分　黄柏苦寒，七分　黄连苦寒，七分　水二大盏，煎一盏，服。

附方

四君子汤　见气门。
四物汤　血门。
二陈汤　见痰门。
茯苓汤　治痰饮作痹。即二陈加枳

---

① 尻以代睡，脊以代头：陈本原作"尻以代肿，养以代头"据文义改。
② 茵芋叶：芸香科植物茵芋的叶，辛苦温，有毒，入肝肾经，主治风湿痹痛，四肢挛急，两足软弱。

实、桔梗。

吞 酸 门

论

吞酸之症，有因中气不健，以致胃中痰饮宿食郁成湿热，遂作酸水吐出，名曰吐酸；有因胃中湿热壅郁，以致中气亏败，不能输布，伏于脾胃之间，因值风寒外束，腠理闭密，湿热愈滋，遂作酸味刺心；有因饮食过度，脾胃不及传化，郁成酸气上呕，名曰吞酸。数者名虽不同，其实属一湿热。是以河间谓：酸者，肝木之味，因火盛制金不能平木，肝木自盛所致，犹热物覆盖于器而成酸者是也。治法宜以苦辛寒之剂散郁以清湿热，如芩、连、茱萸之类，或佐以消导之剂，如山楂、神曲之辈，或加南星、半夏、橘红等以燥湿痰药，外更宜薄滋味以自养，无有不瘳矣。

吞酸脉法

脉沉而迟者，胸中有寒饮。脉洪者，湿热在膈间，时吐酸水，欲成翻胃。

治吐酸大法

吐酸之症，以病机言之属于湿热，以藏府言之属于脾胃，以病邪言之属痰饮宿食。治疗之法，热者，以寒清之；脾湿者，以苦燥之；痰饮者，豁之利之；宿食者，消之导之。各宜类究，毋执一端。

如食郁挟痰，宜二陈汤加南星、黄芩之类。

如食郁吐酸，宜平胃散加炒神曲、炒麦芽、姜、枣同煎。

凡吐清水，宜陈壁土炒苍术、白术，同茯苓、滑石、陈皮煎服。

凡治酸，必用吴茱萸者，乃顺其性而折之也。

丹溪治吐酸活套

酸症乃湿热郁于肝而出于脾胃之内，必要疏食自养。宜以炒茱萸顺其性而折之，仍必以炒黄连为主，或用二陈加吴茱萸、黄连，随时令加减，或丸，或散，或汤服。

治吐酸方

吴茱萸丸

治湿热郁成酸味上抢。法当疏郁滞，清湿热为主。是以用吴茱萸、橘红等诸辛以疏郁，苍术燥湿，芩、连等以清热。

吴茱萸 苦辛热，炒，二两　橘红 苦辛温，去白，二两　苍术 苦辛温，一两　黄芩 苦寒，酒炒，三两　黄连 苦寒，酒炒，二两　共末，用神曲打，糊丸如梧子大，每以姜汤送下三五十丸，日进三服。

东垣藿香安胃丸

治中气不足，脾胃不和，呕吐作酸。法当补中气和脾胃。是以用人参、橘红补中气，丁香、藿香温脾和胃，助生姜散郁以止呕。一本无丁香，有吴萸。

人参 甘温，一两　橘红 苦辛温，去白，一两　丁香 苦辛温，五钱　藿香 辛温，一两　生姜 辛温，五钱　共末，用陈米糊丸，如梧子大，每服三五十丸。

三因曲术丸①

治宿食留饮停滞中脘而作酸症。法当消宿食为本，燥湿行滞为标。故用砂仁、神曲消宿食，苍术燥湿饮，陈皮行滞气。

砂仁 辛温，两半　神曲 苦辛温，一两　陈皮

---

① 三因曲术丸：陈本此方原在附方后，今据目录调至此处。

苦辛温，一两　苍术辛温，一两　上共为细末，用姜汁搅神曲，糊丸如梧子大，每以姜汤下五七十丸。

又方

治胃中痰饮，郁成酸症。法当豁痰疏郁。是以用南星、半夏、石膏以豁痰，香附以疏郁。一本有炒子生姜。

南星苦辛温，二钱　半夏苦辛温，三钱　软石膏辛温，三钱　香附辛温，二钱　水二盅，煎一盅服，或作丸亦可。

附方

二陈汤　痰门。
平胃散　湿门。

咳逆门

论

咳逆之症，忤错不顺之谓也。有因水渍于肺而作者；有因喜笑过度，气噎而作者；有因咽饮错喉，气抢而作者；有因急食干物，气塞而作者，虽然因各不同，未有不由胃气上逆，不得下降所致。法当降气行气而咳逆自除。又有阴虚不能为阳之守，以致阳火浮上，冲于肺而作咳者，又不可执以行气降气之剂，宜以滋阴降火苦寒之药，或以甘温补养之药，使其阳长而阴自生。经云：阳生阴长是也。有因饮食太过，填塞胸中，致气不得升降而作咳者，治宜瓜蒂散加人参芦以吐之。有因痰闭于上，火起于下，其气不得升越而咳者，治宜六君子汤加黄柏以降火。有因中气不足，虚火上炎，气不相续而作咳者，治宜以生脉散加补中益气以补之。经云虚火宜补是也。有因阳火内实失下而作者，宜大小承气等类以下之。经云：实火宜泻是也。有因渴饮凉水过多，停蓄不散，成水结胸而作咳者，宜小陷胸汤，或青龙汤去麻黄加附子，以散水寒。有因误用热药，助起火邪，痰火上壅而作咳者，宜以黄连解毒，或白虎加竹沥之类以降火。种种不同，学者当要分因而疗，不可执一。或涌之泄之，或清之利之，随机应变，合宜而施，无有不愈者也。

咳逆脉法

脉缓者易治。脉急，按之不鼓者，难治。脉代者，危。脉结、促、微，三者可治。右关脉弦者，乃木乘土位，难治。

治咳逆大法

咳逆之症，皆由阴气已亏，阳火暴甚，直冲而上，出于胃，入于肺而作声，是以东垣用凉药者，乃泄热以降火也，先哲用甘温之剂而获效，于危恶之际，亦是阴气先竭，阳火无根，浮于胸中，亦将欲散。故此不用寒药，而以甘温之剂养胃，留其阳气，使胃气一和，阴气自复，乃阳生阴长之意也，皆属阴虚火炎为主。学者在于临症详其所挟，加减施治。如壮实之人，吐法亦可用。在观其虚实立方。

如伤寒汗吐下后，及久痢并产后，或一切亡损津血而作此症者，皆属阴虚所致，法当滋补为本。

如平人，或用食太速，或饮水喜笑，错喉而气抢，或因痰饮停蓄心分，或暴怒气逆痰厥，或伤寒热病失下等因而作此症，皆为实火，不得疏越所致，法当疏泄为先。虽有虚实二因之分，实由火气炎上所致。经云：诸逆冲上皆属于火是也。虽然属于火，又不可以苦寒之剂峻治，全在斟酌合宜，分因而用药可也。

如汗吐下误服寒凉过剂，宜从温补。

如脾虚、阴虚，当以平补，或佐重坠之剂于辛凉药内。

如挟热,当以凉剂清之。

如伤寒失下,地道不通,因而咳逆者,宜硝黄苦寒之剂下之。

如痰饮停于心分,或暴怒气逆痰厥,此等必形气俱实,而别无恶候,当随其邪之所在,或涌之泄之,或清之利之。

丹溪治咳逆活套

咳逆之症,有痰,有气虚,有阴虚,有虚火,在乎分因视症而疗。

如阴痰与食上塞,遏气不得上越者,宜吐之,如人参芦、稀涎散之类。

如虚怯人作咳,宜参、芪、白术等浓煎汤,下大补丸极妙。

如因痰作咳,宜陈皮、半夏为主。

如因火上炎,宜黄连、黄柏、滑石之类。

凡咳逆而自利者,用滑石、甘草、黄柏、芍药、陈皮、人参、白术、竹沥等煎服。

凡属痰发咳,宜人参、白术浓煎,频调益元散服。

凡无病平人,偶然致咳者,此乃气逆而致,宜小半夏茯苓汤,即二陈加黄芩,再加半夏、枳实。或煎沸汤泡萝菔,研木香调气散热服之。木香、檀香、藿香、白蔻、砂仁、甘草。

治咳逆方

六君子汤

治中气亏败,挟痰作咳。法当补中豁痰。是以用人参、白术、大枣、甘草等补益中气,半夏、茯苓豁痰,助生姜、橘红以散逆气。

人参甘温,二钱 白术苦甘温,二钱 大枣甘温,二枚 炙草甘温,五分 半夏辛温,八分 橘红苦辛温,一钱 茯苓甘淡平,一钱 生姜辛温,三片

橘皮半夏生姜汤

治气虚挟痰。法当补气为本,豁痰为标。是以用人参补气,半夏豁痰,兼助橘红、生姜以散逆气。一本有通草。

人参甘温,三钱 半夏辛温,钱半 橘红苦辛温,钱半 生姜辛温,三片 水盏半,煎八分,温服。

活人陈皮竹茹汤

治伤寒大病后气虚,余热未解,心烦作咳。法当补正气为本,清余热为标。是以用人参、大枣、甘草等以补正气,竹茹清余热以止心烦,橘红、生姜散逆气以除咳逆。

人参甘温,三钱 炙草甘温,五分 大枣甘温,三枚 竹茹苦寒,二钱 橘红苦辛温,一钱 生姜辛温,三片 水二盏,煎一盏,温服。

人参白术汤

治暑热气作咳。法当清暑益气。是以用黄芩、柴胡、干葛、栀子仁等清暑泄热,五味救肺金,人参、白术、甘草益气,半夏、生姜散逆止咳。一本有防风。

黄芩苦寒,二钱 柴胡苦寒,七分 干葛苦甘凉,八分 栀子苦寒,钱半 五味甘酸平,八分 人参甘温,二钱 白术苦甘温,一钱 炙草甘温,五分 半夏辛温,一钱 生姜辛温,三片 水二盏,煎一盏。

橘皮干姜汤

治咳逆不止。夫咳逆由中气亏败,火邪上炎所致。法当补中为本,散火为标。经云:甚者从之。又云:急则治标。是以用干姜、桂心以补气,通草① 利窍通关以泄火。

干姜辛热,一钱 桂心辛热,八分 人参甘温,二钱 炙草甘温,五分 橘红苦辛温,一钱 通

---

① 草:陈本 原作"气",据方内药名改。

草淡平,八分 水二盏,煎一盏。

附方

补中益气汤 内伤门。

大小承气汤 大小陷胸汤 大小青龙汤 黄连解毒汤 白虎汤 瓜蒂散 俱伤寒门。

益元散 生脉散 俱暑门。

稀涎散 中风门。

二陈汤 痰门。

大补丸 黄柏一味,为末,炼蜜丸。

痛风门

论

痛风即古之痛痹,近世方书谓之白虎历节风。因其走痛于四肢骨节间,犹虎咬之状故也。原其所由,尽因血虚受热,血已沸腾,或即复入寒泉受湿,热血得寒凝滞,阻塞经络关节,是以作痛。夜则痛甚,行于阴也。治法宜用辛温辛凉之剂,开通郁结,流散寒湿,使其血行气运而痛自止。丹溪谓:此症有痰,有风热、风湿、血虚等异,而治有不同焉。是以因风者,宜小续命汤;因湿,苍术、白术加竹沥;因痰,用二陈加酒炒黄芩、羌活、苍术、竹沥之类;因血虚,宜四物加红花、桃仁。大抵此症,宜用苍术、川芎、南星、白芷、当归、酒芩等为主,在上加羌活、威灵仙、桂枝,在下加牛膝、防己、木通、黄柏。学者宜自致意,不可草草误人。血虚虽四物为主,但地黄、芍药二味,性多涩滞,非通利流行之剂,亦在所忌,用之须宜仔细。

痛风脉法

《脉经》曰:脉涩而紧者,痹也。

又云:少阳脉浮由弱,弱则为血不足,浮则为风,风血相搏,疼痛如掣。

治痛风大法

痛风之症,多由湿痰浊血流注为病,因其道路远僻,非乌附雄壮之剂不能达,是以此症必须乌附以为引经,但不可用为主治。分其肿与不肿而疗,必在行气流湿,疏风导痰,活滞血生新血。切不可肉食,盖肉属阳火能助火。须先以二陈汤加酒浸白芍药,少佐黄连以降心火。宜以苍术、南星、川芎、白芷等为主,看在上下部分,随经加减。

如在上,属风,主方加桂枝、羌活、威灵仙。

如在下,属湿,主方加牛膝、防己、木通、黄柏。

如气虚,主方加人参、白术、龟板。

如血虚,主方加当归、川芎、桃仁、红花。

如挟痰,主方加南星、半夏、生姜。

丹溪治痛风活套

痛风之症,因状多端,并宜辛温辛凉,行气活血之剂为主治。如痛有常处,或痛处赤肿灼热,或浑身壮热,此乃欲成风毒,宜败毒散为主加减。

如肢节痛,须用羌活。风湿亦宜用之。

如肥人肢节痛,多是风湿与痰饮流注经络作痛者,宜南星、半夏为主。

如瘦人性急躁而肢节痛发热者,用血热也,宜以四物汤加酒炒黄芩、黄柏。

如肢节疼痛脉滑者,乃湿痰壅塞经隧,宜苍术、南星燥湿痰,木香、枳壳、槟榔行滞,在下者加牛膝、汉防己。

如肢节肿痛,脉涩数者,乃瘀血也,宜桃仁、红花、当归、川芎,或佐大黄微利之。

如倦怠无力而肢节痛,乃中气虚兼痰饮流注,宜以人参、白术、半夏、南星。

如因痰,宜二陈汤加酒洗黄芩、苍术、

羌活。

如因湿，宜苍术、白术，佐以姜汁、竹沥及行气药。

如湿郁周身走痛，或节间痛，遇阴寒即发，宜白术一味酒服。

如病久，两脚酸软疼痛，或膝肿如鼓槌，乃亡阴也，宜以归、芎、芍、地补血之剂治之。若挟气虚，加参、芪；挟风湿，加防风、羌活、白术之类，切不可纯作风治，专用风药以燥其血，而终莫能愈。

如手臂痛，是上焦湿痰横行经络作痛，宜半夏、酒芩、南星、白术、香附、苍术、陈皮、茯苓、威灵仙、薄桂、甘草、生姜。

凡治头风用薄桂者，盖薄桂味淡，其性轻扬，能横行胸胁手臂之间，引南星、苍术等至患所。

威灵仙治上体痛风最速，但虚弱人不宜多用。

凡痛风之症，世俗多用石丝藤、过山龙等草药煮酒治此症，血虚之人大宜忌之，盖此药性热而燥，不能滋血润筋，惟善燥湿。若病之浅，湿痰得燥则开，瘀血得热则行，故有速效。若病之深而血少者，愈服愈虚，终莫救。戒之戒之。

治痛风方

加味四味汤

治血为风热所触而作痛风者。经云：邪之所凑，其气必虚。是以用当归、地、芎、芍药等以补血为本，白芷疏风，龙胆草退热，桃仁、牛膝等以行浊血，茯苓、橘红等以散结气，甘草缓急和药。

当归辛甘温,酒洗 三钱　川芎辛甘温,酒洗,钱半　生地甘寒,酒洗,一钱　白芍苦酸寒,八分　白芷辛温,一钱　龙胆草苦寒,一钱　牛膝苦甘酸平,一钱　桃仁苦甘温,八分　白茯苓甘淡平,一钱　橘红苦辛温,去白,二钱　甘草甘寒,五分　水

酒各一盏，煎至一盏，服。

如痛在上，重在风，宜羌活、桂枝、威灵仙。

如痛在下，属湿重，倍牛膝，再加防己、木通、黄柏。

如气虚，加人参、黄芪、白术。血虚甚，倍归、芎加红花。

如有痰，加南星、半夏、生姜。

东垣大羌活汤

治风湿相搏，肢节疼痛。法当疏风胜湿。是以用羌活、升麻、威灵仙、独活等以疏风，苍术、白术、茯苓、防己、泽泻等以治湿，川归分理气血各归其所。一本有川芎。

羌活辛温,一钱　升麻苦寒,七分　威灵苦辛温,八分　独活辛温,八分　苍术辛温,一钱　白术苦辛温,一钱　茯苓甘淡平,一钱　防己苦寒,七分　泽泻甘咸寒,一钱　川归辛温,二钱　水二盏，煎一盏服。

丹溪益元丸

治中气亏败，阴虚火炎，致生浊痰，阻遏经隧而作痛楚。法当补中益气救真阴为主，降阴火豁浊痰为标。是以用参、术、山药等补中气，锁阳、龟板、熟地等益真阴，干姜、黄柏退阴火，南星、海石豁痰结。

人参甘温,二两　白术苦甘温,二两　山药甘温,二两半　锁阳咸温,一两　龟板甘咸平,酥炙黄色,两半　熟地甘寒,酒浸,二两　干姜辛热,炒褐色,五钱　黄柏苦辛寒,酒炒,两半　南星苦辛寒,姜制,两半　海石咸寒,二两　共末，酒糊丸如梧子大，盐汤下五七十丸。

丹溪龙虎丹

治走注疼痛，或麻木，或半身痛。此乃血为风搏所致。法当疏风散湿。是以用草乌行经络，兼助白芷、苍术疏风散湿，当归、牛膝理血，乳香、没药行气血以止痛。

草乌辛热,一两　白芷辛温,二两　苍术辛

温,二两　川归辛温,四两　牛膝甘酸平,二两　乳香辛温,一两　没药辛温,一两　共末,酒糊丸如弹子大,每温酒化下一二丸。

二妙散

治湿热筋骨疼痛。法当燥湿清热。是以用苍术燥湿,黄柏胜热,气虚者加补气药,痛甚者加姜汁,热辣服之。

苍术辛温　黄柏苦辛寒　二味共等分为末,每以沸汤,加姜汁调服。

若表实气实之人,以酒调服。

若痰挟热者,先以舟车丸,或导水散,或神芎丸,以赶痛散热。

乳香、没药、桃仁、红花、当归、地龙、五灵脂、牛膝、羌活、甘草、香附或加酒芩、酒柏服之。

附方

控涎汤　二陈汤　俱见痰门。
小续命汤　见风门。
四物汤　见血门。
四君子汤　见气门。
败毒散　疮疡门。

伤损门

论

伤损之症,乃因跌扑挫闪,与夫刃伤皆是。但中有虚实之分,方书行逐瘀血之法,难以概用,当分因而治可也。如皮肉未破,惟肉里紫肿或硬,此乃实症,内必有瘀血,法当行逐瘀血为主。如皮肉已破,气外出,此乃虚症,内无瘀积,法当补养气血为先。再详所伤经络气血孰多孰少,或补气药过于补血之剂,或补血药过于补气之剂,不可拘执。若已经亡血过多,久不补接而反下之,乃重损气血,愈益其虚,必致不救,学者宜深思焉。

伤损脉法

《内经》曰：肝木搏坚而长,色不青,当病坠。若搏,因血在胁。

《金匮》曰：寸口脉得微而涩,当亡血。

又云：凡损伤已亡血,脉沉小者生,浮大者死也。若未经亡血,内蓄瘀血者,脉坚强实者生,虚小弱者死。

治伤损大法

伤损之症,乃血受病,但分有无瘀血停积,及亡血多少何如。

如跌扑坠堕,皮肉未破而内损者,中必有瘀血,宜行气逐瘀为主,如桃仁、红花、归尾、五灵脂、香附之类。若壮实之人,大黄亦可用。

如金刀伤,及皮肉已破亡血之症,内无瘀积,必须调气补血,兼养胃气,如人参、黄芪、归、芎等药为主。

如皮肉虽破,而血未曾大亡于中,尚有瘀积者,宜补养药中兼以疏导之剂。

丹溪治伤损活套

凡伤损之症有瘀血者,宜用苏木活瘀血,黄连降火,白术补中,以童便煎服。如欲下瘀血,必先补托。若瘀血在上焦,宜韭汁或和粥服,切不可饮冷水。盖血得寒愈凝之故,但有一丝血入心则死。

凡骨损,必当大补气血为主,佐以接骨之药,如自然铜、古文钱,以醋煮,加入乳、没调服。

凡金疮,宜急以石灰厚敷裹之,或用煨葱白热包,或以牛胆、石灰敷之,俱速效。

若气质壮实之人,明知内有瘀血者,则宜用桃仁承气汤加苏木、红花以下之。

方书多用自然铜煅炼,以为接骨之药,但此物属金类,金毒与火毒相扇,虽有接伤之功,而燥烈之毒甚于刀剑,用者须宜慎之。

治伤损方

元戎接骨丹

治一切骨损之症,夫骨既损而血无不被伤,是以用归、芍、白芷等以养血,自然铜、虎胫骨以接骨,龟板、骨碎补以续筋。既亡血则藏府必燥,故加郁李仁以润燥,佐川椒以祛风痹,活死肌。乳香、没药行郁气散瘀血以止痛。一本有龙骨、川芎。

当归辛甘温,四两　白芍苦酸寒,二两　白芷辛甘温,散皮肤之风,一两　自然铜辛平,火煅,三出火,一两　虎胫骨辛酸平,二两　龟板甘咸平,酥炙黄,三两　骨碎补苦辛温,三两　郁李仁苦甘辛平,二两　川椒辛温,一两　乳香辛温,一两　没药苦辛温,一两　为末,以白蜡和蜜丸,如弹子大,每用滚热好酒一钟,化开一丸,以向东南柳枝条搅散,乘热服。

发明复元活血汤①

治跌扑以致胁肋疼痛。此乃瘀血流入肝经所致,法当疏逐肝经瘀血。是以用柴胡为肝经引使,导当归、大黄、桃仁、红花、天花粉等以散肝经瘀血。肝主筋甲,乃筋之余,故加川山甲续筋络,甘草缓急和药。

柴胡苦寒,八分　川归辛甘温,去头,一钱　大黄苦寒,一钱　桃仁甘平,八分　天花粉甘寒,八分　川山甲甘咸平,一钱,酥炙,研末　甘草甘寒,七分　用酒盅半,煎八分,取利为度。

接骨散

治一切骨损。用乳香、没药疏利壅滞之气血以止痛,麝香、滑石通关窍,赤石脂、自然铜、龙骨等以补骨伤。

乳香辛温,五钱　没药辛温,五钱　麝香辛温,研,一钱　滑石甘寒,二两　赤石脂甘酸平,有收敛之功,五钱　龙骨甘涩平,五钱　自然铜苦辛平,煅碎,一两　共为末,用好醋浸没,煮干炒燥为度,临服时用三钱,加麝香半分留舌上,以温酒下。如损在上,食后服,伤在下,食前服,若骨能接,仍但痛,去龙骨、石脂,再仍多服,极效。

附方

桃仁承气汤　伤寒门。
四物汤　血门。
十全大补汤　**八物汤**　并虚损门。

破伤风门

论

破伤风症,有因专破皮肉,气血外亡,卒遇风邪所乘者;有疮口未合,失于摄养而为风邪所袭者,有疮结白痂之时,疮口闭密,怫热于内不得宣泄,以致热极生风者;有因疮口不合,或用汤水淋洗,或以艾火烧灸,以致湿热之气乘虚内攻。此数者,皆属破伤风候。方书同伤寒治,但伤寒气血未耗,内未大虚,邪入少缓。此症气血已经外亡,内已空虚,邪入甚速,是以此症多即角弓反张,目邪口噤,若不早治,多致不救。方书虽云在表宜汗,在经宜和,在里宜下,仍亦不可孟浪,当审其初亡血多少而疗,庶不实实虚虚。如邪拂郁在表,虽宜辛热之药开冲结滞为主,于中亦宜佐以寒凉之剂,庶免药不中病,怫热愈甚。犹伤寒症麻黄、桂枝等辛热药中,佐以黄芩、石膏、知母清寒是也。如邪已在肌肉之间,宜以驱风退凉之药,亦当稍加辛热之剂以为佐治,使凉药不为热忤。如邪深入于里,虽宜散结除风寒药下之,若亡血过多,又不可专执下

---

① 发明复元治血汤:考《医学发明》,复元活血汤中尚有红花。

药，以致阴血愈亏，又当佐以生血养血之剂，仍当时常按① 摩引导，或用物于开②牙关，勿令口噤。学者务在圆机，不可拘于一法。

破伤风脉法

脉浮无力，太阳经，属表。脉长有力，阳明也。脉浮而弦小者，少阴也。

治破伤风大法

破伤风之症，乃血分受伤，其症甚恶，于中亦有三因，学者在于分别而治可也。

如因不谨摄养，以致风邪入袭，乃外因，属太阳，法当汗之。

如因疮口不合，因汤淋火灸，以致湿热乘之，此属不内外因，系少阳，法当和解。

如因疮结白痂，怫热内郁，热极生风，属内因，系阳明，法当下之。此皆邪凑三阳，仍有可疗之理，如入于阴，此症极危，百无一活，不可治矣。

刘河间论此症，又分三阳受邪，而弗论三阴受病，学者宜自斟酌焉。

丹溪治破伤活套

破伤风同伤寒坏症，治法看在何经，而用是经之剂驱逐之。切不可妄治，误则杀人。河间有法有方，宜选而用之。大抵此症非全蝎、防风不开，故当以全蝎、防风为主。

如血凝，以鹅翎烧灰存性，酒调一钱服，极效。

治破伤风方

羌活防风汤

治破伤风邪在皮肤。法当疏表邪。是以用防风、羌活、藁本、细辛等以散在表之风邪，盖破伤不无伤血，故加当归、川芎、芍药等以调血，地榆以清热。如大便闭结，稍加大黄。

羌活辛温，一钱　防风辛温，二钱　细辛辛热，七分　藁本辛温，八分　当归辛甘，二钱　川芎辛温，二钱　芍药苦酸寒，七分　地榆苦寒，一钱　水二盏，煎一盏服。

养血当归地黄汤

治一切破伤风之症。破伤不无亡气亡血。经云：邪之所凑，其气必虚。是以用人参、白术等以补气，当归、川芎、白芍、熟地等以补血，二者为本。经云：风之所胜，散之以辛。是以用藁本、防风、白芷、细辛等诸辛剂以散风为标。

人参甘温，二钱　白术苦甘温，二钱　川归辛甘温，二钱　川芎辛温，一钱　熟地甘温，一钱　白芍甘酸平，七分　防风辛温，钱半　藁本辛温，一钱　白芷辛温，八分　细辛辛温，五分　水二盏，煎一盏服。

天麻丸

治破伤风。法当疏散风邪。故用天麻、川乌、草乌、雄黄等诸辛剂，开通经络以散风。

天麻苦辛平，五两　川乌辛热，五钱　草乌苦辛热，五钱　雄黄苦甘辛平，七钱，另研末，临丸入药为衣。共末，酒糊丸如梧子大，每温酒下一二十丸。

予思此方，用之于新中风寒者甚效，如挟虚之人，用此恐愈取祸，宜慎之。

又方

治破伤风发热作痛有痰。法当疏风清热，兼以豁痰。是以用苍术、白芷散风，连、芩、黄柏清热，瓜蒌仁、南星、滑石豁痰，橘红疏郁，芍药调血，甘草缓急和药。

---

① 按：陈本原作"接"，据文义改。
② 干开：撬开。

苍术_{辛温,一钱} 白芷_{辛温,一钱} 黄连_{苦寒,七分} 黄芩_{苦寒,七分} 黄柏_{苦辛寒,七分} 瓜蒌仁_{苦寒,一钱} 南星_{苦辛温,一钱} 滑石_{甘寒,钱半} 橘红_{苦辛温,八分} 白芍_{苦酸寒,五分} 甘草_{甘寒,五分} 水二盅,煎一盅服。

附方

麻黄桂枝汤　小柴胡汤　承气汤　俱伤寒门。

医学原理卷之十终

卷之十一

石山　汪　机　编辑
新安　师古　吴勉学　校梓
幼清　江湛若　同校

痈疽疮疡门

论

外科方脉，有疽，有疡，有疠。名状多端，不能尽举。原其所由，因亦非一。是以有肥甘过度而致者，经云膏粱之变，足生大丁是也；有因气血亏败，不能充荣经络，以致隧道窒塞，气血凝滞而成者，经云荣气不从，逆于肉理，乃生痈肿是也；有因湿气客于经络之间，妨碍升降，以致气血浊乱郁结而成者，经云：地之湿气，感则害人皮肉经脉是也。因状虽殊，不越乎热。经云：诸痛疮疡，皆属心火。又云：热甚则肉腐是也。其形之大小，由热之微甚也。治疗之法，宜详各经气血孰多孰少而疗。如毒发于少阳、少阴、太阴，皆多气少血；如毒发于厥阴①、太阳，皆少气多血；如发于阳明，则气血俱多。仍分在内在外在经之殊。如自外而之内者，宜先托里，以防②内攻之变，如自内而之外者，宜先疏通其内以绝其源；如在经者，宜和荣卫，或汗或下，合宜而用。又有脓溃之后，邪气已去，正气已虚，又不可执于汗下，宜乎补养为主。经云：肿疡为实，溃疡为虚是也。又有毒气已成，但脓未溃③，又不可④专执补药，法当排脓溃毒为先，或以针砭，或以艾焫⑤，速毒速溃，不使毒攻其内。经云：砭焫可以攻毒是也。大抵毒之初起，不越疏通、托里、和荣卫三者；已成，不越排脓溃毒；溃后，不越补。此特论其大概，微妙之际，全在认证施治，兹不尽述。学者宜致意焉。

痈疡脉法

《脉经》曰：脉数，身无热，内有痈也。

又云：腹无积聚，身热脉数，此为肠中有脓，宜薏苡败酱附子汤主之。

又云：诸浮数脉，应当发热，反洒淅恶寒，若有痛处，当发痈脓。

又云：脉微而迟，反发热；弱而数，反振寒，当发痈肿。

又云：脉浮而热，身体无热，形嘿嘿，胸中微燥⑥，不知痛之所在，此人当发痈肿。

又云：脉滑而数，数则为热，滑则为实；数则主卫，滑则主荣；荣卫相逢，则结为痈。热之所过，则为脓也。

---

① 阴：陈本原脱，据文义补。
② 防：陈本原作"妨"，据文义改。
③ 溃：陈本原缺，据文义补。
④ 可：陈本原缺，据文义补。
⑤ 焫：陈本原作"炳"，据文义改。
⑥ 燥：疑作"躁"，于义为长。

治痈疽大法

痈疽由阴阳相滞而生。盖气，阳也；血，阴也。气行脉外，血行脉内，相并周流，循环不息。若寒与湿搏之，则凝涩而行迟，乃为不及；若寒与火搏之，则沸腾而行速，乃为太过；若气得邪而郁，则津液稠粘，为疼为饮，积久渗入脉中，血为之浊，此阴滞于阳也。若血得邪而郁，则隧道阻隔，或滞或结，积久渗出脉外，气为之乱，此阳滞于阴也。阳滞于阴，其脉浮洪弦数；阴滞于阳，其脉沉弱细涩。阳滞，以寒治之；阴滞，以热治之。百病皆由是而生，不特痈疽而已，在乎临症细详，不可拘于一法。

疮疡者，火之属，须分内外以治其本，如膏粱之变，其源在内而发于外，皆是从虚而出。如太阳经虚从鬓而出，阳明经虚从髭而出，督脉经虚从脑而出之类，法当疏通为主。

如感地之湿气而痈肿者，其源在外，盛则外行。如脉沉实，当先疏内以绝其源；若脉浮大，当先托里以防邪气内侵。

如荣气不从，逆于肉理，乃生痈肿者，其源在表里之间，法当和荣卫为本。

凡内之外者，其脉沉实，其症发热烦躁，外无㶸赤，痛深在内，乃邪气沉于里也，故先疏通以绝其源。如内疏黄连汤之类：黄连、当归、芍药、木香、槟榔、黄芩、薄荷、桔梗、甘草、连翘、大黄。

凡外之内者，其脉浮数，其症㶸肿在外。邪既外显，热则内行。或汗，或托里以防入内。如荆芥败毒散：荆芥、防风、人参、羌活、独活、前胡、柴胡、桔梗、枳壳、茯苓、甘草、川芎。或内托复煎散之类：地骨皮、黄芩、茯苓、人参、白芍、黄芪、白术、肉桂、甘草、防风、汉防己、川归。先以苍术一束，水五升，煎三升，去术入药，再煎至二升，终日饮之。

凡内外之中者，外无㶸热之气，内则藏府宣通，乃邪气在于经。法当和荣卫，如当归黄芪汤：当归、川芎、黄芪、芍药、防风、生地、荆芥、白蒺藜、何首乌、甘草。

凡疮疽有三种，如高而软者，发于血脉；肿下而坚者，发于筋骨；如肉色不辨①者，发于骨髓。

凡痈疽，以手按之，疮肿根牢而大者，深也；根小而浮者，浅也。

凡毒初生，便觉壮热恶寒，拘急头痛，精神不宁，烦躁欲饮冷者，毒必深也。如起居平和，饮食如常者，毒必浅也。

凡恶疮初生，如头似粟，微有痛痒，误触破之即㶸展。凡毒高肿，五七日不平陷者，乃攻内之候，宜以托里散：人参、黄芪、当归、川芎、白术、茯苓、芍药、厚朴、白芷、甘草。

如内托汤之类：人参、黄芪、熟地、茯苓、麦门冬、甘草、白芍、川芎、官桂。

凡痈之毒浅者，其邪惟壅遏于经脉之间，而传于外。是以初发身表便热，其毒高肿外形，甚者纵欲下陷，缘正气内固不密，是以或便秘，或发渴、发逆以拒之。其骨髓终不焦枯，而藏府终无损坏。

凡疽之毒深者，其邪内壅五藏，而不专攻于外，是以身无热毒，或不高肿，甚者声嘶色脱，眼黑青小，及十指肿黑，其症必死，不治。

如痈初生，当以洁古法治之为主，表者陷之，里者下之，聚者散之，未成者即消，已成者即溃。

凡疽初发，当以涓子法②为主填补藏府，令实，勿令下陷之邪延蔓。外以火灸，引邪透出，便有所归而不乱攻。

---

① 辨：疑为"变"之讹。
② 涓子法：疑指《刘涓子鬼遗方》所言之治法。《刘涓子鬼遗方》乃南北朝人龚庆宣所著外科专书。

凡疖初生，突起浮赤无根脚，肿见于皮肤，至大不过二寸，少有疼痛，数日后微软薄，皮剥起，如出清水后，自破脓出；如不破，用替针丸：乳香、巴豆、白丁香。

凡痈初生，红肿突起，阔三四寸，发热，烦渴、恶寒，或不热，抽掣疼痛，四五日后按之微软，此症毒气浮浅，宜防风败毒散即荆防败毒散。如春夏加葱、姜、枣，秋冬去葱、姜、枣加丁香、瓜蒌。又有皮色不变，但肌肉微肿痛，甚则发热、恶寒、烦渴，此乃热毒深沉，日久按之中心微软。脓成，用火烙烙开以决其脓，再宜服托里药。

凡疽初生，白粒如粟米，便觉痒痛。触着，其痛应心。或即微赤肿，痛三四日后，脚根赤晕展开，浑身壮热，微渴，疮上亦热。如疽上或渐白粒如黍米，逐个用银篦挑去，勿令见血，或见少血亦不妨，不见血更好，却用老皮散敷之，五七日疮头如蜂房，脓不肯出。冬用五香连翘汤：沉香、木香、丁香、麝香、乳香、连翘、射干、升麻、独活、甘草、大黄、木通、桑寄生。

夏用黄连羌活散：黄连、羌活、黄芩、黄柏、生地、知母、独活、防风、当归尾、连翘、苏木、藁本、桔梗、陈皮、泽泻、汉防己、黄芪、甘草。

夏初，用荆防败毒散加葱、枣；秋去葱枣加木香。若形质实，脉洪滑有力，痛肿焮开便秘，宜五和大黄汤：大黄、升麻、黄芩、朴硝。复元通气散：木香、茴香、穿山甲、青皮、陈皮、白芷、甘草、漏芦之类，选而用之。如初白粒，误触后便觉情思不畅，背重如石，身体烦痛，胸膈痞满，怕闻食气，此乃外如麻，里如瓜，其毒极恶，内连藏府，十难活一。如疽白粒如数十，则有大如莲子蜂房者。以手抹之，有脓。不流时，有清水。微肿不突，脚根红晕，渐渐展开，或痒痛，或不痛，疽不甚热，疮反陷下，形如牛项皮，渐变黑色，恍惚沉重，脉似虚弱，宜用大料参、芪、白术、当归，浓煎汤服。

凡诸痈疽，发于何经上，当求治何经，不可干扰别外余经。

凡患疮毒昏冒者，此乃毒气上攻，宜汗之可愈。

凡瘤有气血之分，如瘤软不痛者，曰血瘤；如发瘤，日渐增长而不火热，时时牵痛者，曰气瘤。久而不消后，亦成脓。

凡诸瘰瘤疣赘等，至年衰时，皆自内溃，急当治于年壮时。

凡疮疽，痛息自宁，饮食知味，脉症俱缓，可以王道平和之药徐而治之，以理其本。设脉实焮肿，烦躁寒热，脉症俱实者，又非王道所宜，当用硝黄猛烈霸药以攻其标。如若聚肿不溃，或溃而肿脓，水清稀或泄利肠鸣，饮食不入，呕吐无时，或手足并冷，此乃极虚之症，当以大补之剂为主，不可误用硝黄，全在详其表里虚实，庶得万全。

凡瓜蒌、射干、穿山甲、蟾酥、地丁、鼠粘子、金银花、木鳖子之类皆是内消之药。

凡疮毒作渴，不问肿溃，但脉数发热者，宜竹叶黄芪汤：淡竹叶、地黄、麦冬、黄芪、当归、川芎、芍药、人参、甘草、半夏、石膏、黄芩。

如脉不数，不发热，或脉数无力而竭，宜用补中益气汤：人参、黄芪、白术、当归、柴胡、陈皮、升麻、黄柏、甘草。

如尺脉洪大，按之无力而竭，用加减八味丸：山茱萸、五味子、牡丹皮、白茯苓、山药、桂心、生地黄。凡口燥舌干，饮水不渴者，此丸极妙。

如溃后作渴，多属于虚，宜参、芪、归、地以补气血为主。如诸疮毒发呕，须分肿溃而治，如肿作时，乃毒气上攻，宜以消毒为主。

如溃后作呕，乃阴虚火炎，宜滋阴。

凡诸疮疡，及他症面色赤者，虽然火热

便秘，亦不可攻利，此乃阳气怫郁，邪气在经。苟攻下，则邪反入里，惟发表以散其怫郁之阳气。设大便秘，数日不去者，于表散药中佐以润燥之剂。若见风脉症，只用发表药便可通利。

凡诸疮毒，皆由气血壅滞而成，当详表里虚实而早治之，可以内消。若毒气已结者，则不能勿消，当辨脓之成否，酌量浅深，急与刺之。缓则穿通藏府，腐烂筋膜多致不救。

凡诸毒，以手按之上，热者有脓，不热者无脓。按之牢硬，未成脓；按之软，已成脓。如薄皮剥起者，脓浅；皮色不变，不高阜者，脓深。浅则宜砭，深则宜针。

凡手足指梢上生毒，必俟脓大软方开。

凡麻痘后，肢节间生毒，稍觉有脓，便宜决破，迟则恐成挛曲之疾。

凡诸毒溃后，内有腐肉，必须去之。盖腐肉不去，新肉不生，乃推陈致新之意也。

凡去腐肉，可用手法去之，或用雄黄轻粉敷之。

凡蠹肉胬出者，远志末酒调涂之，或以乌头五钱、苦酒三升，浸渍三日夜，洗之。日夜五七度。

凡诸毒胬肉，如蛇出数寸，以硫黄末敷之即缩。如脓溃后，蠹肉不腐，亦用硫黄、轻粉敷之。仍有肿焮处，用锋针烧赤刺之，约一米深①，红肿即缩。凡诸毒，宜速决开取脓者，乃使毒气不合内攻。

凡用追脓药缚其疮，血出不止者，未可缚之，但以追蚀药掺于疮上，待其势可缚方缚之。应心痛者，亦不可缚。

凡诸毒虽溃，久不敛者，由气血亏败之故也。苟欲收敛，必在生肌之法，须调理脾胃，补助气血，则肌肉自生，又何必龙蝎治之耶。

凡止诸痛，当分其所因，如实者泄之，虚者补之，热者清之，寒者温之，郁者疏之，

恶肉浸蚀者去之，如是其痛自止，又何必假乳没之辛药耶。

凡诸毒，久溃不敛则成瘘，若有脓水不绝，其脓不臭，内无歹肉，须先服参、芪、归、芍、白术等大剂托补之药为主，外以附子饼灸之，不过五七次，肌肉自平。每三日灸一次。又法：面和硫黄、大蒜三物，共捣成饼灸之。

凡治大毒，药无全功，必须针灸。盖灼艾之功甚大，能使毒散滞行，是以谓大毒。若不针灸，则毒气无由而散，脓瘀无从而泄，故此必假火力始能成功。是以灸法治未溃，能拔引郁毒，行散滞气，使毒易溃；已溃，能接引阳气，祛散寒邪，使疮口易合。

凡疽毒始发，必先当头灸之，以开其户，次详所发分野，属何经脉，则内用所属经药引经以发其表，外刺所属之经俞穴以泄其邪。

如从背出，当太阳经五穴选用：**至阴**在小指外侧，去爪甲间如韭叶许。**通谷**在小指本节前陷中是。**束骨**在小指外侧本节后陷中。**昆仑**在足外踝后跟骨上陷中。**委中**在膝后腘中央约纹间动脉。

如从鬓出，当于足少阳五穴选用：**窍阴**在足小指次指②端，去爪甲如韭叶。**侠溪**在足小指次指岐骨间，本节前陷中。**临泣**在足小指次指本节后间陷中。**阳辅**在足外踝上四寸，辅骨前绝骨端，如前三分。**阳陵泉**在膝下一寸外廉陷中。

如从髭出，宜于足阳明五穴选用：**厉兑**在足大指次指③ 去爪甲间如韭叶。**内庭**在足大指次指外间陷中。**陷中**④ 在足大指⑤ 间本节后陷中。**冲阳**在足跗上五寸骨间动脉，去陷谷二寸。**解溪**在冲阳后一寸五分，腕上陷中是。

如从脑出者，则以绝骨一穴：**绝骨**在外踝上三寸动脉中。

---

① 一米深：指约一粒米的深度。
② 足小指次指：指第四趾。下同。
③ 足大指次指：指第二趾。
④ 陷中：现通作"陷谷"穴。
⑤ 足大指：下当有"次指"二字。

凡附骨疽，乃流注之败症，切不可用苦寒药。盖苦寒之剂，内伤脾胃，外冰血脉。脾胃伤则饮食减，血脉冰则经脉涩，惟宜甘温理中之药，令气血充实，其毒自消，肌肉自平。

凡诸毒不溃，肿高焮痛，脉浮者，邪在表也，宜托之，如内托复煎散之类。

如肿硬痛，脉沉者，邪在内，宜下之，如黄连内疏汤、仙方活命饮、苦参丸之类。

如外无焮肿，内不便秘，乃邪气在经络，宜调和荣卫，如托里荣卫汤、白芷升麻汤。

如焮肿烦躁，或咽干作渴者，宜降火，如黄连解毒汤。如焮肿发热，或胸急，或头痛，邪在表也，宜散之，如荆防败毒散、人参败毒散之类。

如大痛，或不痛，乃邪气实也，宜隔蒜灸之，更宜解毒，如仙方活命饮之类。

如烦躁饮冷，焮肿痛，脉数者，邪在上也，宜清之，如清凉散、金银花散之类。

如恶寒而不溃，乃气实兼寒邪也，宜宣补之，如十宣散之类。

如焮痛，发热，汗多，大渴，便秘，谵语，乃结阳症，宜黄连内疏汤及破棺散之类。

如脓势不溃者，阳气虚也，宜补之，如圣愈汤之类。

凡诸毒已溃而瘀肉不腐者，宜大补气血为主，如参、芪、归、术之类，更以桑柴火灸之。

如脓清，补之不应，及不痛，或木闷，或坚硬者，俱不治。如脓清或不敛，皆由气血大虚，宜大补之，如八物汤及十全大补汤之类。

如倦怠懒言，少食不睡，亦虚也，宜补之，如黄芪人参汤之类。如有脓，或脂膜间隔不得出而作胀痛者，去之宜用针引之，或用利刀剪之，腐肉填塞者去之。

凡脓血大泄后，当大补气血为先。须有他症当末治之。

凡瘰疬，皆由食味之厚、郁气之积所致，其始必起于少阳一经，若不守禁忌，则延及阳明。治疗须分虚实，实者易治，虚者难理，盖由其经属胆，主决断，寓相火，且又气多血少，若妇人见此症而月水不调，寒热变生，久而转为潮热，则多危矣。不断欲，神仙弗治。

凡流注之症，多由抑郁气结，或暴怒，或脾虚，或湿气逆于肉理，或腠理不密，寒邪客于经络，或挫闪，或产后瘀血流注关节，或伤寒余邪未尽，因而为患。皆缘真气不足，邪气乘之。治疗之法：郁者开之，怒者平之，瘀血散之，脾虚及腠豁者驱而补之，伤寒余邪调而解之。虽然，又必固元气为主，佐以见症之药。

凡囊痈下疳，皆由下元虚败，湿热之毒乘虚下陷所致，治法宜疏肝经郁滞，兼以导湿清热，及补下元为主。

凡妇人乳痈之症，多由暴怒所致，或儿口气所吹而成，治法宜疏肝行气为主。

丹溪治痈疽诸毒活套

凡诸痈疽，皆由积毒在藏府，必先助胃壮气，固其根本，而以行经活血之剂佐之。参之天时寒暑，若治早，亦可内消。苟毒已结，不可执法内消，急宜砭焫，令毒气外泄。

凡诸经作毒，惟少阳、厥阴二经多血少气，肌肉难长，理宜预防，疮久不合，多成死症，遽用驱利之剂，愈虚其虚，祸不旋踵。

凡肿疡内外皆实，宜以表散为主。如欲用大黄，则宜戒猛浪之非。

凡溃疡内外皆虚，宜以补接为主。如欲用香豉，则宜戒虚虚之失。

凡诸毒始发，即以艾炷于毒上灸之，庶可移轻就浅。骑竹马灸法最妙，盖艾火畅达，拔引郁毒。此从治之法。惟头乃诸阳之所会，艾炷宜小而少于他处。必要原痛，灸至不痛；原不痛，灸至痛。若虚极之人，孤阴将绝，脉浮数而大，精神昏短，不能抵敌火气者，不可灸之，灸之即死。

蜞针①之法，可施小毒。若积毒在藏府者，必不能治，徒竭其血。

凡脓出而又痛者，乃虚也，宜补之。

秽气所触而作痛者，宜和解之。

风冷所遏而痛者，宜温养之。

溃疡作呕者，宜作阴虚补之。

肿痛作呕，宜作毒气上攻治之。

蒲公英化热毒、消恶肿、散结核皆有奇功。

白蜡属金，禀收敛坚滞之气，止痛生肌，接骨续筋，与合欢树皮同入长肉膏有神效，乃外科之要药。

蓖麻子性善收，能追脓取毒。

凡诸痈疽，已破未破，俱用皂角刺，能钻引至痛处。

凡诸毒疮痛不可忍者，宜以黄连、黄芩为君，详上下根梢，以引经之药为佐。

凡诸疮，当以当归、黄连为君，连翘、黄芩为佐。

凡诸疮疡，若在禀受壮实之人，宜四物合承气下之。

凡诸疮疡，若在性急黑瘦血热之人，宜四物加芩、连、大力子、甘草，在下焦加黄柏。凡诸疮疡，若在肥胖之人，乃是湿热，宜防风、羌活、荆芥、白芷、苍术、连翘，取其能胜湿故也。

凡脓窠疮，宜清热燥湿为主，用无名异②。

凡干疮，宜开郁为主，用吴茱萸。

凡虫疮，如癣疮者，宜退热散虫为主，用芫荑、狗脊、白矾、雄黄、硫黄、水银、樟脑、松香。头上多者，加黄连、蛇床子，如肿多，则加白芷以开郁。

凡天疱疮，用防风通圣散为末，加蚯蚓粪蜜调涂搽。如从肚上起者，乃里发于外也，亦宜通圣散。

凡冻疮，用煎熟桐油，调密佗僧末敷之，极效。

凡乳疮，大宜疏利厥阴肝经之滞，如青皮、橘红、皂角刺、金银花之类为主治，佐以当归、乳、没等行血止血之药为主。

凡疔疮，用针刀刺破头，用蟾酥敷之，再以绿豆、野菜、莎酒擂搅汁，饮之，醉睡觉，即痛定热除，不必去疔自愈，或用紫梗菊花连根茎叶擂酒搅汁饮之亦效山慈菇磨酒服更妙。

凡瘰疬，用针刺破头，入些少烂药敷之，待四围肉烂核脱出妙。又或牡蛎煅为末，用玄参捣膏丸服，或取黑熟桑椹捣汁熬膏服，或以大田螺烧灰存性为末，入麝少许，如湿则干服。干则用香油调服夏枯草，大能散结气，有补气血脉之功，亦外科之要药。

凡杖疮，宜乎凉血散瘀为先，如黄柏、生地、紫金皮皆是要药，及鸡鸣散之类，或以生地、黄柏、紫金皮为末，用童便、韭汁调敷。如未破皮，以韭菜葱根擂碎，炒熟敷之，冷则易之，用紫金皮、乳、没、黄柏、生地、大黄等熬成膏贴之。

凡附骨疽，皆因人得厚味，及劳役与夫酒后涉水而得，此阳滞于阴之症。

凡环跳穴痛不止，防生附骨疽，当以苍术为君，佐以黄柏之苦，行以青皮之辛，冬加桂枝，夏加条芩，体虚者加杜仲、牛膝，佐以生甘草为使，作大料浓煎，入姜汁，食前饮之。如痛县，少加麻黄一二服。仍不愈，乃疽将成。急掘地坑，以火煅坑通红，沃以

---

① 蜞针：外治法之一，见于《本草拾遗》。蜞即蚂蜞，又名水蛭、蚂蟥。方法是取大蚂蟥一只，入笔管内，以管口对疮头，使其吸吮恶血，促其毒消散。如疮大则换三四条。

② 无名异：为氧化类矿物软锰矿的矿石，性味甘平，功效祛瘀止痛，消肿生肌，治跌打损伤、金疮、痈肿。

小便,令患者赤体坐于坑中,以席或敛衣围抱下体,使热气熏蒸,腠理开豁,气血通畅,自然而愈。凡癖痛居小腹之后,在下之位,乃阴中之阴,道远位僻,须属太阳多血,但气运难到,血亦罕来,中年之人患此,但见脉症虚弱,便宜滋补血气。

凡肺痈之病,其症咳唾脓血,而脉数实,必先发表,轻汗乃可以治痈经也。

凡肠痈之病,乃是湿热积,其症小腹重,强按之则痛,小腹淋数,时时汗出,腹胀,大转则有水声,或绕脐生疮,或脓自脐出,或大便脓血。如入风者,难治。

凡乳痈之病,尽由乳母不知调养所致。益乳房足阳明所经,乳头足厥阴所属,皆忿怒所逆,郁闷所遏,厚味所酿,以致厥阴之气不行,其窍闭而汁不通,遂使阳明之血壅滞为热而为脓。有或所乳之子膈有痰火,含乳而睡,口气燉热,吹成结核。初起之际便当忍痛揉令核软,吮令汗透即愈。否则结之,法当用青皮导厥阴之滞,石膏清阳明之热,生甘草节行瘀血以泻火,瓜蒌子以导其肿,加以乳、没、橘红、皂角刺、金银花、当归梢等类,或汤或散,以酒佐之煎服。仍以艾于痛处灸一二壮,更妙。

凡瘤核之病,尽由气血凝滞聚结而成,但中有六者之分:曰骨,曰脂,曰脓,曰血,曰筋,曰风。以其中各有物之故也。

治痈疽诸毒药方

东垣黄连消毒饮

治太阳经一切诸疮。夫疮由湿热而生,法当清理湿热为是。经云:风能胜湿,寒能胜热。故用防风、防己、羌活、独活、藁本等风剂以疏湿,黄连、黄芩、连翘、桔梗、黄柏、知母诸苦寒以胜热,佐以人参、黄芪、橘红等理气,归梢、生地、苏木等理血,甘草泻火和药。一本有泽泻。

防风辛温,一钱　羌活辛温,一钱　防己辛温,七分　独活辛温,一钱　黄芩苦寒,一钱　桔梗辛平,七分　黄柏苦辛寒,一钱　连翘苦寒,一钱　知母苦寒,一钱　人参甘温,一钱　橘红苦辛温,八分　黄芪甘温,一钱　川归辛温,一钱　生地苦寒,一钱　苏木甘酸寒,七分　甘草甘寒,五分　水二升,煎一升半,或用酒煎亦可。

内疏黄连汤

凡治诸毒,发热而呕,大便秘,脉洪实,乃内毒热炽上炎所致。法当清热解毒。故用黄芩、黄连、栀子、连翘①、薄荷、桔梗、生甘草清热解毒,大黄通秘结,下实热,木香、槟榔行滞气,当归、芍药理恶血。

黄连苦寒,二钱　黄芩苦寒,一钱　栀子苦寒,七分　薄荷辛凉,七分　桔梗辛平,七分　生草甘寒,七分　大黄苦寒,钱半　木香辛温,五分　槟榔苦辛温,五分　川归辛温,钱半　赤芍酸寒,八分　水煎温服。

泻心散

治诸疮毒,脉实洪数,烦躁作渴,乃热毒上攻所致。法当清热解毒。故用黄连、连翘、黄芩、犀角以解热毒,助大黄下实热,泽兰、漏芦排脓攻痈肿,生肌长肉,苏木、归梢行浊血。

黄芩苦寒,一钱　黄连苦寒,一钱　连翘苦寒,一钱　犀角酸寒,五分　大黄苦寒,一钱　泽兰苦辛温,一钱　漏芦苦寒,七分　归梢辛温,七分　苏木甘酸寒,七分　水煎温服。

托里消毒饮

治一切痈毒,由气血不调而成。法当调气血为本,排脓解毒为标。故用参、芪、茯苓、白术以补气,当归、芎、芍以调血,用白芷、金银花、生甘草排脓解毒。

人参甘温,二钱　黄芪甘温,二钱　白术苦甘

---

① 连翘:后方中漏列此药及剂量。

温,八分　茯苓甘平,一钱　川归辛甘温,钱半　川芎辛温,八分　芍药苦酸寒,七分　白芷辛温,一钱　金银花甘寒,三钱　生草甘寒,七分　水煎温服。

又方

治一切脓疱疮。盖脓疱由湿热而成,法当清理湿热为本。故用黄丹、白矾、轻粉、无名异等以渗湿,黄连、黄芩、大黄、寒水石以解毒,白芷散风热,助木香行滞气。

黄丹辛寒,五钱　白矾酸涩寒,二钱　轻粉辛寒,二钱　无名异灰胚　黄芩苦寒,一两　黄连苦寒,一两　大黄苦寒,一两　白芷辛温,一两　木香辛温,三钱　寒水石甘寒,二两　蛇床子苦辛温,二两　上共为细末,掺之。

龙胆泻肝汤

治肝经痈毒,小便秘涩。用胆草、柴胡以清肝经之热,归尾、生地凉血活血,泽泻、车前子、木通利小便以泻火。

柴胡苦寒,一钱　胆草苦寒,一钱　生地苦寒,二钱　归尾辛温,三钱　泽泻甘咸寒,一钱　木通甘淡平,七分　车前苦寒,七分　水煎温服。

乳香定①痛散

治一切疮毒,痛不可忍。益疮毒痛由气血为热气所搏,不得舒畅而作肿痛。法当散热毒、行气血。经云:辛以散之,寒以胜热。是以用冰片之辛窜,辅寒水石、滑石等诸寒剂以散热毒,乳香行滞气,没药散瘀血。

冰片辛热,一分　寒水石甘寒,五钱　滑石甘寒,五钱　乳香辛温,二钱　没药辛温,二钱　共为细末,调搽患处,神效。

蛇床子散

治一切风癣疥癞,脓水淋漓。法当散风疏湿。是以用蛇床子、独活、防风、荆芥等疏风散湿,苦参泄热,用枯矾、铜绿以败脓血。

蛇床苦辛温,一两　独活辛温,一两　防风辛温,一两　苦参苦寒,二两　荆芥穗辛温,一两　铜绿酸涩寒,五钱　枯矾酸甘,五钱　为末掺之。

益气养荣汤

治男妇或因抑郁,或劳伤气血以致四肢或颈项患毒,或软或硬或赤,或日晡发热,或溃而不敛。此皆气血亏败,荣气不从,逆于肉理所致。法当补气血散郁滞。是以用人参、白术、黄芪、茯苓、甘草补气,当归、川芎、芍药、熟地养血,陈皮、贝母、桔梗、香附散郁结。

人参甘温,二钱　黄芪辛温,盐水炒,二钱　白术苦甘温,炒,一钱　白茯淡平,一钱　白芍苦酸寒,炒,二钱　炙草甘温,五分　川归辛温,二钱　川芎辛温,一钱　熟地甘寒,一钱　桔梗辛温,七分　橘红辛温,一钱　贝母辛温,一钱　香附辛甘温,钱半　水二盅,姜三片,煎一盅服。

如胸满,加枳壳,倍香附,减人参一钱,熟地三分。如饮食不进,加厚朴、苍术。

如痰多,倍橘红加半夏。

如潮热往来,加柴胡、地骨皮。

如发热,加黄芩、柴胡。

如脓溃作渴,倍人参、黄芪、当归、白术。

如脓或清,加当归、川芎。

如胁下痛,或痞,加青皮、木香。

如肌生迟,加白敛、官桂。

如口干渴,加五味、麦门冬。

附方

当归拈痛汤　治一切风热毒。
防风通圣散　治一切风积热毒。
十全大补汤　治一切痈疽溃后,大不收敛。一本加川乌、香附,名加味十全大补

---
① 定:陈本原作"症",形近之讹。据目录改。

汤。

八物汤 治症同十全大补汤。以上俱见虚损门。

苦参丸 用苦参不拘多少为末，水丸服。

十宣散 人参、黄芪、当归各三钱，甘草、川芎、桔梗各二钱，白芷二钱，厚朴五分，防风、肉桂各三分，水煎服。

圣愈汤 生熟地俱酒拌，蒸川芎、人参各五钱，当归、酒洗黄芪，盐水拌，各一钱，水煎服。

仙方活命饮 穿山甲用蛤粉炒黄色，甘草节、防风、没药、赤芍、白芷、归尾、乳香各一钱，天花粉、贝母各八分，金银花、陈皮各三钱，皂角刺炒黄一钱，用酒煎服。

人参败毒散 人参、羌活、独活、前胡、柴胡、桔梗、枳壳、茯苓、川芎、甘草各一钱，水煎服。

白芷升麻汤 白芷钱半，升麻桔梗各一钱，生黄芪三钱，红花、甘草各五分，酒芩四钱，酒水各半煎服。

人参黄芪汤 人参、黄芪、白术、当归、麦冬、苍术、神曲各一钱，甘草、陈皮、升麻各五分，黄柏酒拌三分，五味子九粒，水二盅，姜三片，枣一枚，煎服。

破棺丹 硼砂五钱，乌梅一两，捣丸如芡实大，嚼化咽下。又方芒硝、甘草各一两，大黄二两半，用半生半熟，炼蜜丸弹子大，童便调服。

斑疹门

论

斑乃红色成片而无颗粒之分，疹乃红赤小点而有颗粒可辨，二者皆属于火。经云：诸痛疹痒，皆属于火是也。又：少阳所致，为疡疹是也。但有君相二火之分，是以洁古云：疹发焮肿于外者，属三焦相火主之，谓之斑；若止小红点隐见于皮肤之中者，谓之疹。盖由火热熏蒸肺金所致。盖肺主皮毛，故发于皮毛之间，乃有诸中而形诸外也。治宜清凉之药泄火清肺为主。如通圣散之类可也。但因多端难执一法。是以又有脾胃虚极，无根之火游行于皮肤之间而作斑疹者，又不可执以辛凉解散之剂，当要补中理胃为主，经云虚火可补是也。而方书谓之阴症发斑。又有伤寒等病，热毒内蓄，汗下失宜而致者，又不可执以补剂，当用玄参升麻汤，或用白虎汤之类为主，经云郁火可发是也。而方书谓之阳毒发斑，外有时气发斑。虽然种种不同，大法阳症发斑者，宜托里清热化斑凉血为主；阴症发斑，宜理中调胃补气为先，参之以天时运气加减，不可轻忽误人。

斑疹脉法

经曰：上焦有火而阳脉数，下焦实热而阴脉实大。

《脉经》曰：脉者血之波澜。其发斑之症，乃血散于肌肤，故脉多伏，或细而散，或绝若无。

治斑疹大法

斑疹之症，有阴有阳，有胃热，有伤寒下早，热气乘虚入胃而作者；有伤寒失下，以致胃热不得施泄者。种种不同，在乎分因而疗。但详虚实立方可也。

凡发斑疹，若自吐泻者多吉，盖邪热上下分清①故也。

凡小儿发②斑者，不可骤以汗下，盖小儿胃气未实，必须安里药为主，发散药为标。如便秘，微疏利之，令邪热不致壅遏。

---

① 清：疑为"消"之讹。
② 发：陈本原作"法"，据文义改。

大抵身温者顺,身凉者逆。

丹溪治斑疹活套

凡斑疹皆是热毒,恶血蓄于命门,为邪所激而作。如值寒月,宜升麻葛根汤,辛温之剂以解之;如值暑月,宜通圣散,辛凉之剂以散之。其症皆自内达外,但中有阴阳之分。

如阳症发斑,其状如锦纹,或见于面部,或见于胸背,或发于四肢。红赤色者,乃胃烂也,宜以玄参、升麻等凉药之类。

如阴症发斑,虽亦出于胸背手足,但终稀少微红,浑如蚊蚋①所咂之状而无锦纹,此乃无根失守之火,聚于胸中上焦,熏于肺,出于皮肤,治宜调中理胃,加以茴香、芍药,如大建中汤之类。如内蕴实热而作斑者,宜以白虎泻心汤,及调胃承气汤。

如乳核因胎毒,两腋生疮疖,后腹胀满,发赤疹如霞片者,取剪刀草②捣汁,调晚蚕砂敷之,立愈。

如冷丹,属血风血热,宜通圣散。

如有痰血相搏,用蝉退、僵蚕、荆芥、南星之类敷之。

治斑疹方

元戎葛根橘皮汤

治一切斑症。盖斑由热毒达于肌表而致。法当解肌清热。经云:汗之则斑已。是以用麻黄、葛根以解表,知母、黄芩以清热毒,生甘草以泻火,橘红理气。一本有杏仁。

麻黄苦辛温,六分　葛根苦甘凉,一钱　知母苦辛,七分　黄芩苦寒,一钱　生草甘寒,五分　橘红苦辛温,七分　水一盏,煎五分服

阳毒栀子汤

治胃热发斑。法当清胃退热。是以用石膏、升麻清胃,栀子、黄芩、知母、柴胡、芍药等益阴退热,杏仁救肺,甘草和药泻火。

升麻苦寒,一钱　石膏辛寒,二钱　栀子苦寒,七分　黄芩苦寒,一钱　柴胡苦寒,七分　知母苦寒,七分　白芍苦酸寒,七分　甘草甘寒,五分　杏仁苦甘温,解肌,七分　水盏半,煎八分。

犀角解毒饮

治一切风热发斑。法当疏风清热。是以用防风、荆芥散风,牛蒡子、犀角解热,甘草和药泻火。

防风辛温,一钱　荆芥辛凉,二钱　牛蒡子辛甘凉,一钱　犀角酸咸寒,研极细末,临熟时,用一钱调服。生甘草甘寒,七分　水盏半,煎八分。

加味羌活散

治四时感冒不正之气而发瘾疹者。经云:邪之所凑,其气必虚。是以用人参、茯苓、甘草等补托中气,不令邪气内行。经云:辛以散之。是以用羌活、天麻、川芎、蝉退、薄荷、前胡等以散风热,桔梗载诸药于胸肺皮肤之分,不使下沉,枳壳疏利滞气。

人参甘温,二钱　炙草甘温,五分　茯苓甘淡平,一钱　羌活辛温,八分　天麻苦辛平,一钱　川芎辛温,七分　蝉退甘咸寒,八分　薄荷辛凉,一钱　前胡苦辛寒,七分　桔梗苦辛温,七分　枳壳苦辛温,七分　水二盏,煎一盏服。

通圣散

治一切斑疹。盖斑疹由热毒发于外。法当解表散热。故用麻黄发表,薄荷、连翘、桔梗、荆芥诸辛凉助黄芩、石膏、栀子、滑石等胜热。夫毒非血弗载,非气弗领,故佐白术、甘草补气,归、芎、白芍养血。

---

① 蚋:(音 ruì 锐),昆虫纲,双翅目,蚋科,体形似蝇。
② 剪刀草:考《中药大辞典》等书无此药名,疑即剪刀菜。剪刀菜为堇菜科植物草地果的全草,功效散风清热,疏肝消肿。

麻黄苦辛温,钱半　薄荷辛凉,一钱　石膏辛寒,一钱　荆芥辛凉,一钱　桔梗苦辛,七分　黄芩苦寒,一钱　连翘苦寒,一钱　栀子苦寒,一钱　滑石甘寒,二钱　白术苦甘温,二钱　炙草甘温,五分　川归甘温,二钱　川芎辛温,七分　白芍苦酸寒,八分　水二盏,煎一盏服。

如身疼,加苍术、羌活。痰嗽,加半夏、生姜。

玄参升麻汤

治阳症发斑。法当泄火清热。故用玄参散浮火,升麻清胃热,甘草泄火和药。

玄参苦寒　升麻苦寒　生草甘寒　等分,水煎服。

附方

补中益气汤　治胃虚发斑。**调中汤**治症同前。并内伤门。

白虎汤　调胃承气汤　建中汤　黄芪、当归、桂心、芍药、人参、甘草各钱半。

痔　门

论

痔乃肠胃之病。益胃为仓廪之官,五味藏焉;大肠乃传导之官,变化出焉。若饱食太过,与夫用力过度,致伤中气,健运失常,以致水谷之气输布不及,湿热下流于大肠而成此症。经云:因而饱食,筋脉横解,肠澼为痔是也。又有脾气虚败,肺藏失养,大肠之府亦从而虚。肝木之气乘虚下流而为肠风藏毒等症。治疗之法,当以苦寒之药为君,如芩、连、栀子、槐花之类;以辛温和血为臣,如归、芎、桃仁之类。如风邪下陷,以秦艽、防风之类提之;如燥热怫郁,以大黄、枳壳、麻仁之类润之;药外更宜慎口节欲,无有不疗者也。

痔脉法

沉小实者易治,浮洪软者难治。

治痔大法

痔病因风热燥三者归于大肠而成,必须清热凉血为本。当以槐花、条芩、黄连等清热,归、地凉血,枳壳疏大肠之滞,升麻清胃提气。

如成漏,必须先以大剂参、芪、归、术为主以补之,外以附子为末,津唾捏作饼子如钱厚,以艾柱灸之,令微热。勿使痛,干则易之。或用十全大补汤浓煎成膏,贴之亦效。

丹溪治痔活套

痔病皆由大肠经藏府皆虚,兼以外伤风湿,内蕴热毒。又或醉饱交接,或多恣自戕,以致气血下坠,结聚肛门,滞窒不散,冲突为痔。而有牝、牡、脉、肠、血、酒、气七者之殊。

如肛旁生肉珠如鼠乳,时时滴溃脓血者,曰牡痔。

如肛旁生疮肿痛,突出一枚,数日后脓溃,后即散,曰牝痔。

如肠口颗颗发瘰,且痛且痒,出血淋漓,曰脉痔。

如肠内结核有血,寒热往来,登厕脱肛,曰肠痔。

如每遇大便清,血随下不止,曰血痔。

如每遇饮酒,肿痛血流,曰酒痔。

如每遇忧惧郁怒,便发肿痛,大便艰难,强力则肛门坠出不收,曰气痔。名虽不同,原其所由,未有不因气郁血热所致。治法必须清热凉血,疏郁行滞为先。盖热则血脉沸腾,血脉沸腾则经涩,经涩则气道不舒,气与血滞,乘虚坠入大肠而为诸痔。是以用芩、连、栀子、槐花等诸苦寒之剂以泄火,川归、川芎、桃仁等诸辛温以和血。如风邪在下,用秦艽、防风、升麻之类以提之;如燥热怫郁,则以大黄、麻仁之类以润之。

治痔方

四黄汤

治气虚不能拘摄湿热,以致下流大肠而作热症,法当补气调血为主,清理湿热为标。是以用人参、黄芪补气,当归、川芎、生地调血,芩、连、槐花以清湿热,佐枳壳疏郁,升麻提气。

人参甘温,一钱　黄芪甘温,八分　川归辛甘温,一钱　川芎辛温,六分　生地甘寒,一钱　黄芩甘寒,二钱　黄连苦寒,二钱　槐花苦寒,三钱　枳壳苦辛温,一钱　升麻苦寒,七分　水二盏,煎一盏服。

槐角丸

治一切诸痔,及肠风下血者。此乃风热客于大肠而成。法当疏散大肠经之风热。是以用防风散风,条芩、槐角以清热,地榆凉下部血,枳壳疏大肠郁,佐当归调理气血各归其所。

防风辛温,五钱　条芩苦寒,二两　槐角苦寒,四两　地榆苦寒,一两　枳壳苦辛温,二两　当归辛甘温,二两　共末,炼蜜丸如梧子大,每空心米饮下五七十丸。

又一方,加大黄、木香同猪大肠煮药捣丸。

芎归丸

治一切诸痔,下血不止者。此乃气虚血热所致。法当补气凉血。是以用黄芪补气,芎、归引槐花、地榆以凉血,阿胶、发灰以止血,佐神曲去积滞,荆芥以散风一本有木贼。

黄芪甘温,两半　川芎辛温,五钱　川归辛甘温,一两　槐花苦寒,三两　地榆苦寒,一两　阿胶苦甘平,一两　发灰苦甘平,五钱　神曲辛平,一两　荆芥辛凉,一两　共为末,炼蜜丸如梧子大,每空心以米饮下五七十丸。

当归郁李仁汤

治大肠风秘结燥,湿热内攻以作痔痛。法当疏风润燥,通秘下湿热。是以用秦艽、皂角疏风,郁李仁、麻仁润燥,归、地调血,枳壳散郁,苍术燥湿,泽泻渗湿,大黄通秘结以下湿热。

秦艽苦辛平,一钱　皂角苦辛温,八分　郁李仁辛平,一钱　麻仁平,一钱　川芎辛温,一钱　川归辛温,二钱　生地甘寒,二钱　枳壳辛温,八分　苍术苦辛温,七分　泽泻咸寒,一钱　大黄苦寒,二钱　水二大盏,煎一盏,空心服。

橘皮汤

治气痔。经云:气郁不行者,散之以辛。是以用橘皮、枳壳、川芎、紫苏、木香、槟榔、香附等诸辛剂以散郁气,桃仁行瘀血,槐花清大肠经热,甘草和药性。

橘红苦辛温,一钱　枳壳苦辛温,钱半　紫苏辛温,七分　川芎辛温,七分　木香苦辛温,六分　槟榔辛温,六分　香附苦辛温,七分　桃仁甘平,一钱　槐花苦辛温,三分　甘草甘寒,七分　水二盏,煎一盏,空心服。

附方

十全大补汤　虚损门。
四物汤　血门。

疠风门[①]

论

疠风者,乃天地间杀疠之气也。人或

---

① 门:陈本原脱,今据全书体例补。

感之,客于脉则气乱血浊,荣卫不清,怫郁为热而生虫,俗名为癞是也。经云:风气与太阳行诸脉俞,散于分肉之间,与卫气相干,其道不利,故使肌肉䐜䐜而有疡。卫气凝而不行,故其肉有不仁。此之谓也。又有血中伏火之人,或于夏月劳甚,以致血脉沸腾,辄入寒泉澡浴,或冬月酒后腠疏汗泄而辄踢水覆雪,或辄入水取鱼,由是热血为寒所遏,湿热内郁不散,遂致溃肌腐肉。其始属于足阳明肠胃为主,盖肠胃为市,无物不包,且又多血多气,湿热易于攒聚。内郁既久,续必溃皮腐肉而形于外,又属手足太阴脾肺所主。盖肺主皮毛,脾主肌肉,且与肠胃相为表里,乃有诸中而形诸外。故先哲治法,先取阳明,后取太阴,正此意也。而丹溪治法又有在气在血之分,谓上体先见,及上体多者,乃气分受邪,宜醉仙散:胡麻子、苦参、瓜蒌、牛蒡子、蔓荆子、防风之类,取恶物于齿缝中出。若下体先见,及下体多者,乃血分受邪,宜再造散:郁金、皂角、黑丑、大黄之类,取污物于谷道中出。若上下齐出及均多者,乃气血俱受,甚为恶候,百难救一。古有刺法。经云:骨节重,眉毛堕,刺肌肉为故是也。子和亦云:有汗法,谓一汗抵千金。症状不一,治法难拘,全在活法。其毒出表,须是宜汗。若有恶血凝滞,亦当刺其肿处,或委中穴去其恶血。如毒居肠胃之中,又须下之逐去秽污。大抵治法在乎宣泄表里郁热为主,患者在乎清心寡欲、恬淡内观为先,否则难愈。然此又在患者而不在医也,故医与患两致意焉。

疠风脉法

脉浮缓者,易治;洪大而数者,难愈。又云:沉实者,难愈;黑者不治。

治疠风大法

疠风之症,未必尽由于风,亦有嗜欲劳动,气炽血热,汗泄不避邪风冷湿,使淫气与卫气相干不得施化,气既不施,血为之聚,血聚则肉烂而生虫。食肝眉落,食脾鼻崩,食肺声哑,食心足底穿,膝虚肿,食肾耳鸣啾啾,耳弦生疮,或痒或痛如针刺状,食身则皮痒如虫行。治疗大法:先以再造散下之,以稀粥养半月,勿妄动作劳苦,用醉仙散中间,或吐或利,不必惧怯。虽颈喉面肿,吞咽不下,旋出恶水,或齿缝中出臭水血丝,或言不得,或闷欲死,亦止以稀粥用管灌入。或一旬或半月,或面旋转白而安。重者又与换肌散。

白花蛇　黑花蛇①。地龙　川归　细辛　白芷　天麻　蔓荆子　威灵仙　荆芥穗　甘菊花　白蒺藜②　苦参　不灰术③　胡麻子　石菖蒲　定风草　何首乌　紫参　草乌头　木鳖子　砂参④　木贼　炙草　天冬　赤芍　苍术　川芎　共为末,以酒调服。

疠风有五,黑者不治,尽由淫气与卫气滞而不行,血为之聚,致使肉烂生虫,以次传历藏府。先以再造散,或防风通圣散、局方升麻汤吞下泻青丸。或以浮萍浓煎汤,乘热频频浴洗,皆可取效。但得愈之后,必在患者忌口节欲,方保无虞,否则虽愈必发。

治疠风方

愈风丹

治疠风及一切疥癣风。此乃风湿为

---

① 黑花蛇:考《卫生宝鉴》换肌散作"黑乌蛇",即乌梢蛇。
② 白蒺藜:《卫生宝鉴》换肌散原方作"沙苑蒺藜。"
③ 不灰术:《卫生宝鉴》换肌散原方作"不灰木"。为硅酸盐类矿物角闪石石棉。
④ 砂参:疑为"沙参"之误。

害,法当散风以清湿热。是以用乌梢蛇、白花蛇以去风,经云:苦可胜湿,寒可胜热,故加苦参清湿热以杀虫。

乌梢蛇 甘咸平　白花蛇 甘咸平,各一条　苦参 苦寒,一斤　共为末,用皂角一斤,细锉碎,以酒五升,浸一昼夜,揉取浓汁去渣,于磁砂臼内煎成膏,和前末,丸如梧子大,每用防风通圣散煎汤送下五七十丸,随以粥食压。每用紫浮萍、苦参各等分,煎浓汤,每三日一浴。

东垣四神丹

治一切风疹症。盖此症由湿热挟风而成,血为所冲,法当疏风湿清热调血,是以用羌活疏风胜湿,苦参清热,归地调血。

羌活 辛温　黄芩 苦寒　川归 辛甘温　生地 甘寒　各等分,炼蜜丸如梧子大,每服三五十丸。

附方

防风通圣散　风门。
泻青丸　热门。
升麻汤　半夏　茯苓　白芷　川归 各五钱　苍术　干葛　桔梗　升麻 各一两　枳壳　干姜 各五钱　大黄　乌药 各七钱半　陈皮　甘草 各两半　共末,每五钱用水一盏,姜三片,灯心三分,煎七分服。

喉痹门

论

喉痹之症,皆由手足厥阴少阳相火火炽,循经上行,郁结于咽喉之中。经云:一阴一阳结谓之痹是也。俗呼谓单乳鹅、双乳鹅、单闭喉、双闭喉、子舌胀、木舌胀、缠喉风、走马闭。分名为八,于中惟走马闭为害最速。治疗之法,轻者咸以软之,如朴硝、胆矾、铜绿之类,其次辛以散之,如薄荷、僵蚕、乌头之类。切不可治以苦寒。盖此乃龙火作疾,非苦寒正治可折,当以辛凉从治之法可也。其最效者,针砭尤妙而速。又有伤寒,少阳伤寒所致喉痹者,又不可专执针砭,当从仲景之法治之。又有痰火上壅而成此症者,吐法亦可取效。又有虚火无附游行,客于咽喉而致者,法当补之,经云:虚火可补是也。如人参、黄柏、荆芥、竹沥之类。又有天行时疫,名捏颈瘟,其症甚恶,当推运气,如东垣普济消毒饮子之类。全在临机应变,不可拘执一方。大抵此症,针砭为上,经云:砭石可去壅是也。学者宜深思焉。

喉痹脉法

两手脉浮洪而溢者,喉痹也。脉微而伏者,死。

治喉痹大法

大凡喉痹之症,皆属火热,虽有数种之名,轻重之异。乃火之微甚故也。其微而轻者,可以药饵缓治;甚而急者,则药难以成功,必须针砭去血乃为上策,其次吐法亦可用。盖山豆根大能治喉痹之要药,或以远志去心为末,水调敷项上周围,亦效。

如咽喉干燥痛者,乃阴血亏败,津液枯涸,宜以四物汤加桔梗、荆芥、黄柏、知母立止。

丹溪治喉痹活套

大抵喉痹之症俱属火热,但相火为害,不可治以苦寒,当用辛温从治之法,针砭尤易成功。咽喉生疮,多属血虚,虚热虚火游行无制,客于咽喉所致。经云:虚火可补是也。当用人参、荆芥、蜜炙黄柏、竹沥等加入四物汤内。

如实热,宜黄连、荆芥、薄荷、芒硝、姜

汁和蜜丸,噙化。

如痰火,吐法亦可用。

凡喉痹必用荆芥,凡阴火炎必用玄参。

山豆根乃治喉痹之圣药。

治喉痹方

通关饮

治元气亏败,相火上炎而作喉痹。法当益元气为本,驱相火为标。是以用人参、白术、茯苓、甘草诸甘温以益元气,助防风、荆芥、桔梗、薄荷、干姜等诸辛凉以散火热。一本无桔梗有附子。

人参甘温,二钱　白术苦甘温,一钱　白茯甘淡平,八分　炙草甘温,五分　防风辛温,一钱　荆芥辛凉,二钱　薄荷辛凉,钱半　干姜辛热,二钱　桔梗辛甘平,一钱　水煎热服。

荆芥甘桔汤

治一切咽喉痛,用荆芥、桔梗之辛凉以散热,生草之甘寒以泄火,川归和血。

荆芥辛凉,五钱　桔梗辛甘平,二钱　生草甘寒,钱半　川归甘温,一钱　水煎,乘热徐徐服之。

一本加黄连、栀子、薄荷、黄芩,名拔甘桔汤。

如热甚,加黄芩、枳壳。仍未愈,刺少商穴出血立愈。

吹喉散

治咽喉肿硬疼痛。经云:辛以散之,咸以软之,寒以胜之。又云:甚者从之。是以用巴豆之辛热为从热治,佐以胆矾、铜绿、朴硝、轻粉、青黛诸咸寒豁痰火以软坚硬。

巴豆辛热,七粒　胆矾酸涩寒,二钱　朴硝咸寒,二钱　铜绿咸寒,一钱　轻粉辛寒,七分　青黛苦咸寒,一钱　上六味,同入磁盆内,同炒巴豆黄色为度。去巴豆不用,余五味研末,加麝香少许研匀,每以三五分吹入喉中,吐出痰血立愈。

三因玉钥匙

治风热喉痹。用白僵蚕驱风,焰硝、硼砂清热豁痰,片脑开关通窍。一本加雄黄,名金钥匙。

僵蚕咸平,五钱　焰硝咸寒,一两　硼砂甘咸寒,五钱　片脑辛热,一钱　共为细末。

附　方

东垣普济消毒饮子　疫门。

四物汤　血门。

医学原理卷之十一终

卷之十二

石山　汪　机　编辑
新安　师古　吴勉学　校梓
　　幼清　江湛若　同校

月经门

论

妇人属阴，以血为本。但人肖天地，阴常不足，且妇人加以乳哺月经之耗，阴血愈亏，是以妇人血病者众。夫月经者，津液血脉之所成，人苟荣卫和，经候自然应期，如月之盈亏，不失常候，故曰月经。苟气血一有所忤，则月水或先或后，而无常候，且多寡不均，或闭绝不行，百病由此变生。因状种种不同，必在分因而疗。如真水亏败，阳火内炽，血海枯竭，经绝不通，治宜补养阴血而经自行。如因寒客胞门子户，涩血不通而为癥瘕之候者，治宜散寒逐污而病自愈。虽然，但血乃气之配，其升降、寒热、虚实、清浊，一从乎气，是以气热血热而色紫，气寒血寒而色凝，气升血逆而上出，气陷血随而下崩，气滞血积，气和血调。是以丹溪谓：血成块者，气之凝也；将行作痛者，气之滞也；来后反痛者，气血虚也；色淡者亦虚，犹水之混也；错经妄行者，气之乱也；先期而至者，热也；后期而至者，虚也；崩漏者，气陷不能升举也。亦有损伤冲任而致者，由冲任乃经脉之海，血气之宗，外循经络，内荣藏府，若劳役过度，致使冲任亏损，不能约制经水，遂使崩症生焉。治疗之法，虚者补之，热者凉之，滞者行之，寒者温之，全在合宜应变，毋实实，毋虚虚，夭人天命。

月经脉法

《脉经》曰：寸口脉微而涩，微则卫气不足，涩则荣气无余。卫不足，其息短，其形燥；荣不足，其形逆。荣卫俱虚，言语谬误。

太阳脉微而涩，微则卫气虚，虚则短气咽燥口苦，涩则失液。

少阴脉微而迟，微则无精，迟则阴中寒，涩则血不来，此乃居经，三月一至。

脉微者，气血俱虚，年少者，亡血。乳子下利者庶几，否则亦为居经，三月一至。

脉微弱而涩，年少得此为无子，中年得此为绝产。

寸口脉沉而迟，沉则为水，迟则为寒，寒水相搏。趺阳脉伏，水谷不化，脾气衰则鹜溏，胃气衰则身体肿。少阳脉牢，少阴脉细，男子则小便不利，妇女则经水不通。经通则为血，不利则为水，名曰水分。

寸口脉沉而数，数则为出，沉则为入，出为阳实，入为阴结。

实阳脉[①]微而弦，微则无胃气，弦则不得息。少阴脉沉而滑，沉则在里，滑则为

[①] 实阳脉：据《伤寒论》当作"趺阳脉"。

实。沉滑相搏,血结胞门,其藏经络不通,名曰血分。

治月经大法

经候之病,有血海枯竭,闭绝不行者,有不及期与过期者,有妄行者,有色或紫黑及淡者,有作痛者,有成块者,有因多产伤血而致经闭者,有因久患潮热致销阴血而经闭者;有因久发盗汗,过多损血致经闭者,有因便利亡血致经闭者,有因七情气伤停结致经闭者,有因脾胃不和,饮食少进,使血不生致经闭者。种种不同,必在分因而疗。

如血海枯竭,经闭不行者,宜四物加桃仁、红花之类,或加人参更好。如不及期者,血热也,宜四物加黄连、黄芩、香附之类。若肥人,佐以治痰之剂。

如过期者,乃血虚。兼色淡者,夹痰。宜二陈加归、芎。如经水妄行逆出,乃气乱兼热也,宜降气以清火热。如色紫黑者,热极也,宜四物加芩、连、牡丹皮之类。如成块者,热结也,宜四物加芩、连、桃仁、红花、苏木之类,或加香附、玄胡索之类。

如因多产者,宜四物加人参之类。

如因久患潮热,宜清热养血。

如因久发盗汗而致经闭者,宜滋阴养血,以四物加黄柏、知母之类。

如因久痢而致者,宜四物加入条芩、地榆之类。

如因脾胃不和,饮食少进而致者,宜八物汤为主加减。

如因七情伤心而致者,宜调心气,通心经,使血生而经自行,宜四物加菖蒲、茯苓之类。

如肥人躯脂满致经闭者,以导痰汤加芎、归、黄连。不可服地黄,恐其性滞泥膈。如欲用,必须以姜汁制拌。

其肥人多无子者,盖由痰与脂膜遮蔽子户不得受精之故,亦宜服前煎药。

如瘦人而无子者,由子宫血少,不能摄精所致,宜以四物加减,调补阴血为主。

凡经先断而后病水者,先哲谓之血分,难疗。若先病水后断经,先哲谓之水分而易理。学者不可不知。

丹溪治月经活套

凡妇人经候不调之症,乃属血病,并以四物为主,详症加减。

如经候微少,渐渐不通,手足烦痛,渐瘦,生潮热,脉微数,以四物去芎、地加泽兰叶三倍,甘草半分。

如经候过多,四物去熟地用生地,或只加黄芩、白术。如经行身热,脉数,头昏,四物加柴胡、黄芩。

如经行微少,或胀或疼,四肢倦痛,四物加玄胡、没药、白芷为末,以淡醋汤调下。

如经候不调,心腹疼痛,只用归芎、二味,名君臣散。

如气充经脉,月事频频,并脐下作痛者,以四物汤倍加芍药,减去地黄。

如经候欲行,脐腹绞痛,以四物去地黄,加玄胡、槟榔、炒苦楝佐木香、柴胡。

如经水涩少,以四物加红花、葵花。

如经水适来适断,或有往来寒热者,先服小柴胡汤,后以四物汤和之。如经水过后作痛,乃气血俱虚,宜八物为主加减。如肥盛妇人,经水二三月一行者,乃痰盛兼躯脂闭塞所致,宜导痰汤加芎、归、香附及苍术、白术。

如经行过三五日,腹中绵绵走痛者,乃血行而气滞未尽,行以四物加槟榔、木香立效。如经候将来,腹中阵阵痛,乍作乍止者,乃血气实热也,四物用生地加黄连、香附、桃仁、红花、玄胡索、牡丹皮之类。

如经候常过期者,瘦人多由血少,四物倍地黄、当归,加黄芪、甘草,少佐红花、桃仁为生血之引药。肥人多是虚夹痰，阻滞升降，四物生地黄加参、芪、香附合二陈汤。

治月经方

过期饮

经水过期不行，乃血虚气滞之故。法当补血行气。是以用归、川芎、熟地、白芍以补血，桃仁、红花行宿血生新血，莪术攻积血，香附、肉桂导滞气和荣卫通血脉，加木通利窍以通经水，甘草以补中和药。

川芎 辛甘温，八分　熟地 甘温，一钱　白芍 苦酸寒，一钱　当归 辛温，一钱　红花 辛酸寒，七分　莪术 苦甘温，五分　香附 苦辛温，七分　桃仁 甘温，七分　木通 苦淡平，五分　甘草 辛甘温，四分　肉桂 辛甘温，三分　水二盏，煎一盏服。

先期汤

治经水先期而来，乃血热之故。法当清热凉血为本，是以用生地凉血，芩、连清热，知母、黄柏滋阴降火，归、芎、白芍养血，阿胶、艾叶止崩漏，香附理血中之气，甘草和药。

生地 甘寒，二钱　条芩 苦寒　黄连 苦寒，各八分　黄柏 苦辛寒　知母 苦辛寒，各一钱　川归 辛甘温，二钱　川芎 辛温，八分　炙草 甘温，七分　阿胶 甘寒温，炒，八分　艾叶 苦辛温　香附 苦辛温，各七钱　白芍 酸寒，二钱　水二盏，煎一盏，食前温服。

固经丸

治经水过多不止，乃阴虚夹热所致。法当补阴清热。是以用黄柏、龟板补阴，助黄芩清热，白芍缓中兼生新血，樗根皮固涩滑漏，香附以理血中之气。

黄柏 苦辛寒，二两　龟板 甘寒平，炙，四两　黄芩 苦寒，二两　白芍 苦酸寒，三两　樗根皮 辛酸温，一两　香附 苦辛温，一两　为细末，酒糊丸，梧子大，每以空心白汤下五七十丸。

人参黄芪当归汤

治经水暴崩不止，胃脘痛，鼻窍不利而喘。此因气血亏败，外邪乘之。法当补调气血为本，驱散寒邪为标。是以用人参、黄芪以补气，归身、生地以理血，神曲、豆蔻消宿食以止胃脘之痛，麻黄、桂枝发表驱散外邪，通利肺窍，杏仁定喘，橘红理气，黄连胜热，升麻、柴胡提气以止下崩。

人参 甘温，三钱　黄芪 甘温，二钱　川芎 辛甘温，二钱　生地 甘寒，二钱　神曲 苦甘辛温，一钱　草豆蔻 苦甘辛温，一钱　杏仁 苦甘温，八分　桂枝 辛甘热，八分　橘红 苦甘温，八分　黄连 苦寒，八分　柴胡 苦寒，八分　升麻 苦寒，八分　麻黄 苦甘辛热，八分　水二盏，煎一盏。先煮麻黄一二沸，去渣，再入余药。

东垣立效散

治妇人、室女经血过多不止。法当补血止崩漏。是以用当归、红花养血，莲蕊、茆花①止血崩。

川归头 辛甘温，一两　红花 苦酸寒，五钱　莲蕊 苦甘涩，一两　茅花 二钱　俱锉过，用纸包裹，泥固火煅存性，为末，每以温酒调五钱，内加血竭末三分服。

通经丸

治妇人、室女经水不通，结成血瘕，盖由寒气泣血所致，理宜辛热散寒行血为主。是以用川椒、莪术、川乌、干姜、干漆等散寒通经。以削坚积，归梢、桃仁行血，桂心通血脉，青皮疏郁积之气。

川椒 辛热，温中散寒，一两　莪术 苦辛温，破瘕通经，一两　干漆 辛咸温　削坚积，破瘀，炒烟尽，三两　川乌 辛热，攻取散寒　干姜 辛热，散寒引血入经，一两　归梢 甘温，二钱　桃仁 苦甘温，二钱

---

① 茆花：即后文"茅花"。

青皮苦辛寒热①，削坚积　大黄苦寒，一两　桂心辛热，一两　共为细末，醋糊丸梧子大，每空心醋汤下三五十丸。如畏漆者，入鸡卵清和药。

逍遥散

治血气不充，以致月经不调，脐腹胀满，痰嗽潮热。法当补气养血为主。是以用人参、白术补气，川归、白芍养血，茯苓散痰结，柴胡解潮热。

人参甘温，二钱　白术苦甘温，一钱　当归辛甘温，二钱　白芍苦酸寒，一钱　茯苓甘淡平，一钱　柴胡苦寒，七分　水二盏，煎八分，温服。

良方温经汤

治血气亏败，以致经水蓄积不通。法当调补为主，攻积通经为标。是以用人参、甘草补气，归、芎、白芍、牡丹皮补血，桂心、牛膝、莪术攻积行血通经。

人参甘温，三钱　炙草甘温，五分　川归辛温，一钱半　川芎辛温，七分　白芍苦酸寒，一钱　牡丹皮苦酸寒，一钱　桂心辛甘热，七分　莪术苦辛温，七分　牛膝苦甘酸，八分　水盏半，煎八分，温服。

又方

治经水过期不至，此乃气滞血凝之故。法当行气导血。经云：辛以散之。是以用香附、枳壳疏滞气，玄胡、牛膝行滞血。

玄胡辛甘温　牛膝苦酸甘平，另捣汁，盏半　香附苦辛温　枳壳苦辛　共四味，除牛膝一味另捣汁外，余三味共为末，空心牛膝汁调，温服。

交加地黄丸

治经水不调，气瘕血块，肚脐疼痛，此乃气血亏败凝聚所致。法当补血为本，疏导为标。是以用人参、归、芎、地、芍等补气血，生姜、木香、香附疏导滞气，玄胡、没药

行逐积血。

人参甘温，二两　川归苦甘温，二两　川芎辛温，一两　生地甘寒，一两半　白芍苦酸寒，一两　老生姜辛热，八钱　木香苦辛温，五钱　香附辛温，一两　玄胡苦辛温，一两　没药苦辛温，一两　桃仁辛甘温，去皮尖，一两　共十一味，内除生姜、地黄二味，各先捣汁，拌生姜渣。以生姜汁浸地黄渣，各以汁尽为度。晒干，同上九味为末，醋糊丸梧子大，空心米汤下五十②七十丸。

附方

四物汤　见血门。
八物汤　见虚损门。
二陈汤　导痰汤　并见痰门。
小柴胡汤　见伤寒门。

带下门

论

带下之症，色有黑白之分，病有气血之异，是以白者气分受伤，赤者血分受伤，与痢相似，尽由中气亏败，运动失常，以致热湿郁结下焦带脉之分，渗流而下，故名带下。治疗之法，必在清热湿为主，与治痢同。患者必须却厚味，防助湿热。能如此，治无有不疗。

带下脉法

带下脉迟及虚小者生，急数疾紧实大者必死。沉小者吉，浮大者凶。

治带下大法

带下之症，皆由湿热为患，肥人有挟痰

---

① 苦辛寒热：文义不顺，当作"苦辛温"。
② 十：语气不顺，疑为衍文。

者。大要以二陈加苍术为主方加减。挟气虚，加人参、黄芪；血虚，加当归、川芎；夹痰，加南星、半夏、海石、黄柏、川芎、香附、生姜。大抵带下之症，瘦人少有。设有此症，乃热也。主方加姜炒黄连、地榆、青黛之类。

丹溪治带下活套

赤白带下，皆由七情内伤，使下元虚惫，以致湿热痰积乘虚下流，是以叔和谓崩中日久为白带。盖崩中日久者，则下元虚败之意。治疗之法，罗太康谓十枣汤、神佑丸、玉烛散皆可散①。虽然可用，但虚弱者不可峻攻，必须详症加减。经旨云：带症赤属血，白属气，出于大肠小肠之分，主治燥湿为先。丹溪谓是胃中痰积流下，渗入膀胱，只宜升提。无人知此之妙甚者，上用吐法以提其气，下用二陈汤加苍术、白术，仍服丸子药。

如血虚者，以四物汤为主加减。
如气虚者，以四君子汤加减。
如气血两虚者，以八物汤加减。
如湿热，以固肠丸。
如相火动者，以补阴药倍加黄柏。滑者，加龙骨、赤白②脂。滞者加葵花，白者白葵，赤者赤葵。
如温热，以二陈加苍术、香附、滑石、蛤粉、半夏；如寒月加干姜。务在临机应变。

治带下方

严氏当归煎丸

治下元虚败，赤白带下，腹痛不思饮食。带下既久，精血俱伤，法当调补精血为主。是以用川归、白芍、熟地、阿胶、续断等补血益精，地榆清下焦湿热，牡蛎固滑脱。

川归辛甘温，四两　白芍苦酸寒，三两　赤芍苦酸涩寒，两半　熟地苦寒，一两　阿胶甘酸平，二两　续断苦辛温，止精滑　地榆苦酸寒，两半　牡蛎咸寒，一两　共为末，醋糊丸梧子大，空心，米清下五七十丸。

又方

治肾气亏败，湿痰乘虚下流而为带下。法当补肾清热，燥湿豁痰，是以用黄柏滋阴补肾，橘红、半夏、南星等豁痰，茯苓、苍术等理湿，川芎、牛膝等行瘀积之血，甘草缓中和药。

黄柏苦辛寒，一钱　橘红苦辛温，去白，八分　半夏苦辛温，一钱半　茯苓甘淡平，一钱　苍术苦辛温，二钱　川芎辛温，八分　牛膝苦甘酸平，一钱　甘草甘寒，七分　南星苦辛寒，一钱半　水二盅，姜三片，煎一盅，食前服。

又方

治症同前。用黄柏、龟板、山药、茱萸滋阴补肾，苦参清热，枳实、香附、贝母等疏郁豁痰，赤芍、椿根之酸涩止滑泄。

黄柏苦辛寒，二两　龟板甘酸平，一两　山药甘酸平，二两　苦参苦寒，二两　枳实苦辛寒，二两　香附苦辛温，二两　贝母苦辛平，四两　赤芍苦酸，二两　椿根皮苦酸涩平，一两　山茱萸甘酸平，一两　共为末，醋糊丸，梧子大。每空心盐汤下百丸。

又方

治妇人有妊白带，此乃胎气壅聚，郁成湿热下流。法当疏湿清热。是以用苍术、白芷理湿，黄连、黄芩清热，黄柏、茱萸补肾元，白芍、椿白皮止滑。

苍术辛温，五钱　白芷辛温，二钱　黄芩苦寒，炒，一钱　黄连苦寒，酒炒，二钱　黄柏苦辛寒，炒，一钱　山茱萸苦酸平，一钱半　白芍苦酸寒，二钱　椿根皮苦酸涩寒，一钱　水二盅，煎一盅，空心服。

---

① 散：当作"用"，于义为长。
② 白：疑为"石"之讹。

附方

二陈汤 见痰门。

四物汤 见血门。

四君子汤 见气门。

神术丸 **十枣汤** **固肠丸** 见痰门。

八物汤 见痛门。

玉烛散 即四物加调胃承气汤。见虚损门。

治赤白带 干姜炒黄 白芍炒 香附各一两 甘草五钱 共四味，每服三钱，以水酒送下。

鹤顶丹 当归全身，一两半 黑附子五钱泡去皮脐 龙骨 赤石脂醋淬，各一两 艾叶炙干，一两 干姜炮，五钱 牡蛎一两三钱 为末，醋糊丸梧子大，赤石脂为衣，每服五十丸，食前滚白汤送下。

胎 孕 门

论

胎育之肇，在妇之气血和平而始有孕，其中男女又在经水将断未断之际，一二日之间，血海空虚，此时交感，精胜其血，血不胜精，精为之主而男形成。若三日以后，阴血已盛，此时交媾，精不胜血，血为之主而女形备，是以古哲云：三十时中两日半，二十八九君须算，落红将尽是佳期，经水过期空霍乱。既成胎后必在摄养有方，绝去嗜欲，安养胎元，毋得贪淫纵色，触动胎孕，以致半产坠落。所食五味必在温凉，不可恣食辛热及煎煿之物。盖情欲动中，胎元便热，辛辣入口，胎气便燥，以致血气失常，遂使胎元不安，小产之患作矣。如风撼其木，人折其苴之象。又有气血亏败，胎元失养而半产矣，犹枯枝果落，藤萎花飞之义。治疗之法，在乎逐月详其所司之经气血而疗，

如初月乃是足厥阴肝经，二月属足少阳胆，三月属手少阴心，四月属手少阳三焦，五月属足太阴脾，六月属足阳明胃，七月属手太阴肺，八月属手阳明大肠，九月属足少阴肾，十月属足太阳膀胱，逐月详其所属之经气血虚实，而用是经之药。虚则补之，壅则疏之，热则凉之，寒则温之，不可汗下及利小便，盖胎元必赖气血所养，若汗则亡阳伤气，若下则亡阴伤血，若利小便则伤津液，是以三者皆在所忌，不可犯也。学者宜致思焉。

胎孕脉法

《脉经》曰：妇人三部脉浮沉，以手按之无绝者，孕子也；脉滑疾，重以手按之散者，胎已三月也；重手按之不散，但疾而不滑者，五月也。妊娠四月，脉左疾为男，右疾为女，俱疾为生二男。又云：右手沉实为男，右手浮大为女，右左俱沉实生二男，左右手俱浮大，生二女。又云：妇人尺脉左偏大为男，右偏大为女。妇人怀孕，脉离经而浮没，腹痛引腰脊者，欲生也。凡妇人欲生者，其脉离经，半夜觉，日中即生。

治产前大法

凡妇人无子，瘦者皆由血少不能摄精，肥者尽因子宫驱指满溢，与夫湿痰阻塞之故，是以瘦者宜补阴养血为先，肥者宜驱痰燥湿为主，至有妊之后，必须清热调血，使血循经不妄，得养其胎。故丹溪用黄芩、白术乃安胎之圣药，盖胎之成，由母之气血蓄聚以养气血，既聚易郁，是以先哲多用黄芩清热，香附开郁。

如漏胎者，属虚夹热，宜四物，用生地，加人参、阿胶、白术、条芩、香附或少佐缩砂之类。妇人怀胎，小便不通，名曰转胞，其

---

① 胎孕脉法：陈本原作"治孕脉法"，据全书体例改。

症多见于禀受怯弱之人,或忧闷多者,或性急者,或味厚者,盖由气血亏败,不能正举其胎,兼且胎气壅郁不畅,坠压膀胱,以致胎系了戾①不通,故使小便闭塞。但得胎元正举,胞系得疏,水道自利。治疗之法,补益气血药中加以升提之剂,或得吐法亦可取效。

丹溪治产前活套

凡妇人胎前诸症,必先以四物为主,看症加减。如觉腹中烦闷口苦厌食,不问月数多少,并以四物加白术、条芩、砂仁煎服。

如五六个月后,胎动不安,或逆抢逼心,四物加阿胶、艾叶、砂仁、枳壳、条芩、白术、野苎根,入金银同药煎服。如或恶逆心烦,或脉虚大无力,或怔忡手战,或时有微热,四物加人参、白术、黄芩、甘草、酸枣仁、远志、麦门冬、地骨皮之类。

如五六个月前无故下血,或因事下血,谓之漏胎,四物加条芩、甘草、白芷、地骨皮、地榆、桑寄生之类。如七八月前后,面目及四肢浮肿,四物加茯苓、泽泻、白术、条芩、炒栀子、厚朴、甘草梢、麦门之类。

如感风寒,头痛发热,或身体疼痛,四物加小柴胡,或加细辛、白芷、防风、羌活等类。如妊中忽然口噤吐沫,不省人事,言语错乱,四物合二陈加麦门、竹茹、远志、石菖蒲之类。

如二三个月内呕吐恶心,不纳饮食,谓之恶阻,四物去地黄加陈皮、半夏、砂仁、神曲、藿香、麦芽、陈仓米、白术之类。

如或因事动胎,致胎动摇不已,及下血欲坠,四物加人参、白术、条芩、白芷、桑寄生、砂仁、阿胶之类。

如或有白浊白带,四物加茯苓、苍术、陈皮、半夏、牡蛎、龙骨之类。

如或腹痛泄利清水,或发热胎动不安,四物加白术、茯苓、猪苓、泽泻、苍术、诃子肉、砂仁、神曲、干姜之类。

如因火动胎逆,上作喘急者,用条芩、香附之类为末调服。

益母草,胎前产后诸病皆可用,由其能行血养血。凡难产,用益母草膏,或牛膝膏、地黄膏皆可用。

治胎前药方②

金匮当归散

治胎妇一切诸症。盖妊娠之妇,气血凝聚,胎元湿热,易于壅郁。法当调养气血,清理湿热。是以用川归、芍药、川芎、白术、人参养血益气,黄芩清热。一本无人参,有香附亦妙。

川归辛温　川芎辛温　白芍苦酸寒　白术苦甘　人参③甘温　黄芩苦寒

固胎饮

治妊妇气血不充,以致胎元不安,法当调理气血为主。是以用人参、白术、甘草、橘红调气,归身、熟地、芎、芍养血,黄芩清热,砂仁疏郁。

人参甘温,二钱　白术苦甘温,二钱　甘草甘温,五分　橘红苦辛温,七分　黄芩苦寒,八分　砂仁苦辛温,六分　归身苦辛温,一钱半　熟地甘寒,一钱　白芍苦酸寒　川芎辛温,七分　水二盏,煎一盏。如血虚胎动,加阿胶。

安胎饮

治胎气不安,腰腹作痛,饮食无味,此乃气血蓄聚成胎,中气不健,以致郁热之气触动胎元,理宜调养气血,清理郁热。是以

---

① 胎系了戾:据《金匮要略》当作"胞系了戾"。"胞"同"脬",即膀胱,意指膀胱之系缭绕不顺,以致小便不通。
② 药方:原无此二字,据目录补。
③ 人参:《金匮要略》当归散原方中无此药。

用人参、白术、甘草调气，归、芎、芍药养血，橘红、砂仁、紫苏行郁，条芩清热。

人参甘温，二钱　白术苦甘温，二钱　甘草甘温，五分　归身辛甘温，一钱　白芍苦酸寒，八分　川芎辛温，七分　条芩苦寒，一钱　陈皮　砂仁　紫苏　水二盏，煎一盏，温服。

参橘散

治妊娠二三月间，呕逆不食，或心虚烦闷。此乃气血攒聚以养胎元，秽污之气上冲，是以呕逆不能纳食。血既养胎，心失所荣，是以心虚烦闷。法当调血散郁。是以用人参、白术、甘草健中气，橘红、厚朴、生姜散郁气，茯苓安心，麦门、竹茹清热解烦。

人参甘温，一钱半　白术苦甘温，二钱　甘草甘温，五分　橘红苦辛温，七分　厚朴苦辛温，七分　生姜辛温，三片　茯苓甘淡平，七分　竹茹苦甘温，一钱　麦门甘寒，一钱　水煎服。

产宝方

治胎气不和，凑上心胸，肚腹胀满疼痛，谓之子悬。法当补气血疏壅滞。是以用紫苏、陈皮和气，大腹皮敛气宽中，归、芎、参、芍以养气血，甘草缓急和药性。

紫苏辛温，七分　陈皮苦辛温，和中气，一钱　大腹皮辛温，八分　归身辛温，一钱　川芎辛温，七分　人参甘温，八分　白芍苦酸寒，八分　甘草甘温，炙，五分　水盏半，煎一盏，温服。

犀角散

治胎妊烦闷，谓之子烦。盖由胎元郁壅，热气上冲所致。法当清热疏郁，是以用犀角、地骨皮、条芩、麦门冬清热除烦，赤茯开胸膈以安胎。

犀角甘咸寒，一钱　地骨皮苦寒，八分　条芩苦寒，二钱　麦门甘寒，一钱　生地寒，一钱　赤茯苓甘平，八分　水盏半，煎八分，与竹沥一合，温服。

治胎动不安及下血方①

艾叶　阿胶　川归　川芎各二钱　甘草七分　水煎服，去渣，纳阿胶搅令化服。一方加秦艽、糯米。

治胎妊内热口干或胎动不安方

麦门　防风　茯苓　人参各一钱　水煎服。若血虚有热，用逍遥散。若气虚有热，用四君子加黄芩、紫苏。

泽泻散

治妊娠气壅成湿，以致身体腹胁浮肿，喘急气促，小便闭涩不利，谓之子满。法当疏壅气，行水湿。是以用枳壳、槟榔以疏壅滞之气，桑白皮、木通、茯苓、泽泻以到水湿。

枳壳苦辛温，一钱　槟榔辛温，八分　桑白皮苦甘酸，七分　木通苦甘，八分　泽泻甘咸寒，一钱　赤茯甘淡平，一钱　水二盏，煎一盏，空心服。

天仙藤散

治妊娠胎，两足胫渐肿至膝，若水肿状。甚则足指间有黄水出，谓之子气。此乃中气聚养胎元，壅郁不得升发所致。法当疏壅郁行滞气。是以用天仙藤、香附、陈皮、乌药、木香、紫苏、甘草诸辛之剂行滞散郁，甘草缓药和中。

天仙藤即清木香，苦辛温，一两　香附辛温，八钱　陈皮苦辛温，一两　乌药辛温　木香苦辛温，五钱　紫苏辛温，七分　甘草甘温，二钱　共为细末，每以沸姜汤调泡三五钱。

安荣散

治妊娠小便涩少，遂成淋沥，谓之子

---

① 方：陈本原无。依全书体例，此处当有一"方"，今补。下同。

淋。此乃气血聚养胎元，不及敷荣渗导，遂使膀胱郁所致。法当养气血以荣渗道，利小便以导郁热。是以用归、芎调血，人参养气，麦门清肺经以滋肾水之元，滑石、灯草、通草利小便以导郁滞。

当归辛甘温，二两　川芎辛温，一两　人参甘温，三两　麦门甘寒，二两　通草甘辛淡，一两　滑石甘寒，一两　灯心甘淡平，一两　共为细末，每以麦门汤服二三钱。愚意此方内滑石乃重坠之剂，恐致胎坠，若临月极妙，如在七八个月前，宜去此味加栀子、萹蓄、石斛最稳。瞿麦亦能损胎，慎之！

葛根汤

治胎妊临月，忽发中风，至闷乱不省人事，少时醒后复发，谓之子痫。此因气血内荣胎元，表上卫气不足，风邪易于外袭，湿热易于内攻。法当驱外邪清内热。是以用葛根、防己、防风、独活、桂皮等以散外邪，黄芩、石膏、贝母、牡丹皮清内热，茯苓、泽泻利小便渗湿热，归、芎调血，人参养气，甘草泄火和药。

葛根苦甘凉，一钱　防己苦甘淡平，八分　黄芩苦寒，一钱　桂枝辛甘温，五分　防风辛温，七分　石膏甘辛寒，八分　独活辛温，七分　牡丹皮辛苦寒，八分　茯苓甘淡平，一钱　泽泻甘淡平，一钱　贝母苦辛寒，八分　川归甘温，钱半　人参甘温，一钱　甘草甘温，炙，五分　川芎辛温，七分　水二盅，煎一盅，日三服。贝母且令人易产，未临月，去此一味，以升麻代之。忌菘菜。

天门冬饮

治妊娠咳嗽，谓之子嗽。此由津血聚养胎元，肺乏濡润，兼又郁热上炎所致。法当滋润肺经为主。故用桑白皮泄肺热，天门冬、紫菀茸、北五味、知母、桔梗等清金润肺以止嗽。

桑白皮苦辛酸寒，蜜炙，七分　天门冬苦甘温，一钱　紫菀苦辛温，一钱　北五味苦酸平，一钱　知母苦辛寒，七分　桔梗苦辛温，七分　水二盅，煎一盅。如嗽出血，加阿胶、黄芩；大便结者，当归加之一钱，加葶苈七分。

治胞腹痛，小便不通，遍身浮肿，胎间有水气。

白茯苓　茯苓　当归　芍药各二钱　用鲤鱼一头，煮取汁，每药四分　入汁一杯半，姜三片，橘皮少许煎服。若脾胃虚，佐四君子。

治面目虚肿如水气，名曰胎肿。

白术　姜皮　大腹皮　陈皮　白茯各五钱　每一钱米饮下。如不应，佐四君子汤。

羚羊角散

治妊中风，头项强直，筋脉挛急，语言謇涩，痰涎壅盛，或时发搐，不省人事，名曰子痫。

羚羊角　独活　杏仁　酸枣仁　五加皮各六分　薏苡仁　防风　当归　川芎　茯神　木香　甘草各二钱　若因肝经风热怒火，宜加味逍遥散。

达生散

治孕妇难产，八九个月内服十数剂，极妙，易产。盖难产之由，皆由气血不足。法当补益气血为主，疏郁行滞为标。是以用人参、白术、甘草补气，当归、白芍养血，大腹皮敛气宽中，橘红、紫苏行滞降气。

人参甘温，三钱　白术苦甘温，钱半　炙草甘温，五分　川归辛甘温，二钱　白芍苦酸寒，一钱　大腹皮辛温，八分　橘红苦辛温，一钱　紫苏辛温，八分　水二盅，葱五根，黄杨脑七个，春加川芎、防风，夏加黄连、黄芩、五味，秋加泽泻，冬加砂仁，或通加枳壳、砂仁妙。

如胎动不安,加野苎草根①、麻黄各二钱,用金银同煎。

如气上逼心,加地黄倍紫苏。如性急多怒,加柴胡、黄芩。

如食少进,加砂仁、神曲。如渴,加麦门、黄芩、天花粉。有痰加半夏、黄芩。

女科撮要达生散

大腹皮黑豆汁洗,晒干,三钱　紫苏叶　人参　炙草　陈皮各五钱　水煎。用黄杨叶七茎、葱五叶煎服。春夏依前加减。

达生无忧散

临产服之,补其血顺其气,使易产。又治小产瘀血酸痛。

南木香　当归　川芎　白芍　枳壳　乳香每三钱　水煎服。若胎衣既破,其气已涸,或元气困急,急以八珍汤斤许、水数碗煎熟,时饮救之。饮尽,再制,方为得生。

下衣汤

治胎衣不下,皆内污秽所阻。法当行逐瘀血为主,是以用当归梢行瘀血活血,牛膝、蜀葵子逐瘀露,木通、滑石利关窍。

归尾辛甘温,五钱　牛膝苦甘酸平　蜀葵子苦甘凉,各四钱　滑石甘寒,四钱　木通苦甘淡,二钱　水二盏,煎一盏,连进二三服,立下。

催生膏

治难产及浆水粘涸,胞胎不下。此乃产门干燥所致。诀曰:滑可以去著。是以用麻油、蜜糖、滑石等诸润滑以下著滞。

麻油甘寒　蜜糖甘温,各半斤　滑石四两,研末　先以油蜜二味,于铜铫内煎二三沸,去沫搅匀,调滑石末顿服。再以油蜜摩涂产母脐之上,立产。

附　方

四物汤　见血门。

八物汤　见虚损门。
二陈汤　见痰门。
小柴胡汤　见伤寒门。

小产后瘀血,心酸痛,或发热恶寒,当归川芎汤主之:当归、川芎、熟地、白芍、玄胡、桃仁、红花、香附、青皮、泽兰、牡丹皮水煎,入小便,酒半盅。

若手按酸疼,此是瘀血为患,宜此药或失笑散消之。

若按之不痛,是血虚,用四物、参、苓、白术。

若痛而作呕,宜香附六君子;痛而作泄,是脾虚,宜六君子。

产后门

论

凡子在腹中,母子一气,母呼亦呼,母吸亦吸,母饥亦饥,母热亦热,藉母气血以养其身。十月数足,形身俱备,犹如梦觉,用手折胞,寻路而出,若母之气血旺盛,胎元充实,则子转头疾速,随其胞浆而出。若母气血亏虚,胎元不足,其子转身迟慢,不得随浆而出,以致胞浆干涸,无水导送,且又瘀血随来阻塞道路,未得遽出,或横生倒产,或子死腹中,母子二命,垂于旦夕。当此之时,必须调养气血疏导瘀络,如牛膝丸,或催生丸,八物汤。如兔头肉、木通、葵子、葱、蛇蜕之类。既产之后,母之气血两亡,邪易乘袭,切勿早离床褥,及澡浴身垢,亦无啖食生冷及诸难化之物,由其中气已亏,运动少力,易致停积。当此之时,极宜重惜百日之内。纵有杂病,必遵丹溪之说,以末治之,须当大补气血为主,不可猛浪攻击,促人长命。

---

① 野苎草根:即野苎麻根。

脉法

产后气血两亏,宜细小则吉,洪数实大则凶。

治产后大法

产后诸症,宜八物汤为主加减。

如发热轻,以参、术、黄芪、陈皮、归、芎、炙草为主,加茯苓淡渗之剂,其热自除。设热重,从丹溪加炒干姜。或问:既热重,何反用干姜辛热之剂?云:产后发热,非是实热,由阴虚而生,盖干姜之辛能入肺分以利肺气,又能于肺分引诸药以生血,然必与补阴药同用,乃见妙处。

如发热恶寒,或口眼歪斜证,皆是气血虚甚,并宜补益为主。

如左脉不足,补血药多于补气药;右脉不足,补气药多于补血药。切不可妄用小续命等诸风剂,以致愈虚其血。

如恶寒发热腹中痛,法当去瘀血,若腹不硬,非恶血,由虚也。如瘀露未尽,小腹作痛,宜五灵脂、香附米为末,醋糊丸服,甚者加留尖桃仁,或以神曲丸,用白术陈皮汤下气虚,用四君子汤下产后血晕。用韭菜细切,盛于有嘴瓶中,以醋滚沃之,急封瓶口,以瓶嘴纳妇鼻中,立苏。或烧干漆、旧漆器俱可取效。

如产后乳汁不通,其因有二:有因气血壅盛,乳脉滞而不疏;有因气血虚败,不能成乳汁者。治法:虚者补以钟乳粉、猪蹄、鲫鱼之类,壅者行以通草、漏芦、黄瓜根之辈。

丹溪治产后活套

产后诸病,须大补气血为主,虽有杂症,以末治之。宜八物汤去芎,加黄芪为主,再详兼症加减。

如气虚者,主参、术、茯苓、甘草,发热加炒干姜。

如自汗多者,主方减川芎,倍黄芪,去茯苓。

如口渴,加五味、麦门。

如腹痛,非芍不可疗。若新产十日内,其芍必用酒浸炒。

如新产,子宫未敛作痛,名儿枕疼,又名瘕母块疼,宜醋炒芍药、粟壳、甘草水煎,入米醋少许,或以三物为末,醋汤调服,乃酸以收敛之故。

如产后恶血不去,发寒热,成癥瘕者,四物加三棱、莪术、乳、没、香附、五灵脂、牛膝、红花、桃仁之类。

如产后腹痛不息,宜四物加乌药、香附、桂心、良姜、陈皮,用童便和醋煎。

如产后月余,经血淋沥不止,四物加人参、白芷、升麻,调血余灰。

如产后头痛,四物加藁本、防风。

如产后遍身浮肿,四物加乳、没、桂心、木通、大腹皮、良姜、血竭、槟榔、海金砂。

如产后子肠不收,八物加升麻、防风,须以酒炒黄芪为君。

如产后中风,口歪斜,八物加附子、荆芥、羌活、防风煎服。

产后血晕由亡阴,阴无附,虚火载血上行,渐渐晕来。用鹿角烧灰出火毒,极研细末,以好酒同童便灌下。一哑即苏,行血极快。

产后水肿,必在大补气血为主,少佐参、术、茯苓微渗利之。

产后发热,乳汁不通,膨胀无子,消乳者,宜麦芽二两炒研细末,清饮汤调下。

如产后妇人欲断胎娠,白面一升,以无灰酒五升作糊,煮至二升,滤去渣,分作三服。候经水至前一日晚、次早五更及天明各吃一服,经即行,终身再不孕矣。

治产后方

丹溪愈风汤

治产后口噤,牙关紧,手足瘈疭,角弓反张,此乃亡血过多,筋失所养,表虚感寒所致。治以养血散风。故用当归养血,荆芥通利血脉以驱风。

当归辛甘温　荆芥穗苦辛凉,兼止产后血晕,各二两　为细末,再以大黑豆不拘多少,炒焦,用好酒沃之,去豆用酒调服二五钱,或童便调服亦可。

人参当归散

治产后亡阴过多,心烦发热,短气自汗。法当养气益血而热自除。故用地黄、白芍、归身养血,人参益气,麦门清心解烦热,肉桂通血脉和荣卫。

熟地甘寒,一钱　归身苦酸寒,煨,八分　人参甘温,三钱　麦门甘寒,一钱　肉桂辛甘热,四分　水盅半,煎八分,温服。一本加姜三片,竹叶七个。

茯苓散

治产后心神恍惚。此乃亡血过多,心失所养。法当益血养心。故用桂心、远志、山药、茯苓补心以定恍惚,麦门清心解烦,当归调血,人参补气,甘草缓中和药。

茯苓　当归　桂心辛甘温,六分　远志苦温,七分　山药甘凉,一钱　麦门苦甘凉,一钱半　人参甘温,三钱　甘草甘温,五分　水二盅,姜三片,枣二枚,煎一盅。

增损四物汤

治产后晚间发潮热,此乃血虚生热也。法当养血清热。故用当归、川芎、生地生阴血,柴胡以清潮热。

归身辛甘温,二钱　川芎辛温,一钱　生地甘寒　柴胡苦寒,八分　水一盅,煎半盅,温服。

麻仁丸

治产后大便秘结。此乃亡血过多,大肠枯燥,法当养血润燥。是以用人参、当归补气血,大黄、麻仁润燥结,枳壳疏利大肠结。

人参甘温,三两　当归辛甘温,二两　大黄苦寒,五钱　麻仁甘平,一两　枳壳苦辛温,五钱　为细末,炼蜜丸梧子大。每蜜汤下五七十丸,便利为度。

八味理中丸

治产后饮食不化,不思饮食。此乃中气亏败,运动失常所致。法当补中气消宿食。是以用参、术、茯苓、甘草等补中益气,干姜温胃,砂仁、神曲、麦芽等消宿食。

人参甘温,三两　白术苦甘温,两半　茯苓甘淡平,一两　炙草甘温,五钱　干姜苦辛温,五钱　砂仁辛温,五钱　神曲苦辛温,五钱　麦芽甘温,一两　为细末,神曲糊丸,梧子大,每姜汤下百丸。

旋覆花汤

治产后感冒风寒,咳嗽痰喘。此乃气血产后两亏,外邪乘袭。法当补气血为主,驱外邪为标。是以用人参补气,当归养血,麻黄、荆芥发表以驱外邪,前胡、旋覆花、半夏以豁痰,五味、杏仁止嗽以止喘,炙草补中和药。

人参甘温,三钱　归身辛甘温,二钱　麻黄苦甘温,七分　荆芥苦辛凉,七分　前胡苦辛温,七分　旋覆花甘咸温,八分　半夏苦辛温,一钱　五味甘酸平,一钱　杏仁苦甘温,七分　甘草甘温五分　水二盅,煎一盅,温服。一本无人参、当归,有赤芍、茯苓。

---

① 当:陈本原作"丹",据目录及方中药物改。

当归黄芪饮

治产后阴户下脱。此乃气血亏败，不能摄持之故。宜大补气血为主。是以用参芪补气，归芍养血，升麻提脱。

人参甘温,七钱　黄芪甘温,五钱　川归辛甘温,五钱　白芍苦酸寒,二钱　升麻苦寒,七钱　水二大碗,浓煎一碗,食前空心服。

又方

治产后诸症。理宜补养为主。是以用参、术、茯苓、甘草补中益气，川芎、归、芍养血活血，陈皮调导滞气。

人参甘温,三钱　白术苦甘温,二钱　茯苓甘淡平,一钱　川芎辛温,八分　甘草甘温,五分　陈皮苦辛温,七分　水二盅,煎一盅。有热加黄芩一钱,姜三片。

参术膏

治收生不谨，伤损胞脐。法当调补为主，使气血旺盛，肌肉自完。是以用参、术、黄芪、茯苓、甘草等大补中气，助桃仁生血，陈皮疏滞，猪羊胞为胞家引导。

人参甘温,五钱　黄芪甘温,五钱　白术苦甘温,三钱　茯苓甘淡平,一钱半　炙草甘温,七钱　桃仁苦甘温,一钱　陈皮苦辛温,一钱　先以水四升,煎猪羊胞至二升。去胞,入药浓煎至一升,空心服下。

清魂散

治产后血迷血晕，此乃气血亏败所致。法当补气益血，清利头目。是以用人参补气，川芎、泽兰叶调血，助荆芥清利头目，甘草补中和药。

人参甘温,五钱　泽兰甘辛温,兼消瘀血,通九窍,二钱五分　荆芥苦辛凉,一两　川芎辛温,五钱　甘草甘温,三钱　为细末,每以温酒调二三钱服。

附方

四物汤　四君子汤　见血气二门。

催生散　白芷灰、百草霜、滑石共为末,川芎、当归煎汤,调服五七分。

八物汤　十全大补汤　并见虚损门。

清阳散　即清魂散、人参等药。

医学原理卷之十二终

卷之十三

石山　汪　机　编辑
新安　师古　吴勉学　校梓
幼清　江湛若　同校

小儿门

论

小儿藏府脆嫩，不胜药力，且又患苦难，以询问不堪，诊视最难，周折必在，观形察色，辨其病原。大抵赤子，内无七情六淫之交感，外无大风大寒之侵袭，不过乳食所伤，胎毒内作，是以吐泻、黄疸、五疳、腹胀、水肿、霍痢等症，尽由乳食内伤所致。其变麻痘斑疹烂、惊悸、风痫、发喘痰壅、赤瘤白秃、解颅、重舌、木舌等症，皆胎毒内攻而成。其外感时寒时暑，十惟二三而已。故全在观形察色。如额赤，乃心热；鼻红，乃脾热；左腮青，为肝有余；右脸白，乃肺不足；颏白，为肾虚之类。更参虎口三关之脉，则小儿之情病，知过半矣。又有婴儿初生，血气未足，阴阳未实，藏府未备，骨骼未全，而变蒸之候，每三十二日一发，或作热，或恶寒，或吐泻，或汗出，或呻吟不等，此皆长血脉全智意之常候，不治自愈。每变生一藏或一府，十变藏府始完，胎毒由是以散，为小儿。医者不可不知。亦有胎元壮实，暗变而不发作者，又不可不审焉。

小儿脉法

小儿症候，难以手太阴尺寸诊候，惟以男左女右，食指三节，分为三关，以察其病。

第一节为风关，无红紫经络，则无病；有则病轻易治。第二节为气关，有红紫经络，病虽重，仍尚可治。第三节为命关，有红紫经络者，病极深剧，十难一生。七岁以上者，则不取决于三关，而以一指后拦掌尺关寸①，一息七八至为数，一息五六至为平。数则为热，迟则为寒，浮则为虚为风，沉则为实为积，浮而数者为乳痫，牢而革者为便秘，沉而弦者为食积，为腹病；紧而弦者为气急，为风寒；洪数者为热，伏结者为伤食；软细者为虫蚀、痫，若散无伦次者，死不治。业幼者，可不尽心于此乎？

论小儿大法

凡看小儿，宜先观形症神色，然后察脉。假如肝之为病，则面青，心之为病则面赤，脾之为病则面黄，肺之为病则面白，肾之为病则面黑。先要分别五藏形症，次看禀受盈亏，胎气虚实，审其标本，施治可也。如钱氏谓：面之症：左腮为肝，右腮为肺，额

---

① 一指后拦掌尺关寸：指医生用大拇指一指按于寸口高骨部位，分寸关尺三部以定息数。

为心,鼻为脾,颏为肾。如目内之症:赤者心热,导赤散主之;淡红者心虚,生犀散主之;青者肝热,泻青丸主之;无精光者肾虚,地黄丸主之。必在分经理治。

如肝主风,实则目嗔,大叫阿欠,项急烦闷。虚则咬牙多欠。

如肝热,则手寻衣领及乱捻,泻青丸主之。壮热,饮水,喘满,泻白散主之。

如肝主风,目连劄不搐,得心热则搐。治肝,泻青丸;治心,导赤散。

凡病或新或久,皆引肝风,风动而上于头目。目属肝,风入于目一下,左右如风吹,不轻不重,儿不能任,故目连劄也。若热入目,牵其筋脉,两背皆紧,不能转视,故目直视也。其得心热则喘者,以其子母俱有实热,风火相搏故也。又云:脾木①心火二藏交争,故发惊搐。心主惊,实则叫哭发热,饮水而搐;虚则困卧,悸动不安。心病多叫哭,手足动摇,惊悸。心气热,则心胸亦热。又言不能答,面卧有就凉之意。

脾主病困,病则困睡,泄泻不思饮食。实则困睡,虚则吐泻,主风,心热饮水。

肺主喘,实则闷乱喘促,有饮水者,有不饮水者。虚则哽气长出气。

肺热,手掐眉目面,鼻寒②。肺虚热,唇润红色,治宜散虚③。肺盛伤风寒,胸满短气。肺口伤寒,则不胸满。

肺急喘嗽上气,当先散肺逆,后散风寒。

肺藏怯,唇色白,当补。若闷乱,气粗硬,喘促硬气者,难治。由肺虚损也。肾主虚,无实。

心主热,目病或大热,泻心汤主之。实则烦热,黄连泻心汤主之,虚则热惊悸,生犀散主之。

肝乘心为虚邪,乃风热也,宜大羌活汤送下大青丸。

肺乘心为微邪,其症喘而壮热,宜泻白散。

脾乘心为实邪,泄心热者,宜泻黄散。

肾乘心为贼邪,其症恐怖恶寒,宜安神丸。

凡心得病,先调其肝肾。盖肾,心之鬼,肝气通则心气和,肝气滞则心气乏。此心病先求于肝者,乃清其源而流自澄也。治其肾者,由五藏受病,必传其所胜。盖心,火也;肾,水也。水能胜火,则肾之受邪必传于心。其先治肾者,逐其邪也,故有退肾邪益肝气二方。或诊其脉,肝肾二藏俱和,而心自生病者,则又当察其心家虚实治之。

肺主燥,自病则喘嗽,燥则润之,实则喘而气盛,泻白散。虚则喘而少气,先益黄散,而后阿胶散。

心乘肺为贼邪,其症喘嗽,先地黄丸,中导赤散,后阿胶散。

肝乘肺为微邪,其症恶风,眩冒,昏愦,咳嗽,宜羌活膏。肾乘肺为实邪,其症增寒④,嗽清利⑤,宜百部丸。

脾乘肺为虚邪,其症身重,吐痰,泄泻,咳嗽,治宜人参白术散。

凡肺之得病,必观心之虚实。盖心火炎盛,则熏烁肺经。是以法当先抑心气,后用清肺药。若心气和,则不当看脾脉。苟脾土虚冷,则不能养肺经,而肺家生气不足,则风邪易感。故患肺寒者,皆脾虚得之。苟脾气盛实,则又否隔中焦,而大肠与肺经相为表里,中焦脾土湿热之壅盛,肺与大肠表里不得相通,郁热上蒸于肺而病生矣。是以患肺热者,皆由脾实得之,治气盛者泻之,脾气虚者补之,膈壅者疏之,然后

---

① 脾木:当作"脾土"。
② 鼻寒:与前文义不顺,疑为"鼻塞"之讹。
③ 治宜散虚:"虚"后疑脱"热"字。
④ 增:通"憎"。
⑤ 嗽清利:指吐痰比较爽快。

随其肺之寒热而疗。如诊其脉，心脾二藏俱和，而肺家自病者，则又当察肺之虚实而治。

肝主风，自病则风搐拘急，实则风搐力大，宜泻青丸；虚则风搐力小，宜地黄丸。

心乘肝为实邪，其症壮热而搐，治宜利惊丸主之。肺乘肝为贼邪，其症气盛阿欠，发搐。法当泻肺兼补本藏。补肝宜地黄丸，泻肝宜泻白散。

脾乘肝为微邪，其症多睡，体重发搐。先当定搐，宜泻青丸。搐止，再见后症，别立法治之。

肾乘肝为虚邪，其症增寒，阿欠，搐搦，宜羌活膏。

凡肝得病，必先察肺肾，然后复详本职虚实。盖肺乃肾之母，肺者肝之贼，其肝之得病，若非肾虚不能相生，是以肺经鬼贼相击。治法：若因肾虚不能相生者，则当补肾以滋其根；如因金锐而相贼者，法当泻金而除其贼。然后审其邪家、本藏虚实寒热而疗。

脾主湿，自病则吐泻、多睡、身重、昏倦。实则泻黄色，睡不露睛，宜泻黄散；虚则泻白色，睡露睛，宜白术散。

肝乘脾为贼邪，其症发风而呕，茯苓半夏汤主之。心乘脾为虚邪，其症壮热，体重而泻，羌活黄芩甘草汤主之。

肺乘脾为实邪，其症不能大便而呕嗽，煎槟榔大黄汤下葶苈丸。

肾乘脾为微邪，其症恶寒，或泻利清谷，宜理中丸之类。

凡脾之得病，必先察其肝心二藏之虚实，究其根之所起。盖肝是脾之贼，心是脾之母。苟肝气旺，则脾之贼邪旺；心气亏，则脾之生气损。治法：盛者抑之，亏者益之。如诊其脉，肝心二藏俱和，而脾家自病者，则又当察脾之虚实而治。

肾主寒，自病则足经寒而逆。

心乘肾为微邪，其症内热，不恶寒，宜桂枝丸。

肺乘肾为虚邪，其症痰作喘，皮涩寒，宜百部丸。

肝乘肾为实邪，其症拘急，气搐身寒，宜理中丸。

凡肾之得病，必先详脾肺二藏，肺乃肾之母，脾乃肾之贼。苟肺气亏则肾少生气，脾气实则肾受贼邪。治法：实则疏之，亏者益之。如诊其脉，脾肺二藏俱和，乃肾家自病，宜滋肾不足。

凡诸藏有虚实，惟肾家无实，只有补而无泻。

五行之间，惟肾一藏，母盛则子反受邪，平则益。肺为肾之母，肺属金，外司皮毛，所生者气；肾属水，内主骨髓，所藏者精。气轻浮，能上不能下；精沉重，能下不能上。肺气盛则热，热则成火气，愈上腾不能下生肾水。治法：凉剂以泻肺之火热，使其肃清之气下降，而肾得生气矣。

丹溪治小儿活套

小儿乳食不谨，湿热常多，其为病也，多属乳食痰热。大概肺与肝病尤甚，观小儿易怒之理可见，由肝气有余，肾阴不足，务在必详症，合药而疗。如小儿吐泻黄疸等症，宜以三棱、莪术、青皮、陈皮、茯苓、麦芽、黄连、车前、白术为主之类加减。

如伤食吐泻，主方加山楂。

如时气泄，主方加滑石。

如发热，主方加薄荷。

如发热吐泻甚者，主方加合益元散，及钱氏五补五泻之法。

治小儿方

五积丸

治诸般痞积。夫积由湿热壅郁而成。

法当清湿热泻壅郁，是以用黄连清湿热，青皮、陈皮行滞气，牵牛泻积，山楂消宿食。

黄连苦寒,五钱　青皮苦辛温,一两　牵牛苦辛寒,二两　陈皮辛温,一两　山楂甘酸,去核,二两

为末，神曲为丸，绿豆大，一岁服十丸，二岁十五丸，三岁二十丸。观儿之勇怯加减丸数。五更姜汤送下，取利为度。

夜啼汤

治小儿夜啼。盖乳哺小儿，真阴未长，内多火热，邪热乘心，由是躁烦啼哭。法当泻火热为要。是以用黄连、竹茹、生草泻火清热。

黄连苦寒,一钱　竹茹苦寒,二十叶　生甘草甘寒,五钱　水二杯，酒一杯，煎一酒杯，加姜汁一匙，少许服。

附方

大青丸　天麻一钱　白附子一钱九分　朱砂五分　乌蛇肉五分　青黛一钱　天竺黄五分　生蜜和丸。

泻黄散　见热门。

导赤散　见热门。

生犀散　生犀角　地骨皮　赤芍药　柴胡　葛根　甘草各等分　为末，薄荷汤下。

地黄丸　苍术　熟地各一斤　干姜春秋七钱　夏四钱　冬一两　共为末，蒸枣肉为丸。

凉惊丸　胆草　防风　青黛各三钱　钩藤一钱　牛黄三分　麝香三分　黄连一钱　龙脑三分　糊丸黍米大，金箔为衣，薄荷汤下。

百部散　百部　生姜各八钱　细辛　甘草各二钱　贝母　白术　五味各三钱　桂心四钱　麻黄二钱　为末，每服三钱，水一盅，煎半盅。

羌活黄芩苍术甘草汤　即此四味煎服。

急慢惊风门

论

小儿真阴未长，其体纯阳，心火常亢，肺金受制，不能平木，故肝木常是有余，脾土常是不足。或摄养失宜，致六淫外袭，或为饥饱内伤，致损中气，不能健运，津液凝聚成痰，阻碍升降，而急慢之惊作矣。其急惊者，属肝木风邪有余，治宜苦寒疏泻之剂；慢惊者，属脾土不足，治宜甘温补中之药。大抵急惊易理，慢惊难疗。急惊之症，其状面青口噤，或音嘶而厥，发过如故，良久复作，身热面赤引饮，口鼻中气热，大小便赤黄，惺惺不睡。盖由热盛生痰，痰盛生风，偶因惊骇触动而作。宜钱氏利惊丸、泻青丸、抱龙丸、宣风散、五福化毒等汤选用。慢惊之症，其状身冷，面黄不渴，口鼻中气冷，大小便青白，昏睡露睛，目上视，手足瘛冷，筋脉挛急。盖中气亏败，脾病生风所致。宜东垣黄芪汤、钱氏钩藤丸、温白丸，或参术汤送下朱砂安神丸之类。学者不察，概以一法而治，相去天渊之隔。危哉危哉！慎之慎之！

脉法

见前章。

治惊大法

小儿急慢惊症，钱氏诚是幼科之祖，其立法极妙，学者必须玩其本文大要，慢宜抑肝补脾，用参术汤送下安神丸；急惊宜清肺降火，用养血药送下滚痰丸，或抱龙丸之类。

丹溪治急惊风活套

小儿急慢惊症，亦有内外二因不同，必

须分因而治。如水物惊,宜镇心,黄连安神丸。

如气动致惊,宜寒水石安神丸,大忌风药,盖辛多属热,风能燥血,是以忌之。

如因惊而泻色青者,先朱砂丸之类以镇肝,先实脾土,后泻肝木,大忌泻肺金。盖肺金乃脾之子,由脾气已亏,而复泻其子,则母之气愈亏。经云子能令母虚是也。

如寒水来乘脾土,其症呕吐腹痛,泻利清白,宜益黄散,乃圣药也。今立一方,名黄芪汤,多有获效。其理中丸,乃治脾胃寒湿太盛之神药,临症宜选用之。

附搐

凡男搐发,目左视无声,右视有声;女发搐,目右视无声,左视有声,乃相胜之故。更看时候所发而疗。

如早晨发搐,于寅卯时潮热,目上视,手足动摇,口流热涎,项强筋急,此乃肝木太旺,法当补肾抑肝,如补肾,地黄丸;抑肝,泻青丸。如日午发搐,巳午未时发潮热,心神惊悸,目上视,白睛赤色,牙关急紧,口流涎,手足动摇,此乃心火大旺,法当补肺泻心。泻心,导赤散、凉惊丸;补肺,地黄丸。如伤风发搐,身体温,多睡多唾,或吐不欲食,宜先服白饼子,后服安神丸。

如日晚时发搐,申酉时潮热,搐而喘,目微邪①视,睡则露睛,手足冷,大便淡薄黄水,此乃脾病。法当补脾抑肝。补脾,益黄散;抑肝,泻青丸。

如夜间发搐,亥子时潮热,卧不稳,身体温,无壮热,目时邪视,喉中有痰火,大便银褐色,乳食不消,多睡不省,亦乃脾病。补脾,益黄散;抑心,导赤散、凉惊丸。

如百日内有真假之分,真者不过三四日后必死,假者频作不为害。真者乃内生惊痫,假者由外感风寒,治宜大青龙发散之剂,或用涂囟法及沐体法,皆可取效。

治急慢惊风方

利惊丸

治湿热成痰,痰盛生风。法当豁痰以疏风热。是以用轻粉、黑丑以去痰涎,青黛胜热,佐天竺黄以祛风痫。

轻粉一钱　黑丑苦辛寒,九钱　天竺黄甘寒,二钱　青黛咸寒,三钱　炼蜜丸梧子大,每岁一丸,食后薄荷汤下。

泻青丸

治肝热急惊搐。法当疏热泻肝火。是以用胆草泻火,栀子去上焦热,大黄下实热,防风、羌活散风,当归、川芎养血。

胆草苦寒　栀子苦寒　大黄苦寒　防风辛温　川芎辛温　当归辛甘温　各等分,蜜丸芡实大,竹叶汤下化一丸。

抱龙丸

治风痰壅盛,潮搐惊风。法当疏风豁痰。是以用雄黄、南星豁风痰,麝香开关窍,天竺黄正惊风,辰砂安心神。

雄黄苦辛甘寒,三钱　南星苦辛温,四两　麝香辛温,五钱　天竺黄甘寒,一两　辰砂甘辛凉,五钱　煎甘草,膏丸如芡实大。未满一岁者半丸,周岁者一丸,二三岁者二丸,薄荷汤冷调化下。

五福化毒丹

治急惊风热搐搦等症。法当消理痰火为主。故用桔梗、牙硝、茯苓、麝香以散风痰,玄参、青黛清热散火,人参、甘草补中,金银箔安镇心神。

桔梗苦辛温,一两　牙硝咸寒,三两　茯苓甘淡平,一两　麝香辛温,五钱　玄参苦寒,一两　青

---

① 邪:同"斜"。

黛咸寒，一两　人参甘温，三两　炙草甘温，一两
金箔辛平寒，二十片　银箔辛凉，二十片　为末，
炼蜜丸如芡实大，半岁者半丸，一岁者一
丸。浓煎，薄荷汤化下。

若疮疹余毒上攻口，出涎血臭气，以生
地汁化下一丸，以鸡翎刷口内。

黄芪汤

治中气亏败慢惊。法当补中益气为
主。经云：热淫于内，以甘泻之，以酸收之。
是以用人参、黄芪、甘草等补中益气，白芍
酸寒补阴收热。

人参甘温，三钱　黄芪甘温，钱半　炙草甘
温，七分　白芍酸寒，二钱　食远服。

益黄散

治中气不足，内虚生热。法当补中为
本。是以用黄芪、人参、陈皮、炙草补中益
气，黄连、白芍、生草等益阴以胜火热。

黄芪甘温，二钱　人参甘温，三钱　陈皮苦辛
温，一钱　炙草甘温，五分　黄连苦寒，一钱　生草
甘寒，七分　白芍苦酸寒，八分　水煎，食远服。

钱氏安神丸

治热盛生风，面黄颊赤，壮热惊啼。此
乃火热乘心所致。法当清心解热。是以用
麦门、山药、茯苓、朱砂安神解烦，龙脑开关
窍散风邪，生甘草泻火和药，寒水、牙硝清
热化痰。

寒水石甘寒，二两　马牙硝辛寒，一两　麦
门甘寒，三两　山药甘凉，一两　茯苓甘淡平，一两
朱砂辛凉，一钱　龙脑辛温，一钱　生草甘寒，三
钱　为细末，炼蜜丸芡实大，薄荷汤调化一
丸。如儿怯弱，用参术煎汤化下。

又方

治热盛生风，痰涎壅盛急惊之症。法
当清热豁痰。是以用青黛、寒水石以去热，
薄荷以散风，猪牙皂角通关窍，南星、白僵
蚕、全蝎以豁风痰，朱砂镇心神以定恍惚惊
搐。

寒水石甘寒，一两　青黛酸寒，二两　薄荷
辛凉，一两　牙皂辛温一两　胆星苦辛寒，二两　姜
蚕辛温，七钱　全蝎辛甘平，四钱　朱砂辛凉，五钱
共为末，以灯草汤和乳汁，时时调服之。

又方

治中气亏败，运动失常，以致津液凝聚
成痰而作慢惊。法当补中益气为本，豁痰
定搐为标。是以用人参、白术、茯苓、甘草、
陈皮补中益气，细辛、薄荷、天麻、全蝎散风
热，半夏豁痰涎。

人参甘温，一钱　白术苦辛温，一钱　茯苓甘
淡平，八分　炙草甘温，五分　陈皮苦辛温，七分
细辛辛温，三分　天麻苦辛平，七分　薄荷辛凉，六
分　全蝎辛凉，一个　半夏苦辛凉，六分　姜一
片，水煎服。

附方

参术汤　即钱氏白术散。

温白丸　天麻五分　姜蚕　白附子
干姜　南星各一钱　蜜丸，如绿豆大，姜汤
下。

导赤散　热门。

地黄丸　凉惊丸　俱见小儿门附方
后。

大青龙汤　伤寒门。

宣风散　槟榔二个　陈皮、甘草各五钱
黑丑四两　半生半熟，为末，量儿大小，白汤
调服二钱。

钩藤饮子　钩藤三钱　蝉退　防风
人参　麻黄去节　姜蚕　天麻　全蝎各五钱
甘草　川芎各一钱　麝香三分　共为末，薄
荷汤调服。

疳症门

论

疳者,甘也,肥甘之病也。盖乳食小儿,谷气未完①,胃气未实,中气易于伤损,郁滞而成积,渐益壮大,腹胀青筋,身体热瘦,面色萎黄,肚痛泻痢,此皆父母不谨所致。又有小儿因久病后,或吐泻后,医复下之,愈损中气而成。前症此皆医者不察所致,治法当分所因而疗。如因积滞所致者,必以山楂、神曲、麦芽削以消导化积为本,仍用参、术等补中益气为标,经云:积行而脾自运是也。如因病后医复误下所致者,必须大补中气为主,而消导次之,经云:气壮而积自行是也。

脉法

见前章。

治疳症大法

疳症皆脾胃之病,疳在内,目肿腹胀,利色无常,或沫青白,渐渐瘦弱,此冷症也。如疳在外,鼻下赤烂,自揉鼻头,上有疮,不着痂,由乳食不消,伏在腹中,内生虚热,外消肌肉,乍凉乍热,或饮水喘嗽而潮热相类。以其有癖,故脾胃虚而发热,不能传化水谷。脾胃愈虚,以致四肢不举,羸瘦成疳。治法健补脾胃,清理湿热,消导癖积,分理各经而治。

如疳在肝,则膜遮睛,法当补肝,地黄丸主之。

如疳在心,其症面颊赤,身体壮热,法当补心,安神丸主之。

如疳在脾,其症体黄腹大,好食泥土,法当补脾,主益黄散。

如疳在肺,其症气喘,口鼻生疮,亦当补脾,宜益黄散主之。此乃虚则补其母之义也。

如疳在肾,其症形极瘦,身生疮,法当补肾,地黄丸主之。

如筋疳,则泻血而瘦,宜补肝,地黄丸主之。

如骨疳,喜卧冷地,宜补肾,地黄丸主之。

如疳病,当分冷热肥瘦,其初病者为肥热疳,久病者为瘦冷疳。冷则用木香,热则用黄连。凡小儿藏府脆嫩,不可孟浪攻击。

丹溪治疳活套

小儿疳病,由其藏府脆嫩,乳哺饮食失常所致,延及岁月,五疳病成。甚者胸陷喘哕,乳食吐泻,肿满下痢,腹胁胀疼,皮发紫疮,肌肉光紫,与夫疳滂渴泄,面槁色夭,骨露齿张,肚硬不食,皆危笃矣。凡有此症类,虽卢扁复生,难施功矣。

治疳症方

香胆丸

治肥甘过度,湿热成积,积郁生虫。法当清理实热②为本,消导杀虫为标。经云:苦可燥湿③,寒可胜热。是以用胡黄连、川连、胆草诸苦寒以去湿热,使君子、川楝子以杀虫,三棱、莪术、干蟾等以攻积,神曲、麦芽以化宿食,白术健脾补中,青皮、陈皮、木香、槟榔以行积滞之气。

胡黄连苦寒,五钱　川黄连苦寒,一两　使君子辛平,一两　胆草苦寒,五钱　川楝子酸寒,七钱　三棱苦辛温,五钱　莪术苦辛温,五钱　麦芽甘温,一两　神曲苦辛温,一两　白术苦辛温,四两　干蟾即癞虾蟆,三个　青皮辛寒,二两　陈皮苦

---

① 完:疑作"充",于义为长。
② 实热:据前文,当作"湿热"。
③ 湿:陈本原作"寒",文义不属,据改。

辛温,一两　槟榔辛温,五钱　醋搅,神曲丸,用糊如绿豆大,每空心米饮下二十丸。

又方

治症同前,用胡黄连、川连以去湿热,白术补中,芜荑、芦荟杀疳虫,山楂、神曲消导食积。

胡黄连苦寒,三钱　川连苦寒,三钱　白术苦甘温,三两　芦荟苦寒,五钱　芜荑苦辛平,三钱　神曲苦辛温,一两　山楂甘酸平,去核,一两　猪胆汁丸,麻仁大。量儿大小以米饮下二三十丸。

健中丸

治误下致成疳病,法当补中益气为本,消导积滞为标。是以用人参、白术、茯苓、陈皮、甘草补中健脾,白豆蔻、神曲和温脾胃以化宿食。误下,必服苦寒之剂过,故加干姜温中散寒。

人参甘温,五钱　白术苦甘温,一两半　茯苓甘淡平,一两　炙草甘温,五钱　陈皮辛温,留白,一两　白蔻苦辛温,五钱　神曲苦辛温,一两　干姜辛热,五钱　为末,神曲糊丸,如麻仁大,每以米清送下二三十丸。量儿大小加减。

附方①

地黄丸　见小儿附方后。

安神丸　益黄散　俱惊门。

木香丸　木香　青皮　槟榔　肉蔻各二钱半　麝香一钱　续随子一两,去油　虾蟆三个,烧灰存性　蜜丸绿豆大,每以薄荷汤下一二十丸。

胡黄连丸　胡黄连　宣连各五钱　朱砂二钱半　共为末,入猪胆内水煮一二沸,用杖子排挂候干,加芦荟、麝香各二分研匀,饭丸麻仁大,米饮下三十丸。

吐泻门

论

小儿吐泻,皆由乳食过度,损伤中气,致使传化失常,食郁成热,热郁成酸,郁于胸中则吐,郁于肠中则泻,若肠胃俱有郁积,则吐泻并作。经云:诸呕吐酸,暴注下迫,皆属于热是也。亦有胸中秽恶,流于肠胃之中,亦能作吐泻治之。宜钱氏五泄之法选而用之。

脉法

见前章。

治小儿吐泻大法

小儿吐泻,因各不同,有乳食、风热、寒虚之异,必在分别而治。

如吐乳泻黄,肠热也;吐乳泻青,伤冷乳也。

如初生三日内,或十日内吐泻,壮热不思饮食,大便不清,或白色,乃伤乳,当下之,以白饼子。后用调胃和脾之药,如益黄散之类。如三日后十日内吐泻,身不热,或乍热乍凉,不思饮食,大便清白色,或乳食不消,此乃上实下虚,当详藏府见症而治。如心则惊悸饮水,脾则困倦饶睡②肝则呵欠烦闷,肾则不语畏明,更看所兼之症而治。

如吐泻因伤风得之,其症身温,乍凉乍热,睡多气粗,大便黄白色,呕吐,乳食不消,时咳嗽,此乃脾肺受寒,不能入食,先大青龙膏,后益黄散。

如伤风吐泻,身热多睡,能食乳,饮水

---

① 附方:陈本原缺,据该书前后体例补。
② 饶睡:即嗜睡。

不止，吐痰，大便黄水，此乃胃热作渴，先宜生胃中津液以止其渴，后用发散药。止渴宜术参等，发散宜大青龙膏。

如伤风吐泻，身凉吐沫，泻痢青白，色闷乱不渴，哽咽常出气，睡露睛，此伤风挟惊，先宜补脾而后发散。

如夏月心火用事，治吐泻不可用温热药，必须从时令用之。如春凉夏寒，秋温冬热，更详兼症而治。

如风泻用防风、羌活，热泻用黄芩、大黄，如寒泻用干姜、附子，湿泻用白术、茯苓。

丹溪治吐泻活套

小儿方脉，惟急慢惊风最为恶候，死生反掌。次则五疳、吐泻，为症不一，当要辨色，钱氏论中备矣，兹不及述，大抵调理脾胃为主。

小儿腹痛，多由脾胃不和，邪正交争，与藏气相击而作，但中有冷热之分。

如挟热作痛者，其症面赤，或壮热，四肢烦，手足心热，治宜四物清凉散，加青皮、枳壳。如挟寒者，其症面色或青或白，甚则面色黯黑，口唇爪甲皆青，治宜指迷七气汤。如冷热不调作疼，宜桔梗枳壳汤，加青皮、陈皮、木香、当归之类。

凡小儿痢，亦作食积治之，初得时木香槟榔丸下之，后用白术、白芍、黄芩、甘草滑石之类和之。如里急后重，则加白术、黄芩；中虚加木香、槟榔、枳壳；久不止者，用豆蔻、粟壳、炒黄连之类。

治吐泻方

钱氏白术散

治小儿腹痛吐泻发渴，将成慢惊，此乃脾胃亏败所致。法当补中益气为主。是以用人参、白术、茯苓、甘草补中益气，藿香和胃，白扁豆补中健脾，肉豆蔻①温和胃气。

人参甘温，二两　白术苦甘温，二两　茯苓甘淡平，七钱　炙草甘温，五钱　藿香苦辛温，五钱　扁豆甘温，一两　白豆蔻苦甘辛温，五钱　为末，每以米饮调服一钱。如因寒，加藿香、吴茱萸；因热，黄连乃小儿吐泻之圣药。

小儿拾遗

小儿头缝，方书谓之解颅，此由母之气血不足，与夫热多之故，丹溪用八味加黄连煎服，更以绵紧束之，及白蔹敷之。

小儿赤瘤，俗名赤游风，此乃热毒客于血分，发于气分所致，宜用生地凉血，荆芥散皮肤风热，木通疏利膝窍，或以白壁土、寒水石敷之。

小儿舌重，乃脾有热之故，由脾脉连舌本散舌下，脾经有热则舌紧急，是以时舐其舌。治宜藿香、栀子、石膏、甘草、防风、五味以蜜炒香，熟水煎，时时与之。

小儿龟胸，乃由肺热攻于肺膈所致，若乳母多食五辛热物亦成。此症宜以桑白皮、地骨皮、甘草、黄芩水煎服之。

小儿龟背②乃由产时不谨，客风入脊，逐于骨髓所致，宜以龟尿点骨节则平。**取龟尿法**：将龟放在荷叶上，其尿自出。

小儿重木舌，乃是热血壅滞而成，宜三棱针于紫脉上刺出恶血即止。

小儿口疮，乃由脾经火毒上攻，宜用盐、白梅、红枣连核烧灰存性，铅丹、人中白火煅各三钱，龙脑少许研末敷之。

小儿疳毒，宜用人中白、枯矾、黄丹、大枣连核烧存性，加龙脑少许，或稍加干姜研末敷之。

---

① 肉豆蔻：考钱氏《小儿药证直诀》白术散方中无此药，后文方中又列白豆蔻，原方亦无。据其主治证，此处当以白豆蔻为是。
② 背：陈本原阙，据文义补。

附方

益黄散 见惊门。

白饼子 滑石、轻粉、半夏、南星各一钱 巴豆二十四粒，去皮心膜 用水一升，煮尽水为度，研匀，饭丸绿豆大。三岁已上三丸，三岁已下一二丸，用薄荷煎汤，临卧服。

指迷七气汤 **木香槟榔丸** 俱见气门。

痘疹门

论

痘疹之毒，盖由男女交媾之际，淫欲之火附于精血之中，既成胎后，藏府之内一遇岁火大过之年，热毒流行，岁之同气相感而发，既见点后，俱在脾肺二经，盖肺主皮毛，脾主肌肉故也。大法必须调养气血为主，盖痘毒自内而发于外，非气弗领，匪血弗载，故气不足不能逐其毒，血不足不能任其毒。是以宜发越不宜郁滞；宜红活突绽，忌紫黑陷伏。详其形色以辨表里之虚实，如吐泻不能食，为里虚；不吐泻能食，为里实；灰白色，顶陷，多汗为表虚；红活突绽，无汗为表实。又痛为实而痒为虚，如外快内痛为内实外虚，外痛内快为内虚外实。其表虚者，疮易出而难靥①表实者，疮难出而易收；里实者，疮出快而且轻；里虚者，疮出迟而且重；表实里虚，则陷伏倒靥；里实表虚，则发慢而收迟。如三日前未见红点，必用升麻汤、参苏饮之类以表之。一见点后，便禁发越，否则表虚多成斑烂，必须补为先，托为先，随时加减为佐，《痘家要旨》中，论之详也，学者宜本论中求之。

脉法

见前章。

治痘疹大法

凡痘疹，春夏为顺，秋冬为逆，但觉身热，症似伤寒，疑似未明，便当宜服惺惺散，或参苏饮。热甚者，以升麻葛根汤、人参败毒散。若见红点，便忌葛根汤等发表之药。如未显斑点，乃外伤，宜升麻汤。

内伤，枳壳丸。大便软者，枳术丸。

伤冷者温之，补应丸。

恶寒者发之，防风苍术汤。火热者夺之。

大便秘者下之，桃仁承气、四顺饮、柴胡饮之类选用，察其在气在血之分。

渴者清之，大渴者白虎汤，小渴者凉膈散。

小便不通者利之，如导赤、八正散之类，当求上中下焦用药，惊者分轻重安之，泻者察寒热理之。

出不快，宜化毒汤；出太甚，犀角地黄汤、地骨皮鼠粘子汤。

咽不利，桔梗甘草鼠粘子汤。

烦者，甘桔栀子汤。肺不利者，紫草甘草枳壳汤。

大阳出不快，荆芥甘草防风汤。

阳明出不快，升麻加紫草汤。

少阳出不快，连翘防风汤。

四肢出不快，防风芍药甘草汤。

丹溪治痘疹活套

痘疹之病，与伤寒相似，发热烦躁，脸赤唇红，身疼头痛，乍寒乍热，喷嚏呵欠，喘嗽痰涎。其作之由，有因感冒风寒而作者，有因时气搏热而动者，有因伤湿发热呕吐而作者，有因跌扑惊恐而动者，其症状或目揣惊搐，或口舌喉咽干燥，肚腹疼痛，或狂燥闷烦昏睡，或自汗，或下痢，或发热，或恶

---

① 靥：(音 yè 夜)，此指疮口慢慢收口愈合。

寒。症状多端，卒未易辨，必要详究，不可猛浪。治法俱不可妄汗妄下，但宜温剂和之，不越解毒调中安表而已。虚者益之，实者损之，寒者温之，热者清之。是以先哲调此症，犹庖人笼蒸之法，但欲其松气易通畅。盖毒发于表，如苟妄汗，则卫气易虚，重令开泄，转增疮烂，由是风邪乘间，变症百出。毒根于内，如苟妄下，则气易虚不能送，毒出外而反入焉，是以首尾不可妄汗下者，皆由此故也，学者当详察焉。

如气实，烦躁热炽，大便秘结，宜犀角地黄汤、人参败毒散或紫草饮。如秘结太甚，少与大黄亦不妨，但在斟酌，详其热于虚实，不可猛浪。

如小便赤涩，亦当分利小便，使热气随所渗而出。且热又不可骤遏，但宜轻解，若全无热疮，又不能发也。痘疮初出之际，须看胸前多少何如。若稠密，急服消毒散，如山楂、酒芩、紫草，减食加人参。

痘初出色白者，便大补气血，加参、芪、芎、桂、升麻、葛根、甘草、木香、丁皮①、白芍，如大便泻，加白术、诃子、肉蔻。痘疮初起，自汗无害，盖湿热熏蒸故也，但不宜过多甚，防其难靥，宜参芪等固表之剂调之。痘疮初起，发时烦躁、谵语、狂渴饮水。若饮水多，恐靥不齐，急以凉药解其标，如益元散之类。凡痘苍已出，可少许化毒汤之类。

如出不快，宜加味四圣散、紫草饮子、紫草木香汤、快斑汤、丝瓜汤之类。如稠密者，人参败毒散，犀角地黄汤。

痘疮必须气虚血虚，而用补药。如气虚用参、术加解毒汤药，血虚用四物解毒药解毒药即酒炒芩连是也。

如气血两虚者，用八物。如气虚者，补气药倍于补血药；血虚者，补血药倍于补气药。黑陷者，乃气虚不能送毒出外，宜用制参、芪、紫草等药，甚则用无病小儿粪，烧存性，蜜水调服。

凡痒塌，有虚实之分，当于脉上辨之，如实者，脉有力；虚者，脉无力。虚者以实表之剂加凉血药，实者大便不通，少加大黄等寒凉之药下其结粪。若气怯轻者，淡蜜水调滑石末，以鹅毛润疮上。如挟外邪而实者，少加防风。

凡痘疮干者，宜退火，止可用轻清之剂，如荆芥、薄荷、升麻、葛根之类。

凡痘疮实者，乃肌表间有湿，宜泻湿，加白芷、防风之类，风能胜湿故也。

如喉咽痛者，宜四圣散、鼠粘子汤。

如喘渴气壅者，宜麻黄黄芩汤。

如烦渴者，宜甘草散、乌梅汤。

如下痢呕逆者，宜木香理中汤。

如将欲起，脚色淡者，宜助血药，如芎、归、酒芍等，少加红花以润血色。将欲成就，脚色紫者属热，宜凉热解毒，如升麻葛根汤之类，加酒芩连、连翘。甚者必用犀角，盖犀角大能解痘毒。将靥时，全白色如豆壳者，乃因初起之时，饮水过多，其靥不齐，名曰倒靥，乃恶候也。宜以实表之剂，及消息② 大小二便何如。若大小二便秘涩，宜通之。

大便秘结，内外烦热者，宜小柴胡加枳壳，或少服四顺清凉饮子。

凡痘疮，必要权度大小二便，不可不辨。

如大便黄黑色，其毒气已盛，不可多与热剂，宜少与化毒汤。若大小二便一有秘结，则肠胃壅遏，脉结络滞，毒气无从发泄，是以口开声哑，肌肉黧黑，不旋踵而告变也。

如陷入者，宜加味四圣散，更以葫荽酒厚敷其身，薄敷其足，噀其床帐衣被，再用

---

① 丁皮：丁香树皮。
② 消息：斟酌。

厚绵衣盖之。仍不起，以独圣散入木香煎服。

若痘已黑，宜宣风散加青皮。钱氏谓：黑陷青紫者，百祥丸下之；不黑者，不可下。其下者，乃泻膀胱热也。又云：此症下后身热气温，欲饮水，不治。

如水谷消，或寒战者，易理。盖脾发①可制其水，是以可治。如水谷不消，或寒战者，为逆。难理。由脾病不能制水之故，用百祥丸防太峻，宜以宣风散代之，泻后宜调养脾胃，用人参、白术、茯苓等分，厚朴、木香减半。盖疮发，行肌肉之间，乃阳明主之，但得脾土一温，胃气随畅，独不可胜已泄之水乎，此钱氏不刊之秘旨也。

凡疮欲出未出而吐利者，乃中焦停寒，或挟宿食。法当健脾气。宜四君子加砂仁、陈皮，或和中散。挟宿食者，以紫霜丸。

凡痘已出而声不变者，形病也；未出而声变者，气病也，宜用补肺散加生黄芪。

如痘出而声不出者，乃形气俱病也。如形病身病者，宜解毒防风汤。大便秘，宜当归汤。小儿禀赋素弱者，宜预服十奇散，倍当归加木香煎服。

凡痘一发，便密如蚕种布，或如糠秕者，急宜清表，用连翘升麻汤。

如痘未出而先发搐，是兼外感风寒之症，宜清茶送下解毒丸，及犀角地黄散。

如痘出不快，清便自调，乃邪在表也，当微发散，如升麻葛根汤之类。

如痘干枯黑陷，身不大热，大小便秘，是热蓄于内，宜大黄汤送下宣风散。身表大热者，不可下。

若疮已发，稠密，微喘气，渴欲饮水，宜微下，以当归丸及庞氏地黄膏，或外以黄柏膏涂面，佳。

如值盛夏，暑热正炽，适遇疮发，烦渴，大便实者，宜玉露散，及甘露饮子。如或昏冒不知人，时作搐搦，到靥倒黑陷者，宜猪心龙脑膏之类。

治痘疹方

惺惺散

治痘之初动所发，头疼身热，鼻塞口渴，症似伤寒，是否未明。先以人参、白术、茯苓、甘草补托中气，川芎理血兼止头疼，桔梗利肺气以疏鼻塞，天花粉止渴退热。

人参甘温，一钱　白术苦甘温，八分　茯苓甘淡平，七分　炙草甘温，三分　桔梗苦甘温，七分　天花粉苦甘寒，七分　水煎服。

木香参苏饮

治痘初动，发热三五日，未见红点，痰壅咳嗽。用人参、茯苓补托中气，木香、陈皮调诸滞气，葛根、紫苏发表，桔梗利肺气，佐枳壳、前胡、半夏、豁痰。

人参甘温，一钱　茯苓甘淡平，八分　木香苦辛温，二分　陈皮辛温，三分　葛根苦辛凉，五分　紫苏辛温，四分　桔梗苦辛温，五分　枳壳辛温，三分　前胡苦寒，五分　半夏辛凉，三分　姜三片，水煎服。

或问：此方中何多用木香等辛散之药？盖痘毒怫郁于内，不得疏越，是以用诸辛之剂劫而开之，使怫郁之毒服此而发表于外也。

升麻葛根汤

治痘疹发热，多日不见报点②。此乃表实卫毒不得外泄，法当发表疏热。故用葛根发表，升麻解热毒，白芍养血，甘草和中。

葛根苦甘凉　升麻苦寒　白芍酸寒　甘草甘温　温服。

---

① 脾发：指脾气健旺。
② 报点：指疹子外透，肌表可见。

六君子汤

治痘欲出不出，此乃气虚不能发郁毒之故。是以用人参、白术、茯苓、甘草以补气，砂仁、橘红以散郁滞。

人参甘温，二钱　白术苦甘温，一钱　茯苓甘淡平，八分　甘草甘温，五分　砂仁苦辛温，四分　橘红苦辛温，七分　水煎服。

和中散

治痘疮欲出未出，挟寒吐利。法当散寒理热。是以用干姜、厚朴等疏郁散寒以止呕吐，白术、甘草等健脾胜湿以止泻利。

厚朴姜汁炒，一钱　干姜苦辛热，炒，四分　白术苦甘温，二钱　炙草甘温，五分　姜三片，水煎温服。

补肺散

治痘出咳嗽不已。此乃肺虚，为痘毒乘之所致。法宜补肺清毒。是以用黄芪补肺，牛蒡子解毒，阿胶、马兜铃、杏仁等润肺止嗽，炙草、糯米等补中益气。一本有桔梗。

黄芪甘温，一钱　牛蒡苦辛温，一钱　阿胶甘平，七分　马兜铃辛平，五分　杏仁辛温，五分　糯米甘温，一钱　炙草甘温，五分　水煎服。

解毒防风汤

治痘疮表虚感寒。法当实表散风。是以用黄芪实表，白芍养血，防风荆芥穗散风，地骨皮、鼠粘子解毒。

黄芪甘温，八分　白芍苦酸寒，八分　防风辛温，七分　荆芥穗辛凉，五分　地骨皮苦寒，七分　鼠粘子辛温，七分　水煎服。

当归丸

治痘毒内盛，肚腹膨胀，大便秘结不通，此乃热毒燥血所致。法当解热润燥。是以用黄连解热毒，当归理血润燥，大黄通秘结以下实热，甘草和药缓中。

当归辛甘温，一两　黄连苦寒，五钱　大黄苦寒，五钱　甘草甘寒，五钱　为末，外以当归五两熬膏，为丸桐子大，三岁以下十丸，五岁以上二十丸，食前清茶送下，取利为度。

十奇散

治痘内郁，气血不充，不能引导外出。理宜补益气血，疏越痘毒。是以用参、芪、甘草等补气，归、芍、白芷等养血，桔梗、桂心、防风、厚朴等诸辛味导行郁毒，发越于外。

人参甘温，二钱　黄芪甘温，二钱　甘草甘温，五分　当归辛温，钱半　川芎辛温，七分　白芷辛温，六分　桂心辛甘热，五分　桔梗辛温，七分　防风辛温，七分　厚朴辛温，七分　水煎服，为末酒调更妙。

连翘防风汤

治痘疹小便秘塞不通，此乃热气壅结所致。法当解毒清热。故用连翘、黄芩、紫草、蝉退以解热毒，防风、荆芥发越痘毒，归、芍理血，车前、木通、瞿麦、滑石利窍通小便以泻热，甘草缓急和中。

连翘苦寒，一钱　黄芩苦寒，一钱　紫草苦辛寒，八分　柴胡苦寒，七分　蝉退甘咸寒，七分　防风辛温，八分　荆芥辛凉，八分　川归甘温，六分　白芍苦酸寒，七分　车前子咸寒，六分　木通甘淡平，六分　滑石甘寒，一钱　瞿麦苦辛寒，六分　甘草甘寒，五分　水煎服。

荆芥防风甘草汤

治痘壅郁而出不快。经云：辛以散之。故用防风、荆芥、薄荷诸辛凉发越痘气于外，牛蒡子以解痘毒，甘草和药。

荆芥辛凉　防风辛温　牛蒡苦辛凉　甘草甘温　煎服。

又方

治痘疹头面之分稠密。法当补养正气以清热毒。是以用人参、甘草补托元气，升麻、犀角、射干、黄芩等清毒。

人参甘温,二钱　甘草甘温,七分　升麻苦寒,一钱　犀角酸甘寒,一钱　射干苦辛寒,七分　黄芩苦寒,七分　水煎服。

犀角地黄汤

治痘稠密搔躁，此乃热毒太甚。法当调血清热。故用生地、赤芍凉血，犀角、丹皮清热。

生地甘寒,一钱　赤芍酸寒,七分　犀角甘咸寒,一钱　丹皮辛寒,七分　水煎服。如热甚，加黄芩。

理中汤

治脾胃虚寒，痘疹欲出不出。法当补中散寒。故用参、术、甘草补托元气，佐干姜以散寒。

人参甘温　白术甘温　炙草甘温　干姜辛热,炒　煎服。

解毒丸

治症同犀角地黄汤。经云：寒可胜热。是以用寒水石、青黛、石膏以解热毒。

寒水石甘寒　青黛苦辛寒　石膏辛甘寒，各等分为末，汤浸蒸饼丸。芡实大，冷姜汤化下一丸或二丸。

猪心龙脑丸

治痘疹躁乱，谵语惊悸。此乃心经蕴热所致。法当疏散心经郁热。是以用猪心血为心经引使，梅花脑子以散心经郁热。

猪心血酸咸平　脑子辛凉,一钱　为末，用猪心血为丸绿豆大，每以井花水，或薄荷汤化下一丸。

归芎汤

治痘色不红，乃血虚之故。理当调血为主。是以用当归、川芎补血。

当归辛甘温,四钱　川芎辛温,二钱　水煎服。

紫草木香汤

治痘出不快，大便泻。此由中气血败所致。法当补中益气为本，消导痘毒为标。是以用茯苓、白术、炙草补中止泻，木香行滞气，紫草以解痘毒。

白术苦甘温,二钱　茯苓甘淡平,一钱　炙草甘温,五分　木香辛温,三分　紫草苦辛寒,七钱　水煎服。

阳毒升麻汤

治痘毒大盛，正气不足，难以任受。法当补正气解热毒，是以人参补正气，升麻、犀角、射干、黄芩以解热毒，甘草和药补中。

人参甘温,二钱　升麻苦寒,一钱　犀角甘酸寒,一钱　黄芩苦寒,七分　射干苦辛温,七分　甘草甘温,五分　水煎服。

附方

四君子汤　气门。

四物汤　血门。

八物汤　虚损门。

甘露饮　暑门。

紫草饮子　紫草一两,细锉,以百沸汤一大盏沃之,用物盖定,勿使泄气,量儿大小温服。

化毒汤　紫草　升麻　甘草各五钱　水二盏，糯米九十粒，煎一盏，服之。

麻黄黄芩汤　麻黄　黄芩　赤芍各九钱　甘草、官桂各三钱　为细末，每酒调服一二钱。

紫霜丸　代赭石醋淬　赤石脂各一钱

杏仁　巴豆各九十粒　为末，蒸饼丸粟米大，每九丸米饮下。

白虎汤[①]　石膏四两　知母两半　人参一两　甘草五钱　为末，每四钱加米一撮，水煎服。

玉露散　寒水石九钱　生草二钱　方解石九钱　为末，每用一钱，温白汤调服。

四圣散　槟榔二个　陈皮去白　甘草各九钱　黑丑四两　半生半熟为末，每以蜜汤调服钱半，或一钱。

百祥丸　红芽大戟一味，不拘多少，煮极软，去骨，日中晒干，复纳前煮汁内再煮，以汁尽为度，焙干为末，汤浸，蒸饼丸粟米大，以赤升麻煎汤，下二三十丸。量儿大小加减丸数。盖此物味苦寒，散水湿，解热毒，利大小肠。

麻黄汤　治痘疮烦喘甚者。麻黄　杏仁　甘草　桑白皮　水煎服。

医学原理卷之十三终

---

① 白虎汤：据方中药物当为白虎加人参汤。

汪石山医学学术思想研究

汪石山医学学术思想研究

一、生平

汪机,字省之,明徽州祁门(今安徽省祁门县)人。生于明天顺七年(1463年)农历九月十六日(公历10月28日),卒于明嘉靖十八年十二月四日(公历1540年1月12日),享年76岁。居住祁门县城内石山坞(又称南山朴墅)而号"石山居士",世称汪石山。

汪机的先祖是隋末曾割据宣、杭、睦、婺、饶五州,建号吴王的汪华,绩溪人。汪华在唐高祖武德年间为王雄诞所败,降唐授总管歙、宣、杭、睦、饶、婺六州军事,歙州刺史,封越国公。后徽州一带姓汪者大多为汪华之后。

汪机乃汪华长子汪建后裔,汪建之孙汪璹从绩溪移居古黟赤山镇;至元代末期,又有汪新一者复迁至祁门石山之南的朴墅定居,汪机就出生在这里。

汪机的父亲汪渭,字以望,号古朴,有医名,可能是个业余医生(《石山居士传》说他"尝以医活人,至数千指")。汪机幼时曾攻举子业,当过秀才,但"屡试不利"。他父亲对他说:"昔范文正公尝自祷曰,不为良相,愿为良医。意谓仕而不于相,则其泽之所及,顾不若医之博耳。"在父亲的劝导下,汪机顿时省悟,"即弃去科举浮文,肆力医家诸书,参以《周易》及儒先理奥论而融会于一,皆余医所未闻也。"当他治愈了母亲十余年的头痛呕吐病,及三次使父亲的重病转危为安后,他父亲鼓励他说:"医力如此,牲鼎(借指封侯)何足羡耶?"于是"益加研究,诊治病者,百试百中,捷如桴鼓,声名益彰",终成一代名医。

汪机容貌清癯和粹,性情恬淡,平居粗衣粝食,生活节俭,不喜奢靡;志好读书,虽"巅已垂白,手不停披";注重信礼,"动法古人,一本于诚,言出未尝不践";为人侠义,"至义之所当为,视弃百金如一羽耳";胸怀豁达,有黄山谷之风,号"山林迂士";耿直不阿,"若王公贵人,稍不为礼,不应也,其自重又如此"。自谓"宁为理屈,不为势拘","不知我者谓我狂妄,其知我者谓我坦夷"。

汪氏医德高尚,"遐迩以疾来请者无虚日,居士随请随就。不可起者,直告之不隐;可起者竭力治之,至忘寝食"。《明史·方技传》云:"吴县张颐,祁门汪机,杞县李可大,常熟缪希雍,皆精通医术,治病多奇中。"汪机医名之重,可见一斑。

汪机门人已知有陈桷、程铄、周臣、许忠、汪副护、黄古潭等。陈桷,字惟宜,曾帮助编集刊印《石山医案》,校订《运气易览》《针灸问对》《外科理例》《推求师意》,补辑《伤寒选录》;传世七种本的《石山医书》(丛书)亦署为陈桷刊。程铄,字廷彝,撰有《病用参芪论》刊入《石山医案》,并参与补辑《伤寒选录》,校订《运气易览》。周臣、许忠(字诚之),为汪氏医案的主要记录收集者;

许忠还将汪机编成后"藏之巾笥"多年的《脉诀刊误补注》加以校录,并推荐给程师鲁,由程师鲁的姻亲吴子用捐资刻印。汪副护,字天相,号培元,著有《试效集成》,人称"培元医"。黄古潭的突出成就则是培养了又一位杰出医家孙一奎,孙一奎创立命门动气学说,与他得到黄古潭再传汪机的培元固本思想有着直接的渊源关系。

二、著述

汪氏一生著述甚丰,计有《脉诀刊误补注》、《石山医案》、《重集读素问抄》《运气易览》《针灸问对》《外科理例》《痘治理辨》《推求师意》(以上编为《汪石山医书八种》)、《本草汇编》、《医读》、《伤寒选录》、《医学原理》等。兹分别简介如下:

(一)《脉诀刊误补注》:又名《补订脉诀刊误》,正文二卷,附录二卷,存。原著为元季戴起宗(一作启宗,字同父)所著《脉诀刊误集解》,主要内容为对托名王叔和的《脉诀》,对照《内》、《难》、《脉经》等医学典著进行考核辨妄。戴氏原著当时未广泛流传,元末朱升于"乙巳秋(1365年)得之于金陵郝安常伯,即借而传抄之。慨于光明有限,故不及全而节其要云"。朱氏后人秘藏之,不轻示人。汪机闻知后,"备重货,不远数百里往拜其门,手录以归",然后"补其缺而正其讹,又取诸家脉书要语及予(汪机自称)所撰《矫世惑脉论》附录于后,以扩《刊误》未尽之旨。"书成后,因乏资未即刊行,"藏之巾笥"有年。嘉靖壬年(1522年)得到程师鲁的帮助,由吴子用捐资而付剞劂。今国家图书馆善本书库有吴躰(当即吴子用)刻本,标注为"嘉靖元年"(1522年)本,是据程师鲁作序时间;其实,据汪机自序,刻成不能早于嘉靖癸未(1523年)。

此书正文二卷,戴起宗原著,经汪机校订;附录二卷,为汪氏所集诸家脉书要语及汪机自撰的《矫世惑脉论》。可见本书实已为戴、汪两人著作的合刊。由于汪氏刊印此书时仍用了戴氏原书名,在图书目录的著录上就带来了一些混乱。我们主张凡汪机的校订补注本,全名宜用《脉诀刊误补注》(据该书程师鲁序),可署为"戴起宗原著,朱升节抄(朱升字允升,号枫林先生,乃向朱元璋献'高筑墙,广积粮,晚称霸'之策者,为一代宗师,其节抄之功不可没,而且朱升在个别地方还加了批语),汪机补注";而《脉诀刊误集解》宜作为戴氏原著的专指(戴氏原书名应有"集解"二字,见于吴澄序),若去掉汪氏的附录而将戴氏原著单独刊行,可署为"戴起宗著,朱升节抄,汪机补订"。《脉诀刊误》则为两书的笼统简称。

有的目录著作中将《矫世惑脉论》和《诊脉早晏法》列为汪氏的两部独立著作,其实,《矫世惑脉论》编入汪机《补注脉诀刊误》的附录中,既未单独刊印,也不单独成卷(《四库提要》谓"矫世惑脉论一卷",不确);《诊脉早晏法》则更只是附录中的一个小段,属汪氏所集诸家脉书要语的一部分。

(二)《重集读素问抄》:又名《素问秘抄》,三卷(另有分作七卷、九卷和十二卷者,内容不变),存。本书是对元·滑寿所辑《素问抄》的增注。滑氏《素问抄》为现存对《内经》条文进行选要类编的第一家(稍前李杲曾命弟子罗天益辑编过《内经类编》,但未传世)。汪氏"喜其删去繁芜,撮其枢要,且所编次各以类从,秩然有序",有利于对《内经》的学习;但又觉得滑氏所选录的王冰注太简略,不便初学,遂复寻王冰注文参补其间,间附己意,使更完善。此书汪氏自序于"正德己卯"(1519年),程文杰跋于嘉靖乙酉(1525年),跋文中谓"仍有末卷未完",今存嘉靖五年(1526年)本,据此可推知本书成书于1519年,于1525~1526

年间刊刻,刻成于1526年。

由于汪机在校补前人著作时不注意在书名上加以区别,因此,本书在著录时常发生与上述《脉诀刊误》类似的混乱。为有利于与滑寿原著区别,汪氏补注本可依汪氏自序定名《重集读素问抄》,署为"滑寿原辑,汪机补辑"。有称汪氏补注本为《续素问抄》者,但易被理解成滑寿原著以外的续辑,故不若上名为好。而《读素问抄》宜指滑寿原著。《读素问抄》又常简称为《素问抄》,但是《素问抄》有何镇同名书,故不如用《读素问抄》正式而专指。另外,黄虞稷《千顷堂书目》载有汪机《内经补注》一卷,未见有传本。其实,所谓《内经补注》当是《重集读素问抄》的别称,例如《石山居士传》称汪机有"《内经补注》若干卷",显然是指《重集读素问抄》而言;程曾所作《石山医案刻序》称汪机"于素问则有补注",所指也是《重集读素问抄》。至于程铦跋《运气易览》时所说已梓行的《素问补注》,则是指《重集读素问抄》的"补遗"部分了。

(三)《石山医案》:三卷,附录一卷,存。本书系汪机门人为汪氏编录的专集。此书虽以医案为主而名《石山医案》,然其中编入了汪机的部分医论、书信、笔记及由汪机友人李汛所写的《石山居士传》和汪氏门人程铦撰写的《病用参芪论》,汪机的名作《营卫论》即冠于本书之首,所以本书实际内容已超出医案范围。通常都把此书视作汪氏学术思想的代表作。所录医案和其它资料主要由周臣、许忠收集,而经陈桷编校后付印。书成于嘉靖辛卯(1531年)(《全国中医图书联合目录》标示成书年代为"1519",不确)。

本书上卷所录医案49则和中卷所录医案55则当为汪氏本人医案无疑,但下卷较复杂,除卷首《答银台宋公书》外,其它似多为汪氏读书和临证见闻的随笔记录。其中有几则汪机注明出于《医通》(即《韩氏医通》),还有几则显系汪氏所见闻的医事故事,虽然也有几则可能为汪机本人医案,但若把卷下全部医案都统计作汪氏医案显然是不对的。(个别新出排印本下卷目录仅示以"答银台宋公书",使人误解为全卷仅此一书信)。

又,黄虞稷《千顷堂书目》卷十四有《许忠注石山医案》九卷,是否同书异名,待考。

(四)《运气易览》:三卷(石竹山房石印本目录三卷,内容分作四卷),存。本书较系统地介绍了运气常识,配以歌括和图解,简明扼要,并注重临床应用,编有五运主方治例、六气主病治例等。个别地方还引据病案论证。据汪氏自序,本书嘉靖七年(1528年)即已编成(《全国中医图书联合目录》标示成书年代为"1519",无据)。因感到"运气者,卢扁弗稽,淳华弗议,吾所以不敢轻以传信也",故未即付梓;后经门人程铦力请,才于嘉靖癸巳(1533年)交付程铦"订梓"。

(五)《针灸问对》:又名《针灸问答》,三卷,存。本书取《内》、《难》及诸家针灸之书,"穷搜博览,遇有论及针灸者,日逐笔录,积之盈箧","复序次其说,设为问难以著明之"(《自序》)。上卷六十问,讨论针灸基本理论问题;中卷十五问,论针法;下卷十问,为灸法和经穴。答问的内容大都摘自针灸典籍,亦有汪机自己的一些发挥。

本书的成书年代,《四库提要》谓"书成于嘉靖壬辰"(1532年)是据书前程镶作序的时间,其实,据汪机自序,嘉靖庚寅(1530年)即应完稿,1532年为刊印时间。

(六)《外科理例》:七卷,附方一卷,存。书成于嘉靖辛卯(1531年),《中医外科医籍存佚考》谓本书"撰于正德十四年,即公元1519年",不确。程铦嘉靖癸巳(1533年)跋《运气易览》时称书"已梓行"。今本有陈桷"嘉靖丁酉"（1537年）序，又本有陈桷"嘉靖辛丑"（1541年）续补题辞，当为陈氏再版时所加入。自序谓"古人所论治无非理也"，欲"学者诚仿其例而推广之"，故名"理例"。书中内容主要辑自其它外科著作，初稿辑成后，获见薛己《外科心法》和《外科发挥》，"观其论治亦皆一本于理"，"于是复采其说参于其中，庶得以为全书"。据盛维忠氏考证，《理例》辑自《外科发挥》内容最多，约占全书的五分之三左右；其次为南宋陈自明的《外科精要》和元·齐德之的《外科精义》。汪机自撰按语十数处，约千余字。全书分154门（包括《补遗》），附方265首。补遗附于第七卷末，亦有单作一卷者。

（七）《痘治理辨》：又名《痘疹理辨》（《运气易览》跋）或《痘证理辨》（《徽州府志》、《祁门县志》），一卷，附方一卷，存。因"嘉靖庚寅（1530年）冬，有非时之暖，痘灾盛行，而死者过半"，"遂探索群书，见有论治痘疮者，纂为一编"（自序）。书以诸家所论列之于前，引魏直《博爱心鉴》之说辨之于后，卷末附痘治方153首。书成于嘉靖辛卯（1531年）。关于本书的刊行时间，虽程铎《运气易览跋》亦提到此书"已梓行"，但据胡希绍序，刊成不会早于嘉靖甲午六月（1534年）。推测程铎作《运气易览跋》时，该书正在刻印中，跋文将书名称作《痘疹理辨》，可能也是因为刊刻尚未竣工之故。

（八）《推求师意》：二卷，存。此书原为朱丹溪的门人戴思恭所撰，汪机于歙县名家处获见戴氏之本，录之以归。因"观其中之所语，皆本丹溪先生之意，门人弟子推求其意而发其所未发者"；又嘉许协助整理刻印的陈桷、项惟"能善推予之所欲推"，故题其名曰"推求师意"（见汪机《推求师意》序）。时在嘉靖甲午（1534年）。据汪序可知汪氏见到的原书未题书名，现书名为汪机题加。汪机为此书作了哪些加工？由于戴氏原著已不可见，难以详考，但汪氏在首页书名下题作"汪机省之编辑"，王讽序言谓"广丹溪之志者元礼也，广元礼之志者，维石山作之，惟宜述之也"，则汪机所做工作，恐不止抄校而已。

（九）《医读》：七卷，存。此书自本草、脉诀以至病机，皆四言为句，缀以韵语，辞义贯通，便于诵读，似为课徒之作。虽内容浅显，但"极力于源头径路上求其清，求其正"。又"汇诸家所有而折衷之，网罗虽多，旨归颇一"（程应旄序），不失为入门式中之佳作。此书汪机生前未加付印，至清初程应旄所见已"残蚀有间矣"。经程氏"补葺其缺，芟订其讹，而蠹馀瓿侧之迹始成完本"，并于康熙己酉（1669年）将修订后的《医读》刊出，使此书得以存世。

（十）《医学原理》十三卷，存。汪氏晚年最后完成的临床综合性著作。汪氏感到自己虽已著书多种，但内容较分散，"患吾子孙有志于是者非二十年之功弗能究竟其理"，于是复著此书。自谓"朝究暮绎，废寝忘食，经历八春，而始克就"。从内容看，本书除第一、二两卷介绍经络穴法外，其余十一卷均为各科临床，故本书主要是汪氏临床体验的总结，是他留给后人"乐守是道，以承吾志"的临床规范。原序未著年代，但序中提到《伤寒选录》已锓梓，可知成书在1536年后。因汪氏去世在1540年初，生前此书未及付梓，故《汪石山医书》七种本和八种本均未收录。《全国中医图书联合目录》标示本书成书年代为"1601"，《中医古籍珍本提要》谓"约成书于1519年"，均失考。

（十一）《本草汇编》二十卷，佚。本书李汛的《石山居士传》中已有提及，程铎《运气易览跋》中列举的"皆已梓行于世"的八种书中也有本书,可知本书写成应在1523年前,刊印不晚于1533年。李时珍《本草纲目》对本书曾有引录。据李时珍的介绍,此书"遵王氏(指王纶)《本草集要》,不收草木形状,乃削去《本草》上中下三品,以类相从,菜谷通为草部,果品通为木部,并诸家序例共二十卷。其书撮约,似乎简便,而混同反难检阅;冠之以芽,识陋可知;掩去诸家,更觉零碎;臆度疑似,殊无实见,仅有数条自得可取尔。"本书所以湮没不传,原因恐怕也在于此。

(十二)《伤寒选录》八卷。本书是汪机壮年读《伤寒论》时对经文及各家论注作的分类选编。自序云:"尝辑诸说,少加隐括,分条备注,祖仲景者书之以墨,附诸家者别之以朱",以"备临证参考之用"。当时并没有准备刻印,"稿几废弃如故纸"。晚年交付门人陈桷和程铦,由两人"逐条补辑,反复数过","爰及三载,始克告成"而付印,时已在嘉靖丙申(1536年)三月。此书刊出后曾传至日本,丹波无胤《医籍考》有著录,但国内目前已不可见。

以上十二种著作,大致可分五类情况:

第一类属汪机自己的论著,计有《运气易览》、《针灸问对》、《医学原理》三种。

第二类是汪氏门人记录整理的汪氏医案和部分论述,计有《石山医案》一种。

汪氏的学术思想主要反映在以上二类著作中,其中尤以《石山医案》和《医学原理》为主要代表作。

第三类是汪机整理、增补或校刻的前人著作,计有重集滑寿的《读素问抄》、补注戴起宗的《脉诀刊误集解》和编辑戴思恭的《推求师意》三种。三书原著虽非汪机,但均为汪机所推崇,对汪机学术思想有较大影响的著作。汪机整理刊出这些著作,也是为了借此宣扬自己的学术观点,在一定程度上反映了汪氏的学术思想,汪氏门人和家族将这三部书收入《汪石山医学丛书》,体现了这三部书与汪机学术思想的密切关系。

第四类为汪机对前人著作的辑编,计有《外科理例》、《痘治理辨》、《本草汇编》和《伤寒选录》四种。前二种反映汪氏学术观点较强烈,选材编排等方面也较有特色,故汪氏积极加以刊印,也为《汪氏医学丛书》所收录。后二种可能原为汪氏自备参考之用,个人的学术观点不多,这既可从汪机本人不积极刊行的态度上反映出来,也可从《汪氏医学丛书》均不加采收而终至亡佚不传得到佐证。

第五类为汪氏所编普及入门读物,计有《医读》一种。因非学术论著,汪机自己也未加刊刻,也就未被《汪氏医学丛书》收录。

关于《汪氏医学丛书》,流传较广的有陈桷汇刻的七种本和朴墅汪氏祠堂汇刻的八种本。七种本包括《重集读素问抄》《石山医案》《运气易览》《针灸问对》《外科理例》《痘治理辨》和《推求师意》,八种本增入《脉诀刊误补注》。推测七种本未收《脉》书的原因,缘《脉》书已先由吴躰刻印流传,而七种本各书均为后来陈桷所刊刻或校订者。汪氏汇刻本也只是到了一百多年后的"崇祯癸酉"(1633年)才将《脉》书经重镌而补入。观汪氏丛书,初只是收藏累积,故既无固定之数字,也无明确之书名,各图书目录著录之名有《汪石山医学》、《石山医案》、《汪氏医学丛书》等,建议以《汪石山医学丛书》给予统一。

三、学术思想

(一)主要学术主张

1. 营卫论

汪机的《营卫论》,首先将朱丹溪的"阳

有余阴不足"说,解释为专论"人之禀赋","而非论治阴虚之病";然后,列举了朱丹溪关于气血的一些论述,指出丹溪"未尝专主阴虚而论治";接着,汪机尖锐地提出:"何世人昧此,多以阴常不足之说横在胸中,凡百诸病,一切主于阴虚,而于甘温助阳之药一毫不敢轻用,岂理也哉?"这就清楚地表明,汪机的目的,是要对当时盛行的滥用滋阴风气进行纠偏,并提出他的甘温补气助阳主张。

由于当时滋阴说正处在极盛时期,直接提出补气说,对于深受"阳有余阴不足"观念影响的时医来说,必定会有所顾忌,也易遭到滋阴派的攻击。为此,汪机煞费苦心地提出了"营卫论",说朱丹溪的"阳有余"是指卫气而言,"阴不足"是指营气而言",而将"阴不足"转换为"营不足",谓"营者,阴血也;丹溪曰'人身之虚皆阴虚'者此也。"这样就把朱丹溪的滋阴说引向了补营说。

接着,汪机又在营气的"气"字上大做文章,据《内经》气之"清者为营,浊者为卫"(《灵枢·营卫生会篇》)"其浮气之不循经者为卫气,""其精气之行于经者为营气"(《灵枢·卫气》)等论述进行发挥,提出了"营卫一气"论,又把他的"补营"巧妙地转成了补气。他说:"是知人参黄芪补气亦补营之气,补营之气,即补营也,补营即补阴也。"这样,他就可以用营气说来贯串朱丹溪的滋阴观和李东垣的补气观,谓"丹溪以补阴为主,固为补营;东垣以补气为主,亦补营也。以营兼血气而然也。"又进一步发挥说:"古人于阴字下加一气字,可见阳固此气,阴亦此气也。故曰,阴中有阳,阳中有阴,阴阳同一气也。"至此,阴、阳、营、卫、气、血归根结底都成了一个气字,补气也就成了最基本的原则。

可见,汪机的营卫论,关键是对营气的阐述,更明确地说是"营气论"。汪机创营气论的主要目的是要宣扬他的补气观。这是汪机补气培元思想的立论基础。

2. 参芪说

汪机力倡补气,与他临床擅用人参、黄芪有密切关系。汪氏对参芪有独到的见解和体会。他在《营卫论》中说:"经曰,阴不足者补之以味,参芪味甘,甘能生血,非补阴而何?又曰,阳不足者温之以气,参芪气温,又能补阳。故仲景曰,气虚血弱,以人参补之。可见参芪不惟补阳,而亦补阴。东垣曰,血脱益气;仲景曰,阳生阴长,义本诸此。世谓参芪补阳不补阴,特未之考耳。"此前王纶的《明医杂著》曾有《忌用参芪论》,发挥朱丹溪的滋阴说,力辨过服参芪之害,汪机则作《辨〈明医杂著忌用参芪论〉》予以反驳,文中反复列举丹溪治疗血虚有火而"率以参芪等剂治之而愈"的案例,来证明参芪"不惟补气亦能补血",不惟"补火"亦能"泻火"的道理,可见,汪机用参芪不仅是为了一般地补气,同样也考虑到补阴血的方面。重视参芪补阴血的意义,是汪机用参芪的一大特色,可启发人们更全面地理解补阳补气与补阴补血之间的辨证关系。对于应用参芪可能出现的偏颇,汪氏善以灵活的配伍变化来制约。《石山居士传》中转述汪氏的意见:"人参虽温,杂于酸苦甘寒群队之中,夺于众势,非惟不能为害,而反为之用矣。"《病用参芪论》云:"又谓参芪性温,只恐积温成热;又谓参芪补气,尤恐气旺血衰。殊不知有是病用是药,有病则病气当之,何至于积温成热、气旺血伤乎?且参、芪性虽温,而用芩、连以监之,则温亦从而轻减矣;功虽补气,而用枳、朴以制之,则补性亦从而降杀矣。虑其滞闷也,佐之以辛散;虑其助气也,辅之以消导,则参芪亦莫能纵恣而逞其恶矣。"可见汪机运用参芪的娴熟自如。

3．培元固本

汪机根据《内经》"邪之所在皆不足"（《灵枢·口问》）和"正气存内，邪不可干"（《素问·刺法论》）等论述，主张扶正防邪，先固根柢。怎样扶正固本？汪机认为营气虚是产生百病的根源，无论伤阴、伤阳、伤气、伤血，都是营气之伤，所以扶正固本，主要是补营气。由于他的"营气"已兼气血阴阳而言，就成了人身的元气；而他补营气的主要药物是人参、黄芪，因而，他的补营实质上是"补气培元"。汪机又根据营气由脾胃水谷之气所化生，发挥李东垣的脾胃学说，强调了营气与脾胃的关系；他认为"诸病亦多生脾胃"，而参芪为"补脾胃之圣药"。这样，他说的营气，已接近于李杲所讲的脾胃元气了。他所主张的"补营"，用他学生程镆的说法是"调元固本"，后人则习称为"培元固本"。虽然汪机力避温补之说，但他培元固本偏重温阳的实质显而易见，程镆在《病用参芪论》中就直言不讳："邪气乘虚而入，又曰'邪之所凑，其气必虚'，是人之安危皆由阳气之虚实也，……人之寿夭亦由阳气之存亡也"，"仲景之伤寒，东垣之脾胃，皆以阳气为主，而参芪为所必用之药也。"

汪机的培元固本思想反映在他临床的各个方面。譬如癫痫，朱丹溪主张"此症大率宜乎寻痰寻火而治"，而汪机则认为"痰火不能自生，必由中气不充，以致津液凝结成痰，郁而为火，且惊亦气夺，邪乘虚入，皆中气亏败所致。治法必须调补中气为主，导火寻痰为标。"（《医学原理·痫门》）

又如对瘿疭，《内经》病机十九条谓"诸热瞀瘛，皆属于火"，汪机则认为脾虚可发瘿疭，提出"脾土多伤则土中之木发而为病，四肢为之瘿疭也"，宜补其脾土之虚，则肝木之风自息。（《石山医案》）

外科方面，他认为"有诸中然后形诸外"，"言内结而发诸外，皆是从虚而出也"。因此，他在《外科理例》中强调"外科必本于内"，"治外遗内，所谓不揣其本而齐其末，殆必已误于人"，而治内首先要调理元气，固其根柢，"填补藏府令实"；"内托以补药为主"，不轻用寒凉攻利之剂。他服膺薛己的《外科心法》和《外科发挥》，称赞其"论治亦皆一本于理，而予窃喜暗与之合"。薛己以擅长温补著名，论外科以治本为第一要义。薛氏的治本，首先注重的就是补脾土，滋化源。

痘科方面，其《痘治理辨》主"治痘必本气血"之说，认为气血若旺则正能胜邪，气血一败则邪反胜正，故以调养气血，托补为先；采用魏桂岩十六方，以保元汤（人参、黄芪、肉桂、甘草）扶阳助气为主，而力辨诸家用寒凉峻剂、以毒攻毒、妄汗妄下等之弊。

眼科方面，汪机同样贯穿固本培元的思想。他认为五藏六府之精气上注于目，"皆由脾气传输而致，苟脾气被伤，转输失职，而目亦无所受矣"，并认为："医不理脾养血，而从苦寒治眼，是谓治标不治本。"（《医学原理·眼目门》）。

（二）其它学术观点

1．诊脉方面，强调四诊合参，批评了有些医生以切脉言病为能的不良现象。他在《矫世惑脉论》中说："古人以切脉望闻问之后，则是望闻问之间，已得其病情矣，不过再诊其脉，看病应与不应也。若病与脉应，则吉而易医；病与脉反，则凶而难治。以脉参病，意盖如此，曷尝以诊脉知病为贵哉？夫《脉经》一书，拳拳示人以诊法，而开卷入首，便言观形察色，彼此参伍，以决死生。可见望闻问切，医之不可缺一也，岂得而偏废乎？"反之，在《外科理例》中又批评了某些外科医生不重视脉诊，单凭疮之外形论治的片面性，指出脉象是"气血之征兆"，"今之疡医多不诊脉，惟视疮形以施治法,盖疮有表里虚实之殊,兼有风寒暑湿之变,自非脉以别之,安得而察识乎?"在《针灸问对》中亦强调了"凡将用针,必先诊脉"的观点,批评"世之专针科者,既不识脉,又不察形,但问何病,便针何穴,以致误针成痼疾者有矣!"

2. 对待运气学说,所著《运气易览》,主张"随机达变,因时识宜",认为古人论述运气,其意是使人有所谨避而不致为其所中;纵使或被所中,亦使人知致病之因,不至于乱投药剂。他说:"运气一书,古人启其端倪而已,员机之士岂可徒泥其法而不求其法外之遗耶?"指出运气可知而不可必,"百里之内,晴雨不同,千里之邦,寒暖各异","乌可皆以运气相比例哉!"批评马宗素、程德斋等"妄谓某生人于某日,病于某经,用某药,某日当汗瘥,某日当危殆"等说是"悖乱经旨,愚惑医流"。

3. 温病方面,他提出了区分伏气温病与新感温病,指出:"有不因冬伤于寒而病温者,此特春温之气,可名曰春温,如冬之伤寒,秋之伤湿,夏之伤暑相同,此新感之温病也。"这一见解对后世温病学的发展有一定影响。

4. 对病机十九条的阐发:汪机在《重集读素问钞》中对病机十九条作了长篇发挥,认为病机十九条是察病之要旨,而"有者求之,无者求之,盛者责之,虚者责之"十六字为病机十九条要旨中之要旨。他依据运气学说,认为"其在太过所化之病为盛,盛者,真气也;其在受攻所化之病为虚,虚者,假气也。故有其病化者,恐其气之假,故有者亦必求之;无其病化者,恐其邪隐于中,如寒胜化火之类,故无者亦必求之;其病化似盛者,恐其盛之未的,故盛者亦必责之;其病之化似虚者,恐虚之未真,故虚者亦必责之"。批评刘河间《原病式》但以病机十九条立言,而遗此十六字,"此智者之一失也"。在这一点上,汪氏之论,较刘河间确又深入一层。

5. 针灸方面,汪机基本上继承了朱丹溪的学术观点。例如针法方面,他引述朱丹溪"针法浑是泻而无补"的说法,加以发挥:"经曰,阳不足者温之以气,阴不足者补之以味,针乃砭石所制,既无气,又无味,破皮损肉,发窍于身,气皆从窍出矣,何得为补?"他主张疾病初起,元气未伤而邪气轻浅时,可用针刺除之;若病邪较甚,元气已伤者,则决非针所能治。因此,《石山医案》中"凡所疗之证,皆以药饵攻补,无仅用针灸奏功者"(《四库提要》)。但汪机较多地引述了灸法在外科的应用,亦本于丹溪治外科病"用火以畅达拔引郁毒"的主张。

汪机反对用灸法保健防病,认为人"无病而灸,何益于事?"受灸处"肌肉为之坚硬","血气到此则涩滞不能行矣。"观点虽偏,但他观察到"一医为针临泣,将欲接气过其病所,才至灸瘢,止而不行"的现象,与现代经络研究发现的循经现象的可阻滞性一致,值得注意。

对针刺手法,汪机认为不能拘泥成规,并对《针灸甲乙经》等诸家针书所载"某穴针几分,留几呼,灸几壮"等定法提出了批评意见,主张针刺深浅应遵照《内经》"病有浮沉,刺有浅深"的原则,"视病之浮沉而为刺之浅深,岂以定穴分寸为拘哉!"对留呼之说更作批驳道:"若依留呼之说,气至则可,气若不至,亦依呼数而去针,徒使破皮损肉,有何益于病哉!"

对一般针灸书上常讲的某穴主某病,汪机亦持批评态度,他主张"治病无定穴",需"审经与络,分血与气,病随经所在,穴随经而取"。对子午流注拘于日时开阖和专用八脉交会穴的针法也提出了质疑。

总的说来,汪机在针灸方面表现出注重实际和较为灵活的态度,但过于强调针法有泻无补和反对无病用灸,也反映出他在应用针灸方面的局限。

四、时代背景、学术渊源及历史地位

汪机生当明代中期,正是丹溪学说盛行之时。元末明初最有影响的医家王履、戴思恭,均是朱丹溪的门人,明初先于汪机的著名医家虞抟、王纶等也都是继承丹溪学说的中坚。朱丹溪的"阳有余阴不足"论,本是对南宋滥用《局方》香燥流弊的纠偏,丹溪学说盛行后,一些医家偏执丹溪滋阴之说,过用苦寒,戕伤元气,渐成新的时弊。

汪机所在的徽州地区,东临朱丹溪的家乡浙江,受丹溪流派影响极深,校编《丹溪心法》的程充和类集《丹溪心法附余》的方广就都是汪机的徽州同乡(休宁人)。

汪机处在丹溪学说占统治地位的时代和地区,必然受到丹溪思想的巨大影响(某些文献把汪机说成是朱丹溪的"再传弟子",系从汪机"私淑戴元礼"臆测而来,汪机与朱震亨并无直接的师承关系,就私淑而言,单讲戴元礼也并不确当)。但汪机在对丹溪学说有较深接触和理解的同时,较多地看到当时一些株守丹溪滋阴论者片面理解丹溪的"阳有余阴不足"说,动辄"滋阴降火"而投以黄柏、知母等苦寒之品,甚而"于甘温助阳之药一毫不敢轻用"。面对这一矫枉过正的时弊,医学界一场新的变革势在必行,也正是这一时代要求而产生了汪机学说。

可以说,汪机的"营卫论",主要是针对丹溪末流的时弊而发的,汪机学说是对丹溪学说的突破,虽通常把汪机划归丹溪学派,但就朱丹溪最有影响的代表理论"滋阴论"来说,汪机的"营卫论"实质上早已"离经叛道",别树一帜了(参见前面学术思想部分对汪氏"营卫论"的介绍)。

总的来说,汪机在继承朱丹溪学术思想的同时,针对当时滥用滋阴降火的时弊,对朱丹溪的"阳有余阴不足"之说作了新的阐述,由朱氏的苦寒滋阴过渡为甘温补气,成为明代中后期温补派的先导。

需要指出的是,朱丹溪的滋阴降火学说主要针对当时滥用《局方》香燥的时弊而发,朱氏临床上并不一味降火滋阴,这从汪机的《医学原理》在每一病证门下引述的"丹溪活套"中也可得到佐证。故汪机在滋阴论上的蜕变,与他整体上继承朱丹溪的学术并不矛盾。从《医学原理》也可知汪机在临床上继承最多的还是丹溪医术。

同样,汪机本人虽大倡参芪补气,但临床上仍是随证施治,并不一味滥用参芪。《四库提要》说他"因证处方,非拘泥一格者矣;其随试辄效,固有由也。"对于《石山医案》中多用参芪的原因,他的学生程铨已有说明:"予幸受业于石山汪先生,见其所治之病,多用参芪,盖以其病已尝遍试诸医,历尝诸药,非发散之过,则降泻之多;非伤于刚燥,则损于柔润,胃气之存也几希矣!而先生最后至,不得不用参芪以救其胃气,实出于不得已也,非性偏也。"

从形成补气培元思想这一点上来说,对汪机影响最大的当数李东垣的脾胃学说。李东垣与朱丹溪同为金元四大家,又是金元四家中对后世影响最大的两家。李氏稍早于朱氏,并对朱丹溪的学术思想产生过相当影响。汪机的补营说,实际上宣传的是李东垣的补气思想,而"补营"的提法,客观上避免了与丹溪学说的杆格。汪机在《营卫论》、《辨〈明医杂著·忌用参芪论〉》等代表性论著中多次引据李东垣的论说,程铣在《病用参芪论》中更是直截了当地引入李东垣的脾胃理论:"然营气卫气皆藉谷气而生，是以诸病亦多生于脾胃，此东垣所以拳拳于脾胃也。脾胃有伤，非藉甘温之剂，乌能补载？经曰：脾胃喜温而恶寒，参芪味甘性温，宜其为补脾胃之圣药也。脾胃无伤，则水谷可入，而营卫有所资，元气有所助，病亦不生，邪亦可除矣。故诸病兼有呕吐泄泻、痞满食少、怠倦嗜卧、口淡无味、自汗体重、精神不足、懒于言语、恶风恶寒等证，皆脾胃有伤之所生也，须以参芪为主，其他诸证，可随证加入佐使，以兼治之。"

不过汪机毕竟受到丹溪思想的熏陶，故在补气时较少配用升、柴、羌、防等辛散升发之品，而多与麦冬、白芍等清润之品配伍，从而兼顾了脾胃之阴，与李东垣擅用升补的风格有所差别。

除了李东垣和朱丹溪外，汪机博览群书，谦虚好学，对同时代的著名医家韩㦒、薛己、魏直等新发表的学术观点，都能及时吸收到自己的著作中。《韩氏医通》曾举一人受《明医杂著》"人皆阴不足"说的误导而服补阴丸至数十年，以致虚胖气短，经"用辛热剂，决去滞余，而燥其重阴，方得平和无忌"的事例，来批判过用苦寒补阴的流弊；魏直的《博爱心鉴》，治痘"首尾俱以人参为主"；薛己则更是明清温补派的先行人物。汪机认为这些医家的主张"暗与己合"而大加采引，这对汪机形成并坚定补气培元的学术观点，无疑均有推助作用。

汪机的营气说和培元固本观点，通过他的学生黄古潭再传于孙一奎。孙氏创"命门动气"之说，将汪机的培元固本，从培固脾胃元气发展到注重命门元气，使培元固本的理论更趋全面和成熟。

明代前期医学上承金元四家之学，又以朱丹溪的滋阴学说最为盛行；后期则风行以孙一奎、赵献可、张介宾、李中梓等为代表的温补学说。汪机所处的时代中期属过渡阶段，汪机的补营培元固本学说，起到了承先启后的重要作用。

附:汪石山医学研究论文题录

1. 盛维忠.汪机及其《石山医案》.福建中医药 1984;4(6):22
2. 彭荣琛.汪机针灸学初探.江西中医药 1985;(3):30
3. 张志远.明代益气三家传(上).山东中医学院学报 1985;(1):62
4. 盛维忠.《外科理例》及汪机的外科学术思想.中华医史杂志 1985;(1):48~53
5. 张保真.生脉散治愈慢性支气管粘液溢病案分析.西安医学院学报 1985;6(1):48
6. 李磊.浅探汪石山医学思想.安徽中医学院学报 1986;(2):20~22
7. 李磊,等.试析汪机的针灸学术思想.中国针灸 1986;6(1):44~46
8. 徐恭.汪石山血症医案的用药特色.浙江中医杂志 1987;22(4):181
9. 耿俊英.从《针灸问对》看汪机针灸学术思想.北京中医学院学报 1987;10(1):48~49
10. 王鸿度.汪机及其《针灸问对》——兼论汪氏针灸学术思想.泸州医学院学报 1990;13(2):124~126
11. 李标,等.汪机医学之易理发微.安徽中医学院学报 1991;10(2):11~13
12. 吴锦洪.新安医学培元派的形成和影响.安徽中医学院学报 1991;10(2):13~15
13. 郝恩恩.新安医家对温病学的影响与贡献.安徽中医学院学报 1991;10(4):23~24
14. 张存悌.名医名言赏析(三).中医函授通讯 1991;10(6):11
15. 高明明,等.汪机治疗梅毒病的成就.上海中医药杂志 1991;(2):37~39
16. 薛益明.丹溪学说在明代前期的发展.南京中医学院学报 1991;7(1):10~13
17. 黄建军.汪石山针灸学术思想浅探.陕西中医 1992;13(5):222~224
18. 潘敏华,等.略论汪机的医学思想及其治病特点.上海中医药杂志 1992;(8)
19. 王晓鹤.浅析汪机的营卫论.中医药研究 1993;(6):9~10
20. 汪七痴.《石山医案》心理疗法初探.安徽中医学院学报 1993;12(2):13~14
21. 王凡.汪机评子午流注.中国针灸 1993;13(6):326
22. 沈施德.营卫同一气补气即补阴——《石山医案》补气治痛案析.上海中医药杂志 1993;(8):14~15
23. 黄建军.汪石山针灸思想浅探.江西中医药 1993;24(1):43~44
24. 李磊,等.学本《内》《难》、针泻灸补——汪机《针灸问对》评述.上海中医药杂志 1994;(6):35~38
25. 闫廷禄.试论汪机的针灸学术特点.中国针灸 1994;4(赠):263~264
26. 姚玉芳.《外科理例》针灸治疗外科病探析.安徽中医学院学报 1995;14(1):5~6
27. 龚维义,等.安徽针灸史略.安徽中医学院学报 1995;14(赠刊):2~7
28. 王茎,等.新安医家针灸著作选介.安徽中医学院学报 1995;14(赠刊):7~9
29. 李万瑶,等.论汪机《针灸问对》的特点.中医药研究 1995;(1):9~11
30. 黄学勇,等.汪机针灸学思想评述.中医文献杂志 1996;(2):9~11
31. 张兆吉.汪石山腹痛医案评议.哈尔滨中医 1961;(5):70
32. 禹新初.汪石山的学术研究.江苏中医 1966;(1):30
33. 吴锦洪.新安医学培元派的形成和影响.安徽中医学院学报 1991;10(2):13~15
34. 马小平.《针灸问对》针法初探.江苏中医 1989;10(8):359~360

35．陈荣荣．形之于外　必本于内——汪机《外科理例》述要．上海中医药杂志　1985；(12)：32
36．邹交平．固本培元法在眼科治疗中举隅．安徽中医学院学报　1997；16(5)：31～32
37．张建华．注机《外科理例》伤科学术思想评价．安徽中医学院学报　1994；13(4)：10～11
38．颜仁泰．明代四家脾胃论治特点的比较研究．浙江中医杂志　1994；29(1)：27～29(待续)